Martin
Allgemeine und Pharmazeutische Chemie

Allgemeine und Pharmazeutische Chemie

Ein Lehr- und Arbeitsbuch für PTA

Jörg Martin, Ulm

Mit 105 Abbildungen und 40 Tabellen

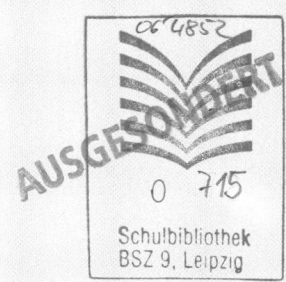

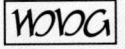 Wissenschaftliche Verlagsgesellschaft mbH Stuttgart

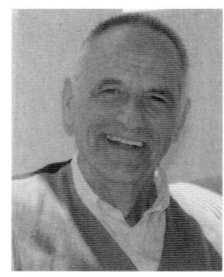

Jörg Martin
Studium der Pharmazie in Erlangen, Promotion mit Assistententätigkeit Biochemie in Tübingen. Ausbildung mit Referendariat für das höhere Lehramt an beruflichen Schulen mit den Fächern Pharmazie, Chemie und Biologie. Fachleiter für die Ausbildung von Referendaren der Fächer Pharmazie und Chemie am Staatlichen Seminar für Schulpädagogik Ravensburg/Weingarten. Dozent und Professor an der Fachhochschule und den Berufskollegs für medizinisch-naturwissenschaftliche Berufe in Isny. Fachberater für Chemie, Ernährungslehre und Gesundheit für das Oberschulamt Tübingen – Lehrtätigkeit am Ernährungswissenschaftlichen Gymnasium und der Berufsfachschule für Altenpflege an der Valckenburgschule in Ulm.

Anschrift des Autors
Dr. Jörg Martin
Schillerstraße 2/1
89077 Ulm

Ein Warenzeichen kann warenrechtlich geschützt sein, auch wenn ein Hinweis auf etwa bestehende Schutzrechte fehlt.

Bibliografische Information der Deutschen Bibliothek

Die Deutsche Bibliothek verzeichnet diese Publikation in der Deutschen Nationalbibliografie; detaillierte bibliografische Daten sind im Internet unter http://dnb.ddb.de abrufbar.

ISBN-10: 3-8047-2181-8
ISBN-13: 978-3-8047-2181-4

Jede Verwertung des Werkes außerhalb der Grenzen des Urheberrechtsgesetzes ist unzulässig und strafbar. Das gilt insbesondere für Übersetzungen, Nachdrucke, Mikroverfilmungen oder vergleichbare Verfahren sowie für die Speicherung in Datenverarbeitungsanlagen.

© 2006 Wissenschaftliche Verlagsgesellschaft Stuttgart
Birkenwaldstraße 44, 70191 Stuttgart
Printed in Germany
Druck: Georg Riederer Corona GmbH, Stuttgart
Umschlaggestaltung: Atelier Schäfer, Esslingen

Vorwort

Das vorliegende Werk ist als Lehr- und Arbeitsbuch für die Ausbildung von pharmazeutisch-technischen Assistenten im theoretischen Unterrichtsfach „Allgemeine und pharmazeutische Chemie" konzipiert und soll die Schüler sicher durch das zunächst unübersichtlich und riesig erscheinende Stoffgebiet führen. Aus diesem Anspruch ergibt sich eine Eingrenzung, die eine Ausgestaltung als umfassendes Nachschlagewerk ausschließt.

Bei dem Problem der Stoffauswahl, Stoffeingrenzung und didaktischen Reduktion habe ich immer wieder versucht, mir die Frage zu stellen: Brauchen die Lernenden/die PTAs die betreffenden Lerninhalte wirklich, um weitere Inhalte zu verstehen und ein strukturiertes Bild von der pharmazeutischen Chemie zu erhalten und dies gemäß einer Stundentafel mit nur 200 zur Verfügung stehenden Unterrichtsstunden? Um dem Anspruch einer unbedingt notwendigen Stoffeingrenzung gerecht zu werden, wird deswegen wiederholt auf übergeordnete Gesichtspunkte verwiesen, die ein vernetztes Wissen erzeugen sollen, z. B. auf den Zusammenhang zwischen der Struktur einer Verbindung und ihren Eigenschaften.

Grundlage für die Auswahl, Eingrenzung und Gliederung der Lerninhalte waren maßgeblich der Lehrplan von Baden-Württemberg, eigene Unterrichtserfahrungen, Empfehlungen und Ratschläge von Fachkolleginnen und -kollegen zahlreicher PTA-Schulen. Eine wesentliche Hilfe war mir dabei eine gezielte Fragebogenaktion unter diesen Kolleginnen und Kollegen. Ein exemplarisches Vorgehen, die Auswahl von Beispielen mit Berechnungen – dies wo sinnvoll und möglich mit Bezug zum Europäischen Arzneibuch – und der Einbau von Elementen handlungsorientierter Themenbearbeitung sind einige Gesichtspunkte, die bei der Arbeit an dem vorliegenden Werk im Mittelpunkt standen. Der Umfang des Buches ist nicht durch die Stofffülle, sondern durch die Konzeption bedingt. Es erübrigt sich damit auch ein zugehöriger Lehrerband mit Lösungen zu den Fragen und Übungen. Dem Fachlehrer bleibt es überlassen zu entscheiden, wo er über den Lehrplan hinaus weiter vertiefen möchte. Eine „methodisch-didaktische Einführung in das Arbeiten mit diesem Buch" soll Schüler und Lehrer im Anschluss an das Vorwort mit meinen Absichten vertraut machen und einen Überblick vermitteln.

Ein Werk wie das vorliegende Lehr- und Arbeitsbuch kann stets nur als Gemeinschaftsarbeit gelingen. Ich bin deswegen zahlreichen *ideellen Mitarbeitern* zu großem Dank verpflichtet. Für den fachlichen und methodisch-didaktischen Bereich danke ich zunächst allen Kolleginnen und Kollegen von PTA-Schulen – stellvertretend Frau Apothekerin Dr. Karla Seitz –, die sich an meiner Fragebogenaktion beteiligt und mich zum Schreiben dieses Fachbuchs ermutigt haben. In zahlreichen Fachgesprächen und in dem Ringen um die passende Auswahl, Reduktion und Formulierung standen mir Herr Studiendirektor Anton Beck, Herr Apotheker Dr. Horst Guth, Herr Oberstudienrat Dr. Klaus Reibisch, Herr Prof. Dr. Raimund Schäble und Frau Oberstudienrätin Beate Scheffold hilfreich beratend zur Seite. Ihnen sei besonders herzlich gedankt.

Die besten Ideen und Manuskripte für ein Lehrbuch nutzen nichts, wenn sie nicht professionell in die Realität eines ansprechenden, handlichen Buchs umgesetzt werden. Für die Realisierung danke ich der Wissenschaftlichen Verlagsgesellschaft Stuttgart, insbesondere gilt mein Dank Frau Dr. Reiber und Herrn Dr. Scholz für die stets gute Zusammenarbeit.

Ulm, im Frühjahr 2006   Jörg Martin

Inhaltsverzeichnis

	Vorwort	V
	Methodisch-didaktische Einführung	XVIII
	Abkürzungen	XXI
1	Einführung in die Arbeits- und Aufgabengebiete der Chemie	3
2	Chemische Grundbegriffe als angleichende Wiederholung	7

Allgemeine Chemie

2.1	Chemische Grundbegriffe 7
2.1.1	Chemische und physikalische Vorgänge 7
2.1.2	Stoffbegriff 7
2.1.3	Eigenschaften von Stoffen 8
2.1.4	Analyse und Synthese von Stoffen 9
2.1.5	Trennung von Stoffgemischen 10
2.1.6	Element und Verbindung 10
2.1.7	Teilchenmodell 11
2.1.8	Atom und Molekül 12
2.1.9	Massenangaben in der Chemie – Molekül- und Verhältnisformeln 13
2.2	Merkmale von chemischen Reaktionen 17
2.2.1	Reaktionsgleichung 17
2.2.2	Stoffumsatz 18
2.2.3	Energieumsatz bei chemischen Reaktionen 19

3 Atombau 23

3.1	Merkmale und Probleme von Modellen 23
3.2	Ladungen 23
3.2.1	Verhalten von Ladungen zueinander 23
3.2.2	Beweglichkeit von Ladungen 24
3.3	Atom 25
3.4	Anordnung der Elementarteilchen im Atom 26
3.4.1	Atomkern 26
3.4.2	Elektronenhülle 28
3.5	Radioaktivität 32

4 Periodensystem der Elemente 35

4.1	Kurzer geschichtlicher Rückblick 35
4.2	Aufbau und Gliederung des Periodensystems der Elemente 35
4.2.1	Perioden 35
4.2.2	Hauptgruppen 36
4.2.3	Nebengruppen- oder Übergangselemente 37

4.3	Aussagen des Periodensystems der Elemente 38		4.3.5	Elektronegativität 40
4.3.1	Atomradien 38		4.3.6	Metallischer Charakter der Elemente 41
4.3.2	Ionenradien 39			
4.3.3	Ionisierungsenergie 39		4.4	Periodensystem der Elemente und Ionenbildung 41
4.3.4	Bindigkeit 40			

5 Chemische Bindung 45

5.1	Ionenbindung 45		5.3	Bindung durch zwischenmolekulare Kräfte 65
5.1.1	Ionenbildung durch Elektronenübergänge 46		5.3.1	Dipol-Dipol-Kräfte 65
5.1.2	Ionenbindung und Ionenverbindung 46		5.3.2	Wasserstoffbrücken und die Eigenschaften des Wassers 66
5.1.3	Ionengitter 47		5.3.3	Bindung durch Van-der-Waals-Kräfte 69
5.1.4	Kristallgitterbildung und Ionenbindung 48			
5.1.5	Metalloxide und Metallhydroxide als Ionenverbindungen 49		5.4	Komplexbildung und koordinative Bindung 70
5.1.6	Charakteristische Eigenschaften von Ionenverbindungen 50		5.4.1	Komplexbildung 71
			5.4.2	Bindungsverhältnisse in Metallkomplexen 71
5.1.7	Anwendungsaspekte von Ionenverbindungen 54		5.4.3	Gliederung von Komplexverbindungen 72
5.1.8	Anleitung zum Aufstellen von Verhältnisformeln 54		5.4.4	Theoretische Grundlagen für das praktische Arbeiten mit Komplexen 74
5.2	Atombindung und die polare Atombindung 56			
5.2.1	Erweiterung des Atommodells zum Kugelwolkenmodell 56		5.5	Metallbindung und typische Metalleigenschaften 77
			5.5.1	Bindung in Metallen 78
5.2.2	Atombindung 58		5.5.2	Aufbau des Metallgitters 78
5.2.3	Räumliche Anordnung der Atome im Molekül 60		5.5.3	Erklärung der typischen Metalleigenschaften 79
5.2.4	Polare Atombindung 62			
5.2.5	Übergänge zwischen Ionenbindung und polarer Atombindung 64		5.6	Vergleich der verschiedenen Bindungstypen 82

6 Aufstellen von Formeln und Reaktionsgleichungen 83

6.1	Formelbegriff 83	6.4.1	Ionenverbindungen 87
6.2	Verschiedene Arten von Formeln 84	6.4.2	Verbindungen mit Atombindung und polarer Atombindung 88
6.3	PSE und Bindigkeit beim Aufstellen von Formeln 84	6.5	Aufstellen von Reaktionsgleichungen 88
6.4	Aufstellen von Formeln 87	6.6	Massenberechnung 90

7 Systematik chemischer Reaktionen mit pharmazeutischem Bezug 93

7.1	Lösevorgänge und Fällungsreaktionen 94	7.2.7	Anwendung der Säure-Base-Reaktion 111
7.1.1	Lösungen als flüssige Systeme 94		
7.1.2	Lösevorgänge 94	7.3	Redox-Reaktionen 113
7.1.3	Löslichkeit von Feststoffen 95	7.3.1	Herkömmliches Verständnis von Oxidation und Reduktion 113
7.1.4	Gehaltsangaben von Lösungen 97	7.3.2	Problematisierung des herkömmlichen Verständnisses von Oxidation und Reduktion 113
7.1.5	Fällungsreaktionen 98		
7.2	Säure-Base-Reaktionen 100		
7.2.1	Säuren und saure Lösungen 100	7.3.3	Definition eines umfassenden Verständnisses von Redox-Reaktionen 114
7.2.2	Laugen und alkalische Lösungen 102	7.3.4	Korrespondierende Redox-Paare 115
7.2.3	Messung des sauren oder alkalischen Charakters 103	7.3.5	Oxidationszahl 116
7.2.4	Säure-Base-Begriff nach Brønsted, Säure-Base-Reaktion 104	7.3.6	Stärke von Oxidations- und Reduktionsmitteln 119
7.2.5	Besondere Säure-Base-Reaktionen 106	7.3.7	Formulierung schwieriger Redox-Gleichungen 120
7.2.6	Methoden der Salzbildung 108	7.3.8	Übungen zur Formulierung von Redox-Gleichungen 121

8	**Die chemische Reaktion**			**123**
8.1	Kollisionsmodell 123	8.4.2	Wirkungsweise von Katalysatoren 130	
8.2	Reaktionsgeschwindigkeit 124	8.4.3	Verschiedene Arten der Katalyse 132	
8.2.1	Zerteilungsgrad 126			
8.2.2	Konzentration 126			
8.2.3	Temperatur 128	8.5	Triebkräfte für chemische Reaktionen 133	
8.3	Aktivierungsenergie 129	8.5.1	Prinzip des Energieminimums 134	
8.4	Katalyse 130	8.5.2	Prinzip des Entropiemaximums 134	
8.4.1	Katalyse der Reaktion von Wasserstoff mit Sauerstoff 130	8.5.3	Verknüpfung von Enthalpie und Entropie 135	

9	**Chemisches Gleichgewicht**			**137**
9.1	Umkehrbare Reaktion und chemisches Gleichgewicht 137	9.3.5	Zusammenfassung der Einflussmöglichkeiten auf die Lage des Gleichgewichtes 147	
9.2	Massenwirkungsgesetz 142	9.3.6	Fließgleichgewichte 148	
9.2.1	Praktische Bedeutung des K_C-Wertes 143	9.4	Gleichgewichte in wässrigen Lösungen 151	
		9.4.1	Lösungsgleichgewichte 151	
9.3	Beeinflussung des chemischen Gleichgewichts 144	9.4.2	Autoprotolyse des Wassers und pH-Wert 154	
9.3.1	Abhängigkeit von der Art der Reaktionspartner 144	9.4.3	Stärke von Säuren und Basen 157	
9.3.2	Konzentrationsabhängigkeit 145	9.4.4	Protolyse von Salzen (Säure-Base-Reaktionen in Salzlösungen) 159	
9.3.3	Temperaturabhängigkeit 147	9.4.5	Pufferung und Pufferlösungen 160	
9.3.4	Druckabhängigkeit 146			

10	**Maßanalytische Bestimmungen**			**167**
10.1	Gemeinsame Prinzipien maßanalytischer Bestimmungen 167	10.2.2	Optimierung durch Titrationskurven und Computereinsatz 170	
10.2	Säure-Base-Titration 168	10.2.3	Prinzip der Säure-Base-Titration für die Titration einer schwachen Säure mit einer starken Base 171	
10.2.1	Prinzip der Säure-Base-Titration 168			

10.2.4	Säure-Base-Titration in wasserfreiem Medium 172	10.4.2	Exemplarische Erklärung von zwei Fällungstitrationen 184	
10.2.5	Indikatoren für Säure-Base-Titrationen 172	10.4.3	Weitere Beispiele für Fällungstitrationen 185	
10.2.6	Urtitersubstanz 173			
10.3	Redox-Titration 174	10.5	Komplexometrische Titration 186	
10.3.1	Prinzip der Redox-Titration 174	10.5.1	Prinzip der komplexometrischen Titration 186	
10.3.2	Cerimetrie 175	10.5.2	EDTA als Komplexbildner und Maßlösung von Ph. Eur. 186	
10.3.3	Iodometrie 176			
10.3.4	Iodatometrie 178			
10.3.5	Bromometrie 179			
10.3.6	Titration mit Periodsäure 181	10.5.3	Beispiele für den Einsatz der komplexometrischen Titration 187	
10.3.7	Permanganometrie 182			
10.4	Fällungstitration 183	10.6	Besondere Titrationsverfahren 189	
10.4.1	Prinzip der Fällungstitration 183			

11 Kohlenwasserstoffe 195

Organische Chemie

Die Chemie der Kohlenstoffverbindungen

11.1	Besondere Eigenschaften des Kohlenstoffs und die Struktur des Methanmoleküls 195	11.3.1	Alkene 210	
		11.3.2	Alkine 214	
		11.4	Cycloalkane 216	
11.2	Alkane 196			
11.2.1	Homologe Reihe der Alkane 196	11.5	Aromatische Kohlenwasserstoffe 217	
11.2.2	Eigenschaften der Alkane mit pharmazeutischem Bezug 200	11.5.1	Benzol als Prototyp der aromatischen Kohlenwasserstoffe 218	
11.2.3	Reaktionen der Alkane 203	11.5.2	Substitution am Benzolmolekül mit Nomenklatur 221	
11.2.4	Alkane des Arzneibuchs 205			
11.3	Ungesättigte Kohlenwasserstoffe 209	11.5.3	Kondensierte aromatische Ringsysteme 224	

12 Halogenkohlenwasserstoffe — 227

- 12.1 Radikalische Substitution exemplarisch als Reaktionsmechanismus 227
- 12.2 Systematik und Nomenklatur 228
  - 12.2.1 Halogenalkane 228
  - 12.2.2 Cyclohalogenalkane 229
- 12.3 Eigenschaften der Halogen- und Cyclohalogenalkane 230
- 12.4 Pharmazeutisch relevante Halogen- und Cyclohalogenalkane 230
- 12.5 Ökologische Aspekte 232

Teil I

13 Oxidationsprodukte der Kohlenwasserstoffe — 235

- 13.1 „Oxidationsreihe" des Kohlenstoffs 235
- 13.2 Alkohole 236
  - 13.2.1 Homologe Reihe der Alkanole 236
  - 13.2.2 Isomerie und Systematik der Alkohole 237
  - 13.2.3 Nomenklatur der Alkohole 239
  - 13.2.4 Eigenschaften der Alkohole 239
  - 13.2.5 Reaktionen der Alkohole 240
  - 13.2.6 Pharmazeutisch relevante Alkohole 244
- 13.3 Phenole 259
  - 13.3.1 Einwertige Phenole 260
  - 13.3.2 Mehrwertige Phenole 261
- 13.4 Ether 264
  - 13.4.1 Definition und Nomenklatur der Ether 264
  - 13.4.2 Eigenschaften der Ether 264
  - 13.4.3 Wirkung und Anwendung von Ethern 265
  - 13.4.4 Beispiele von Ethern mit technischer und pharmazeutisch-medizinischer Bedeutung 265
  - 13.4.5 Cyclische Ether 265
- 13.5 Polyethylenglycole 267
- 13.6 Carbonylverbindungen 269
  - 13.6.1 Carbonylgruppe 269
  - 13.6.2 Aldehyde 270
  - 13.6.3 Ketone 276
  - 13.6.4 Gaschromatographie (GC) 278

Teil II

14 Oxidationsprodukte der Kohlenwasserstoffe — 283

- 14.1 Carboxylgruppe 283
- 14.2 Alkansäuren 284
  - 14.2.1 Eigenschaften und Eigenschaftsänderungen innerhalb der homologen Reihe der Alkansäuren 284
  - 14.2.2 Reaktionen der Alkansäuren 286
  - 14.2.3 Technische, pharmazeutische und physiologische Bedeutung der Alkansäuren 288

14.3 Alkensäuren 290
14.3.1 Alkensäuren mit einer Doppelbindung 290
14.3.2 Alkensäuren mit mehreren Doppelbindungen 292

14.4 Dicarbonsäuren bzw. aliphatische Alkansäuren 295
14.4.1 Eigenschaften und Reaktionen der Dicarbonsäuren 295
14.4.2 Ungesättigte Dicarbonsäuren 296

14.5 Substituierte Carbonsäuren bzw. substituierte Alkansäuren 297
14.5.1 Hydroxycarbonsäuren mit einer Hydroxylgruppe – Spiegelbild-Isomerie 297
14.5.2 Hydroxycarbonsäuren mit einer oder zwei Hydroxylgruppen und zwei oder drei Carboxylgruppen 304
14.5.3 Halogencarbonsäuren 306
14.5.4 Aminocarbonsäuren, Aminosäuren 307

14.6 Aromatische Carbonsäuren 315
14.6.1 Benzoesäure als aromatische Monocarbonsäure 315
14.6.2 Derivate der Benzoesäure 317
14.6.3 Aromatische Dicarbonsäuren 317

15 Kohlenhydrate 319

15.1 Definition, Bedeutung und Systematik der Kohlenhydrate 319

15.2 Monosaccharide 320
15.2.1 Strukturbesonderheiten und Isomerie 320
15.2.2 Ausgewählte Monosaccharide der Ph. Eur. 324

15.3 Disaccharide 329
15.3.1 Maltose 329
15.3.2 Lactose 330
15.3.3 Lactulose 331
15.3.4 Saccharose 331

15.4 Polysaccharide 333
15.4.1 Stärke 333
15.4.2 Glykogen 336
15.4.3 Cellulose 336
15.4.4 Dextrane 337

15.5 Kohlenhydratähnliche Verbindungen 338
15.5.1 Aminozucker 338
15.5.2 Gluconsäure 338
15.5.3 Uronsäuren und Polyuronsäuren 339
15.5.4 Ascorbinsäure 339
15.5.5 Maltitol 340
15.5.6 Stärkederivate 340
15.5.7 Celluloseether 341

16 Ester 345

16.1 Allgemeines zu den Estern 345
16.1.1 Esterbildung als Gleichgewichtsreaktion 345
16.1.2 Nomenklatur der Ester 347
16.1.3 Eigenschaften der Ester 347

16.2 Verschiedene Typen von Estern 349

16.3 Ester aus kurzkettiger Alkansäure und kurzkettigem Alkohol 349

16.4 Ester aus aromatischer Carbonsäure und Alkohol 349
16.4.1 Ester der 4-Hydroxbenzoesäure (p-Hydroxybenzoesäure) 349
16.4.2 Ester der 4-Aminobenzoesäure 349

16.5 Ester aus Carbonsäure und Phenol 350

16.6 Fette und Öle 351
16.6.1 Bedeutung und Funktionen der Fette 352
16.6.2 Zusammensetzung der Fette 352
16.6.3 Zusammenhang zwischen Struktur und Eigenschaften der Fette 353
16.6.4 Fettkennzahlen 356

16.7 Esterhydrolyse als Umkehrung der Veresterung 356
16.7.1 Verseifung 361

16.8 Tenside 361
16.8.1 Seifen 361
16.8.2 Tenside mit pharmazeutischem Bezug 363

17 Amine, Peptide und Proteine 367

17.1 Amine 367
17.1.1 Aliphatische Amine 367
17.1.2 Aromatische Amine 370
17.1.3 Biogene Amine 372

17.2 Peptidgruppe als strukturbestimmendes Merkmal von Peptiden und Proteinen 372

17.3 Peptide 373
17.3.1 Einteilung 373
17.3.2 Nomenklatur und Schreibweise 373
17.3.3 Physiologische und pharmazeutische Bedeutung 374

17.4 Proteine 374
17.4.1 Struktur und Einteilung 375
17.4.2 Eigenschaften der Proteine 377
17.4.3 Pharmazeutisch und toxikologisch relevante Proteine 378

18 Heterocyclen 381

18.1 Einleitung 381

18.2 Definition und Systematik 381

18.3 Fünfringe mit einem Heteroatom 382
18.3.1 Fünfringe mit einem Stickstoffatom 382
18.3.2 Pyrrol mit einem ankondensierten Benzolring 382

18.4 Fünfringe mit zwei Heteroatomen 383
18.4.1 Fünfringe mit zwei Stickstoffatomen 383
18.4.2 Fünfringe mit zwei verschiedenen Heteroatomen 383
18.4.3 Fünfringe mit zwei Stickstoffatomen und einem ankondensierten Benzolring 384

18.5 Sechsringe mit einem Heteroatom 384

18.5.1 Sechsringe mit einem Stickstoffatom 384
18.5.2 Sechsringe mit einem Stickstoffatom und einem ankondensierten Benzolring 386
18.5.3 Sechsringe mit einem Sauerstoffatom und einem ankondensierten Benzolring 386

18.6 Sechsringe mit zwei Heteroatomen 387
18.6.1 Sechsringe mit zwei Stickstoffatomen 387
18.6.2 Sechsringe mit zwei Heteroatomen (Stickstoff und Schwefel) und zwei ankondensierten Benzolringen 388

18.7 Siebenringe mit einem Heteroatom 389
18.7.1 Siebenringe mit einem Stickstoffatom und zwei ankondensierten Benzolringen 389

18.8 Siebenringe mit zwei Heteroatomen 389
18.8.1 Siebenringe mit zwei Stickstoffatomen und ankondensiertem Benzolring 389

18.9 Bicyclische Heterosysteme am Beispiel der Purinderivate 390

18.10 β-Lactam-Antibiotika als bicyclische Heterosysteme 391

19 Pharmazeutisch relevante Elemente und anorganische Verbindungen mit deren Reaktionen 395

Anorganische Chemie

Pharmazeutische Schwerpunkte

19.1 Hauptgruppe VIII – Edelgase 395
19.1.1 Gruppeneigenschaften 395
19.1.2 Vorkommen und Gewinnung 396
19.1.3 Technische und pharmazeutische Verwendung 396

19.2 Sonderstellung des Wasserstoffs 396

19.3 Hauptgruppe VII – Halogene (Salzbildner) 397
19.3.1 Gruppeneigenschaften 397
19.3.2 Ausgewählte Eigenschaften der Halogene 397
19.3.3 Halogenide 397

19.4 Hauptgruppe VI – Chalkogene (Erzbildner) 401
19.4.1 Gruppeneigenschaften 401
19.4.2 Sauerstoff und anorganische Verbindungen des Sauerstoffs 402
19.4.3 Schwefel und anorganische Verbindungen des Schwefels 405
19.4.4 Selen und anorganische Verbindungen des Selens 407

19.5 Hauptgruppe V – Stickstoffgruppe 408
19.5.1 Gruppeneigenschaften 408
19.5.2 Stickstoff und anorganische Verbindungen des Stickstoffs 409
19.5.3 Phosphor und anorganische Verbindungen des Phosphors 412
19.5.4 Arsen und anorganische Verbindungen des Arsens 413
19.5.5 Antimon und seine anorganischen Verbindungen 415
19.5.6 Bismut (Wismut) und seine Verbindungen 416

19.6	Hauptgruppe IV – Kohlenstoffgruppe 417	19.8.3	Calcium und Verbindungen des Calciums 433
19.6.1	Gruppeneigenschaften 418	19.8.4	Barium und anorganische Verbindungen des Bariums 437
19.6.2	Kohlenstoff und anorganische Verbindungen des Kohlenstoffs 418		
19.6.3	Silicium und Verbindungen des Siliciums 421	19.9	Hauptgruppe I – Alkalimetalle 438
19.6.4	Zinn und anorganische Verbindungen des Zinns 424	19.9.1	Gruppeneigenschaften 438
		19.9.2	Pharmazeutisch relevante Lithiumverbindungen 440
19.6.5	Blei und anorganische Verbindungen des Bleis 424	19.9.3	Vorkommen und Verwendung von Natrium und Kalium 440
19.7	Hauptgruppe III – Borgruppe 426	19.9.4	Physiologische und pharmakologische Eigenschaften von Natrium und Kalium 440
19.7.1	Gruppeneigenschaften 426		
19.7.2	Bor und anorganische Verbindungen des Bors mit pharmazeutischem Bezug 427	19.9.5	Nachweisreaktionen für Natrium und Kalium 441
		19.10	Nebengruppenelemente 443
19.7.3	Aluminium und Verbindungen des Aluminiums 427	19.10.1	Nebengruppe I A – Kupfergruppe 443
19.7.4	Thallium und anorganische Verbindungen des Thalliums 430	19.10.2	Nebengruppe II A – Zinkgruppe 444
		19.10.3	Nebengruppe VI A – Chromgruppe 447
19.8	Hauptgruppe II – Erdalkalimetalle 430	19.10.4	Nebengruppe VII A – Mangangruppe 447
19.8.1	Gruppeneigenschaften 430	19.10.5	Nebengruppe VIII A – Eisengruppe und Platinmetalle 448
19.8.2	Magnesium und Verbindungen des Magnesiums 431		

20 Antworten zu den Fragen und Übungen 457

Antworten zu Kapitel 1   457
Antworten zu Kapitel 2   457
Antworten zu Kapitel 3   459
Antworten zu Kapitel 4   460
Antworten zu Kapitel 5   461
Antworten zu Kapitel 6   465
Antworten zu Kapitel 7   466
Antworten zu Kapitel 8   470
Antworten zu Kapitel 9   471
Antworten zu Kapitel 10 474

Antworten zu Kapitel 11 475
Antworten zu Kapitel 12 477
Antworten zu Kapitel 13 478
Antworten zu Kapitel 14 483
Antworten zu Kapitel 15 488
Antworten zu Kapitel 16 490
Antworten zu Kapitel 17 492
Antworten zu Kapitel 18 494
Antworten zu Kapitel 19 495

Anhang

1 Chemische Elemente 499
2 Übersicht der Isomerien 500
3 Griechische Zahlwörter, griechisches Alphabet 501
4 Größen und Einheiten 502
5 Umrechungsfaktoren 503
6 Gefährliche Stoffe und Zubereitungen 504
7 Organische Reaktionen (Charakterisierung organischer Reaktionen und Reaktionsmechanismen) 506

Quellenverzeichnis 507

Sachregister 511

Periodensystem der Elemente (PSE) 536

Methodisch-didaktische Einführung

Schwerpunkte und übergeordnete Aspekte der Lerninhalte

Dieses Buch ist ein Lehr- und Arbeitsbuch für parmazeutisch-technische Assistenten.

Die Schwerpunkte und übergeordneten Aspekte der Lerninhalte liegen

- im **Erklären**.

- im **Strukturieren** (= eine innere Gliederung und Zusammenhänge schaffend) von vorhandenem und dazu gewonnenem Wissen.
  Als Hilfen dazu sind u.a. neu hinzukommende Strukturbegriffe stets kursiv gedruckt. Diese ermöglichen es in der Regel nach Erarbeiten des jeweiligen Kapitels, Zusammenhänge in Form eines Strukturdiagramms deutlich zu machen. Definitionen und Merksätze sind durch Rasterflächen und Farbe herausgehoben. Ferner erleichtert das Kenntlichmachen von fächerübergreifenden Gesichtspunkten die Vernetzung mit anderen Unterrichtsfächern.
  Eine kleine Anzahl von einfachen aber erprobten Versuchen ist an den Stellen platziert, wo Zusammenhänge oder komplexere Sachverhalte durch Versuch bestätigt werden sollen oder wo der Versuch im Thema weiterführt.

- im **Anleiten zum Üben** und **selbständigen Vertiefen** der erarbeiteten Kenntnisse. Dabei werden einige Elemente des selbstorganisierten Lernens (SOL) eingesetzt.
  Die Fragen zu den einzelnen Kapiteln sind in der Regel keine Wiederholungsfragen sondern Fragen, die zum selbständigen Erarbeiten und Vertiefen anregen sollen. Ferner sollen die Fragen der Vernetzung des Wissens – auch zwischen verschiedenen Fächern – dienen und den Umgang mit der Fachliteratur üben. Die Antworten sind oft Lösungsvorschläge und befinden sich am Ende des Buches.

- in der **„didaktischen Reduktion"**, d. h. in einer in Grenzen gehaltenen Vereinfachung um des besseren Verständnisses willen.
  Dazu dienen die Vorgaben des Lehrplans von Baden-Württemberg, der diesen Gesichtspunkt berücksichtigt. So wird u. a. auf die Einführung des Orbitalmodells verzichtet – das bewährte Kugelwolkenmodell leistet alles, was hier benötigt wird –, ebenso wird auf Reaktionsmechanismen fast ganz verzichtet. Nur ein Reaktionsmechanismus (für den Reaktionstyp der radikalischen Substitution) ist exemplarisch angeführt. Von der Erklärung tieferer Zusammenhänge beim Energieumsatz von chemischen Reaktionen wird abgesehen und vereinfacht nur die Größe „$\Delta_R H$" als Reaktionsenthalpie eingeführt. Ferner ist den Strukturformeln anorganischer Verbindungen nur begrenzte Bedeutung beigemessen (z. B. Nitrat- und Phosphat-Anionen), da ihr Einüben zu Lasten wichtigerer Inhalte gehen würde.

- bei der **pharmazeutischen Chemie** und damit bei Arzneimittelaspekten wie z.B. der Pharmakologie und Galenik. Die Chemie ist hier wichtiger „Zulieferer" für das Verständnis von Zusammenhängen rund um das Arzneimittel. Diesem Gesichtspunkt wird durchgängig Rechnung getragen. Sie werden dies bereits in den Kapiteln der allgemeinen Chemie erkennen, wo stets Stoffe und Verbindungen des Europäischen Arzneibuchs als Beispiele herangezogen werden bzw. auf diese vorgegriffen wird.

Trotz der Betonung von fächerübergreifenden Zusammenhängen grenzt sich das Buch deutlich von den Inhalten anderer Fächer ab und vermeidet Überschneidungen. So ist beispielsweise der Sicherheit im Umgang mit Chemikalien kein gesonderter Abschnitt gewidmet, da dieser Bereich in das Fach Chemisch-pharmazeutische Übungen gehört.

Stoffliche Gliederung und inhaltlich bedeutende Gesichtspunkte

Da die Schülerinnen und Schüler der PTA-Schulen aus den vorangehenden Schularten sehr unterschiedliche Vorkenntnisse im Fach Chemie mitbringen, erfolgt mit dem 2. Kapitel zunächst eine angleichende Wiederholung chemischer Grundbegriffe. Dies geschieht jedoch gleich mit einem pharmazeutischen Bezug. Es folgen mit dem 3. bis 5. Kapitel klassische Stoffgebiete der allgemeinen Chemie. Starken Übungscharakter für das Aufstellen von Formeln und Reaktionsgleichungen hat das 6. Kapitel. Damit wird den Schwierigkeiten Rechnung getragen, die dieser Bereich bereitet. Mit der Systematik chemischer Reaktionen stehen im 7. Kapitel neben essentiellen Inhalten der allgemeinen Chemie wie beispielsweise Redox-Reaktionen pharmazeutisch-analytische Aspekte im Vordergrund. Kapitel 9 bezieht die theoretischen Inhalte des chemischen Gleichgewichtes stark auf das Arbeiten mit dem Europäischen Arzneibuch in den Chemisch-pharmazeutischen Übungen. Desgleichen legt Kapitel 10 mit den „Maßanalytischen Bestimmungen" die theoretischen Grundlagen für die Praxis, wobei Rückgriff auf die Inhalte von Kapitel 3 bis 9 erfolgt.

In den Kapiteln der organischen Chemie wird auf exemplarisches Lernen Wert gelegt. Es gilt mit möglichst wenigen Strukturelementen wie z.B. den funktionellen Gruppen und mit einer möglichst geringen Zahl von charakteristischen Stoffen auszukommen, die für das Arbeiten in anderen Fächern wie beispielsweise Arzneimittelkunde, Galenik, Ernährungskunde und entsprechenden Praktika essentiell sind. Wo es sinnvoll erscheint, werden wichtige Arzneistoffe bei den zugehörigen Stoffgruppen vom Grundgerüst her abgeleitet bzw. eingefügt (z.B. Acetylsalicylsäure bei den Phenolestern oder Paracetamol bei den aromatischen Aminen).

In Kapitel 18 (Heterocyclen) geht es vor allem um den Anwendungsaspekt in der Praxis. Aus einem Fachbuch zur Fertigarzneimittelkunde wurden exemplarisch Arzneistoffe mit charakteristischen heterocyclischen Grundgerüsten ausgewählt. Über das Erkennen eines derartigen heterocyclischen Grundgerüstes von einem unbekannten Arzneistoff sollte es dann möglich sein, diesen einer entsprechenden (Wirkstoff)gruppe bzw. einem Indikationsbereich zuzuordnen (z.B. Lorazepam (INN) den Benzodiazepinen).

Kapitel 19 (pharmazeutisch relevante Elemente und anorganische Verbindungen mit deren Reaktionen) bietet von der Thematik her eigentlich die „ermüdende" Stofffülle für ein eigenes Lehrbuch. Die durch den Lehrplan beschränkte Anzahl von 200 Unterrichtsstunden im Fach Allgemeine und pharmazeutische Chemie zwingt hier zu einer starken Straffung des Stoffes. Dieses Kapitel ist deswegen weitgehend als Wiederholungs-, Anwendungs- und Vertiefungskapitel gestaltet. Mit seinen häufigen Rückgriffen und Verweisen auf zahlreiche anorganische Verbindungen aus den Erklärungen der allgemeinen Chemie (Kapitel 1 bis 10) und auch aus den Kapiteln der organischen Chemie (z. B. bei Reagenzien für Identitätsreaktionen und Reinheitsprüfungen) stellt Kapitel 19 eine „Ernte" und Festigung bereits erworbener Kenntnisse dar.

Abkürzungen

$[\alpha]_D^{20}$	spezifische Drehung
A_r	relative Atommasse
CRS	chemische Referenzsubstanz
d_{20}^{20}	relative Dichte bei 20 °C
DAB	Deutsches Arzneibuch
DAC	Deutscher Arzneimittel-Codex
DC	Dünnschichtchromatographie
$\Delta_R H$	Reaktionsenthalpie
EN	Elektronegativität
FU	Formelumsatz
INN	International Nonproprietary Name
IUPAC	International Union for Pure and Applied Chemistry
K_B	Basenkonstante
K_c	Gleichgewichtskonstante
kJ	Kilojoule
K_L	Löslichkeitsprodukt
K_S	Säurekonstante
λ	Lamda = Wellenlänge
M	Molmasse (molare Masse)
M	Monographie
M_r	relative Molekülmasse
NRF	Neues Rezeptur-Formularium
Ph. Eur.	Pharmacopoea Europaea, Europäisches Arzneibuch
pK_B	Potenzschreibweise der Basenkonstante
pK_S	Potenzschreibweise der Säurekonstante
ppm	parts per million = Teile je Million
PSE	Periodensystem der Elemente
R	Reagenz, Referenzlösung und Pufferlösung
Schmp.	Schmelztemperatur
Sdp.	Siedetemperatur

Allgemeine Chemie

1 Einführung in die Arbeits- und Aufgabengebiete der Chemie

Durch einen einfachen Versuch (s. Abb. 1.1) werden Sie aufgefordert, sich mit zwei Fragen auseinander zu setzen:
1. Womit befasst sich die Chemie?
2. Welchen Nutzen bringt die Chemie?

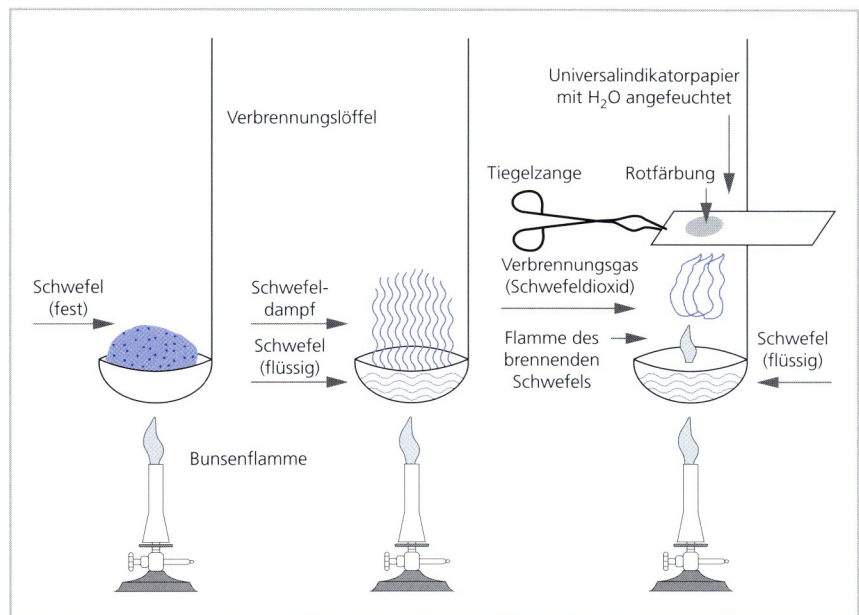

Abb. 1.1 Verbrennen von Schwefel an der Luft und prüfen des entstehenden Gases mit angefeuchtetem Universalindikatorpapier

Bei dem Versuch werden folgende Beobachtungen gemacht:
1. Zunächst schmilzt der Schwefel in dem Verbrennungslöffel und bildet Schwefeldampf.
2. Dann brennt der Schwefel mit schwach bläulicher Flamme.
3. Beim Verbrennen entsteht ein Gas (Rauch) mit ätzendem unangenehmen Geruch.
4. Das Gas färbt mit Wasser angefeuchtetes Universalindikatorpapier rot.

Womit befasst sich die Chemie?
Die Deutung und Auswertung der Beobachtungen des Versuches kann die Antwort auf die erste Frage geben und zugleich darauf hinweisen, womit sich dieses Lehrbuch vor allem befassen muss.

Zur 1. Beobachtung: Beim Erhitzen ändert der Schwefel seinen *Aggregatzustand* von fest über flüssig nach gasförmig. Man kommt damit zu den *physikalisch-chemischen Eigenschaften von Stoffen*.

Zur 2. und 3. Beobachtung: Der Schwefel brennt, d.h. er reagiert mit dem Sauerstoff der Luft zu einer neuen gasförmigen Verbindung, dem Schwefeldioxid. Es hat eine chemische Reaktion stattgefunden, für die sich eine Reaktionsgleichung aufstellen lässt:

$$S + O_2 \rightarrow SO_2 \uparrow$$

Damit kommt man zu *den chemischen Reaktionen* von Stoffen, die sich durch *Reaktionsgleichungen* verkürzt und übersichtlich darstellen lassen.

Zur 4. Beobachtung: Das gasförmige Schwefeldioxid löst sich im Wasser des angefeuchteten Universalindikatorpapiers und reagiert mit dem Wasser zu einer Säure. Diese ist für die Rotfärbung des Indikators verantwortlich.
Die 4. Beobachtung zeigt, dass es verschiedene Arten von chemischen Reaktionen gibt. Bei der Reaktion von Wasser mit Schwefeldioxid ist eine *Säure Base-Reaktion* abgelaufen. Bei der Reaktion von Schwefel mit Sauerstoff eine *Redox-Reaktion*.
Interessant ist auch die Beobachtung, dass der Schwefel erst beim Erhitzen, d.h. bei Energiezufuhr mit dem Luftsauerstoff reagiert. Es müssen also ganz bestimmte Voraussetzungen erfüllt sein, damit eine chemische Reaktion überhaupt stattfinden kann. Die *Kinetik chemischer Reaktionen* befasst sich mit derartigen Voraussetzungen.
Weitere Arbeitsgebiete der Chemie ergeben sich, wenn man das Reaktionsgeschehen bei dem Versuch hinterfragt. Schwefel und Sauerstoff gehen eine Bindung ein. Die Frage, wie diese Bindung aussieht und zustande kommt, führt zur *chemischen Bindung*. Schließlich ist noch von Interesse, warum sich der Schwefel ausgerechnet mit dem Sauerstoff und nicht mit einem anderen Luftbestandteil wie z.B. Stickstoff verbindet. Antworten auf diese Fragen erhält man, wenn das „Binden" zwischen den Reaktionspartnern auf Teilchenebene untersucht wird. Dieses Problem leitet zum *Atombau* der Elemente.
Schwefel in reiner Form aber vor allem als Bestandteil von zahlreichen Verbindungen wie z.B. Natriumsulfat Na_2SO_4 oder Acetylcystein (INN) (schleimlösender Wirkstoff) führt zu der Frage der Wirkung solcher chemischen Verbindungen im Körper, d.h. zur Frage der *pharmakologischen Wirkung* oder eventuell auch *Giftwirkung*.

$$HS-CH_2-\underset{\underset{H}{|}}{\overset{\overset{\displaystyle HN-\overset{\overset{\displaystyle O}{\|}}{C}-CH_3}{|}}{C}}-COOH$$

Acetylcystein

Die aus den Versuchsbeobachtungen abgeleiteten Teilantworten zur 1. Frage „Womit befasst sich die Chemie?" sind in der folgenden Aufzählung zusammengestellt. Sie zeigen gleichzeitig wichtige Arbeitsgebiete dieses Lehrbuches auf

- Aggregatzustände von Stoffen,
- physikalisch-chemische Eigenschaften von Stoffen,
- chemische Reaktionen (z. B. Redox-Reaktion, Säure-Base-Reaktion),
- Reaktionsgleichungen,
- Kinetik chemischer Reaktionen,
- chemische Bindung,
- Atombau,
- pharmakologische Wirkung und Giftwirkung von Stoffen.

Welchen Nutzen bringt die Chemie?
Die meisten Menschen nehmen die Chemie nur wahr, wenn die Medien über Zwischenfälle berichten. Dadurch wird eine objektive Betrachtung und Diskussion über Nutzen und Risiko erschwert. Das Risiko der Chemie ist wie in anderen Bereichen stark abhängig von einem verantwortungsbewussten Umgang. Der Nutzen der Chemie ist bei näherer Betrachtung fast unüberschaubar vielfältig. Es existiert kaum ein Produkt im Alltag, zu dem die Chemie nicht ihren Teil beigetragen hätte. Temperaturbeständige Pfannenbeschichtung, selektiv wirksame Insektenvertilgungsmittel, atmungsaktive Textilfasern, hochwirksame Arzneimittel deuten nur an, dass die Chemie eigentlich eine hohe Akzeptanz verdient. Wie würde es mit der Welternährung ohne Düngemittel aussehen? 1950 musste ein Hektar Ackerland 1,7 Menschen ernähren, heute muss die gleiche Fläche 4,0 Menschen ernähren und im Jahr 2050 wahrscheinlich 6,7 Menschen.

Vor allem die Chemie macht dies möglich. Keine der so genannten Zukunftswissenschaften kann ohne die Chemie auskommen. Die Chemie ist Dienstleisterin und Innovationsmotor z. B. für die Biotechnologie, die Gesundheits- und Umweltwissenschaften, für die Informations-, Kommunikations- und Nanotechnologie. Vergessen wird auch gerne, wie bedeutend die Chemie als Wirtschaftsfaktor ist. So waren in Deutschland im Jahr 2004 445.000 Menschen in der chemischen Industrie beschäftigt. Dieser Wirtschaftszweig leistete im gleichen Jahr mit Exporten im Wert von 99 Mrd. € einen wesentlichen Beitrag zu einer gesunden Wirtschaft.

Auch in der Ausbildung lässt sich der Nutzen rasch erkennen. Wie will man die Funktion eines Emulgators verstehen oder dessen Einsatz für eine Creme planen, wenn man seine chemische Struktur nicht kennt? Wie will man Ether gefahrlos handhaben, wenn man sich der physikalisch-chemischen Eigenschaften nicht bewusst ist?

In der Pharmazie nimmt die Chemie als eine Basiswissenschaft einen derart breiten Raum ein, dass sich die *Pharmazeutische Chemie* als eigenständiger Wissenschaftsbereich entwickelt hat. Die *Pharmazeutische Chemie* befasst sich mit der Chemie arzneilich wirksamer Substanzen – in der Pharmakologie auch Wirkstoffe, Arzneistoffe oder *Pharmaka* genannt. Hier sind verschiedene Gesichtspunkte möglich u. a. die Analytik, die Synthese und Beziehungen zwischen der Struktur eines Stoffes und seiner pharmakologischen Wirkung.

Fragen zu Kapitel 1

1. Wie nennt man den Stoff „Wasser" in dem jeweiligen Aggregatzustand?
2. Versuchen Sie sich an eine chemische Reaktion zu erinnern, die Sie aus vergangenem Chemieunterricht kennen und schreiben Sie diese Reaktion mit Reaktionsgleichung nieder.
3. Erklären Sie, warum Schwefeldioxid für den umweltschädlichen „sauren Regen" mitverantwortlich ist.
4. Auch wenn Kohle verbrennt, findet eine Redox-Reaktion statt. Versuchen Sie, eine Reaktionsgleichung für diese Reaktion aufzustellen.
5. Können Sie bereits eine Antwort auf die Frage geben, warum Schwefel beim Erhitzen mit dem Luftsauerstoff und nicht mit dem Stickstoff der Luft reagiert?
6. Kennen Sie weitere Verbindungen, die Schwefel enthalten?
7. Nennen Sie Beispiele, wo die Chemie in unserem Körper eine Rolle spielt.
8. Können Sie sich ein Beispiel vorstellen, wo Ihnen die Chemie den Umgang mit Arzneimitteln erleichtert?

2 Chemische Grundbegriffe als angleichende Wiederholung

2.1 Chemische Grundbegriffe

2.1.1 Chemische und physikalische Vorgänge

Der Eingangsversuch im 1. Kapitel (s. Abb. 1.1) zeigt bereits deutlich den Unterschied zwischen einem chemischen und einem physikalischen Vorgang. Das Schmelzen und Verdampfen des Schwefels sind typische *physikalische Vorgänge*. Die Reaktion des Schwefels mit dem Luftsauerstoff zu einem neuen Stoff, dem Schwefeldioxid, ist ein charakteristischer chemischer Vorgang. Man spricht von einer *chemischen Reaktion*. Genauso liegt beim Lösen von Glucose z. B. für eine Infusionslösung ein *physikalischer Vorgang* vor, während beim Abbau der Glucose zur Energiegewinnung in den Leberzellen *chemische Reaktionen* stattfinden. Da Letztere im lebenden Organismus ablaufen, wird auch von biochemischen Reaktionen gesprochen.

---- DEFINITION ----
Vorgänge, bei denen aus einem Stoff ein anderer entsteht, nennt man chemische Reaktionen. Vorgänge, bei denen der Stoff sich zwar ändert aber kein anderer Stoff entsteht, werden als physikalische Vorgänge bezeichnet.

2.1.2 Stoffbegriff

In dem vergangenen Abschnitt sind Sie immer wieder mit dem Begriff *Stoff* konfrontiert worden. In der Chemie wird unter Stoff eine Substanz oder einfach Materie wie z. B. Schwefel, Kochsalz, Ethanol 70 % (V/V), Iod, Iodsalz verstanden. Stoffe sind stets durch ihre Eigenschaften charakterisiert. Die Chemie lässt sich jetzt kurz und exakt wie folgt definieren.

---- DEFINITION ----
Die Chemie ist eine Naturwissenschaft. Sie befasst sich mit Stoffen und ihren Eigenschaften sowie mit Stoffänderungen.

Die oben aufgezählten Stoffbeispiele zeigen bereits, dass Stoffe nochmals unterteilt werden können. Es werden einmal *Reinstoffe* und *Stoffgemische* unterschieden, zum anderen bei den Stoffgemischen nochmals *homogene* und *heterogene Stoffgemische*. Ein Strukturdiagramm soll diese Unterschiede verdeutlichen (s. Abb. 2.1).

Eine bedeutende Rolle spielt der Stoffbegriff in der Pharmazie im Zusammenhang mit der Definition des Arzneimittelbegriffes (siehe dazu Fach Pharmazeutische Gesetzeskunde, Arzneimittelgesetz). Hier können Stoffe z. B. auch Pflanzenteile oder Mikroorganismen sein.

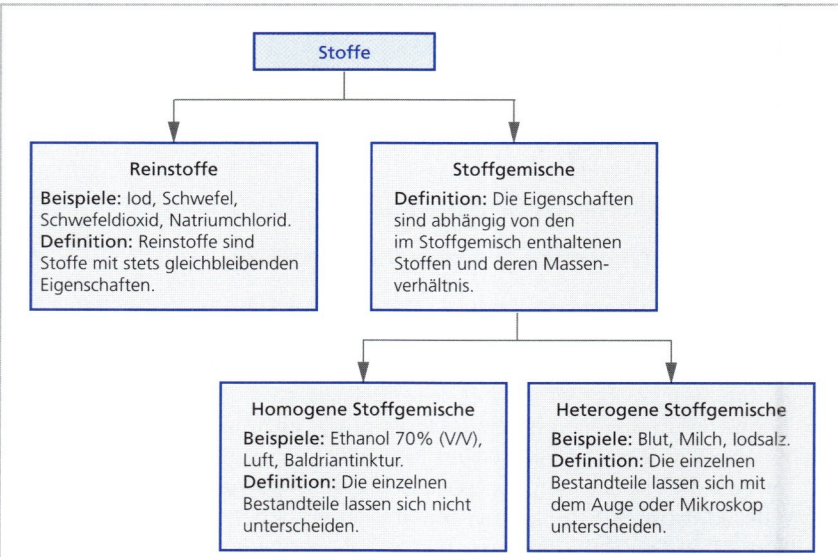

Abb. 2.1 Strukturdiagramm zum Stoffbegriff.

2.1.3 Eigenschaften von Stoffen

In dem Strukturdiagramm wird deutlich, dass Stoffe durch ihre Eigenschaften charakterisiert werden. Eine wichtige Eigenschaft verdeutlichte bereits der Einstiegsversuch in Kapitel 1. Ein Stoff wie z. B. Schwefel oder Wasser kann in der Zustandsformen *gasförmig (g, gaseous)*, *flüssig (l, liquid)* und *fest (s, solid)* vorkommen. Es wird von den unterschiedlichen *Aggregatzuständen* eines Stoffes gesprochen. Abbildung 2.2 zeigt, dass sich die Aggregatzustände mit dem Teilchenmodell beschreiben lassen.

Auch die Temperaturen bei den Übergängen zwischen den Aggregatzuständen zählen zu den charakteristischen Stoffeigenschaften. Diese Stoffeigenschaften sind wichtige Kriterien für Identitäts- und Reinheitsuntersuchungen nach dem Arzneibuch (*Europäisches Arzneibuch* = **Ph**armacopoea **Eur**opaea. **Ph. Eur.** und *Deutsches Arzneibuch*, **DAB**). Die Tabelle 2.1 zeigt eine Auswahl von Stoffeigenschaften mit Beispielen.

Einige Stoffe zeigen die besondere Eigenschaft, bei vorsichtigem Erhitzen **direkt** vom festen in den gasförmigen Zustand überzugehen. Es findet eine *Sublimation* eines derartigen Stoffes statt. Iod und Campher sind Beispiele für solche Stoffe. Campher sublimiert bereits bei Raumtemperatur, was an Wänden und Verschlussinnenseite des Standgefäßes beobachtet werden kann. Sublimation ist eine sehr geeignete Reinigungsmethode für Stoffe, die diese Eigenschaft besitzen.

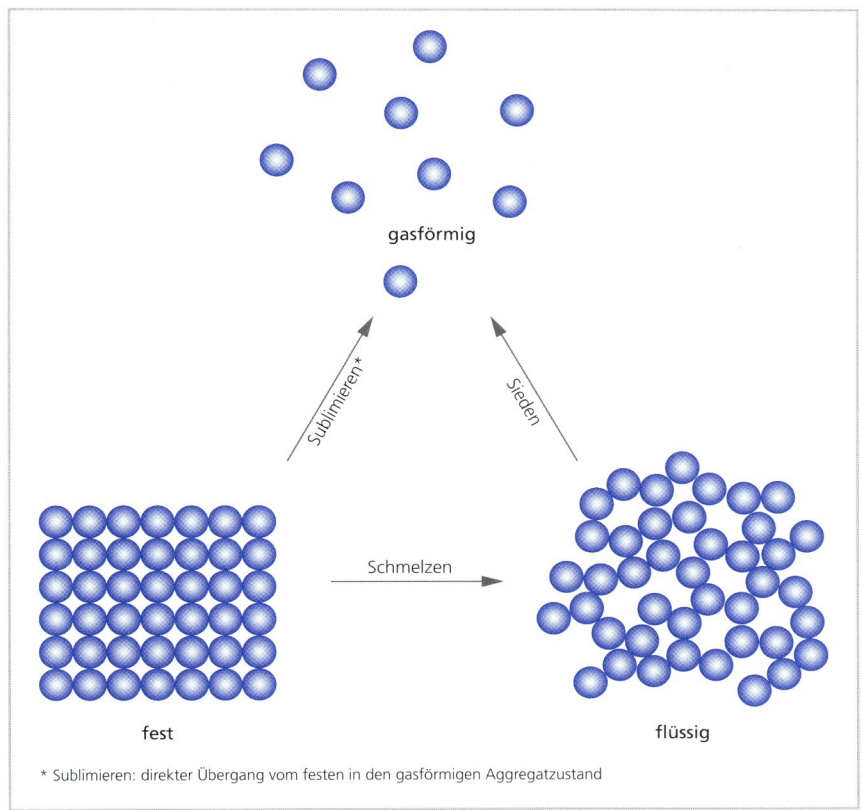

Abb. 2.2 Die Aggregatzustände nach dem Teilchenmodell (nach Asselborn et al. 2003).

2.1.4 Analyse und Synthese von Stoffen

Soll die Zusammensetzung eines Stoffes oder eines Stoffgemisches aufgeklärt werden, so spricht man von einer *Analyse*. Die *qualitative* Analyse von Natriumsulfat Na_2SO_4 ergibt, dass es sich hier um eine Verbindung aus den Elementen Natrium, Schwefel und Sauerstoff handelt. Eine quantitative Analyse zeigt, dass die drei Elemente in der Verbindung in einem ganz bestimmten Atomanzahlen- und Massenverhältnis vorkommen. Die *Analytik* ist ein wichtiges Teilgebiet der pharmazeutischen Chemie und befasst sich mit Arznei- und Hilfsstoffen. Hier werden Identitäts- und Reinheitsuntersuchungen häufig in die Analytik miteinbezogen.

Als *Synthese* wird die Herstellung einer Verbindung aus den jeweiligen Elementen oder bereits verfügbaren Teilstrukturen bezeichnet. So wird z. B. das Schmerzmittel Acetylsalicylsäure nicht aus den daraus bestehenden Elementen Kohlenstoff, Wasserstoff und Sauerstoff synthetisiert, sondern aus Salicylsäure und Essigsäure.

Tab. 2.1 Stoffeigenschaften.

Stoffeigenschaft	Kürzel	Einheit	Beispiele
Siedetemperatur (Siedepunkt)	Sdp.	°C	Wasser 100 °C
Schmelztemperatur (Schmelzpunkt)	Schmp.	°C	Eis 0 °C
Erstarrungstemperatur (Erstarrungspunkt)	–	°C	Essigsäure (Ph. Eur. *M*) 14,8 °C
Dichte (Die Dichte eines Stoffes ist der Quotient aus Masse und Volumen dieses Stoffes: Dichte = $\frac{Masse}{Volumen}$) **Relative Dichte** nach Ph. Eur. (Die relative Dichte eines Stoffes ist der Quotient der Masse eines bestimmten Volumens dieses Stoffes und der Masse eines gleichen Volumens Wasser, beides bei 20 °C)	d_{20}^{20}	$\frac{g}{cm^3}$ (vereinfacht g/cm³) –	Wasser 1,000 g/cm³ Wasserfreies Ethanol 0,790 bis 0,793
Löslichkeit z. B. in Wasser (Löslichkeit gemäß Ph. Eur. bedeutet die ungefähre Anzahl Volumenteile Lösungsmittel in Milliliter je Gramm Substanz bei 15 bis 25 °C)	–	–	Calciumsulfat 1,0 g in 500 ml Wasser (20 °C)
Elektrische Leitfähigkeit	κ	µS/cm (Mikrosiemens je Zentimeter)	Lösung von 0,75 g Kaliumchlorid in 1000 g wässr. Lösung > 1330 µS/cm Lösung von 0,75 g Glucose in 1000 g wässr. Lösung > 0,0 µS/cm
Härte (gemäß der Härteskala nach Mohs: Skala reicht von 1 bis 10)	–	–	Talk 1 Diamant 10

2.1.5 Trennung von Stoffgemischen

Das Verfahren der Trennung von Stoffgemischen richtet sich nach dem Aggregatzustand der gemischten Stoffe und nach deren physikalisch-chemischen Eigenschaften. Beispiele für Trennverfahren sind Filtration, Sieben, Ausschütteln, Destillation, *fraktionierte* Destillation (Auftrennung eines Flüssigkeitsgemisches durch Destillation) und chromatographische Verfahren. Diese Trennverfahren werden in den praktischen Unterrichtsfächern Chemisch-pharmazeutische Übungen und Galenische Übungen erlernt und eingeübt.

2.1.6 Element und Verbindung

Kupfer(II)-iodid lässt sich bei vorsichtigem Erhitzen im Reagenzglas über der Bunsenflamme in seine Bestandteile Kupfer und Iod zerlegen. Das elementare Iod lässt sich an dem violetten Iod-Dampf erkennen. Kupfer(II)-iodid CuI_2 ist ein Reinstoff, der sich weiter in seine Elemente zerlegen lässt. Es handelt sich um eine *Verbindung*. Iod und Kupfer hingegen sind Reinstoffe, die sich nicht weiter zerlegen lassen. Diese Reinstoffe werden *Elemente* genannt.

Chemische Grundbegriffe

> **DEFINITION**
>
> **Elemente** sind Reinstoffe, die nicht in andere Stoffe zerlegt werden können. **Verbindungen** sind Reinstoffe, die durch chemische Reaktionen in die Elemente zerlegbar sind.

Alle bekannten Elemente sind in dem Periodensystem der Elemente (s. Anhang) tabellarisch und systematisch angeordnet.

2.1.7 Teilchenmodell

Beim Arbeiten im Labor oder der Rezeptur kann festgestellt werden, dass beim Mischen von Ethanol und Wasser eine Volumenverringerung (Volumenkontraktion) auftritt (s. Abb. 2.3 A). Eine anschauliche Erklärung bietet uns das *Teilchenmodell der Materie*.

Die Flüssigkeiten Ethanol und Wasser bestehen aus kugelförmigen unsichtbar kleinsten Teilchen unterschiedlicher Größe. Beim Mischen der beiden Flüssigkeiten lagern sich die kleineren Wasserteilchen in die Lücken zwischen den größeren Ethanolteilchen. Dadurch kommt es zu einer besseren „Raumausnutzung" (s. Abb. 2.3 B).

Das Teilchenmodell bietet Erklärungen für weitere physikalische Vorgänge, die im Labor aber auch im Körper von Bedeutung sind. Wird ein Kristall von Kaliumpermanganat vorsichtig mit der Pinzette in ein mit Wasser gefülltes Becherglas eingebracht, so löst sich der Kristall ohne Rühren oder Erhitzen in ge-

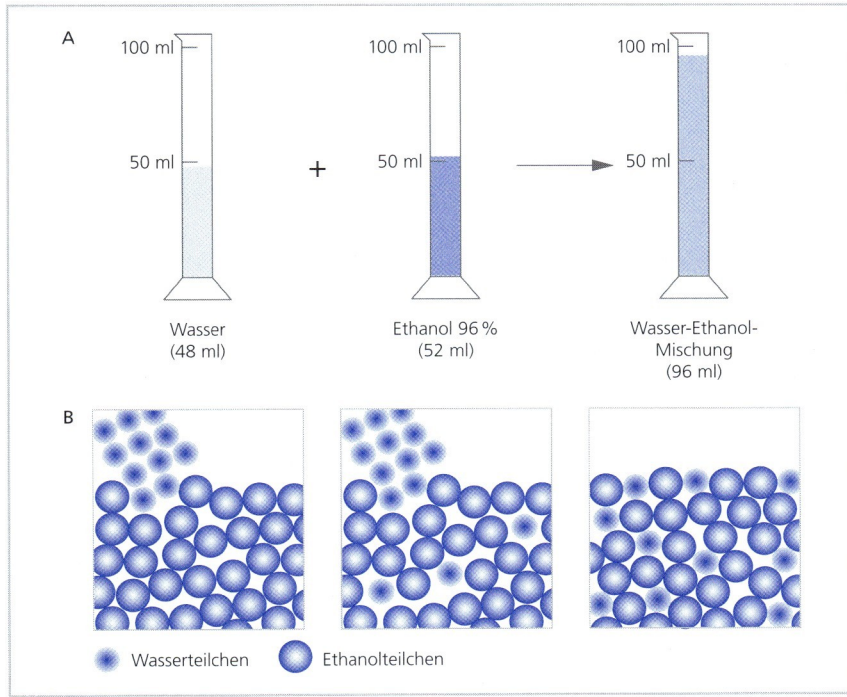

Abb. 2.3 Volumenkontraktion beim Mischen und Ethanol und Wasser.
A Messzylinder mit 52 ml Ethanol 96 % und Messzylinder mit 48 ml Wasser ergibt Messzylinder mit 96 ml Mischung.
B Erklärung der Volumenkontraktion nach dem Teilchenmodell durch vollständigere Raumausfüllung.

raumer Zeit auf. Dieser Prozess wird an der Bildung von violetten Schlieren im Wasser und schließlich an einer einheitlich violetten Färbung des gesamten Wassers im Becherglas sichtbar. Das Teilchenmodell geht davon aus, dass sich die kleinen Teilchen von Flüssigkeiten – hier Wasser – und gelöste Teilchen in ständiger Bewegung befinden, während die kleinen Teilchen in einem Kristall – hier Kaliumpermanganat – aufgrund ihrer festen Anordnung auf ihren Plätzen nur Schwingungen ausführen können. Die Wasserteilchen *lösen* durch ihre Bewegung die Kaliumpermanganatteilchen aus dem Kristall heraus. Nach geraumer Zeit haben sich alle Wasserteilchen und Kaliumpermanganatteilchen durch ihre Eigenbewegung vollständig vermischt. Letzterer Vorgang wird als *Diffusion* bezeichnet. Er spielt als Transportprozess z. B. für Nähr- und Arzneistoffe eine wichtige Rolle in unserem Körper.

Die Erkenntnisse dieses Abschnitts werden in folgenden Definitionen zusammengefasst.

DEFINITION

Nach dem **Teilchenmodell** ist Materie aus kugelförmigem kleinsten Teilchen, die sich in dauernder Bewegung bzw. Schwingung befinden, aufgebaut. Die Teilchen eines Reinstoffes haben die gleiche Größe und Masse. Die Teilchen verschiedener Reinstoffe können sich in Größe und Masse voneinander unterscheiden. Die Vorgänge **Lösen** und **Diffusion** lassen sich mit dem Teilchenmodell erklären.

DEFINITION

Diffusion ist die selbständige Vermischung von Flüssigkeiten, gelösten Stoffen und Gasen aufgrund von Teilchenbewegungen.

2.1.8 Atom und Molekül

Die Forschungsarbeiten der Physik haben ergeben, dass es sich bei den kleinsten Teilchen der Materie um *Atome* oder *Moleküle* handelt. Wir können den Elementbegriff erweitern und sagen, dass Elemente aus *Atomen* aufgebaut sind. Z. B. besteht das Element Natrium aus Natriumatomen, das Element Chlor aus Chloratomen.

Zwei oder mehr Atome können sich zu festen Einheiten verbinden; es entsteht dann ein *Molekül*:

$$Cl + Cl \rightarrow Cl_2$$
Atom   Atom   Molekül

Die kleinsten Teilchen vieler Gase sind Moleküle, z. B. Chlorgas Cl_2, Sauerstoff O_2, Stickstoff N_2. Der Index „2" gibt hier die Anzahl der Atome im Molekül an.

Chemische Verbindungen sind sehr oft Moleküle z. B. Glucose $C_6H_{12}O_6$.

2.1.9 Massenangaben in der Chemie – Molekül- und Verhältnisformeln

In der Chemie wird sehr häufig quantitativ gearbeitet u. a. müssen Wägungen von Stoffen durchgeführt werden. Ohne weiteres können 10 g oder 10 kg Natriumchlorid abgewogen werden. Wie steht es aber mit der Massenbestimmung von Atomen und Molekülen, also den kleinsten Teilchen von Reinstoffen?

Die Masse von Atomen ist unvorstellbar klein. Dies wird an der folgenden Modellbetrachtung klar: „Der Durchmesser eines Atoms verhält sich zum Durchmesser eines Tennisballs, wie der Durchmesser eines Tennisballs zum Durchmesser der Erde."

Die unvorstellbar kleinen Massen von Atomen lassen sich heute mit den Methoden der Physik bestimmen:

m (1 Wasserstoffatom) = 0,000 000 000 000 000 000 000 001661 g = $1,661 \times 10^{-24}$ g
m (1 Schwefelatom)   = 0,000 000 000 000 000 000 000 053 g   = 53×10^{-24} g.

Um die Atommassen verschiedener Elemente trotz ihrer geringen Masse miteinander vergleichen und weniger umständlich handhaben zu können, wurde die *atomare Masseneinheit u* (*u*nit: Einheit) eingeführt. Für Wasserstoff und Schwefel ergibt sich dadurch:

m (1 Wasserstoffatom) = 1,008 u
m (1 Schwefelatom)   = 32,07 u

Die Masse des Schwefelatoms ist demnach ungefähr 32mal so groß wie die Masse des Wasserstoffatoms. Die Anzahl von Wasserstoffatomen in **1 u Wasserstoff** ergibt sich wie folgt:

$$\frac{1}{1{,}661 \times 10^{-24}} = \mathbf{6{,}0 \times 10^{23}} \text{ Wasserstoffatome}$$

Die gleiche Zahl wird erhalten für die Anzahl der Schwefelatome in **32 u Schwefel**:

$$\frac{32}{53 \times 10^{-24}} = \mathbf{6{,}0 \times 10^{23}} \text{ Schwefelatome}$$

Erkennbar ist, dass der Zusammenhang der wirklichen Masse eines Atoms und der Atommasse in **u** über die Zahl $\mathbf{6{,}0 \times 10^{23}}$ gegeben ist.

---- DEFINITION ----

Die **Masse von Atomen** wird in der *atomaren Masseneinheit* **u** angegeben. Die Masse eines Atoms in der Einheit **u** gibt an, wievielmal so groß seine Masse im Verhältnis zu der eines Wasserstoffatoms ist. Der Zusammenhang zwischen der wirklichen Masse eines Atomes und der Atommasse in u ist durch die Zahl $6{,}0 \times 10^{23}$ gegeben. Das Arzneibuch verwendet für die Atommasse in u den Begriff der *relativen Atommasse* (A_r) und lässt das Einheitszeichen u weg.

Die Elemente sind im Periodensystem der Elemente (**PSE**) mit ihren chemischen Symbolen eingetragen (s. Anhang). Jedes dieser Symbole trägt noch Ziffern z. B.

$_1^{1,008}H \qquad _{16}^{32,07}S$

Oben links steht die Atommasse. Diese Ziffer wird als *Massenzahl* bezeichnet. Die Ziffer links unten ist die *Ordnungszahl* (s. Kapitel 3.4.1).

Es ist die Frage, wie sich die Masse von Verbindungen ergibt?

Für **Moleküle** ergibt sich die Molekülmasse unter zur Hilfenahme des PSE aus den Atomsorten und dem Atomanzahlenverhältnis der entsprechenden *Molekülformeln (Summenformeln)*. Z. B. für das Sauerstoffmolekül O_2 ist die Molekülmasse: 16 u + 16 u = 32 u und für das Kohlendioxidmolekül CO_2 : 12 u + 16 u + 16 u = 44 u.

Das Arzneibuch verwendet für die Molekülmasse in u den Begriff der *relativen Molekülmasse* (M_r) und lässt das Einheitszeichen u weg.

Das räumliche Modell von kristallinen Verbindungen wie z. B. Natriumchlorid (s. Abb. 2.4) lässt deutlich erkennen, dass hier keine abgegrenzten Atomgruppen vorliegen, wie es bei Molekülen der Fall ist. Es kann hier also nur von „Formeleinheiten" und nicht von Molekülen gesprochen werden.

Im Natriumchlorid NaCl ist das Atomanzahlenverhältnis im Kristallgitter 1:1. Dies wird durch die entsprechende *Verhältnisformel* Na_1Cl_1 wiedergegeben. In einer vereinfachten Schreibweise ist vereinbart worden, die Zahl 1 nicht zu schreiben. Demnach lautet die Verhältnisformel **NaCl**. Für Magnesiumchlorid lautet die Verhältnisformel $MgCl_2$, es liegt ein Atomanzahlenverhältnis von 1:2 vor.

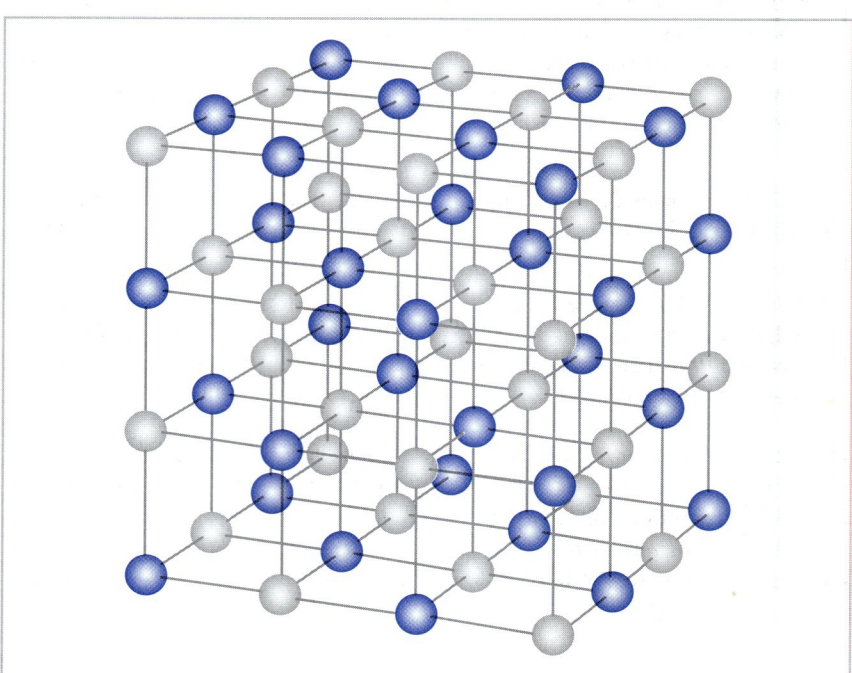

Abb. 2.4 Räumliches Modell des Kristallgitters von Natriumchlorid (vereinfacht).

Für diese „Formeleinheiten" ergibt sich die Masse aus der Summe der Atommassen der beteiligten Atome, d. h. für Natriumchlorid: 23,0 u + 35,5 u = 58,5 u und für Magnesiumchlorid: 24,3 u + 35,5 u + 35,5 u = 95,3 u.

Molekülformeln (Summenformeln) geben Art und Anzahl der Atome an, aus denen das Molekül eines Stoffes aufgebaut ist. Z. B. zahlreiche Gase und Flüssigkeiten bestehen aus Molekülen.

Verhältnisformeln geben das Anzahlenverhältnis der Atomarten in einer Verbindung an. Man verwendet die Verhältnisformel für salzartige Verbindungen. Bei Molekülen stimmt die Verhältnisformel oft mit der Molekülformel überein z. B. bei H_2O und SO_2, nicht jedoch bei Wasserstoffperoxid. Hier ist die Molekülformel H_2O_2, die Verhältnisformel aber HO.

Mol, molare Masse, Molvolumen
Die Reaktionsgleichung für die Reaktion von Barium mit Schwefel zu Bariumsulfid lautet:

$$Ba + S \rightarrow BaS$$

Die Reaktionsgleichung zeigt, dass Barium- und Schwefelatome nur in gleichen Atomanzahlen miteinander reagieren können. Für die obige Reaktion müssten demnach 137,3 u Barium und 32,1 u Schwefel zur Reaktion gebracht werden. Wird von einer der beiden Atomsorten eine größere Stoffportion eingesetzt, so bleibt bei der Reaktion ein entsprechender Anteil übrig. Es ist sofort ersichtlich, dass die *atomare Masseneinheit* u für das Labor eine unpraktikable Größe ist. Aus diesem Grund wurde für Stoffportionen eine weitere SI-Einheit, das *Mol* als Einheit mit dem Einheitszeichen *mol* für die *Stoffmenge n eingeführt*.

DEFINITION

Eine Stoffportion mit der Stoffmenge $n = 1$ mol enthält $6,0 \times 10^{23}$ (genauer $6,022 \times 10^{23}$) Teilchen. Die Teilchen können Atome, Moleküle oder „Formeleinheiten" sein.

Die Zahl $6,0 \times 10^{23}$ wurde bereits oben bei dem Zusammenhang zwischen der wirklichen Masse eines Atoms und der Atommasse in **u** aufgeführt. Nach dem italienischen Physiker Amadeo Avogadro wird die genaue Zahl als Avogadro'sche Zahl bezeichnet.

BEISPIELE

$6,0 \times 10^{23}$ Wasserstoffatome H ergeben 1 mol Wasserstoff (atomar)
$6,0 \times 10^{23}$ Wasserstoffmoleküle H_2 ergeben 1 mol Wasserstoff (molekular)
$6,0 \times 10^{23}$ Natriumatome Na ergeben 1 mol Natrium
$6,0 \times 10^{23}$ Chlor**moleküle** Cl_2 ergeben 1 mol Chlorgas
$6,0 \times 10^{23}$ „Formeleinheiten" Natriumchlorid NaCl ergeben 1 mol Natriumchlorid

> **DEFINITION**
>
> Die Masse von 1 mol eines Stoffes wird *molare Masse* oder auch *Molmasse* **M** genannt. Die molare Masse in Gramm stimmt zahlenmäßig mit der Masse eines Teilchens in **u** überein. Die Einheit für die molare Masse M ergibt sich als Quotient von m/n ($M = \frac{m}{n}$), Einheit: $\frac{\text{Gramm}}{\text{Mol}}$ (Einheitszeichen g·mol^{-1}, vereinfacht g/mol).

BEISPIELE
1 mol Wasserstoff (atomar) hat die molare Masse $M = 1{,}0$ g/mol
1 mol Wasserstoff (molekular) hat die molare Masse $M = 2{,}0$ g/mol
1 mol Natrium hat die molare Masse $M = 23{,}0$ g/mol
1 mol Chlor**moleküle** hat die molare Masse $M = 71{,}0$ g/mol
1 mol Natriumchlorid hat die molare Masse $M = 58{,}5$ g/mol
1 mol Glucose hat die molare Masse $M = 180{,}2$ g/mol

Die Stoffmenge *Mol* bietet demnach eine konkrete Möglichkeit, mit Stoffen quantitativ umzugehen und für chemische Reaktionen einzusetzen. Bei der o. g. Reaktion von Barium mit Schwefel würden also 137,3 **g** (= 1 mol) Barium und 32,1 **g** (= 1 mol) Schwefel zur Reaktion gebracht werden.

BEISPIEL
Es liegt die Stoffportion $m = 64{,}2$ g Schwefel vor, dies sind $n = 2$ mol. Für die molare Masse von Schwefel ergibt sich dann $M = 64{,}2 : 2$ g/mol $= 32{,}1$ g/mol.

Es erhebt sich nun noch die Frage, wie mit Gasen umgegangen werden soll, wenn diese für eine Reaktion benötigt werden. Wie viel Wasserstoff und wie viel Chlorgas müssen z. B. miteinander zur Reaktion gebracht werden, damit die folgende Reaktion quantitativ abläuft?

$$H_2 + Cl_2 \rightarrow 2\ HCl$$
$$1\ \text{mol} \quad 1\ \text{mol} \quad 2\ \text{mol}$$

Der Reaktionsgleichung entsprechend müssten entsprechend dem Verhältnis der reagierenden Stoffmengen 2,0 g Wasserstoff mit 71,0 g Chlor abgewogen und zur Reaktion gebracht werden. Es wird deutlich, dass dies wegen des Gaszustandes der Stoffe nicht praktikabel ist! Hier helfen die als Satz formulierten Erkenntnisse des Physikers Amadeo Avogadro weiter. Der *Satz von Avogadro* lautet:

> In gleichen Volumina verschiedener Gase sind gleich viele Teilchen enthalten, wenn der Druck der Gasportionen und deren Temperatur gleich sind.

Dieser Satz lässt folgende Umkehrung zu:

> Gleich viele Teilchen (Atome oder Moleküle) verschiedener Gase nehmen bei gleichem Druck und gleicher Temperatur die gleichen Volumina ein.

Abbildung 2.5 veranschaulicht diese Gesetzmäßigkeiten am Modell.

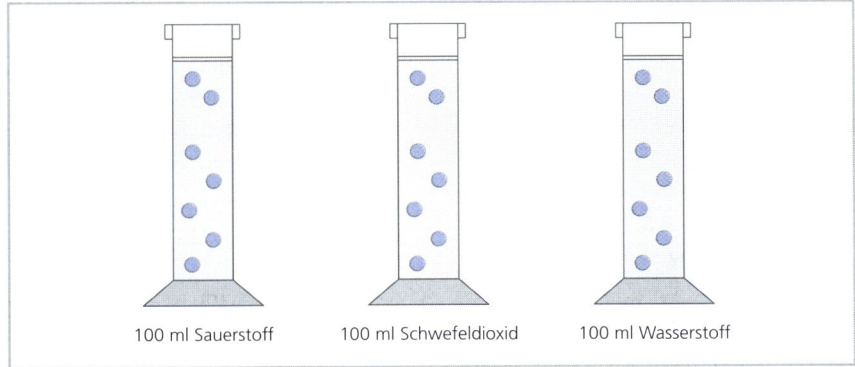

Abb. 2.5 Teilchenzahlen in gleichen Volumina verschiedener Gase bei gleicher Temperatur.

Da 1 mol eines jeden Stoffes die gleiche Anzahl von Teilchen enthält (s. o.), muss auch 1 mol von verschiedenen Gasen unter Normbedingungen, d. h. bei 0 °C und einem Druck von 1013 hPa (1013 mbar) das gleiche Volumen einnehmen. Dieses ist das *molare Volumen* V_m auch *Molvolumen* genannt. Es beträgt **22,4 l/mol**.

$$V_m = \frac{V}{n} \quad \text{Einheit: } \frac{\text{Liter}}{\text{Mol}} \text{ (l/mol)}$$

BEISPIEL 1

5 mol Chlorgas nehmen unter Normalbedingungen ein Volumen von 112 l ein. Zu berechnen ist das molare Volumen V_m.

$$V_m = \frac{112}{5} \text{ l/mol} = \textbf{22,4 l/mol}$$

BEISPIEL 2

Es liegen 78,4 l Stickstoff unter Normalbedingungen vor. Wie viel mol Stickstoff liegen vor?

$$V_m = \frac{V}{n} \quad \text{ergibt umgeformt } n = \frac{V}{V_m} \quad \frac{78,4}{22,4} = \textbf{3,5 mol}$$

2.2 Merkmale von chemischen Reaktionen

Um uns herum und in uns laufen fortwährend chemische Reaktionen ab. Damit liegt ein wesentliches Merkmal der Chemie vor – auch „Leben" bedeutet, dass stets Reaktionen ablaufen. Die folgenden Abschnitte führen ausführlicher in die Merkmale chemischer Reaktionen ein und zeigen deren praktische Bedeutung.

2.2.1 Reaktionsgleichung

Hier soll nochmals die Reaktion des Eingangsversuches aus Kapitel 1 herangezogen werden.

$$S(s) + O_2(g) \rightarrow SO_2(g) \uparrow$$

Die Reaktion von Schwefel mit Sauerstoff zu Schwefeldioxid ist als **chemische Reaktionsgleichung** dargestellt. Für die Reaktionspartner werden *Elementsym-*

bole (S für Schwefel von lat. **S**ulfur, O für Sauerstoff von lat. **O**xygenium) und *Formeln* für die aus den Elementen zusammengesetzten Verbindungen (SO_2) verwendet. Die Angabe der Aggregatzustände (*g*, *l*, *s*) ist nicht immer erforderlich. Der nach oben gerichtete Pfeil (↑) soll andeuten, dass ein Gas bei der Reaktion entweicht.

Zwei Arten von Formeln wurden bereits beschrieben: die Molekülformeln und die Verhältnisformel (s. Kap. 2.1.9).

Die Stoffe auf der linken Seite der Reaktionsgleichung werden als Ausgangsstoffe oder *Edukte* bezeichnet, die Stoffe der rechten Seite als Endprodukte oder einfach *Produkte*.

2.2.2 Stoffumsatz

Werden bei einer chemischen Reaktion die Massen der Edukte und Produkte experimentell sorgfältig bestimmt, lässt sich feststellen, dass dabei keine Masse verloren geht. Diese Tatsache wird als *Gesetz von der Erhaltung der Masse* bezeichnet.

DEFINITION

Bei jeder chemischen Reaktion ist die Gesamtmasse der Produkte gleich der Gesamtmasse der Edukte.

Anhand des oben genannten Beispiels sieht das wie folgt aus:

$$S + O_2 \rightarrow SO_2 \uparrow$$

	S	O_2	SO_2
Atom- bzw. Molkülmasse	32,0 u	32,0 u	64,0 u
Molare Masse	32,0 g	32,0 g	64,0 g

(Zahlenwerte einfachheitshalber gerundet)

32,0 g Schwefel und 32,0 g Sauerstoff müssen 64,0 g Schwefeldioxid ergeben.

Die quantitative Erfassung einer Reaktionsgleichung führt zum „chemischen Rechnen", der so genannten *Stöchiometrie*. Sie ermöglicht die praktische Anwendung, d. h. die Berechnung verschiedener Größen aus dem *Stoffumsatz*.

BEISPIEL Aus Schwefel und Sauerstoff sollen 192,0 g Schwefeldioxid = $m(SO_2)$ hergestellt werden. Wie viel Gramm Schwefel und wie viel Gramm Sauerstoff müssen für diese Reaktion eingesetzt werden?

Für den Stoffumsatz lässt sich folgende Verhältnisgleichung aufstellen:

$m(S) : m(SO_2)$ = 32,0 g : 64,0 g

Die Masse des Schwefels $m(S)$ errechnet sich daraus wie folgt:

$m(S)$ = $\dfrac{32{,}0\,g \times 192{,}0\,g}{64{,}0\,g}$ = **96,0 g Schwefel**

Entsprechend wird für die Berechnung der Masse des Sauerstoffs $m(O_2)$ verfahren:

$m(O_2) : m(SO_2)$ = 32,0 g : 64,0 g

$m(O_2)$ = $\dfrac{32{,}0\,g \times 192{,}0\,g}{64{,}0\,g}$ = **96,0 g Sauerstoff**

2.2.3 Energieumsatz bei chemischen Reaktionen

Bei der nun folgenden Betrachtung, wird von der Vorstellung ausgegangen, dass jeder Stoff einen bestimmten **Energieinhalt** besitzt, der durch die dauernde Wärmebewegung der kleinsten Teilchen in dem betreffenden Stoff bedingt ist.

Wenn Kohle verbrennt, entsteht dabei Wärme. Dies wird ersichtlich am Anstieg der Raumtemperatur in einem kohlebeheizten Raum. Die Kohle brennt jedoch erst, wenn sie an irgendeiner Stelle durch eine andere Energiequelle z. B. einen brennenden Holzscheit „gezündet", d. h. mit einer entsprechenden *Aktivierungsenergie* (s. Kap. 8.3) versehen worden ist. Dann brennt die Kohle bei genügend Luftzufuhr ohne weiteres Zutun ab. Die Herkunft der beim Verbrennen freiwerdenden Wärmeenergie kann man sich wie folgt vorstellen: Das Gemisch der Edukte Kohle (besteht aus Kohlenstoff) und Sauerstoff der Luft besitzt einen höheren Energieinhalt als die Produkte (in diesem Fall nur Kohlendioxid). Die Differenz der Energieinhalte wird als *Reaktionswärme* abgegeben. Chemische Reaktionen, die unter Energieabgabe ablaufen, werden als *exotherme Reaktionen* bezeichnet.

Umgekehrt lässt sich das Kohlendioxid durch Energiezufuhr wieder in die Edukte zerlegen. Chemische Reaktionen, die unter Energieaufnahme ablaufen, werden als *endotherme Reaktionen* bezeichnet. Hier muss also *Reaktionswärme* aufgebracht werden. Energiemessungen zeigen, dass die Energie, die bei der Bildung einer Verbindung aus den Elementen frei wird, genau so groß ist, wie die Energie, die zur Zerlegung der Verbindung in die Elemente aufgewendet werden muss.

Der energetische Ablauf einer Reaktion lässt sich in der Reaktionsgleichung entsprechend ausdrücken:

Exotherme Reaktion: $C + O_2 \rightarrow CO_2 \uparrow$ $\Delta_R H = -393$ kJ (Kilojoule)

Endotherme Reaktion: $CO_2 \rightarrow C + O_2$ $\Delta_R H = 393$ kJ

$\Delta_R H$ (sprich Delta H; $_R$ steht für Reaktion) bedeutet die Differenz der Energieinhalte von Edukten und Produkten. Vereinbarungsgemäß erhalten die Energiebeträge einer exothermen Reaktion ein negatives Vorzeichen und die Energiebeträge einer endothermen Reaktion ein positives Vorzeichen. $\Delta_R H$ wird wissenschaftlich exakt nicht als Reaktionswärme sondern als *Reaktionsenthalpie* bezeichnet, weil Druckänderungen während der Reaktion die Reaktionswärme beeinflussen. Die Reaktionsenthalpie soll vereinfacht wie folgt definiert werden:

---- DEFINITION ----
> Die *Reaktionsenthalpie* $\Delta_R H$ ist die bei einer Reaktion unter konstantem Druck aufgenommene oder abgegebene Reaktionswärme.

Die Reaktionsgleichung zum einleitenden Versuch in Kapitel 1 lässt sich nun auch energetisch vervollständigen:

$S + O_2 \rightarrow SO_2 \uparrow$ $\Delta_R H = -297$ kJ

Es handelt sich hier demnach um eine exotherme Reaktion, bei der 297 kJ freigesetzt werden. Die umgesetzte Energie bei chemischen Reaktionen wird in der

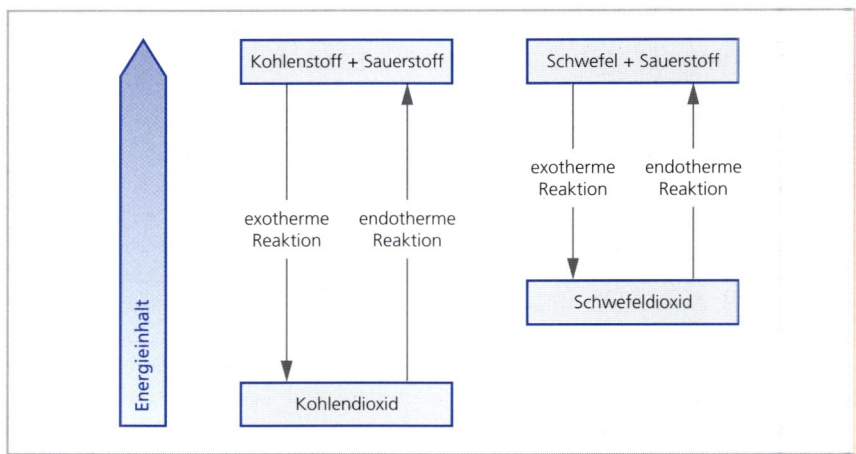

Abb. 2.6 Exotherme und endotherme chemische Reaktionen.

Einheit *Kilojoule* (kJ) angegeben. 4,2 kJ entsprechen 1 kcal. Der Betrag von $\Delta_R H$ bedeutet, falls nicht anders vermerkt, im weiteren Verlauf dieses Lehrbuchs den Umsatz gemäß der vorliegenden Formeln und wird *Formelumsatz* (FU) genannt. Die Frage ist, warum der Reaktionsenthalpie so viel Bedeutung zukommt. Zunächst ist offensichtlich, dass bei Verbrennungsprozessen wie z. B. von Kohle die mögliche „Energieausbeute" wirtschaftlich und technisch von Bedeutung ist. Die Messung von Reaktionsenthalpien liefert darüber hinaus grundlegende Erkenntnisse über die Eigenschaften und das Reaktionsverhalten von Stoffen.

Fragen zu Kapitel 2

1. Ordnen Sie die folgenden Vorgänge den Begriffen „physikalischer Vorgang" und „chemischer Vorgang" zu:
   a) Verbrennung von Kohlenstoff zu Kohlendioxid,
   b) Resorption und Verteilung eines Pharmakons im Körper,
   c) Abdestillieren von Ethanol aus einem Ethanol-Wasser-Gemisch,
   d) die Umsetzung von Wasserstoff mit Chlor,
   e) die Verteilung von Salicylsäure in einer Salbengrundlage.

2. Ist Iodsalz ein Reinstoff oder ein Stoffgemisch?

3. Welche Stoffeigenschaften der Acetylsalicylsäure werden im Ph. Eur. beschrieben?

4. Welches Ergebnis würde eine qualitative Analyse von Glucose ergeben?

5. Wie ist das Atomanzahlen- und Massenverhältnis in folgenden Verbindungen: Kohlendioxid, Schwefelsäure?

6. Welche Masse besitzt die „Formeleinheit" von Calciumchlorid?
   Welche Molekülmasse hat Ethanol (Molekülformel C_2H_6O)?

7. a) Suchen Sie aus Ph. Eur. die Molekülmasse des Schmerzmittels Paracetamol heraus und berechnen Sie dann die Masse (m) von 3 mol dieses Stoffes.
   b) Wie viele Fructosemoleküle sind in einem mol Fructose enthalten und welche Molmasse besitzt Fructose? Summenformel von Fructose $C_6H_{12}O_6$.
   c) Es liegt eine Stoffportion Natriumsulfat $m = 710\,g$ vor. Wie groß ist die Stoffmenge n?

8. a) Welches Volumen nehmen $6{,}0 \times 10^{23}$ Heliumatome unter Normalbedingungen ein?
   b) Wie viel mol Fluor F_2 sind in 67,2 l Fluorgas unter Normalbedingungen enthalten?

9. Welche qualitativen und quantitativen Aussagen können Sie zum Ablauf der folgenden Reaktion machen?
   $$2\,Mg + O_2 \rightarrow 2\,MgO \qquad \Delta_R H = -1202\,kJ$$

10. Wasserstoff und Chlor(gas) sollen zu Chlorwasserstoff umgesetzt werden. Bei der Reaktion sollen 146,0 g Chlorwasserstoff entstehen.
    Wie viel Gramm Wasserstoff und wie viel Gramm Chlor(gas) müssen für diese Reaktion eingesetzt werden?

11. Nachdem Sie dieses Kapitel über „Grundbegriffe der Chemie" durchgearbeitet haben, versuchen Sie doch bitte, die Aufgaben der Chemie so zusammenzustellen, wie diese ihrer Auffassung nach lauten können.

12. Fertigen Sie ein Strukturdiagramm von möglichst vielen der in diesem Kapitel neu eingeführten, kursiv gedruckten chemischen Strukturbegriffen. Abbildung 2.1 gibt Ihnen eine Anregung, wie Sie die Aufgabe angehen können.

3 Atombau

3.1 Merkmale und Probleme von Modellen

Das *Teilchenmodell* hat im 2. Kapitel ausgereicht, um Stoffeigenschaften wie z. B. die Aggregatzustände plausibel zu erklären. Zahlreiche Stoffeigenschaften lassen sich mit diesem Modell jedoch nur unzureichend erklären. Hierher gehören u. a. Kristallstrukturen, Leitfähigkeit und Bindungsverhalten. Da *Modelle* stets nur eine eingeschränkte Aussagefähigkeit besitzen, werden einige Probleme und Kennzeichen von Modellen kurz zusammengestellt:
- Modelle stimmen nur teilweise mit der Wirklichkeit überein.
- Modelle stellen meist eine starke Vereinfachung der Wirklichkeit dar.
- Modelle können sich verändern, wenn weitergehende Erkenntnisse über die Wirklichkeit z. B. durch Forschung erlangt werden.
- Modelle erklären Sachverhalte nur zum Teil, d. h. oft müssen für einen Sachverhalt oder ein Phänomen mehrere Modelle herangezogen werden.

Die Entdeckungen und Forschungsergebnisse der Physik ermöglichen einen immer tieferen Einblick in den Aufbau der Materie und haben dadurch auch zu weitergehenden Modellen vom Atom geführt, das bisher nur als „kleinstes Teilchen" bezeichnet wurde.

Das Atom besteht aus weiteren Bausteinen, den so genannten *Elementarteilchen*.

Bevor Sie sich mit den charakteristischen Merkmalen dieser Elementarteilchen vertraut machen, ist es notwendig, sich mit dem grundlegenden Phänomen der *Ladung* zu befassen.

3.2 Ladungen

Jeder hat die Beobachtung gemacht, dass es beim Hantieren mit Kleidungsstücken aus bestimmten Textilfasern knistert oder dass man nach Überschreiten eines Teppichbodens an der Türklinke einen „Schlag" bekommt. Bei den genannten Beispielen waren *elektrische Ladungen* im Spiel. Ein Stoff kann positiv oder negativ aufgeladen sein. Stets enthalten Stoffe elektrische Ladungen. Sind die positiven und negativen Ladungsportionen gleich groß, so ist der Stoff nach außen ungeladen.

3.2.1 Verhalten von Ladungen zueinander

Die Abbildung 3.1 veranschaulicht das Verhalten von Ladungen zueinander.
Deutlich wird, dass sich entgegengesetzte Ladungen anziehen und gleichnamige Ladungen sich abstoßen. Die Anziehungskräfte zwischen entgegengesetzten Ladungen nennt man *Elektrostatische-* oder *Coulomb-Anziehungskräfte*.

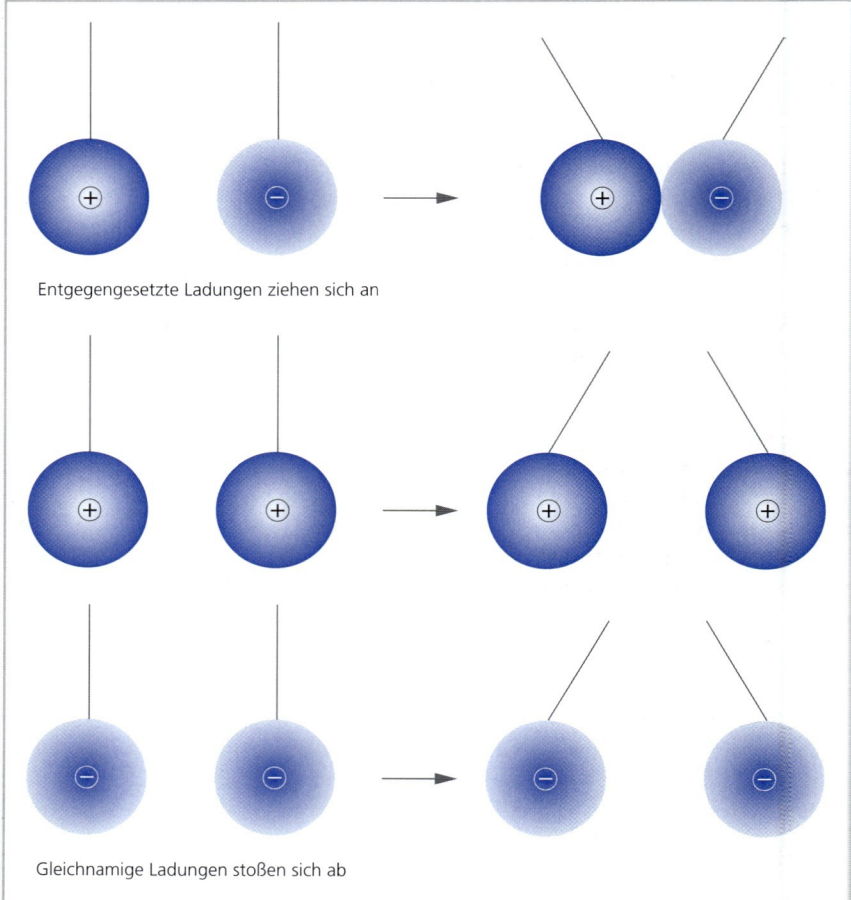

Abb. 3.1 Verhalten von Ladungen zueinander.

3.2.2 Beweglichkeit von Ladungen

Vom Stromnetz her ist uns bekannt, dass Ladungen durch die Kabel aus Kupfer fließen können. Grundsätzlich sind Ladungen in Metallen beweglich. Durch Anlegen einer Spannung kommen die Ladungen zum Fließen. Bei diesen fließenden Ladungen handelt es sich um *Elektronen* als Träger der kleinsten negativen Ladungsmenge. Diese wird auch als *negative Elementarladung* bezeichnet. Die positiven Ladungen sitzen fest.

Metalle sind mehr oder weniger gute Stromleiter. Kupfer besitzt eine bessere elektrische Leitfähigkeit als z. B. Blei.

In Nichtmetallen wie Schwefel sind die Elektronen nicht oder kaum beweglich. Sie werden auch als Nichtleiter bezeichnet.

3.3 Atom

Welche Elementarteilchen des Atoms sind nun die Forschungsergebnisse der Physik?

Die Tabelle 3.1 stellt die für die weiteren Betrachtungen wichtigen Elementarteilchen mit ihren Merkmalen zusammen.

Das *Elektron* als Träger der negativen Elementarladung wurde bereits beschrieben. Würden aus einem Atom alle Elektronen entfernt, so bliebe der *Atomkern* als positives Teilchen übrig.

> Ein Atom besteht stets aus einer *Elektronenhülle* und einem Atomkern, der aus *Protonen* und *Neutronen* aufgebaut ist.

Bei den weiteren Betrachtungen wird davon ausgegangen, dass sich die Elektronen in einem kugelförmigen Raum (s. Abb. 3.2) um den Atomkern bewegen, wobei sich für diese Bewegungen der Elektronen keine festen Bahnen angeben lassen, d.h. die Elektronen können überall in der Hülle angetroffen werden. Damit sind die Ladungen der Elektronen auch nicht fixiert sondern über die gesamte Hülle verteilt. Im Atomkern ist fast die gesamte Masse des Atoms vereinigt.

Tab. 3.1 Die Elementarteilchen mit ihren Merkmalen (nach Eisner et al. 2005).

	Elektron	Proton (von griech. Proton, das Erste)	Neutron (Name verweist auf ungeladenen Zustand)
Symbol	e^-	p^+	n
Masse in u	0,0005	1,0073	1,0087
Masse in kg	$9{,}11 \cdot 10^{-31}$	$1{,}67 \cdot 10^{-27}$	$1{,}68 \cdot 10^{-27}$
Ladung in Elementarladungen	−1	+1	0
Modellhafte Darstellung			

Gleich große, aber entgegengesetzte Ladung

Nahezu gleiche Massen

Abb. 3.2 Kugelförmige Elektronenhülle um einen Atomkern. Der Kern ist im Vergleich zur Hülle unvorstellbar klein.

3.4 Anordnung der Elementarteilchen im Atom

Experimente und geniale Einfälle von Physikern und Chemikern führten zu entsprechenden Modellen von der Anordnung der Elementarteilchen, d. h. vom **Atombau**. Bekannte Namen von Forschern sind in diesem Zusammenhang Ernest Rutherford, Niels Bohr, Marie Curie und Werner Heisenberg. Ihre Arbeiten an der Weiterentwicklung des Atommodells wurden mit dem Nobelpreis honoriert.

Es ist sinnvoll und übersichtlicher den Atomkern und die Elektronenhülle einer getrennten und sorgfältigen Betrachtung zu unterziehen.

3.4.1 Atomkern

Der Atomkern ist aus Protonen und Neutronen aufgebaut, die unter dem Begriff *Nukleonen* zusammengefasst werden. Eine Ausnahme bildet der Wasserstoff mit einem Kern, der nur aus einem Proton besteht. Das Proton ist der Träger der *positiven Elementarladung*. Am Beispiel des Symbols für das Element Natrium soll untersucht werden, welche Aussagen die Merkmale des Atomkerns gestatten (s. Abb. 3.3).

Die Protonenzahl steht links unten neben dem Elementsymbol. Sie gibt die Anzahl der positiven Ladungen des Kerns wieder. Es ist die *Kernladungszahl*. Sie dient als *Ordnungszahl* für die Stellung des jeweiligen Elementes im Periodensystem der Elemente. Die Zahl links oben am Elementsymbol ist die *Massenzahl* (Atommasse). Sie gibt die Nukleonenzahl wieder und entspricht der Masse des Elementes in der Atommasseneinheit **u**. Die Anzahl der Neutronen ergibt sich aus der Differenz von Nukleonen- und Protonenzahl. Da die Ladung der Protonen des Kerns durch die Ladung der Elektronen der Atom-

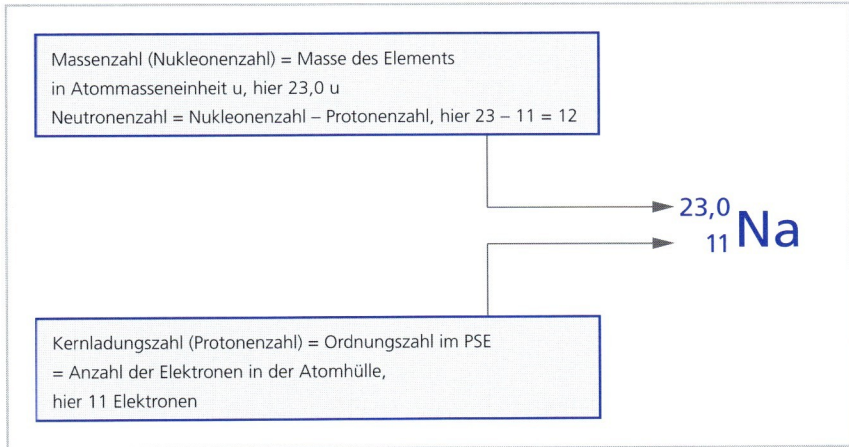

Abb. 3.3 Merkmale des Atomkerns am Beispiel des Symbols für das Element Natrium.

hülle ausgeglichen wird, ergibt sich aus der Protonenzahl auch die Elektronenzahl des Atoms.

Die Neutronen im Kern verhindern, dass die Protonen sich als gleichnamige Ladungen abstoßen. Es sind sehr große Kernkräfte, die die Nukleonen im Kern zusammenhalten. Große Kerne wie z. B. die des Urans sind jedoch instabil. Hier reicht die Kernkraft nicht aus. Sie tendieren zum Zerfall und sind Ursache der Radioaktivität (s. Kap. 3.5).

Da die Massenzahl sich aus Protonen- und Neutronenzahl ergibt, müsste diese immer ein ganzzahliges Vielfaches von 1,0 sein. Betrachten wir die einzelnen Elemente des Periodensystems der Elemente, so ist dies nur bei 20 Elementen der Fall. Z. B. Chlor mit der Masse 35,5 u müsste dann 17 Protonen und 18,5 Neutronen besitzen. Halbe Elementarteilchen gibt es nicht. Der Widerspruch wird durch das Auftreten von *Isotopen* erklärt. Genaue Untersuchungen haben ergeben, dass es vom Chlor zwei Atomarten gibt. Ein Chlor mit der Masse 35 u ($^{35}_{17}Cl$) und ein Chlor mit der Masse 37 u ($^{37}_{17}Cl$). Beide Male ist es wirklich Chlor, was die gemeinsame Ordnungszahl 17 beweist! Im Chlorgas liegt also stets ein Gemisch aus 75 % Chlor mit der Masse 35 u und 25 % Chlor mit der Masse 37 u vor. Als **Durchschnittswert** ergibt dies eine Masse von 35,5 u. Vom Chlor gibt es demzufolge zwei Isotope.

---- DEFINITION ----

Atome ein und desselben Elementes, die sich nur in der Anzahl ihrer Neutronen unterscheiden, bezeichnet man als **Isotope** dieses Elementes.

Die Isotope eines Elementes unterscheiden sich nicht durch ihre chemischen Eigenschaften. Dies ist ein Anhaltspunkt dafür, dass die chemischen Eigenschaften durch die Elektronen bedingt werden. Die meisten Elemente sind wie Chlor Isotopengemische. Man spricht von *Mischelementen*. Elemente wie Natrium (Masse 23,0 u) werden auch *Reinelemente* genannt.

Die Erkenntnisse über Misch- und Reinelemente erfordern eine genauere Definition der atomaren Masseneinheit u als sie in Kap. 2.1.9 mit Wasserstoff

> **DEFINITION**
>
> Die atomare Masseneinheit wird auf das Kohlenstoffisotop $^{12}_{6}C$ bezogen und dann wie folgt definiert: Die atomaren Masseneinheit 1u ist 1/12 der Masse eines Atoms des Kohlenstoff-Isotops $^{12}_{6}C$: **1 u = 1/12 · m ($^{12}_{6}C$).**

als Bezugsgröße gegeben wurde, da es sich beim Wasserstoff um ein Mischelement handelt.

3.4.2 Elektronenhülle

Wenn eine Antwort auf die Frage, warum Edelgase wie z. B. Helium normalerweise mit anderen Elementen keine Verbindungen eingehen oder warum Fluor ein sehr „aggressives" Verhalten zeigt, d. h. äußerst reaktionsfreudig ist, gesucht wird, dann muss die *Elektronenhülle* der Elemente mit ihrem Einfluss auf das Reaktionsverhalten untersucht werden. Auch hier haben Experimente und geniale Ideen zu Modellen vom Bauprinzip der Elektronenhülle geführt, die das Reaktionsverhalten und andere Eigenschaften anschaulich erklären lassen.

Bei der folgenden Betrachtung (Abb. 3.4) wird vom Verhalten **eines** Elektrons in der Elektronenhülle eines beliebigen Atoms bei **Energiezufuhr** ausgegangen.

Jedes Elektron, das sich in dem kugelförmigen Raum um den Atomkern herum bewegt, besitzt eine bestimmt Energie, es hat einen bestimmten *Energiezustand*. Diesem Energiezustand entspricht auch ein bestimmter mittlerer Abstand des Elektrons vom Atomkern. Bei Energiezufuhr vergrößert sich dieser Abstand

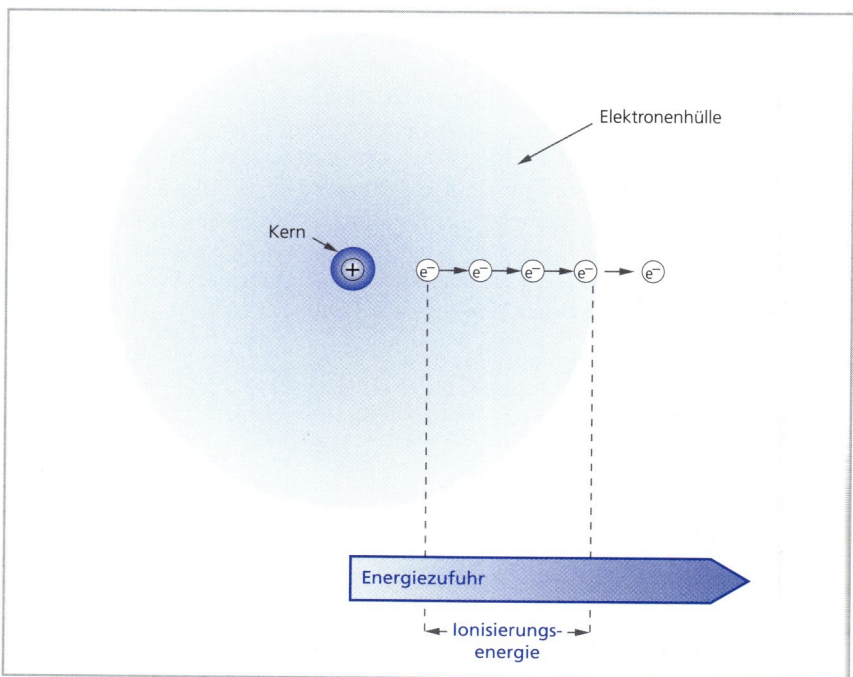

Abb. 3.4 Verhalten eines Elektrons bei Energiezufuhr.

des Elektrons vom Atomkern. Unter Energieabgabe kann das Elektron in seinen ursprünglichen Zustand „zurückfallen". Wird bei der Energiezufuhr ein bestimmter Wert überschritten, verlässt das Elektron die Elektronenhülle und entfernt sich damit ganz aus dem Anziehungsbereich des Atomkerns. Das Atom bleibt als einfach positiv geladenes Teilchen, d.h. als *Ion* zurück.

DEFINITION

Ionen (griech. *ion*: wandernd) sind Atome oder Moleküle, die elektrisch positiv oder negativ geladen sind.
Die Energie, die benötigt wird, um ein Elektron ganz aus dem Anziehungsbereich des Atomkerns oder aus einem bereits vorliegenden Ion zu entfernen, nennt man *Ionisierungsenergie*.

Der Energiebetrag der Ionisierungsenergie wird meist auf 1 mol eines Stoffes bezogen und in Megajoule (MJ) angegeben. Das Wasserstoffatom trägt nur ein Elektron in der Elektronenhülle. Die Ionisierungsenergie für das Elektron des Wasserstoffatoms beträgt 1,313 MJ/mol (= 1313 kJ/mol). Trägt eine Elektronenhülle mehrere Elektronen, so können diese schrittweise entfernt werden. Jedes Elektron hat seine spezifische Ionisierungsenergie.

Bei der Bestimmung der Ionisierungsenergien der einzelnen Elemente ist festgestellt worden, das sich die Elektronen zu Gruppen, so genannten *Energiestufen* zusammenfassen lassen. Die Ionisierungsenergien der Elektronen einer Energiestufe unterscheiden sich nur wenig voneinander, während zwischen den Ionisierungsenergien der einzelnen Energiestufen deutliche Unterschiede vorliegen. Veranschaulicht wird dieser Sachverhalt am Beispiel der 11 Elektronen der Elektronenhülle des Natriumatoms an Hand der Abbildung 3.5.

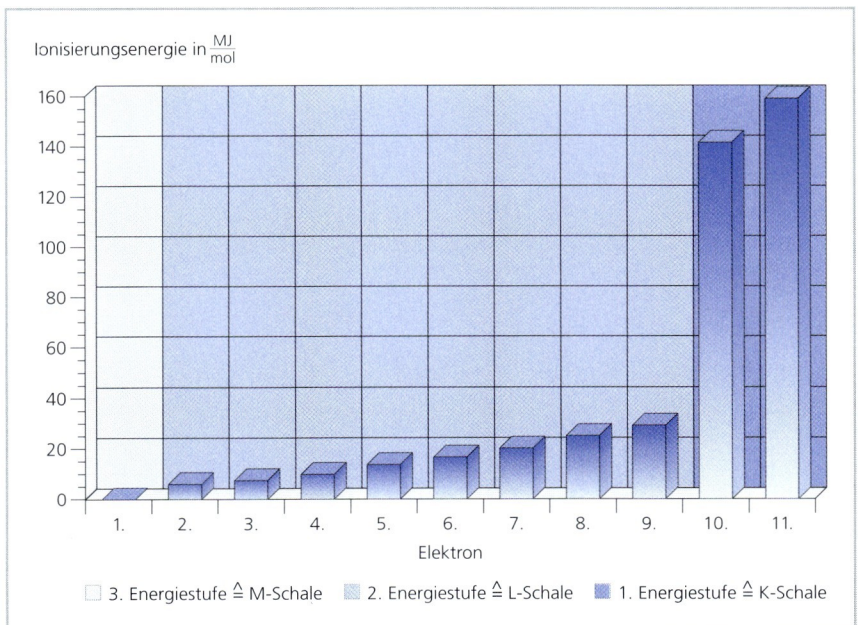

Abb. 3.5 Ionisierungsenergien und Energiestufen der 11 Elektronen des Natriumatoms (nach Asselborn et al. 2003).

Die Ionisierungsenergie für das zuerst entfernte Elektron ist sehr gering. Es befindet sich auf der 3. Energiestufe und ist am weitesten von Kern entfernt. Es folgt eine Gruppe von 8 Elektronen auf der 2. Energiestufe, bei denen die Ionisierungsenergie jeweils nur geringfügig ansteigt. Zur folgenden Gruppe mit 2 Elektronen findet ein großer Energiesprung statt. Es ist die 1. Energiestufe. Die beiden Elektronen befinden sich am nächsten zum Kern, d. h. sie werden am stärksten vom Kern angezogen. Ihre Abspaltung erfordert die größten Ionisierungsenergien.

Anschaulicher wird das Modell vom Zustand der Elektronen in der Elektronenhülle, wenn von einer schalenartigen Anordnung der Elektronen um den Atomkern ausgegangen wird. Es ergibt sich das *Schalenmodell*, nach dem die drei Energiestufen drei Schalen entsprechen. Die 3. Energiestufe entspricht der äußeren Schale und wird als *M-Schale* bezeichnet. Die 2. und 1. Energiestufe entsprechen dann der *L-Schale* und *K-Schale*. Abbildung 3.6 veranschaulicht diese Zusammenhänge für das Natriumatom.

Bei den anderen Elementen des PSE liegen ähnliche Abstufungen der Ionisierungsenergien vor. Die Anzahl der Elektronen, die sich auf der jeweiligen Schale aufhalten können, ist begrenzt. Da mit zunehmender Ordnungszahl der Elemente auch die Zahl der Elektronen ansteigt, sind sieben Energiestufen bzw. Schalen vorhanden, um den Elektronen den nötigen „Platz" zu bieten. Von innen nach außen tragen die Schalen die Bezeichnungen K (= Nr. 1), L (= Nr. 2), M (= Nr. 3), N (= Nr. 4), O (= Nr. 5), P (= Nr. 6), Q (= Nr. 7). Für die maximale Anzahl z an Elektronen, die eine Schale aufnehmen kann, gilt die Beziehung:

$$z = 2 \cdot n^2 \quad \text{(n steht für die Nummer der Schale)}$$

BEISPIEL Mit wie viel Elektronen kann die N-Schale maximal besetzt sein?

$$z = 2 \cdot 4^2 = \mathbf{32\ Elektronen}$$

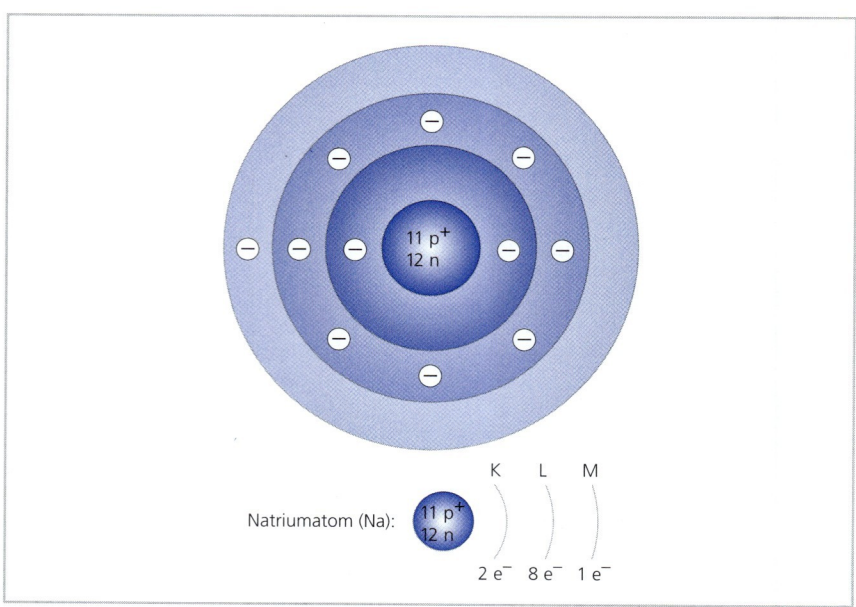

Abb. 3.6 Schalenmodell des Natriumatoms (nach Asselborn et al. 2003).

Die Beziehung für z macht es möglich, die Elektronenverteilung für jedes Element im Schalenmodell durchzuführen. Schwierigkeiten treten nur bei so genannten Nebengruppenelementen auf (s. Kap. 4.2.3).

Bezeichnung der Schale	Maximale Anzahl der Elektronen
K	2
L	8
M	18
N	32
O	50
P	72
Q	98

BEISPIEL

Zu ermitteln ist die Elektronenverteilung beim Element Calcium Ca an Hand des Schalenmodells.
An diesem Beispiel (Abb. 3.7) wird deutlich, dass die *K*- und *L*-Schalen mit 2 und 8 Elektronen maximal besetzt sind. Die *M*- und *N*-Schalen sind mit 8 und 2 Elektronen noch nicht voll besetzt.

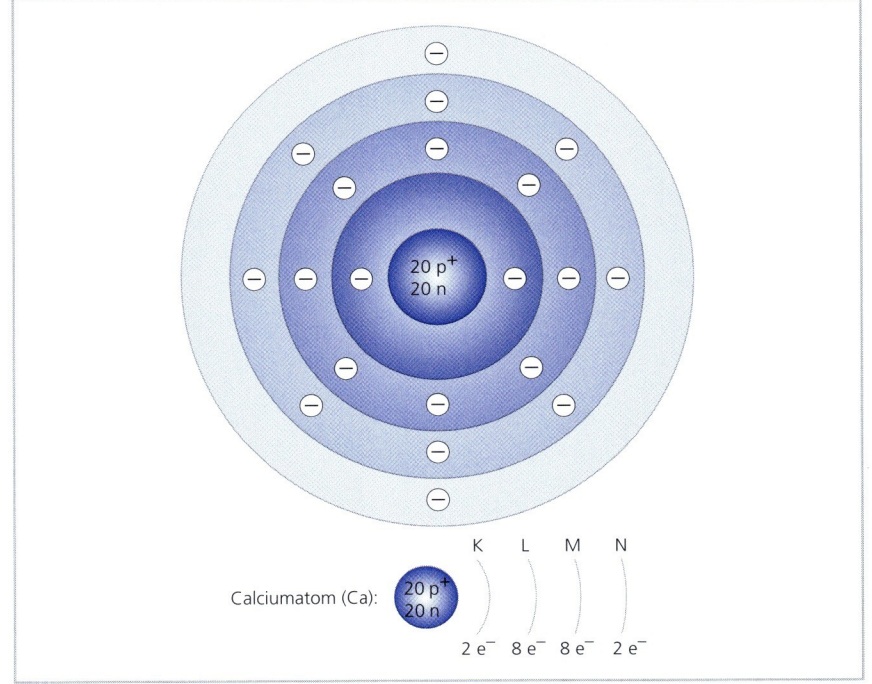

Abb. 3.7 Schalenmodell des Calciumatoms (nach Asselborn et al. 2003).

3.5 Radioaktivität

Auch die Kerneigenschaften lassen sich nutzen. Im Abschnitt 3.4.1 wurde bereits der Zusammenhang zwischen „Kernkraft" und *Radioaktivität* erläutert. Die durch Radioaktivität bedingte Strahlung wird in der medizinischen Diagnostik und Therapie eingesetzt. Radioaktivität ist die Grundlage zur Altersbestimmung von Fossilien. Die bei Kernreaktionen auftretenden immensen Energiefreisetzungen nutzt man zur Energiebedarfsdeckung.

Große Atomkerne wie die des Urans oder künstlich veränderte Atomkerne wie bei Iod-131 ($^{131}_{53}$I) oder Technetium-99 ($^{99}_{43}$Tc) zeigen die Eigenschaft der Radioaktivität, d. h. diese Atomkerne sind instabil, zerfallen und senden Strahlen aus. Untersuchungen dieser Strahlen ergaben drei Strahlenarten:

> *α-Strahlen* bestehen aus Heliumkernen ($^{4}_{2}$He$^{2\oplus}$). α-Strahlen besitzen eine Reichweite von nur wenigen Zentimetern und lassen sich bereits durch Papier abschirmen.
>
> *β-Strahlen* bestehen aus Elektronen (e^{-}). β-Strahlen besitzen eine Reichweite von mehreren Metern und lassen sich durch Aluminiumblech von einigen Millimetern Stärke abschirmen.
>
> *γ-Strahlen* sind elektromagnetische Wellen von kleiner Wellenlänge z. B. Röntgenstrahlen. γ-Strahlen besitzen große Reichweite, je nach Wellenlänge und Medium, indem sie sich fortsetzen. Ihre Abschirmung erfordert Bleiplatten von mehreren Zentimetern Stärke.

Verbindungen mit radioaktiven Elementen sind von pharmazeutischem Interesse. Ph. Eur. widmet „*Radioaktiven Arzneimitteln*" einen eigenen Abschnitt unter den „*Allgemeinen Monographien*". Radioaktive Arzneimittel sind besonders strengen gesetzlichen Regelungen unterworfen. Der Umgang mit diesen Arzneimitteln erfordert spezielle Qualifikation. [^{131}I]Iobenguan-Injektionslösung und [^{99m}Tc]Technetiumgluconatlösung sind Beispiele für derartige radioaktive Arzneimittel, die in der Diagnostik und Therapie z. B. von Tumorerkrankungen eingesetzt werden.

ZUSAMMENFASSUNG
Atombau

Der Atombau lässt sich nur mit Modellen erklären. Wegen der eingeschränkten Aussagefähigkeit von Modellen mussten die Atommodelle mit fortschreitenden Erkenntnissen über den Atombau immer wieder erweitert werden.

Die Kenntnis vom Verhalten von elektrischen Ladungen ist Voraussetzung für das Verständnis von den Eigenschaften und dem Verhalten der in einem Atom vorkommenden Elementarteilchen, den Elektronen, Protonen und Neutronen. Jedes Element kann am Elementsymbol durch die Kernladungszahl = Ordnungszahl und die Massenzahl eindeutig charakterisiert werden. Gebrochene Massenzahlen weisen auf das Auftreten von Isotopen hin. Die meisten Elemente sind Isotopengemische und damit Mischelemente. Nur wenige Elemente sind Reinelemente. Als Bezugsgröße für die atomare Masseneinheit **u** dient das Kohlenstoff-Isotop $^{12}_{6}C$ und nicht der Wasserstoff.

Erkenntnisse und Vorstellungen vom Aufbau der Elektronenhülle eines Atoms können über die Ionisierungsenergien der Elektronen gewonnen werden. Die durch die Ionisierungsenergien gewonnenen Informationen führen über die Energiestufen zum Schalenmodell. Dieses sagt aus, dass sich die Elektronen eines Atoms stets auf ganz bestimmte als Schalen bezeichnete „Aufenthaltsräume" verteilen. Dabei kann jede Schale nur eine durch die Zahl **z** begrenzte Anzahl von Elektronen aufnehmen. Die Verteilung der Elektronen eines Atoms auf die vorhandenen Schalen ist über die Beziehung $z = 2n^2$ möglich.

Große oder künstlich veränderte Atomkerne zeigen die Eigenschaft der Radioaktivität. Wichtigstes Merkmal der radioaktiven Elemente ist das Aussenden der radioaktiven Strahlung, der so genannten α-, β- und γ-Strahlen. Verbindungen radioaktiver Elemente werden als Arzneimittel in Therapie und Diagnostik eingesetzt.

Fragen zu Kapitel 3

1. Sie haben erfahren, dass Modelle nur eingeschränkte Aussagen über die Wirklichkeit machen können. Stellen Sie fest, inwieweit dies auch für die Atommodelle zutrifft.

2. Fertigen Sie eine kleine Tabelle an, in der Sie von den Elementen Fluor, Bismut, Aluminium und Arsen die Ordnungs-, Neutronen- und Elektronenzahl angeben.

3. Vom Wasserstoff gibt es die Isotope $^{2}_{1}H$ (Deuterium genannt, $^{2}_{1}D$) und $^{3}_{1}H$ (Tritium genannt, $^{3}_{1}T$). Erklären Sie den Aufbau der Atomkerne dieser beiden Isotope.

4. Von Bor existieren die Isotope $^{11}_{5}B$ und $^{10}_{5}B$. Erklären Sie, wie viel Prozent dieser Isotope im Element Bor jeweils vorkommen.

5. Warum hat das Element Wasserstoff die genaue Atommasse 1,008 u und ist deswegen nicht als Bezugsgröße für die atomare Masseneinheit u geeignet, wie es bis 1961 der Fall war?

6. Warum fallen die Elektronen nicht auf den Atomkern, obwohl beide eine entgegengesetzte Ladung besitzen?

7. Begründen Sie die Aussage: „Im Atomkern ist fast die gesamte Masse eines Atoms vereinigt."

8. Fertigen Sie von den Atomen der Elemente Helium, Kohlenstoff und Aluminium jeweils eine Skizze nach dem Schalenmodell und verteilen Sie die Elektronen des jeweiligen Atoms auf die entsprechenden Schalen.

9. Welche schädlichen Wirkungen können von radioaktiver Strahlung ausgehen?

4 Periodensystem der Elemente

Im 2. und 3. Kapitel fanden Sie immer wieder Hinweise auf das *Periodensystem der Elemente* (abgekürzt *PSE*). Worin besteht die Bedeutung dieses Systems? Zunächst handelt es sich um ein Ordnungssystem für alle bisher bekannten Elemente. Den eigentlichen „Nutzen" bringen jedoch die zahlreichen Eigenschaften der Elemente, die sich aus diesem System ablesen und ableiten lassen. Die Kenntnis der Gesetzmäßigkeiten des PSE erspart das Lernen von unzähligen Einzelheiten.

4.1 Kurzer geschichtlicher Rückblick

Bereits seit Mitte des Neunzehnten Jahrhunderts versuchten Wissenschaftler wie Döbereiner, Meyer und Mendelejeff, eine Ordnung in die immer größer werdende Anzahl von Elementen zu bringen. Die Elemente ließen sich zwar nach der Atommasse oder später korrekter nach der Kernladungszahl (Ordnungszahl) in einer entsprechend langen Reihe ordnen. In dieser Reihe traten in periodischen Abständen immer wieder chemisch ähnliche Elemente auf. Die bahnbrechende Idee, solche Elemente in Gruppen untereinanderstehend zusammenzufassen, führte dann zur Urform unseres heutigen PSE.

Der wesentliche Ordnungsfaktor für das von uns genutzte PSE ist die Anordnung der Elektronen in der Atomhülle, die *Elektronenkonfiguration*.

4.2 Aufbau und Gliederung des Periodensystems der Elemente

Für die folgenden Betrachtungen sollte das PSE im Anhang dieses Buches Verwendung finden. Beim Arbeiten in diesem Kapitel sind immer wieder die beiden folgenden Prinzipien zu beachten:

> Zusammenhang zwischen Atombau und Stellung im PSE
> *führt zu*
> Zusammenhang zwischen Stellung im PSE und Eigenschaften der Elemente.

4.2.1 Perioden

Die Elemente sind nach steigender Protonenzahl (s. Kap. 3.4.1), hier dann *Ordnungszahl* genannt, in sieben waagrechten Reihen, den *Perioden* 1 bis 7 angeordnet. Es ist gleich zu erkennen, dass den Ziffern **1 bis 7** die Schalen

K, L, M, N, O, P und Q entsprechen. Übersichtshalber wurden die Elemente mit den Ordnungszahlen 58 bis 71 und 90 bis 103 ausgegliedert.

Gemäß der Anzahl der Elemente in den einzelnen Perioden lässt sich folgende Gliederung aufstellen:

- eine Periode mit zwei Elementen (1. Periode)
- zwei Perioden mit acht Elementen (2. und 3. Periode)
- zwei Perioden mit achtzehn Elementen (4. und 5. Periode)
- eine Periode mit zweiunddreißig Elementen (6. Periode)
- eine unvollständige Periode (7. Periode)

Alle Elemente einer Periode besitzen also die gleiche Anzahl von Schalen bzw. Energiestufen. Man kann auch sagen, dass die Periodennummer mit der Anzahl der von Elektronen besetzten Schalen übereinstimmt.

4.2.2 Hauptgruppen

Das PSE besitzt acht senkrecht angeordnete *Hauptgruppen*, die mit den römischen Ziffern **I bis VIII** markiert werden. Die Nummerierung mit arabischen Ziffern gemäß den IUPAC-Empfehlungen (IUPAC, **I**nternational **U**nion for **P**ure and **A**pplied **C**hemistry) erweist sich für die weiteren Betrachtungen als weniger sinnvoll. Sie dient vor allem der Beseitigung einer uneinheitlichen Bezeichnung von Haupt- und Nebengruppen mit Buchstaben.

Die Hauptgruppen stellen die *Elementfamilien* dar, d. h. dass in jeder Hauptgruppe Elemente mit ähnlichen Eigenschaften zusammengefasst sind. Die einzelnen Hauptgruppen sind mit ihrem gebräuchlichen Trivialnamen in Tabelle 4.1 zusammengestellt.

Die in einer Hauptgruppe stehenden Elemente haben stets die gleiche Anzahl an Elektronen auf der äußeren Schale als gemeinsames Merkmal. Man nennt diese Elektronen *Außenelektronen*. Sie sind verantwortlich für die charakteris-

Tab. 4.1 Die Hauptgruppen des Periodensystems der Elemente. Mit Ausnahme des Heliumatoms entspricht die Hauptgruppennummer der Anzahl der Außenelektronen.

		Hauptgruppen							
		I	II	III	IV	V	VI	VII	VIII
		Alkalimetall-Gruppe	Erdalkalimetall-Gruppe	Bor-Gruppe	Kohlenstoff-Gruppe	Stickstoff-Gruppe	Chalkogene (Erzbildner)	Halogene (Salzbildner)	Edelgase
Perioden	1	H·							|He|
	2	Li·	Be·	·B·	·C·	·N·	·O·	|F|	|Ne|
	3	Na·	Mg·	·Al·	·Si·	·P·	·S·	|Cl|	|Ar|
	4	K·	Ca·	·Ga·	·Ge·	·As·	·Se·	|Br|	|Kr|
	5	Rb·	Sr·	·In·	·Sn·	·Sb·	·Te·	|I|	|Xe|
	6	Cs·	Ba·	·Tl·	·Pb·	·Bi·	·Po·	|At|	|Rn|
	7	Fr·	Ra·						

tischen Eigenschaften der Elemente einer Hauptgruppe. Die Eigenschaften sind damit also weitgehend unabhängig von der Anzahl der Schalen. Aus Tabelle 4.1 ist ersichtlich, dass die Hauptgruppennummer mit der Anzahl der Außenelektronen der Elemente in der Gruppe übereinstimmt. Eine Ausnahme bildet das Helium.

Das Element Wasserstoff nimmt eine Sonderstellung ein. Wie die Alkalimetalle z. B. Kalium besitzt das Wasserstoffatom **ein** Außenelektron. Wasserstoff wird jedoch nicht der Alkalimetall-Gruppe zugeordnet, weil bei dem Wasserstoffatom das Elektron durch die Nähe des Atomkerns wesentlich stärker angezogen wird als es bei den Atomen der Alkalimetalle der Fall ist.

Da die Außenelektronen eines Elements derart prägend für dessen Eigenschaften sind, werden diese häufig an dem Elementsymbol als Punkt für ein einzelnes Elektron und als Strich für ein Elektronenpaar eingetragen (s. Tab. 4.1).

4.2.3 Nebengruppen- oder Übergangselemente

Die bisherigen Betrachtungen des PSE bezogen sich auf eine verkürzte Fassung dieses Systems. Es war nur ein „Hauptgruppensystem". Bei Betrachtung des PSE im Anhang dieses Buches wird deutlich, dass in der II. Hauptgruppe nach den Elementen Calcium, Strontium, Barium und Radium zahlreiche Elemente eingeschoben sind, die das übersichtliche System der Hauptgruppen unterbrechen. Es handelt sich bei diesen Elementen um die *Nebengruppen- oder Übergangselemente*. Hierher gehören z. B. die bekannten Edelmetalle Kupfer Cu, Silber Ag und Gold Au oder als häufige Werkstoffe eingesetzte Metalle wie z. B. Eisen Fe, Zink Zn und Chrom Cr.

Die Nebengruppen sind in acht Gruppen mit den römischen Ziffern IA bis VIIIA gegliedert. Nach dem Lanthan mit der Ordnungszahl 57 ist die Gruppe der *Lanthanoide* mit der Elementenreihe von Cer bis Lutetium eingefügt. Nach dem Actinium mit der Ordnungszahl 89 ist die Gruppe der *Actinoide* mit der Elementenreihe von Thorium bis Lawrencium eingefügt.

Durch die Nebengruppenelemente ist das Prinzip der Ordnungszahlen eingehalten, d.h. innerhalb einer Periode nimmt die Kernladungszahl von links nach rechts von Element zu Element um eins zu. Die Besonderheit der Nebengruppenelemente liegt in ihrem Schalenaufbau. Im Gegensatz zu den Hauptgruppenelementen steigt hier nicht die Zahl der Außenelektronen, wenn innerhalb einer Periode von links nach rechts fortgeschritten wird. Bei den Nebengruppenelementen werden tiefer liegende Schalen mit Elektronen aufgefüllt. Das Beispiel des **Scandiums** ($_{21}$Sc) soll dies verdeutlichen. Eigentlich müsste sich hier das hinzukommende Elektron der Stellung des Elementes entsprechend auf der 4. Schale als der äußeren Schale einordnen lassen. Aus energetischen Gründen platziert sich das Elektron jedoch auf der darunter liegenden **3**. Schale. Die 3. Schale trägt mit dem Argon erst acht Elektronen und kann noch weitere zehn Elektronen aufnehmen gemäß $z = 2 \cdot 3^2 = \mathbf{18}$ Elektronen. Erst wenn durch die Nebengruppenelemente von Scandium bis Zink die tiefer liegende 3. Schale mit Elektronen auf 18 aufgefüllt ist, wird die äußere Schale mit den Elementen Gallium bis Krypton auf acht Elektronen ergänzt.

Da die Nebengruppenelemente als typische Metalle auf ihrer Außenschale über zwei oder in einigen Fällen ein Außenelektron verfügen, genauso wie es bei den typischen Metallen der Alkali- und Erdalkalimetallgruppe der Fall ist, liegt hier eine Bestätigung für den eigenschaftsprägenden Charakter der Außenelektronen vor.

Die Nebengruppenelemente kommen häufig in der Analytik in Verbindungen von Reagenzien vor. Beispiele sind Kaliumpermanganat **KMnO**$_4$, Silbernitrat **AgNO**$_3$, Kupfer(II)-sulfat **CuSO**$_4$, Eisen(III)-chlorid **FeCl**$_3$, Zinkoxid **ZnO**.

4.3 Aussagen des Periodensystems der Elemente

In diesem Abschnitt erfahren Sie, welche Eigenschaften der Elemente sich aus dem PSE ableiten lassen und welche Eigenschaften sich periodisch ändern.

Im Rückgriff auf Kapitel 4.2.2 wird nochmals festgehalten, dass hauptsächlich die Außenelektronen für die Eigenschaften, wie z. B. Edelgascharakter bei acht Außenelektronen, verantwortlich sind und der Rest des Atoms, der *Atomrumpf*, nur einen geringen Einfluss besitzt.

4.3.1 Atomradien

Die *Atomradien* nehmen in einer Periode des PSE von links nach rechts ab
Begründung: Bei gleichbleibender Anzahl von Elektronenschalen und zunehmender Kernladung erhöhen sich die Anziehungskräfte des Kerns auf die Atomhülle.

In einer Hauptgruppe des Periodensystems der Elemente nehmen die Atomradien von oben nach unten zu.
Begründung: Mit jeder zusätzlichen Elektronenschale vergrößert sich der Atomradius.

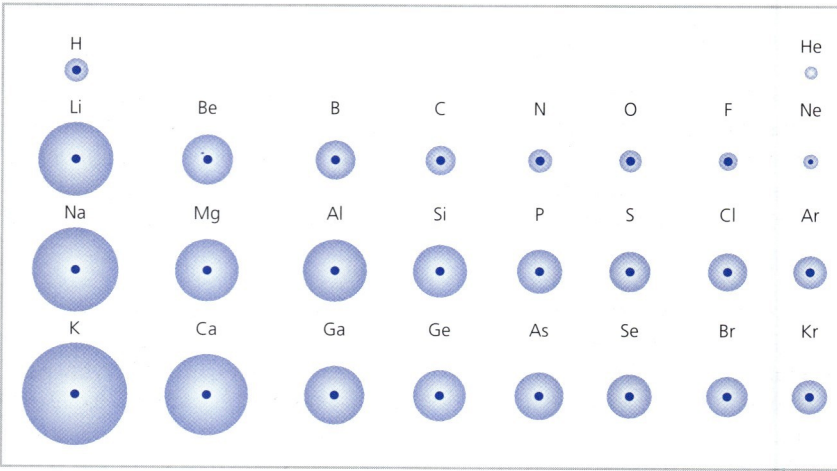

Abb. 4.1 Die Atomradien im Periodensystem der Elemente. Ausschnitt der ersten vier Perioden mit den Hauptgruppenelementen im richtigen Größenverhältnis zueinander (nach Eisner et al. 2005).

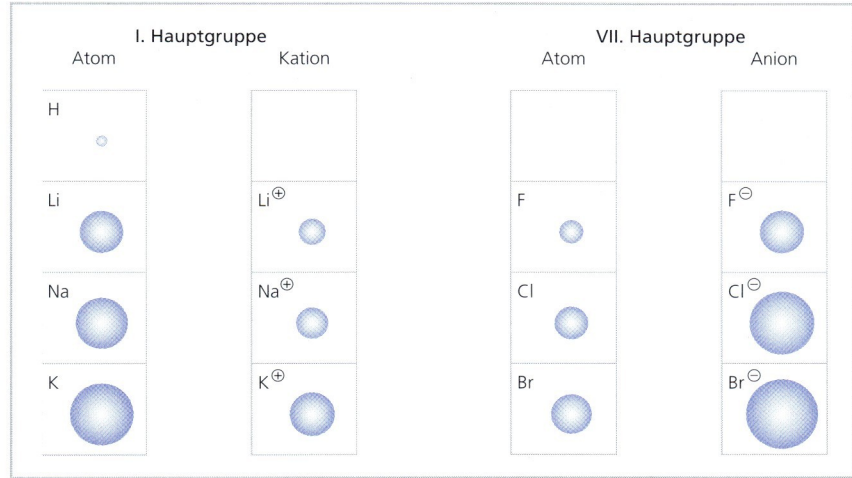

Abb. 4.2 Ionenradien und Atomradien im Vergleich am Beispiel der I. und VII. Hauptgruppe.

4.3.2 Ionenradien

Man kann sich gut vorstellen, dass die Entfernung eines oder mehrerer Elektronen aus der Außenschale der Elektronenhülle eines Atoms zu einem *positiv* geladenen Ion, einem *Kation* führt, dessen Ionenradius kleiner ist als der Atomradius.
Begründung: Das Kation besitzt eine Schale weniger als das Atom.

Andererseits ist der Ionenradius eines *negativ* geladenen Ions, *Anion* genannt, größer als der des entsprechenden Atoms.
Begründung: Die Elektronenhülle des Anions enthält bei gleicher Kernladung mehr Elektronen als das entsprechende Atom. Diese größere Anzahl von Elektronen beansprucht wegen der gegenseitigen Abstoßung auch einen größeren Raum.

4.3.3 Ionisierungsenergie

In Kapitel 3.4.2 erfuhren Sie, wie man über die Kenntnis der Ionisierungsenergien zum Schalenmodell der Elektronenhülle gelangte. Hier geht es darum, die Änderung der Ionisierungsenergie innerhalb der Perioden und Hauptgruppen zu untersuchen. Betrachtet wird dabei jeweils nur die Ionisierungsenergie für die Abspaltung des **ersten** Elektrons (Außenelektrons) von Hauptgruppenelementen.

In einer Periode steigt die Ionisierungsenergie von links nach rechts an, z. B. in der 3. Periode vom Alkalimetall Natrium zum Edelgas Argon.
Begründung: Das Elektron lässt sich von links nach rechts in der Periode fortschreitend schwerer abspalten, weil die Kernladung von links nach rechts zunimmt, d. h. die Anziehungskräfte des Kerns auf die Elektronenhülle größer werden.

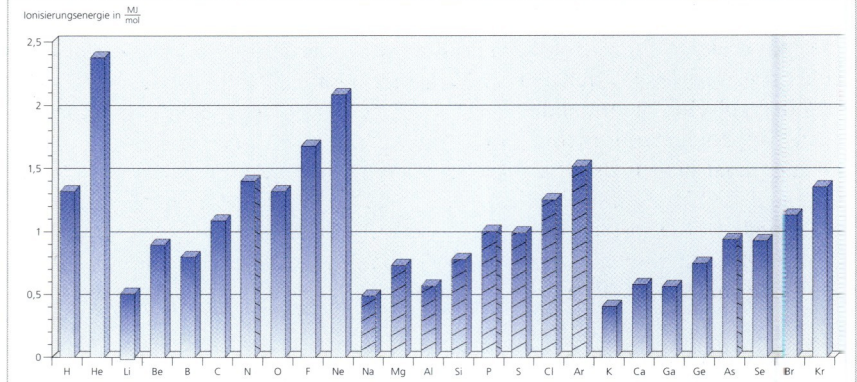

Abb. 4.3 Ionisierungsenergien des ersten Elektrons der Hauptgruppenelemente der 1. bis 4. Periode (nach Asselborn et al. 2003).

In einer Hauptgruppe nimmt die Ionisierungsenergie von oben nach unten ab, z. B. in der Hauptgruppe V vom Stickstoff über Phosphor, Arsen und Antimon zum Bismut.
Begründung: Die Entfernung des abzuspaltenden Elektrons zum Kern wird von oben nach untern immer größer und damit werden die Anziehungskräfte des Kerns auf dieses Außenelektron immer geringer.
Diese Zusammenhänge werden an Abbildung 4.3 deutlich.

4.3.4 Bindigkeit

Das Periodensystem der Elemente gestattet Aussagen darüber, in welchem Atomanzahlenverhältnis sich verschiedene Atomsorten miteinander verbinden können. Entsprechend der Hauptgruppennummer bildet der Sauerstoff mit zwei Wasserstoffatomen das Wassermolekül H_2O oder der Stickstoff mit drei Wasserstoffatomen das Ammoniakmolekül NH_3. Der Sauerstoff wird als *zweibindig* und der Stickstoff als *dreibindig* bezeichnet. Näheres über die Bindigkeit und Atomanzahlenverhältnisse und daraus entwickelte Verhältnisformeln finden sich in Kapitel 5.1.8 und 6.3.

4.3.5 Elektronegativität

Gebundene Atome wie z. B. der Wasserstoff und das Chlor im Chlorwasserstoff HCl üben auf das bindende Elektronenpaar unterschiedliche Anziehungskräfte aus, die zu einer Verschiebung des bindenden Elektronenpaars führen. Diese Anziehungskräfte bezeichnet man als *Elektronegativität*. In Kapitel 5.2.4 wird ausführlich auf dieses Phänomen eingegangen. Hier interessiert nur die Veränderung der Elektronegativität innerhalb des PSE. Fluor ist das Element mit der höchsten Elektronegativität. Sie erhält die Ziffer 4,0 ohne Einheitszeichen. Vom Fluor aus nimmt die Elektronegativität in jeder Richtung, d. h. nach links und nach unten ab.

4.3.6 Metallischer Charakter der Elemente

Es ist gut ersichtlich, dass auf der linken Seite des Periodensystems der Elemente typische Metalle stehen z. B. Natrium und Magnesium und auf der rechten Seite typische Nichtmetalle wie z. B. Chlor und Argon. Dabei werden die Nebengruppenelemente nicht in die Betrachtung mit einbezogen.

Weiter lässt sich feststellen, dass in den Hauptgruppen IV und V mit den Elementen Kohlenstoff und Stickstoff an erster Stelle typische Nichtmetalle stehen, während am unteren Ende dieser Hauptgruppen mit Blei und Bismut typische Metalle stehen. Dieser Zusammenhang zwischen Stellung im PSE und Eigenschaften der Elemente kann wie folgt zusammengefasst werden:

> Innerhalb der Hauptgruppen des PSE nimmt der metallische Charakter von oben nach unten zu. Innerhalb der Perioden nimmt der metallische Charakter von links nach rechts ab.

Im PSE sind die Elemente Bor bis Astat grau unterlegt. Links davon finden Sie die Metalle und rechts davon die Nichtmetalle. Die grau unterlegten Elemente sind Halbmetalle (Bor und Silicium) bzw. Elemente mit metallischen und nichtmetallischen Modifikationen (Arsen).

4.4 Periodensystem der Elemente und Ionenbildung

Im Abschnitt 4.3.2 dieses Kapitels wurde dargestellt, dass sich aus Atomen durch Elektronenabgabe oder Elektronenaufnahme Kationen bzw. Anionen bilden können. Die Frage ist nun, welche Art von Ionen bildet ein Element und wie groß ist die positive bzw. negative Ladung nach der Ionenbildung? Für die Hauptgruppenelemente bietet das PSE hier Erklärungshilfen.

Die Edelgase sind besonders reaktionsträge Elemente. Die Reaktionsträgheit erklärt sich damit, dass ihre Außenschale mit zwei Elektronen beim Helium und acht Außenelektronen bei den anderen Edelgasen besonders stabil, d. h. energetisch günstig ist. Die Atome der Hauptgruppenelemente sind bestrebt, durch Elektronenabgabe oder -aufnahme die Edelgasschale des ihnen am nächsten stehenden Edelgases anzunehmen. Die Atome versuchen eine *Edelgaskonfiguration* zu erreichen. Abbildung 4.4 verdeutlicht diesen Sachverhalt am Beispiel der Bildung des Magnesium-Ions und Chorid-Ions.

Das PSE ist damit auch ein Ordnungssystem, das aussagt, welche Art von Ionen die Elemente der Hauptgruppen bilden. Die Aussagen lassen sich in folgenden Regeln zusammenfassen:

- Die Elemente der Hauptgruppe **I, II** und **III** sind Metalle. Sie bilden positiv geladene Ionen (Kationen). Die Ladungszahl der Ionen stimmt mit der Gruppennummer überein.
- Die Elemente der Hauptgruppe **V, VI** und **VII mit Nichtmetallcharakter** bilden negativ geladene Ionen (Anionen). Die Ladungszahl ergibt sich, in dem von der Gruppennummer die Zahl **8** abgezogen wird.

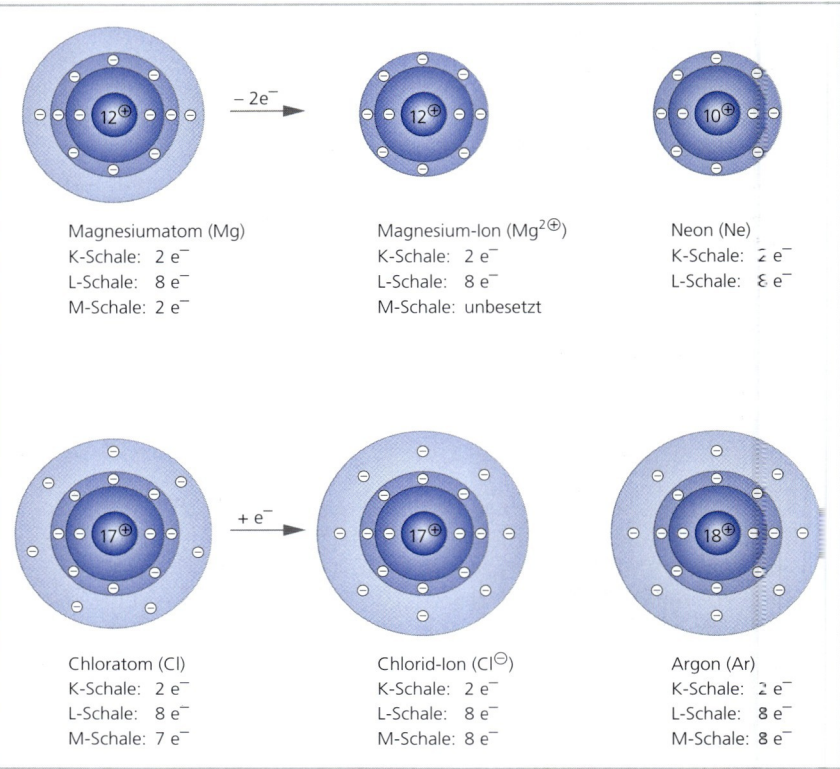

Abb. 4.4 Ionenbildung durch Erreichen einer Edelgaskonfiguration am Beispiel des Magnesiums und Chlors.

Magnesiumatom (Mg)
K-Schale: 2 e$^-$
L-Schale: 8 e$^-$
M-Schale: 2 e$^-$

Magnesium-Ion (Mg$^{2\oplus}$)
K-Schale: 2 e$^-$
L-Schale: 8 e$^-$
M-Schale: unbesetzt

Neon (Ne)
K-Schale: 2 e$^-$
L-Schale: 8 e$^-$

Chloratom (Cl)
K-Schale: 2 e$^-$
L-Schale: 8 e$^-$
M-Schale: 7 e$^-$

Chlorid-Ion (Cl$^\ominus$)
K-Schale: 2 e$^-$
L-Schale: 8 e$^-$
M-Schale: 8 e$^-$

Argon (Ar)
K-Schale: 2 e$^-$
L-Schale: 8 e$^-$
M-Schale: 8 e$^-$

- Die Elemente Kohlenstoff und Silicium aus der Hauptgruppe **IV** bilden in der Regel keine Ionen. Die Elemente Zinn Sn und Blei Pb dieser Hauptgruppe sind Metalle und können zwei- und vierfach positiv geladene Kationen bilden.
- Die Elemente der Hauptgruppe **VIII** sind die Edelgase. Sie bilden keine Ionen.

Für die Elemente der Nebengruppen lassen sich derartige Regeln nicht angeben. Die meisten Nebengruppenelemente bilden mehrere Ionensorten z. B. Kupfer (Cu$^\oplus$, Cu$^{2\oplus}$), Eisen (Fe$^{2\oplus}$, Fe$^{3\oplus}$), Cer (Ce$^{3\oplus}$, Ce$^{4\oplus}$). Die Fähigkeit derartiger Elemente in wechselnden Ladungszuständen aufzutreten wird analytisch genutzt (Kap. 19.10).

ZUSAMMENFASSUNG
Periodensystem der Elemente

Im PSE sind alle bekannten Elemente in einem Gliederungsschema übersichtlich zusammengefasst. Der wesentliche Ordnungsfaktor in diesem System ist die Elektronenkonfiguration. Das Periodensystem der Elemente gliedert sich in sieben waagrecht angeordnete Perioden, acht senkrecht angeordnete Hauptgruppen und acht „eingeschobene" Nebengruppen. Die Außenelektronen sind prägend für die Eigenschaften eines Elementes. Damit ergibt sich ein Zusammenhang zwischen der Stellung im PSE und den Eigenschaften der Elemente. Beispiele für derartige Eigenschaften sind Ionisierungsenergien, Elektronegativität, metallischer Charakter und Ionenbildung. Das Periodensystem der Elemente gestattet es, diese Eigenschaften abzulesen oder im Vergleich abzuschätzen.

Fragen zu Kapitel 4

1. Charakterisieren Sie den Atombau der Elemente Phosphor, Barium und Zink von ihrer Stellung im PSE her.
2. Warum ist die 7. und damit letzte Periode unvollständig?
3. Geben Sie einen anderen Namen für das Wasserstoff-Ion an.
4. Erklären Sie, warum sich die Anzahl der Außenelektronen in einer Periode von links nach rechts jeweils von Gruppe zu Gruppe um ein Elektron erhöht (s. a. Tab. 4.1).
5. Erläutern Sie den Begriff *Atomrumpf*.
6. Begründen Sie, warum die Ionisierungsenergie für das Edelgas in der jeweiligen Periode am höchsten liegt (s. a. Abb. 4.3).
7. Inwiefern hat das Nichtmetall Iod auch Eigenschaften von Metallen? Begründen Sie Ihre Antwort.
8. Warum ist in Abbildung 4.2 der Ionenradius von Wasserstoff nicht dargestellt?
9. Suchen Sie aus dem Reagenzien-Verzeichnis von Ph. Eur. fünf Verbindungen von Nebengruppenelementen mit Formeln heraus.
10. Bilden Sie von den folgenden Elementen die Ionen und geben Sie jeweils an, welche Edelgaskonfiguration durch die Ionenbildung erreicht wird: Calcium, Beryllium, Iod, Stickstoff, Schwefel, Bor.
11. Erklären Sie, warum Fluor ein extrem reaktionsfreudiges Element ist und das daneben stehende Neon sehr reaktionsträge ist.

5 Chemische Bindung

In den vorhergehenden Kapiteln lernten Sie ganz unterschiedliche Verbindungen kennen. Einige Beispiele werden hier nochmals mit Formel angegeben: Natriumchlorid NaCl, Magnesiumoxid MgO, Chlor(gas) Cl_2, Kohlendioxid CO_2, Wasser H_2O, Chlorwasserstoff HCl, Glucose $C_6H_{12}O_6$.

Bisher ist nur klar, dass Verbindungen durch chemische Reaktionen gebildet werden. Im Zusammenhang mit diesen Verbindungen ergeben sich jedoch drei Fragen, die hier als Leitfragen formuliert werden:

1. Wie „funktioniert" das Zustandekommen von solchen Verbindungen?
2. Welche „Triebkräfte" sind für die Reaktionen zur Bildung von derartigen Verbindungen verantwortlich?
3. Welche Bedeutung kommt diesen Verbindungen zu?

Um gleich eine Ordnung in die Bearbeitung der drei Leitfragen zu bringen, soll wieder das PSE herangezogen werden.

5.1 Ionenbindung

Als erste Betrachtung sollen die Leitfragen auf Verbindungen von Elementen der linken Seite mit Elementen der rechten Seite des PSE, also von Metallen mit Nichtmetallen, bezogen werden. Die Beobachtung und Deutung des folgenden Versuches führt zu ersten Antworten.

Versuchsanordnung: Ein Standzylinder wird mit Chlor gefüllt. Auf den Boden des Standzylinders wird ein Stück Natrium gegeben, das zuvor von seiner Hydroxidschicht befreit wurde. Man verschließt den Standzylinder und lässt diesen zwei Tage unter dem Abzug stehen.

Versuch zur Bildung von Natriumchlorid aus den Elementen

Beobachtung und Auswertung: Nach dieser Zeit hat sich das Natrium mit einer dicken Kruste von Kristallen überzogen. Die Kristalle sind als Kochsalzkristalle (Natriumchloridkristalle) erkennbar. Sie lassen sich abkratzen und in Wasser lösen. Abbildung 5.1 verdeutlicht diesen Versuch.

Achtung: Natrium oder Natriumreste reagieren heftig mit Wasser.

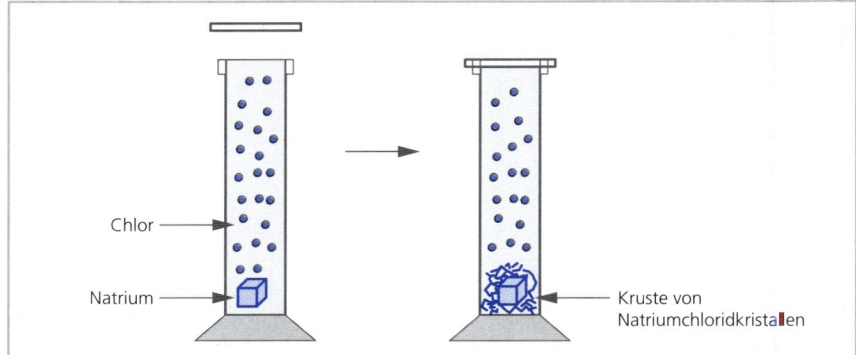

Abb. 5.1 Bildung von Natriumchlorid aus den Elementen.

5.1.1 Ionenbildung durch Elektronenübergänge

In dem oben beschriebenen Versuch ist es zur Bildung eines Salzes gekommen. Die Natriumatome haben jeweils ihr eines Außenelektron abgegeben. Die Chloratome haben jeweils ein Elektron in ihre Außenschale aufgenommen. Dadurch sind Natrium-Kationen und Chlorid-Anionen entstanden.

$$Na \rightarrow Na^{\oplus} + e^-$$
$$Cl + e^- \rightarrow Cl^{\ominus}$$

Es ist demnach zu einer Ionenbildung durch den Übergang eines Elektrons vom Natrium- zum Chloratom gekommen.

Gibt man ein Stück blankes Aluminium in Brom (Brom ist flüssig!), so reagieren die beiden Elemente heftig unter starker Lichterscheinung und Wärmebildung zu einer kristallinen Substanz. Auch hier findet eine Salzbildung statt. Die Aluminiumatome geben jeweils ihre drei Außenelektronen ab. Drei Bromatome nehmen jeweils ein Elektron in ihre Außenschale auf. Es kommt wiederum zur Ionenbildung durch Elektronenübergang vom Metall zum Nichtmetall. Das Produkt ist das Salz Aluminiumbromid $AlBr_3$.

$$Al \rightarrow Al^{3\oplus} + 3e^-$$
$$3\,Br + 3e^- \rightarrow 3\,Br^{\ominus}$$

> Durch Elektronenübergänge von Metallen zu Nichtmetallen entstehen Kationen und Anionen. Die Produkte sind Salze.

5.1.2 Ionenbindung und Ionenverbindung

Die im Versuch von Kapitel 5.1 entstandenen Natrium-Kationen und Chlorid-Anionen lagern sich aufgrund ihrer entgegengesetzten Ladung in einem Kristallverband, dem *Ionengitter*, zusammen. Es entsteht eine *Ionenbindung* als zusammenhaltende „Kraft".

Ionenbindung

> **DEFINITION**
>
> Die *Ionenbindung* ist eine Bindung, die durch die Coulomb-Anziehungskräfte entgegengesetzter Ladungen zustande kommt.

Durch die Ionenbindung sind Salze entstanden. Salze werden deswegen auch *Ionenverbindungen genannt*.

5.1.3 Ionengitter

Im Kapitel 3 wurden die Eigenschaften von Ladungen beschrieben. Damit lässt sich auch erklären, warum es im Versuch Kapitel 5.1 zu einer Bildung von Kristallen kommt. Die entstehenden Ladungen wirken nach allen Richtungen im Raum, d.h. ein Natrium-Kation zieht mehrere Chlorid-Anionen aus seiner Umgebung an. Umgekehrt zieht ein Chlorid-Anion mehrere Natrium-Kationen

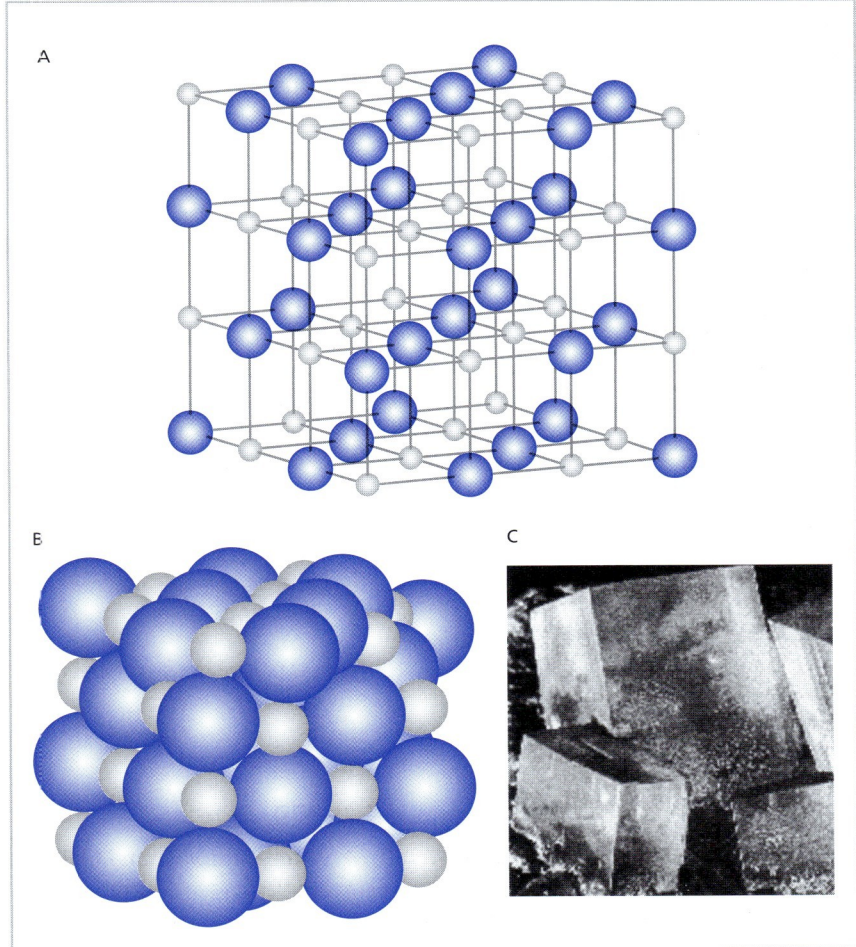

Abb. 5.2 Natriumchloridgitter als Raumgitter (**A**), als Kugelpackungsmodell (**B**) und als realer Natriumchloridkristall (**C**).

aus seiner Umgebung an. Auf diese Weise entsteht ein Ionenverband, in dem sich eine große Anzahl von Natrium-Kationen und Chlorid-Anionen so zusammenlagern, dass sich eine möglichst große Anziehung und eine möglichst geringe Abstoßung ergibt. Bei dem Versuch von Kapitel 5.1 ist dadurch ein *Ionengitter* mit einer charakteristischen Anordnung der Ionen entstanden. Es handelt sich hier um das *Natriumchloridgitter*. In Abbildung 5.2 ist das Natriumchloridgitter als *Raumgitter* und als *Kugelpackungsmodell* dargestellt. Daneben ist ein realer Natriumchloridkristall abgebildet. Das Raumgitter lässt die charakteristische räumliche Anordnung der Ionen gut erkennen. So sieht man hier, dass ein Natrium-Kation jeweils von sechs Chlorid-Anionen und ein Chlorid-Anion von jeweils sechs Natrium-Kationen umgeben ist. Das Kugelpackungsmodell verdeutlicht gut die Raumerfüllung der Ionen und damit das oben genannte Prinzip einer möglichst großen Anziehung und einer möglichst geringen Abstoßung.

Insgesamt stehen in jedem Natriumchloridkristall die Natrium-Kationen und Chlorid-Anionen in einem Verhältnis von 1 : 1. Daran ist erkennbar, wie die Verhältnisformel *NaCl* zustande kommt (s. a. Kapitel 2.1.9). Für Ionenverbindungen kann im Gegensatz zu Molekülverbindungen (z. B. Cl_2 oder $C_6H_{12}O_6$) stets nur eine Verhältnisformel und keine Molekülformel angegeben werden.

> Wenn Ionen sich in einem Ionenverband regelmäßig anordnen, entsteht ein *Ionengitter*. Ionengitter stellen charakteristische Stoffeigenschaften dar. Natriumchlorid aber auch Kaliumbromid u. a. weisen das typische *Natriumchloridgitter* auf. Weitere Beispiel für Gittertypen sind das Caesiumchloridgitter und das Kalkspatgitter.

Im Folgenden sollen die „Triebkräfte" für das Entstehen der Ionenbindung untersucht werden.

5.1.4 Kristallgitterbildung und Ionenbindung

Unterzieht man die Bildung der Natriumchlorid- oder Aluminiumbromidkristallgitter einer energetischen Betrachtung, ist zunächst festzustellen, dass die Gitterbildung ohne äußeres Zutun und unter teilweise heftiger Energiefreisetzung stattfindet. Als Beispiel für die energetische Betrachtung dient die unter Kapitel 5.1.1 beschriebene Bildung des Aluminiumbromids $AlBr_3$ aus dem Metall Aluminium und dem Halogen Brom Br_2.

Zunächst müssen unter Energiezufuhr Aluminiumatome aus dem Metallverband freigesetzt werden. Unter Zufuhr der Ionisierungsenergie müssen dann die drei Außenelektronen entfernt werden, um **Aluminium-Kationen** zu erhalten. Bei dem Brom ist zunächst das Brommolekül unter Energiezufuhr in die Bromatome zu spalten. Anschließend bilden sich daraus durch Elektronenaufnahme unter Energiefreisetzung die **Brom-Anionen** (Bromid-Ionen). Aluminium-Kationen und Brom-Anionen bilden jetzt ein Ionengitter unter Freisetzung eines hohen Energiebetrages. Es handelt sich dabei um die *Gitterenergie* als die Energie, die freigesetzt wird, wenn sich Ionen in einem Ionengitter (Ionenkristall) anordnen. Hieran wird das Prinzip deutlich, dass stets Energie freigesetzt wird,

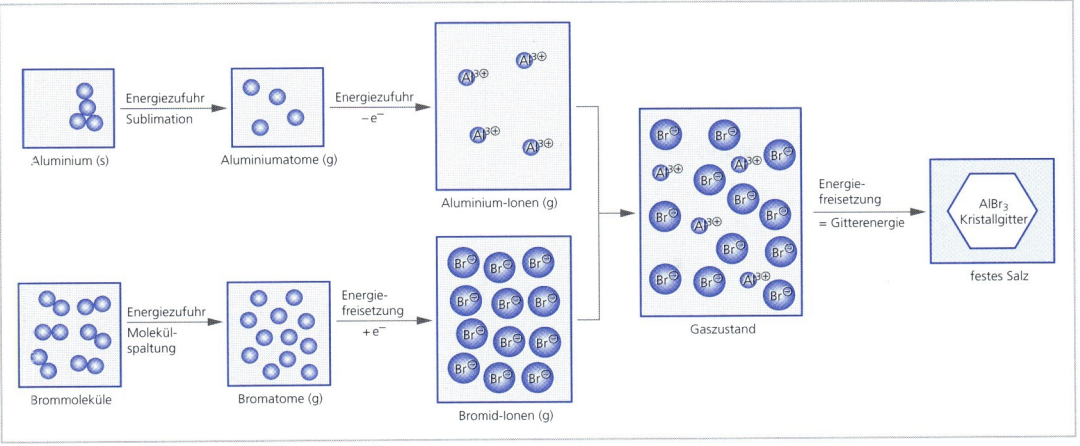

Abb. 5.3 Energetische Betrachtung der Bildung des Aluminiumbromidgitters.

wenn man die Annäherung von entgegengesetzten Ladungen zulässt. Abbildung 5.3 stellt die Teilschritte schematisch übersichtlich zusammen.

Die Reaktion aus Abbildung 5.3 lässt sich in folgender Reaktionsgleichung zusammenfassen:

$$2\ Al + 3\ Br_2 \rightarrow 2\ AlBr_3 \qquad \Delta_R H = -\ x\ kJ$$

Bei der Aufstellung der Reaktionsgleichung ist zu beachten, dass Brom nicht atomar als „Br" sondern molekular als „Br_2" vorkommt.

Insgesamt wird bei der Salzbildung mehr Energie aufgebracht als für Teilschritte verbraucht wird. Somit ist die Gesamtreaktion der Salzbildung ein exothermer Vorgang. Wie in Kapitel 2.2.3 erklärt wurde, ist bei einer exothermen Reaktion der Energieinhalt der Edukte größer als der Energieinhalt der Produkte. Das Ionengitter ist hier demnach der energetisch günstigere Zustand. Stoffsysteme streben einen energetisch günstigeren Zustand an, d. h. einen Zustand mit geringerem Energieinhalt (*Energieminimum*). Dieses Bestreben kann auch als eine „Triebkraft" für chemische Reaktionen betrachtet werden. In Kapitel 8.5 wird näher auf derartige Triebkräfte für chemische Reaktionen eingegangen.

5.1.5 Metalloxide und Metallhydroxide als Ionenverbindungen

Verbrennt man Magnesium in Form von Magnesiumband an der Luft, so entsteht unter greller Lichtentwicklung das *Metalloxid* Magnesiumoxid MgO als sprödes, weißes Pulver. Auch bei dem Magnesiumoxid liegt eine Ionenverbindung aus Metall und Nichtmetall vor. Ein Element der linken Seite des PSE verbindet sich mit einem Element der rechten Seite des PSE. Die grelle Lichtentwicklung zeigt, dass ein hoher Betrag an Gitterenergie freigesetzt wird (s. a. Abb. 5.3). Bei der Bildung von einem mol Magnesiumoxid (40,3 g) werden 602 kJ an Gitterenergie freigesetzt.

Die Elektronenübergänge erfolgen wieder vom Metall zum Nichtmetall:

$$Mg \rightarrow Mg^{2\oplus} + 2e^-$$
$$O + 2e^- \rightarrow O^{2\ominus}$$

Die Reaktionsgleichung lautet:

$$2\,Mg + O_2 \rightarrow 2\,MgO$$

Bei der Aufstellung der Reaktionsgleichung ist wieder zu beachten, dass Sauerstoff nicht atomar als „O" sondern molekular als „O_2" vorkommt.

> Metalloxide sind Ionenverbindungen und zählen zu den Salzen. Metall-Ionen und Sauerstoff-Ionen bilden in regelmäßiger Anordnung ein Ionengitter.

Genauso wie die Metalloxide sind die so genannten *Metallhydroxide* Ionenverbindungen. Metallhydroxide enthalten die *Hydroxidgruppe* als Hydroxid-Anion **$OH^\ominus$**. Metallhydroxide wie z.B. Natriumhydroxid NaOH und Calciumhydroxid $Ca(OH)_2$ bilden in wässriger Lösung *Laugen*.

> Metallhydroxide sind Ionenverbindungen und gehören zu den Salzen. Metall-Ionen und Hydroxid-Ionen bilden in regelmäßiger Anordnung ein Ionengitter.

Nach heutigem Verständnis fasst man unter dem Begriff **Salze** folgende Ionenverbindungen zusammen:
- Verbindungen aus Metall und Nichtmetall (z.B. NaBr) sowie aus Metall und Säurerest (z.B. $MgSO_4$),
- Metalloxide,
- Metallhydroxide.

Im weiteren Verlauf dieses Buches sind unter dem Begriff **Salze** (im engeren Sinne) Ionenverbindungen aus Metall und Nichtmetall sowie aus Metall und Säurerest zu verstehen.

5.1.6 Charakteristische Eigenschaften von Ionenverbindungen

Mit den Salzen (im engeren Sinn), den Metalloxiden und den Metallhydroxiden wurden drei Stoffgruppen beschrieben, bei denen die Kationen und Anionen durch Ionenbindung zusammengehalten werden und in charakteristischer Anordnung Ionengitter bilden. Aus dem ähnlichen Aufbau dieser drei Stoffgruppen ergeben sich auch Gemeinsamkeiten bei den Eigenschaften, die hier hauptsächlich am Beispiel der **Salze** besprochen werden. Eine ganze Reihe dieser Eigenschaften finden sich auch im Arzneibuch zur Charakterisierung von Stoffen wieder.

Salze sind in der Regel **kristallin, hart** und **spröde**. *Sprödigkeit* bedeutet, dass sich die Salzkristalle z.B. bei Schlag nicht verformen, sondern in zahlreiche kleine Teile zerspringen. Salze können farblos sein oder sehr unterschiedliche Farben aufweisen. So wird Natriumchlorid in Ph. Eur. als weißes, kristallines Pulver oder farblose Kristalle und Kupfer(II)-sulfat-Pentahydrat $CuSO_4 \cdot 5H_2O$ als blaues kristallines Pulver oder durchscheinende blaue Kristalle beschrieben.

Salze besitzen eine hohe **Schmelz-** und **Siedetemperatur**. So liegt die Schmelztemperatur von Natriumchlorid bei 804 °C und die Siedetemperatur bei 1440 °C. **Metalloxide** zeigen teilweise extrem hohe Schmelztemperaturen. Als Beispiel sei das Erdalkalioxid Magnesiumoxid mit einer Schmelztemperatur von 2800 °C genannt. Solche Materialien eignen sich hervorragend zur Herstellung von feuerfesten Laborgeräten wie Tiegeln, Schiffchen und Magnesiastäbchen. Die Schmelztemperatur bei Ionenverbindungen wird hauptsächlich durch die Anziehungskräfte zwischen den Ionen beeinflusst. Diese Anziehungskräfte sind um so größer, je höher die Ladungen und je geringer die Abstände zwischen den Mittelpunkten der beteiligten Ionen sind.

Beim Schmelzen einer kristallinen Substanz bricht das Ionengitter zusammen, die kristalline Struktur geht verloren, d.h. sie geht in eine *amorphe* (griech. *amorphos*: gestaltlos) Struktur über.

Salze sind mehr oder weniger gut **wasserlöslich** (s. Kap. 2, Tab. 2.1).

Salze leiten den elektrischen Strom in Schmelze und in wässriger Lösung. Die **elektrische Leitfähigkeit** kommt in beiden Fällen durch die Beweglichkeit der Ionen (griech. *ion*: wandernd) zustande. Es verwundert, dass die Ionen in wässriger Lösung aufgrund ihrer Anziehungskräfte nicht zurück an ihre Gitterplätze im Ionengitter wandern. Die freibeweglichen Ionen umgeben sich jedoch mit Wassermolekülen und werden dadurch von einer Rückkehr ins Ionengitter abgehalten. Man nennt diesen Vorgang *Hydratation* (s.a. Kap. 5.3.2).

Die Vorgänge, die beim Leiten eines elektrischen Stroms durch eine Salzlösung ablaufen, besitzen große technische und analytische Bedeutung. Sie werden deswegen im folgenden Abschnitt genauer erklärt.

Wird durch eine Salzlösung ein elektrischer Strom geleitet, so findet in der Salzlösung eine chemische Reaktion statt, die man als *Elektrolyse* bezeichnet. Stoffe, die wie Salze eine derartige Reaktion zeigen, nennt man auch *Elektrolyte*. Am Beispiel der Elektrolyse des Zinkiodids ZnI_2 wird erklärt, welche Vorgänge bei der Elektrolyse ablaufen (s. Abb. 5.4).

Der **Versuchsaufbau** zeigt ein U-Rohr, das mit einer Zinkiodid-Lösung gefüllt ist. In die Zinkiodid-Lösung tauchen zwei Graphitelektroden. Diese werden über ein Strommessgerät mit einer Gleichspannungsquelle leitend verbunden. Die mit dem Minuspol der Gleichspannungsquelle verbundene Graphitelektrode wird zur *Kathode*. Die mit dem Pluspol verbundene Graphitelektrode wird zur *Anode*. Bei Einschalten der Gleichspannungsquelle erfolgt an der Kathode die Abscheidung von metallischem Zink und an der Anode die Abscheidung von Iod, das die Lösung in diesem Bereich des U-Rohres gelb bis braun färbt.

Der Teil B der Abbildung 5.4 verdeutlicht den schematischen **Ablauf der Elektrolyse** des Zinkiodids. Die Gleichspannungsquelle ist vorstellbar als „Elektronenpumpe". Diese pumpt Elektronen in die Kathode, die dadurch negativ geladen ist und Elektronen an die Zink-Ionen abgibt. Die Zink-Ionen werden dadurch zu Zinkatomen (elementares Zink). Gleichzeitig werden an der Anode Elektronen abgezogen. Dadurch ist diese positiv geladen und entzieht

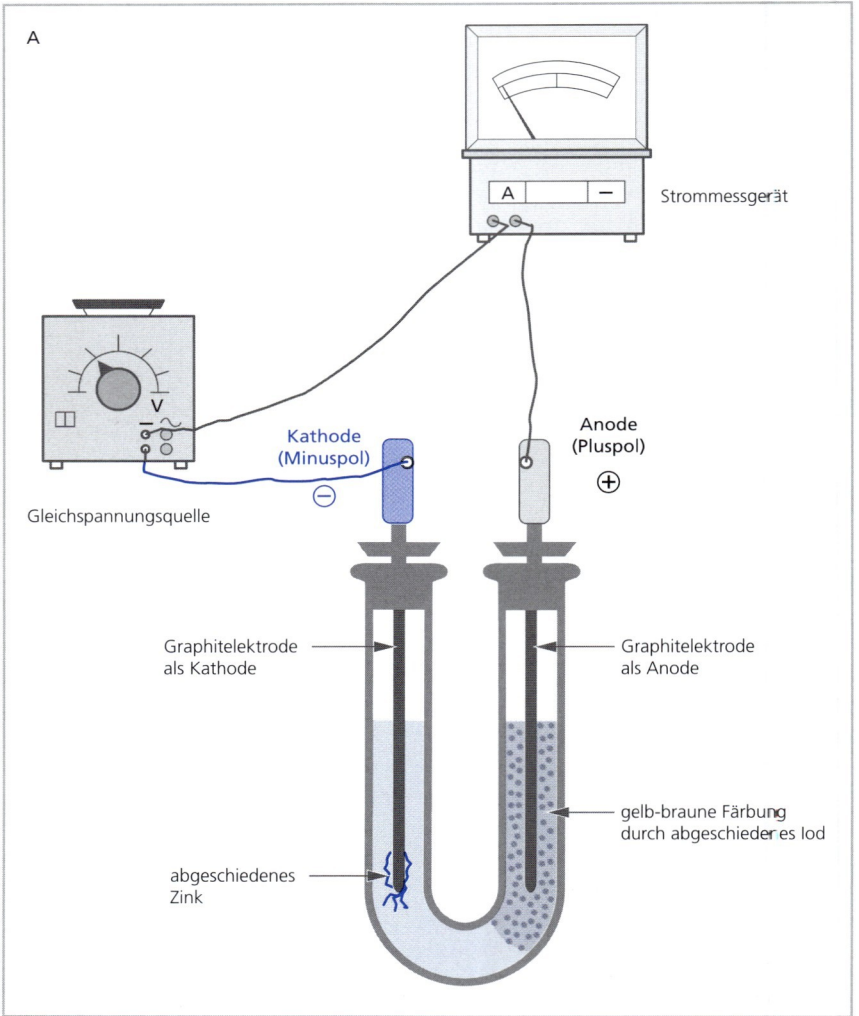

Abb. 5.4 Elektrolyse von Zinkiodid.
A Versuchsaufbau.

den Iodid-Ionen Elektronen. Die Iodid-Ionen werden damit zu Iodatomen, die sich sofort zu Iodmolekülen (elementares Iod) zusammenlagern. Insgesamt werden an der Kathode genauso viele Elektronen abgegeben wie an der Anode aufgenommen werden. Die Vorgänge an Kathode und Anode lassen sich als Reaktionsgleichungen formulieren.

Kathodenreaktion: $Zn^{2\oplus} + 2e^- \rightarrow 2\,Zn$

Anodenreaktion: $2\,I^{\ominus} \rightarrow 2\,I + 2e^-$

$2\,I \rightarrow I_2$

Gesamtreaktion: $Zn^{2\oplus} + 2\,I^{\ominus} \rightarrow Zn + I_2$

Erkennbar ist, dass durch die Elektrolyse das Salz Zinkiodid in seine Bestandteile Zink und Iod zerlegt worden ist.

Ionenbindung

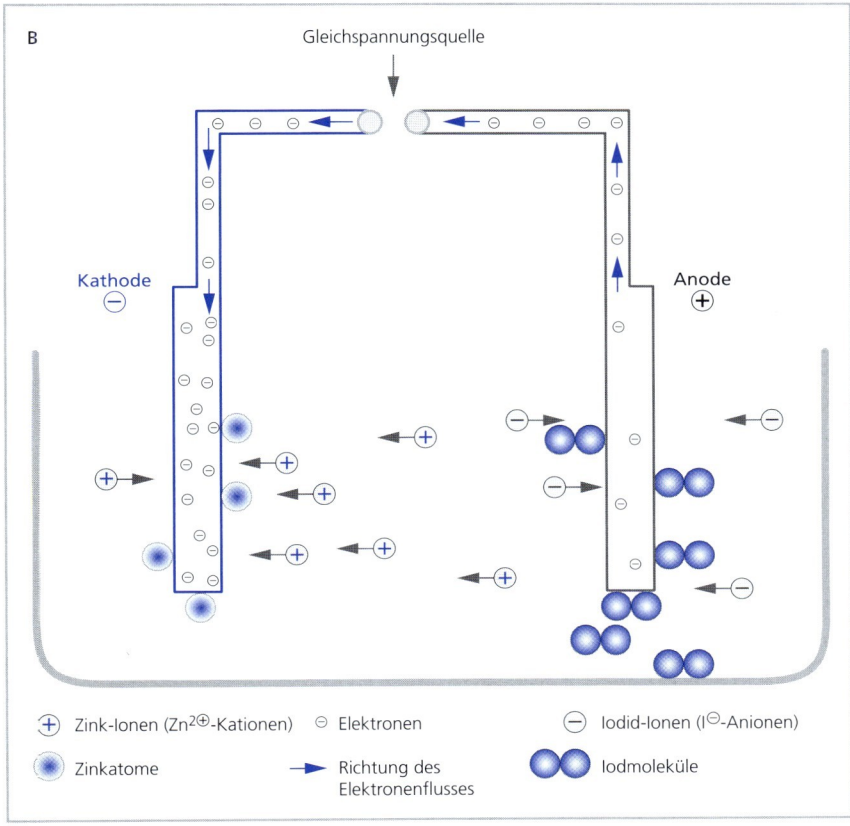

Abb. 5.4 Elektrolyse von Zinkiodid.
B schematischer Ablauf der Elektrolyse.

Vereinfachte **Definition** für Elektrolyse:

DEFINITION

Die Elektrolyse ist ein Verfahren, bei dem durch elektrische Energie Ionenverbindungen in ihre Bestandteile zerlegt werden. Dabei werden positiv geladene Ionen, die Kationen, von der Kathode angezogen und durch Elektronenaufnahme entladen. Negativ geladene Ionen, die Anionen, werden von der Anode angezogen und durch Elektronenabgabe entladen.

Bei der so genannten *Schmelzflusselektrolyse* laufen dieselben Vorgänge wie bei der oben beschriebenen (Lösungs-)Elektrolyse in einer Schmelze statt in einer wässrigen Lösung ab. Die Schmelzflusselektrolyse dient u. a. zur großtechnischen Gewinnung von reinstem Aluminium.

Die Elektrolyse ist ein sehr effizientes Trennverfahren, um Produkte mit hohem Reinheitsgrad zu erhalten. Das Prinzip der Elektrolyse liegt einer ganzen Reihe von analytischen Trennverfahren der Ph. Eur. zugrunde, z. B. den verschiedenen *Elektrophoreseverfahren*.

5.1.7 Anwendungsaspekte von Ionenverbindungen

Mit dem Anwendungsaspekt wendet sich dieser Abschnitt der dritten Leitfrage zu. Die **Bedeutung von Ionenverbindungen** ist immens. In unserem Organismus sind sie als Elektrolyte an zahlreichen Stoffwechselvorgängen und als Gerüstsubstanzen am Aufbau der Knochen und Zähne beteiligt.

Ein großer Teil der Reagenzien, Referenzlösungen und Pufferlösungen der Ph. Eur. sind Ionenverbindungen, d. h. Salze, Metalloxide und Metallhydroxide. Salze dienen selbst oft als Arzneimittel z. B. Magnesiumcitrat und Eisen(II)-sulfat oder sind als Hilfsstoffe Bestandteile von Fertigarzneimitteln z. B. Natriumchlorid und Aluminiumsilikat. Das Metalloxid Aluminiumoxid hat eine derart große Härte, dass es für Zahnimplantate verwendet wird.

5.1.8 Anleitung zum Aufstellen von Verhältnisformeln

In einem Ionengitter gleichen sich die positiven und negativen Ladungen stets aus. Das Ionengitter bzw. der Kristall ist nach außen hin ungeladen. Daraus lässt sich folgern, dass auch für die Verhältnisformeln von Stoffen mit Ionenbindung die positiven und negativen Ladungen sich ausgleichen müssen.

Aufzustellen sind z. B. die Verhältnisformeln für Calciumchlorid, Aluminiumoxid und Bariumhydroxid. Zunächst werden die Symbole für die Ionen der jeweiligen Verbindung aufgeschrieben. Die Ionenladungszahl kann dabei mit Hilfe des PSE (s. Kap. 4.4) ermittelt werden. Anschließend werden die positiven mit den negativen Ladungen ausgeglichen.

Calciumchlorid: $Ca^{2\oplus}$, $Cl^{\ominus}$ → zwei positive Ladungen des Calcium-Ions müssen durch zwei negative Ladungen von Chlorid-Ionen ausgeglichen werden.

$$Ca^{2\oplus} \quad \begin{matrix} Cl^{\ominus} \\ Cl^{\ominus} \end{matrix} \quad \rightarrow \text{Verhältnisformel } \mathbf{CaCl_2}$$

Aluminiumoxid: $Al^{3\oplus}$, $O^{2\ominus}$ → drei positive Ladungen des Aluminium-Ions lassen sich durch zwei negative Ladungen des Sauerstoff-Ions nicht ausgleichen. Aber die positiven Ladungen von zwei Aluminium-Ionen lassen sich durch die negativen Ladungen von drei Sauerstoff-Ionen ausgleichen.

$$\begin{matrix} Al^{3\oplus} \\ Al^{3\oplus} \end{matrix} \quad \begin{matrix} O^{2\ominus} \\ O^{2\ominus} \\ O^{2\ominus} \end{matrix} \quad \rightarrow \text{Verhältnisformel } \mathbf{Al_2O_3}$$

Bariumhydroxid: $Ba^{2\oplus}$, $OH^{\ominus}$ → zwei positive Ladungen des Barium-Ions müssen durch zwei negative Ladungen von Hydroxid-Ionen ausgeglichen werden.

$$Ba^{2\oplus} \quad \begin{matrix} OH^{\ominus} \\ OH^{\ominus} \end{matrix} \quad \rightarrow \text{Verhältnisformel } \mathbf{Ba(OH)_2}$$

Ionenbindung

Einige Metalle können mehrere Ionenarten bilden. Das Eisen z. B. bildet $Fe^{2\oplus}$- und $Fe^{3\oplus}$-Ionen. Entsprechend gibt es vom Eisen auch zwei Reihen von Salzen. In der systematischen Benennung muss dem durch Einfügen der entsprechenden römischen Zahl Rechnung getragen werden. So wird $FeCl_2$ als Eisen(II)-chlorid (sprich Eisen-zwei-chlorid) und $FeCl_3$ als Eisen(III)-chlorid (sprich Eisen-drei-chlorid) bezeichnet.

Wie zusammengesetzte Ionen z. B. Sulfat-Anionen $SO_4^{2\ominus}$ oder Nitrat-Anionen $NO_3^{\ominus}$ entstehen, wird in einem späteren Teil dieses Kapitels erklärt (s. Kap. 5.4.3).

ZUSAMMENFASSUNG
Ionenbindung

Ausgangspunkt für die Erklärung der Ionenbindung ist das PSE. Durch Elektronenübergänge von Metallen zu Nichtmetallen entstehen Kationen und Anionen. Die Produkte sind Salze. Die Anziehungskräfte entgegengesetzter Ladungen führen zu einer Bindung zwischen Kationen und Anionen, die als Ionenbindung bezeichnet wird. Kationen und Anionen lagern sich durch die Ionenbindung in einem Ionenverband mit charakteristischer räumlicher Anordnung, dem Ionengitter (Kristallgitter), zusammen. Der Gittertyp stellt eine charakteristische Stoffeigenschaft dar. Die Kenntnis der Ionenladungen von Kationen und Anionen erleichtert das Aufstellen von Verhältnisformeln. Die Bildung des Ionengitters aus den Kationen und Anionen als exothermer Vorgang bei der Salzbildung hat gezeigt, dass Stoffsysteme einen energetisch günstigeren Zustand, d. h. einen Zustand mit geringerem Energieinhalt anstreben. Dieses Bestreben ist eine „Triebkraft" für chemische Reaktionen.

Verbindungen mit einer Ionenbindung werden als Ionenverbindungen bezeichnet. Hierher gehören neben Salzen (im engeren Sinn) auch Metalloxide und Metallhydroxide. Ionenverbindungen sind in der Regel hart, kristallin, spröde und besitzen eine hohe Schmelz- und Siedetemperatur. Insbesondere Salze sind mehr oder weniger gut wasserlöslich und leiten in wässriger Lösung aber auch in der Schmelze den elektrischen Strom.

Die Lösungs-Elektrolyse und Schmelzflusselektrolyse sind Verfahren, bei denen durch elektrische Energie Ionenverbindungen in ihre Bestandteile zerlegt werden können. Dabei werden positiv geladene Ionen, die Kationen, von der Kathode angezogen und durch Elektronenaufnahme entladen. Negativ geladene Ionen, die Anionen, werden von der Anode angezogen und durch Elektronenabgabe entladen. Beide Verfahren haben große technische aber auch analytische Bedeutung.

Fragen zu Kapitel 5.1

1. Erklären Sie die Vorgänge auf Teilchenebene, die ablaufen, wenn sich Natrium an der Luft zunächst mit einer Oxidschicht überzieht.

2. In einem mit Chlor gefüllten Standzylinder wird ein Stück Magnesiumband abgebrannt.
   a) Geben Sie die beim Verbrennungsvorgang ablaufenden Teilreaktionen sowie die Gesamtreaktion mit Elektronenübergängen wieder.
   b) Welchen Namen hat das Reaktionsprodukt und zu welcher Stoffgruppe gehört dieses?

3. Erklären Sie die hohen Schmelz- und Siedetemperaturen von Salzen.

4. Wie erklären Sie die hohe Schmelztemperatur von Calciumoxid (2572 °C) im Vergleich mit Natriumchlorid (804 °C)?

5. Erklären Sie, warum die Schmelztemperatur von Natriumfluorid (992 °C) höher liegt als die Schmelztemperatur von Natriumbromid (747 °C). Benutzen Sie Abbildung 4.2 in Kapitel 4 zur Lösung dieser Frage.

Fragen zu Kapitel 5.1

6. Formulieren Sie Kathoden- und Anodenvorgänge und die Gesamtreaktion für die Elektrolyse von Kupfer(II)-chlorid.

7. Suchen Sie aus Ph. Eur. jeweils drei Salze (im engeren Sinn), Metalloxide und Metallhydroxide heraus. Geben Sie die Namen und Formeln an.

8. a) Suchen Sie aus der Roten Liste® die Indikationen für Magnesiumcitrat und Eisen(II)-sulfat heraus.
   b) Geben Sie Anwendungen für Natriumchlorid und Aluminiumsilikat als Hilfsstoffe an.

9. Stellen Sie für die folgenden Stoffe die Verhältnisformeln auf: Aluminiumhydroxid, Antimon(III)-chlorid, Blei(IV)-oxid.

10. Benennen Sie die folgenden Verhältnisformeln: Cu_2O und CuO.

5.2 Atombindung und die polare Atombindung

Nachdem die Bindungsverhältnisse zwischen Elementen der linken und der rechten Seite des PSE eine sorgfältige Betrachtung erfahren haben, soll nun das Bindungsverhalten von Elementen der rechten Seite des PSE, d. h. von Nichtmetallen untersucht werden. Dabei sollten Sie sich wieder die drei Leitfragen vom Anfang dieses Kapitels vergegenwärtigen.

Immer wieder wurde erwähnt, dass Gase wie Wasserstoff, Fluor oder Chlor als zweiatomige Moleküle vorkommen. In diesen wie auch zahlreichen anderen Molekülen liegt eine *Atombindung* bzw. *Elektronenpaarbindung* vor.

Für eine anschauliche Erklärung dieses Bindungstyps ist es sinnvoll, das bisher in diesem Buch verwendete Atommodell zu erweitern.

5.2.1 Erweiterung des Atommodells zum Kugelwolkenmodell

Entsprechend den in Kapitel 3.3 und 3.4.2 dargelegten Modellvorstellungen bewegt sich das Elektron in einem kugelförmigen Raum um den Atomkern. Um den energetischen Zustand von Elektronen sich anschaulicher zu gestalten, kann eine schalenartige Anordnung der Elektronen um den Atomkern angenommen werden. Diese Vorstellung führte zum Schalenmodell.

Für die Erklärung vom Bindungsverhalten der Atome in Molekülen und die räumliche Gestalt von Molekülen ist das Schalenmodell nur bedingt tauglich. Eine Weiterentwicklung des Modells vom Bau der Elektronenhülle unterteilt die Schalen in kugelförmige *Aufenthaltswahrscheinlichkeitsräume* für jeweils maximal zwei Elektronen. Sie werden als *Kugelwolken oder Elektronenwolken* bezeichnet. Diese Kugelwolken können unterschiedlich um den Kern herum angeordnet sein. Beim Wasserstoff bewegt sich das eine Elektron in einer *Kugelwolke*, d. h. in einem nicht scharf abgegrenzten Raumbereich, der den Atomkern kugelförmig umgibt. Die negative Ladung dieses Elektrons verteilt sich über den gesamten Raumbereich. Wie Abbildung 5.5 zeigt, ist das Elektron dabei in der Nähe des Kerns häufiger „anzutreffen" als weiter von diesem entfernt.

Atombindung und die polare Atombindung

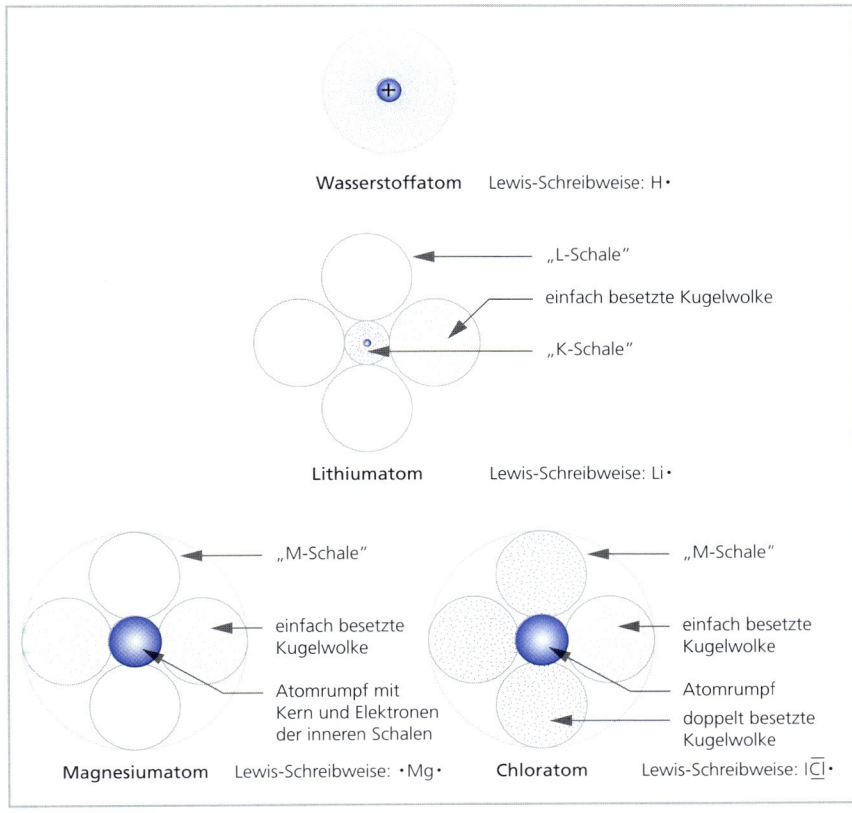

Abb. 5.5 Kugelwolkenmodell des Wasserstoff-, Lithium-, Magnesium- und Chloratoms.

Beim Wasserstoff ist damit die K-Schale einfach besetzt. Beim Helium nimmt die Kugelwolke der K-Schale ein zweites Elektron auf und ist damit voll besetzt (s. Kap. 3.4.2). Mit dem Lithium wird die Auffüllung der L-Schale begonnen. Die L-Schale kann maximal acht Elektronen aufnehmen. Diese werden in vier tetraedrisch (s. Kap. 5.2.3) orientierten Kugelwolken angeordnet, die zunächst einfach und dann doppelt besetzt werden. Beim Lithium ist demnach die erste der vier Kugelwolken einfach besetzt (s. Abb. 5.5). Mit den Elementen Beryllium, Bor, Kohlenstoff, Stickstoff, Sauerstoff, Fluor und Neon wird die L-Schale dann komplett ausgebaut. Die folgende M-Schale kann 18 Elektronen

ZUSAMMENFASSUNG
Merkmale des Kugelwolkenmodells

Elektronen bewegen sich nicht gleichmäßig verteilt in der Elektronenhülle. Die Elektronenhülle ist in Schalen (K-Schale: 2 e$^-$, L-Schale 8 e$^-$, M-Schale 18 e$^-$, wobei auf Letztere zunächst nur 8 e$^-$ aufgenommen werden) unterteilt. Es erfolgt eine weitere Untergliederung der Schalen in Kugelwolken als Aufenthaltswahrscheinlichkeitsräume jeweils für maximal 2 e$^-$.
Die Kugelwolken derselben Schale werden zunächst einfach besetzt. Erst wenn allen Kugelwolken ein Elektron zugeordnet ist, wird mit der Doppelbesetzung begonnen.
Für jede **Außenschale** gibt es maximal vier Kugelwolken. Ausnahme ist die K-Schale.

aufnehmen, die sich auf neun Elektronenwolken verteilen. Die M-Schale wird als Außenschale zunächst nur mit acht Elektronen verteilt auf vier Elektronenwolken besetzt. Abbildung 5.5 zeigt das Kugelwolkenmodell des Magnesiums. Sie erkennen, dass zwecks Vereinfachung der Atomkern mit allen Elektronen der inneren Schalen zum Atomrumpf zusammengefasst wurde.

5.2.2 Atombindung

Das Zustandekommen der *Atombindung* wird zunächst am Beispiel des Wasserstoffs H_2 erklärt (Abb. 5.6).

Die Kugelwolken der beiden Wasserstoffatome bilden eine gemeinsame *bindende* Elektronenwolke, auch *bindendes Elektronenpaar* genannt, mit einer hohen Elektronendichte, d. h. einem negativen Ladungsschwerpunkt in der Mitte. Dieser wirkt wie ein negativ geladenes Teilchen und zieht die beiden positiven Atomkerne an. Die beiden Atome werden also durch elektrostatische Anziehungskräfte miteinander verbunden. Die gemeinsame Elektronenwolke ist mit zwei Elektronen besetzt. Da bei dieser Bindung jeder Bindungspartner ein Elektron für das gemeinsame Elektronenpaar beisteuert, sind neben der Bezeichnung Atombindung auch die Begriffe *kovalente Bindung* oder *Elektronenpaarbindung* für diesen Bindungstyp gebräuchlich. Bei der Bildung des Moleküls aus den Atomen wird Energie freigesetzt. Diese Energie wird auch *Bindungsenergie* genannt. Diese Energie muss auch wieder aufgewandt werden, wenn man das Molekül in Atome zerlegen will.

$$H\cdot + H\cdot \longrightarrow H-H \quad \Delta_R H = -436 \text{ kJ}$$

Bei dieser exothermen Reaktion ist das Produkt demnach **energieärmer** als die Edukte. In Kapitel 5.1.4 wurde erläutert, dass die Entstehung eines solchen energiearmen Produktes eine „Triebkraft" für die Reaktion darstellt. Erklärbar ist das Energieminimum dadurch, dass mit der Molekülbildung das Elektronenduett des Edelgases Helium und damit ein besonders stabiler Zustand erreicht wird, wenn das Bindungselektronenpaar jedem der beiden gebundenen Wasserstoffatome zugerechnet wird.

In der Reaktionsgleichung für die Bildung des Wasserstoffmoleküls aus den Wasserstoffatomen werden statt der Kugelwolken zur Vereinfachung die Elementsymbole mit der *Lewis-Schreibweise* und der *Lewis-Formel* verwendet. Dabei werden einzelne (ungepaarte) Elektronen als Punkte neben den Ele-

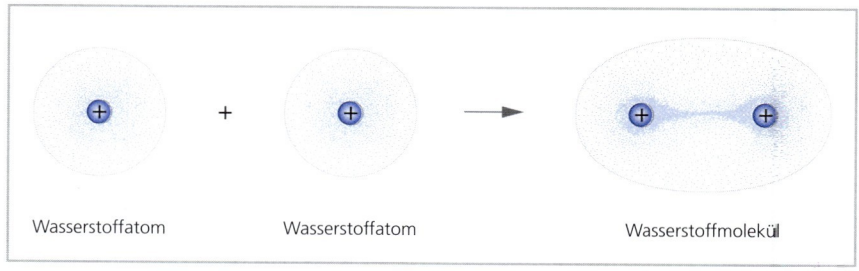

Abb. 5.6 Entstehung des Wasserstoffmoleküls aus Wasserstoffatomen.

Wasserstoffatom + Wasserstoffatom → Wasserstoffmolekül

mentsymbolen angebracht. Bindende und freie Elektronenpaare werden durch einen Strich markiert. Im Folgenden werden die Elemente der zweiten Periode in der Lewis-Schreibweise abgebildet:

$$\text{Li}\cdot \quad \cdot\text{Be}\cdot \quad \cdot\dot{\text{B}}\cdot \quad \cdot\dot{\text{C}}\cdot \quad |\dot{\text{N}}\cdot \quad |\dot{\overline{\text{O}}}\cdot \quad |\overline{\text{F}}\cdot \quad |\overline{\text{Ne}}|$$

Diese Schreibweise verdeutlicht vereinfacht die oben festgehaltenen Merkmale des Kugelwolkenmodells. Mit dem Neon sind dann alle vier Kugelwolken mit dem **Maximum von jeweils zwei Elektronen** besetzt. Das stabile *Elektronenoktett* der Edelgase – bei Helium ein Elektronenduett – ist erreicht.

Da die Halogene als zweiatomige Moleküle vorkommen, soll jetzt noch das Zustandekommen der Atombindung bei der Bildung des Brommoleküls Br$_2$ aus Bromatomen untersucht werden. Auch hier wird statt der Kugelwolken die vereinfachte Lewis-Schreibweise angewandt.

$$|\overline{\text{Br}}\cdot_{(g)} + \cdot\overline{\text{Br}}|_{(g)} \longrightarrow (|\overline{\text{Br}}-\overline{\text{Br}}|)_{(g)} \quad \Delta_R H = -193 \text{ kJ}$$

Hier bilden die beiden Einzelelektronen der Bromatome unter Energiefreisetzung ein bindendes Elektronenpaar. Jeder Bindungspartner erreicht durch dieses gemeinsam „genutzte" Elektronenpaar die Edelgaskonfiguration des Kryptons.

Doppelbindung

Als Element der sechsten Hauptgruppe besitzt der Sauerstoff auf seiner Außenschale zwei Einzelelektronen. Um durch eine Atombindung zu einem Elektronenoktett für beide Sauerstoffatome im Molekül zu gelangen, müssen sich **zwei bindende Elektronenpaare** bilden. Dadurch entsteht eine *Doppelbindung*.

$$|\dot{\overline{\text{O}}}\cdot + \cdot\dot{\overline{\text{O}}}| \longrightarrow (\overline{\text{O}}=\overline{\text{O}}) \quad \Delta_R H = -498 \text{ kJ}$$

Dreifachbindung

Als Element der fünften Hauptgruppe besitzt der Stickstoff auf seiner Außenschale drei Einzelelektronen. Um durch eine Atombindung zu einem Elektronenoktett für beide Stickstoffatome im Molekül zu gelangen, müssen sich **drei bindende Elektronenpaare** bilden. Dadurch entsteht eine *Dreifachbindung*.

$$|\dot{\text{N}}\cdot + \cdot\dot{\text{N}}| \longrightarrow (|\text{N}\equiv\text{N}|) \quad \Delta_R H = -945 \text{ kJ}$$

Für das Zustandekommen der Atombindung müssen Einzelelektronen (ungepaarte Elektronen) vorliegen. Die Anzahl der bindenden Elektronenpaare ist abhängig von der Anzahl der Einzelelektronen. Bei dem Aufbau von Molekülen durch Atombindungen ist die *Oktettregel* zu beachten: In einem stabilen Molekül mit Ausnahme des Wasserstoffs muss jedes beteiligte Atom von vier Elektronenpaaren umgeben sein. Die Oktettregel entspricht der Edelgasregel.

Regeln für das Aufstellen von Lewisformeln

Die Oktettregel ist eine gute Hilfe, Molekülformeln als Lewisformeln korrekt aufzustellen. Die Regeln werden in Abbildung 5.7 in einer Übersicht an Beispielen dargestellt.

5.2.3 Räumliche Anordnung der Atome im Molekül

Bei der Erklärung und Betrachtung der Atombindung ging es meistens um zweiatomige Moleküle, deren Atome *linear* angeordnet sind. Bei Molekülen mit mehr als zwei Atomen sind theoretisch verschiedene räumliche Anordnungen denkbar. Beim Methan CH_4 (s. Abb. 5.7) wären durch unterschiedliche Bindungswinkel zwischen dem C-Atom im Zentrum und den vier H-Atomen unendlich viele räumliche Anordnungen denkbar. Mit dem auf das Kugelwolkenmodell zurückgreifenden *Elektronenpaarabstoßungs-Modell* (EPA-Modell) wurde ein Modell entwickelt, das es erlaubt, Aussagen über die räumliche Gestalt von Molekülen zu machen und diese dann auch durch eine Strukturformel auszudrücken.

Im Methanmolekül sind die vier Wasserstoffatome durch vier bindende Elektronenpaare mit dem zentralen Kohlenstoffatom verbunden. Die vier bindenden Elektronenpaare bilden vier Kugelwolken, d. h. vier negative Ladungswolken, die sich gegenseitig abstoßen und jeweils mit zwei Elektronen besetzt sind. Die

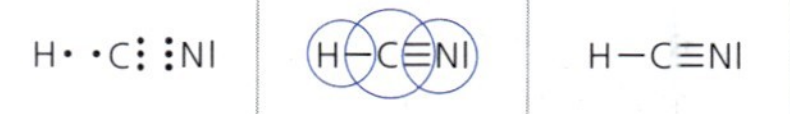

Abb. 5.7 Regeln für das Aufstellen von Molekülformeln als Lewisformeln.

Regeln	Name des Moleküls	Lewis-Schreibweise	Überprüfung der Oktettregel	Lewisformel
1. Anordnung der Elementsymbole so, wie die Atome im Molekül verknüpft werden sollen.	Methan	H··C··H mit H oben und unten	(H-C-H mit Kugelwolken)	H–C–H mit H oben und unten
2. Eintragung der Außenelektronen als Punkte oder Striche (s. Kap. 5.2.2).	Ammoniak	H··N̄··H mit H unten	(H–N–H mit Kugelwolken)	H–N̄–H mit H unten
3. Bildung von bindenden Elektronenpaaren, so dass jedes beteiligte Atom von vier Elektronenpaaren umgeben und damit die Oktettregel erfüllt ist. Ausnahme Wasserstoff beachten!	Wasser	H··Ō̄I mit H unten	(H–O–I mit Kugelwolken)	H–Ō̄I mit H unten
	Chlorwasserstoff	H··C̄lI	(H–Cl mit Kugelwolken)	H–C̄lI
	Kohlendioxid	⟨O::C::O⟩	⟨O=C=O⟩ mit Kugelwolken	⟨O=C=O⟩
4. Zeichnen der endgültigen Lewisformel. Beachten, dass auch die freien Elektronenpaare eingetragen werden.	Cyanwasserstoff	H··C⋮⋮NI	(H–C≡N mit Kugelwolken)	H–C≡NI

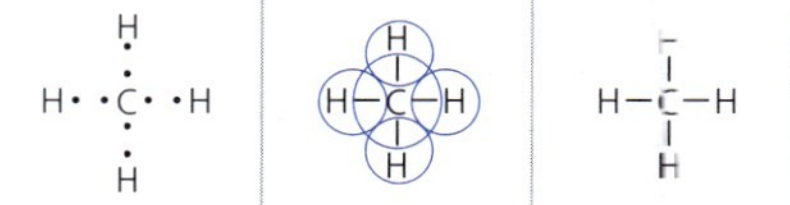

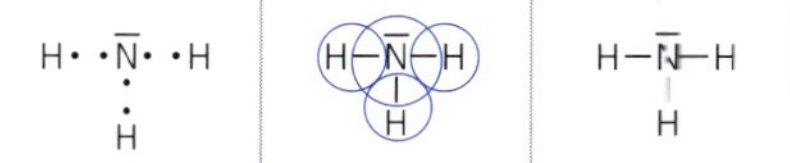

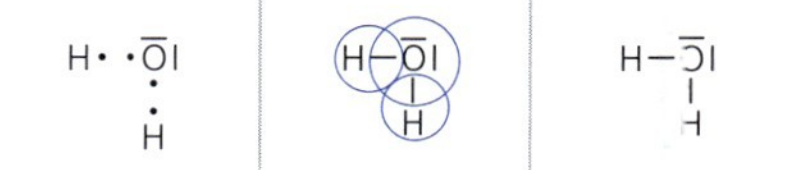

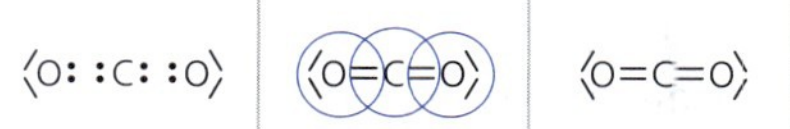

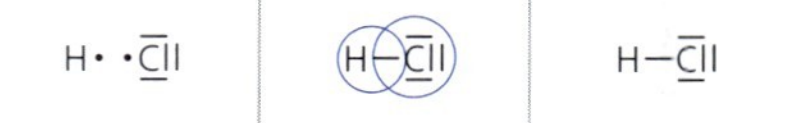

Atombindung und die polare Atombindung

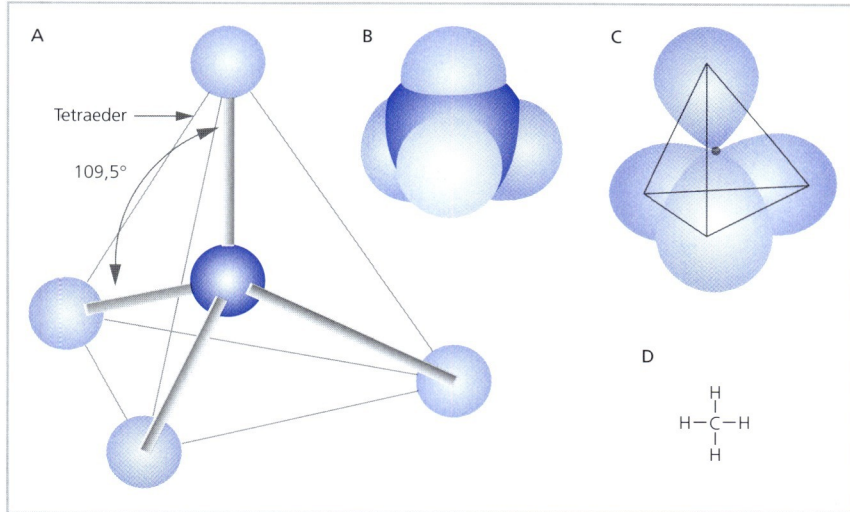

Abb. 5.8 Struktur des Methanmoleküls in verschiedenen Modellen.
A Kugel-Stab-Modell,
B Kalottenmodell,
C Kugelwolkenmodell,
D Strukturformel.

vier Kugelwolken ordnen sich räumlich so um das Kohlenstoffatom an, dass sie sich möglichst wenig „stören" und damit einen größtmöglichen Abstand voneinander einnehmen. Dadurch entsteht die geometrische Figur eines *Tetraeders* mit einem Kohlenstoffatom in dessen Zentrum und vier Wasserstoffatomen in gleich weiter Entfernung voneinander und vom Kohlenstoffatom. Die Winkel der Verbindungslinien zwischen dem Kohlenstoffatom und den Wasserstoffatomen betragen jeweils 109,5° und werden *Tetraederwinkel* genannt. Im Chemieunterricht wird in der Regel mit *Kugel-Stab-Modellen* oder *Kalottenmodellen* hantiert. Die Abbildung 5.8 veranschaulicht das Tetraedermodell des Methans deswegen durch diese beiden Modellhilfen, durch das Kugelwolkenmodell und die Strukturformel. Üblich – weil zeichnerisch einfacher – ist die Projektionsdarstellung des Tetraeders in den uns vertrauten Strukturformeln mit 90° Winkeln.

DEFINITION

Das **Elektronenpaarabstoßungs-Modell** erklärt die räumliche Struktur von Molekülen durch die gegenseitige Abstoßung von Kugelwolken, die durch die bindenden und nicht bindenden (freien) Elektronenpaare gebildet werden. Die von dem Modell abgeleiteten Strukturformeln geben die räumliche Anordnung der Bindungspartner in die Ebene projiziert wieder. Der Tetraederwinkel von 109,5° wird z.B. mit 90° gezeichnet.

Genauso wie bei Methan wird auch bei anderen Molekülen die räumliche Anordnung der Bindungspartner durch die bindenden aber auch durch die freien Elektronenpaare nach dem Elektronenpaarabstoßungs-Modell bestimmt. Dies bedeutet, dass sich in den Molekülen die Bindungspartner so anordnen, dass sich die bindenden und nicht bindenden Elektronenpaare durch ihre Ladungswolken möglichst wenig beeinträchtigen.

Abbildung 5.9 gibt die Moleküle von Ammoniak, Wasser, Chlorwasserstoff, Kohlendioxid und Cyanwasserstoff gemäß EPA mit ihrer räumlichen Struktur als Kugelstab- und Kalottenmodell und vorab mit Strukturformel wieder. In der Abbildung wird deutlich, dass Wasser ein gewinkeltes und Ammoniak ein pyramidenförmiges Molekül darstellt. Moleküle wie Chlorwasserstoff, Kohlenstoffdioxid und Cyanwasserstoff sind lineare Gebilde, wobei Doppel- und Dreifachbindungen wie Einfachbindungen dargestellt sind.

5.2.4 Polare Atombindung

Die bisherige Betrachtung der Atombindung galt hauptsächlich gleichen Atomsorten von Elementen der rechten Seite des PSE (Ausnahme Wasserstoff) wie z. B. Chlor. Die Elektronenwolke des bindenden Elektronenpaars erstreckt sich hier symmetrisch um beide Atomkerne (s. Abb. 5.6) und der Ladungsschwerpunkt der negativen Ladung liegt genau in der Mitte zwischen den Atomkernen. Bei ungleichen Bindungspartnern von Elementen der rechten Seite des PSE wie z. B. Kohlendioxid, Chlorwasserstoff oder Wasser liegt **der Schwerpunkt der negativen Ladung** nicht genau in der Mitte zwischen den Atomkernen sondern **ist in Richtung des elektronegativeren Bindungspartners verschoben.**

In Kapitel 4.3.5 wurde die *Elektronegativität* bereits als ein Maß für das Bestreben eines Atoms, Bindungselektronen anzuziehen im Zusammenhang mit seiner Stellung im PSE dargestellt. Beim Fluor ist diese Elektronegativität am größten und erhält den Wert 4,0 (ohne) Einheit. Vom Fluor aus nimmt die Elektronegativität von rechts nach links und von oben nach unten ab (s. PSE im Anhang).

Bei gleichen Bindungspartnern wie im Chlormolekül wirkt sich die Elektronegativität nicht auf das bindende Elektronenpaar aus. Bei ungleichen Bindungspartnern wie im Chlorwasserstoff wird das bindende Elektronenpaar in der Richtung zum elektronegativeren Bindungspartner, hier dem Chlor, verschoben. Es entsteht eine ungleiche Ladungsverteilung. Das Molekül wird zum *Dipol*, d. h. es erhält damit einen positiven und einen negativen Pol. Die Bindung wird jetzt als *polare Atombindung* bezeichnet.

Durch die Verschiebung des negativen Ladungsschwerpunktes Richtung Chloratom besitzt das Chlorwasserstoffmolekül auf Seiten des Chlors eine negative Teilladung, die mit δ^- und eine positive Teilladung auf der Seite des Wasserstoffs, die mit δ^+ symbolisiert wird. Der Begriff *Teilladung* wird gewählt, da hier keine vollständige Ladung wie bei Ionen vorliegt. Obwohl diese Teilladungen mit größer werdendem Elektronegativitätsunterschied auch wachsen, wird dieser Tatsache bei der Symbolisierung der Dipolmoleküle nicht Rechnung getragen. Um die Ladungsverschiebung auch in der Strukturformel gut zu verdeutlichen, werden die betroffenen bindenden Elektronenpaare oft mit einer zeichnerischen Verstärkung in Richtung des elektronegativeren Bindungspartners versehen (s. Abb. 5.9).

Eine Besonderheit liegt beim Kohlendioxidmolekül vor. Wie aus Abbildung 5.9 ersichtlich, liegen hier zwar polare Atombindungen aber kein Dipol vor. Durch die symmetrische Anordnung der Teilladungen fallen die Ladungsschwerpunkte von positiver und negativer Ladung zusammen, sie heben sich sozusagen auf.

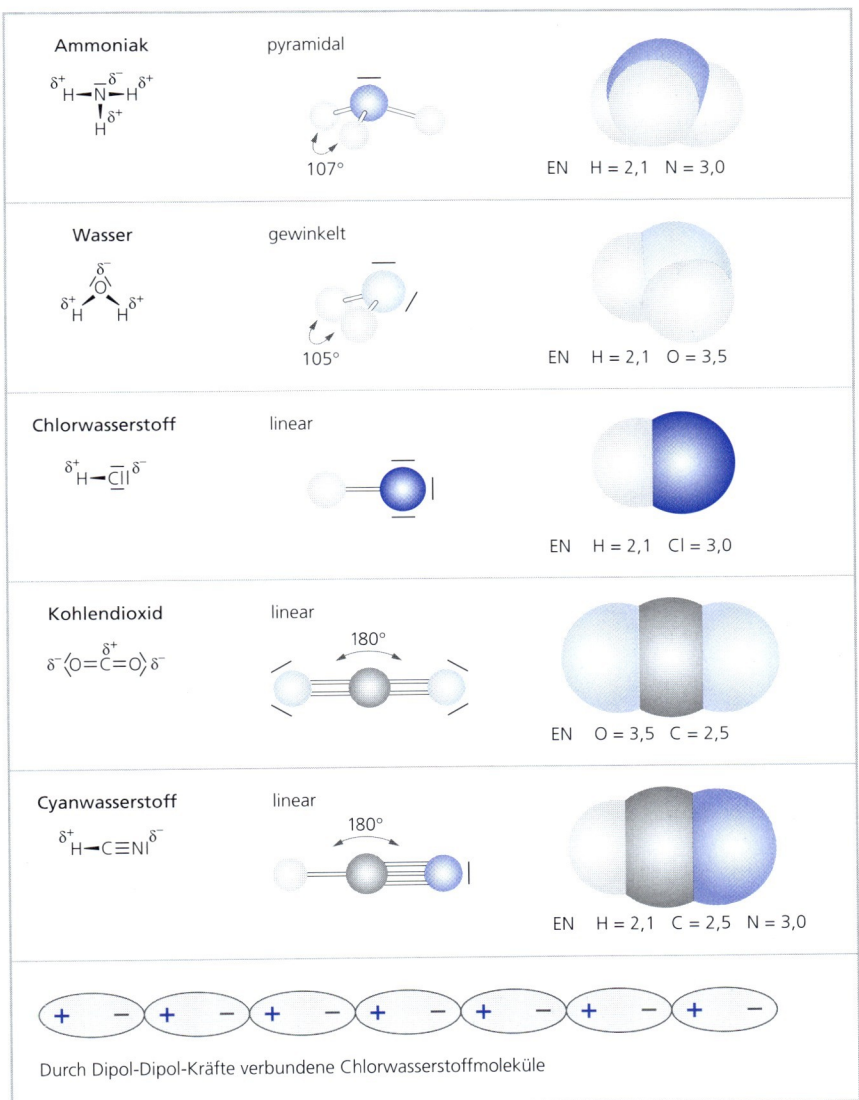

Abb. 5.9 Die polare Atombindung und Dipol-Dipol-Kräfte (nach Asselborn et al. 2003).

Dipolmoleküle sind nach außen elektrisch neutrale Moleküle mit polaren Atombindungen, in denen die Ladungen **nicht** symmetrisch verteilt sind. Die Stärke der Dipole ist abhängig vom Elektronegativitätsunterschied der Bindungspartner in den Dipolmolekülen.

5.2.5 Übergänge zwischen Ionenbindung und polarer Atombindung

Bindungsvorstellungen besitzen nur Modellcharakter, die uns helfen, die Realität besser zu verstehen. Es ist deswegen nicht immer eindeutig zu sagen, ob eine Ionenbindung oder eine polare Atombindung vorliegt. Es gibt hier gleitende Übergänge zwischen den beiden Bindungsarten. Im Aluminiumchlorid $AlCl_3$ z. B. hat die Bindung sowohl den Charakter einer Ionenbindung als auch einer polaren Atombindung.

Als Unterscheidungskriterium und praktikable Orientierungshilfe hat sich die Elektronegativitätsdifferenz (ΔE) erwiesen. Je größer ΔE, desto größer ist der ionische Anteil einer Verbindung. Als Grenzwert nimmt man **$\Delta E =$ 1,7** an. Bei diesem Wert ist der rechnerische Anteil von Ionenbindung und Atombindung jeweils 50 %. Für Aluminiumchlorid ergibt sich $\Delta E = 1,5$ (s. EN-Werte im PSE am Schluss dieses Lehrbuchs). Damit liegt hier nach obiger Grenzwertfestlegung noch eine polare Atombindung vor. Für Kaliumchlorid beträgt $\Delta E = 2,2$. Hier liegt also eine Ionenbindung vor.

Es ist zu beachten, dass Verbindungen mit polarer Atombindung in wässriger Lösung Ionen bilden können. Verbindungen wie z. B. Aluminiumbromid oder Zinn(II)-chlorid dissoziieren in wässriger Lösung in Ionen.

ZUSAMMENFASSUNG
Atombindung und polare Atombindung

Für das Verständnis dieser beiden Bindungsarten wird das Schalenmodell zum Kugelwolkenmodell erweitert. Die (unpolare) Atombindung kommt durch gemeinsame Elektronenpaare zwischen Atomen eines Elementes oder zwei Atomen mit nur geringfügiger ΔE ($< 0,5$) der rechten Seite des PSE (Ausnahme Wasserstoff) zustande. Man spricht von bindenden Elektronenpaaren. Durch diese bindenden Elektronenpaare erreichen die Bindungspartner unter Freisetzung von Bindungsenergie eine „quasi"-Edelgaskonfiguration durch gemeinsame Benutzung der Bindungselektronen. Die Oktettregel ist zu beachten. Entsprechend der Anzahl von gemeinsamen Elektronenpaaren werden Einfach-, Doppel- und Dreifachbindungen unterschieden. Die Lewis-Schreibweise gestattet eine anschauliche Darstellung der Bindungsmöglichkeiten und Bindungsverhältnisse und damit auch das korrekte Aufstellen von Molekülformeln.

Das Elektronenpaarabstoßungs-Modell ermöglicht Aussagen über die räumliche Gestalt von Molekülen und deren Umsetzung in einfache Strukturformeln. Das Modell bezieht die freien Elektronenpaare mit ein.

Die polare Atombindung ergibt sich als Bindungstyp bei ungleichen Bindungspartnern von Elementen der rechten Seite des PSE (Ausnahme Wasserstoff) mit deutlich unterschiedlicher Elektronegativität ($0,5 < \Delta E < 1,7$). Durch unterschiedliche Elektronegativität der Bindungspartner werden die bindenden Elektronenpaare zum elektronegativeren Bindungspartner verschoben. Die ungleiche Ladungsverteilung führt zu einer Polarität der Bindung. Wenn die beiden Ladungsschwerpunkte nicht in einem Punkt zusammenfallen (z. B. beim Wassermolekül, s. Abb. 5.9), liegt ein Dipolmolekül vor.

Fragen zu Kapitel 5.2

1. Welches ist die Triebkraft für die Bildung von Molekülen aus Atomen?
2. Begründen Sie vom Stickstoffmolekül her die große Reaktionsträgheit dieses Gases.
3. Warum können Aluminiumatome untereinander keine Atombindung eingehen?
4. a) Zeichnen Sie die Außenschale des Schwefelatoms unter Einsatz des Kugelwolkenmodells.
   b) Erklären Sie den gewinkelten Bau des Wassermoleküls mit einer Skizze des entsprechenden Kugelwolkenmodells.
5. Stellen Sie die Hauptgruppenelemente der 3. Periode des PSE in der Lewis-Schreibweise dar.
6. Gegeben sind die folgenden Verbindungen: Fluorwasserstoff, Schwefelwasserstoff H_2S, Ethin C_2H_2, Tetrachlorkohlenstoff CCl_4 und Phosphorwasserstoff PH_3. Schreiben Sie von diesen Verbindungen jeweils die Strukturformel als Lewisformel nieder. Überprüfen Sie entsprechend den Regeln aus Abbildung 5.7, wie jeder Bindungspartner zu einem Elektronenoktett bzw. -duett kommt und geben Sie an, welche räumliche Struktur das jeweilige Molekül besitzt.
7. Warum ist Tetrachlorkohlenstoff kein Dipol?
8. Entscheiden Sie jeweils, ob in den folgenden Verbindungen eine Ionenbindung oder eine (polare) Atombindung vorliegt: $CaCl_2$, $SnCl_2$, MgO, P_2O_5.

5.3 Bindung durch zwischenmolekulare Kräfte

Die bisherigen Betrachtungen der chemischen Bindung befassten sich bei Ionenbindung, Atombindung und polarer Atombindung nur mit den Bindungsmechanismen zwischen Ionen und Atomen. Über die Eigenschaften von Dipolmolekülen gelangt man zu den Bindungsmechanismen zwischen Molekülen.

Es kann die Frage vorangestellt werden: **Welche Kräfte halten Moleküle untereinander zusammen?**

5.3.1 Dipol-Dipol-Kräfte

Zwischen einzelnen Dipolmolekülen wie z. B. bei den Halogenwasserstoffen oder dem Wasser herrschen Anziehungskräfte, die *Dipol-Dipol-Kräfte* genannt werden (s. a. Abb. 5.9). Diese Kräfte bewirken eine Bindung zwischen den Dipolmolekülen. Sie wirken sich auf Eigenschaften wie Schmelz- und Siedetemperaturen der betroffenen Verbindungen aus. So liegt die Siedetemperatur von Chlorwasserstoff bei $-85\,°C$ die Siedetemperatur des wesentlich stärkeren Dipols Fluorwasserstoff (Flusssäure) bei $19{,}5\,°C$.

5.3.2 Wasserstoffbrücken und die Eigenschaften des Wassers

Vergleicht man die Siedetemperatur von Wasser (100 °C) mit der Siedetemperatur des Chlorwasserstoffs (−85 °C) und berücksichtigt bei dieser Betrachtung den geringen Unterschied in der Dipolstärke dieser Verbindungen, so fällt die relativ hohe Siedetemperatur von Wasser auf. Dieser große Unterschied der Siedetemperatur und auch andere besondere Eigenschaften können nicht allein mit den Dipol-Dipol-Kräften erklärt werden. Der sehr starke Zusammenhalt zwischen den Wassermolekülen lässt sich durch das Auftreten von *Wasserstoffbrücken* als bindende Kräfte erklären. Deswegen wird von einer *Wasserstoffbrückenbindung* gesprochen.

Wie Abbildung 5.10 verdeutlicht, entsteht die Wasserstoffbrücke durch ein Wasserstoffatom mit positiver Teilladung, das sich zwischen zwei stark elektronegativen Atomen mit negativer Teilladung befindet. Ursache der Wasserstoffbrücke ist das Wasserstoffatom mit seinem sehr kleinen Atomradius. Es kann sich dem Atom mit der elektronegativen Teilladung stark annähern und mit dessem freien Elektronenpaar in Wechselwirkung treten. Insbesondere die stark elektronegativen Atome Stickstoff, Sauerstoff und Fluor ermöglichen Wasserstoffbrückenbildung.

Besondere Eigenschaften des Wassers

Die Zusammensetzung und der Dipolcharakter des Wassermoleküls sowie dessen Fähigkeit zur Bildung der Wasserstoffbrückenbindung machen das Wasser zu einem Stoff mit zentraler Bedeutung.

Wasser macht über 60 % der menschlichen Körpermasse aus, Gemüsesorten wie Spargel oder Blumenkohl enthalten mehr als 90 % Wasser. Es bedeckt zu ca. 70 % die Erdoberfläche. Wasser hat eine hohe Speicherkapazität für Wärme und damit entscheidenden Einfluss auf das Klima. Wasser hat eine überragende Bedeutung für alle Biosysteme durch seine Funktion als Lösungsmittel und Partner für chemische Reaktionen. Als Wasserstoffspender ermöglicht Wasser die Photosynthese. Ph. Eur. führt vier Monographien von Wasser für verschiedene Anwendungsbereiche: gereinigtes Wasser, hochgereinigtes Wasser, Wasser für Injektionszwecke und Wasser zum Verdünnen konzentrierter Hämodialyselösungen.

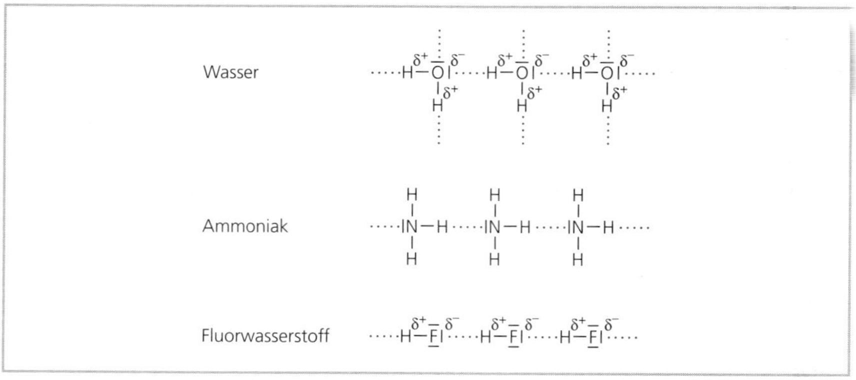

Abb. 5.10 Wasserstoffbrücken.

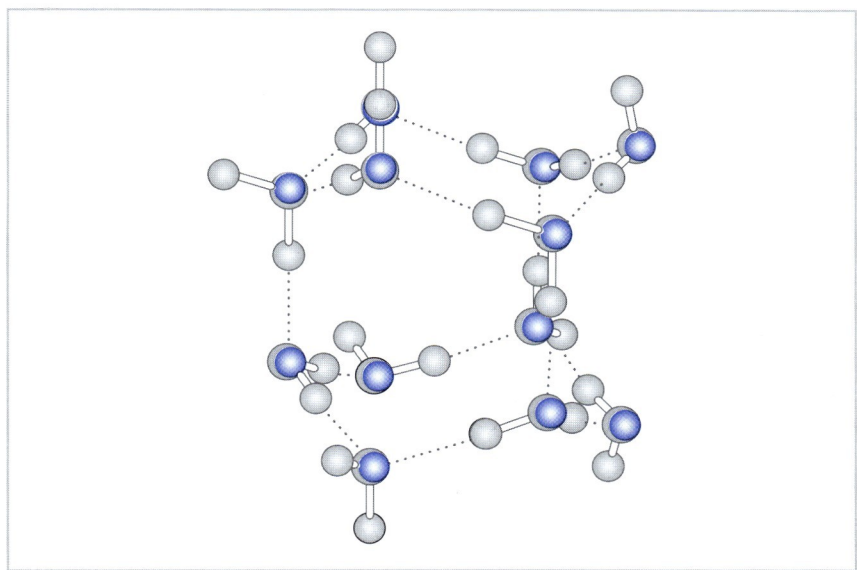

Abb. 5.11 Ausschnitt des Molekülgitters von Eis mit Wasserstoffbrücken (nach Asselborn et al. 2002).

Mit dem **Dipolcharakter** und der Fähigkeit **Wasserstoffbrücken** auszubilden, lassen sich einige Eigenarten dieses besonderen Stoffs erklären. Aufgrund seiner Molekülgröße und Molekülmasse müsste Wasser bei ca. $-100\,°C$ schmelzen und bei ca. $-80\,°C$ sieden und verdampfen! Verantwortlich für ein abweichendes Verhalten sind die starken zusammenhaltenden Kräfte der Wasserstoffbrückenbindung. Eis müsste als der feste Aggregatzustand des Wassers die höhere Dichte besitzen und im Wasser absinken. Wasser hat aber bei $4\,°C$ die größte Dichte. Im Eis bilden die Wassermoleküle durch ihre Wasserstoffbrücken eine weiträumige Kristallstruktur aus (Abb. 5.11). Dadurch hat Eis eine geringere Dichte als Wasser und schwimmt auf dem Wasser, wie es ein Eisberg anschaulich demonstriert. Beim Schmelzen von Eis bricht diese Kristallstruktur zunehmend zusammen und Hohlräume können sich mit freiwerdenden Wassermolekülen füllen. Die Dichte nimmt zu und erreicht bei $4\,°C$ ein Maximum. Bei weiterer Temperaturerhöhung steigt der Anteil der freibeweglichen Wassermoleküle erneut an und die Dichte sinkt dadurch wieder. Die beschriebene Eigenart des Wasser bezeichnet man auch als *Anomalie* des Wassers.

Auch die hohe *Oberflächenspannung* (s. Kap. 16.8.1) des Wassers ist durch Wasserstoffbrücken bedingt. Gibt man Wassertropfen auf eine eingefettete Metalloberfläche, so lässt sich aufgrund der hohen Oberflächenspannung die Oberfläche der Wassertropfen mit einer Nadel sanft eindrücken, ohne zu zerreißen. Mit dem Phänomen der Oberflächenspannung werden Sie sich in der Galenik besonders im Zusammenhang mit Emulsionen auseinandersetzen.

Wasser als Lösungsmittel

Da Lösevorgänge in Wasser in unserer Umwelt und vor allem in der Laborpraxis eine große Rolle spielen, wird an dieser Stelle auf Wasser als Lösungsmittel für Salze exemplarisch eingegangen.

Wird ein Salzkristall z. B. von Kaliumchlorid KCl in Wasser gegeben, so wird das Ionengitter dieses Kristalls durch die Dipolmoleküle des Wassers zerstört, d. h. die einzelnen Kationen und Anionen des Kristalls werden von den Ecken und Kanten her abgelöst. Beide Ionenarten umgeben sich sofort mit einer Schicht von Wassermolekülen. Diesen Vorgang bezeichnet man als *Hydratation* und die Wasserhülle um die einzelnen Ionen als *Hydrathülle*. Durch die Hydratation werden die Ionen an der Rückkehr ins Ionengitter gehindert. Oft kennzeichnet man hydratisierte Ionen und in Wasser gelöste Verbindungen an der Formel mit dem Symbol „**aq**" von (lat. *aqua*: Wasser). Für das hier betrachtete Beispiel Kaliumchlorid lautet die Formel dann $K^{\oplus}$ (aq) + $Cl^{\ominus}$ (aq). Abbildung 5.12 verdeutlicht den Lösevorgang eines Salzkristalls in Wasser.

Dampft man eine Salzlösung ein, so verlieren viele Salz-Ionen die Wassermoleküle der Hydrathülle nicht vollständig, sondern bauen eine stoffspezifische Anzahl von Wassermolekülen in das Kristallgitter mit ein. Bei den Formeln dieser *Salzhydrate* wird das Kristallwasser mit angegeben. Es ist bei stöchiometrischen Berechnungen mit zu berücksichtigen. Beispiele für Salzhydrate von Ph. Eur. sind $CuSO_4 \cdot 5\ H_2O$, $Na_2SO_4 \cdot 10\ H_2O$, $Mg(NO_3)_2 \cdot 6\ H_2O$.

Beim Lösen eines Salzes müsste sich die Lösung eigentlich stets abkühlen, da bei diesem Prozess *Gitterenergie* zur Zerstörung des Ionengitters aufgebracht werden muss. Diese Energie wird dem Lösungsmittel Wasser entzogen, was zur Abkühlung führt. Beim Lösen von Kaliumchlorid ist dies auch der Fall, d. h. der Lösevorgang ist hier endotherm. Löst man jedoch Calciumchlorid

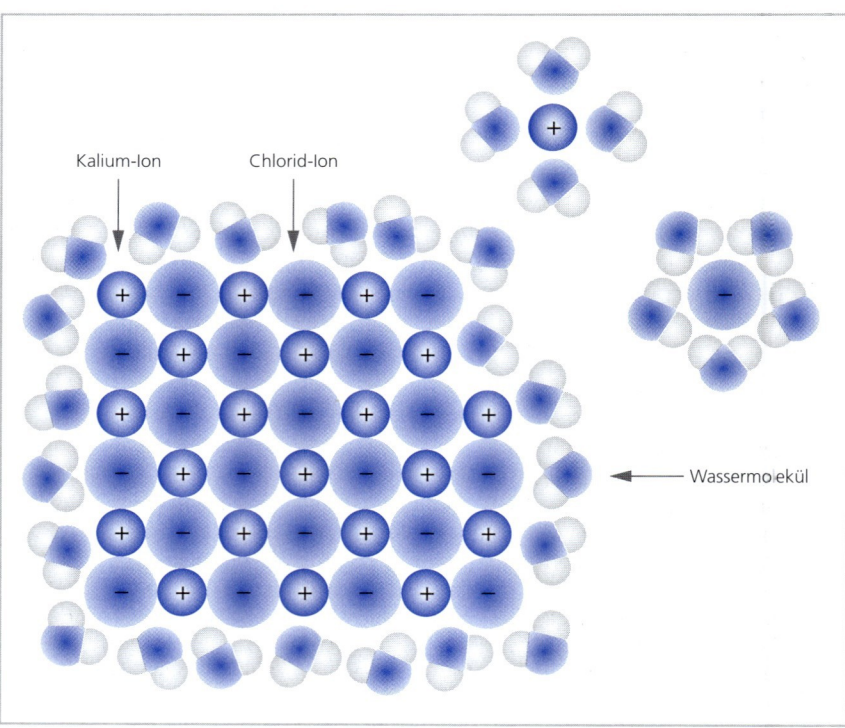

Abb. 5.12 Lösevorgang eines Kaliumchloridkristalls in Wasser.

CaCl₂ in Wasser, so erwärmt sich die Lösung. Eine genauere energetische Betrachtung des Lösevorganges bringt hier die Erklärung. Die Hydratation der aus dem Ionengitter herausgelösten Ionen setzt *Hydratationsenergie* frei. Dies ist ein exothermer Vorgang. Beim Lösen von Calciumchlorid in Wasser ist die für den Löseprozess aufgewandte Gitterenergie geringer als die freigesetzte Hydratationsenergie. Die Lösung erwärmt sich. Beim Lösen des Kaliumchlorids war es umgekehrt. Die für den Löseprozess aufgewandte Gitterenergie war größer als die freigesetzte Hydratationsenergie. Den fehlenden Energiebetrag liefert das Lösungsmittel Wasser. Die Lösung kühlt sich folglich ab.

Die Summe der für den Löseprozess aufzuwendenden Gitterenergie und der freiwerdenden Hydratationsenergie wird als *Lösungswärme* bezeichnet.

5.3.3 Bindung durch Van-der-Waals-Kräfte

Brom ist eine Flüssigkeit, obwohl Brommoleküle unpolar sind. Iod ist eine feste Substanz, obwohl die Iodmoleküle ebenfalls unpolar sind. Es müssen demnach auch zwischen unpolaren Molekülen zusammenhaltende Kräfte auftreten. Es handelt sich hier um *Van-der-Waals-Kräfte*, die eine Bindung, die *Van-der-Waals-Bindung*, zwischen unpolaren Molekülen bewirkt. Hier werden ebenfalls Dipol-Dipol-Kräfte angenommen, die in diesem Fall jedoch zwischen *induzierten Dipolen* wirken. Die induzierten Dipole entstehen dadurch, dass die Elektronen in der Elektronenhülle von unpolaren Molekülen nicht immer symmetrisch verteilt sind. Für eine kleinen Moment bilden sich dadurch schwache Dipole aus. Diese *induzieren* dann in Nachbarmolekülen gleichfalls schwache Dipole, was schließlich zu der Van-der-Waals-Bindung zwischen den Molekülen führt. Die Dipole von polaren Molekülen wie z. B. den Halogenwasserstoffmolekülen nennt man im Gegensatz zu den induzierten Dipolen auch *permanente Dipole*.

Die Van-der-Waals-Bindung ist im Vergleich zur Atombindung und polaren Atombindung eine schwache Bindung. Die Bindungskräfte steigen mit der Elektronenzahl und Teilchenoberfläche (vereinfacht: mit der Molekülmasse) der Bindungspartner. Bei Elementen wie Brom und Iod sind die Van-der-Waals-Kräfte dann so stark, dass ein flüssiger bzw. ein fester Aggregatzustand die Folge ist. Van-der-Waals-Kräfte können sich mit Dipol-Dipol-Kräften überlagern.

ZUSAMMENFASSUNG
Zwischenmolekulare Kräfte

Für den Zusammenhalt zwischen unpolaren Molekülen werden die durch induzierte Dipole verursachten relativ schwachen Van-der-Waals-Kräfte angenommen, die dann zur Van-der-Waals-Bindung führen.
Bei Dipolmolekülen wirken Dipol-Dipol-Kräfte als Anziehungskräfte zwischen den Teilchen. Bei Molekülen mit H−N-, H−O- und H−F-Bindungen treten Wasserstoffbrücken als Wasserstoffbrückenbindung auf. Die Bindungen durch Dipol-Dipol-Kräfte und Wasserstoffbrücken können sich überlagern. Sie wirken sich stark auf Eigenschaften wie z. B. Siede- und Schmelztemperaturen der betroffenen Verbindungen aus. Die besonderen Eigenschaften des Wassers beruhen auf dessen Dipolcharakter und der Fähigkeit, Wasserstoffbrücken auszubilden. Beim Lösen von Salzen in Wasser wird Gitterenergie zum Sprengen des Ionengitters verbraucht und Hydratationsenergie bei Ausbildung der Hydrathülle freigesetzt.

Fragen zu Kapitel 5.3

1. Worauf beruht die Tatsache, dass sich Wasser und Chlorwasserstoff in ihrer Dipolstärke nur wenig unterscheiden?
2. Warum gefrieren Gewässer von oben her zu?
3. Orientieren Sie sich in Ph. Eur. über die Anforderungen an *gereinigtes Wasser*.
4. Mit wie vielen Nachbarmolekülen kann ein Wassermolekül über Wasserstoffbrücken verbunden sein?
5. Erklären Sie, warum bei der Hydratation Energie als so genannte Hydratationsenergie freigesetzt wird.
6. Geben Sie an, wie sich eine hohe Gitterenergie und eine geringe Hydratationsenergie von einem Salz auf dessen Löslichkeit auswirken.
7. Warum sind molekulare Stoffe häufig leicht verdampfbar?

5.4 Komplexbildung und koordinative Bindung

In Kapitel 5.3.2 wurde erläutert, dass beim Eindampfen von Salzlösungen häufig eine stoffspezifische Anzahl von Wassermolekülen in das Kristallgitter mit eingebaut und bei der entsprechenden Formel mit angegeben wird. Hier wird das blaue Kupfer(II)-sulfat $CuSO_4 \cdot 5\,H_2O$ als Beispiel herausgegriffen. Diese Formel macht keinerlei Aussagen über die Art der Bindung des Wassers in dem Salz mit der blauen Farbe. Ein Versuch soll hier zur Klärung beitragen.

Versuch zur Komplexbildung bei Kupfer(II)-sulfat

Versuchsanordnung: In einem Reagenzglas werden ca. 2 g blaues Kupfer(II)-sulfat vorsichtig über der Bunsenflamme erhitzt. Unter dem Erhitzen verliert das Kupfer(II)-sulfat langsam seine blaue Farbe und wird zu einem weißen Pulver. Dabei kann man die Freisetzung von Wasserdampf beobachten, der sich an dem kühleren, oberen Teil des Reagenzglases kondensiert. Wenn keine blaue Farbe mehr sichtbar ist und auch alles Kondenswasser entfernt ist, lässt man das weiße Pulver abkühlen. Anschließend setzt man diesem tropfenweise Wasser zu und hält dabei das Reagenzglas in der Hand.

Beobachtung: Zwei Beobachtungen sind festzuhalten. Das weiße Pulver nimmt bei Zutropfen von Wasser wieder die ursprüngliche blaue Farbe des Kupfer(II)-sulfats an. Die Reaktion der Wasseraufnahme ist exotherm, wie es die deutliche Erwärmung des Reagenzglases anzeigt. Auch Kupfer(II)-Salze mit einer anderen Farbe geben in Wasser gelöst eine blaue Lösung.

Auswertung: Das Kupfer(II)-Ion bildet durch Anlagerung von **vier** Wassermolekülen ein *komplexes* Kation $[Cu(H_2O)_4]^{2\oplus}$. Dieses bedingt die blaue Farbe im kristallinen Kupfer(II)-sulfat und in der wässrigen Lösung. Bei trockenem Erhitzen von kristallinem Kupfer(II)-sulfat wird das Wasser aus dem komplexen Kation entfernt. Mit der Bildung des weißen, wasserfreien Kupfer(II)-sulfats verschwindet die blaue Farbe. Bei Zutropfen von Wasser bildet sich das komplexe Kation in einer exothermen Reaktion zurück. Die komplette Formel für blaues Kupfer(II)-sulfat ist dann $[Cu(H_2O)_4]SO_4 \cdot H_2O$. Der korrekte Name für diese komplexe Verbindung lautet Tetraaquakupfer(II)-sulfat-Monohydrat. **Den Komplex setzt man in eckige Klammern.**

5.4.1 Komplexbildung

Mit dem blauen Kupfersulfat liegt eine typische *Komplexverbindung* und eine *koordinative Bindung* vor. Ein Komplex besteht stets aus einem *Koordinationszentrum* (abgekürzt Z) und einer *Ligandenhülle* (abgekürzt L). Das Koordinationszentrum ist meist ein *Zentralion*, in unserem Fall das Kupfer(II)-Ion, es kann aber auch ein *Zentralatom* sein. Die *Liganden* (lat. *ligare*: binden) sind Anionen, in unserem Fall die Sulfat-Ionen, oder Dipolmoleküle. Die Liganden sind dem Zentralion koordiniert (lat. *coordinare*: beiordnen). Die Anzahl der Liganden ist für einen Komplex charakteristisch und wird *Koordinationszahl* (s. a. Kap. 5.5.2) genannt. Die Koordinationszahl für das Kupfer(II)-Ion in wässriger Lösung beträgt **vier.**

Komplexverbindungen lassen sich typische Eigenschaften zuordnen. Komplexionen zeigen oft eine charakteristische Farbe. Die Liganden weisen im Komplex häufig eine tetraedrische, oktaedrische oder quadratisch-planar geometrische Anordnung auf (s. Abb. 5.13). Komplexe zerfallen in wässriger Lösung meist in so geringem Maße, dass die Einzelbestandteile nicht nachweisbar sind. So lassen sich z. B. aus dem komplexen Silberdiamin-Kation $[Ag(NH_3)_2]^{\oplus}$ mit Chlorid keine Silber-Ionen als schwer lösliches Silberchlorid AgCl ausfällen.

5.4.2 Bindungsverhältnisse in Metallkomplexen

Liganden, ob Anionen oder Dipolmoleüle, besitzen mindestens ein **freies Elektronenpaar**. Bei den Zentralionen (häufig Nebengruppenelemente) und seltener auch Zentralatomen liegen noch von Elektronen unbesetzte Elektronenwolken vor. Das freie Elektronenpaar des Liganden wird bei der Komplexbildung zum bindenden Elektronenpaar zwischen Zentralion und Ligand:

$$Z^{n\oplus} + :L \rightarrow [Z\text{-}L]^{n\oplus}$$

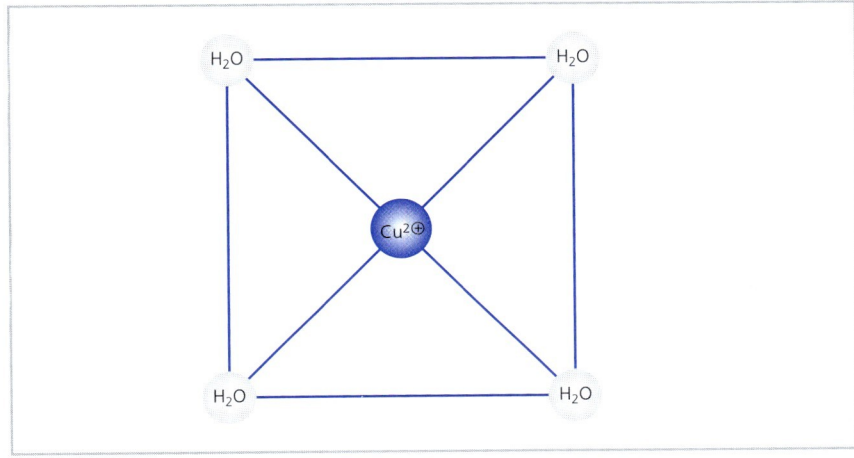

Abb. 5.13 Geometrische Anordnung der Liganden im quadratisch-planaren Tetraaquakupfer(II)-Komplex.

Diese Bindung, bei der **ein** Bindungspartner das bindende Elektronenpaar stellt, wird *koordinative Bindung* (oft auch *Koordinationsbindung*) genannt. Als „Triebkraft" für die koordinative Bindung kann das Bestreben, eine Edelgaskonfiguration zu erreichen, angesehen werden. Die Bindung zwischen Zentralion und Ligand ist je nach Art dieser Bindungspartner mehr oder weniger polar. Es kann demnach im Extremfall entweder fast eine Atombindung oder fast eine Ionenbindung vorliegen. Da die Bindungsverhältnisse in Komplexen noch nicht vollständig aufgeklärt sind, gibt es mehrere Theorien bzw. Modelle für diese Art der Bindung.

5.4.3 Gliederung von Komplexverbindungen

Ein geeignetes Kriterium für die Gliederung von Komplexverbindungen ist die Frage, ob das Zentralion oder der Ligand das freie Elektronenpaar für die koordinative Bindung stellt. Stammt das bindende Elektronenpaar vom Ligand, so liegt die Gruppe der *Metallkomplexe* (s. o.) vor. Das Zentralion ist in diesem Fall der Elektronenakzeptor (lat. *acceptor*: Empfänger) und der Ligand der Elektronendonator (lat. *donator*: Schenkender). Kommt das bindende Elektronenpaar vom Zentralion, so liegt die Gruppe der *Nichtmetallkomplexe* vor. Hier ist das Zentralion der Elektronendonator und der Ligand der Elektronenakzeptor.

Metallkomplexe: $Z^{n\oplus}$ + :L → $[Z\text{-}L]^{n\oplus}$
Metall

Nichtmetallkomplexe: $Z:^{n\oplus}$ + L → $[Z\text{-}L]^{n\oplus}$
Nichtmetall

Metallkomplexe
Das komplexe Zentralion kann als *kationischer* Komplex auftreten wie z. B. bei der Komplexverbindung Hexamincobalt(II)-chlorid: $[Co(NH_3)_6]Cl_2$ – als Ionen formuliert: $[Co(NH_3)_6]^{2\oplus}$ + 2 $Cl^{\ominus}$ – oder als *anionischer* Komplex wie z. B. beim Kaliumhexacyanoferrat(III): $K_3[Fe(CN)_6]$ – als Ionen formuliert: 3 $K^{\oplus}$ + $[Fe(CN)_6]^{3\ominus}$.

Formeln und Nomenklatur von Metallkomplexen
Auf den ersten Blick erscheinen die Komplexverbindungen etwas unheimlich. Feste Regeln für Formeln und Nomenklatur vereinfachen jedoch den Umgang mit dieser Stoffgruppe.

Regeln für die Formeln
In den Formeln von Komplexverbindungen wird zunächst das Zentralion (1.) geschrieben. Es folgen die anionischen (2.) und dann die neutralen Liganden (3.), falls vorhanden. Der Komplex wird in eckige Klammern gesetzt. Die Ladung ergibt sich durch Addition der Ionenladungen. Entsprechend dieser Ionenladung wird das „Gegenion" (4.) als Anion bei kationischem Komplex und als Kation bei anionischem Komplex ergänzt.

Pentaaquathiocyanatoeisen(III)-chlorid [Fe*SCN*(H$_2$O)$_5$]Cl$_2$ **BEISPIEL**
$\qquad\qquad\qquad\qquad\qquad\qquad\quad$ 1. $\quad$ 2. $\quad$ 3. $\quad$ 4.

als Ionen formuliert [Fe*SCN*(H$_2$O)$_5$]$^{2\oplus}$+ 2 Cl$^{\ominus}$

Regeln für die Nomenklatur

- In Komplexverbindungen wird das Kation zuerst genannt.

  Kaliumhexacyanoferrat(II) **K$_4$**[Fe(CN)$_6$] (Ph. Eur. *R*) **BEISPIEL**

- Im Namen des Komplexes werden die Liganden vor dem Zentralion genannt. Bei mehreren Ligandenarten erfolgt die Benennung in alphabetischer Reihenfolge. Die Oxidationszahl wird dem Zentralion meist hinzugefügt. Die Oxidationszahl wird in Kapitel 7 erklärt. Sie entspricht hier der Ionenladungszahl.
  Die Namen der anionischen Liganden erhalten die Endung **-o**, wobei die Endsilbe **-id** entfällt, also chloro- statt chlorid-.

  Pent**ammin**chlorocobalt(**III**)-sulfat [CoCl(NH$_3$)$_5$]SO$_4$ **BEISPIEL**

- Wasser und Ammoniak erhalten als Liganden die Namen *aqua* und *ammin* (mit doppeltem **m**!). Stickstoffmonoxid erhält als Ligand den Namen *nitrosyl* und Kohlenmonoxid den Namen *carbonyl*.

  Hexa**aqua**chrom(II)-sulfat [Cr(H$_2$O)$_6$]SO$_4$ **BEISPIEL**

- Bei kationischen oder neutralen Komplexen bleibt der Name des Metalls des Zentralions unverändert. Bei anionischen Komplexen wird die Endsilbe **-at** dem Wortstamm des lateinischen Metallnamens angehängt.

  Kaliumhexahydroxoantimon**at**(V) K[Sb(OH)$_6$] **BEISPIEL**
  (Ph. Eur. *R* zur Identitätsreaktion auf Natrium-Ionen, s. Kap. 19.9.5)

Tabelle 5.1 gibt eine Übersicht der wichtigsten Ligandennamen. Übungen zur Formulierung von Komplexverbindungen finden sich in den Fragen zu diesem Kapitel.

Tab. 5.1 Wichtige Ligandennamen.

Neutrale Liganden		Anionische Liganden	
H$_2$O	aqua	F$^{\ominus}$	fluoro
NH$_3$	ammin	Cl$^{\ominus}$	chloro
CO	carbonyl	Br$^{\ominus}$	bromo
NO	nitrosyl	I$^{\ominus}$	iodo
		CN$^{\ominus}$	cyano
		SCN$^{\ominus}$	thiocyanato
		OH$^{\ominus}$	hydroxo
		NO$_2^{\ominus}$	nitro

Nichtmetallkomplexe

Als Nichtmetallkomplexe kann man die Säurereste sauerstoffhaltiger Säuren auffassen wie z. B. das Sulfat-Anion $SO_4^{2\ominus}$ der Schwefelsäure H_2SO_4, das Nitrat-Anion $NO_3^{\ominus}$ der Salpetersäure HNO_3, das Phosphat-Anion $PO_4^{3\ominus}$ der Phosphorsäure H_3PO_4 und das Carbonatanion $CO_3^{2\ominus}$ der Kohlensäure H_2CO_3.

Im Sulfat-Anion liegt das Sulfid-Anion als Zentralion mit vier freien Elektronenpaaren vor. Diese werden vier Sauerstoffatomen, denen jeweils zwei Außenelektronen zum Elektronenoktett fehlen, in koordinativen Bindungen zur Verfügung gestellt. Im Folgenden ist die formale Bildung des „Sulfat-Anionkomplexes" und des „Phosphat-Anionkomplexes" wiedergegeben.

Sulfat-Anionkomplex   übliche Schreibweise

Phosphat-Anionkomplex   übliche Schreibweise

In den dargestellten Formeln sind die Elektronen nicht durch Striche zu Elektronenpaaren zusammengefasst.

Da diese Komplexe nicht die für Komplexverbindungen typischen Reaktionen zeigen, ist eine vereinfachte Schreibweise ohne eckige Klammern üblich.

5.4.4 Theoretische Grundlagen für das praktische Arbeiten mit Komplexen

Ligandenaustauschreaktionen

Im Labor wird als regenerierbares Trocknungsmittel *Blaugel* eingesetzt. Hierbei handelt es sich um Silicagel, das als Feuchtigkeitsindikator ein komplexes Cobaltsalz enthält. Ist das Blaugel erschöpft, d. h. besitzt es keinen Trocknungseffekt mehr, wechselt es seine Farbe von blau nach rosa. Im frischen Blaugel liegt blaues Natriumtetrachlorocobaltat(II) vor. Bei Aufnahme von Wasser durch das Blaugel wird das Chlorid durch das Wasser aus dem Komplex verdrängt. Es bildet sich das rosafarbene Hexaaquacobalt(II)-chlorid. Dieser Prozess ist reversibel. Das erschöpfte Blaugel kann durch Erhitzen im Trockenschrank regeneriert werden. Man sagt auch, dass hier in einer *Gleichgewichtsreaktion* (s. Kap. 9.1) zwischen den Reaktionspartnern ein *Ligandenaustausch* im Komplex stattfindet. Bei dem vorliegenden Beispiel wird zudem aus dem anionischen ein kationischer Komplex.

$$Na_2[Co(Cl_4)] \underset{Cl^{\oplus}}{\overset{H_2O}{\rightleftharpoons}} [Co(H_2O)_6]Cl_2 + 2\, NaCl$$
blau   rosa

Wahrscheinlich gelten einatembare Fraktionen von Cobalt-Verbindungen als krebserzeugend. Daher ist in Exsikkatoren offen vorliegendes Blaugel als giftiger Stoff entsprechend zu kennzeichnen, auch wenn nicht geklärt ist, ob aus Blaugel Cobalt freigesetzt werden kann. Eine Alternative stellt z. B. das Trockenmittel Sorbsil® C dar, ein Kieselgel mit Ammoniumeisen(III)-sulfat als Feuchtigkeitsindikator.

Stabilität von Komplexen

Wie in diesem Kapitel unter 5.4.1 gezeigt, sind Komplexe stabil. Diese Stabilität kann sehr unterschiedlich sein und analytisch genutzt werden. Tropft man zu einer Kupfer(II)-salzlösung wie z. B. Kupfer(II)-sulfat-Lösung Ammoiak-Lösung im Überschuss, so bildet sich eine tiefblaue Lösung des Tetramminkupfer(II)-Komplexes, der als Nachweis für Kupfer(II)-Ionen genutzt wird. Der Tetramminkupfer(II)-Komplex ist stabiler als der Tetraaquakupfer(II)-Komplex.

$$[Cu(H_2O)_4]^{2\oplus} + 4\,NH_3 \rightarrow [Cu(NH_3)_4]^{2\oplus} + 4\,H_2O$$
blau $\qquad\qquad\qquad\qquad$ tiefblau

Chelatkomplexe

Für die Metalle Aluminium, Bismut, Blei, Calcium, Magnesium und Zink nutzt Ph. Eur. die Eigenschaft dieser Metalle Komplexe zu bilden und lässt deren Gehalt durch *komplexometrische Titration* bestimmen. Die Komplexbildung erfolgt hier durch **Ligandenmoleküle**, die mehr als ein freies Elektronenpaar zur Komplexbildung bereitstellen können. Derartige Ligandenmoleküle werden *mehrzähnige Liganden* genannt. Die von diesen mehrzähnigen Ligandenmolekülen gebildeten Komplexe umfassen das Zentralion wie Krebsscheren. Daher rührt auch ihr Name *Chelatkomplexe* (griech. *chele*: Krebsschere). Der für die

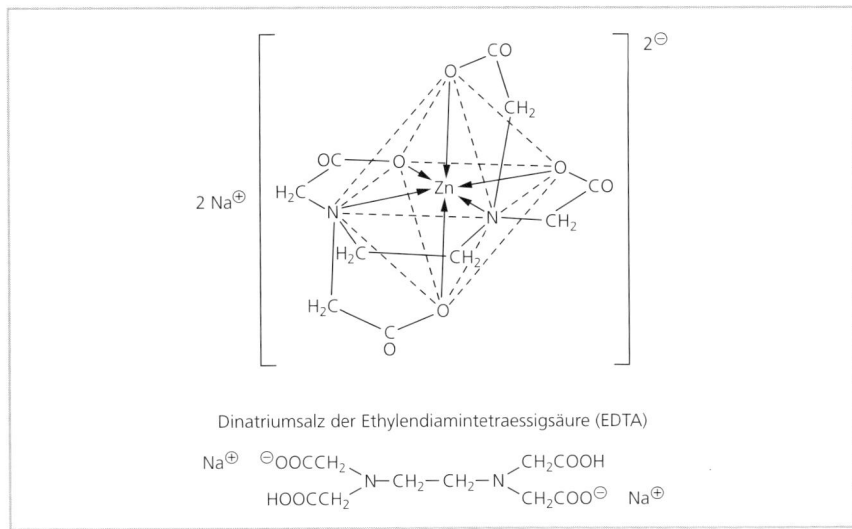

Abb. 5.14 Natriumedetatkomplex des Zinks (nach Riedel 2004).

oben genannten Metalle bei komplexometrischen Titrationen eingesetzte Chelatkomplexbildner ist das *Natriumedetat*, das Natriumsalz der Ethylendiamintetraessigsäure (EDTA, s. Abb. 5.14). Durch die Besetzung mehrerer Koordinationsstellen entstehen stabile Ringsysteme, die eine quantitative Nutzung der Chelatkomplexbildung gestatten. Abbildung 5.14 zeigt einen Chelatkomplex des Natriumedetats mit Zink als Zentralion.

Bedeutung und Anwendungsgebiete für Komplexe und Komplexbildung
Hier können nur einige wenige Beispiele von Komplexen, deren Bedeutung und Anwendung veranschaulicht werden.

Im menschlichen Organismus liegt Eisen als Zentralion im Hämoglobinmolekül komplex gebunden vor. Nur so kann dieses Molekül seiner Funktion als Sauerstofftransporter und -überträger gerecht werden. Im Blattgrün der Pflanzen ist das Magnesium das Zentralion des Chlorophyllkomplexes und ermöglicht damit die Photosynthese.

In Waschmitteln ermöglicht Komplexbildung von Wasserhärte verursachenden Metallionen ($Mg^{2\oplus}$, $Ca^{2\oplus}$) einen optimalen Waschvorgang. Metallkomplexe spielen eine wichtige Rolle als Katalysatoren in der chemischen Industrie.

Komplexe dienen als Arzneimittel. Hier sei nur das *Cisplatin* (cis-Diammindichloroplatin(II)) erwähnt, das zur Chemotherapie von Tumoren eingesetzt wird.

In den Chemisch-pharmazeutischen Übungen begegnet man den Komplexen außer bei den komplexometrischen Titrationen bei zahlreichen Nachweisreaktionen. Als Beispiel sei hier eine Identitätsreaktion von Ph. Eur. exemplarisch erklärt. **Chlorid-Ionen** werden mit Silbernitrat-Lösung als weißer Niederschlag von schwer löslichem Silberchlorid AgCl ausgefällt. Dieser Niederschlag muss sich in Ammoniak-Lösung leicht auflösen. Ein entsprechender gelblich-weißer Niederschlag von ebenfalls schwer löslichem Silberbromid AgBr ist im Gegensatz dazu in Ammoniak-Lösung nur schwer löslich. Silberchlorid löst sich in Ammoniak-Lösung unter Bildung des leichtlöslichen, stabilen Silberdiamminkomplexes:

$$AgCl + 2\ NH_3 \rightarrow [Ag(NH_3)_2]^{\oplus} + Cl^{\ominus}$$
Silberdiamminkomplex

Aus Silberbromid kann dieser Diamminkomplex nur schwer gebildet werden. Das Silberbromid kann jedoch mit einer Natriumthiosulfat-Lösung in Lösung gebracht werden; ein Prozess, der im Fotolabor beim Fixieren des entwickelten Bildes genutzt wird:

$$AgBr + 2\ S_2O_3^{2\ominus} \rightarrow [Ag(S_2O_3)_2]^{3\ominus} + Br^{\ominus}$$
Thiosulfat-Anion   Dithiosulfatosilberkomplex

Im Fazit wird eigentlich in beiden Fällen ein schwer lösliches Salz in ein lösliches Salz überführt. Ein Beispiel für eine Chelatkomplexbildung als Nachweisreaktion ist die Identitätsreaktion a (Ph. Eur. 2.3.1) auf Calcium (Kap 19.8.3).

ZUSAMMENFASSUNG
Komplexbildung und koordinative Bindung

Komplexe werden gebildet, wenn sich Anionen oder Moleküle als Liganden mit einem Metallion oder Metallatom als Zentralteilchen verbinden. Die Liganden stellen hier als Elektronendonatoren die bindenden Elektronenpaare für die entstehende koordinative Bindung. Die auch als Metallkomplexe bezeichneten Verbindungen können als kationische oder anionische Komplexe auftreten. Die Schreibweise der Formeln und die Nomenklatur dieser Komplexe erfolgen nach feststehenden Regeln. Eine Ausnahme stellen die Nichtmetallkomplexe dar. Hier ist ein Nichtmetallion das Zentralteilchen. Als Elektronendonator stellt es den Liganden die bindenden Elektronenpaare zur Verfügung. Beispiele für derartige Nichtmetallkomplexe sind Salz-Anionen wie Sulfat, Nitrat, Phosphat und Carbonat.

Fragen zu Kapitel 5.4

1. Erklären Sie, warum die Bildung des Tetraaquakomplexes aus Kupfer(II)-Ionen ein exothermer Vorgang ist.
2. Worin besteht die Verwandtschaft zwischen Atombindung und koordinativer Bindung?
3. **Übungen** zur Benennung und zur Aufstellung von Formeln bei anionischen und kationischen Metallkomplexen. Geben Sie in der Antwort jeweils an, ob es sich um einen anionischen oder kationischen Komplex handelt.
    a) Natriumpentacyanonitrosylferrat(III) (Nitroprussidnatrium) ist ein Reagenz (Ph. Eur.), genutzt z. B. zur Prüfung auf Identität von Aceton. Schreiben Sie die Formel dieser Komplexverbindung nieder.
    b) Schreiben Sie die Formel von Natriumhexanitrocobaltat(III) (Reagenz auf Kalium-Ionen Ph. Eur.) nieder.
    c) Geben Sie den Namen der folgenden Komplexverbindung an: $[CuBr_2(H_2O)_2]$.
    d) Geben Sie den Namen der folgenden Komplexverbindung an: $K_2[HgI_4]$.
    e) Geben Sie den Namen der folgenden Komplexverbindung an: $[Cr(H_2O)_6]SO_4$.
4. Wieviel „zähnig" ist der Natriumedetatkomplex in Abbildung 15.14?
5. Geben Sie die Formel des cis-Diammindichloroplatin(II)-Komplexes an und zeichnen Sie diesen Komplex. „cis" bedeutet, dass die beiden Chlorid-Ionen bzw. Ammoniakmoleküle jeweils auf der gleichen Seite liegen.

5.5 Metallbindung und typische Metalleigenschaften

Metalle machen die Hauptanzahl der Elemente des PSE aus. Die Elemente auf der linken Seite des PSE und alle Nebengruppenelemente sind Metalle. Metalle begegnen uns aufgrund ihrer typischen Eigenschaften als äußerst vielfältige Werkstoffe. Zu diesen Eigenschaften zählt man elektrische Leitfähigkeit, Wärmeleitfähigkeit, plastische Verformbarkeit, Metallglanz und relativ hohe Dichte. Zur Erklärung der typischen Metalleigenschaften wird die Bindung der Metallatome untereinander und deren Anordnung im festen Metall herangezogen. Sie treffen hier wieder auf das bekannte Prinzip: **Zusammenhang zwischen Struktur und Eigenschaften**.

5.5.1 Bindung in Metallen

Für die Erklärung der *Metallbindung* geht man von der folgenden Modellvorstellung aus: Die Metallatome erreichen ihren Zusammenhalt durch Abgabe ihrer Außenelektronen. Die entstandenen Metallkationen ordnen sich in einem *Metallgitter* an, in dem sie aufgrund ihrer Wärmebewegung um Ihre Ruhelage schwingen. Die Gesamtheit der abgegebenen Außenelektronen bildet ein „Elektronengas", das den Zusammenhalt des Metallgitters bewirkt. Diese Modellvorstellung wird deswegen auch *Elektronengasmodell* genannt.

5.5.2 Aufbau des Metallgitters

Die Anordnung der Metallatome, die als Kugeln dargestellt werden, ist in dem Metallgitter charakteristisch für das jeweilige Metall. Ca. 80 % der Metalle weisen eine *dichteste Kugelpackung* auf. Die Metallatome sind hier so raumsparend und so dicht wie nur möglich gepackt. Bei den Metallen, deren Metallgitter eine dichteste Kugelpackung aufweist, unterscheidet man zwei Typen:

Magnesiumtyp mit einer *hexagonal* dichtesten Kugelpackung. Im Metallgitter des Magnesiumtyps liegt die Anordnung der Metallatome wie in Abbildung 5.15 A dargestellt vor. Die Kugeln sind möglichst dicht in einer ersten Ebene angeordnet. Darüber liegt eine zweite Schicht, bei der jede hinzukommende Kugel in eine Vertiefung der ersten Schicht platziert wird. Die Kugeln der dritten Schicht sind genau senkrecht über den Kugeln der ersten Schicht angeordnet. Dieses Anordnungsprinzip setzt sich fort und führt zur hexagonal (sechseckig) dichtesten Kugelpackung des Magnesiumtyps. Die Symmetrieverhältnisse dieses Metallgitters gibt Abbildung 5.15 A wieder. Jedes Atom in diesem Metallgitter ist von zwölf Nachbaratomen umgeben. Es wird von einer *Koordinationszahl* zwölf gesprochen. Beispiele von Metallen dieses Gittertyps sind Magnesium, Cobalt und Zink.

Kupfertyp mit einer *kubisch* dichtesten Kugelpackung. Im Metallgitter des Kupfertyps liegt die Anordnung der Metallatome wie in Abbildung 5.15 B dargestellt vor. Die Kugeln sind wieder möglichst dicht in einer ersten Ebene angeordnet und auch in der darüber liegenden zweiten Schicht wird wieder jede der hinzukommenden Kugeln in eine Vertiefung der ersten Schicht platziert. Die Kugeln der dritten Schicht sind wie in Abbildung 5.15 B angeordnet und die Kugeln der **vierten** Schicht liegen wieder genau senkrecht über der Kugeln der ersten Schicht. Die Fortsetzung dieser Anordnung führt zur kubisch (würfelförmig) dichtesten Kugelpackung des Kupfertyps. Die Symmetrieverhältnisse dieses Metallgitters gibt Abbildung 5.15 B wieder. Auch in diesem Metallgitter ist jedes Atom von zwölf Nachbaratomen umgeben, d. h. hier liegt ebenfalls die Koordinationszahl zwölf vor. Beispiele von Metallen dieses Gittertyps sind Kupfer, Aluminium, Gold und Blei.

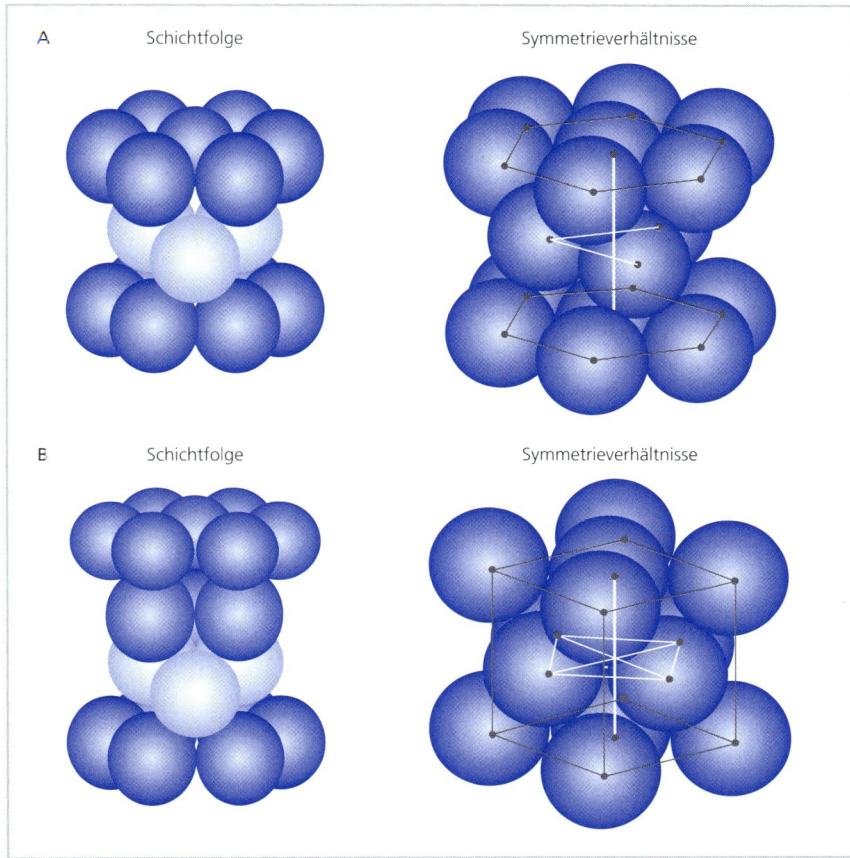

Abb. 5.15 Metallgittertypen. **A** Magnesiumtyp mit hexagonal dichtester Kugelpackung, **B** Kupfertyp mit kubisch dichtester Kugelpackung (nach Eisner et al. 2001).

5.5.3 Erklärung der typischen Metalleigenschaften

Die *elektrische Leitfähigkeit* der Metalle auch im festen Aggregatzustand lässt sich mit der freien Beweglichkeit des „Elektronengases" begründen. Beim Anlegen einer Spannung werden die Elektronen vom Minuspol zum Pluspol verschoben. Mit steigender Temperatur nimmt die elektrische Leitfähigkeit ab, weil die stärker werdenden Schwingungen der Metallkationen den Elektronenfluss behindern.

Die *Wärmeleitfähigkeit* der Metalle findet ihre Begründung in der Weitergabe der Schwingungen durch die dicht gepackten Metallkationen (Kugeln) in einem Metallstück. Mit zunehmender Temperatur verstärken sich die Schwingungen. Diese Eigenschaft lässt sich gut ausprobieren, indem man das eine Ende eines Stück Kupferdrahts in die Hand nimmt und das andere Ende mit einem Feuerzeug erhitzt. Die Wärme wird sehr schnell in dem Kupferdraht weitergeleitet!

Metalldrähte und -bleche zahlreicher Metalle lassen sich beliebig verformen oder zu hauchdünnen Schichten auswalzen, ohne dass es zu einem Bruch oder

Riss kommt. Diese gute *plastische Verformbarkeit* erklärt man mit einer Verschiebung der Metallkationenschichten des Metallgitter gegeneinander bei entsprechender Einwirkung von außen. Nach der Verformung haben die Metallkationen immer noch die gleiche Anzahl von Nachbarkationen und alle Metallbindungen sind erhalten geblieben. Folglich kommt es auch zu keinem Bruch oder Riss.

Der *Metallganz* von Metallen mit glatter Oberfläche hat seine Ursache in der Fähigkeit von Metallen, Lichtstrahlung jeder Wellenlange absorbieren und auch wieder emittieren (abstrahlen) zu können.

Die relativ hohe *Dichte* erklärt sich mit dem hohen Grad der Raumerfüllung durch die dicht gepackten Metallkationen.

Die hier aufgeführten Eigenschaften der Metalle machen diese für äußerst vielfältige Anwendungsbereiche zu ausgezeichneten Werkstoffen, die sich z. B. im Verbund mit Kunststoffen stets noch erweitern lassen.

In Form ihrer Kationen nehmen die Metalle auch im Organismus sehr unterschiedliche Aufgaben wahr. Sie sind z. B. Bestandteile der Elektrolyte und der Gerüstsubstanzen von Knochen und Zähnen. Sie halten Strukturen wie die des Insulins (hier Zink-Ionen) oder des Hämoglobins (hier Eisen-Ionen) in einem funktionsfähigen Zustand.

Immer wieder fallen im Zusammenhang mit Metallen die Begriffe *edle* und *unedle Metalle*. Diese Begriffe beziehen sich auf besondere Eigenschaften der Metalle. Ein einfacher **Versuch** zeigt, worum es geht. Wird ein Eisennagel in einer Kupfer(II)-sulfat-Lösung stehen gelassen, so überzieht sich der Eisennagel mit einer Schicht von metallischem Kupfer. Das Eisen als Vertreter der unedlen Metalle hat Elektronen an die Kationen des Kupfers als Vertreter der edlen Metalle abgegeben. Dadurch ist metallisches Kupfer entstanden, das sich an dem Eisennagel abgeschieden hat. Der Vorgang wird durch eine Reaktionsgleichung wie folgt wiedergegeben:

$$Fe(s) + Cu^{2\oplus}(aq) \rightarrow Fe^{2\oplus}(aq) + Cu(s)$$

Verallgemeinernd kann gesagt werden, dass unedle Metalle leicht Elektronen abgeben, d. h. sie wirken als Elektronendonatoren (s. Kapitel 5.4.3) und Kationen von edlen Metallen nehmen leicht Elektronen auf, d. h. sie wirken als Elektronenakzeptoren. Ein weiterer Unterschied ist die Löslichkeit in Säuren. Unedle Metalle lösen sich in verdünnten Säuren, edle Metalle sind in verdünnten Säuren nicht löslich.

ZUSAMMENFASSUNG
Metallbindung und typische Metalleigenschaften

Entsprechend dem Elektronengasmodell ist ein Metall aus Kationen und frei beweglichen Elektronen aufgebaut, die als „Elektronengas" das aus den Kationen gebildete Metallgitter zusammenhalten.
Die Metallgitter der einzelnen Metalle lassen sich charakteristischen Gittertypen zuordnen. Die häufigsten Gittertypen sind der Magnesium- und der Kupfertyp.
Die typischen Eigenschaften der Metalle können mit der Metallbindung und der Anordnung der Metallkationen im Metallgitter erklärt werden. Zu diesen typischen Eigenschaften zählen elektrische Leitfähigkeit, Wärmeleitfähigkeit, plastische Verformbarkeit, Metallglanz und relativ hohe Dichte.

Metallbindung und typische Metalleigenschaften

Fragen zu Kapitel 5.5

1. Warum ist bei Metallen im Metallverband weder eine Ionen- noch eine Atombindung möglich?
2. Welche Unterschiede bestehen zwischen einem Metall- und einem Ionengitter und wie unterscheiden sich Ionen- und Metallkristalle in ihren Eigenschaften?
3. Wie erklären Sie sich, dass man z. B. Gold zu hauchdünnen Folien austreiben kann?

Tab. 5.2 Bindungstyp und Eigenschaften.

	Ionenbindung	Atombindung und polare Atombindung	Bindung durch zwischenmolekulare Kräfte	Koordinative Bindung	Metallbindung
Art der Teilchen zwischen denen die Bindung auftritt	Ionen	Atome	Moleküle	Atome Ionen Moleküle	Atome
Durch Bindungstyp gebildete Strukturen	Ionengitter (Ionenkristalle)	Moleküle, die teilweise auch kristalline Strukturen bilden können	Unterschiedliche Strukturen, teilweise kristallin	Ionengitter	Metallkristalle
Bindungskräfte und deren Stärke	Coulomb-Anziehungskräfte (elektrostatische Anziehungskräfte)	Bindung durch gemeinsame Elektronenpaare. Bindungskräfte abhängig von EN-Differenz der Bindungspartner.	Schwache Bindungskräfte. Diese können sich aber überlagern und dadurch verstärken (Dipol-Dipol-Kräfte, Van-der-Waals-Kräfte, Wasserstoffbrücken).	Ein Bindungspartner stellt bindendes Elektronenpaar. Bindung zwischen Zentralion und Ligand mehr oder weniger polar.	Metallkationen werden im Metallgitter durch Elektronengas zusammengehalten.
	Stark	Stark bei großer EN-Differenz		Stark	Bindungsstärke unterschiedlich
Charakteristische Eigenschaften	Hohe Schmelz- und Siedetemperatur, elektrische Leitfähigkeit in Lösung und Schmelze, hart, spröde	Eigenschaften abhängig von zahlreichen Faktoren wie z. B. Polarität im Molekül, Anzahl u. Art der Atome im Molekül, Molekülmasse	Eigenschaften abhängig von Art der zwischenmolekularen Kräfte, z. B. Wasser durch Wasserstoffbrücken flüssig	Häufig charakteristische Farbe, Komplexionen oft nicht oder kaum dissoziiert, Liganden oft austauschbar	Elektrische Leitfähigkeit, hohe Wärmeleitfähigkeit, plastisch verformbar, relativ hohe Dichte
Beispiele	NaCl, Al$_2$O$_3$, Ca(OH)$_2$	Cl$_2$, HF, C$_2$H$_5$OH (Ethanol)	Br$_2$ (Van-der-Waals-Kräfte) HBr (Dipol-Dipol-Kräfte) H$_2$O (Wasserstoffbrücken)	K$_4$[Fe(CN)$_6$], [Co(H$_2$O)$_6$]Cl$_2$	Co, Ni, Fe, Cu, Na, Mg, Al

5.6 Vergleich der verschiedenen Bindungstypen

In diesem Kapitel sind Sie immer wieder darauf hingewiesen worden, den Zusammenhang zwischen der Struktur eines Stoffes und dessen Eigenschaften zu beachten. Die Struktur ist wiederum abhängig vom Bindungstyp. Tabelle 5.2 soll Ihnen diese Zusammenhänge in einer Übersicht als Vergleich der verschiedenen Bindungstypen aufzeigen. Bei einem derartigen Vergleich sollte man stets im Auge behalten, dass zwischen den Bindungstypen Ionenbindung, Atombindung, polarer Atombindung und Metallbindung Übergänge bestehen, die sich mit Hilfe des PSE verdeutlichen lassen.

6 Aufstellen von Formeln und Reaktionsgleichungen

Niemand, der sich in die Chemie einarbeitet, kommt an dem Problem des Aufstellens von chemischen Formeln und Reaktionsgleichungen vorbei. Mit einem gewissen Maß an Stoffkenntnissen und Übungen auf diesem Gebiet lassen sich die Schwierigkeiten meistern. Im vorliegenden Kapitel können Sie sich durch systematisches Vorgehen mit dem Aufstellen von chemischen Formeln und Reaktionsgleichungen vertraut machen. Aus den vergangenen Kapiteln bringen Sie die dazu nötigen Grundlagen bereits mit. Vor allem das PSE wird wieder von großem Nutzen sein.

6.1 Formelbegriff

Elementsymbole wie z. B. Mg und Cl werden in der Chemie zu Verbindungssymbolen z. B. $MgCl_2$ zusammengefügt und ergeben damit die *chemische Formel*, kurz meist nur Formel genannt. Sie gibt immer ein bestimmtes *Atomanzahlenverhältnis* (s. a. Kap. 2.1.9) wieder. Formeln ermöglichen das Aufstellen von Reaktionsgleichungen. Ein herausragendes Merkmal der chemischen Formelsprache ist es, dass diese auf der ganzen Welt einheitlich und unabhängig von den in verschiedenen Kulturen üblichen Schriftzeichen genutzt wird.

Das Problem beim Aufstellen von Formeln liegt oft bei Ermittlung des richtigen Atomanzahlenverhältnisses. Prinzipiell kann das Atomanzahlenverhältnis über das Massenverhältnis erhalten werden, in dem sich die Elemente zu einer Verbindung zusammenfügen. Aluminium reagiert mit Chlor im Massenverhältnis 1 : 3,9 zu Aluminiumchlorid. Das Atomanzahlenverhältnis in der Verbindung Aluminiumchlorid kann jetzt ermittelt werden, wenn die Anzahl der Aluminiumatome in 1 g Aluminium und die Anzahl der Chloratome in 3,9 g Chlor berechnet wird. Aus Kapitel 2.1.9 ist bekannt dass 1 mol eines Stoffes stets $6,0 \cdot 10^{23}$ Teilchen enthält, d. h. 27,0 g Aluminium und 35,5 g Chlor enthalten jeweils $6,0 \cdot 10^{23}$ Atome.

Berechnung:

1. Massenverhältnis:
$$\frac{m \text{ (Aluminium)}}{m \text{ (Chlor)}} = \frac{1 \text{ g}}{3,9 \text{ g}}$$

2. Anzahl N der Aluminiumatome:
$$N = \frac{1 \cdot 6,0 \cdot 10^{23} \text{ g}}{27,0 \text{ g}} = 2,2 \cdot 10^{22}$$

3. Anzahl N der Chloratome:
$$N = \frac{3,9 \cdot 6,0 \cdot 10^{23} \text{ g}}{35,5 \text{ g}} = 6,6 \cdot 10^{22}$$

4. Atomanzahlenverhältnis: $\dfrac{N\,(\text{Aluminiumatome})}{N\,(\text{Chloratome})} = \dfrac{2{,}2 \cdot 10^{22}}{6{,}6 \cdot 10^{22}} = \dfrac{1}{3}$

Aluminiumatome reagieren mit Chloratomen im Atomanzahlenverhältnis 1 : 3. Dies ergibt für Aluminiumchlorid die Formel **AlCl₃**.

> Für das Aufstellen von Formeln wird immer das Atomanzahlenverhältnis gebraucht. Dieses kann aus dem Massenverhältnis der Bindungspartner ermittelt werden.

6.2 Verschiedene Arten von Formeln

Bei Ionenverbindungen wird aufgrund der kristallinen Struktur als Formel die *Verhältnisformel* angegeben. Diese gibt das Atomanzahlenverhältnis der am Kristallgitteraufbau beteiligten Atome (Ionen) durch tiefergestellte Zahlen hinter den jeweiligen Elementsymbolen wieder. Die oben genannte Formel für Aluminiumchlorid $AlCl_3$ ist eine solche Verhältnisformel.

Für Moleküle verwendet man *Molekülformeln*. Sie werden häufig auch *Summenformeln* genannt. Molekülformeln geben Art und Anzahl der Atome an, aus denen das Molekül eines Stoffes zusammengesetzt ist. Elementmoleküle sind z. B. O_2, N_2 und Br_2. Weitere Beispiele für Moleküle sind H_2O, CH_4, C_2H_5OH (Ethanol) und $C_6H_{12}O_6$ (Glucose). Bei zahlreichen Molekülen entspricht die Molekülformel der Verhältnisformel (s. Kap. 2.1.9).

Die *Strukturformel* symbolisiert die bindenden Elektronenpaare als Striche und ermöglicht auf diesem Wege die räumliche Darstellung eines Moleküls (s. Kap. 5, Abb. 5.7, 5.8 und 5.9).

6.3 PSE und Bindigkeit beim Aufstellen von Formeln

Das Aufstellen von Formeln über das Massenverhältnis ist ein umständlicher Weg und nicht immer möglich. Die einfachere Methode zum Ziel zu gelangen, führt über das PSE und die *Bindigkeit* (*Wertigkeit*).

Im Kapitel 5.1.8 wurde das Aufstellen von Verhältnisformeln von Ionenverbindungen erklärt. Dazu ist es wichtig, die Ionenladungszahlen der Elemente zu kennen. „Triebkraft" für die Ionenbildung ist das Erreichen einer Edelgaskonfiguration. Bei den Hauptgruppenelementen besteht hier zwischen Ionenladungszahl und Stellung im PSE ein einfacher Zusammenhang. Die Regeln für die Ionenbildung wurden in Kapitel 4.4 zusammengefasst. In Tabelle 6.2 sind die stabilsten Ionen der Hauptgruppenelemente in ihrer Edelgaskonfiguration dargestellt.

Die Ionenladungszahl kann auch als *Bindigkeit* aufgefasst werden.

Tab. 6.1 Ionen der Hauptgruppenelemente in Edelgaskonfiguration (nach Riedel 2004).

Hauptgruppe	Ionenladungszahl	Beispiele
I Alkalimetalle	+1	$Li^\oplus$, $Na^\oplus$, $K^\oplus$, $Cs^\oplus$
II Erdalkalimetalle	+2	$Be^{2\oplus}$, $Mg^{2\oplus}$, $Ca^{2\oplus}$, $Ba^{2\oplus}$, $Sr^{2\oplus}$
III Borgruppe	+3	$B^{3\oplus}$, $Al^{3\oplus}$
IV Kohlenstoffgruppe		Ausnahmen $Sn^{2\oplus}$, $Sn^{4\oplus}$, $Pb^{2\oplus}$, $Pb^{4\oplus}$
VI Chalkogene	−2	$O^{2\ominus}$, $S^{2\ominus}$, $Se^{2\ominus}$
VII Halogene	−1	$F^\ominus$, $Cl^\ominus$, $Br^\ominus$, $I^\ominus$

Die Bindigkeit ist an die Anzahl der Außenelektronen gekoppelt, die von Metallen bei der Ionenbildung abgegeben und von Nichtmetallen aufgenommen werden. So ist $Al^{3\oplus}$ z. B. dreibindig ($AlBr_3$) und $S^{2\ominus}$ zweibindig (Na_2S).

Beim Zustandekommen der Atombindung bei **Nichtmetallen** ist die Anzahl der bindenden Elektronenpaare abhängig von der Zahl der einfach besetzten Kugelwolken oder vereinfacht ausgedrückt von der Zahl der Einzelelektronen („ungepaarte" Elektronen, s. Kap. 5.2.2). Dasselbe gilt auch für die polare Atombindung. Dieser Sachverhalt führt über die Frage, wie viele Atombindungen (die polare Atombindung ist hier mit einbezogen) das Atom eines bestimmten Elementes ausbilden kann, ebenfalls zur *Bindigkeit* eines Elementes.

Die Bindigkeit eines Elementes entspricht der Anzahl von Atombindungen, die das Atom eines bestimmten Elementes ausbilden kann. Anstatt des Begriffs *Bindigkeit* wird häufig auch der Begriff *Wertigkeit* benutzt.

Die Atome der Elemente der **zweiten** Periode des PSE können maximal vierbindig (vierwertig) sein, da höchstens vier Einzelelektronen (vier einfach besetzte Elektronenwolken) als Außenelektronen vorliegen. Gemäß der Oktettregel wird hier eine Außenschale mit acht Elektronen erreicht. Wird von den Elementen der Hauptgruppe IV bis VII jeweils die Verbindungen von Kohlenstoff, Stickstoff, Sauerstoff und Fluor mit Wasserstoff betrachtet, so ergeben sich die Verbindungen CH_4, NH_3, H_2O, HF. Der Kohlenstoff ist vierbindig, Stickstoff dreibindig, Sauerstoff zweibindig und Fluor einbindig. Die Lewis- bzw. Strukturformeln für diese Verbindungen finden sich in Kapitel 5, Abbildung 5.7.

Die Elemente der **dritten und höherer** Perioden können eine größere Bindigkeit als vier erreichen, indem sie zusätzliche Elektronenwolken für Bindungen zur Verfügung stellen. Dies ist z. B. bei Schwefel der Fall. Dieser ist gemäß seiner Stellung in der Hauptgruppe VI zweibindig, kann aber auch vier- oder sechsbindig sein. Die höchstmögliche Bindigkeit ist dabei identisch mit der

Tab. 6.2 Die Bindigkeit von Hauptgruppenelementen der 2. und 3. Periode (abweichende Bindigkeiten sind kursiv gedruckt).

Atom	Bindigkeit	Beispiele
Li	1	LiCl, LiH
Na	1	NaBr, Na$_2$O
Be	2	BeCl$_2$, BeO
Mg	2	Mg(OH)$_2$, MgO, Mg(SO$_4$)$_2$
B	3	BF$_3$, BCl$_3$
Al	3	AlCl$_3$, Al$_2$O$_3$, Al(NO$_3$)$_3$
C	4	CH$_4$, CO$_2$, CCl$_4$,
Si	4	SiCl$_4$, SiO$_2$
N	3	NH$_3$
P	3 *5*	PCl$_3$, *P$_2$O$_5$*
O	2	H$_2$O, CaO
S	2 *4 6*	H$_2$S, *SO$_2$, SO$_3$*
F	1	HF
Cl	1 *3 5 7*	HCl, *HClO$_2$, HClO$_3$, HClO$_4$*

Hauptgruppennummer. Tabelle 6.2 zeigt die Elemente der 2. und 3. Periode mit ihrer Bindigkeit und entsprechenden Verbindungen als Beispiele.

Bei der Festlegung der Bindigkeit ist zunächst festzustellen, ob von den Bindungspartnern eine Ionenbindung oder eine Atombindung bzw. polare Atombindung eingegangen wird. Bei einer Ionenbindung entspricht die **Ionenladungszahl** der Bindigkeit. Bei Atom- und polarer Atombindung entspricht die Bindigkeit der **Anzahl der Atombindungen**, die das Element ausbilden kann. Dabei ist die Oktettregel (Edelgaskonfiguration) eine geeignete Hilfe.

Die Metalle der **Nebengruppen** besitzen von einigen Ausnahmen abgesehen (z. B. Cu, Ag, Au, und Pt mit einem Außenelektron) zwei Außenelektronen wie die Erdalkalimetalle der Hauptgruppe II.
Neben der daraus abgeleiteten Zweibindigkeit (bei den Ausnahmen Einbindigkeit) können durch die Beteiligung von Elektronen tiefer liegender Schalen auch höhere Bindigkeiten auftreten. Die maximale Bindigkeit stimmt bei den Nebengruppen IIIA bis VIIA mit der Nebengruppennummer überein. Die Bindigkeit wird hier beim Namen der Verbindung mit römischen Ziffern in Klammer nach dem Metall angegeben, z. B. Mangan(II)-sulfat. Tabelle 6.3 zeigt Nebengruppenelemente, die häufig in Verbindungen von Ph. Eur. vorkommen, mit ihren Bindigkeiten und Beispielen.

Tab. 6.3 Die Bindigkeit (Wertigkeit) von Nebengruppenelementen.

Atom	Bindigkeit	Beispiele
Cu	1 2	Cu_2O, $CuCl_2$
Ag	1	$AgNO_3$, Ag_2O
Zn	2	$ZnCl_2$, ZnO
Hg	1 2	$HgCl$, HgI_2, $HgCl_2$, $Hg(SCN)_2$
Ti (Titan)	3 4	$TiCl_3$, TiO_2
V (Vanadium)	5	V_2O_5
Cr (Chrom)	3 6	$CrCl_3$, K_2CrO_4
Mn (Mangan)	2 4 7	$MnSO_4$, MnO_2, $KMnO_4$
Fe	2 3	$FeSO_4$, $FeCl_3$
Co (Cobalt)	2	$Co(NO_3)_2$
Ni (Nickel)	2	$NiCl_2$

Die theoretischen Grundlagen für das Aufstellen von Formeln finden in der folgenden Übung ihre praktische Anwendung.

6.4 Aufstellen von Formeln

6.4.1 Ionenverbindungen

Stellen Sie die Formel für Aluminiumchlorid auf. **BEISPIEL**

Die Verbindung ist aus Aluminium-Ionen und Chlorid-Ionen aufgebaut. **Aluminium**, ein Metall der Hauptgruppe III, bildet Kationen durch Abgabe von drei Außenelektronen (Regel: Ladungszahl = Gruppennummer): **$Al^{3\oplus}$**. **Chlor**, ein Nichtmetall der Hauptgruppe VII, bildet Anionen durch Aufnahme von einem Außenelektron (Regel: Ladungszahl = Gruppennummer – 8): **$Cl^{\ominus}$**.

Die drei positiven Ladungen des Aluminium-Ions müssen durch die drei negativen Ladungen von drei Chlorid-Ionen ausgeglichen werden:

$$Al^{3\oplus} + 3\ Cl^{\ominus} \quad \text{Formel} \rightarrow \mathbf{AlCl_3}$$

Bei Verbindungen aus Metall und Nichtmetall steht das Metall stets an erster Stelle.

Da sich das Kristallgitter von Ionenverbindungen in Wasser meist auflöst, d. h. in Ionen zerfällt, werden die Formeln von Ionen oft auch in der Ionenform geschrieben: statt **$AlCl_3$** also $Al^{3\oplus} + 3\ Cl^{\ominus}$. Dies erleichtert gelegentlich das Aufstellen von Reaktionsgleichungen. Die Auflösung des Kristallgitters in Wasser kann als *Dissoziation* bezeichnet werden, wobei Dissoziation soviel wie „Zerfallsprozess" bedeutet.

ÜBUNGEN Stellen Sie die Formeln für die folgenden Verbindungen auf:
Natriumsulfid, Lithiumcarbonat, Calciumhydroxid, Caesiumchlorid, Bortrifluorid, Magnesiumnitrat, Eisen(III)-nitrat, Blei(IV)-oxid, Zinksulfat, Quecksilber(II)-oxid.

6.4.2 Verbindungen mit Atombindung und polarer Atombindung

BEISPIEL Stellen Sie die Formel für Schwefelwasserstoff auf.

Die Verbindung ist aus Schwefel- und Wasserstoffatomen zusammengesetzt.

Schwefel, als Element der Hauptgruppe VI hat auf der Außenschale zwei Einzelelektronen (zwei einfach besetzte Elektronenwolken), kann zwei bindende Elektronenpaare bilden, ist also **zweibindig**.

Wasserstoff, als Element der Hauptgruppe I und ersten Periode hat auf der Außenschale ein Einzelelektron (eine einfach besetzte Elektronenwolke), kann ein bindendes Elektronenpaar bilden, ist also **einbindig**.

Ein Schwefelatom muss mit zwei Wasserstoffatomen jeweils eine Atombindung eingehen, d. h. jeweils ein gemeinsames Elektronenpaar bilden, damit für beide Bindungspartner Edelgaskonfiguration erreicht wird (für Wasserstoff das Elektronenduett des Heliums und für Schwefel das Elektronenoktett des Argons).

$$\ddot{S}\!: \;+\; 2\cdot H \quad \text{Formel} \;\longrightarrow\; \ddot{S}\!\!<^{H}_{H} \;\longrightarrow\; H_2S$$

ÜBUNGEN Stellen Sie die Formeln für die folgenden Verbindungen auf:
Schwefelkohlenstoff, Iod, Ammoniak, Flusssäure (Fluorwasserstoff), Phosphorwasserstoff (nicht in Ph. Eur.).

6.5 Aufstellen von Reaktionsgleichungen

Ein Prinzip zum Aufstellen von Reaktionsgleichungen soll hier am Beispiel einer Identitätsreaktion (Nachweisreaktion) der Ph. Eur. erläutert werden. Es geht um den **Nachweis von Sulfat**. In dem gewählten Beispiel soll Sulfat in einer Aluminiumsulfat-Lösung mit Bariumchlorid-Lösung R (R = Reagenz in Ph. Eur.) nachgewiesen werden. **Die Sulfat-Ionen der Aluminiumsulfat-Lösung bilden mit den Barium-Ionen der Bariumchlorid-Lösung einen schwer löslichen Niederschlag von Bariumsulfat.**

Zunächst wird die Reaktion mithilfe eines Reaktionsschemas beschrieben.

1. Schritt: Aufstellen eines Reaktionsschemas

Aluminiumsulfat + Bariumchlorid → Bariumsulfat ↓ + ?
(Der Niederschlag wird durch Pfeil nach unten markiert)

Dann werden die korrekten Formeln der Reaktionspartner eingesetzt, soweit diese bekannt sind. Bei Ionenverbindungen empfiehlt sich die Ionenschreibweise, wenn es sich um wasserlösliche Verbindungen handelt.

2. Schritt: Die korrekten Formeln der Reaktionspartner werden eingesetzt

$$Al_2(SO_4)_3 + BaCl_2 \rightarrow BaSO_4 + ?$$
Ionenschreibweise: $2\ Al^{3\oplus} + 3\ SO_4^{2\ominus} + Ba^{2\oplus} + 2\ Cl^{\ominus} \rightarrow BaSO_4\downarrow + ?$

Da bei jeder chemischen Reaktion die Art und Anzahl der Atome unverändert bleibt, d.h. nichts verloren geht, ist die Reaktionsgleichung noch auf Seiten der Edukte und Produkte einzurichten. Damit auf der rechten Seite ebenfalls zwei Aluminium-Ionen und zwei Chlorid-Ionen stehen, werden diese dort eingetragen.

3. Schritt: Einrichten auf Seiten der Produkte

$$2\ Al^{3\oplus} + 3\ SO_4^{2\ominus} + Ba^{2\oplus} + 2\ Cl^{\ominus} \rightarrow BaSO_4\downarrow + \mathbf{2\ Al^{3\oplus}} + \mathbf{2\ Cl^{\ominus}}$$

Jetzt ist zu erkennen, dass die Atomanzahlen auf der Edukt- und Produktseite noch nicht übereinstimmen. Durch Erweitern mit entsprechenden *Multiplikatoren* wird die **Gleichung eingerichtet**, so dass auf Edukt- und Produktseite die Atomanzahlen übereinstimmen. In diesem Fall muss die Anzahl der Barium- und Chlorid-Ionen verdreifacht werden, der Multiplikator ist **3**.

4. Schritt: Einrichten der Gleichung durch Berücksichtigung der Multiplikatoren

$$2\ Al^{3\oplus} + 3\ SO_4^{2\ominus} + \mathbf{3}\ Ba^{2\oplus} + \mathbf{6}\ Cl^{\ominus} \rightarrow \mathbf{3}\ BaSO_4\downarrow + 2\ Al^{3\oplus} + \mathbf{6}\ Cl^{\ominus}$$

In weiteren Schritten können die Aggregatzustände der Reaktionspartner und der Energieumsatz bei der Reaktion angegeben werden, falls diese Größen bekannt sind.

BEISPIEL

Ein weiteres Beispiel ohne Erklärung der einzelnen Schritte wird mit der Identitätsreaktion auf **Bromid** (Ph. Eur.) gegeben. Hier soll Bromid aus einer Calciumbromid-Lösung mit Silbernitrat-Lösung *R* nachgewiesen werden. **Die Bromid-Ionen der Calciumbromid-Lösung bilden mit den Silber-Ionen der Silbernitrat-Lösung einen schwer löslichen Niederschlag von Silberbromid.**

1. Schritt: Aufstellen eines Reaktionsschemas

Calciumbromid + Silberntitrat $\rightarrow$ Silberbromid$\downarrow$ + ?
(Der Niederschlag wird durch Pfeil nach unten markiert)

2. Schritt: die korrekten Formeln der Reaktionspartner werden eingesetzt

$$CaBr_2 + AgNO_3 \rightarrow AgBr\downarrow + ?$$
Ionenschreibweise: $Ca^{2\oplus} + 2\ Br^{\ominus} + Ag^{\oplus} + NO_3^{\ominus} \rightarrow AgBr\downarrow + ?$

3. Schritt: Einrichten auf Seiten der Produkte

$$Ca^{2\oplus} + 2\ Br^{\ominus} + Ag^{\oplus} + NO_3^{\ominus} \rightarrow AgBr\downarrow + \mathbf{Ca^{2\oplus}} + \mathbf{NO_3^{\ominus}}$$

4. Schritt: Einrichten der Gleichung durch Berücksichtigung der Multiplikatoren

$$Ca^{2\oplus} + 2\ Br^{\ominus} + \mathbf{2}\ Ag^{\oplus} + \mathbf{2}\ NO_3^{\ominus} \rightarrow \mathbf{2}\ AgBr\downarrow + Ca^{2\oplus} + \mathbf{2}\ NO_3^{\ominus}$$

ÜBUNGEN Verwenden Sie bei diesen Übungen das eingeführte Schema für das Aufstellen von Reaktionsgleichungen und tragen Sie die Aggregatzustände der Reaktionspartner und den Energieumsatz (nur allgemein: exotherm oder endotherm) ein, wo es Ihnen möglich ist.
1. Zink und Schwefel reagieren nach kurzem Erhitzen mit der Bunsenflamme in einer stark exothermen Reaktion zu festem Zinksulfid.
2. Über erhitztes Magnesiumpulver (elementares Magnesium) wird Wasserdampf geleitet. Dabei reagiert das Magnesium mit dem Wasserdampf in einer exothermen Reaktion zu weißem Magnesiumoxid und Wasserstoff.
3. Schwefelsäure (H_2SO_4 aq) reagiert mit Natronlauge (NaOH aq) zu einem Salz, das Natriumsulfat genannt wird und Wasser.
4. Zum Nachweis von dreiwertigem Eisen nach Ph. Eur. wird eine Eisen(III)-sulfat-Lösung mit Kaliumthiocyanat-Lösung R versetzt. Es entsteht ein blutroter Komplex u. a. von Pentaaquathiocyanatoeisen(III)-sulfat.

6.6 Massenberechnung

Die Formulierung von Reaktionsgleichungen ermöglicht auch eine quantitative Aussage über die an einer Reaktion beteiligten Stoffe. Mit diesem Gebiet befasst sich die Stöchiometrie (s. Kap. 2.2.2 Stoffumsatz).

BEISPIEL Am Beispiel der Reaktion von Magnesium mit Sauerstoff soll hier die Massenberechnung der an dieser Reaktion beteiligten Stoffe durchgeführt werden.

$$2\,Mg + O_2 \rightarrow 2\,MgO$$

Stoffportionen setzten sich stets in molaren Verhältnissen um und bedeutet bei diesem Beispiel folgende Stoffmengen:

$$n(Mg) = 2\,mol \quad n(O_2) = 1\,mol \quad n(MgO) = 2\,mol$$

Die Stoffmengen werden am besten unter die betreffenden Stoffe der Reaktionsgleichung geschrieben:

$$\begin{array}{ccccc} 2\,Mg & + & O_2 & \rightarrow & 2\,MgO \\ 2\,mol & & 1\,mol & & 2\,mol \end{array}$$

Die Stoffmengen lassen sich nun in Massen umrechnen. Auch diese werden übersichtshalber unter die betreffenden Stoffe der Reaktionsgleichung geschrieben.

$$\begin{array}{ccccc} 2\,Mg & + & O_2 & \rightarrow & 2\,MgO \\ 2\,mol & & 1\,mol & & 2\,mol \\ 2 \cdot 24{,}3\,g & & 32{,}0\,g & & 2 \cdot 40{,}3\,g \end{array}$$

Diese Gleichung verdeutlich das *1. Massengesetz der Chemie*:

> Bei jeder chemischen Reaktion ist die Gesamtmasse der Produkte gleich der Gesamtmasse der Edukte. In dem Beispiel: $2 \cdot 24{,}3\,g + 32{,}0\,g = 2 \cdot 40{,}3\,g$.

Aus diesen Massenangaben lassen sich je nach Aufgabenstellung die gewünschten Massenverhältnisse ablesen.

BEISPIEL Wie viel Gramm Sauerstoff werden benötigt, um 50,0 g Magnesium vollständig zu Magnesiumoxid umzusetzen?
Es kann von folgendem Massenverhältnis ausgegangen werden:

$$\frac{m(O_2)}{m(2\ Mg)} = \frac{32,0\ g}{2 \cdot 24,3\ g} = \mathbf{0,66}$$

Jetzt wird die gegebene Masse eingesetzt und nach der gesuchten Masse aufgelöst:

$$m(\text{Sauerstoff}) = 0,66 \cdot 50,0 = \mathbf{33,0\ g}$$

Bei dieser Berechnung wurde das *2. Massengesetz der Chemie* zur Anwendung gebracht:

> Das Massenverhältnis der Elemente, aus denen eine Verbindung entsteht, oder in die sie zerlegt werden kann, ist konstant. In dem Beispiel: Sauerstoff und Magnesium verbinden sich stets im Massenverhältnis 32,0 g : 48,6 g.

Die obige Aufgabe wird jetzt noch durch die Frage erweitert, wie viel Liter Sauerstoff unter Normalbedingungen benötigt werden, um diese 50,0 g Magnesium zu Magnesiumoxid umzusetzen (s. Kap. 2.1.9 Mol, molare Masse, Molvolumen).

V_m von Sauerstoff ist 22,4 l/mol. Damit kann folgende Verhältnisgleichung aufgestellt werden:

$$\frac{22,4\ l}{32,0\ g\ \text{Sauerstoff}} = \frac{x\ l}{33,0\ g}$$

$$x = \mathbf{23,1\ l\ Sauerstoff}$$

BEISPIEL An einem weiteren Beispiel wird die Massenberechnung der beteiligten Stoffe bei der Reaktion von Aluminiumsulfat mit Bariumchlorid durchgeführt. Das Vorgehen ist dasselbe wie im vorangegangenen Beispiel. Die umgesetzten Stoffmengen und die entsprechenden Massen werden wieder unter die entsprechenden Reaktionspartner gesetzt.

$$\begin{array}{llllll}
Al_2(SO_4)_3 & + & 3\ BaCl_2 & \rightarrow & 3\ BaSO_4 & + & 2\ AlCl_3 \\
1\ \text{mol} & & 3\ \text{mol} & & 3\ \text{mol} & & 2\ \text{mol} \\
342,2\ g & & 3 \cdot 208,3\ g & & 3 \cdot 233,4\ g & & 2 \cdot 133,4\ g
\end{array}$$

Aus diesen Massenangaben lassen sich die gewünschten Massenverhältnisse ablesen.

BEISPIEL Wie viel Gramm Aluminiumsulfat werden benötigt, um 10,0 g Bariumchlorid vollständig zu Bariumsulfat umzusetzen?
Es kann von folgendem Massenverhältnis ausgegangen werden:

$$\frac{m\,(\mathrm{Al_2(SO_4)_3})}{m\,(3\,\mathrm{BaCl_2})} = \frac{342{,}2\ \mathrm{g}}{3 \cdot 208{,}3\ \mathrm{g}} = \mathbf{0{,}55}$$

Jetzt wird die gegebene Masse eingesetzt und nach der gesuchten Masse aufgelöst:

$$m\,(\text{Aluminiumsulfat}) = 0{,}55 \cdot 10{,}0 = \mathbf{5{,}5\ g}$$

Fragen zu Kapitel 6

1. Kupfer reagiert mit Schwefel in einem Massenverhältnis von 4 : 1 zu Kupfersulfid. Ermitteln Sie das Atomanzahlenverhältnis und die Formel von Kupfersulfid.
2. Geben Sie die Verhältnisformeln von Hexan (C_6H_{14}) und Glucose ($C_6H_{12}O_6$) an.
3. Warum wird für Edelgase keine Bindigkeit angegeben?
4. Üben Sie das Benennen von Formeln anhand der Formelbeispiele aus den Tabellen 6.2 und 6.3.
5. Ermitteln Sie aus dem Aufgabenbeispiel in Kapitel 6.7, wie viel Bariumchlorid man einsetzen muss, um 50 g Bariumsulfat zu erhalten.

7 Systematik chemischer Reaktionen mit pharmazeutischem Bezug

Sie haben inzwischen eine ganze Reihe von sehr unterschiedlichen chemischen Reaktionen kennengelernt, so dass es sinnvoll ist, diese aufgrund charakteristischer Merkmale zu unterscheiden und entsprechend zu gliedern.

Ausgangspunkt der Betrachtungen ist nochmals die Definition für chemische Reaktionen aus dem 2. Kapitel (chemische Grundbegriffe):

---DEFINITION---

Vorgänge, bei denen aus einem Stoff ein anderer entsteht, werden **chemische Reaktionen** genannt. Vorgänge, bei denen der Stoff sich zwar ändert aber kein anderer Stoff entsteht, werden als **physikalische Vorgänge** bezeichnet.

Die chemische Reaktion ist also stets mit stofflichen Veränderungen verbunden.

Lösevorgänge von festen Stoffen in Wasser wurden besprochen. Wichtige Merkmale waren hier die **Hydratation** und dann die **Lösungswärme** als Summe der aufzuwendenden Gitterenergie und der freiwerdenden Hydratationsenergie.

Beim Aufstellen von Reaktionsgleichungen wurde in Kapitel 6 eine *Fällungsreaktion* als Beispiel gewählt. Sulfat-Ionen konnten mit Barium-Ionen als schwer lösliches Bariumsulfat ausgefällt werden. Je nach Fragestellung lassen sich damit Sulfat- oder Barium-Ionen nachweisen.

Das wesentliche Merkmal von **Fällungsreaktionen** ist, dass aus löslichen Edukten ein schwer bzw. unlösliches Produkt entsteht.

Eine *Säure-Base-Reaktion* finden Sie als Übungsaufgabe 3 in Kapitel 6.5. Hier reagiert Schwefelsäure mit Natronlauge zu dem Salz Natriumsulfat.

Das wesentliche Merkmal von **Säure-Base-Reaktionen** ist die Übertragung von Wasserstoff-Ionen. Da das Wasserstoff-Ion einem Proton entspricht, spricht man meist von Protonenübertragungsreaktionen, kurz *Protolysen* genannt.

Die dritte Art von Reaktionen, die in diesem Kapitel besprochen wird, sind die *Redox-Reaktionen*. Eine derartige Reaktion ist das Abbrennen von Schwefel an Luft zu Schwefeldioxid. Der entsprechende Versuch bildete den Einstieg in dieses Lehrbuch.

Das wesentliche Merkmal von **Redox-Reaktionen** sind Elektronenübergänge.

7.1 Lösevorgänge und Fällungsreaktionen

Nur gelöste Wirkstoffe können von unserem Körper aus dem Magen-Darm-Trakt resorbiert werden. Es ist deswegen immer ein wichtiges Anliegen der Pharmakologie und der Galenik, Wirkstoffe in Lösung zu bringen. Die **Löslichkeit** eines Stoffes ist für diese Arbeitsbereiche eine besonders wichtige Stoffkonstante. **Die Löslichkeit eines Stoffes wird immer auf ein bestimmtes Lösungsmittel bezogen und ist damit für den Stoff charakteristisch.**

7.1.1 Lösungen als flüssige Systeme

In der Galenik spielt die Verteilung eines Stoffes in einem anderen Stoff eine wichtige Rolle z. B. die Verteilung eines Wirkstoffs in einer Salbengrundlage. Es wird von einem *dispersen System* gesprochen.

> **DEFINITION**
>
> Ein disperses System besteht aus einer dispersen (verteilten) Komponente (meist der Wirkstoff), und einem *Dispersionsmittel*, in dem der Wirkstoff verteilt ist, z. B. die Salbengrundlage oder bei Lösungen das Wasser.

Lösungen sind flüssige Systeme, bei denen Flüssigkeiten das Dispersionsmittel darstellen. Es wird unterschieden zwischen *molekulardispersen* (echte) Lösungen und *kolloidalen* Lösungen. Bei den molekulardispersen Lösungen sind die dispergierten Teilchen Ionen oder kleinere Moleküle. Die *kolloidalen* Lösungen haben größere Moleküle als dispergierte Teilchen und besitzen besondere Eigenschaften. Sie streuen einfallendes Licht und die Teilchen sind unter dem Lichtmikroskop noch nicht zu erkennen. Gelatinelösung ist ein Beispiel für eine kolloidale Lösung.

7.1.2 Lösevorgänge

Beim Lösen eines Salzes in Wasser (s. Kap. 5.3.2) wird der Löseprozess durch Hydratation ermöglicht. In diesem Fall wird das Salz als polarer Feststoff in dem stark polaren Lösungsmittel Wasser gelöst. Man bezeichnet derartige polare Stoffe als *hydrophil* (wasserliebend), gegebenenfalls auch als *lipophob* (fettfeindlich). Ein solcher Lösevorgang kann in drei Teilprozesse gegliedert werden:
- Auflösen des Kristallgitters,
- Hydratation der Ionen oder Moleküle bei polaren, molekularen Feststoffen,
- Diffusion der hydratisierten Teilchen bis zum Konzentrationsausgleich, d. h. bis in der gesamten Lösung die gleiche Konzentration herrscht.

Ein Blick in Ph. Eur. zeigt, dass zur Charakterisierung der Löslichkeit von Feststoffen außer Wasser noch zahlreiche weitere Flüssigkeiten als Lösungsmittel herangezogen werden. Für Acetylsalicylsäure (Ph. Eur. *M*) wird unter Eigenschaften „schwer löslich in Wasser, sehr leicht löslich in Ethanol" angegeben. In diesem Fall umhüllen sich die Acetylsalicylsäure-Teilchen beim Löseprozess mit Ethanolmolekülen. Allgemein wird das Umhüllen mit Lösungsmittelteilchen beim Löseprozess als *Solvatation* bezeichnet.

Tab. 7.1 Lösungsmittel nach steigender Polarität geordnet.

Lösungs-mittel	Pentan	Toluol	Ether	Chloro-form	Essig-säure-ethyl-ester	Ethanol	Metha-nol	Wasser
Polarität								

lipophil (hydrophob)   hydrophil (lipophob)

Ethanol ist weniger polar als Wasser. Es hat bereits etwas *lipophilen* (fettliebenden) bzw. hydrophoben (wasserfeindlichen) Charakter. Lösungsmittel wie Aceton oder Ether sind noch lipohiler – und noch weniger hydrophil als Ethanol. Entsprechend ihrer Polarität lassen sich die als Lösungsmittel gebräuchlichen Flüssigkeiten in einer so genannten *elutropen R*eihe nach zunehmender Polarität ordnen. Tabelle 7.1 ordnet häufig als Lösungsmittel eingesetzte Flüssigkeiten nach zunehmender Polarität, d. h. nach zunehmendem hydrophilen und abnehmendem lipophilen Charakter.

Genauso wie der Lösevorgang einerseits von der Polarität des Lösungsmittels bestimmt wird, ist er andererseits auch von der Polarität des zu lösenden Feststoffs abhängig. Ionenverbindungen sind als polare Stoffe in der Regel als hydrophil zu betrachten. Organische Verbindungen können entsprechend ihrer chemischen Zusammensetzung stark polaren und damit hydrophilen Charakter haben (z. B. Glucose, Saccharose) oder wenig polaren und damit lipohilen Charakter besitzen (z. B. Fette).
Zusammenfassend wird festgehalten:

> Polare Feststoffe und Flüssigkeiten lösen sich in der Regel nur in stärker polaren Lösungsmitteln (z. B. Wasser, Ethanol). Weniger polare Feststoffe und Flüssigkeiten lösen sich in weniger polaren Lösungsmitteln (z. B. Hexan, Ether).

In der Galenik werden aus den oben genannten Gründen verschiedene „Tricks" angewendet, um die Löslichkeit eines schwer löslichen Wirkstoffes zu verbessern. So lässt sich z. B. die geringe Löslichkeit von organischen Basen wie Codein durch Salzbildung zum Codeinphosphat erhöhen.

7.1.3 Löslichkeit von Feststoffen

Da Wirkstoffe meist als Feststoffe vorliegen, spielt ihre Löslichkeit eine herausragende Rolle. Wie oben bereits hervorgehoben wurde, ist die Löslichkeit eine charakteristische Stoffkonstante. Die Löslichkeit von Feststoffen ist **temperaturabhängig**. Bei den meisten Stoffen steigt die Löslichkeit bei Temperaturerhöhung. In der Laborpraxis ist es auch üblich, bei Löslichkeitsproblemen erst mal zu erwärmen.

Die allgemeine Definition für Löslichkeit lautet:

DEFINITION

Die Löslichkeit L eines Stoffes in einem bestimmten Lösungsmittel gibt den Gehalt dieses Stoffes in einer gesättigten Lösung an. Die Löslichkeit wird oft auf die Temperatur von 20 °C bezogen: $L = \dfrac{m \text{ (gelöster Stoff)}}{100 \text{ g Lösungsmittel}}$

BEISPIEL In 100 g Wasser lösen sich bei 20 °C 36 g Natriumchlorid. Das kann dann so formuliert werden: $L\,(NaCl) = \dfrac{36 \text{ g}}{100 \text{ g H}_2\text{O}}$

Ist die Löslichkeit eines Stoffes bei einer bestimmten Temperatur erreicht, bezeichnet man die Lösung als *gesättigt*. Wird die Löslichkeit durch weitere Zugabe des Feststoffes überschritten, so setzt sich der Überschuss des Feststoffes als Bodenkörper ab. Eine gesättigte Lösung kann also am Auftreten des Bodenkörpers erkannt werden. Eine Lösung, bei der die Löslichkeit des gelösten Feststoffes noch nicht erreicht ist, wird als *ungesättigt* bezeichnet. Die theoretische Begründung für diese Zustände einer Lösung wird in Kapitel 9.4.1 beschrieben.

Die Angabe der Löslichkeit eines Stoffes muss sich also stets auf eine bestimmte Temperatur beziehen. Ph. Eur. bezieht die Löslichkeitsangaben unter „Eigenschaften" auf eine Temperatur zwischen 15 und 25 °C (auch Raumtemperatur genannt). Tabelle 7.2 gibt die Löslichkeitstabelle von Ph. Eur. wieder.

Tab. 7.2 Tabelle zur Löslichkeit aus dem Europäischen Arzneibuch (Ph. Eur. 5. Ausgabe, Grundwerk 2005). Die unter „Eigenschaften" zu findenden Angaben zur Löslichkeit haben, bezogen auf eine Temperatur zwischen 15 und 25°C, die in der Tabelle angegebene Bedeutung:

Bezeichnung	Ungefähre Anzahl Volumteile Lösungsmittel in Milliliter je Gramm Substanz			
sehr leicht löslich	weniger als 1 Teil			
leicht löslich	von	1 Teil	bis	10 Teile
löslich	von	10 Teilen	bis	30 Teile
wenig löslich	von	30 Teilen	bis	100 Teile
schwer löslich	von	100 Teilen	bis	1 000 Teile
sehr schwer löslich	von	1 000 Teilen	bis	10 000 Teile
praktisch unlöslich	über	10 000 Teile		

Die Bezeichnung „teilweise löslich" wird zur Beschreibung einer Mischung verwendet, bei der sich nur ein Teil der Bestandteile löst. Die Bezeichnung „mischbar" wird zur Beschreibung einer Flüssigkeit verwendet, die in allen Mischungsverhältnissen mit dem angegebenen Lösungsmittel mischbar ist.

7.1.4 Gehaltsangaben von Lösungen

Die Gehaltsangaben in der Laborpraxis sind sehr unterschiedlich und oft verwirrend, daher sollen an dieser Stelle die gebräuchlichen Gehaltsangaben zusammengestellt werden.

Massenanteil

Der Massenanteil w wird in Prozent (m/m) angegeben und nach folgender Formel ermittelt:

$$w = \frac{m\,(\text{gelöster Stoff oder Trockenrückstand})}{m\,(\text{gelöster Stoff}) + m\,(\text{Lösungsmittel})} \cdot 100\,\%$$

Einheit: Prozent (m/m), vereinfacht % (m/m)

(Die Formel gilt auch für Feststoff in Feststoff)

BEISPIEL Bei der Ermittlung des Trockenrückstandes von Baldriantinktur (DAB) werden 3,00 g Tinktur eingewogen und vorschriftsmäßig getrocknet. Die Auswaage nach dem Trocknungsprozess beträgt 0,10 g. Wie viel Prozent (m/m) beträgt der Trockenrückstand?

$$w = \frac{0,10\text{ g}}{3,00\text{ g}} \cdot 100\,\% = \mathbf{3{,}3\,\%\ (m/m)}$$

Das DAB fordert einen Trockenrückstand von mindestens 3,0 % (m/m). In diesem Fall würde die Baldriantinktur also entsprechen.

Volumenkonzentration

Die Volumenkonzentration σ (sigma) wird in Prozent (v/v) angegeben und nach folgender Formel ermittelt:

$$\sigma = \frac{v\,(\text{Volumen einer Komponente})}{v\,(\text{Gesamtvolumen aller Komponenten nach dem Mischvorgang})} \cdot 100\,\%$$

Einheit: Prozent (v/v), vereinfacht % (v/v)

BEISPIEL 40,0 ml Enziantinktur enthalten 26,0 ml Ethanol. Zu berechnen ist der Ethanolgehalt der Enziantinktur in Prozent (v/v).

$$\sigma = \frac{26,0\text{ ml}}{40,0\text{ ml}} \cdot 100\,\% = \mathbf{65{,}0\,\%\ (v/v)}$$

Massenkonzentration

Die Massenkonzentration β wird in Gramm pro Liter oder Milligramm pro Milliliter angegeben und nach folgender Formel ermittelt:

$$\beta = \frac{m\text{ gelöster Stoff}}{\text{Volumen Lösung}}$$

Einheit: $\frac{\text{Gramm}}{\text{Liter}}$ ($g \cdot l^{-1}$, vereinfacht g/l)

oder: $\frac{\text{Milligramm}}{\text{Milliliter}}$ ($mg \cdot ml^{-1}$, vereinfacht mg/ml)

Die Massenkonzentration wird häufig bei den Gehaltsangaben von Injektionslösungen benutzt. Als Beispiel sei das Lokalanästhetikum Xylocain® gewählt. In der Roten Liste sind hier Injektionslösungen mit 10 mg/ml und 20 mg/ml Wirkstoff aufgeführt. Die Berechnung der Massenkonzentration in g/l ergibt hier:

$$\beta = \frac{10\ g}{1\ l} = 10\ \frac{g}{l}\ \text{und}\ \beta = \frac{20\ g}{1\ l} = 20\ \frac{g}{l}$$

Stoffmengenkonzentration

Die Stoffmengenkonzentration c findet u. a. Anwendung für die Gehaltsangabe bei Maßlösungen von Ph. Eur.

> Die Stoffmengenkonzentration c gibt an, wie viel Mol eines Stoffes in einem Liter Lösung enthalten sind, Einheit **mol/l**.

Die Stoffmengenkonzentration wird nach folgender Formel ermittelt:

$$c = \frac{n\ (\text{Stoffmenge des gelösten Stoffes})}{v\ (\text{Volumen der \textbf{Lösung}})}$$

Einheit: $\frac{\text{Mol}}{\text{Liter}}$ (mol · l^{-1}, vereinfacht mol/l)

BEISPIEL In einen 500 ml Messkolben werden 20,0 g Natriumhydroxid eingewogen. Anschließend wird der Messkolben bis zur Markierung mit Wasser gefüllt und das Natriumhydroxid zur Lösung gebracht (der Messkolben enthält jetzt genau 500 ml Lösung bzw. Natronlauge!). Zu berechnen ist die Stoffmengenkonzentration der Natronlauge.

Zunächst muss die Stoffmenge n des eingesetzten Natriumhydroxids berechnet werden:

$$n = \frac{m\ (\text{Masse des eingesetzten Natriumhydroxids})}{M\ (\text{Molmasse von Natriumhydroxid})}$$

$$= \frac{20{,}0\ g}{40{,}0\ g/mol} = \textbf{0{,}5 mol}$$

Jetzt kann die Stoffmengenkonzentration ermittelt werden:

$$c = \frac{0{,}5\ mol}{0{,}5\ l} = \textbf{1{,}0 mol/l}$$

Die Lösung ist 1-molar.

7.1.5 Fällungsreaktionen

Bei Fällungsreaktionen wird die Löslichkeit eines Feststoffes überschritten, damit fällt er aus. Bei sehr geringer Löslichkeit eines Feststoffes in Wasser, lässt sich diese Eigenschaft qualitativ als Identitätsreaktion nutzen. Sie kennen diese

Anwendung bereits vom Chlorid- und Bromidnachweis als schwer lösliches Silberchlorid bzw. Silberbromid (s. Kap. 5.4.4 und Kap. 6.5). Sobald z. B. Chlorid-Ionen und Silber-Ionen aufeinandertreffen, kehren diese in ein Kristallgitter zurück, d. h. es bildet sich Silberchlorid, das wegen seiner Schwerlöslichkeit bereits in sehr geringer Konzentration als weißer Niederschlag ausfällt. Die Schwerlöslichkeit wird hier analytisch genutzt.

$$Ag^{\oplus} + Cl^{\ominus} \rightarrow AgCl\downarrow$$

Nach der gleichen Methode lassen sich Sulfat-Ionen mit Barium-Ionen nachweisen (s. Kap. 6.5).

Beide Reaktionen zeigen das Merkmal einer Fällungsreaktion, bei der aus löslichen Edukten ein schwer bzw. unlösliches Produkt entsteht.

Fällungsreaktionen lassen sich auch quantitativ für Gehaltsbestimmungen einsetzen. So wird z. B. nach Ph. Eur. die Gehaltsbestimmung von Natriumchlorid mit einer *Fällungstitration* durchgeführt. Bei diesem Verfahren wird der Gehalt an Chlorid-Ionen bei dem zu prüfenden Natriumchlorid durch Ausfällen mit Silbernitrat-Lösung (0,1 mol/l) bestimmt (s. Kap. 10.4.3). Aus der Verhältnisformel von Natriumchlorid lässt sich bei bekannter Chloridmenge der Gehalt an Natriumchlorid errechnen. Das Arzneibuch nimmt dem Untersucher diese Berechnungen ab, in dem es angibt, dass 1 ml Silbernitrat-Lösung (0,1 mol/l) 5,844 mg Natriumchlorid entspricht!

Fragen zu Kapitel 7.1

1. Erklären Sie den Unterschied zwischen Hydratation und Solvatation.
2. Begründen Sie die bessere Löslichkeit der meisten Salze bei Temperaturerhöhung.
3. Gemäß Ph. Eur. lässt sich Antimon aus Antimon(V)-Salzlösungen mit Natriumsulfid-Lösung Na_2S als orangerotes Antimon(V)-sulfid ausfällen. Geben Sie die Reaktionsgleichung für diese Nachweisreaktion an.
4. Gemäß Ph. Eur. lässt sich Blei aus Blei(II)-Salzlösungen mit Kaliumiodid-Lösung als gelber Niederschlag von Blei(II)-iodid ausfällen. Geben Sie die Reaktionsgleichung für diese Nachweisreaktion an.
5. Bei einer Gehaltsbestimmung von Natriumchlorid werden 60,7 mg Chlorid ermittelt. Wie viel Milligramm Natriumchlorid entspricht diese Chloridmenge?

7.2 Säure-Base-Reaktionen

Sie erfahren in diesem Teilkapitel, worum es sich bei *Säuren* und *Basen* handelt, d. h. es geht hier um die gemeinsamen Eigenschaften, Gemeinsamkeiten auf Teilchenebene und Anwendungsaspekte dieser Stoffgruppen. Außerdem ist eine begriffliche Klärung angebracht, weil die Begriffe Säure und Base inhaltlich starke Wandlungen erfahren haben und nicht immer eindeutig angewandt werden. Auch bei den Eigenschaftsworten *sauer*, *basisch* und *alkalisch* herrscht oft ein Sprachgewirr.

Nach dieser Klärung kann der Frage nachgegangen werden, wie die chemische Reaktion von Säuren mit Basen (Säure-Base-Reaktionen) abläuft. Ein Beispiel für eine derartige Reaktion wurde mit der Salzbildung aus Säure und Lauge (Kap. 6.5 Übungsaufgabe 3) beschrieben.

7.2.1 Säuren und saure Lösungen

Wenn von Säuren wie z. B. Salzsäure oder Essigsäure im täglichen Sprachgebrauch die Rede ist, sind eigentlich *saure Lösungen* gemeint. Diese sind durch **gemeinsame Eigenschaften** charakterisiert:
- Saurer Geschmack, sofern man kosten darf!
- Zahlreiche Säuren wirken ätzend!
- Leiten des elektrischen Stroms.
- Rotfärbung von Universalindikator.
- Bei Elektrolyse bildet sich an der Kathode Wasserstoff.

Auf **Teilchenebene** betrachtet sind Säuren keine Ionenverbindungen sondern Moleküle, die erst in wässriger Lösung (saurer Lösung) Ionen bilden. An Salzsäure und Essigsäure soll dieser Sachverhalt veranschaulicht werden.

Das Gas Chlorwasserstoff löst sich sehr gut in Wasser. Erst diese Lösung ist die Salzsäure. Die saure Reaktion der Lösung kommt durch exotherme Reaktion der Chlorwasserstoffmoleküle mit den Wassermolekülen zustande. Die Wasserdipole spalten aus dem Chlorwasserstoff ein Wasserstoff-Ion ab. Es handelt sich hier um ein **Proton**, das im Vergleich mit anderen Ionen einen äußerst kleinen Durchmesser aufweist und sich deswegen fest an ein freies Elektronenpaar des Wassermoleküls bindet. Das entstehende Ion ist das *Oxonium-Ion*. Es ist verantwortlich für den sauren Charakter von Säuren. Wie andere Ionen auch, hydratisiert das Oxonium-Ion in Wasser und wird dann *Hydronium-Ion* genannt. Im weiteren Verlauf dieses Lehrbuchs wird der Begriff *Oxonium-Ion* verwendet. Das bei der Reaktion gebildete Chlorid-Ion wird als *Säurerest* bezeichnet. Abbildung 7.1 gibt die Bildung des Oxonium-Ions am Beispiel des Chlorwasserstoffs wieder.

> Säuren bestehen aus Molekülen oder Ionen (s. Kap. 7.2.5), die beim Lösen in Wasser mit diesem zu Oxonium-Ionen und Säurerest-Ionen reagieren. Oxonium-Ionen und Säurerest-Ionen liegen in Wasser hydratisiert vor. Das hydratisierte Oxonium-Ion wird Hydronium-Ion genannt. Oxonium-Ionen ($H_3O^{\oplus}$) sind in allen sauren Lösungen enthalten.

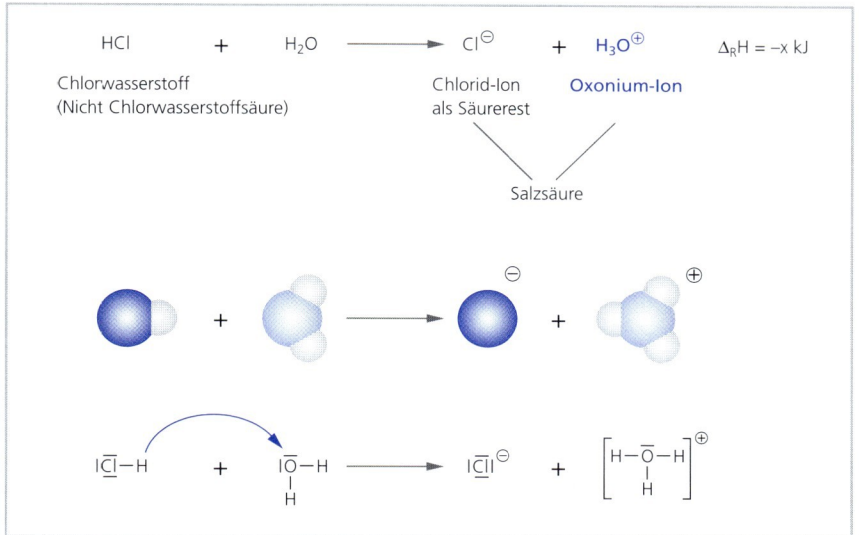

Abb. 7.1 Bildung des Oxonium-Ions durch Protonenabgabe an das Wassermolekül (nach Eisner et al. 2005).

Am Beispiel der Essigsäure, einer organischen Säure, wird die Bildung des Oxonium-Ions nochmals dargestellt:

$$CH_3COOH \;+\; H_2O \;\rightarrow\; \mathbf{H_3O^{\oplus}} \;+\; CH_3COO^{\ominus} \qquad \Delta_R H = -x\ kJ$$
Essigsäure — Oxonium-Ion — Acetat-Ion als Säurerest

Bei den anorganischen Säuren kann eine *Säurebildung* aus einem **Nichtmetalloxid und Wasser** erfolgen. Diese Art der Säurebildung wurde bereits beim Einführungsversuch in Kapitel 1 angewandt:

$$SO_2 \;+\; H_2O \;\rightarrow\; H_2SO_3$$
Schwefeldioxid — Schweflige Säure

oder

$$CO_2 \;+\; H_2O \;\rightarrow\; H_2CO_3$$
Kohlendioxid — Kohlensäure

Säuren spielen in unserem Organismus eine wichtige Rolle. Die Salzsäure z. B. ist als Bestandteil der Magensäure für die Eiweißverdauung mitverantwortlich. Die Fettsäuren sind essentieller Bestandteil der Körperfette. Die Essigsäure spielt eine zentrale Rolle in unserem Stoffwechselgeschehen.

In Tabelle 7.3 sind wichtige Säuren mit ihren Säureresten schwerpunktmäßig aus Ph. Eur. zusammengestellt.

Tab. 7.3 Säuren mit ihren Säurerest-Ionen.

Säure		Säurerest-Ion	
Name	Formel	Name	Formel
Chlorwasserstoff (Salzsäure)	HCl	Chlorid-Ion	$Cl^{\ominus}$
Perchlorsäure	$HClO_4$	Perchlorat-Ion	$ClO_4^{\ominus}$
Bromwasserstoff (Bromwasserstoffsäure)	HBr	Bromid-Ion	$Br^{\ominus}$
Flusssäure (Ph. Eur. *R*, 40%ige Lösung)	HF	Fluorid-Ion	$F^{\ominus}$
Kohlensäure	H_2CO_3	Hydrogencarbonat-Ion Carbonat-Ion	$HCO_3^{\ominus}$ $CO_3^{2\ominus}$
Phosphorsäure	H_3PO_4	Dihydrogenphosphat-Ion Monohydrogenphosphat-Ion Phosphat-Ion	$H_2PO_4^{\ominus}$ $HPO_4^{2\ominus}$ $PO_4^{3\ominus}$
Salpetrige Säure	HNO_2	Nitrit-Ion	$NO_2^{\ominus}$
Salpetersäure	HNO_3	Nitrat-Ion	$NO_3^{\ominus}$
Schweflige Säure	H_2SO_3	Hydrogensulfit-Ion Sulfit-Ion	$HSO_3^{\ominus}$ $SO_3^{2\ominus}$
Schwefelsäure	H_2SO_4	Hydrogensulfat-Ion Sulfat-Ion	$HSO_4^{\ominus}$ $SO_4^{2\ominus}$

7.2.2 Laugen und alkalische Lösungen

Die Hydroxide der Alkali- und Erdalkalimetalle ergeben beim Lösen *Laugen*, so wird die wässrige Lösung von Natriumhydroxid *Natronlauge*, von Kaliumhydroxid *Kalilauge* von Calciumhydroxid *Kalkwasser* und von Bariumhydroxid *Barytwasser* genannt. Die Hydroxide der Alkali- und Erdalkalimetalle sind als Salze Ionenverbindungen (Definitionen s. Kap. 5.1.5), d. h. sie bilden Ionengitter.

Laugen sind durch gemeinsame Eigenschaften geprägt:
- In geringer Konzentration schmecken Laugen seifig.
- Sie haben eine ätzende Wirkung. Auf der Haut vermitteln sie in niedriger Konzentration ein glitschig-seifiges Gefühl, in höherer Konzentration verursachen sie tiefe Wunden durch Lösen der Eiweißsubstanz der Haut.
- Laugen leiten den elektrischen Strom.
- Sie färben Universalindikatorlösung violett und Universalindikatorpapier dunkelblau.
- Laugen können durch Salzbildung mit sauren Lösungen die saure Wirkung aufheben, d. h. *neutralisieren*.

Auf Teilchenebene betrachtet enthalten alle Laugen die Kationen des zugrundliegenden Metallhydroxids und **Hydroxid-Ionen**. Die Hydroxid-Ionen sind verantwortlich für die *alkalische Reaktion* einer Lösung. Laugen sind *alkalische*

Lösungen. Löst man z. B. Kaliumhydroxid in Wasser, so enthält die in stark exothermer Reaktion entstehende Kalilauge Kalium-Ionen und Hydroxid-Ionen:

$$\text{KOH (s)} \xrightarrow{\text{Wasser}} \text{K}^{\oplus} \text{(aq)} + \text{OH}^{\ominus} \text{(aq)} \quad \Delta_R H = -x \text{ kJ}$$

Kaliumhydroxid — Kalium-Ionen — Hydroxid-Ionen (Kalilauge)

Genauso wie die Oxonium-Ionen hydratisieren auch die Hydroxid-Ionen. Das über dem Reaktionspfeil eingetragene Wasser bedeutet, dass Wassermoleküle in nicht definierter Anzahl an dem Hydratationsvorgang beteiligt sind.

Ein besonderer Stoff in diesem Zusammenhang ist das Gas Ammoniak. Ammoniak löst sich gut in Wasser (ca. 700 l Ammoniak in 1 l Wasser bei Raumtemperatur) und ergibt eine alkalische Lösung, die stechend riechende *Ammoniak-Lösung*. Ein kleiner Teil der gelösten Ammoniakmoleküle reagiert mit dem Wasser unter Bildung von *Ammonium-Ionen* und Hydroxid-Ionen (s. Kap. 7.2.4):

$$\text{NH}_3 + \text{H}_2\text{O} \rightarrow \text{NH}_4^{\oplus} \text{(aq)} + \text{OH}^{\ominus} \text{(aq)}$$

Ammoniak — Ammonium-Ionen — Hydroxid-Ionen

Ammoniak ist u. a. Ausgangsstoff für die Herstellung fast aller Stickstoffdünger, für die Synthese von Farbstoffen und Arzneimitteln. Als *Salmiak* ist Ammoniak Bestandteil von Putzmitteln.

Hydroxid-Ionen sind in unserem Organismus an zahreichen Stoffwechselreaktionen beteiligt. Sie dienen u. a. dazu in den Körperflüssigkeiten ein Säure-Base-Gleichgewicht aufrecht zu erhalten.

Alkali- und Erdalkalihydroxide bilden in wässriger Lösung Laugen, die alkalisch reagieren. Alkalische Lösungen enthalten stets Hydroxid-Ionen (**OH**$^{\ominus}$).

7.2.3 Messung des sauren oder alkalischen Charakters

Im Labor und vor allem im menschlichen Organismus spielt es für das „Funktionieren" einer chemischen Reaktion oft eine entscheidende Rolle, wie sauer oder wie alkalisch eine Lösung reagiert. Als Messgröße dieser Eigenschaften von Lösungen wird der *pH-Wert* angewandt. Die pH-Skala reicht von 0 bis 14. Hat eine Lösung einen pH-Wert kleiner als 7, ist die Lösung sauer und zwar um so saurer je kleiner der pH-Wert ist. Hat eine Lösung einen pH-Wert größer als 7, ist die Lösung alkalisch. Je stärker eine Lösung alkalisch reagiert, desto größer ist ihr pH-Wert. Eine neutrale Lösung besitzt den pH-Wert 7.

Die grobe Messung des pH-Wertes erfolgt mit Universalindikatorlösung oder durch Einsatz von Universalindikatorpapier, das mit Universalindikatorlösung präpariert ist. Universalindikatorlösung ist eine Lösung spezieller Farbstoff, die bei unterschiedlichen pH-Werten unterschiedliche Farben annehmen. So ist Universalindikatorpapier bei pH 0 rot und bei pH 14 tiefblau. Ph. Eur. führt bei der *pH-Wert-Indikator-Methode* (Ph. Eur. 2.2.4) eine Reihe von Spezialindikatoren auf, die einen Farbumschlag bei ganz bestimmten pH-Werten zeigen. Beispiele sind hier rotes Lackmuspapier, Phenolphthalein-, Thymolblau-, Methylorange-, Methylrot- und Bromthymolblau-Lösung. Für genaue pH-Wert-Messungen setzt Ph. Eur die *pH-Wert-potentiometrische Methode* (Ph. Eur. 2.2.3) ein. Das entsprechende Messgerät ist das *Potentiometer*, meist kurz *pH-Meter* genannt. Es besteht aus einer Zentraleinheit und einer kombinierten Elektrode. Die Elektrode wird in die zu messende Flüssigkeit getaucht. Hier erzeugt die Elektrode auf elektrochemischem Weg eine Spannung, die vom pH-Wert abhängt. Die Zentraleinheit rechnet den Spannungswert in den pH-Wert um, der dann auf dem Display abgelesen wird.

Wichtige pH-Werte sind z. B. die des Blutes (pH 7,37 bis 7,43, Mittelwert 7,40), und des Magensaftes (pH 0,8 bis 1,5).

7.2.4 Säure-Base-Begriff nach Brønsted, Säure-Base-Reaktion

In der Chemie werden *Säuren* oft als Stoffe definiert, die in Wasser Wasserstoff-Ionen (Protonen) abspalten und *Basen* als Stoffe, die in Wasser Hydroxid-Ionen abspalten (dies wären dann die oben genannten Alkali- und Erdalkalihydroxide). Beim Ammoniak war bereits zu erkennen, dass diese Definition nicht ausreicht, da Ammoniak in Wasser zwar Hydroxid-Ionen bildet aber **nicht abspaltet**. Ebenso erweist sich die genannte Säuredefinition als nicht umfassend genug, da es z. B. auch Säuren gibt, die in nicht wässrigem Lösungsmittel Wasserstoff-Ionen abspalten (z. B. Perchlorsäure, s. Tab. 7.3).

Der dänische Chemiker Brønsted hat eine umfassende Definition für Säuren und Basen geschaffen, die diesen beiden Stoffgruppen in jedem Fall gerecht wird:

> **DEFINITION**
>
> Teilchen, die Protonen bei einer chemischen Reaktion abgeben können, werden *Brønsted-Säuren* (Protonendonatoren) genannt. Teilchen, die Protonen bei einer chemischen Reaktion aufnehmen können, werden als *Brønsted-Basen* (Protonenakzeptoren) bezeichnet.

Die im Kapitel 7.2.1 genannten Säuren entsprechen auch der Säure-Definition von Brønsted. Die Alkali- und Erdalkalihydroxide entsprechen allerdings nicht der Basen-Definition von *Brønsted*, wohl aber das in Wasser entstehende Hydroxid-Ion, da dieses von einem Oxonium-Ion ein Proton aufnehmen und Wasser bilden kann.

$$H_3O^{\oplus} + OH^{\ominus} \rightarrow 2\,H_2O$$

Ammoniak hingegen erfüllt die Basen-Definition von Brønsted, da das Ammoniakmolekül in Wasser ein Proton von einem Wassermolekül aufnimmt.

$$NH_3 + H_2O \rightarrow NH_4^{\oplus} + OH^{\ominus}$$

In den beiden zuvor aufgeführten Reaktionen findet eine *Protonenübertragungsreaktion* statt. Diese wird als *Säure-Base-Reaktion* bezeichnet. Für den Begriff *Protonenübertragungsreaktion* ist auch die Bezeichnung *Protolyse* üblich.

Die Reaktion aus Abbildung 7.1 ist eine typische Protolyse und soll näher untersucht werden.

$$HCl + H_2O \rightarrow H_3O^{\oplus} + Cl^{\ominus} \quad \Delta_R H = -x \text{ kJ}$$

Hier wird ein Proton von dem Protonendonator Chlorwasserstoff auf den Protonenakzeptor Wasser übertragen. Chlorwasserstoff ist demnach eine Säure und Wasser eine Base! Oben wurde deutlich gemacht, dass das Oxonium-Ion bei einem entsprechenden Reaktionspartner ein Proton abgeben kann. Das Oxonium-Ion ist deswegen als Protonendonator auch eine Säure. Die Chlorid-Ionen sind in der Lage in einer Art „Rückreaktion" teilweise wieder Protonen aufzunehmen und damit als Base zu wirken (die Erklärung für eine solche Rückreaktion wird in Kap. 9.1 gegeben). Sie erkennen in der obigen Gleichung zwei Säure-Base-Paare, deren Teilchen sich jeweils nur **um ein Proton unterscheiden**. Die beiden Säure-Base-Paare werden als *korrespondierende* (in Beziehung stehende) *Säure-Base-Paare* bezeichnet. Sie sind ein Merkmal jeder Säure-Base-Reaktion (s. Abb. 7.2).

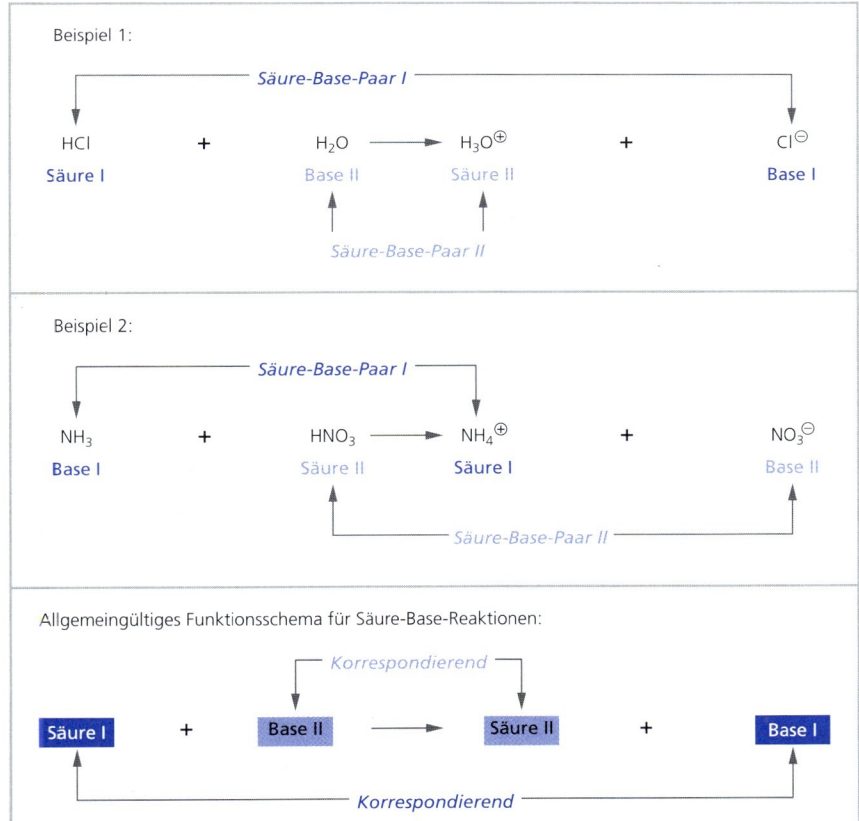

Abb. 7.2 Korrespondierende Säure-Base-Paare als Merkmal der Säure-Base-Reaktion.

7.2.5 Besondere Säure-Base-Reaktionen

Ampholyte

Oft hängt es vom Reaktionspartner ab, ob ein Teilchen als Säure oder Base fungiert. Ein zutreffendes Beispiel ist Wasser:

Wasser als Säure (Protonendonator): **H_2O** + NH_3 $\rightarrow$ $OH^\ominus$ + $NH_4^\oplus$
Wasser als Base (Protonenakzeptor): **H_2O** + HBr $\rightarrow$ $H_3O^\oplus$ + $Br^\ominus$

> Teilchen, die je nach Reaktionpartner als Säure oder Base wirken können, werden Ampholyte (griech. *amphi-*: zweifach) oder auch amphotere Stoffe genannt. Wasser ist ein Beispiel für einen Ampholyten.

Es lässt sich hier auch von unterschiedlicher Säure- und Basenstärke sprechen. Wie das Beispiel zeigt, ist Bromwasserstoff eine stärkere Säure als Wasser und Ammoniak ist eine stärkere Base als Wasser.

Mehrprotonige Säuren

Bei den Säuren in Tabelle 7.3 wurden Säurebeispiele aufgeführt, die in der Lage sind, mehr als ein Proton abzugeben. Solche Säuren werden als *mehrprotonige Säuren* bezeichnet. Im Sinne der Säure-Base-Defintion von *Brønsted* kann aus einer derartigen Säure durch Protonenabgabe eine Base entstehen, die ihrerseits wieder durch Protonenabgabe als Säure wirkt.

Die Phosphorsäure als dreiprotonige Säure kann z. B. mit Natronlauge durch stufenweise Abgabe ihrer drei Protonen drei verschiedene Basen bilden:

H_3PO_4 + $Na^\oplus$ + $OH^\ominus$ $\rightarrow$ $Na^\oplus$ + **$H_2PO_4^\ominus$** + H_2O
Natronlauge   Dihydrogenphosphat-Ion
(1. Base)

$Na^\oplus$ + **$H_2PO_4^\ominus$** + $Na^\oplus$ + $OH^\ominus$ $\rightarrow$ 2 $Na^\oplus$ + **$HPO_4^{2\ominus}$** + H_2O
Monohydrogenphosphat-Ion
(2. Base)

2 $Na^\oplus$ + **$HPO_4^{2\ominus}$** + $Na^\oplus$ + $OH^\ominus$ $\rightarrow$ 3 $Na^\oplus$ + **$PO_4^{3\ominus}$** + H_2O
Phosphat-Ion (3. Base)

Zu erkennen ist, dass das Dihydrogenphosphat-Ion und das Monohydrogenphosphat-Ion jeweils in einer Folgereaktion wieder als Säure wirken, wenn sie mit einer starken Base wie den Hydroxid-Ionen umgesetzt werden. Beide haben sowohl Basen- als auch Säurecharakter und sind damit Ampholyte.

Damit liegt jetzt eine Erklärung dafür vor, dass die Phosphorsäure drei Reihen von Salzen bilden kann. Die drei genannten Natriumsalze Natriumdihydrogenphosphat, Natriummonohydrogenphosphat und Natriumphosphat sind Reagenzien von Ph.Eur.

Neutralisation

Mehrmals wurde bereits der Begriff *Neutralisation* als die Möglichkeit erwähnt, mit sauren Lösungen die alkalische Wirkung von Laugen und umgekehrt mit alkalischen Lösungen die saure Wirkung von Säuren durch Salzbildung aufzuheben (s. a. Kap. 7.2.2). Die Säure-Base-Definition von *Brønsted* versetzt uns in die Lage, das Prinzip der Neutralisation zu erklären.

Werden z. B. gleiche Volumina „gleichstarker" verdünnter Salzsäure und verdünnter Natronlauge zusammengegeben, so beobachtet man in der Mischung einen pH-Wert um 7, stellt einen Kochsalzgeschmack und Erwärmen der Lösung fest. Die Salzsäure und die Natronlauge haben sich gegenseitig neutralisiert, dabei ist Kochsalz und Wasser entstanden:

$$H_3O^\oplus + Cl^\ominus + Na^\oplus + OH^\ominus \rightarrow Na^\oplus + Cl^\ominus + 2\ H_2O \quad \Delta_RH = -x\ kJ$$
Salzsäure   Natronlauge   Natriumchlorid Wasser

Auch andere saure Lösungen reagieren mit alkalischen Lösungen nach dem gleichen Muster. Stets wird ein Salz und Wasser gebildet und die Reaktion ist exotherm. Im Prinzip handelt es sich bei der Neutralisation um die Säure-Base-Reaktion zwischen Oxonium-Ionen als Säure und Hydroxid-Ionen als Base zu Wasser. Pro mol gebildeten Wassers wird dabei immer der gleiche Energiebetrag von 57,4 kJ als Neutralisationswärme frei:

$$H_3O^\oplus + OH^\ominus \rightarrow 2\ H_2O \quad \Delta_RH = -57{,}4\ kJ$$

(Es wird nur 1 mol Wasser neugebildet, da 1 mol Oxonium-Ionen bereits 1 mol Wasser enthält.)

> Bei der Neutralisation reagieren die Oxonium-Ionen der sauren Lösung mit den Hydroxid-Ionen der alkalischen Lösung in einer Säure-Base-Reaktion zu Wassermolekülen, dabei entsteht eine Salzlösung. Bei der Reaktion wird die Neutralisationswärme von 57,4 kJ pro mol gebildeten Wassers frei.

In diesem Kapitel wurde bereits darauf hingewiesen, dass der pH-Wert in den Körperflüssigkeiten in engen Grenzen konstant gehalten werden muss. In unserem Stoffwechselgeschehen entstehen immer wieder Säure- und Basenüberschüsse, die neutralisiert werden müssen, um ein Säure-Base-Gleichgewicht wieder herzustellen.

Säure-Base-Reaktionen in der Gasphase und im wasserfreien Lösungsmittel

Stellt man unter dem Abzug eine geöffnete Flasche mit Ammoniak-Lösung neben eine geöffnete Flasche mit Salzsäure, so entsteht darüber ein weißer Nebel aus festem Ammoniumchlorid (Abb. 7.3):

$$NH_3(g) + HCl(g) \longrightarrow NH_4Cl(s) \quad \text{(in Ionenform: } NH_4^\oplus + Cl^\ominus\text{)}$$

Die aus den beiden geöffneten Flaschen entweichenden **Gase** Chlorwasserstoff und Ammoniak reagieren in einer Säure-Base-Reaktion zu Ammoniumchlorid. Dabei ist ein **Proton** vom Chlorwasserstoff zum Ammoniak gewandert.

Es gibt sehr starke Säuren, die in der Lage sind, auch in **wasserfreiem** Medium z. B. in Aceton oder Chloroform ein Proton auf einen Protonenakzeptor zu

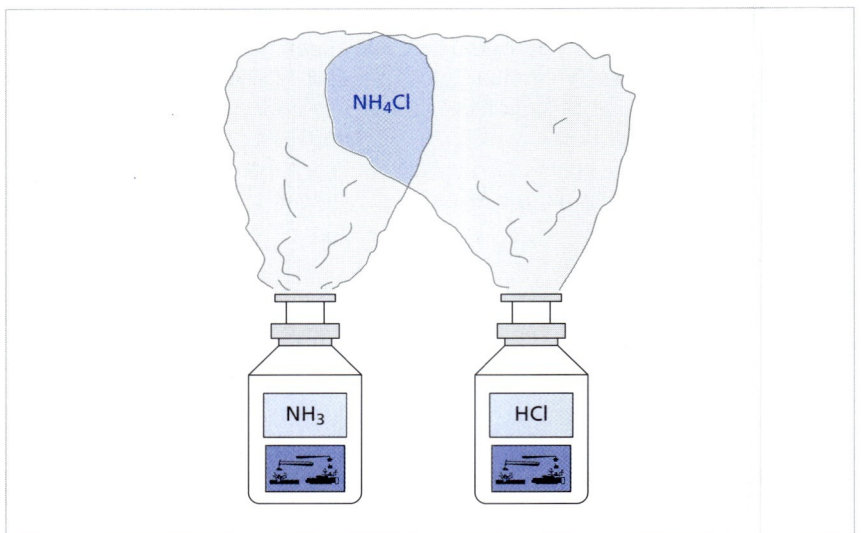

Abb. 7.3 Reaktion von Ammoniak mit Chlorwasserstoff.

übertragen. Perchlorsäure ist das Bespiel einer sehr starken Säure, die ihr Proton sogar auf eine schwache Säure wie die Essigsäure übertragen kann:

$$HClO_4 + CH_3COOH \rightarrow ClO_4^{\ominus} + [CH_3COOH_2]^{\oplus}$$
Perchlorsäure Essigsäure Perchlorat-Ion Acetacidium-Ion

7.2.6 Methoden der Salzbildung

In unserem Organismus, in der belebten und unbelebten Umwelt, in der Laborpraxis, in Arzneimitteln und zahlreichen weiteren Bereichen spielen **Salze** (im engeren Sinne, s. Kap. 5.1.5) eine wichtige Rolle. Den verschiedenen Möglichkeiten, wie Salze gebildet werden können, soll deswegen in diesem Kapitel ein eigener Abschnitt gewidmet werden. Die Salzbildungsmethoden bilden außerdem eine geeignete Möglichkeit, die Sicherheit im Umgang mit Formeln und Reaktionsgleichungen auszubauen. Deswegen werden hier auch Übungen angeboten.

Fünf Methoden der Salzbildung treten häufig auf.

Salze aus Metall und Nichtmetall

Diese Methode der Salzbildung lernten Sie in Kapitel 5.1 bereits an drei Beispielen der Salzbildung aus den Elementen kennen:

$$2\ Al + 3\ Br_2 \rightarrow 2\ AlBr_3\ (Aluminiumbromid)$$

$$2\ Na + Cl_2 \rightarrow 2\ NaCl\ (Natriumchlorid)$$

$$Mg + Cl_2 \rightarrow MgCl_2\ (Magnesiumchlorid)$$

> **PRINZIP**
> Aus Metall und Nichtmetall entsteht ein Salz (s. a. Kap. 7.3.3).

Säure-Base-Reaktionen

Versuchsanordnung: Unter dem Abzug gibt man in die Unterhälfte einer Petrischale aus Glas etwas konzentrierte Salzsäure. Mit einer Pinzette fügt man dazu ein erbsengroßes Stückchen Natrium das zuvor von der Hydroxidschicht befreit wurde. Die Petrischale wird dann sofort abgedeckt.

Versuch zur Salzbildung aus unedlem Metall und saurer Lösung

Beobachtung: Unter heftiger Reaktion wird das Natriumstückchen durch den entstehenden Wasserstoff auf der Oberfläche der Salzsäure hin und her getrieben. In der Salzsäure bildet sich ein weißer Niederschlag von Natriumchlorid.

Auswertung: Die Reaktion lässt sich wie folgt formulieren:

$$2\ Na\ (s) + 2\ H_3O^{\oplus} + 2\ Cl^{\ominus} \rightarrow 2\ Na^{\oplus} + 2\ Cl^{\ominus} + H_2\ (g) + 2\ H_2O$$
$$\text{Natriumchlorid NaCl}$$

Die eigentliche Reaktion findet nur zwischen den Natriumatomen und Oxonium-Ionen statt. Der Säurerest, das Chlorid-Ion, bleibt unverändert. Zu beachten ist, dass Säuren in wässriger Lösung als Oxonium-Ionen und Säurerest-Ionen vorliegen, also Chlorwasserstoff (HCl) wie folgt: $H_3O^{\oplus} + Cl^{\ominus}$. Die Lösung wird hier Salzsäure genannt.

Salze aus unedlem Metall und saurer Lösung
Beim oben beschriebenen **Versuch** lässt sich diese Methode der Salzbildung sehr unmittelbar beobachten.

---PRINZIP---
Aus unedlem Metall und saurer Lösung entstehen Salz und Wasserstoff.

Salze aus Metalloxid und saurer Lösung
Metalloxide von edlen und unedlen Metall reagieren mit sauren Lösungen zu entsprechenden Salzen und Wasser wie das Beispiel der Reaktion von Kupfer-(II)-oxid mit verdünnter Salpetersäure zeigt.

$$CuO\ (s) + 2\ H_3O^{\oplus} + 2\ NO_3^{\ominus} \rightarrow Cu^{2\oplus} + 2\ NO_3^{\ominus} + 3\ H_2O$$
$$\text{Kupfer(II)-nitrat } Cu(NO_3)_2$$

Die eigentliche Reaktion besteht aus der Bildung von Wasser aus dem Sauerstoff-Ion des nicht dissoziierten Kupfer(II)-oxids (Sauerstoff-Ionen liegen in Lösung nie frei vor!) und den beiden Protonen der Oxonium-Ionen. Das Kupfer(II)-Ion und das Nitrat-Ion bleiben unverändert.

---PRINZIP---
Aus Metalloxid und saurer Lösung entstehen Salz und Wasser.

Salze aus Laugen und saurer Lösung
Diese Methode der Salzbildung liegt bei der im vorliegenden Kapitel 7.2.5 unter **Neutralisation** besprochenen Reaktion vor. Es handelt sich hier um die Säure-Base-Reaktion zwischen Oxonium-Ionen als Säure und Hydroxid-Ionen als Base zu Wasser. Als Beispiel für diese Art der Salzbildung wird hier die Reaktion von Bariumhydroxid-Lösung (Barytwasser) mit Schwefelsäure gewählt.

Als Salz fällt das schwer lösliche Bariumsulfat aus.

$$Ba^{2\oplus} + 2\ OH^{\ominus} + 2\ H_3O^{\oplus} + SO_4^{2\ominus} \rightarrow BaSO_4(s) \downarrow + 4\ H_2O$$
$$\text{Bariumsulfat}$$

Zu beachten ist, dass mehrprotonige Säuren mehrere Salze entpsrechend ihrer Protonenzahl bilden können (s. Kap. 7.2.5).

PRINZIP

Aus Lauge und saurer Lösung entsteht Salz und Wasser.

Salz aus Pflanzenbase und starker Säure

Zahlreiche Pflanzeninhaltsstoffe und Arzneistoffe enthalten Stickstoffatome, die einen schwach basischen Charakter des Moleküls bedingen. An das freie Elektronenpaar des Stickstoffs kann sich ein Proton anlagern:

$$-\underset{|}{\overset{|}{N}}| + HCl \longrightarrow -\underset{|}{\overset{|}{N}}^{\oplus}H + Cl^{\ominus}$$

Stickstoff der   Säure   Salz der Pflanzenbase,
Pflanzenbase   hier ein Hydrochlorid

Beispiele für Pflanzenbasen aus Ph. Eur. sind *Morphin*, das mit Chlorwasserstoff *Morphin**hydrochlorid*** bildet oder *Atropin*, das mit Schwefelsäure *Atropin**sulfat*** bildet.

PRINZIP

Aus einer stickstoffhaltigen, schwachen Base und einer starken Säure entsteht ein Salz.

Nomenklatur bei Salzen

Die Nomenklatur der Salze ist sehr uneinheitlich und unübersichtlich. Zum Lernen der Salznamen ist es vorteilhaft, von der zugrunde liegenden Säure auszugehen, z. B. die Salze der Schwefelsäure sind die Sulfate oder die der schwefligen Säure die Sulfite. Tabelle 7.3 ist für dieses Problem eine geeignete Hilfe.

In Pharmazie und Medizin werden für Salze häufig noch Trivialnamen verwendet, so z. B. für Magnesiumsulfat *Bittersalz*, für Natriumsulfat *Glaubersalz* und für Kaliumcarbonat *Pottasche*. Die Bedeutung solcher Trivialnamen kann gegebenenfalls in einem pharmazeutischen Lexikon (z. B. Hunnius, Pharmazeutisches Wörterbuch) nachgeschlagen werden.

Übungen zu Kapitel 7.2.6

1. Stellen Sie die Reaktionsgleichungen für folgende Reaktionen auf und benennen Sie die Produkte. Verwenden Sie die Ionenschreibweise, wenn Verbindungen in wässriger Lösung als Ionen vorliegen.
   a) Salpetersäure mit Natronlauge
   b) Calcium mit Fluor
   c) Schwefelsäure mit Kalilauge (nur das erste Proton der Säure soll reagieren).

2. Vervollständigen Sie die folgenden Reaktionsgleichungen und benennen Sie Edukte und Produkte.
   a) $2\ H_3O^{\oplus} + CO_3^{2\ominus} + Na^{\oplus} + OH^{\ominus} \rightarrow\ ?$
   b) $PbO\ (s) + CH_3COO^{\ominus}\quad + H_3O^{\oplus} \rightarrow\ ?$
   c) $Na\ (s)\quad + 2\ H_3O^{\oplus}\quad + SO_3^{2\ominus} \rightarrow\ ?$

3. Eisen(II)-sulfat lässt sich auf verschiedenen Wegen herstellen. Geben Sie alle Ihnen bekannten Möglichkeiten durch Reaktionsgleichungen wieder. Benennen Sie in den Reaktionsgleichungen die Edukte.

4. Gibt man ein Stück Magnesiumband in verdünnte Schwefelsäure, so „löst" sich das Magnesium unter Wasserstoffentwicklung in der Schwefelsäure auf. Geben sie die Reaktionsgleichung an und benennen Sie das entstehende Salz.

7.2.7 Anwendung der Säure-Base-Reaktion

Ph. Eur. setzt die Säure-Base-Reaktion als *Neutralisationstitration* quantitativ u. a. zur Gehaltsbestimmung zahlreicher Säuren und Laugen ein. Die Neutralisationstitration ist eines von mehreren *maßanalytischen Verfahren* zur Gehaltsbestimmung von Stoffen in Ph. Eur. Die maßanalytischen Verfahren sind deshalb in einem eigenen Kapitel (Kap. 10) zusammengefasst.

ZUSAMMENFASSUNG Säure-Base-Reaktionen

Säuren bestehen aus Molekülen oder Ionen, die beim Lösen in Wasser mit diesem zu Oxonium-Ionen und Säurerest-Ionen reagieren. Im Allgemeinen Sprachgebrauch sind Säuren saure Lösungen, die stets Oxonium-Ionen enthalten. Laugen sind die wässrigen Lösungen von Alkali- und Erdalkalihydroxiden. Sie werden auch als alkalische Lösungen bezeichnet und enthalten stets Hydroxid-Ionen. Die sauren oder alkalischen Eigenschaften einer Lösung werden durch den pH-Wert charakterisiert. Dieser wird über die Farbe spezieller Indikatoren oder mit dem pH-Meter bestimmt. Ein tieferes und umfassenderes Verständnis von sauren und alkalischen Lösungen bringt der Säure-Base-Begriff von Brønsted. Danach sind Säuren Protonendonatoren und Basen Protonenakzeptoren. Dieser Definition entsprechend ist das in allen sauren Lösungen vorkommende Oxonium-Ion genauso eine Säure wie andere Teilchen, z. B. HBr, die bei einer chemischen Reaktion Protonen abgeben können. Das den alkalischen Charakter von Laugen bedingende Hydroxid-Ion ist genauso eine Base wie andere Teilchen, z. B. NH_3, die bei einer chemischen Reaktion Protonen aufnehmen können.
Die Begriffe „sauer" und „basisch" beziehen sich nach der Brønsted-Definition auf die Eigenschaften von Teilchen. Die traditionellen Begriffe „sauer" und „alkalisch" beziehen sich auf Eigenschaften von Lösungen, die sich mit dem pH-Wert messen lassen. Dabei werden die Begriffe „alkalisch" und „basisch" oft synonym gebraucht. Eine Lösung, die „alkalisch" oder „basisch" reagiert, hat einen pH-Wert größer als 7.

ZUSAMMENFASSUNG
Säure-Base-Reaktionen

Eine Protonenabgabe kann nur erfolgen, wenn auch eine Protonenaufnahme möglich ist (korrespondierende Säure-Base-Paare). Die beiden Reaktionen sind stets als Säure-Base-Reaktion miteinander gekoppelt und werden auch als Protonenübertragungsreaktion oder Protolyse bezeichnet. Die bekannteste Säure-Base-Reaktion ist die Neutralisation, bei der Oxonium-Ionen und Hydroxid-Ionen zu Wasser und Salz reagieren. Fünf Methoden der Salzbildung werden vorgestellt:
- Salz aus Metall und Nichtmetall,
- Salz aus unedlem Metall und saurer Lösung,
- Salz aus Metalloxid und saurer Lösung,
- Salz aus Lauge und saurer Lösung,
- Salz aus stickstoffhaltiger, schwacher Base und einer starken Säure.

Fragen zu Kapitel 7.2

1. Erklären Sie, warum eine Kaliumhydroxid-Schmelze den elektrischen Strom leitet, eine Citronensäure-Schmelze jedoch nicht.
2. Im Oxonium-Ion liegt eine koordinative Bindung vor. Erklären Sie diesen Sachverhalt.
3. Bilden Sie aus den Nichtmetalloxiden Schwefel(VI)-oxid und Phosphor(V)-oxid durch Reaktion mit Wasser die entsprechenden Säuren und benennen Sie diese.
4. Begründen Sie, warum der Lösevorgang von Kaliumhydroxid in Wasser exotherm verläuft.
5. Formulieren Sie jeweils für Salpetersäure und Ammoniak die Reaktion mit Wasser und markieren Sie die korrespondierenden Säure-Base-Paare.
6. Die Säure-Base-Theorie von Brønsted definiert keine Stoffklassen sondern die Funktion von Teilchen. Beschreiben Sie in diesem Sinne jeweils die Gemeinsamkeiten von Säuren und Basen.
7. Welche Gefahr besteht, wenn konzentrierte Schwefelsäure z. B. mit konzentrierter Kalilauge neutralisiert wird?
8. Warum darf eine Verätzung der Haut durch Säure nicht mit Natronlauge behandelt werden?
9. Welcher Salzbildungsmethode würden Sie die Bildung von Ammoniumchlorid NH_4Cl aus Ammoniak und Salzsäure zuordnen?
10. Ermitteln Sie den Massenanteil w an Fett in fettarmer Leberwurst. In der kleinen Nährwerttabelle der Deutschen Gesellschaft für Ernährung finden Sie dazu folgende Angaben: In 100 g essbarem Anteil sind 32,0 g Fett enthalten.
11. In einen 1000 ml Messkolben werden 9,8 g Schwefelsäure (vereinfacht wird angenommen diese sei 100 %ig) eingebracht. Mit Wasser wird bis zur Markierung auf 1000 ml aufgefüllt. Berechnen Sie die Stoffmengenkonzentration der Schwefelsäure-Lösung.

7.3 Redox-Reaktionen

7.3.1 Herkömmliches Verständnis von Oxidation und Reduktion

In den vorangegangenen Kapiteln sind bereits mehrfach Reaktionen vorgekommen, die eine Oxidation darstellen, so z. B. das Verbrennen von Magnesium oder Schwefel an der Luft zu Magnesiumoxid bzw. Schwefeldioxid (s. Kap. 1 und Kap. 5.1.5). Wenn in einem **Versuch** Wasserdampf über erhitztes Magnesium geleitet wird, bildet sich ebenfalls Magnesiumoxid und als weiteres Reaktionsprodukt Wasserstoff:

$$Mg\,(s) + H_2O\,(g) \rightarrow MgO\,(s) + H_2\,(g)$$

Magnesium nimmt bei dieser Reaktion Sauerstoff auf, man sagt es wird *oxidiert*. Wasser gibt Sauerstoff ab, d. h. es wird *reduziert*.

> Bei einer **Oxidation** (lat. *oxygenium*: Sauerstoff) liegt eine Reaktion vor, bei der ein Stoff Sauerstoff aufnimmt. Eine **Reduktion** (lat. *reducere*: zurückführen) ist eine Reaktion, bei der einem Stoff Sauerstoff entzogen wird. Beide Vorgänge sind stets miteinander gekoppelt. Deswegen werden derartige Reaktionen auch als **Redox-Reaktionen** bezeichnet.

Bei entsprechender Versuchsanordnung lässt sich der oben mit Reaktionsgleichung genannte Vorgang auch umkehren:

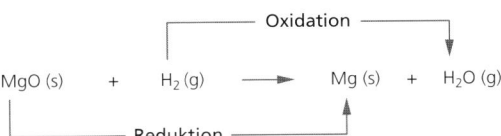

Wasserstoff hat dann die Funktion des *Reduktionsmittels* und Magnesiumoxid die des *Oxidationsmittels*. Sie erkennen hier, dass das Reduktionsmittel bei der Redox-Reaktion oxidiert und das Oxidationsmittel reduziert wird.

Wasserstoff ist ein häufig in der Chemie angewandtes Reduktionsmittel.

7.3.2 Problematisierung des herkömmlichen Verständnisses von Oxidation und Reduktion

Es sollen zwei Versuche mit ihren Reaktionen untersucht werden, die auch als Redox-Reaktionen gelten, als solche aber nach der oben aufgeführten Definition nicht unbedingt angesehen werden.

Bei der Reaktion des 1. Versuchs wird Zink zu Zinkoxid oxidiert. Die Frage ist hier, welcher Stoff dann reduziert wird? Bei der sehr heftigen Reaktion des

Versuch
1. **Versuch**: Auf einem Verbrennungslöffel wird graues Zinkpulver in der Flamme des Bunsenbrenners gezündet. Dabei entsteht in einer exothermen Reaktion weißes Zinkoxid.
Reaktionsgleichung: $2\ Zn + O_2 \rightarrow 2\ ZnO \qquad \Delta_R H = -x\ kJ$

2. **Versuch**: Gleiche Anteile von wenig Zinkpulver und wenig Schwefel werden in einem Porzellanmörser gut vermischt. Die Mischung wird auf einem Keramik-Drahtnetz mit der Bunsenflamme gezündet (Brille, Schutzschild!). In einer stark exothermen Reaktion entsteht Zinksulfid als weißes bis gelbliches Pulver.
Reaktionsgleichung: $Zn + S \rightarrow ZnS \qquad \Delta_R H = -x\ kJ$

2. Versuchs bildet sich aus dem Metall Zink und dem Nichtmetall Schwefel das Salz Zinksulfid. Diese Art der Salzbildung ist von der Entstehung des Aluminiumbromids aus den Elementen (s. Kap. 5.1.4) und als „1. Prinzip der Salzbildung" (s. Kap. 7.2.6) bekannt. Auch diese Reaktion wird als Redox-Reaktion bezeichnet, obwohl hier kein Sauerstoff als Reaktionspartner auftritt.

7.3.3 Definition eines umfassenden Verständnisses von Redox-Reaktionen

Wenn die beiden Reaktionen der Versuche 1. und 2. in der Ionenschreibweise formuliert werden, kann ein umfassendes Verständnis von Redox-Vorgängen erlangt werden:

1. $2\ Zn + O_2 \rightarrow 2\ Zn^{2\oplus} + 2\ O^{2\ominus} \qquad \Delta_R H = -x\ kJ$
2. $Zn + S \rightarrow Zn^{2\oplus} + S^{2\ominus} \qquad \Delta_R H = -x\ kJ$

Bei beiden Reaktionen entstehen die Ionen durch **Elektronenübergänge** (s. a. Kap. 5.1.4 und 5.1.5). Das Zink **gibt Elektronen ab** und der Reaktionspartner Sauerstoff bzw. Schwefel **nimmt Elektronen auf**. Das Zink ist oxidiert, Sauerstoff und Schwefel sind reduziert worden. Abbildung 7.4 veranschaulicht diesen Sachverhalt.

Um eine korrekte Formulierung der *Redox-Gleichungen* zu erleichtern, wird die Gesamtgleichung in Teilgleichungen für die Oxidation und Reduktion zerlegt:

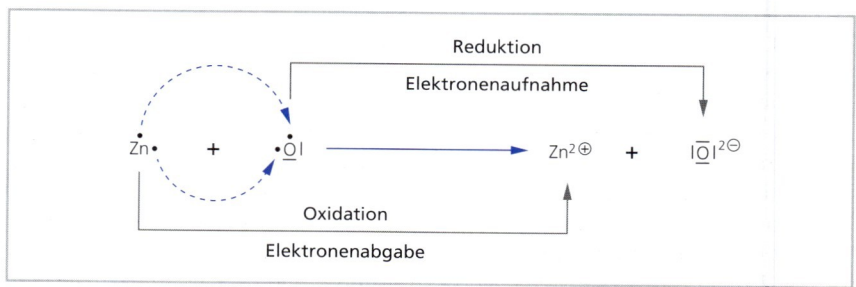

Abb. 7.4 Ionenbildung durch Elektronenübergänge von Metallatomen zu Nichtmetallatomen.

1. **Gesamtgleichung**: $2\,Zn + O_2 \rightarrow 2\,Zn^{2\oplus} + 2\,O^{2\ominus}$
   Oxidation: $2\,Zn \rightarrow 2\,Zn^{2\oplus} + \mathbf{4\,e^-}$
   Reduktion: $O_2 + \mathbf{4\,e^-} \rightarrow 2\,O^{2\ominus}$
2. **Gesamtgleichung**: $Zn + S \rightarrow Zn^{2\oplus} + S^{2\ominus}$
   Oxidation: $Zn \rightarrow Zn^{2\oplus} + \mathbf{2\,e^-}$
   Reduktion: $S + \mathbf{2\,e^-} \rightarrow S^{2\ominus}$

Die Gesamtgleichung ist dann korrekt, wenn die abgegebene Elektronenzahl gleich der aufgenommenen Elektronenzahl ist.

Eine Überprüfung der Reaktion von Magnesium mit Wasserdampf aus Kapitel 7.3.1 zeigt, dass hier ebenfalls Elektronenübergänge vorliegen. In der Ionenschreibweise der Reaktion wird dies ersichtlich:

Gesamtgleichung: $Mg + 2\,H^{\oplus} + O^{2\ominus} \rightarrow Mg^{2\oplus} + O^{2\ominus} + H_2$
Oxidation: $Mg \rightarrow Mg^{2\oplus} + \mathbf{2\,e^-}$
Reduktion: $2\,H^{\oplus} + O^{2\ominus} + \mathbf{2\,e^-} \rightarrow H_2 + O^{2\ominus}$

(Aus Gründen der Übersichtlichkeit wird hier und bei weiteren Reaktionen statt des Oxonium-Ions nur das Wasserstoff-Ion eingetragen.)

Magnesium hat Elektronen abgegeben, es ist oxidiert worden. Wasserstoff-Ionen haben Elektronen aufgenommen, sie sind reduziert worden. Das Sauerstoff-Ion bleibt unverändert.

Diese Beispielen zeigen, dass nach einem umfassenden Verständnis von Redox-Reaktionen der Sauerstoff beteiligt sein kann aber nicht beteiligt sein muss. Die neuen Erkenntnisse werden in einer Definition zusammengefasst:

---- DEFINITION ----

Redox-Reaktionen sind Reaktionen, bei denen Elektronenübergänge stattfinden. Oxidation ist die **Abgabe** von Elektronen, Reduktion ist die **Aufnahme** von Elektronen.
Von Oxidation und Reduktion sind einzelne Teilchen (Atom, Ion) betroffen. Ein Teilchen, das Elektronen aufnimmt, wird Oxidationsmittel genannt, weil es den Reaktionspartner oxidiert; das Teilchen selbst wird dabei reduziert. Ein Teilchen, das Elektronen abgibt, heißt Reduktionsmittel, weil es den Reaktionspartner reduziert; das Teilchen selbst wird dabei oxidiert.

7.3.4 Korrespondierende Redox-Paare

Die Reaktion von Magnesium mit Wasserdampf hat gezeigt, dass Oxidation und Reduktion umkehrbare Vorgänge sind. Das Reduktionsmittel Magnesium wird durch Elektronenabgabe zum korrespondierenden Oxidationsmittel dem Magnesium-Ion ($Mg \rightarrow Mg^{2\oplus} + 2\,e^-$). Das Oxidationsmittel Wasserstoff-Ionen wird durch Elektronenaufnahme zum korrespondierenden Reduktionsmittel Wasserstoff ($2\,H^{\oplus} + 2\,e^- \rightarrow H_2$). Oxidations- und Reduktionsmittel bilden jeweils ein *korrespondierendes Redox-Paar*. Aus dem oben gesagten folgt, dass an jeder Redox-Reaktion zwei korrespondierende Redox-Paare beteiligt sein müssen. Eine Redox-Reaktion kann nur ablaufen, wenn einem korrespondie-

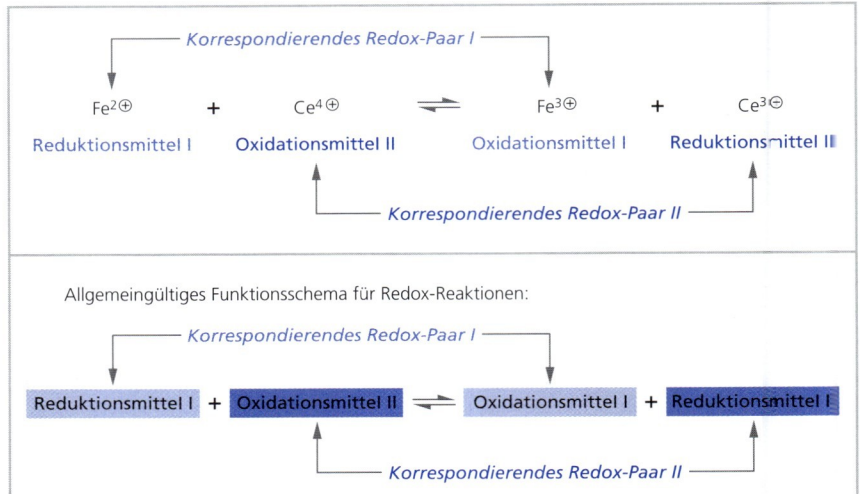

Abb. 7.5 Korrespondierende Redox-Paare als Merkmal der Redox-Reaktion.

renden Redox-Paar ein zweites passendes korrespondierendes Redox-Paar zugeordnet wird.

Die Umkehrbarkeit der Reaktion drückt man durch Gleichgewichtspfeile ($\rightleftharpoons$) aus. Ähnlich wie bei den korrespondierenden Säure-Base-Paaren (s. Abb. 7.2) lässt sich auch dieser Sachverhalt schematisch darstellen. Als Beispiel wird in Abbildung 7.5 die Redox-Reaktion zwischen Eisen(II)-Ionen und Cer(IV)-Ionen aus Ph. Eur. gewählt.

7.3.5 Oxidationszahl

Wie ist erkennbar, ob eine Verbindung durch Redox-Reaktion gebildet wurde?

Betrachtet man die Reaktion von Zink mit Schwefel zu Zinksulfid, so weisen die auftretenden Ionen mit ihren Ionenladungszahlen darauf hin, dass eine Redox-Reaktion vorliegt.

$$Zn + S \rightarrow Zn^{2\oplus} + S^{2\ominus}$$

Die Formeln von Molekülen wie z. B. Chlorwasserstoff, Kohlendioxid oder Wasser geben dagegen keine Hinweise, ob bei ihrer Bildung eine Redox-Reaktion ablief bzw. ob ein Reaktionspartner bei der Bildung oxidiert oder reduziert wurde.

$$H_2 + Cl_2 \rightarrow 2\ HCl \qquad 2\ H_2 + O_2 \rightarrow 2\ H_2O$$

$$C + O_2 \rightarrow CO_2$$

Um auch in diesen Fällen die umfassende Definition für Redox-Reaktionen anwenden zu können, wurden *gedachte* oder *formale Ladungen* für solche Moleküle eingeführt. Die formale Ladung entsteht, indem das bindende Elektronenpaar jeweils dem Bindungspartner mit der größeren Elektronegativität zugeordnet wird:

$\overset{I}{H}-\overset{-I}{Cl} \longrightarrow \overset{I\ -I}{HCl}$ $\overset{0}{O}=\overset{}{C}=\overset{0}{O} \longrightarrow \overset{IV\ -II}{CO_2}$ $\overset{H}{\underset{H}{>}}O \longrightarrow \overset{I\ -II}{H_2O}$

Es ist hier zu beachten, dass bei der Bildung von Molekülverbindungen mit polarer Atombindung im Gegensatz zu Ionenverbindungen **keine Elektronenübertragung** auftritt. Es findet nur eine formale (gedachte) Abgabe bzw. Aufnahme von Elektronen statt.

Definition der Oxidationszahl

Um den Ladungszustand eines Elementes bei Formeln und Reaktionsgleichungen unabhängig von der Frage, ob die Ladung eines „echten" Ions oder die formale Ladung eines gedachten Ions vorliegt, anzugeben, wurde die *Oxidationszahl (Oxidationsstufe)* eingeführt. Die Oxidationszahl wird wie folgt definiert und erklärt:

DEFINITION

> Die Oxidationszahl gibt die Anzahl der Ladungen an, die eine Atomart in einer Verbindung erhält, wenn von der Vorstellung ausgegangen wird, die Verbindung sei aus Ionen aufgebaut. Bei dieser Überlegung wird das bindende Elektronenpaar dem Bindungspartner mit der größeren Elektronegativität zugeordnet. In Formeln wird die Oxidationszahl in römischen Ziffern über die einzelne Atomart geschrieben. Bei Ionen entspricht die Oxidationszahl der Ionenladungszahl.

Regeln für die Ermittlung der Oxidationszahlen in Verbindungen

1. Bei Elementen erhalten die Atome die Oxidationszahl 0.

$\overset{0}{H}-\overset{0}{H}$ (H_2) $\overset{0}{Na}$ $\overset{0}{O}=\overset{0}{O}$ (O_2) $\overset{0}{I}-\overset{0}{I}$ (I_2) $\overset{0}{Zn}$ $\overset{0}{Fe}$ **BEISPIELE**

2. In Verbindungen bekommt das Metallatom stets eine positive Oxidationszahl. Bei Alkalimetallen ist diese stets **I**, bei Erdalkalimetallen stets **II**.

$\overset{I}{Na_2}S$ $\overset{II}{Ba}SO_4$ $\overset{III}{Fe_2}O_3$ $\overset{II}{Cu}Cl_2$ $\overset{VII}{Mn}O_4^{\ominus}$ **BEISPIELE**

3. Das Wasserstoffatom erhält die Oxidationszahl **I**, Ausnahme in Metallhydriden **−I**. Sauerstoff erhält die Oxidationszahl **−II**, Ausnahme in Peroxiden **−I**. Über die bekannten Oxidationszahlen von Wasserstoff und Sauerstoff lassen sich unbekannte Oxidationszahlen in Verbindungen ermitteln.

$\overset{I\ -II}{H_2S}$ $\overset{I\ V\ -II}{HNO_3}$ $\overset{I\ -I}{LiH}$ $\overset{II\ -II}{CuO}$ $\overset{I\ -I}{H_2O_2}$ (Wasserstoffperoxid)   **BEISPIELE**

4. In Verbindungen mit polaren Atombindungen werden die bindenden Elektronenpaare ganz dem elektronegativeren Bindungspartner zugeordnet.

$\overset{I\ -II}{H_2O}$ $\overset{IV\ -II}{CO_2}$ $\overset{-IV\ I}{CH_4}$ **BEISPIELE**

5. In neutralen Teilchen ist die Summe der Oxidationszahlen aller Bindungspartner gleich Null.

BEISPIELE

H_2O: $\overset{I}{} \overset{-II}{}$ $2 \cdot I + 1 \cdot (-II) = 0$

CO_2: $\overset{IV}{} \overset{-II}{}$ $1 \cdot IV + 2 \cdot (-II) = 0$

CH_4: $\overset{-IV}{} \overset{I}{}$ $1 \cdot (-IV) + 4 \cdot I = 0$

6. In zusammengesetzten (komplexen) Säurerest-Ionen ist die Summe der Oxidationszahlen aller Atome gleich der Ionenladung.

BEISPIEL

Phosphat-Ion $PO_4^{3\ominus}$, $\overset{V}{} \overset{-II}{}$ Oxidationszahlen: P V; O –II;

Summe der Oxidationszahlen: $V + 4 \cdot (-II) = -III$ entspricht Ionenladungszahl $3^\ominus$.

BEISPIEL

Carbonat-Ion $CO_3^{2\ominus}$, $\overset{IV}{} \overset{-II}{}$ Oxidationszahlen: C IV; O –II;

Summe der Oxidationszahlen: $IV + 3 \cdot (-II) = -II$ entspricht Ionenladungszahl $2^\ominus$.

7. Über bekannte Ionenladungszahlen und Oxidationszahlen kann eine unbekannte Oxidationszahl in einem zusammengesetzten Säurerest-Ion ermittelt werden.

BEISPIEL Im Permanganat-Ion $MnO_4^\ominus$ soll die Oxidationszahl des Mangans bestimmt werden.
Permanganat-Ion $MnO_4^\ominus$, Oxidationszahlen: Mn x, O –II;
Summe der Oxidationszahlen: $x + 4 \cdot (-II) = -I$, $x = VIII - I = VII$
Die Oxidationszahl von Mangan im Permanganat-Ion ist **VII**.

Veränderung der Oxidationszahlen bei chemischen Reaktionen

Durch die Eintragung der Oxidationszahlen bei den Reaktionspartnern einer chemischen Reaktion lässt sich leicht ermitteln, ob eine Redox-Reaktion vorliegt. Ist dies der Fall, so erkennt man an der Änderung der Oxidationszahlen, wo eine Oxidation und wo eine Reduktion vorliegt. Ein Beispiel aus Ph. Eur. soll dies verdeutlichen. Das Reagenz Vanadium(V)-oxid wird bei der Gehaltsbestimmung in schwefelsaurem Medium mit Eisen(II)-sulfat zu Vanadium(IV)-oxid gemäß der folgenden Reaktionsgleichung umgesetzt:

$$2\,Fe^{2\oplus} + 2\,SO_4^{2\ominus} + V_2O_5 + 2\,H^\oplus + SO_4^{2\ominus} \longrightarrow 2\,Fe^{3\oplus} + 3\,SO_4^{2\ominus} + 2\,VO_2 + H_2O$$

In einem nächsten Schritt werden bei allen Atomen die Oxidationszahlen eingetragen:

$$\overset{II}{2\,Fe^{2\oplus}} + \overset{VI\;-II}{2\,SO_4^{2\ominus}} + \overset{V\;-II}{V_2O_5} + \overset{I}{2\,H^\oplus} + \overset{VI\;-II}{SO_4^{2\ominus}} \longrightarrow \overset{III}{2\,Fe^{3\oplus}} + \overset{VI\;-II}{3\,SO_4^{2\ominus}} + \overset{IV\;-II}{2\,VO_2} - \overset{I\;-II}{H_2O}$$

Es ist jetzt ersichtlich, dass sich vom Eisen und Vanadium die Oxidationszahlen ändern. Demnach liegt hier eine Redox-Reaktion vor. Beim Eisen erhöht sich die Oxidationszahl, hier findet eine Oxidation statt, beim Vanadium erniedrigt sich die Oxidationszahl, hier findet eine Reduktion statt.

Einige Reaktionspartner, hier die Sulfat-Ionen, nehmen an dem Redox-Vorgang überhaupt nicht teil. Es ist deshalb übersichtlicher, diese Reaktionspartner beim Aufstellen einer Redox-Gleichung nicht aufzuführen. Damit ergibt sich für das Beispiel folgende vereinfachte Reaktionsgleichung:

$$\overset{II}{2\ Fe^{2\ominus}} + \overset{V\ -II}{V_2O_5} + \overset{I}{2\ H^{\oplus}} \longrightarrow \overset{III}{2\ Fe^{3\oplus}} + \overset{IV\ -II}{2\ VO_2} + \overset{I\ -II}{H_2O}$$

Die Einführung der Oxidationszahl ermöglicht es auch komplizierte Redox-Reaktionen, wie sie in Ph. Eur. häufig zu finden sind, leichter als Redox-Gleichungen zu formulieren. Auch die *Nomenklatur* (Benennung) von Elementen die unterschiedliche Ionen bilden können (s. Kap. 5.1.8) wird durch die Angabe der Oxidationszahl erleichtert. So ist im Eisen(II)-sulfat die Oxidationszahl des Eisens (**II**) und im Eisen(III)-chlorid die Oxidationszahl des Eisens (**III**).

7.3.6 Stärke von Oxidations- und Reduktionsmitteln

Diesem Abschnitt lässt sich auch die Frage voranstellen: Wer kann wen oxidieren bzw. reduzieren? Das Problem wurde in einem anderen Zusammenhang bereits bei einem Versuch in Kapitel 5.5.3 (Erklärung typischer Metalleigenschaften) beschrieben. Bei diesem **Versuch** wurde ein Eisennagel in einer Kupfersulfat-Lösung stehen gelassen. Dabei überzog sich der Eisennagel mit einer Kupferschicht. Das unedle Metall Eisen gibt bei dieser Reaktion Elektronen an die Kupfer-Ionen ab und scheidet damit das edle Metall Kupfer ab. Sie können jetzt erkennen, dass es sich hier um eine Reaktion mit Elektronenübergang also um eine Redox-Reaktion handelt, bei der das Eisen als Reduktionsmittel das Kupfer aus seiner Salzlösung ausfällt.

Gesamtgleichung: $Fe + Cu^{2\oplus} \rightarrow Fe^{2\oplus} + Cu$
Oxidation: $Fe \rightarrow Fe^{2\oplus} + \mathbf{2\ e^-}$
Reduktion: $Cu^{2\oplus} + \mathbf{2\ e^-} \rightarrow Cu$

Wählt man die umgekehrte Versuchsanordnung, indem ein Stück Kupferblech in eine Eisen(II)-sulfat-Lösung gegeben wird, so findet keine Reaktion statt. Das unedle Metall Eisen hat eine stärkere Tendenz Elektronen abzugeben und Ionen zu bilden als das edlere Metall Kupfer. Eisen ist demnach das stärkere Reduktionsmittel. Die Betrachtung lässt sich auch umgekehrt formulieren: Das edlere Metall Kupfer hat eine stärkere Tendenz Elektronen aufzunehmen als das unedle Metall Eisen. Kupfer (hier $Cu^{2\oplus}$) ist also das stärkere Oxidationsmittel.

Wird der oben genannte Versuch mit anderen Reaktionspaaren von Metallen und deren Salzlösungen durchgeführt, so stellt man immer wieder fest, dass die Redox-Reaktion nur bei Kombination eines unedleren Metalls mit der Salzlösungen eines edleren Metalls abläuft. Entsprechend den Versuchsergebnissen lässt sich eine *Redox-Reihe* (auch Fällungsreihe genannt) der Metalle aufstellen. Bei dieser Reihe nimmt der Edelmetallcharakter von links nach rechts zu und die Tendenz der Metallatome Elektronen abzugeben und in Lösung zu gehen ab. Von rechts nach links nimmt der Edelmetallcharakter und damit auch die Tendenz der **Metall-Ionen** Elektronen aufzunehmen und sich als Metall abzuscheiden ab. Vereinfacht ausgedrückt: Ganz links stehen die starken Reduktionsmittel und ganz rechts stehen die starken Oxidationsmittel (bezogen auf die Metall-Ionen der Edelmetalle):

Li Na Mg Al Zn Fe Sn Pb (**H**) Cu Ag Hg Pt Au
unedel   edel

Auch andere Reduktionsmittel (z. B. Wasserstoff und Nickel) und Oxidationsmittel (z. B. Fluor oder Permanganat-Ionen) lassen sich einer solchen Redox-Reihe zuordnen.

Obwohl Wasserstoff kein Metall ist, wurde er in die Redox-Reihe wegen seiner besonderen Eigenschaften mitaufgenommen. Gibt man ein unedles Metall in verdünnte Säure, so löst es sich unter Wasserstoffentwicklung auf. Edle Metalle reagieren nicht mit verdünnten Säuren. Im Labor wird diese Reaktion genutzt, um z. B. aus Salzsäure und Zink kleinere Mengen Wasserstoff zu erzeugen:

Gesamtgleichung: $Zn + 2 H^{\oplus} + 2 Cl^{\ominus} \rightarrow Zn^{2\oplus} + H_2\uparrow + 2 Cl^{\ominus}$
Oxidation: $Zn \rightarrow Zn^{2\oplus} + 2 e^-$
Reduktion: $2 H^{\oplus} + 2 Cl^{\ominus} + 2 e^- \rightarrow H_2 + Cl^{\ominus}$

Im chemisch-pharmazeutischen Praktikum wird dieses Verfahren gemäß Ph. Eur. (2.4.2 Grenzprüfung Arsen Methode A, s. Kap. 19.5.4) angewandt, um geringe Spuren von Arsenverbindungen nachzuweisen.

7.3.7 Formulierung schwieriger Redox-Gleichungen

Bei der Formulierungen von Redox-Gleichungen sind die in den vorangegangenen Abschnitten genannten Regeln und Anleitungen zu berücksichtigen. Für schwierige Redox-Gleichungen benötigen Sie einiges an Übung. Deswegen wird hier zunächst die Formulierung an einem komplexen Beispiel durch schrittweises Vorgehen erklärt. Anschließend sollen Übungen den Umgang mit Redox-Reaktionen erleichtern. In Kapitel 10 werden dann bei den „Maßanalytischen Bestimmungen" wichtige Redox-Reaktionen von Ph. Eur. behandelt.

BEISPIEL Gemäß Ph. Eur. wird eine der beiden Identitätsprüfungen auf Iodid in schwefelsaurem Medium mit Kaliumdichromat-Lösung durchgeführt. Bei dieser Reaktion bildet sich Iod, das durch Ausschütteln mit Chloroform eine violette Färbung des Chloroforms ergibt.

1. Aufstellen der Teilgleichung für die Oxidation

Das Redox-Paar wird niedergeschrieben und aus den Oxidationszahlen die Anzahl der abgegebenen Elektronen ermittelt:

$$2 \overset{-I}{I^{\ominus}} \rightarrow \overset{0}{I_2} + 2 e^-$$

2. Aufstellen der Teilgleichung für die Reduktion

Das Redox-Paar wird niedergeschrieben und aus den Oxidationszahlen die Anzahl der aufgenommenen Elektronen ermittelt:

$$\overset{VI}{Cr_2}\overset{-II}{O_7}{}^{2\ominus} + 6\ e^- \rightarrow 2\ \overset{III}{Cr}{}^{3\oplus} + 7\ \overset{-II}{O}{}^{2\ominus}$$

(es treten bei der Reaktion keine freien Sauerstoff-Ionen auf, diese werden nur formal eingetragen!)

Die Sauerstoff-Ionen werden durch die Wasserstoff-Ionen (die Reaktion wird in saurem Medium durch geführt) zu Wassermolekülen umgesetzt

$$\overset{IV}{Cr_2}\overset{-II}{O_7}{}^{2\ominus} + 6\ e^- + 14\ H^\oplus \rightarrow 2\ \overset{III}{Cr}{}^{3\oplus} + 7\ \overset{I\ -II}{H_2O}$$

3. Aufstellen der Gesamtgleichung (komplette Redox-Gleichung)

Da bei einer Redox-Reaktion die Anzahl der abgegebenen Elektronen stets gleich der Anzahl der aufgenommenen Elektronen sein muss, wird für die Elektronenzahl der beiden Teilgleichungen das kleinste gemeinsame Vielfache gesucht (in diesem Fall 6). Dann werden die Teilgleichungen mit den entsprechenden Faktoren multipliziert und schließlich addiert:

$$
\begin{array}{lll}
2\ I^\ominus & \rightarrow I_2 + 2\ e^- & |\cdot 3 \\
Cr_2O_7{}^{2\ominus} + 6\ e^- + 14\ H^\oplus & \rightarrow 2\ Cr^{3\oplus} + 7\ H_2O & |\cdot 1 \\
\\
6\ I^\ominus & \rightarrow 3\ I_2\ +\ \mathbf{6\ e^-} & \\
Cr_2O_7{}^{2\ominus} + \mathbf{6\ e^-} + 14\ H^\oplus & \rightarrow 2\ Cr^{3\oplus} + 7\ H_2O & \\
\hline
Cr_2O_7{}^{2\ominus} + 6\ I^\ominus + 14\ H^\oplus & \rightarrow 2\ Cr^{3\oplus} + 3\ I_2 + 7\ H_2O &
\end{array}
$$

7.3.8 Übungen zur Formulierung von Redox-Gleichungen

1. Tragen Sie bei den folgenden Elementen und Verbindungen die Oxidationszahlen ein und benennen Sie die Verbindungen.
   Mg, MgO, Cu_2O, $CuSO_4$, SO_2, SO_3, KBr, $KBrO_3$, $NaClO_4$.

Zerlegen Sie bei den folgenden Übungsaufgaben nach Eintragung der Oxidationszahlen die Redox-Gleichungen in Teilgleichungen wie bei dem Beispiel in Abschnitt 7.3.7 und formulieren Sie erst dann die Gesamtgleichung.

2. Aluminium reagiert mit Schwefel zu Aluminiumsulfid
3. Bei der Reaktion von Blei(II)-sulfid mit Sauerstoff entstehen Blei(II)-oxid und Schwefel(IV)-oxid.
4. Siliciumdioxid SiO_2 wird durch Aluminium zu Silicium reduziert, dabei entsteht Aluminiumoxid.

ZUSAMMENFASSUNG
Redox-Reaktionen

Die Redox-Reaktion ist durch **Elektronenübergänge** charakterisiert, dabei sind Oxidations- und Reduktionsvorgang stets miteinander gekoppelt. Im Gegensatz dazu lagen bei der Säure-Base-Reaktion Protonenübergänge vor. Die heute gültige Definition für Redox-Reaktionen schließt die herkömmliche an die Aufnahme und Abgabe von Sauerstoff gebundene Definition mit ein. Von einer Redox-Reaktion sind nicht ganze Verbindungen betroffen. Es werden immer nur einzelne Teilchen (Atome, Ionen) oxidiert bzw. reduziert. Nicht nur Ionenverbindungen, sondern auch Moleküle mit Elektronenpaarbindung können durch Redox-Reaktionen zustande kommen.

ZUSAMMENFASSUNG
Redox-Reaktionen

Oxidationsmittel und Reduktionsmittel werden durch Elektronenaufnahme bzw. Elektronenabgabe stets zu einem korrespondierenden Reduktionsmittel bzw. Oxidationsmittel. Dadurch entstehen korrespondierende Redox-Paare. Eine Redox-Reaktion kann nur ablaufen, wenn einem korrespondierenden Redoxpaar ein zweites passendes korrespondierendes Redoxpaar zugeordnet wird.

Um den Oxidationszustand eines Ions oder Atoms zu charakterisieren, ist die **Oxidationszahl** eingeführt worden. Eine Erhöhung der Oxidationszahl bedeutet das Vorliegen einer Oxidation, eine Erniedrigung der Oxidationszahl bedeutet das Vorliegen einer Reduktion. Die Kenntnis der Oxidationszahlen ermöglicht es, bei chemischer Reaktionen festzustellen, ob eine Redox-Reaktion abläuft. Außerdem ist die Kenntnis der Oxidationszahlen hilfreich für das Aufstellen von Redox-Gleichungen. Ob ein Stoff ein Oxidations- oder Reduktionsmittel ist, hängt stets von dem Reaktionspartner ab. Einen Anhaltspunkt zur Beurteilung dieser Frage bietet z. B. die Stellung des Stoffes in einer Redox-Reihe.

Kapitel 10 bringt Anwendungsaspekte von Redox-Reaktionen für das Fach Chemisch pharmazeutische Übungen.

Fragen zu Kapitel 7.3

1. Schwarzes Kupfer(II)-oxid kann mit Eisen zu Kupfer reduziert werden. Dabei entsteht aus dem Eisen Eisen(III)-oxid. Formulieren Sie für diese Redox-Reaktion die Reaktionsgleichung. Markieren Sie mit Pfeilen den Oxidations- und Reduktionsvorgang (s. Kap. 7.3.1) und benennen Sie das Oxidations- und das Reduktionsmittel.

2. Bei dem so genannten Thermitverfahren wird Eisen(III)-oxid durch Aluminiumgrieß (pulverförmiges Aluminium) in einer stark exothermen Reaktion, bei der Temperaturen über 2000 °C auftreten, reduziert. Formulieren Sie die entsprechende Redox-Reaktion nach dem Vorbild von Abbildung 7.4.

3. Ermitteln Sie mit Hilfe der Oxidationszahlen die Ionenladungszahlen der folgenden Ionen:
   $HCO_3^?$, $SO_4^?$, $H_2PO_4^?$, $CrO_4^?$, $NO_3^?$.

4. Überprüfen Sie bei jeder der folgenden Reaktionen, ob eine Redox-Reaktion vorliegt (Begründung!):
   a) $3\ PbO + 2\ Al \rightarrow 3\ Pb + Al_2O_3$
   b) $K_2O + 2\ HCl \rightarrow 2\ KCl + H_2O$
   c) $2\ K + 2\ H_2O \rightarrow 2\ KOH + H_2$

5. Findet bei den folgenden Versuchsanordnungen eine Redox-Reaktion statt? Bitte begründen Sie Ihre Antworten.
   a) In eine Zinksulfat-Lösung wird ein Silberblech gestellt.
   b) In eine Quecksilber(II)-acetat-Lösung wird ein Magnesiumband gegeben.

6. Formulieren Sie die Reaktionsgleichung für die Reaktion, die abläuft, wenn ein Aluminiumblech in verdünnte Schwefelsäure gestellt wird. Das Aluminiumblech wurde zuvor mit Schmirgelpapier von der schützenden Oxidschicht befreit.

7. Begründen Sie, warum Lithium gemäß der Redox-Reihe leichter sein Außenelektron abgibt als Kalium.

8. Welcher Zusammenhang besteht zwischen Oxidationszahl und Bindigkeit (s. Kap. 6.3)?

8 Die chemische Reaktion

In diesem Kapitel erfahren Sie anhand des Kollisionsmodells, wie Sie sich den Ablauf einer chemische Reaktion vorstellen können. Es werden die Reaktionsgeschwindigkeit als ein wesentliches Merkmal der chemischen Reaktion und die Einflussfaktoren auf diese Größe beschrieben. Zum Abschluss des Kapitels wird mit den Triebkräften von chemischen Reaktionen noch den Faktoren nachgegangen, die den Ablauf einer Reaktion ermöglichen oder verhindern können.

8.1 Kollisionsmodell

Das *Kollisionsmodell* und die daraus abgeleitete *Kollisionstheorie* veranschaulichen, wie man sich eine chemische Reaktion auf Teilchenebene vorstellen

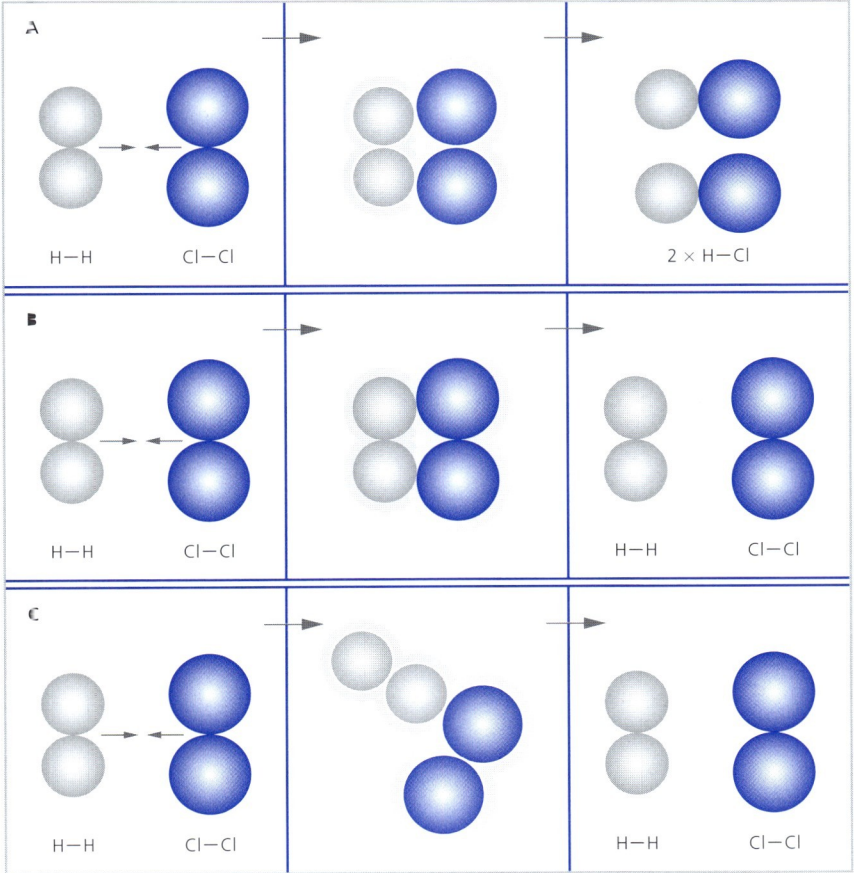

Abb. 8.1 Das Kollisionsmodell (nach Dehnert 2004). Kollision zwischen Molekülen, z. B. H_2 und Cl_2. Das Gemisch nennt sich auch Chlorknallgas.
A Wirksamer Zusammenstoß. Die Teilchen besitzen die erforderliche Mindestenergie.
B Unwirksamer Zusammenstoß. Die Teilchen besitzen nicht die erforderliche Mindestenergie.
C Unwirksamer Zusammenstoß wegen ungünstiger räumlicher Orientierung der Teilchen.

kann und geben bereits Aufschluss über Gesetzmäßigkeiten, die einer solchen Reaktion zugrunde liegen.

Die Kollisionstheorie geht von folgenden charakteristischen Merkmalen einer chemischen Reaktion aus:
- Die Reaktion läuft auf Teilchenebene ab. Die Teilchen befinden sich in dauernder temperaturabhängiger Bewegung. Die Heftigkeit dieser Bewegung steigt mit Temperaturerhöhung.
- Voraussetzung für eine Reaktion ist ein Zusammenstoßen der als starre Körper gedachten Teilchen.
- Zu einem **wirksamen Zusammenstoß**, d. h. zu einer Reaktion kommt es nur, wenn die Teilchen eine bestimmte kinetische Mindestenergie E_{min} besitzen und eine günstige räumliche Orientierung aufweisen.
- Die Reaktionsgeschwindigkeit wird durch die Häufigkeit der Zusammenstöße mitbestimmt.

Abbildung 8.1 zeigt das Kollisionsmodell. Als Beispiel wird die Reaktion von Chlor mit Wasserstoff zu Chlorwasserstoff zugrunde gelegt.

Konkrete Untersuchungen zeigen, dass sich die Reaktionsgeschwindigkeit einer Reaktion erhöht, wenn die Anzahl der Teilchen mit der Mindestenergie E_{min} zunimmt.

8.2 Reaktionsgeschwindigkeit

Die *Reaktionsgeschwindigkeit* wird in der Chemie meist wie folgt definiert:

DEFINITION

Die Reaktionsgeschwindigkeit v ist die pro Zeiteinheit umgesetzte Stoffmenge von Edukten = Stoffmengenänderung Δn der Edukte oder Produkte pro Zeitintervall Δt

Als Gleichung ausgedrückt $v = -\dfrac{\Delta n \, (\text{Edukt})}{\Delta t} \quad v = \dfrac{\Delta n \, (\text{Produkt})}{\Delta t}$

Das negative Vorzeichen für die Reaktionsgeschwindigkeit der Gleichung des Edukts ergibt sich durch die Abnahme der Eduktstoffmenge während der Reaktion.

Es bereitet Schwierigkeiten, die Reaktionsgeschwindigkeit zu messen, da dies laufend während eines Reaktionsablaufes geschehen müsste. Es werden deswegen immer indirekte Methoden gewählt, in dem bei einer geeigneten Reaktion z. B. die Menge eines verbrauchten Edukts oder gebildeten Produkts in einem bestimmten Zeitraum gemessen wird. Bei der Reaktion von Zink mit Salzsäure lässt sich sowohl das verbrauchte Zink als auch der gebildete Wasserstoff messen:

$$\textbf{Zn} + 2\,H_3O^{\oplus} + 2\,Cl^{\ominus} \rightarrow Zn^{2\oplus} + 2\,Cl^{\ominus} + \textbf{H}_2$$

Aus einem Konzentrations-Zeit-Diagramm dieser Reaktion kann die Reaktionsgeschwindigkeit berechnet werden. Dabei wird das Volumen des gebildeten Wasserstoffs $V\,(H_2)$ gemessen und daraus die Konzentration der noch vorhandenen Oxonium-Ionen $c\,(H_3O^{\oplus})$ in der Lösung abgeleitet (Abb. 8.2).

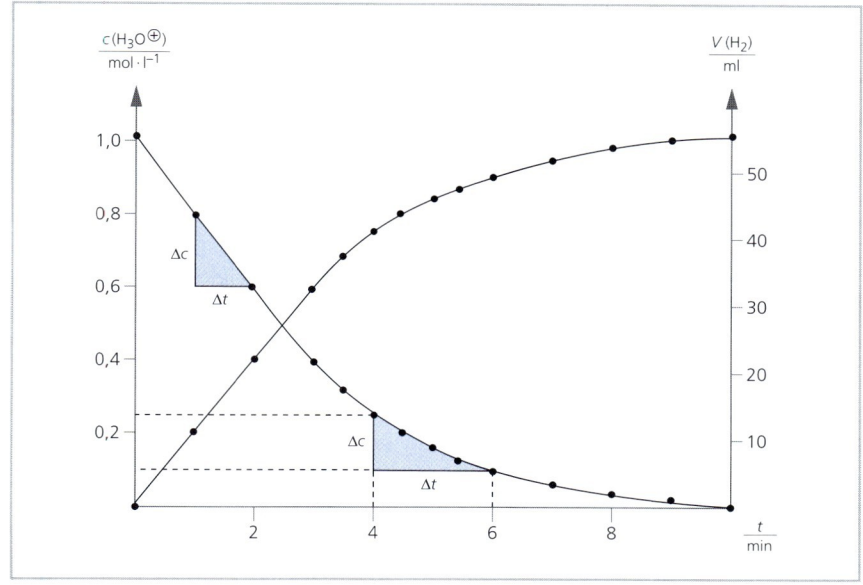

Abb. 8.2 Konzentrations-Zeit-Diagramm für die Reaktion von Zink mit Salzsäure (nach Asselborn et al. 2002).

Die Reaktionsgeschwindigkeit chemischer Reaktionen kann sehr unterschiedlich sein. Sehr schnelle Reaktionen sind z. B. die Knallgas-, die Chlorknallgasexplosion und Ionenreaktionen (u. a. Fällungsreaktionen s. Kap. 7.1.5). Mäßig schnelle Reaktionen sind z. B. die Reaktionen von Lithium oder Natrium mit Wasser (s. Versuch Kap. 19.9.1). In unserem Körper laufen einige Stoffwechselreaktionen wie z. B. die enzymatischen Verdauungsreaktionen langsam ab. Auch oxidative „Verbrennungsvorgänge" wie der Abbau der Glucose zur Energiegewinnung in unserem Körper verlaufen langsam im Vergleich zur Verbrennung der Glucose im Reagenzglas. Um vor allem im physiologischen und pharmakologischen Bereich Reaktionsgeschwindigkeiten miteinander vergleichen zu können, ist die Angabe der Halbwertszeit (HWZ) anschaulich.

DEFINITION

Die Halbwertszeit ist die Zeit, in der die Hälfte der für eine Reaktion eingesetzten Stoffmenge reagiert hat.

Die Ionenreaktion von Oxonium-Ionen mit Hydroxid-Ionen zu Wasser bei der Neutralisation hat bei 25 °C eine Halbwertszeit von $6{,}7 \cdot 10^{-11}$ Sekunden, während die Halbwertszeit für die Spaltung der Maltose mit Wasser in zwei Glucosemoleküle eine Halbwertszeit von 3,7 Stunden aufweist. Die Halbwertszeit für die Spaltung einer Peptidbindung beim Eiweiß beträgt in reinem Wasser sogar 7 Jahre.

Die Reaktionsgeschwindigkeit ist von den Faktoren *Zerteilungsgrad*, *Konzentration* und *Temperatur* abhängig.

8.2.1 Zerteilungsgrad

Versuch zum Einfluss des Zerteilungsgrades auf die Reaktionsgeschwindigkeit

Versuchsanordnung: Eine Glaspetrischale wird unter dem Abzug mit einem Stück Zink (ca. 1 g Zinkrotuli), eine zweite Glaspetrischale mit einer Spatelspitze Zinkpulver (ca. 1 g) beschickt. Beiden Zinkproben wird 10 ml verdünnte Salzsäure zugesetzt. Der Versuch wird mit konzentrierter Salzsäure wiederholt (Schutzbrille!).

Beobachtung: Bei dem Versuch lässt sich mit bloßem Auge erkennen, dass die Reaktion bei Verwendung von Zinkpulver wesentlich heftiger, d. h. schneller abläuft als bei Einsatz eines Zinkstückes. Dieselbe Beobachtung macht man bei Verwendung von konzentrierter Salzsäure statt verdünnter Salzsäure.

Entsprechend dem Kollisionsmodell erhöht sich mit der Anzahl Teilchen in einem bestimmten Volumen auch die Anzahl der Zusammenstöße und damit die Reaktionsgeschwindigkeit. Da bei Reaktionen zwischen Stoffen in verschiedenen Phasen z. B. fest/flüssig nur die Teilchen an der Grenzfläche bzw. Oberfläche zusammenstoßen können, steigt die Anzahl der Zusammenstöße bei einer Vergrößerung der Grenzfläche. In dem obigen Beispiel wird die Oberfläche des Zinks durch Zerteilung vergrößert und damit auch die Reaktionsgeschwindigkeit erhöht.

> Die Reaktionsgeschwindigkeit steigt mit dem Zerteilungsgrad und der dadurch bedingten Oberflächenvergrößerung der Reaktionspartner.

In Labor und Rezeptur wird von dieser Tatsache laufend Gebrauch gemacht z. B. beim Verreiben einer Substanz oder eines Arzneistoffs in Mörser oder Fantaschale vor dem Lösen oder Einarbeiten in eine Salbengrundlage. Unsere Nahrung nehmen wir in der Regel zerkleinert in den Magen-Darm-Kanal auf, sonst liegt sie „schwer im Magen". Die Bedeutung des Kauens wird ersichtlich!

8.2.2 Konzentration

Auch hier gibt das Kollisionsmodell bereits Anhaltspunkte, wie sich Konzentration (Einheit: mol pro Liter) und Reaktionsgeschwindigkeit zueinander verhalten. Wird die Anzahl der Teilchen in einem bestimmten Volumen eines Reaktionsgemisches vergrößert, so erhöht sich die Zahl der Zusammenstöße und damit die Reaktionsgeschwindigkeit. Anschaulich sichtbar wird dieser Zusammenhang auch aus der Graphik in Abbildung 8.2. Zu Beginn der Reaktion liegt eine hohe Konzentration an Oxonium-Ionen vor, die Reaktionsgeschwindigkeit ist entsprechend groß, wie es die Steigung der Kurve anzeigt. Im Laufe der Reaktion verringert sich die Konzentration der Oxonium-Ionen und die des gebildeten Wasserstoffs steigt an. Die Reaktionsgeschwindigkeit wird kleiner, d. h. die Steigung der Kurve für die Konzentration der Oxonium-Ionen nimmt ab.

Für die mathematische Beziehung zwischen der Konzentration der Reaktionspartner und der Reaktionsgeschwindigkeit v kann zunächst festgestellt werden, dass die Reaktionsgeschwindigkeit proportional zu den Konzentrationen der Reaktionspartner ist. Z. B. für die Reaktion aus Abbildung 8.1 kann damit folgende vereinfachte Gleichung aufgestellt werden:

$$v = k \cdot c(A) \cdot c(B)$$

In Worte gefasst bedeutet dieses *Geschwindigkeitsgesetz*, dass sich die Reaktionsgeschwindigkeit als Produkt der Konzentrationen der Reaktionspartner A und B und der Geschwindigkeitskonstante k als Proportionalitätsfaktor ergibt. Die Geschwindigkeitskonstante k ist von der Art der Reaktionspartner und der Temperatur abhängig.

Mit einer einfachen Versuchsanordnung lässt sich die Proportionalität zwischen Konzentration und Reaktionsgeschwindigkeit veranschaulichen.

Versuch: Zusammenhang zwischen Konzentration und Reaktionsgeschwindigkeit

Versuchsanordnung:
1. 2 g Natriumthiosulfat $Na_2S_2O_3$ werden in 100 ml Wasser gelöst.
2. Vorversuch: 10 ml der Natriumthiosulfat-Lösung werden im Reagenzglas mit 2 ml konzentrierter Salzsäure versetzt. Das Reagenzglas wird vor einen schwarzen Hintergrund gehalten und die Reaktionszeit durch Bestimmung des Zeitpunkts vom Auftreten einer ersten Opaleszenz durch ausfallenden Schwefel im Reagenzglas ermittelt. Als Reaktionsbeginn gilt die Zugabe der Salzsäure, als Reaktionsende das Auftreten der Opaleszenz. Bemerkung: Salzsäure reagiert mit Natriumthiosulfat unter Freisetzung von Schwefel.
3. In ein Reagenzglasgestell werden drei von 1. bis 3. durchnummerierte Reagenzgläser gestellt. In das 1. Reagenzglas werden 2 ml Natriumthiosulfat-Lösung und 10 ml Wasser gefüllt, in das 2. Reagenzglas 4 ml Natriumthiosulfat-Lösung und 8 ml Wasser und in das 3. Reagenzglas 8 ml Natriumthiosulfat-Lösung und 4 ml Wasser. Die Konzentrationen der Natriumthiosulfat-Lösungen in den drei Reagenzgläsern stehen jetzt in einem Verhältnis 1 : 2 : 4.
4. Jedem der drei Reagenzgläser werden nacheinander 2 ml Salzsäure 10 % zugesetzt und jeweils die Zeit bis zum Auftreten einer ersten Opaleszenz mit der Stoppuhr gemessen.

Beobachtung mit Versuchsergebnis: (Zeiten gerundet): Zeit bis zum Auftreten einer ersten Opaleszenz in den drei Reagenzgläsern: 1. 48 s 2. 24 s 3. 12 s.

Auswertung: Das Auftreten einer ersten Opaleszenz bedeutet bei diesem Versuch stets das Vorhandensein der gleichen Konzentration an gebildetem Produkt (Schwefel). Die Zeitdauer bis zum Auftreten der Opaleszenz (= Reaktionszeit) ist ein Maß für die Reaktionsgeschwindigkeit.

Der Versuch zeigt, dass bei einer Verdopplung der Konzentration eines Eduktes (4 ml statt 2 ml Natriumthiosulfat-Lösung in 12 ml Gesamtlösung) die Reaktionsgeschwindigkeit sich ebenfalls verdoppelt (Reaktionszeit nur 24 s statt 48 s). Wird die Konzentration des Eduktes nochmals verdoppelt (8 ml), verdoppelt sich auch wieder die Reaktionsgeschwindigkeit (Reaktionszeit 12 s). Abbildung 8.3 gibt die Versuchsanordnung durch eine Skizze wieder.

Erkenntnis: Die Reaktionsgeschwindigkeit ist der Konzentration direkt proportional.

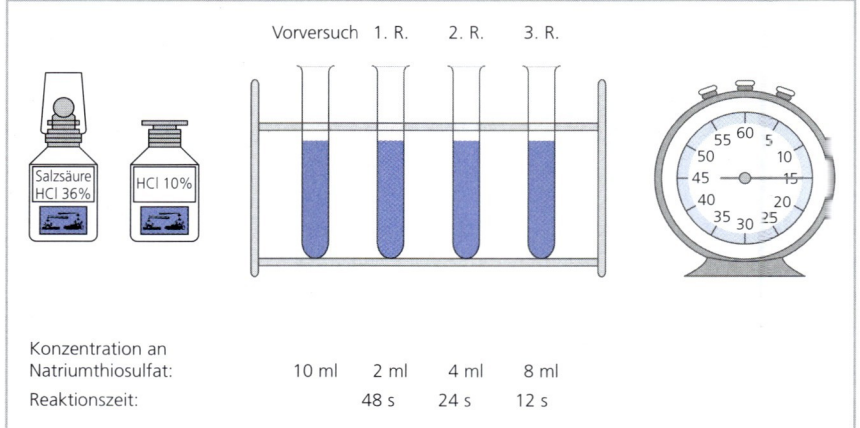

Abb: 8.3 Zusammenhang zwischen Reaktionsgeschwindigkeit und Konzentration.

8.2.3 Temperatur

Von den Lösevorgängen ist bekannt, dass diese in der Regel bei Temperaturerhöhung beschleunigt ablaufen. Der o. g. Versuch bietet eine gute Möglichkeit, den Zusammenhang zwischen Reaktionsgeschwindigkeit und Temperatur genauer zu untersuchen. Die Temperatur bei der Reaktion des Natriumthiosulfats mit Salzsäure wird durch Erwärmen der Natriumthiosulfat-Lösung und der verdünnten Salzsäure in einem Wasserbad von **20 °C auf 30 °C** erhöht. Unter diesen Reaktionsbedingungen lässt sich feststellen, dass sich die Reaktionszeiten ungefähr halbieren, d. h. die Reaktionsgeschwindigkeit sich verdoppelt.

> Die Erfahrungen bei der Bestimmung der Reaktionsgeschwindigkeit haben ergeben, dass bei zahlreichen Reaktionen in einem engen Temperaturbereich eine Temperaturerhöhung um 10 °C eine Verdoppelung der Reaktionsgeschwindigkeit zur Folge hat. Dieser Zusammenhang wird als **R**eaktionsgeschwindigkeits-**T**emperatur-Regel, kurz **RGT**-Regel, bezeichnet.

Die Ursache für die Steigerung der Reaktionsgeschwindigkeit durch Temperaturerhöhung lässt sich wieder am Kollisionsmodell verdeutlichen. Mit steigender Temperatur erreicht ein größerer Anteil der zusammenstoßenden Teilchen die für eine Reaktion erforderliche Mindestenergie E_{min}, und die Häufigkeit der Zusammenstöße wird damit größer.

Auch die Knallgasreaktion verdeutlicht den oben genannten Zusammenhang. Bei Raumtemperatur besitzt nur ein sehr geringer Anteil der Teilchen des Gemischs aus Wasserstoff und Sauerstoff die notwendige Mindestenergie, so dass die Reaktion auch bei tagelanger Beobachtung ohne erkennbare Wasserbildung abläuft. Zündet man das Gemisch an irgend einer Stelle z. B. mit einer offenen Flamme, so wird durch eine größere Anzahl wirksamer Zusammenstöße zwischen Wasserstoff- und Sauerstoffmolekülen eine höhere Reaktionsgeschwindigkeit erreicht. Da es sich um eine exotherme Reaktion handelt, wird Energie freigesetzt, die zur Aktivierung weiterer Teilchen führt. Dies bedingt einen schlagartigen Anstieg der Reaktionsgeschwindigkeit und wird als Explosion wahrgenommen.

Es ist nach den vorangegangenen Ausführungen sinnvoll, die Erkenntnisse über die Reaktionsgeschwindigkeit zusammenzufassen:

> Die Reaktionsgeschwindigkeit v ist die pro Zeiteinheit umgesetzte Stoffmenge von Edukten = Stoffmengenänderung Δn der Edukte oder Produkte pro Zeitintervall Δt. Die Reaktionsgeschwindigkeit ist abhängig von dem Zerteilungsgrad und der Konzentration der Reaktionspartner und von der Temperatur.

8.3 Aktivierungsenergie

Bereits im Kapitel 2.2.3 wurde beschrieben, dass Kohle erst dann brennt, wenn sie an irgendeiner Stelle z. B. durch einen brennenden Holzscheit „gezündet" worden ist. Bei genügender Luftzufuhr brennt die Kohle ohne weiteres Zutun ab. Die beim Zünden erfolgte Reaktion des Kohlenstoffs mit Sauerstoff setzt in exothermer Reaktion soviel Energie frei, dass die Oxidationsreaktion vollständig ablaufen kann. Die Reaktion läuft mit wahrnehmbarer Geschwindigkeit ab, während zuvor an der Grenzfläche Kohle/Luft die Reaktion unendlich langsam ablief. Durch das Zünden mit dem Holzscheit wächst die Zahl der Eduktmoleküle, die eine für die Reaktion notwendige Mindestenergie besitzen.

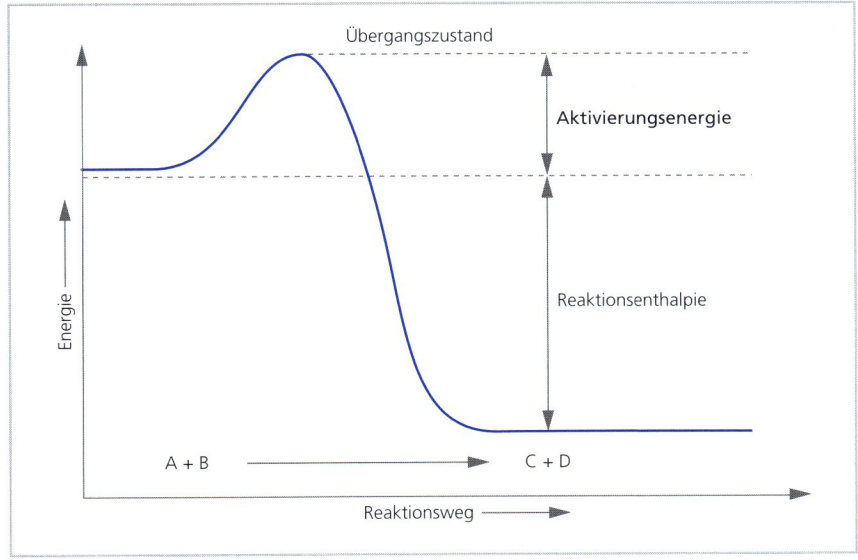

Abb: 8.4 Energiediagramm der Reaktion der Stoffe A und B zu C und D.

Durch das Zünden wird die notwendige *Aktivierungsenergie* zugeführt. Diese Aktivierungsenergie muss auch einem Knallgasgemisch zugeführt werden, damit die Reaktion mit wahrnehmbarer Geschwindigkeit abläuft, wobei es hier gleich knallt! Bei der Aktivierungsenergie handelt es sich demnach um die bereits bekannte Mindestenergie E_{min}. Für das Verständnis von Aktivierungsenergie soll diese hier wie folgt definiert werden:

> **DEFINITION**
>
> Aktivierungsenergie ist die Mindestenergie, die Teilchen besitzen müssen, um mit wahrnehmbarer Geschwindigkeit zu reagieren. Man kann sich die Aktivierungsenergie wie eine Energiebarriere vorstellen, die überwunden werden muss.

Abbildung 8.4 zeigt das Energiediagramm einer exothermen Reaktion zur Veranschaulichung der Aktivierungsenergie.

8.4 Katalyse

8.4.1 Katalyse der Reaktion von Wasserstoff mit Sauerstoff

Lässt man Wasserstoff über feinverteiltes Platin als *Katalysator* strömen, so entzündet sich der Wasserstoff bereits bei Raumtemperatur. Er reagiert mit dem Sauerstoff der Luft zu Wasser. Das feinverteilte Platin erscheint nach der Reaktion unverändert.

Im Vergleich zur Reaktionsgeschwindigkeit eines Wasserstoff-Sauerstoff-Gemisches, das bei Raumtemperatur unendlich langsam reagiert, hat die *Katalyse* die Reaktionsgeschwindigkeit erhöht. Die Katalyse und der Begriff Katalysator werden wie folgt definiert:

> **DEFINITION**
>
> Wenn die Reaktionsgeschwindigkeit einer chemischen Reaktion durch die Gegenwart einer Substanz erhöht wird, die nach der Reaktion unverändert erscheint, so wird dies als Katalyse und die beeinflussende Substanz als Katalysator bezeichnet.

Abbildung 8.5 verdeutlicht den Vorgang der Katalyse.

8.4.2 Wirkungsweise von Katalysatoren

Die Wirkungsweise von Katalysatoren beruht meist darauf, dass diese im Reaktionsverlauf mit einem der Edukte einen oder mehrere Übergangskomplexe (auch Zwischenverbindungen genannt) bilden (s. Abb. 8.5). Bei der Entstehung des Produktes wird der Katalysator wieder freigesetzt. Dadurch ergibt sich ein **Reaktionsweg mit geringerer Aktivierungsenergie**.

Für die Katalyse der Reaktion von Wasserstoff mit Sauerstoff muss man sich vorstellen, dass die Wasserstoffmoleküle an der feinverteilten Metalloberfläche des Platins teilweise in Atome dissoziieren. Der äußerst reaktionsfähige atomare Wasserstoff reagiert dann mit dem ebenfalls an der Platinoberfläche

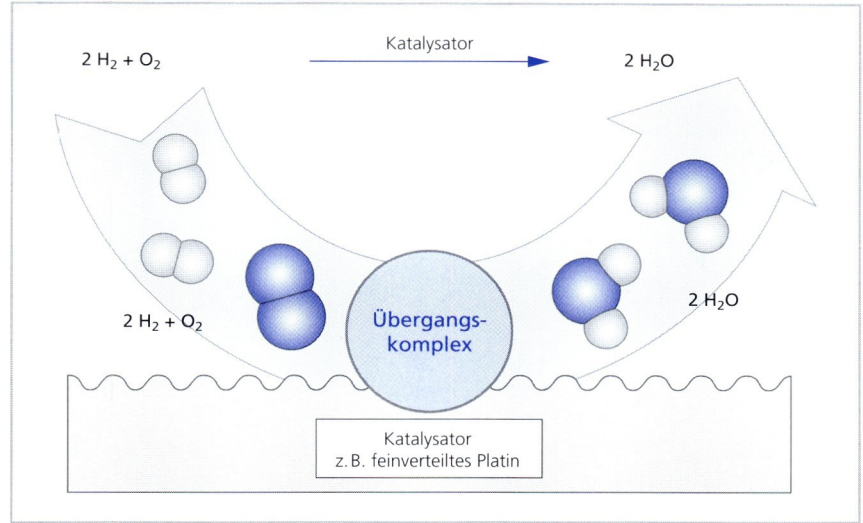

Abb. 8.5 Katalyse (nach Fond der Chem. Industrie 1986).

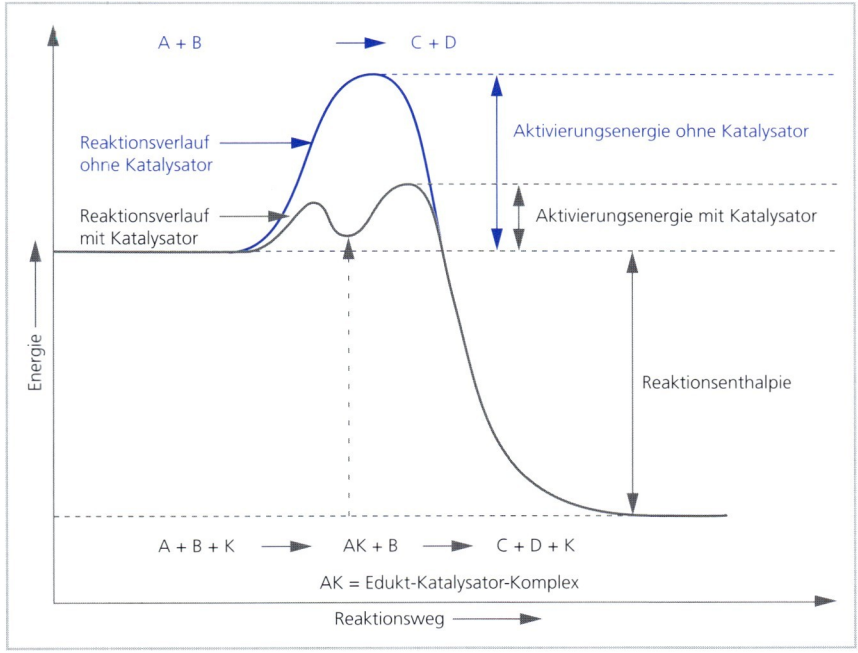

Abb. 8.6 Reaktion unter Einfluss eines Katalysators.

haftenden Sauerstoff. Die in exothermer Reaktion freigesetzte Energie erwärmt die Platinoberfläche so stark, dass sich das Wasserstoff-Sauerstoff-Gemisch entzündet.

Das Energiediagramm in Abbildung 8.6 zeigt die Reaktion der Stoffe A und B zu C und D unter dem Einfluss eines Katalysators.

Katalysatoren wirken häufig sehr spezifisch und auch selektiv. Dies bedeutet, dass aus einem Eduktgemisch mit verschiedenen Katalysatoren auch verschiedene Produkte gebildet werden können. Für zahlreiche Reaktionen bzw. chemische Produktionsprozesse setzt man auch Katalysatorgemische ein. Der Einsatz von Katalysatoren spielt in der chemischen Industrie eine herausragende Rolle. Die Anwendung des geeigneten Katalysators beruht oft auf Empirie.

8.4.3 Verschiedene Arten der Katalyse

Heterogene Katalyse
Die Art der Katalyse, die bei der Reaktion des Wasserstoff-Sauerstoff-Gemisches unter Einfluss des Platinkatalysators beschrieben wurde, nennt sich *heterogene Katalyse*. Merkmal dieser Art der Katalyse ist, dass der Katalysator einen anderen Aggregatzustand aufweist als die Edukte. In der technischen Chemie spielen heterogene Katalysatoren eine herausragende Rolle. Zur Reinigung von Autoabgasen werden z. B. Platin-Rhodium-Legierungen eingesetzt. Die bei der Margarineherstellung angewandte Fetthärtung nutzt zur Hydrierung von Pflanzenölen z. B. Nickelkatalysatoren. Das Arzneibuch lässt häufig auf Rückstände von Katalysatoren prüfen, so z. B. auf Nickel in hydrierten Pflanzenölen wie „Hydriertem Erdnussöl" (Ph. Eur. *M*).

Homogene Katalyse
Bei der *homogenen Katalyse* liegen Katalysator und Edukt in gleicher Phase vor. So wird z. B. die Veresterung von organischen Säuren mit Alkoholen zu Estern durch Protonen katalysiert (s. Kap. 16.1.1, Esterbildung als Gleichgewichtsreaktion).

Autokatalyse
Normalerweise nimmt die Reaktionsgeschwindigkeit im Laufe der Reaktion ab, wenn die Temperatur konstant bleibt. Es werden jedoch auch Reaktionen beobachtet, bei denen die Reaktionsgeschwindigkeit im Verlauf der Umsetzung zunimmt, weil ein Reaktionsprodukt einen katalytischen Effekt auf die Reaktion ausübt. Diese Art der Katalyse ist die *Autokatalyse*. Ein Beispiel für die Autokatalyse ist die Redox-Reaktion zwischen Kaliumpermanganat und Oxalsäure. Hier wirken die entstehenden Mangan(II)-Ionen als Katalysator.

$$2\ MnO_4^{\oplus} + 5\ C_2O_4^{2\ominus} + 16\ H^{\oplus} \rightarrow 2\ \mathbf{Mn^{2\oplus}} + 10\ CO_2 \uparrow + 8\ H_2O$$

Biokatalyse
In Kapitel 8.2 wurde das Problem der Reaktionsgeschwindigkeit auch am Beispiel der Spaltung von Peptidbindungen bei Eiweiß verdeutlicht. Hier beträgt die HWZ in Wasser ca. 7 Jahre. Es ist offensichtlich, dass der Abbau von Eiweiß in unserem Magen zwar langsam aber doch innerhalb von Minuten bis Stunden verläuft. In unserem Stoffwechsel bestimmen Enzyme als Katalysatoren die Reaktionsgeschwindigkeit der Stoffwechselreaktionen. Die Enzyme werden deswegen *Biokatalysatoren* genannt. Im Gegensatz zu den technischen

Katalysatoren weisen die Enzyme in der Regel eine andere strenge Spezifität, die *Substrat- und Wirkungsspezifität* auf.

Die Substratspezifiät bezieht sich auf die Eigenschaft der Enzyme nur mit spezifischen Edukten, es wird hier von *Substraten* gesprochen, zu reagieren. So kann z. B. das Enzym *Maltase* nur die Spaltung des Disaccharids Maltose in zwei Moleküle Glucose katalysieren. Die Substratspezifität wird durch das *Schlüssel-Schloss-Prinzip* gewährleistet. Das aus Eiweißketten aufgebaute Enzym-Molekül ist so gefaltet, dass sich eine besonders gebaute Bindungsstelle ergibt, an die nur das spezifische Substratmolekül binden kann. Diese Bindungsstelle nennt man auch das *aktive Zentrum* des Enzym-Moleküls.

Die Wirkungsspezifität eines Enzyms bedeutet, dass dieses nur ganz spezifische Reaktionen katalysieren kann. So spaltet die Maltase vor allem die α-glykosidische Bindung zwischen den beiden Glucosemolekülen der Maltose (s. Kap. 15.3.1). An einem einzigen derartigen Enzym-Molekül können in jeder Minute Millionen Substrat-Moleküle umgesetzt werden. Damit erreichen Stoffwechselreaktionen die für unser Leben notwendige Geschwindigkeit. Abbildung 8.7 verdeutlicht die katalytische Wirkung von Enzymen nach dem Schlüssel-Schloss-Prinzip. Dabei kommt es statt zu einem Übergangsgangskomplex zu einem *Enzym-Substrat-Komplex*.

8.5 Triebkräfte für chemische Reaktionen

Im Laufe Ihrer naturwissenschaftlichen Ausbildung werden Sie immer wieder mit chemischen und biochemischen Reaktionen konfrontiert. Dabei wird sich gelegentlich die Frage stellen, warum solche Reaktionen überhaupt ablaufen und warum eine Reaktion in einer bestimmten Richtung und nicht umgekehrt abläuft. Warum überzieht sich z. B. blankes Aluminium an der Luft mit einer Oxidschicht: $4\,Al + 3\,O_2 \rightarrow 2\,Al_2O_3$, anstatt dass Aluminiumoxid in Aluminium und Sauerstoff zerfällt: $2\,Al_2O_3 \rightarrow 4\,Al + 3\,O_2$?

Es geht damit um die Frage nach den „Triebkräften" für chemische Reaktionen. Die folgenden Betrachtungen sind dazu gedacht, anzuregen einmal kurz

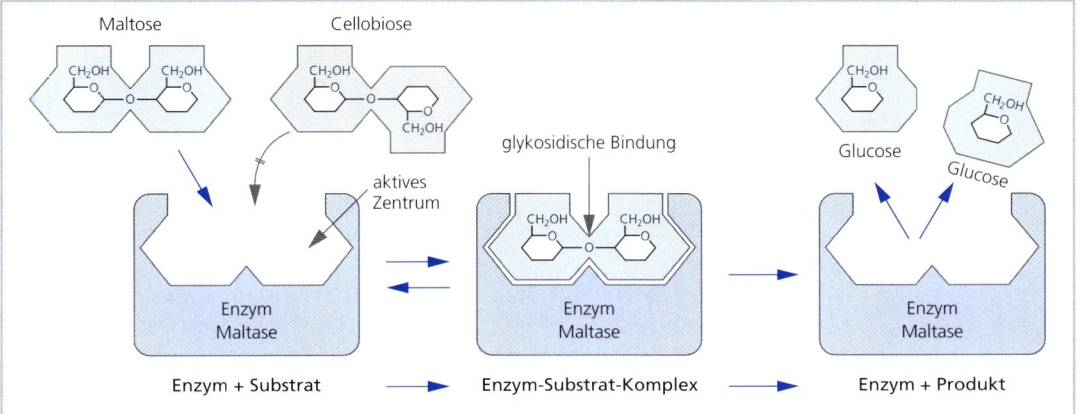

Abb. 8.7 Schematischer Ablauf einer enzymatischen Reaktion (nach Miram, Scharf 2004).

und vereinfacht etwas tiefer hinter die „Kulissen" von chemischen Reaktionen und damit auch von Lebensabläufen zu schauen. Diese Betrachtungen stehen außerhalb der Pflichtlernprozesse für das Fach *Allgemeine und pharmazeutische Chemie*.

Es sind zwei Faktoren – hier „*Triebkräfte*" genannt –, die den Ablauf von Reaktionen erlauben oder verhindern und die Richtung von Reaktionen entscheiden:

1. Triebkraft: *Prinzip des Energieminimums*,

2. Triebkraft: *Prinzip des Entropiemaximums*.

8.5.1 Prinzip des Energieminimums

Das Prinzip des Energieminimums (s. Kap. 5.1.4) sagt aus, dass ein natürliches System einen möglichst energiearmen Zustand anstrebt. Das Prinzip des Energieminimums ist eng mit der *Enthalpie* verknüpft. Darunter wird der Energieinhalt eines Systems z.B. einer Verbindung (siehe Kap. 2.2.3) verstanden. Messbar sind nur Enthalpieänderungen. Die Enthalpieänderung wurde mit dem Begriff der Reaktionsenthalpie $\Delta_R H$ als die bei eine Reaktion unter konstantem Druck aufgenommene oder abgegebene Reaktionswärme eingeführt.

Entsprechend dem Prinzip des Energieminimums müssten eigentlich alle freiwillig ablaufenden Reaktionen stets exotherm vonstatten gehen, da hier die Produkte energieärmer als die Edukte sind ($\Delta_R H = -x$ kJ). Ein weiteres Prinzip entscheidet mit darüber, ob eine Reaktion abläuft oder nicht.

8.5.2 Prinzip des Entropiemaximums

Ein eindrucksvoller Versuch demonstriert dieses über einen Reaktionsablauf mit entscheidende Prinzip.

Versuch zur Demonstration des Prinzips vom Entropiemaximum

Versuchsanordnung: In einen 250-ml-Erlenmeyerkolben werden folgende Substanzen gegeben:
32 g Bariumhydroxid Ba(OH)$_2$ · 8 H$_2$O
16 g Ammoniumthiocyanat NH$_4$SCN
Der Erlenmeyerkolben wird verschlossen, kräftig geschüttelt und auf eine mit Wasser bedeckte Glasplatte gestellt.

Beobachtung: Der Erlenmeyerkolben gefriert auf der Glasunterlage fest. Die Reaktion läuft spontan ab, obwohl eine **endotherme** Reaktion vorliegt.

Auswertung des Versuchs:
Reaktionsgleichung:
Ba(OH)$_2$ · 8 H$_2$O + 2 NH$_4$SCN → Ba$^{2\oplus}$ + 2 SCN$^{\ominus}$ + 2 NH$_3$ ↑ + 10 H$_2$O
Die Reaktionsgleichung zeigt, dass aus festen Edukten Gas (Ammoniak) und Wasser als Produkte gebildet worden sind. Aus den geordneten kristallinen Edukten (Salzen) sind Gas, Wasser und gelöste Teilchen entstanden. Es ist ein *wahrscheinlicherer Zustand*, hier ein *Zustand größerer Unordnung* erreicht worden. Hier liegt eine Zunahme der *Entropie ΔS* vor.

Die Entropie S ist ein Maß für die Wahrscheinlichkeit eines Zustandes. Die Maßzahl der Entropie sagt uns, wie weit sich eine Substanz ihrem *wahrscheinlichsten Zustand* genähert hat oder ob sie ihn schon erreicht hat. Was ist nun unter einem wahrscheinlicheren Zustand zu verstehen? Bei dem Versuch ist der gelöste, gasförmige und flüssige Zustand wahrscheinlicher als der kristallin geordnete Zustand. Das Stoffsystem des Versuchs strebt hier einen Zustand maximaler Unordnung an, es folgt dem Prinzip des Entropiemaximums.

Meist hat man ein gutes Gefühl dafür, was unter einem wahrscheinlicheren Zustand zu verstehen ist. Lässt man eine Handvoll Reiskörner auf den Boden fallen, dann verteilen sich diese so und so. Es wäre verwunderlich, wenn die Reiskörner ein Spiralmuster oder eine aufrecht stehende Pyramide bilden würden. Oder, eine Gruppe von Kindern betritt ein total aufgeräumtes Spielzimmer. Nach einer Stunde ist alles Spielzeug im Raum verteilt. Es würde uns auch hier wundern, wenn nach dieser Stunde das Spielzimmer total aufgeräumt oder alles Spielzeug nach einer bestimmten Ordnung im Zimmer gruppiert wäre. Man müsste als Aufsichtsperson auch sehr viel „Energie" aufwenden, um während der Spielstunde die Ordnung zu erhalten. Streut man Zucker in den Kaffee, so löst sich dieser „freiwillig" auf. Der geordnete kristalline Zustand ist weniger wahrscheinlich als der ungeordnete Zustand in der Lösung „gesüßter Kaffee".

Tabelle 8.1 zeigt einige Möglichkeiten die Entropie zu erhöhen und zu erniedrigen.

Tab. 8.1 Möglichkeiten die Entropie zu beeinflussen.

Möglichkeiten die Entropie zu erhöhen sind z. B.	Möglichkeiten die Entropie zu verringern sind z. B.
Temperaturerhöhung (Brown'sche Molekularbewegung wird verstärkt)	Abkühlung
Übergang in energetisch höhere Phasen (Schmelzen, Verdampfen)	Übergang in energetisch tiefere Phasen (Kondensation, Kristallisation)
Lösevorgang	Kristallisation aus einer Lösung
Enzymatische Spaltung eines Peptidmoleküls in Aminosäuren	Faltung einer Peptidkette in einer ganz bestimmten Weise

8.5.3 Verknüpfung von Enthalpie und Entropie

Es ist jetzt deutlich, dass Enthalpie und Entropie über die Frage entscheiden, ob eine Reaktion freiwillig und in welche Richtung sie abläuft.

Um voraussagen zu können, ob eine Reaktion abläuft oder nicht, müssen beide Effekte erfasset werden. Dies geschieht durch die *Gibbs-Helmholtz-Gleichung*:

$$\Delta G = \Delta H - T \cdot \Delta S \quad (T = t + 273{,}15\ K)$$

Nur wenn der Wert von ΔG negativ ist, findet eine Reaktion statt.

Die chemische Reaktion

ZUSAMMENFASSUNG
Die chemische Reaktion

Anhand des Kollisionsmodells wird verdeutlicht, wie man sich den Ablauf einer chemischen Reaktion vorstellen kann. Hauptsächlich wegen ihrer biochemischen und technischen Bedeutung spielt die Einflussnahme auf die Reaktionsgeschwindigkeit eine besondere Rolle. Die Reaktionsgeschwindigkeit ist abhängig von dem Zerteilungsgrad und den Konzentrationen der Reaktionspartner, der Temperatur und gegebenenfalls von der Einwirkung eines Katalysators.

Zahlreiche exotherme Reaktionen laufen nicht spontan oder nur sehr langsam ab. Diese Reaktionen benötigen die Aktivierungsenergie als eine Mindestenergie, um die Teilchen in einen reaktionsbereiten Zustand zu versetzen. Katalysatoren setzen die Aktivierungsenergie herab und erhöhen die Reaktionsgeschwindigkeit. Sie liegen nach der Reaktion unverändert vor. Unter den verschiedenen Arten der Katalyse nimmt die Biokatalyse eine besondere Stellung ein. Die Stoffwechselreaktionen im lebenden Organismus werden durch Enzyme als Biokatalysatoren katalysiert. Enzyme arbeiten mit hoher Durchsatzgeschwindigkeit nach dem Schlüssel-Schloss-Prinzip. Wichtige Merkmale dieser Stoffgruppe sind Substrat- und Wirkungsspezifität.

Die Triebkräfte chemischer und biochemischer Reaktionen sind die **Verringerung der Energie** und die **Vergrößerung der Entropie**.

Fragen zu Kapitel 8

1. Bei 120 °C dauert der Garvorgang für ein Stück Rindfleisch im Drucktopf 30 min. Wie lange würde dieser Garvorgang bei 100 °C dauern?

2. Ein Stück Eisen reagiert unter verschiedenen Reaktionsbedingungen mit Salzsäure. Formulieren Sie zunächst die Reaktionsgleichung für diese Reaktion und gehen Sie dann auf die Reaktionsbedingungen ein.
    a) Das Stückeisen wird zu Eisenfeilspänen zerkleinert.
    b) Statt Salzsäure 10 % wird Salzsäure 36 % verwendet.
    c) Die Reaktionstemperatur wird von 25 °C auf 55 °C erhöht.
    d) Das Reaktionsgefäß wird vorsichtig geschwenkt.
    e) Das Volumen der zugesetzten Säure wird vergrößert.
    Erklären Sie, wie sich die jeweiligen Reaktionsbedingungen auf die Reaktionsgeschwindigkeit auswirken.

3. Welche Bedeutung hat die Halbwertszeit in der Pharmakologie?

4. Das Enzym *Katalase* katalysiert die Zerlegung des für die Zellen giftigen Wasserstoffperoxids zu Wasser und Sauerstoff. Formulieren Sie die entsprechende Reaktionsgleichung für diesen Vorgang.

5. Welche Triebkraft könnte für das Bestreben von Atomen, die Edelgaskonfiguration zu erreichen, verantwortlich sein?

6. Eine offen stehende Flüssigkeit verdampft bei Raumtemperatur freiwillig und nimmt dabei sogar noch Energie auf. Erklären Sie dieses Phänomen.

9 Chemisches Gleichgewicht

Zahlreiche chemische Reaktionen laufen *unvollständig* ab.

In Kapitel 7.2.2 wurde gezeigt, dass sich Ammoniak in Wasser gut löst aber nur zum kleinen Teil mit Wasser reagiert, die Reaktion zwischen Wasser und Ammoniak also unvollständig abläuft:

$$NH_3 + H_2O \rightarrow NH_4^{\oplus} + OH^{\ominus}$$

Der Hinweis darauf ist der starke Ammoniakgeruch der Lösung. Ein weiteres Beispiel für den unvollständigen Ablauf einer chemischen Reaktion ist die Reaktion zwischen Chlorwasserstoff und Ammoniak, die in Kapitel 7.2.5 beschrieben wird:

$$NH_3\,(g) + HCl\,(g) \rightarrow NH_4Cl\,(s)$$

Führt man die Reaktion nicht in der Gasphase sondern mit konzentrierter Ammoniak-Lösung und Salzsäure 36 % durch (Abzug, Schutzbrille, Schutzhandschuhe), so scheidet sich Ammoniumchlorid in einer stark exothermen Reaktion als weißes Salz ab. Wird das Ammoniumchlorid abfiltriert und getrocknet, kann stets noch der Geruch von Ammoniak wahrgenommen werden.

Genauere Untersuchungen haben ergeben, dass viele unvollständige Reaktionen *umkehrbar* sind.

9.1 Umkehrbare Reaktion und chemisches Gleichgewicht

Die Reaktion von Magnesium mit Wasserdampf ließ sich unter geeigneten Reaktionsbedingungen umkehren:

$$Mg\,(s) + H_2O\,(g) \rightarrow MgO\,(s) + H_2\,(g)$$
$$MgO\,(s) + H_2\,(g) \rightarrow Mg\,(s) + H_2O\,(g)$$

Genauso kann die Reaktion von Ammoniak mit Chlorwasserstoff umgekehrt werden, indem festes Ammoniumchlorid erhitzt wird.

Versuchsanordnung siehe Abbildung 9.1.

Beobachtung: Bei dem Erhitzen zerfällt das Ammoniumchlorid. Die entstehenden Gase färben das angefeuchtete Universalindikatorpapier zunächst blau dann rot.

Auswertung: Bei Raumtemperatur liegt fast nur das feste Ammoniumchlorid vor. Bei vorsichtigem Erhitzen zersetzt sich dieses in Ammoniak und Chlorwasserstoff. Ammoniak entweicht schneller und färbt das angefeuchtete Universal-

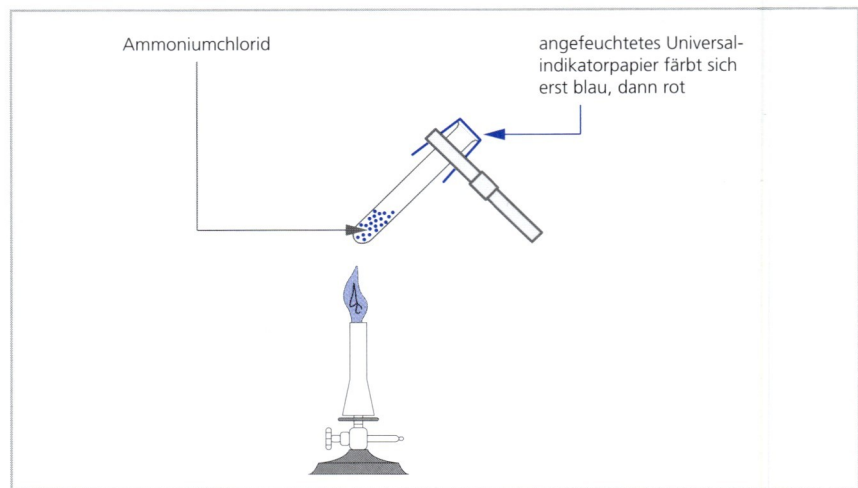

Abb. 9.1 Zerlegung von Ammoniumchlorid in Ammoniak und Chlorwasserstoff.

indikatorpapier zunächst blau. Der etwas verzögert entweichende Chlorwasserstoff färbt das Indikatorpapier anschließend rot.

$$NH_4Cl\ (s) \rightarrow NH_3\ (g) + HCl\ (g) \qquad \Delta_R H = x\ kJ$$

Bei Raumtemperatur liegt fast nur festes Ammoniumchlorid, bei ca. 400 °C liegen fast nur die Gase Ammoniak und Chlorwasserstoff vor. Wie lässt sich dieser Sachverhalt erklären?

Bei Raumtemperatur reagieren die Gase Ammoniak und Chlorwasserstoff in einer *Hinreaktion* zu festem Ammoniumchlorid:

Hinreaktion: $\quad NH_3\ (g) + HCl\ (g) \rightarrow NH_4Cl\ (s) \qquad \Delta_R H = -x\ kJ$

Gebildetes Ammoniumchlorid zerfällt (auch bei Raumtemperatur) in einer *Rückreaktion* wieder zu Ammoniak und Chlorwasserstoff.

Rückreaktion: $\quad NH_4Cl\ (s) \rightarrow NH_3\ (g) + HCl\ (g) \qquad \Delta_R H = x\ kJ$

Die Geschwindigkeit der Hinreaktion $\vec{v}$ ist zunächst aufgrund der hohen Ausgangskonzentration der Edukte groß. Sie verringert sich im Laufe der Reaktion wegen der Konzentrationsabnahme der Edukte.

Die Geschwindigkeit der Rückreaktion $\overleftarrow{v}$ ist zu Anfang der Reaktion wegen der geringen Produktkonzentration sehr klein. Sie steigt jedoch in dem Maße, wie vermehrt Produkte gebildet werden.

Im Verlauf der Reaktion tritt ein Zeitpunkt auf, bei dem die Geschwindigkeit von Hin- und Rückreaktion gleich ist: $\vec{v} = \overleftarrow{v}$.

Zu diesem Zeitpunkt wird dann pro Zeiteinheit genauso viel Produkt gebildet, wie auch wieder zu Edukten zerfällt. Die Reaktion kommt äußerlich zu einem Stillstand. Es hat sich ein *Gleichgewicht* eingestellt. Da trotz scheinbarem Stillstand der Reaktion laufend noch ein Stoffumsatz stattfindet, wird dieses Gleichgewicht als *dynamisches Gleichgewicht* bezeichnet.

Für das dynamische Gleichgewicht sind folgende Aspekte wichtig:
- Die Konzentrationen von Edukten und Produkten sind hier **konstant**.
- Bei einer gegebenen Temperatur stellt sich ein ganz bestimmtes Gleichgewicht ein. Dabei spielt es keine Rolle, ob von der Edukt- oder Produktseite ausgegangen wird. D.h. für die oben genannten Versuche mit Ammoniak, Chlorwasserstoff und Ammoniumchlorid stellt sich z.B. bei einer Temperatur von 50 °C ein ganz bestimmtes Gleichgewicht ein, für das es gleichgültig ist, ob von der Reaktion der Gase Ammoniak und Chlorwasserstoff oder von dem festen Ammoniumchlorid ausgegangen wird.
- Ein Gleichgewicht kann sich nur in einem *geschlossenen System* einstellen. Dies bedeutet, dass kein Reaktionsteilnehmer den Reaktionsraum verlassen darf.

Um das Vorliegen einer *Gleichgewichtsreaktion* anzudeuten, wird diese mit einem Doppelpfeil $\rightleftharpoons$ markiert:

$$NH_3(g) + HCl(g) \rightleftharpoons NH_4Cl(s) \quad \Delta_R H = -x \text{ kJ}$$

In der Regel wird die Reaktionsgleichung für die Gleichgewichtsreaktion so formuliert, dass die exotherme Reaktion von links nach rechts verläuft.

Da chemische Reaktionen in der Regel nicht sichtbar sind, soll ein anschaulicher Modellversuch („Stechheberversuch") die Einstellung und Konzentrationsverhältnisse eines dynamischen Gleichgewichtes demonstrieren.

Abbildung 9.2 gibt den Versuchsaufbau für den „Stechheberversuch" wieder.

Chemisches Gleichgewicht

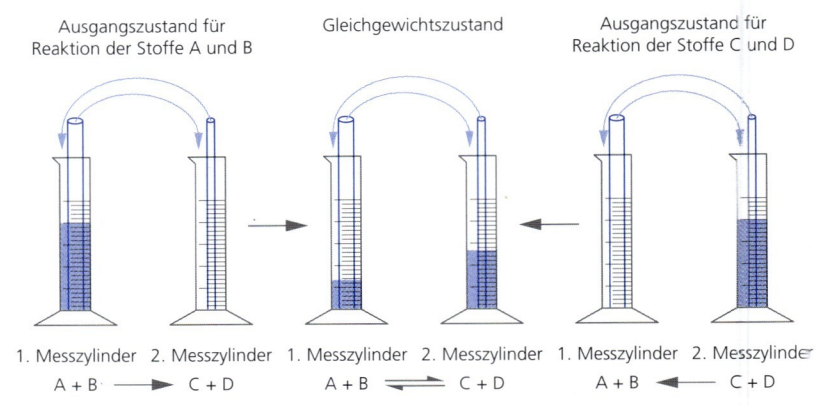

Tabelle für die Übertragungsvorgänge

Anzahl der Übertragungen (Symbolisiert die Reaktionsdauer t)	A + B (Das Volumen in Milliliter symbolisiert die Konzentration der Stoffe A + B)	C + D (Das Volumen in Milliliter symbolisiert die Konzentration der Stoffe C + D)
0	40	0
5	30	10
10	22	18
15	16	24
20	14	26
25	13	27
30	13	27
35	13	27

Diagramm

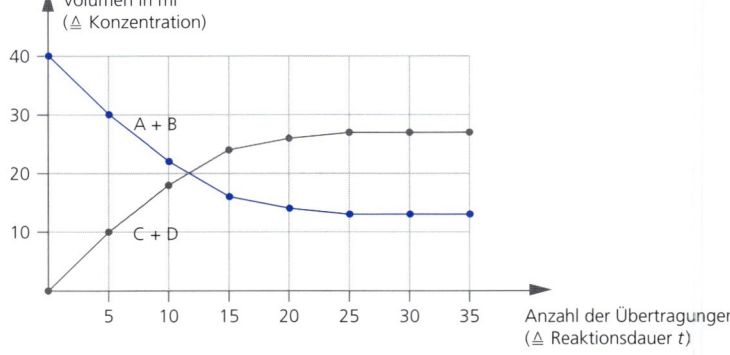

Abb. 9.2 Modellversuch zur Demonstration des dynamischen Gleichgewichtes.

Versuchsdurchführung:

1. In den einen der beiden Messzylinder (50 ml) werden 40 ml Wasser gefüllt und mit etwas blauer Tinte angefärbt. Dieses Volumen von 40 ml Wasser stellt die Anfangskonzentration der Edukte A und B dar.
2. Für den simulierten Reaktionsablauf verwendet man zwei Glasrohre mit unterschiedlichem Innendurchmesser (z. B. 8 mm und 5 mm) als Stechheber. In den mit Wasser gefüllten Messzylinder wird das 8 mm-Glasrohr, in den leeren Messzylinder wird das 5 mm-Glasrohr bis auf den Boden getaucht. Die obere Öffnung der Glasrohre wird mit dem Daumen verschlossen. Anschließend überträgt man die in den Glasrohren enthaltenen Wassermengen gleichzeitig in den jeweils anderen Messzylinder (Bei der ersten Übertragungsaktion ist in dem 5 mm-Glasrohr noch keine Flüssigkeit). Nach jeweils fünf Übertragungsaktionen wird der Flüssigkeitsstand in den beiden Messzylindern abgelesen und in die Tabelle (s. Abb. 9.2) eingetragen. Die Übertragungsaktionen werden fortgesetzt, bis sich der Flüssigkeitsstand in den beiden Messzylindern nicht mehr ändert, d. h. der **Gleichgewichtszustand** erreicht ist.
3. Die Tabellenwerte trägt man jetzt in ein Diagramm ein (s. Abb. 9.2).
4. In einem zweiten Versuchsdurchlauf wird der zweite Messzylinder mit 40 ml angefärbtem Wasser gefüllt. Dieses Volumen stellt jetzt die Konzentration der Produkte dar. Nun wird wieder verfahren wie unter 2. Dabei ist zu beachten, dass das 5 mm-Glasrohr in den mit Wasser gefüllten und das 8 mm-Glasrohr in den leeren Messzylinder getaucht wird.

Modellversuch zur Demonstration des dynamischen Gleichgewichtes

Auswertung zu 2.: Das Volumen des mit dem 8 mm-Glasrohr herausgehobenen Wassers nimmt zunächst ab, desgleichen das Wasservolumen im ersten Messzylinder. Diese Erscheinungen stehen für eine Abnahme der Geschwindigkeit der Hinreaktion und der Konzentration der Edukte. Das Volumen des mit dem 5 mm-Glasrohr herausgehobenen Wassers nimmt zunächst zu, desgleichen das Wasservolumen im zweiten Messzylinder. Diese Erscheinungen stehen für eine Zunahme der Geschwindigkeit der Rückreaktion und der Konzentration der Produkte. Die Volumina der Wasserportionen in den beiden Glasrohren nähern sich einander an und sind ab ca. der 25. Übertragungsaktion gleich. Die Volumina des Wassers in den beiden Messzylindern ändern sich jetzt nicht mehr. Dies bedeutet, dass ab dem Zeitpunkt der 25. Übertragungsaktion pro Zeiteinheit genauso viel Produkt gebildet wird, wie auch wieder zu Edukten zerfällt. **Das System befindet sich in einem dynamischen Gleichgewicht.** Da im Gleichgewichtszustand die Produktkonzentration höher als die Eduktkonzentration ist, sagt man, das Gleichgewicht liegt auf der Seite der Produkte.

Auswertung zu 3.: Das Diagramm zeigt die Konzentrationsänderungen von den Edukten (A und B) und den Produkten (C und D) während des Reaktionsverlaufs. Das Erreichen des Gleichgewichtszustandes erkennt man am parallelen Kurvenverlauf ab der ca. 25. Übertragungsaktion.

Auswertung zu 4.: Hier wird die Gleichgewichtseinstellung simuliert, wenn von der Produktseite ausgegangen wird. Es zeigt sich, dass bei denselben Reaktionsbedingungen auch der gleiche Gleichgewichtszustand erreicht wird.

Zahlreiche Reaktionen in Natur und Technik sind Gleichgewichtsreaktionen. Die Kenntnis dieser Reaktionen spielt im menschlichen Organismus z. B. eine wichtige Rolle im Zusammenhang mit unserer Gesundheit. Gerät unser Körper aus dem Gleichgewicht, so kann dies körperliche oder psychische Krankheit bedeuten. In der Technik ist es z. B. wichtig zu wissen, wie viel der eingesetzten Edukte sich wirklich zu Produkten umsetzen und unter welchen Bedingungen ein für den Produktionsprozess günstiges Gleichgewicht zu erreichen ist. Damit wird es von großer Bedeutung Gleichgewichtsreaktionen mathematisch zu erfassen, um unter anderem konkrete Aussagen über die Lage des Gleichgewichtes machen zu können.

9.2 Massenwirkungsgesetz

Um das chemische Gleichgewicht mathematisch zu erfassen, bedient man sich am besten des gut untersuchten Systems der Reaktion von Wasserstoff und Iod zu Iodwasserstoff. Dabei können Sie auf Kapitel 8.2.2 zurückgreifen.

$$H_2(g) + I_2(g) \rightleftharpoons 2\, HI$$

Zunächst werden die Geschwindigkeiten von Hinreaktion $\overrightarrow{v}$ und Rückreaktion $\overleftarrow{v}$ ermittelt:

$\overrightarrow{v} = \overrightarrow{k} \cdot c(H_2) \cdot c(I_2)$ $\quad \overrightarrow{k}$ ist die Geschwindigkeitskonstante für die Hinreaktion

$\overleftarrow{v} = \overleftarrow{k} \cdot c^2(HI)$ $\quad \overleftarrow{k}$ ist die Geschwindigkeitskonstante für die Rückreaktion

Bemerkung: c^2 ergibt sich aus der entsprechend vergrößerten Zahl von Zusammenstößen der Teilchen.

Im Gleichgewichtszustand gilt, dass die Geschwindigkeit von Hin- und Rückreaktion gleich sind: $\overrightarrow{v} = \overleftarrow{v}$

$$\overrightarrow{k} \cdot c(H_2) \cdot c(I_2) = \overleftarrow{v} = \overleftarrow{k} \cdot c^2(HI)$$

Jetzt wird der Quotient der beiden Geschwindigkeitskonstanten gebildet:

$$\frac{\overrightarrow{k}}{\overleftarrow{k}} = \frac{c^2(HI)}{c(H_2) \cdot c(I_2)}$$

Der Quotient $\dfrac{\overrightarrow{k}}{\overleftarrow{k}}$ bildet eine neue Konstante $\boldsymbol{K_C}$, die als

Gleichgewichtskonstante bezeichnet wird:

$$K_C = \frac{c^2(HI)}{c(H_2) \cdot c(I_2)}$$

Die am Iodwasserstoff-System abgeleitete Gesetzmäßigkeit gilt auch für Reaktionen mit mehreren Reaktionspartnern und einem Verlauf über mehrere Zwischenstufen:

$$a\,A + b\,B + c\,C \rightleftharpoons d\,D + e\,E + f\,F$$

In Worte gefasst und verallgemeinernd gesagt wird folgender Merksatz formuliert:

> Für jedes chemische Gleichgewicht ist der **Quotient** aus dem Produkt der Konzentrationen der rechts in der Reaktionsgleichung stehenden Teilchen (= Produkte) und dem Produkt aus den Konzentrationen der links stehenden Teilchen (= Edukte) bei einer bestimmten Temperatur konstant.

Für das oben genannte Gleichgewicht sind die Konzentrationen der Reaktionspartner im Gleichgewichtszustand bei unterschiedlichen Temperaturen bekannt. Bei 448 °C beträgt $K_C = 50$. Zwischen Wasserstoff, Iod und Iodwasserstoff stellt sich unabhängig von den gewählten Ausgangskonzentrationen stets dasselbe Gleichgewicht ein. K_c ist demnach unabhängig von den Ausgangskonzentrationen der beteiligten Stoffe.

Die Beschreibung, wie sich allgemein die Gleichgewichtskonstante K_C für eine Reaktion aus den Konzentrationen der Reaktionspartner im Gleichgewichtszustand berechnet, wird als *Massenwirkungsgesetz* (**MWG**) bezeichnet. Der Quotient in dieser Berechnung wird *Massenwirkungsquotient* genannt.

Für das Massenwirkungsgesetz bzw. die Formulierung des Massenwirkungsquotienten sind einige Regeln zu beachten:
- Die aus dem Massenwirkungsquotienten berechnete Gleichgewichtskonstante K_c bezieht sich stets auf eine bestimmte Temperatur.
- Das Massenwirkungsgesetz gilt nur, wenn die beteiligten Stoffe in Lösung oder als Gase vorliegen. Man spricht in diesem Fall von einem *homogenen System*.
- Stehen in der Reaktionsgleichung mehrere Teilchen einer Art (z.B. **2** HI), so müssen die Konzentrationen dieser Teilchen mit dem zugehörigen Koeffizienten potenziert werden (z. B. $c^2(HI)$).
- Bei einer allgemeinen Gleichgewichtsreaktion:

$$a\,A + b\,B \rightleftharpoons c\,C + d\,D$$

gilt für die Berechnung von K_C: $K_C = \dfrac{c^c(C) \cdot c^d(D)}{c^a(A) \cdot c^b(B)}$

Die fettgedruckte Gesamtgleichung soll als *Massenwirkungsgleichung* bezeichnet werden.

9.2.1 Praktische Bedeutung des K_C-Wertes

Wie gelangt man zum K_C-Wert und welche Aussagen über die Verhältnisse bei einer im Gleichgewicht befindlichen chemischen Reaktion gestattet nun der K_C-Wert?

Zur Berechnung des K_C-Wertes müssen die Konzentrationen der Reaktionspartner im Gleichgewichtszustand bekannt sein. Wenn z. B. bei ca. 490 °C 1 mol

Wasserstoff und 1 mol Iod zur Reaktion gebracht werden, dann liegen im Gleichgewichtszustand folgende Gleichgewichtskonzentrationen vor:

$$c(H_2) = 0{,}23 \text{ mol/l}, \quad c(I_2) = 0{,}23 \text{ mol/l}, \quad c(HI) = 1{,}54 \text{ mol/l}$$

Diese Werte werden in die Massenwirkungsgleichung eingetragen:

$$K_C = \frac{(1{,}54 \text{ mol/l})^2}{0{,}23 \text{ mol/l} \cdot 0{,}23 \text{ mol/l}} = 44{,}8 \text{ gerundet } \mathbf{45}$$

Der K_C-Wert 45 bedeutet, dass im Gleichgewichtszustand die Konzentration des Produkts der Endstoffe (Produkte) Iodwasserstoff 45-mal so groß ist, wie die Konzentration des Produkts der Ausgangsstoffe (Edukte) Wasserstoff und Iod. Das Gleichgewicht liegt also weit auf der Seite der Endstoffe (Produkte). Allgemein bedeutet:

$K_C > 1$, das Gleichgewicht liegt auf der Seite der Produkte.

$K_C < 1$, das Gleichgewicht liegt auf der Seite der Edukte.

$K_C = 1$, im Gleichgewichtszustand ist die Konzentration des Produkts der Ausgangsstoffe (Edukte) gleich der Konzentration des Produkts der Endstoffe (Produkte).

In der Regel ist erwünscht, wenn nicht schon ein vollständiger Ablauf der chemischen Reaktion möglich ist, dass das Gleichgewicht möglichst weit auf Seiten der Produkte liegt. Der Versuch am Anfang dieses Kapitels (Zerlegung von Ammoniumchlorid) hat bereits gezeigt, wie mit einer Temperaturänderung Einfluss auf die Lage des Gleichgewichtes genommen werden kann.

9.3 Beeinflussung des chemischen Gleichgewichts

Die Lage des Gleichgewichtes und damit auch das Ausmaß der Umsetzung bei einer chemischen Reaktion ist von folgenden Faktoren abhängig:
- Art der Reaktionspartner,
- Konzentration,
- Temperatur,
- Druck, bei Reaktionen, an denen Gase beteiligt sind.

Es handelt sich bei diesen Faktoren um Möglichkeiten, „von außen" die Lage des Gleichgewichtes zu verschieben.

9.3.1 Abhängigkeit von der Art der Reaktionspartner

Es ist einleuchtend, dass die Lage des Gleichgewichtes von den spezifischen Eigenschaften der einzelnen Reaktionspartner abhängt. Die Reaktion von Oxonium-Ionen mit Hydroxid-Ionen verläuft bei Raumtemperatur beinahe vollständig in Richtung der Produkte ab, während Kohlenstoff und Sauerstoff bei Raumtemperatur praktisch nicht reagieren, im Gleichgewichtszustand also überwiegend Edukte vorhanden sind.

9.3.2 Konzentrationsabhängigkeit

Die Konzentrationsabhängigkeit des Gleichgewichtszustandes lässt sich sehr anschaulich an der Reaktion von Eisen(III)-Ionen mit Thiocyanat-Ionen zu Eisen(III)-thiocyanat, das in Lösung eine blutrote Farbe hat, demonstrieren. Diese Reaktion dient auch als Nachweisreaktion für dreiwertiges Eisen gemäß Ph. Eur.

$$Fe^{3\oplus}(aq) + 3\ SCN^{\ominus} \rightleftharpoons Fe(SCN)_3$$
gelb   farblos   blutrot

Die Farbintensität der Lösung ermöglicht Rückschlüsse auf die Konzentration der Reaktionspartner. Wird der Lösung etwas Eisen(III)-chlorid zu gefügt, so vertieft sich die blutrote Farbe der Lösung, da durch die Konzentrationserhöhung eines Eduktes eine Verschiebung des Gleichgewichtes nach rechts erfolgt. Denselben Effekt erreicht man durch Zugabe von etwas Kaliumthiocyanat. Die Erklärung für diese Beobachtung ergibt sich aus der Formulierung der Massenwirkungsgleichung für diese Gleichgewichtsreaktion:

$$K_C = \frac{c\,(\mathbf{Fe(SCN)_3}) \uparrow}{c\,(\mathbf{Fe^{3\oplus}}) \uparrow\uparrow \cdot c^3(\mathbf{SCN^{\ominus}}) \downarrow}$$

($\uparrow \downarrow$ = Symbole für die Konzentrationsänderung)

Die Erhöhung der Konzentration eines Reaktionspartners aus dem Nenner des Massenwirkungsquotienten hat zur Folge, dass z.B. ein Teil der zugefügten Eisen(III)-Ionen mit Thiocyanat-Ionen zu Eisen(III)-thiocyanat reagiert und damit die Konzentration im Zählers ansteigt, um das Gleichgewicht wiederherzustellen. K_C muss konstant bleiben! Die als Folge der Konzentrationsänderung aufgetretene Gleichgewichtsverschiebung nach rechts vermindert hier die Auswirkung des Stoffzusatzes (z.B. $Fe^{3\oplus}$) auf die Erhöhung der Konzentration dieses Stoffes ($c\,Fe^{3\oplus}$). Würden Eisen(III)-Ionen z.B. durch Ausfällen dem Gleichgewicht entzogen werden, käme es zu einer Verschiebung des Gleichgewichtes nach links mit Farbaufhellung.

In einigen wenigen Fällen ermöglichen es Konzentrationsänderungen auch eine Gleichgewichtsreaktion vollständig Richtung Produkt zu verschieben. Dies kann durch eine kontinuierliche Entfernung des Produkts aus dem Reaktionsgemisch erfolgen. Dadurch wird das Gleichgewicht laufend gestört, d.h. die Edukte müssen immer wieder Produkt nachliefern, um die Gleichgewichtsbedingung zu erfüllen.

Der Einfluss der Konzentrationsänderung auf eine Reaktion im Gleichgewichtszustand wird in folgendem Merksatz zusammengefasst.

MERKSATZ

Die Erhöhung der Konzentration eines Reaktionspartners verschiebt ein Gleichgewicht in die Richtung, die einen Teil des zugesetzten Reaktionspartners verbraucht. Die Verminderung der Konzentration eines Reaktionspartners verschiebt ein Gleichgewicht in die Richtung, die einen Teil des entfernten Reaktionspartners ersetzt. Diese Maßnahmen ermöglichen eine erhöhte Ausbeute bei chemischen Reaktionen.

9.3.3 Temperaturabhängigkeit

Die Temperaturabhängigkeit eines chemischen Gleichgewichts wurde bereits bei der Reaktion von Ammoniak mit Chlorwasserstoff zu Ammoniumchlorid erläutert:

$$\text{NH}_3(g) + \text{HCl}(g) \rightleftharpoons \text{NH}_4\text{Cl}(s) \quad \Delta_R H = -x \text{ kJ}$$

Temperaturerhöhung bzw. Wärmezufuhr begünstigt eine Verschiebung des Gleichgewichts nach links in Richtung des endothermen (energieverbrauchenden) Vorgangs. Temperaturerniedrigung bzw. Wärmeentzug begünstigt eine Verschiebung des Gleichgewichts nach rechts in Richtung des exothermen (energieliefernden) Vorgangs. Durch die Gleichgewichtsverschiebung wird in beiden Fällen die Auswirkung der Temperaturänderung vermindert.

Der Einfluss der Temperaturänderung auf eine Reaktion im Gleichgewichtszustand wird wieder in einem Merksatz zusammengefasst:

MERKSATZ

> Durch Temperaturerhöhung verschiebt sich das Gleichgewicht in Richtung des endothermen Reaktionsablaufs. Temperaturerniedrigung bewirkt eine Verschiebung des Gleichgewichts in Richtung des exothermen Reaktionsablaufs.

Bei der Erklärung der Gleichgewichtskonstante K_C wurde mehrfach darauf hingewiesen, dass diese Konstante temperaturabhängig ist. Eine Temperaturänderung bewirkt also über eine Veränderung der Gleichgewichtszusammensetzung eine Veränderung der Gleichgewichtskonstante **und** eine Verschiebung des Gleichgewichts. Außerdem führt eine Temperaturerhöhung ähnlich wie ein Katalysator zu einer beschleunigten Einstellung des Gleichgewichtszustandes. Ein Katalysator hat jedoch **keinen Einfluss** auf die Gleichgewichtskonstante.

9.3.4 Druckabhängigkeit

Bei chemischen Reaktionen, die mit einer Volumenänderung verbunden sind, lässt sich durch Änderung des Drucks das Gleichgewicht verschieben. Die Gesetzmäßigkeiten des Zusammenhangs zwischen Druckänderung und Gleichgewichtsverschiebung bei Reaktionen, an denen Gase beteiligt sind, wird an folgendem Gleichgewicht erklärt:

$$\underset{\text{braun}}{2\,\text{NO}_2(g)} \underset{\text{Druckerniedrigung}}{\overset{\text{Druckerhöhung}}{\rightleftharpoons}} \underset{\text{farblos}}{\text{N}_2\text{O}_4(g)} \quad \Delta_R H = -57 \text{ kJ/mol}$$

Bei dieser Reaktionsgleichung stehen die Gase Distickstofftetroxid und Stickstoffdioxid in einem Gleichgewicht. Bei Druckerhöhung verschiebt sich das Gleichgewicht nach rechts in Richtung des Stoffes mit dem kleineren Volumen. Bei Druckerniedrigung kommt es zur Verschiebung des Gleichgewichts nach rechts in Richtung des Stoffes mit dem größeren Volumen (s. Kap. 2.1.9, *Satz von Avogadro* und *Molvolumen*). Die Gleichgewichtsverschiebung ist bei diesem Gleichgewicht an der entsprechenden Farbänderung *farblos → braun* gut zu verfolgen.

Mit der Druckabhängigkeit des *Lösungsgleichgewichtes* von gasförmigem und gelöstem Kohlendioxid in Wasser oder auch Sekt ist man häufig konfrontiert:

$$CO_2(g) \rightleftharpoons CO_2(aq)$$

Unter der Bedingung des Überdrucks in Sprudel- bzw. Sektflaschen löst sich mehr Kohlendioxid in der Flüssigkeit als bei Atmosphärendruck, wenn die Flasche geöffnet wird. Deswegen bilden sich beim Öffnen Gasbläschen, d. h. das Gleichgewicht verschiebt sich jetzt nach links.

Der Einfluss des Drucks auf ein System im Gleichgewichtszustand wird in folgendem Merksatz festgehalten.

MERKSATZ

Durch Druckerhöhung wird die Bildung der Stoffe mit dem kleineren Volumen gefördert. Dies bedeutet bei Gasreaktionen eine Verminderung der Teilchenzahl. Eine Druckerniedrigung bewirkt eine Verschiebung des Gleichgewichtes in Richtung der Stoffe mit dem größeren Volumen.

9.3.5 Zusammenfassung der Einflussmöglichkeiten auf die Lage des Gleichgewichtes

Der französische Chemiker Le Chatelier hat die Einflussfaktoren *Konzentration*, *Temperatur* und *Druck* in einer verallgemeinernden Betrachtung zusammengefasst. Unter dem Namen *Prinzip vom kleinsten Zwang* ermöglicht diese Betrachtung nützliche qualitative Aussagen für Labor und Technik.

Die Aussage dieser Betrachtung bedeutet, dass jede Störung eines Gleichgewichtes durch die Änderung der äußeren Bedingungen – damit ist der *Zwang* gemeint – zu einer Verschiebung des Gleichgewichtes in der Richtung führt, in der die Folgen des Zwanges verringert werden. Unter den Folgen des Zwanges sind Konzentrations-, Temperatur- und Druckänderung zu verstehen.

Praktische Anwendung des *Prinzips vom kleinsten Zwang* erfolgt großtechnisch z. B. bei der Auswahl der geeigneten Reaktionsbedingungen für die Ammoniaksynthese:

$$3\,H_2(g) + N_2(g) \rightleftharpoons 2\,NH_3(g) \quad \Delta_R H = -92{,}5\ kJ$$

Da Ammoniak ein Grundstoff für zahlreiche Stickstoffverbindungen ist z. B. für Düngemittel, Farbstoffe und Arzneimittel, wird es in riesigen Mengen benötigt. Ein rationelle Herstellung ist deswegen sehr wichtig.

Die Reaktion zur Bildung von Ammoniak ist exotherm. Während der Synthese wird sich demnach das Reaktionsgemisch stetig erwärmen. Gemäß dem *Prinzip vom kleinsten Zwang* wird jedoch durch Temperaturerhöhung die Gleichgewichtslage Richtung Edukte verschoben. Andererseits ist eine relativ hohe Temperatur trotz Katalysator nötig, da sonst die Reaktionsgeschwindigkeit unwirtschaftlich ist. Es muss hier also eine Kompromisslösung gefunden werden. Ferner findet bei der Reaktion eine Volumenverminderung statt. Gemäß dem *Prinzip vom kleinsten Zwang* ist es demnach sinnvoll durch Druckerhöhung eine Verschiebung des Gleichgewichtes Richtung des Stoffes mit dem geringeren Volumen, also Richtung des Produktes Ammoniak vorzunehmen. Bei der großtechnischen Ammoniaksynthese wird mit einem Druck von ca. 30 MPa gearbeitet.

9.3.6 Fließgleichgewichte

Es stellt sich die Frage, ob die Stoffwechselreaktionen im Körper Gleichgewichtsreaktionen sind? Eine vereinfachte Betrachtung zu unserem Stoffwechsel soll hier eine Klärung bringen.

Ein Mensch verspeist eine gewisse Glucosemenge, um den Energiebedarf seines Stoffwechsels abzudecken. Die Glucose wird im Körper in mehreren Reaktionsschritten unter Energiefreisetzung abgebaut. Entsprechend den in diesem Kapitel gewonnenen Erkenntnissen müsste sich bereits bei der ersten Abbaureaktion ein Gleichgewicht einstellen. Die Reaktion und damit der weitere Abbau der Glucose käme zum Stillstand. Der Stoffwechsel wäre damit beendet. Es ist jedoch bekannt, dass Glucose im Körper vollständig verbrannt wird. Die Lösung dieses Widerspruchs ist unser Körper als ein *offenes System* mit *Fließgleichgewichten*.

Im lebenden Organismus als offenem System sind zahlreiche chemische Reaktionen in der Weise miteinander gekoppelt, dass die Produkte einer Gleichgewichtsreaktion als Edukte in die nächste Gleichgewichtsreaktion einfließen.

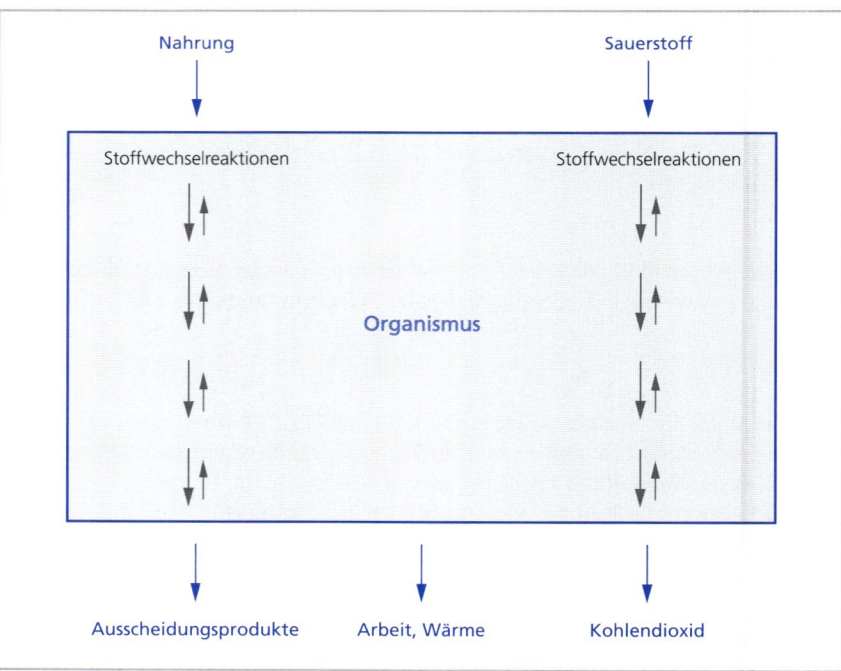

Abb. 9.3 Der lebende Organismus als System von Fließgleichgewichten.

Die Gleichgewichtszustände der Einzelreaktionen werden durch laufenden Ab- und Zufluss dauernd gestört. Jede Einzelreaktion strebt demnach ein Gleichgewicht an, erreicht dieses jedoch nie. Man bezeichnet diesen Ablauf der Stoffwechselreaktionen als Fließgleichgewichte. Nur Fließgleichgewichte ermöglichen Leben. Der Organismus bezieht aus diesen „Stoffwechselreaktionen im Fließgleichgewicht" seine Energie und Stoffwechselprodukte für seine Lebensvorgänge. Eine Störung derartiger Fließgleichgewichte kann verheerende Folgen für den Körper haben. Dies ist der Fall, wenn beispielsweise ein Enzym ausfällt und sich ein Produkt, das weiter verstoffwechselt werden müsste, ansammelt (z. B. Ausfall oder Mangel von Phenylalaninhydroxylase bedingt Ansammlung von Phenylalanin, Folge ist *Phenylketonurie*). Abbildung 9.3 verschaulicht Fließgleichgewichte schematisch.

ZUSAMMENFASSUNG
Umkehrbare Reaktionen, chemisches Gleichgewicht, Massenwirkungsgesetz, Beeinflussung des chemischen Gleichgewichts

Der scheinbar unvollständige Ablauf zahlreicher chemischer Reaktionen ergibt sich aus der Umkehrbarkeit dieser Reaktionen. Edukte reagieren in einer Hinreaktion zu Produkten, diese wiederum reagieren in einer Rückreaktion zu Edukten. Wenn Geschwindigkeit von Hin- und Rückreaktion gleich sind, hat sich ein **dynamisches Gleichgewicht** eingestellt. Es ist durch konstante Konzentrationen von Edukten und Produkten gekennzeichnet. Der Gleichgewichtszustand wird für eine bestimmte Temperatur durch die **Gleichgewichtskonstante K_C** quantitativ mathematisch erfasst. Die Berechnung von K_C erfolgt über den **Massenwirkungsquotienten**. Der Wert von K_C ermöglicht Aussagen über die Lage des Gleichgewichtes einer chemischen Reaktion und besitzt damit praktische Bedeutung z. B. für Produktionsprozesse. Die Lage des Gleichgewichtes ist außer von der Art der Reaktionspartner von **Konzentration**, **Temperatur** und **Druck** abhängig. Dabei ist zu beachten, dass Temperaturänderungen außerdem eine Veränderung von K_C bewirken und die Geschwindigkeit der Gleichgewichtseinstellung beeinflussen. Die praktische Anwendung des **Prinzips vom kleinsten Zwang** gestattet es, die geeigneten Reaktionsbedingungen z. B. auch für großtechnische Synthesen zu wählen.

Im lebenden Organismus finden Gleichgewichtsreaktionen statt, die durch laufenden Zufluss von Produkten und Abfluss von Edukten dauernd gestört sind. Durch diese **Fließgleichgewichte** wird Stillstand vermieden und Leben ermöglicht.

Fragen zu Kapitel 9.1 – 9.3

1. Beantworten Sie zu dem Modellversuch Abbildung 9.2 folgende Fragen:
   a) Wie sieht das Diagramm aus, wenn zwei Glasrohre mit demselben Innendurchmesser gewählt werden?
   b) Wodurch wir die „Dynamik" bei dem Versuch symbolisiert?
   c) Welche Aussage können Sie zur Lage des Gleichgewichtes bei diesem Versuch machen?
   d) Welche Bedeutung hat der Schnittpunkt der beiden Kurven im Diagramm?

2. Bei 490 °C werden 2 mol Iodwasserstoff zur Reaktion gebracht. Welche Gleichgewichtskonstante ergibt sich für diese Reaktion?

3. Geben Sie für den Versuch in Abbildung 9.1 jeweils die Reaktion von Ammoniak und Chlorwasserstoff mit dem befeuchteten Indikatorpapier wieder.

4. In einer Ammoniak-Lösung werden folgende Gleichgewichtskonzentrationen gemessen: $c(NH_3) = 0,1$ mol/l, $c(H_2O) = 55,5$ mol/l, $c(NH_4^{\oplus}) = 1,32 \cdot 10^{-3}$ mol/l, $c(OH^{\ominus}) = 1,32 \cdot 10^{-3}$ mol/l.

   Berechnen Sie K_c für diesen Gleichgewichtszustand.

5. Entscheiden Sie, in welcher Richtung das System bei folgenden im Gleichgewichtszustand befindlichen Reaktionen ausweicht:
   a) $2\ CrO_4^{2\ominus} + 2\ H_3O^{\oplus} \rightleftharpoons Cr_2O_7^{2\ominus} + 3\ H_2O$ (Chromat-Dichromat-Gleichgewicht) bei Zusatz von Natronlauge?
   b)
   $$2\ NO_2\ (g) \underset{endotherm}{\overset{exotherm}{\rightleftharpoons}} N_2O_4\ (g)$$
   bei Temperaturerniedrigung?
   c) $CO\ (g) + NO_2\ (g) \rightleftharpoons CO_2\ (g) + NO\ (g)$
   bei Druckerhöhung?

6. Bilden Sie für die Reaktionsgleichung der Ammoniaksynthese die Massenwirkungsgleichung.

9.4 Gleichgewichte in wässrigen Lösungen

In diesem Abschnitt des Kapitels geht es hauptsächlich um die Erklärung von Anwendungsaspekten des chemischen Gleichgewichtes bezogen auf Vorgänge in Lösungen. Hier erfahren Sie z. B.
- warum es zu Niederschlägen in Lösungen kommt,
- wovon der pH-Wert einer Lösung abhängt und wie man diesen berechnet,
- was die „Stärke" einer Säure oder Base ausmacht,
- warum viele Salze nicht neutral reagieren
- und wie der Körper trotz säure- und basenliefernder Stoffwechselreaktionen den pH-Wert im Blut und anderen Körperflüssigkeiten in engen Grenzen konstant hält.

9.4.1 Lösungsgleichgewichte

In Kapitel 7.1.3 wurde verdeutlicht, dass die *Löslichkeit* von Feststoffen eine charakteristische, temperaturabhängige Stoffkonstante ist. Hier wird nun die Löslichkeit über das *Lösungsgleichgewicht* begründet. Zwei Versuche führen zu den Gesetzmäßigkeiten des Lösungsgleichgewichts in **gesättigten** Lösungen.

---

1. Versuch

Versuchsanordnung: Eine gesättigte Kaliumnitrat-Lösung wird filtriert. Jeweils 5 ml der Lösung werden in drei Reagenzgläser gegeben. Dem 1. Reagenzglas werden ca. 10 Tropfen gesättigte Kaliumchlorid-Lösung, dem 2. Reagenzglas ca. 10 Tropfen gesättigte Natriumnitrat-Lösung und dem 3. Reagenzglas ca. 10 Tropfen gesättigte Natriumchlorid-Lösung zugesetzt.

Beobachtung: Im 1. und 2. Reagenzglas bildet sich ein Niederschlag, im 3. Reagenzglas findet keine Veränderung statt.

2. Versuch

Versuchsanordnung: Von Kaliumchlorid und Calciumchlorid wird jeweils eine gesättigte Lösung hergestellt. Die Lösungen werden nicht filtriert, so dass ein Bodenkörper von ungelöstem Salz vorhanden ist. Die gesättigte Kaliumchlorid-Lösung und die gesättigte Calciumchlorid-Lösung werden erwärmt.

Beobachtung: Bei der Kaliumchloridlösung geht ein Teil des Bodenkörpers in Lösung. Bei der Calciumchloridlösung fällt Calciumchlorid aus.

Anmerkung: Aus Kapitel 5.3.2 ist zu entnehmen, dass sich Kaliumchlorid endotherm und Calciumchlorid exotherm in Wasser löst.

Versuche zu den Gesetzmäßigkeiten des Lösungsgleichgewichtes

Versuche zu den Gesetzmäßigkeiten des Lösungsgleichgewichtes

Auswertung von Versuch 1 und 2: In den gesättigten Lösungen liegen *Lösungsgleichgewichte* als dynamische Gleichgewichte vor: Pro Zeiteinheit gehen genauso viele Ionen in Lösung wie Ionen in das Ionengitter (Bodenkörper) zurückkehren:

$$KNO_3 \text{ (s)} \rightleftharpoons K^{\oplus} \text{ (aq)} + NO_3^{\ominus} \text{ (aq)}$$

$$KCl \text{ (s)} \rightleftharpoons K^{\oplus} \text{ (aq)} + Cl^{\ominus} \text{ (aq)} \qquad \Delta_R H = + x \text{ kJ}$$

$$CaCl_2 \text{ (s)} \rightleftharpoons Ca^{2\oplus} \text{ (aq)} + 2\, Cl^{\ominus} \text{ (aq)} \qquad \Delta_R H = - x \text{ kJ}$$

Die Lösungsgleichgewichte gehorchen dem Prinzip vom kleinsten Zwang. Allerdings handelt es sich hier um *heterogene Gleichgewichte*. Der Bodenkörper bildet eine feste Phase, während die Lösung eine homogene, flüssige Phase bildet.

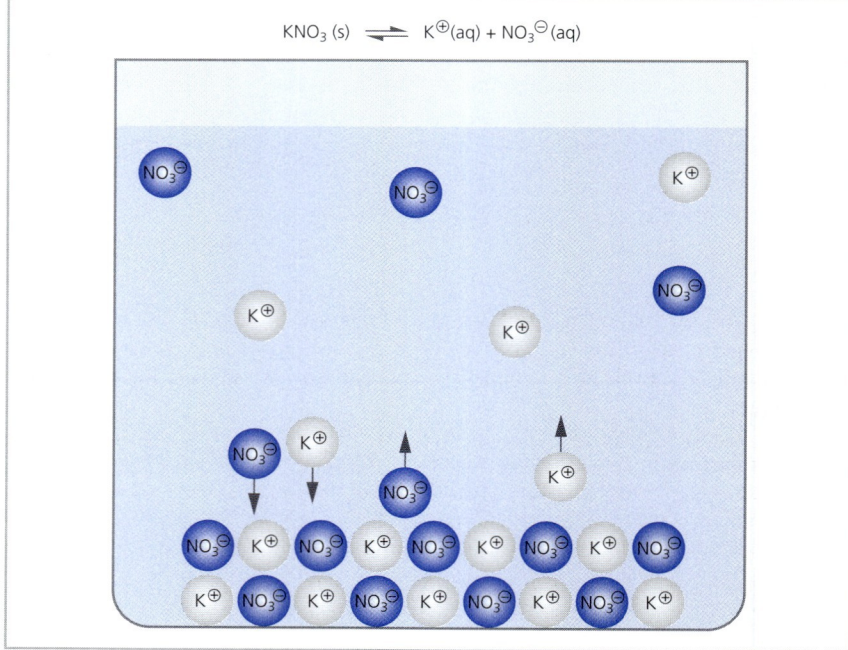

Abb. 9.4 Lösungsgleichgewicht in einer gesättigten Lösung von Kaliumnitrat.

Wird in dem 1. Versuch die Konzentration eines Reaktionspartners, hier Kalium-Ionen oder Nitrat-Ionen erhöht, so verschiebt sich das Gleichgewicht in die Richtung, in welcher ein Teil der zugesetzten Ionen verbraucht wird. Der Zusatz von Natriumchlorid bleibt ohne Wirkung, da weder Natrium- noch Chlorid-Ionen Bestandteil des Lösungsgleichgewichtes sind.

Bei dem 2. Versuch weicht das Lösungsgleichgewicht der Temperaturerhöhung in Richtung des endothermen Reaktionsablaufs aus; Kaliumchlorid des Bodenkörpers geht in Lösung. Eine Temperaturerhöhung bei dem exotherm in Lösung gehenden Calciumchlorid bewirkt hier das Gegenteil, d. h. eine Verschiebung des Lösungsgleichgewichts, so dass Calciumchlorid ausfällt (s. Kap. 9.3.3).

Um aus einem Lösungsgleichgewicht Aussagen über die Löslichkeit eines Salzes machen zu können, muss dieses quantitativ erfasst werden. Da das Massenwirkungsgesetz hier für **schwer lösliche** Salze gültig ist, wird die Massenwirkungsgleichung gebildet. Die Massenwirkungsgleichung vereinfacht sich hier, weil der Bodenkörper (z. B. AgCl (s) oder BaSO$_4$ (s)) keinen Einfluss auf die gelösten Ionen hat. Als Beispiele für schwer lösliche Salze werden Silberchlorid und Bariumsulfat gewählt:

$$AgCl\ (s) \rightleftharpoons Ag^{\oplus}\ (aq) + Cl^{\ominus}\ (aq)$$

$$K_L = c(Ag^{\oplus}) \cdot c(Cl^{\ominus}) = \mathbf{2 \cdot 10^{-10}\ mol^2/l^2}$$

$$BaSO_4\ (s) \rightleftharpoons Ba^{2\oplus}\ (aq) + SO_4^{2\ominus}\ (aq)$$

$$K_L = c(Ba^{2\oplus}) \cdot c(SO_4^{2\ominus}) = \mathbf{1 \cdot 10^{-9}\ mol^2/l^2}$$

Die Gleichgewichtskonstante erhält in diesem Fall die Bezeichnung *Löslichkeitsprodukt* K_L, da es sich hier nur um das Produkt der Konzentrationen der gelösten Ionen handelt. Das Löslichkeitsprodukt wird wie folgt definiert:

DEFINITION

Das Löslichkeitsprodukt K_L ist bei gegebener Temperatur (meist 25 °C) ein Maß für die Löslichkeit eines Salzes. Es ist eine temperaturabhängige Größe. Je kleiner das Löslichkeitsprodukt eines Salzes ist, desto schlechter ist dessen Löslichkeit, d. h. desto geringer ist die Konzentration der gelösten Ionen in der gesättigten Lösung.

Sie erkennen, dass entsprechend dieser Definition Silberchlorid schlechter löslich ist als Bariumsulfat.

In Tabelle 9.1 sind die Löslichkeitsprodukte einiger schwer löslicher Salze aufgeführt.

Zu beachten ist, dass die einfache Formulierung für K_L nicht bei leicht löslichen Salzen gilt. Da bei diesen eine **hohe Sättigungskonzentration** vorliegt, kommt es zu Wechselwirkungen zwischen den Ionen.

Tab. 9.1 Löslichkeitsprodukte einiger schwer löslicher Salze in Wasser bei 25 °C (auf die Angabe der Einheit des Löslichkeitsproduktes wird verzichtet).

Salz	K_L	Salz	K_L
AgBr	$5 \cdot 10^{-13}$	Ca(OH)$_2$	$4 \cdot 10^{-6}$
AgCl	$2 \cdot 10^{-10}$	CaSO$_4$	$2 \cdot 10^{-5}$
AgI	$8 \cdot 10^{-17}$	Fe(OH)$_3$	$5 \cdot 10^{-38}$
Al(OH)$_3$	$2 \cdot 10^{-33}$	Hg$_2$Cl$_2$	$2 \cdot 10^{-18}$
Ba(OH)$_2$	$5 \cdot 10^{-3}$	Mg(OH)$_2$	$1 \cdot 10^{-12}$
BaSO$_4$	$1 \cdot 10^{-9}$	PbCl$_2$	$2 \cdot 10^{-5}$
CaCO$_3$	$9 \cdot 10^{-9}$	PbS	$3 \cdot 10^{-28}$
CaF$_2$	$2 \cdot 10^{-10}$	ZnS	$1 \cdot 10^{-24}$

9.4.2 Autoprotolyse des Wassers und pH-Wert

In Kapitel 7.2.5 wurde Wasser als Ampholyt beschrieben. Das Wassermolekül kann dementsprechend Protonen aufnehmen und abgeben. Dieser Vorgang läuft in äußerst geringem Ausmaß auch zwischen den einzelnen Wassermolekülen ab und wird deswegen als *Autoprotolyse* (griech. *auto*: selbst) des Wassers bezeichnet:

$$H_2O + H_2O \rightleftharpoons H_3O^\oplus + OH^\ominus$$

Durch Leitfähigkeitsmessung ist es möglich die Konzentrationen der Oxonium- und Hydroxid-Ionen in reinstem Wasser zu bestimmen. Diese betragen bei 25 °C:

$$c(H_3O^\oplus) = 1,00 \cdot 10^{-7} \text{ mol/l}, \; c(OH^\ominus) = 1,00 \cdot 10^{-7} \text{ mol/l}$$

Sollen die Protolyseverhältnisse im Wasser erfasst werden, so wird die entsprechende Massenwirkungsgleichung formuliert:

$$K_C = \frac{c(H_3O^\oplus) \cdot c(OH^\ominus)}{c^2(H_2O)}.$$

Zur Berechnung der Gleichgewichtskonstante fehlt noch die Konzentration c des Wassers: (Die Masse von 1 l Wasser bei 25 °C beträgt 997 g)

$$n(H_2O) = \frac{m(H_2O)}{M(H_2O)} = \frac{997 \text{ g}}{18 \text{ g/mol}} = 55,4 \text{ mol}$$

$$c(H_2O) = \frac{n}{V} = \frac{55,4 \text{ mol}}{1 \text{ l}} = \mathbf{55,4 \text{ mol/l}}$$

Die Konzentration der Wassermoleküle ändert sich – bei Reaktionen – nur geringfügig, kann damit als konstant betrachtet werden und mit K_C zu einer neuen Konstante K_W zusammengefasst werden:

$$K_W = K_C \cdot c^2(H_2O) = c(H_3O^\oplus) \cdot c(OH^\ominus)$$

K_W wird als das *Ionenprodukt des Wasser* bezeichnet und beträgt bei 25 °C $K_W = 1,00 \cdot 10^{-7}$ mol/l $\cdot$ 1,00 $\cdot 10^{-7}$ mol/l = $\mathbf{1,00 \cdot 10^{-14}}$ **mol²/l²**. Das Ionenprodukt des Wassers wird wie folgt definiert:

DEFINITION

Das Produkt der Konzentrationen der Oxonium- und Hydroxid-Ionen in reinstem Wasser wird als Ionenprodukt des Wassers bezeichnet. Es ist eine temperaturabhängige Konstante und beträgt bei 25 °C $K_W = 1,00 \cdot 10^{-14}$ mol²/l².

Wird Wasser Säure zugesetzt, so verschiebt sich das Gleichgewicht gemäß dem Prinzip vom kleinsten Zwang. $c(H_3O^\oplus)$ vergrößert sich und $c(OH^\ominus)$ wird geringer, da K_W, d.h. das Produkt der Konzentrationen der $H_3O^\oplus$-Ionen und $OH^\ominus$-Ionen, konstant bleiben muss. Umgekehrt wird bei Zusatz einer alkalischen Lösung zu Wasser das Gleichgewicht derart verschoben, dass

$c(OH^\ominus)$ steigt und $c(H_3O^\oplus)$ sinkt, damit K_W konstant bleibt. In einer sauren Lösung sind demnach stets auch Hydroxid-Ionen und in einer alkalischen Lösung stets auch Oxonium-Ionen enthalten. Das Ionenprodukt K_W des Wassers gilt ebenso für verdünnte saure und alkalische Lösungen.

Das Ionenprodukt des Wassers ermöglicht es, den sauren bzw. alkalischen Charakter einer Lösung quantitativ zu erfassen.

pH-Wert

Da jede Lösung, ob sauer oder alkalisch, Oxonium-Ionen und Hydroxid-Ionen enthält, reicht es zur Charakterisierung aus, eine der beiden Konzentrationen anzugeben. Man hat sich darauf geeinigt, die Oxonium-Ionen-Konzentration $c(H_3O^\oplus)$ anzugeben. Wenn für diese Konzentration z. B. 0,0000001 mol/l geschrieben wird, ist dies nicht anschaulich, genauso wenig, wenn in der Potenzschreibweise $1 \cdot 10^{-7}$ mol/l geschrieben wird. Deswegen ist der *pH-Wert* eingeführt worden.

---DEFINITION---

Der pH-Wert ist der negative Zehner-Logarithmus des Zahlenwertes der Oxonium-Ionen-Konzentration $c(H_3O^\oplus)$.

$$pH = -\lg c(H_3O^\oplus)$$

BEISPIELE

- Eine Salzsäure hat $c(H_3O^\oplus) = 1 \cdot 10^{-1}$ mol/l
  pH = 1
- Eine verdünnte Schwefelsäure hat $c(H_3O^\oplus) = 0,001$ mol/l $= 1 \cdot 10^{-3}$ mol/l
  pH = 3
- Eine Natronlauge hat $c(OH^\ominus) = 0,01$ mol/l ($= 1 \cdot 10^{-2}$ mol/l)
  $c(H_3O^\oplus) \cdot c(OH^\ominus) = 1,00 \cdot 10^{-14}$ mol²/l²

  $$c(H_3O^\oplus) = \frac{1,00 \cdot 10^{-14} \text{ mol}^2/\text{l}^2}{c(OH^\ominus)} = \frac{1,00 \cdot 10^{-14} \text{ mol}^2/\text{l}^2}{1 \cdot 10^{-2} \text{ mol/l}} = 1 \cdot 10^{-12} \text{ mol/l}$$

  pH = 12
- Eine verdünnte Schwefelsäure hat $c(H_3O^\oplus) = 0,05$ mol/l ($= 5 \cdot 10^{-2}$ mol/l)
  $-\lg$ von $5 = -0,7$, $-\lg$ von $10^{-2} = 2$
  pH $= -0,7 + 2 = $ 1,3

In der Zusammenfassung von Kapitel 7.2 erfuhren Sie, dass sich die Eigenschaften „sauer" und „alkalisch" von Lösungen mit dem pH-Wert messen lassen. Jetzt erkennen Sie, dass diese Einteilung auf der Oxonium-Ionen- und Hydroxid-Ionen-Konzentration beruht. Dabei reicht die Angabe der Oxonium-Ionen-Konzentration, da mit dieser über das Ionenprodukt des Wassers auch die Hydroxid-Ionen-Konzentration feststeht. Lösungen lassen sich unter diesem Gesichtspunkt wie folgt einteilen:

- Eine Lösung ist *sauer*, wenn $c(H_3O^\oplus)$ größer als 10^{-7} mol/l bzw. der pH-Wert kleiner als 7 ist.
- Eine Lösung ist *alkalisch*, wenn $c(H_3O^\oplus)$ kleiner als 10^{-7} mol/l bzw. der pH-Wert größer als 7 ist.
- Eine Lösung ist *neutral*, wenn $c(H_3O^\oplus) = 10^{-7}$ mol/l bzw. der pH-Wert 7 ist.

Ist der pH-Wert einer wässrigen Lösung vorgegeben, so lässt sich daraus die Oxonium-Ionen-Konzentration der Lösung ermitteln. Diese ergibt sich aus der Beziehung:

$$c(H_3O^{\oplus}) = 10^{-pH} \text{ mol/l}$$

BEISPIELE Eine Schwefelsäurelösung zeigt einen pH 4. Welche Oxonium-Ionen-Konzentration besitzt diese Lösung?

$$c(H_3O^{\oplus}) = 10^{-4} \text{ mol/l}$$

Eine Kalilauge zeigt einen pH 11. Welche Hydroxid-Ionen-Konzentration besitzt diese Lösung?

$$c(H_3O^{\oplus}) = 1 \cdot 10^{-11} \text{ mol/l dann ist } c(OH^{\ominus}) = 1 \cdot 10^{-3} \text{ mol/l}$$

Autoprotolyse in nicht wässrigen Flüssigkeiten

Für Reaktionen, die in nicht wässrigen Flüssigkeiten ablaufen ist es von Belang, dass eine ganze Reihe dieser Flüssigkeiten auch Autoprotolyse zeigt. Als Beispiele dienen hier Ethanol und Essigsäure:

$$C_2H_5OH + C_2H_5OH \rightleftharpoons C_2H_5OH_2^{\oplus} + C_2H_5O^{\ominus}$$

$$CH_3COOH + CH_3COOH \rightleftharpoons CH_3COOH_2^{\oplus} + CH_3COO^{\ominus}$$

9.4.3 Stärke von Säuren und Basen

Wird 0,1 mol Schwefelsäure in einem 1000-ml-Messkolben mit Wasser auf 1000,0 ml (1 l) aufgefüllt, so misst man in der Lösung den pH 1. Wird dagegen 0,1 mol Essigsäure 99 % in einem 1000-ml-Messkolben von mit Wasser auf 1000,0 ml (1 l) aufgefüllt, so misst man in der Lösung einen pH-Wert von ca. 3.

Begründung für die unterschiedliche Säurestärke:
- **Starke Säuren** wie Schwefelsäure sind Säuren, die in wässriger Lösung ihre Protonen vollständig abgeben.
- **Schwache Säuren** wie Essigsäure sind Säuren, die in wässriger Lösung ihre Protonen nicht vollständig abgeben.

Zu den starken Säuren gehören auch Salzsäure und Salpetersäure. Bei Essigsäure dagegen handelt es sich um eine *schwache Säure*. Auf die Protolyse dieser Säure lässt sich das Massewirkungsgesetz anwenden. Das Protolysegleichgewicht liegt weit auf der linken Seite:

$$CH_3COOH + H_2O \rightleftharpoons CH_3COO^{\ominus} + H_3O^{\oplus}$$

Verallgemeinert: $HA + H_2O \rightleftharpoons A^{\ominus} + H_3O^{\oplus}$

Die gleiche Betrachtung kann auch für Basen angestellt werden. So sind die Hydroxid-Ionen der Natronlauge eine starke Base (s. Kap. 7.2 Zusammenfassung). Ammoniak ist eine schwache Base. Das Protolysegleichgewicht liegt weit auf der linken Seite, d. h. die Hydroxid-Ionen-Konzentration ist wesentlich kleiner als es der Ausgangskonzentration der Ammoniak-Lösung entspricht.

$$NH_3 + H_2O \rightleftharpoons NH_4^{\oplus} + OH^{\ominus}$$

Verallgemeinert: $B + H_2O \rightleftharpoons BH^{\oplus} + OH^{\ominus}$

Soll die Stärke verschiedener Säuren bzw. Basen miteinander verglichen werden, wie es für den Laboralltag notwendig ist, so muss diese Größe quantitativ erfasst werden. Da das Massenwirkungsgesetz auf das Protolysegleichgewicht angewandt werden kann, wird für schwache Säure und Basen jeweils die Massenwirkungsgleichung formuliert. Dabei ist als Bezugssäure und Bezugsbase der Ampholyt Wasser festgelegt:

$$\text{Schwache Säure: } K_C = \frac{c(H_3O^{\oplus}) \cdot c(A^{\ominus})}{c(HA) \cdot c(H_2O)}$$

Die Konzentration des Wassers $c(H_2O)$ kann in verdünnten Lösungen als konstant betrachtet werden (bei 25 °C 55,4 mol/l, s. Ionenprodukt des Wassers) und mit K_C zur *Säurekonstante* K_S zusammengefasst werden:

$$K_S = K_C \cdot c(H_2O) = \frac{c(H_3O^{\oplus}) \cdot c(A^{\ominus})}{c(HA)}$$

Der K_S-Wert für Essigsäure beträgt z. B. ca. $1 \cdot 10^{-5}$ mol/l (genau $1 \cdot 10^{-4,75}$ mol/l)

$$\text{Schwache Basen: } K_C = \frac{c(BH^{\oplus}) \cdot c(OH^{\ominus})}{c(B) \cdot c(H_2O)}$$

Die Konzentration des Wassers $c(H_2O)$ kann auch hier wieder als konstant betrachtet werden (bei 25 °C 55,4 mol/l) und mit K_C zur *Basenkonstante* K_B zusammengefasst werden:

$$K_B = K_C \cdot c(H_2O) = \frac{c(BH^{\oplus}) \cdot c(OH^{\ominus})}{c(B)}$$

Der K_B-Wert für Ammoniak beträgt z. B. ebenfalls ca. $1 \cdot 10^{-5}$ mol/l (genau $1 \cdot 10^{-4,75}$ mol/l).

Die Säurekonstante K_S und die Basenkonstante K_B sind von der Temperatur abhängig, aber unabhängig von der Konzentration der eingesetzten Säure oder Base.

Je kleiner der K_S- oder der K_B-Wert einer Säure bzw. Base ist, desto schwächer ist die Säure oder die Base.

Auch hier ist die Potenzschreibweise wenig anschaulich zur übersichtlichen Darstellung von Säure- und Basenstärken. Ähnlich wie bei dem pH-Wert wird deshalb der negative Zehnerlogarithmus der K_S- und K_B-Werte gebildet und als pK_S- und pK_B-Werte zur Charakterisierung von Säuren und Basen herangezogen.

Tab. 9.2 pK_S- und pK_B-Werte von ausgewählten Säuren und Basen in wässriger Lösung.

Säure	pK_S	Base	pK_B
$HSO_4^\ominus$	1,96	$OH^\ominus$	−1,74
H_3PO_4 für das erste Proton	2,13	$S^{2\ominus}$	1,00
HCOOH Ameisensäure	3,75	$CO_3^{2\ominus}$ für die Aufnahme eines Protons zum $HCO_3^\ominus$ (Hydrogencarbonat)	3.60
CH_3COOH	4,75	$N(CH_3)_3$ Triethylamin	4,19
H_2CO_3	6,35	NH_3	4,75
$H_2PO_4^\ominus$ Dihydrogenphosphat	7,21	Codein	6,05
$HPO_4^{2\ominus}$ Monohydrogenphosphat	12,32	$HS^\ominus$ Hydrogensulfid	7,08

(Säurestärke nimmt ab / Basenstärke nimmt ab)

BEISPIELE
- Essigsäure hat den K_S-Wert = $1 \cdot 10^{-4,75}$ mol/l.
  pK_S = 4,75
- Der K_S-Wert von Acetylsalicylsäure beträgt $10^{-3,70}$ mol/l.
  pK_S = 3,70. Die Acetylsalicylsäure ist also eine stärkere Säure als Essigsäure.
- Der K_B-Wert des Alkaloids *Atropinbase* beträgt $1 \cdot 10^{-10,00}$ mol/l.
  pK_B = 10,00. *Atropinbase* ist demnach eine schwächere Base als Ammoniak.

Für die Handhabung von Säuren und Basen im Labor und auch als Arzneimittel sind pK_S- und pK_B-Werte ein sinnvolles Einteilungskriterium. Der pH-Wert ist zu diesem Zweck untauglich, da er, wie oben erläutert, von der Ausgangskonzentration der Säure oder Base abhängig ist. Tabelle 9.2 gibt pK_S- und pK_B-Werte von ausgewählten Säuren und Basen wieder.

Mehrprotonige Säuren
In Kapitel 7.2.5 wurden die mehrprotonigen Säuren als Säuren vorgestellt, deren Moleküle mehr als ein Proton abgeben können.

Während die Schwefelsäure bezüglich der ersten Protolysestufe vollständig protolysiert, spaltet das dabei entstehende Hydrogensulfat-Anion $HSO_4^\ominus$ sein Proton in wässriger Lösung nur teilweise ab. Es lässt sich hier also ein pK_S-Wert angeben (s. Tab. 9.2). Mit pK_S 1,96 ist das Hydrogensulfat noch eine relativ starke Säure.

Die Phosphorsäure besitzt **drei** pK_S-Werte, da drei Protolysestufen möglich sind (s. Kap. 7.2.5 und Tab. 9.2).

9.4.4 Protolyse von Salzen (Säure-Base-Reaktionen in Salzlösungen)

Da Salze als Neutralisationsprodukte von Säuren und Basen zu verstehen sind (s. Kap. 7.2.5), wäre zu erwarten, dass die wässrigen Lösungen von Salzen neutral reagieren. Löst man die Salze Natriumchlorid, Ammoniumchlorid und Natriumacetat in Wasser und misst die pH-Werte dieser Lösungen, so ergibt nur Natriumchlorid einen pH-Wert im neutralen Bereich. Ammoniumchlorid-Lösung reagiert sauer und Natriumacetat-Lösung reagiert alkalisch. Da bei der Verarbeitung von Wirkstoffen häufig Salze als Hilfsstoffe eingesetzt werden, ist es demnach wichtig zu wissen, wie ein Salz in Wasser reagiert. Man stelle sich nur vor, wie Augentropfen das Auge beeinträchtigen würden, wenn man zur Isotonisierung Ammoniumchlorid statt Natriumchlorid verwenden würde!

Die Erklärung für die unterschiedlichen pH-Werte von Salzen in wässriger Lösung liefert die Säure-Base-Defintion nach Brønsted (s. Kap. 7.2.4).

In der Ammoniumchlorid-Lösung reagiert das Ammonium-Ion mit einem pK_S-Wert von 9,25 als schwache Säure:

$$NH_4^{\oplus} + H_2O \rightleftharpoons NH_3 + \mathbf{H_3O^{\oplus}}$$

Die Chlorid-Ionen als Anionen einer starken Säure (HCl) sind eine sehr schwache Base und gehen mit Wasser keine Säure-Base-Reaktion ein. Die Ammoniumchlorid-Lösung reagiert deswegen also sauer.

In der Natriumacetat-Lösung reagieren die Natrium-Ionen, wie auch andere Alkali- und Erdalkali-Ionen nicht mit dem Wasser. Die Acetat-Ionen mit einem pK_B-Werte von 9,25 reagieren als schwache Base:

$$CH_3COO^{\ominus} + H_2O \rightleftharpoons CH_3COOH + \mathbf{OH^{\ominus}}$$

Die Natriumacetat-Lösung reagiert deswegen alkalisch.

Die Natriumchlorid-Lösung zeigt eine fast neutrale Reaktion, weil weder die Kationen noch die Anionen dieses Salzes mit Wasser in einem nennenswerten Ausmaß reagieren. Auch die Lösung von Ammoniumacetat in Wasser ergibt eine fast neutrale Reaktion, weil die Säurestärke der Ammonium-Ionen in etwa der Basenstärke der Acetat-Ionen entspricht.

Eine Besonderheit stellen einige hydratisierte Metall-Ionen dar. So reagiert z. B. eine Eisen(III)-chlorid-Lösung sauer:

$$[Fe(H_2O)_6]^{3\oplus} + H_2O \rightleftharpoons [Fe(OH)(H_2O)_5]^{2\oplus} + \mathbf{H_3O^{\oplus}}$$

Das dreifach positiv geladene Eisen-Ion polarisiert ein Wassermolekül in seiner Nachbarschaft im Komplex derart stark, dass es ein Proton an das Wasser des Lösungsmittels abgeben kann. Da Eisensalze auch als Antianämika eingesetzt werden, sind solche chemischen Eigenschaften zu beachten.

Die Säure-Base-Reaktionen von Salzen werden als Merksatz und Faustregel zusammengefasst:

MERKSATZ UND FAUSTREGEL

Das Lösen eines Salzes in Wasser kann eine saure, alkalische oder neutrale Lösung ergeben. Ursache für die unterschiedlichen pH-Werte sind gemäß Brønsted die Säure-Base-Reaktionen der Kationen und Anionen des Salzes mit den Wassermolekülen. Als Faustregel kann gelten:

- Salze starker Säure und schwacher Basen reagieren sauer.
- Salze starker Basen und schwacher Säuren reagieren alkalisch.
- Salze starker Säuren und starker Basen sowie schwacher Säuren und schwacher Basen reagieren in etwa neutral.

9.4.5 Pufferung und Pufferlösungen

Stoffwechselreaktionen laufen im menschlichen Organismus in der Regel nur in einem konstanten pH-Bereich ab (z. B. Blut pH 7,37 – 7,43). Der Körper muss also bei Anfallen von sauer oder alkalisch reagierenden Stoffwechselprodukten dafür sorgen, dass diese den pH-Wert nicht wesentlich verändern. Dies geschieht durch *Pufferung* mit physiologischen *Pufferlösungen* bzw. *Puffersystemen*. Auch im Labor ist häufig ein Arbeiten bei konstantem pH-Wert erforderlich z. B. bei der komplexometrischen Titration von Magnesium im Magnesiumchlorid gemäß Ph. Eur. Hier wird ein konstanter pH-Wert von 10,0 durch Pufferung mit einer Pufferlösung Ph. Eur. gewährleistet.

Der Erklärung wird eine Definition vorangestellt:

DEFINITION

Das Konstanthalten des pH-Wertes trotz Änderung der Oxonium-Ionenkonzentration durch äußere Einflüsse wird als *Pufferung* bezeichnet. Pufferung wird mit *Pufferlösungen* erreicht. Dies sind Systeme, die auf Zusatz von sauren oder alkalischen Lösungen nur mit einer sehr geringen Änderung des pH-Wertes reagieren.

Der folgende Versuch führt in den Mechanismus von Puffersystemen ein.

Versuch zur Pufferung

Versuchsanordnung:

a) 50 ml Essigsäure (0,1 mol/l) werden mit 50 ml Natriumacetat-Lösung (0,1 mol/l) versetzt. Damit liegen 100 ml Pufferlösung vor. Der pH-Wert der Pufferlösung wird mit dem pH-Meter bestimmt. Er liegt bei ca. pH 5.

b) In zwei 50-ml-Erlenmeyerkolben werden jeweils 50 ml der Pufferlösung aus a. gegeben. In zwei weitere 50-ml-Erlenmeyerkolben werden jeweils 50 ml gereinigtes Wasser gefüllt.

c) Der ersten 50-ml-Portion Pufferlösung aus a. wird 1 ml Salzsäure (0,1 mol/l) zugesetzt, der zweiten 50 ml-Portion Pufferlösung aus a. wird 1 ml Natronlauge (0,1 mol/l) zugesetzt. Nach dem Zusatz der Säure bzw. Lauge wird der pH-Wert gemessen.

d) Mit den beiden Wasserportionen wird wie bei c. verfahren und ebenfalls der pH-Wert gemessen.

Beobachtung: Die Pufferlösung aus Essigsäure und Natriumacetat zeigt bei dem Säure- und Laugenzusatz nur eine geringfügige pH-Änderung (Änderung in der zweiten Dezimale).

Das gereinigte Wasser reagiert auf den Säure- und Laugenzusatz mit einem pH-Sprung um ein bis zwei pH-Einheiten.

Gleichgewichte in wässrigen Lösungen

Auswertung: Die äquimolare („gleichmolare") Mischung aus Essigsäure und Natriumacetat ist in der Lage kleinere Stoffmengen an Oxonium- und Hydroxid-Ionen abzufangen, so dass sich der pH-Wert der Lösung nur geringfügig ändert. Die Mischung ist gemäß der oben gegebenen Definition eine Pufferlösung und wird auch als *Acetat-Pufferlösung* bezeichnet. Es liegt die Mischung einer schwachen Säure (Essigsäure) mit dem Salz der korrespondierenden Base (Natriumacetat) als Puffersystem vor. Da die Natrium-Ionen an dem Puffervorgang nicht teilnehmen, kann das Puffersystem wie folgt formuliert werden:

Versuch zur Pufferung

$$HAc + H_2O \rightleftharpoons Ac^\ominus + H_3O^\oplus \quad (HAc = Essigsäure)$$
$$(Ac^\ominus = Acetat\text{-}Ionen)$$

Dieses System reagiert auf Zusatz von Oxonium-Ionen, in dem die Acetat-Ionen als Base die Oxorium-Ionen abfangen und Essigsäure bilden:

$$HAc + H_2O \rightleftharpoons Ac^\ominus + \mathbf{H_3O^\oplus}$$

Es erfolgt eine Verschiebung des Gleichgewichtes nach links.
Auf Zusatz von Hydroxid-Ionen (Verringerung der Oxonium-Ionenkonzentration) reagiert das System durch eine Verschiebung des Gleichgewichtes nach rechts in dem die schwache Säure Protonen an die Hydroxid-Ionen abgibt:

$$HAc + \mathbf{OH^\ominus} \rightleftharpoons Ac^\ominus + H_2O$$

Analog zu dem Puffersystem *schwache Säure + Salz der korrespondierenden Base* bilden auch *schwache Basen* in Mischung mit dem *Salz ihrer korrespondierenden Säuren* Puffersysteme. Hierher gehört z. B. die *Ammoniumchlorid-Pufferlösung*. Da die Chlorid-Ionen an dem Puffervorgang nicht teilnehmen, kann das Puffersystem wie folgt formuliert werden:

$$NH_3 + H_2O \rightleftharpoons NH_4^\oplus + OH^\ominus$$

Auf Zusatz von Hydroxid-Ionen reagiert das System durch eine Verschiebung des Gleichgewichtes nach links, in dem die Säure Protonen an die Hydroxid-Ionen abgibt:

$$NH_3 + H_2O \rightleftharpoons NH_4^\oplus + \mathbf{OH^\ominus}$$

Werden Oxonium-Ionen zugesetzt, weicht das System nach rechts aus, in dem die schwache Base Protonen von den Oxonium-Ionen aufnimmt:

$$NH_3 + \mathbf{H_3O^\oplus} \rightleftharpoons NH_4^\oplus + H_2O$$

Die Definition für Pufferlösungen kann nun entsprechend verallgemeinert werden:

---- **DEFINITION** ----

Puffersysteme sind Lösungen von schwachen Säuren und den Salzen ihrer korrespondierenden Basen oder Lösungen von schwachen Basen und den Salzen ihrer korrespondierenden Säuren. Diese Systeme werden Pufferlösungen genannt und reagieren auf Zusatz von Oxonium- oder Hydroxid-Ionen nur mit einer sehr geringen Änderung des pH-Wertes.

Die beiden oben erklärten Beispiele für Pufferlösungen lassen erkennen, dass die Fähigkeit Oxonium- und Hydroxid-Ionen abzufangen begrenzt ist durch die verfügbare Menge an schwacher Säure und korrespondierender Base bzw. schwacher Base und korrespondierender Säure. Es wird von der begrenzten *Pufferkapazität* von Pufferlösungen gesprochen.

Bei Puffersystemen sind **drei Merkmale** von Bedeutung:
- die Unempfindlichkeit des pH-Wertes gegenüber dem Zusatz geringer Mengen an sauren oder alkalischen Lösungen,
- die Pufferkapazität als die Fähigkeit, nur begrenzte Stoffmengen an Oxonium- und Hydroxid-Ionen abfangen zu können, ohne dass der vorgesehene pH-Bereich verlassen wird,
- der pH-Bereich, in dem gepuffert wird.

Für die Abschätzung des pH-Bereichs eines Puffersystems gilt als Faustregel, dass dieser dem pK_S-Wert (pK_B-Wert) der schwachen Säure (Base) entspricht. Für den äquimolaren Acetat-Puffer und Ammoniakchlorid-Puffer bedeutet dies also den pH-Bereich um 4,75 bzw. pH 9,25 (s. Tab. 9.2). Der pH-Wert von Pufferlösungen kann durch unterschiedliche Zusätze von sauren und alkalischen Lösungen in Grenzen auf einen gewünschten Wert eingestellt werden. Dies zeigen die vielfältigen Pufferlösungen von Ph. Eur. *4.1.3 Pufferlösungen*.

Wichtige Puffersysteme aus Labor und menschlichem Organismus

Im Folgenden werden wichtige Puffersysteme erklärt und Beispiele für ihr Vorkommen bzw. für ihre Anwendung gegeben.

Acetat-Pufferlösungen (s.o.) werden mit unterschiedlichem pH-Wert in Ph. Eur. aufgeführt. Acetat-Puffer finden ihren Einsatz hauptsächlich dann, wenn im Labor im sauren Bereich zwischen pH 3,5 und pH 6 gepuffert werden soll, z.B. Pufferlösung pH 3,5 *R* zur Grenzprüfung auf Schwermetalle.

Ammoniumchlorid-Puffer (s.o.) sind ebenfalls in Ph. Eur. aufgeführt. Sie werden im Bereich um pH 10 eingesetzt. Ammoniumchlorid-Pufferlösung wird gemäß Ph. Eur. z.B. bei der Grenzprüfung auf Magnesium und Erdalkalimetalle und bei der komplexometrischen Gehaltsbestimmung von Magnesium eingesetzt. Das wichtigste Puffersystem für die Regulation des Säure-Basehaushalts in den Nieren ist das Ammmoniak-Ammonium-Puffersytem.

Phosphatpuffer. Diese Puffersysteme werden von Ph. Eur. als Pufferlösungen mit einem pH-Wert von 2,0 bis 8,0 z.B. zur mikrobiologischen Wertbestimmung von Antibiotika angewandt. Ferner ist der Phosphatpuffer der wichtigste Puffer in der Zelle und in geringem Umfang auch im Blut. Hier wird im Bereich um pH 7 gepuffert. Das Puffersystem besteht in der Regel aus Dihydrogenphosphat (z.B. Kaliumdihydrogenphosphat) als schwacher Säure (s. Tab. 9.2) und Monohydrogenphosphat (z.B. Natriummonohydrogenphophat) als korrespondierender Base der schwachen Säure:

$$\mathbf{H_2PO_4^{\ominus}} + H_2O \rightleftharpoons \mathbf{HPO_4^{2\ominus}} + H_3O^{\oplus}$$

Dihydrogen-phosphat   Monohydrogen-phosphat

Auf Säurezusatz reagiert das Puffersystem mit einer Gleichgewichtsverschiebung nach links, in dem die Monohydrogenphosphat-Ionen als Base die Oxonium-Ionen abfangen und Dihydrogenphosphat als schwache Säure bilden:

$$H_2PO_4^{\ominus} + H_2O \rightleftharpoons HPO_4^{2\ominus} + \mathbf{H_3O^{\oplus}}$$

Auf Zusatz von Hydroxid-Ionen reagiert das System durch eine Verschiebung des Gleichgewichtes nach rechts, in dem das Dihydrogenphosphat als schwache Säure Protonen an die Hydroxid-Ionen abgibt:

$$H_2PO_4^\ominus + OH^\ominus \rightleftharpoons HPO_4^{2\ominus} + H_2O$$

Das Kohlensäure/Hydrogencarbonat-Puffersystem (Synonyme: Carbonat/Hydrogencarbonat-Puffersystem, Bicarbonat-Puffersystem). In Wasser gelöstes Kohlendioxid reagiert in ganz geringem Umfang mit dem Wasser zu Kohlensäure H_2CO_3. Die Kohlensäure lässt sich aus Wasser nicht isolieren. Sie reagiert in einer sich anschließenden Gleichgewichtsreaktion zu Hydrogencarbonat $HCO_3^\ominus$ weiter:

$$CO_2 + 2\,H_2O \rightleftharpoons H_2CO_3 + H_2O \rightleftharpoons HCO_3^\ominus + H_3O^\oplus \quad pK_S = 6{,}4$$

Auf Säurezusatz weicht das Puffersystem nach links aus, in dem die Hydrogencarbonat-Ionen als Base die Oxonium-Ionen abfangen und Kohlensäure als schwache Säure bilden (die Kohlensäure reagiert im Sinne des Gleichgewichts weiter zu Kohlendioxid und Wasser):

$$H_2CO_3 + H_2O \leftarrow HCO_3^\ominus + H_3O^\oplus$$

Auf Zusatz von Hydroxid-Ionen weicht das System nach rechts aus, in dem die Kohlensäure als schwache Säure Protonen an die Hydroxid-Ionen abgibt:

$$H_2CO_3 + OH^\ominus \rightarrow HCO_3^\ominus + H_2O$$

Das Kohlensäure/Hydrogencarbonat-Puffersystem ist das wichtigste Puffersystem zur Konstanthaltung des pH-Wertes im Blut im Bereich von pH 7,37 bis 7,43. Ein weiteres Puffersystem ist hier das Proteinpuffersystem, zu dem auch das Hämoglobin gehört (s. Kap. 17.4.2).

ZUSAMMENFASSUNG
Gleichgewichte in wässrigen Lösungen

In gesättigten Lösungen liegen **Lösungsgleichgewichte** als dynamische Gleichgewichte vor. Da für schwer lösliche Salze das Massenwirkungsgesetz gilt, lassen sich hier durch das **Löslichkeitsprodukt K_L** als vereinfachter Gleichgewichtskonstante quantitative Aussagen über die Löslichkeit dieser Salze machen.

In äußerst geringem Umfang läuft zwischen Wassermolekülen ein als **Autoprotolyse** bezeichneter Protonenübergang ab. Die quantitative Erfassung der Protolyseverhältnisse im Wasser führt zum **Ionenprodukt des Wassers K_W**, einer temperaturabhängigen Konstante (bei 25°C $K_W = 1{,}00 \cdot 10^{-14}$ mol²/l²). Da das Ionenprodukt des Wassers auch Gültigkeit für verdünnte saure und alkalische Lösungen besitzt, kann der saure und alkalische Charakter einer Lösung quantitativ über die Oxonium-Ionen-Konzentration erfasst werden. Vereinfacht und übersichtlich ist die Angabe des **pH-Wertes** als des negativen Zehnerlogarithmus der Oxonium-Ionen-Konzentration üblich. Lösungen lassen sich unter dem Gesichtspunkt des pH-Wertes in saure, neutrale und alkalische Lösungen einteilen. Autoprotolyse kann auch in nicht wässrigen Flüssigkeiten ablaufen.

Bei Säuren und Basen ist in Abhängigkeit vom Ausmaß der Protolyse, zwischen starken Säuren (Basen) und schwachen Säuren (Basen) zu unterscheiden. Im Gegensatz zu den starken Säuren (Basen), die vollständig protolysiert sind, liegt bei den schwachen Säuren (Basen) nur eine teilweise Protolyse vor, so dass bei diesen durch das Massenwirkungsgesetz eine quantitative Aussage über die Säurestärke (Basenstärke) möglich ist.

ZUSAMMENFASSUNG
Gleichgewichte in wässrigen Lösungen

Diese Aussage erfolgt über die **pK_S-** und **pK_B-Werte**. Je kleiner diese Werte sind, desto stärker ist die betreffende Säure oder Base! Bei mehrprotonigen Säuren sind mehrere Protolysestufen und damit auch mehrere pK_S-Werte möglich.

Beim Lösen eines Salzes in Wasser können die Kationen und Anionen des Salzes in unterschiedlichem Ausmaß mit den Wassermolekülen eine Protolysereaktion eingehen. In Abhängigkeit von den Säure-Base-Eigenschaften der Kationen und Anionen kommt es zu einer sauren, alkalischen oder neutralen Reaktion. Eine Faustregel ermöglicht es, die Reaktion eines Salzes in Wasser abzuschätzen.

Pufferung beruht auf dem Konstanthalten des pH-Wertes trotz Änderung der Oxonium-Ionenkonzentration. Sie hat große Bedeutung im menschlichen Organismus und im Labor. Pufferung erfolgt durch **Puffersysteme**. Dies sind in der Regel Mischungen schwacher Säuren (Basen) mit den Salzen der korrespondierenden Basen (Säuren). In Abhängigkeit von der Art des Puffersystems gibt es für jedes dieser Systeme einen optimalen pH-Wirkungsbereich. Die **Pufferkapazität** eines Puffersystems begrenzt dessen Fähigkeit, Oxonium- und Hydroxid-Ionen abzufangen. Ph. Eur. führt eine Vielzahl von Pufferlösungen für unterschiedliche Einsatzbereiche.

Fragen zu Kapitel 9.4

1. In einer Lösung von Cobalt(II)-chlorid in Wasser stellt sich folgendes Gleichgewicht ein (die Lösung hat eine rosa Farbe):

    $[Co(H_2O)_6]^{2\oplus} + 4\ Cl^{\ominus} \rightleftharpoons [CoCl_4]^{2\ominus} + 6\ H_2O$
    rosa   blau

    Die Sättigung der Lösung mit Natriumchlorid führt zu einer Farbänderung nach blau. Wird jetzt Wasser zugesetzt tritt wieder die rosa Farbe auf.
    a) Welchen Namen können Sie einer derartigen Reaktion geben?
    b) Auf welcher Seite liegt das Gleichgewicht nach dem Löseprozess?
    c) Erklären Sie die Farbänderungen nach Sättigung mit Natriumchlorid und anschließender Verdünnung mit Wasser.

2. Benennen Sie folgende Stoffe und ordnen Sie diese nach abnehmender Löslichkeit:

    $CaCO_3$, $CaSO_4$, $AgCl$, $Fe(OH)_3$, PbS

3. Begründen Sie, warum in einer gesättigten Kaliumnitrat-Lösung bei Verdünnen mit Wasser von dem Bodenkörper soviel Salz sich löst, bis die anfängliche Ionenkonzentration in der Lösung wieder erreicht ist.

4. Berechnen Sie das Löslichkeitsprodukt K_L einer gesättigten Blei(II)-chlorid-Lösung. Gegeben ist $c(Pb^{2\oplus}) = 1{,}7 \cdot 10^{-2}$ mol/l

5. Übungsaufgaben zum pH-Wert
    a) Eine Kaliumhydroxid-Lösung hat $c(OH^{\ominus}) = 0{,}00001$ mol/l. Welchen pH-Wert besitzt die Lösung?
    b) Eine verdünnte Salpetersäure hat $c(H_3O^{\oplus}) = 0{,}0001$ mol/l. Welchen pH-Wert besitzt die Lösung?
    c) Eine Salzsäure hat $c(H_3O^{\oplus}) = 0{,}025$ mol/l. Welchen pH-Wert besitzt die Lösung?
    d) Eine Natronlauge hat $c(OH^{\ominus}) = 0{,}005$ mol/l. Welchen pH-Wert besitzt die Lösung?
    e) Eine Kalilauge hat pH 10. Welche Hydroxid-Ionenkonzentration besitzt diese Kalilauge?

Fragen zu Kapitel 9.4

6. Wasser hat einen pK_S-Wert von 15,74 und Hydroxid-Ionen haben einen pK_B-Wert von −1,74. Welche qualitativen und quantitativen Aussagen können Sie aufgrund dieser Werte machen?

7. Wie reagiert das $[Al(H_2O)_6]^{3\oplus}$-Ion in Wasser? Bitte begründen Sie Ihre Antwort.

8. Begründen Sie, wie die folgenden Salze aus Ph. Eur. in Wasser reagieren:

    KNO_3, KI, $(NH_4)_2SO_4$, Atropinsulfat, K_2HPO_4

9. Erklären Sie am Beispiel des Acetatpuffers, dass Pufferung eine Anwendung des **Prinzips vom kleinsten Zwang** ist.

10. Erklären Sie, warum im menschlichen Organismus durch Pufferung bestimmte pH-Bereich eingehalten werden müssen.
    Informieren Sie sich in diesem Zusammenhang in der Literatur zur Fertigarzneimittelkunde, wann eine *Azidose* und wann eine *Alkalose* vorliegt.

11. Welchen Vorteil besitzen Pufferlösungen mit äquimolaren Anteilen von schwacher Säure (Base) und Salz der schwachen Säure (Base)?

12. Ph. Eur. lässt eine *Phosphat-Pufferlösung pH 7* aus Kaliumdihydrogenphosphat und Natriumhydroxid-Lösung herstellen. Begründen Sie, inwiefern auch hier ein Puffersystem vorliegt?

13. Teilen Sie die Ihnen bekannten Puffersysteme nach pH-Bereichen ein, in denen diese bevorzugt eingesetzt werden. Ergänzen Sie Ihre Zusammenstellung durch Pufferlösungen von Ph. Eur.

10 Maßanalytische Bestimmungen

In den vergangenen Kapiteln haben Sie die notwendigen theoretischen Grundlagen für maßanalytische Bestimmungen erarbeitet. Im Folgenden können Sie sich mit den praktischen und theoretischen Aspekten der Maßanalyse auseinandersetzen. Es erhebt sich die Frage, warum dies auch wichtig ist, wenn man die „Handgriffe" im Labor für dieses Gebiet gut beherrscht. Immer wieder auftretende Fehler auch im Routinebetrieb des Labors sind nur aufzudecken, wenn man weiß, was bei der Arbeit abläuft. Man ist bei der Fehlersuche sonst hilflos. Auch für die Fähigkeit abzuschätzen, ob das Ergebnis einer Bestimmung überhaupt möglich ist bzw. richtig sein kann, ist ein theoretisches Hintergrundwissen essentiell.

Einsatzbereiche für Maßanalytische Bestimmungen in Ph. Eur. sind u.a.:
- *Gehaltsbestimmungen* von Arzneistoffen (auch pflanzlicher Herkunft) z.B. bei dem Schmerzmittel *Ibuprofen* und Reagenzien, z.B. Perchlorsäure,
- *Einstellung* von Maßlösungen.

10.1 Gemeinsame Prinzipien maßanalytischer Bestimmungen

Bei den maßanalytischen Bestimmungen in diesem Kapitel geht es um *Titrationen* (frz. *titre*: Gehalt). Mittels verschiedener Titrationsverfahren wird in der Regel der Massenanteil oder die Stoffmengenkonzentration eines Arzneistoffs, eines Reagenz oder einer Maßlösung bestimmt. Dazu wird ein bestimmtes Volumen des zu untersuchenden Stoffes – die *Probelösung* – meist nach Zusatz von einigen Tropen *Indikatorlösung*, in kleinen Portionen mit einer *Maßlösung* bekannter Konzentration versetzt, bis die Maßlösung den gesamten zu untersuchenden Stoff aus der Probelösung verbraucht hat. Dieser Punkt wird meist durch den *Farbumschlag* eines *Indikators* (lat. *indicare*: anzeigen) (s. Kap. 7.2.3) angezeigt. Aus dem Volumen und der Konzentration der verbrauchten Maßlösung lässt sich der Massenanteil oder die Stoffmengenkonzentration des zu untersuchenden Stoffes berechnen.

Die Maßlösungen sind Lösungen bekannter Stoffmengenkonzentration z.B. Kaliumhydroxid-Lösung (0,1 mol/l) oder Ammoniumcer(IV)-sulfat-Lösung (0,01 mol/l). Sie sind in Ph. Eur. für die hier erklärten maßanalytischen Verfahren im Abschnitt *4.2.2 Maßlösungen* aufgeführt.

10.2 Säure-Base-Titration

10.2.1 Prinzip der Säure-Base-Titration

> Die Säure-Base-Reaktion wird in Ph. Eur. als Neutralisationsreaktion (s. Kap. 7.2.5) in wässriger Lösung als Gehaltsbestimmung zur Bestimmung der Stoffmengenkonzentration oder des Massenanteils einer Säure oder Base herangezogen.

Nicht ganz korrekt wird oft von *Azidimetrie* gesprochen, wenn es um die Titration von Säuren und von *Alkalimetrie*, wenn es um die Titration von alkalischen Lösungen geht. Die Erklärung des Prinzips der Säure-Base-Titration erfolgt an der Reaktion von Salzsäure und Natriumhydroxid-Lösung (meist kurz Natronlauge genannt).

Die Reaktionsgleichung zeigt, dass an der Neutralisationsreaktion nur die Oxonium- und Hydroxid-Ionen teilnehmen und die Natrium- und Chlorid-Ionen nicht an der Reaktion beteiligt sind:

$$H_3O^\oplus + Cl^\ominus + Na^\oplus + OH^\ominus \rightarrow Na^\oplus + Cl^\ominus + 2\ H_2O$$

Vereinfacht: $H_3O^\oplus + OH^\ominus \rightarrow 2\ H_2O$

Eine neutrale Lösung erhält man bei dieser Neutralisationsreaktion nur, wenn in der Säure genauso viel Oxonium-Ionen sind wie Hydroxid-Ionen in der Lauge. Bei der Säure-Base-Titration wird z. B. einem bestimmten Volumen Natronlauge mit der unbekannten Stoffmengenkonzentration (= Probelösung) so viel Salzsäure mit einer bekannten Stoffmengenkonzentration (= Maßlösung) tropfenweise zugesetzt, bis alle Hydroxid-Ionen der Natronlauge durch Oxonium-Ionen der Salzsäure neutralisiert sind. Dieser Punkt wird am Farbumschlag des Indikator erkannt, welcher der Natronlauge zugesetzt wurde. Es ist der *Äquivalenzpunkt* erreicht.

BEISPIEL

Aufgabe: Die Stoffmengenkonzentration einer ungefähr 0,1 molaren Natronlauge ist zu bestimmen.
Probelösung: 20,0 ml Natronlauge (mit Vollpipette abzumessen)
Maßlösung: Salzsäure (0,1 mol/l) (wird aus Bürette zugetropft)
Volumen V der zugetropften Maßlösung: 22,3 ml Salzsäure (0,1 mol/l)
Indikator: Methylrot-Lösung R
Berechnung von $c\,(OH^\ominus)$ (diese entspricht auch der Stoffmengenkonzentration an NaOH):

- Stoffmenge der Oxonium-Ionen in der zugesetzten Maßlösung:

$$c\,(H_3O^\oplus) = \frac{n\,(H_3O^\oplus)}{V(\text{Salzsäure})}$$

$$n\,(H_3O^\oplus) = c\,(H_3O^\oplus) \cdot V(\text{Salzsäure})$$

$$= 0{,}1\ \text{mol/l} \cdot 0{,}0223\ \text{l}$$

$$= 0{,}00223\ \text{mol} = \mathbf{2{,}23\ mmol}$$

- Stoffmenge der Hydroxid-Ionen in der Probelösung:

Aus der vereinfachten Neutralisationsgleichung (siehe oben) folgt:

$$n(OH^\ominus) = n(H_3O^\oplus) = \mathbf{2{,}23 \text{ mmol}}$$

- Stoffmengenkonzentration der Natronlauge in der Probelösung:

$$c(OH^\ominus) = \frac{\mathbf{n(OH^\ominus)}}{V(\text{Natronlauge})} \qquad V(\text{Natronlauge}) = 20{,}0 \text{ ml}$$

$$c(OH^\ominus) = \frac{\mathbf{2{,}23 \text{ mmol}}}{20 \text{ ml}} = 0{,}112 \text{ mmol/ml}$$

- **$c(NaOH) = 0{,}112$ mol/l**

Die genaue Stoffmengenkonzentration der Natronlauge beträgt 0,112 mol/l. Gemäß Ph. Eur liegt Natriumhydroxid-Lösung (0,122 mol/l) vor.

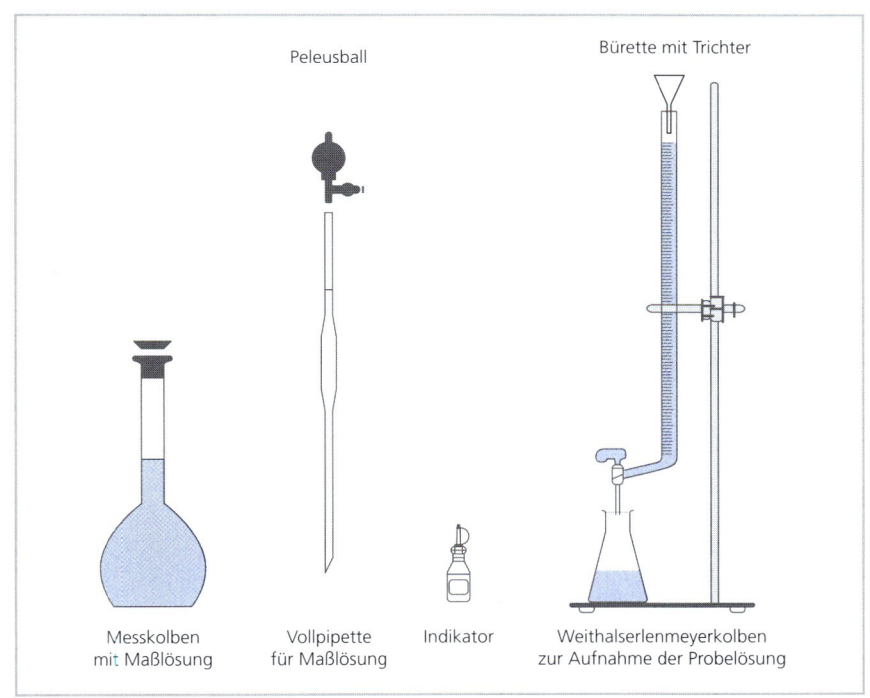

Abb. 10.1 Geräte für die Säure-Base-Titration.

(Peleusball, Bürette mit Trichter, Messkolben mit Maßlösung, Vollpipette für Maßlösung, Indikator, Weithalserlenmeyerkolben zur Aufnahme der Probelösung)

10.2.2 Optimierung durch Titrationskurven und Computereinsatz

Die Bestimmung des Äquivalenzpunktes anhand des Indikatorfarbumschlages ist ein relativ ungenaues Verfahren. Ein exakterer Äquivalenzpunkt wird über die Anfertigung einer *Titrationskurve* erlangt. Dazu wird die Veränderung des pH-Wertes der Probelösung in Abhängigkeit der zugetropften Maßlösung graphisch dargestellt. Abbildung 10.2 zeigt Titrationskurven für Säure-Base-Titrationen.

Die Kurve A für die Titration von 100,0 ml Salzsäure (0,1 mol/l) mit Natronlauge (1,0 mol/l) zeigt, dass der pH-Wert bei Zutropfen der Natronlauge zunächst flach, dann sprunghaft und schließlich wieder flach ansteigt. Zu Beginn der Titration entspricht der pH-Wert der vorgelegten Salzsäure, gegen Ende fast dem pH-Wert der Maßlösung Natronlauge.

Der Wendepunkt der Titrationskurve A entspricht dem Äquivalenzpunkt ($Ä_A$). Dieser liegt in der Mitte des pH-Sprunges, wo bei Zusatz von wenig Natronlauge der pH-Wert hochschnellt. Dem Kurvenbild entsprechend ist

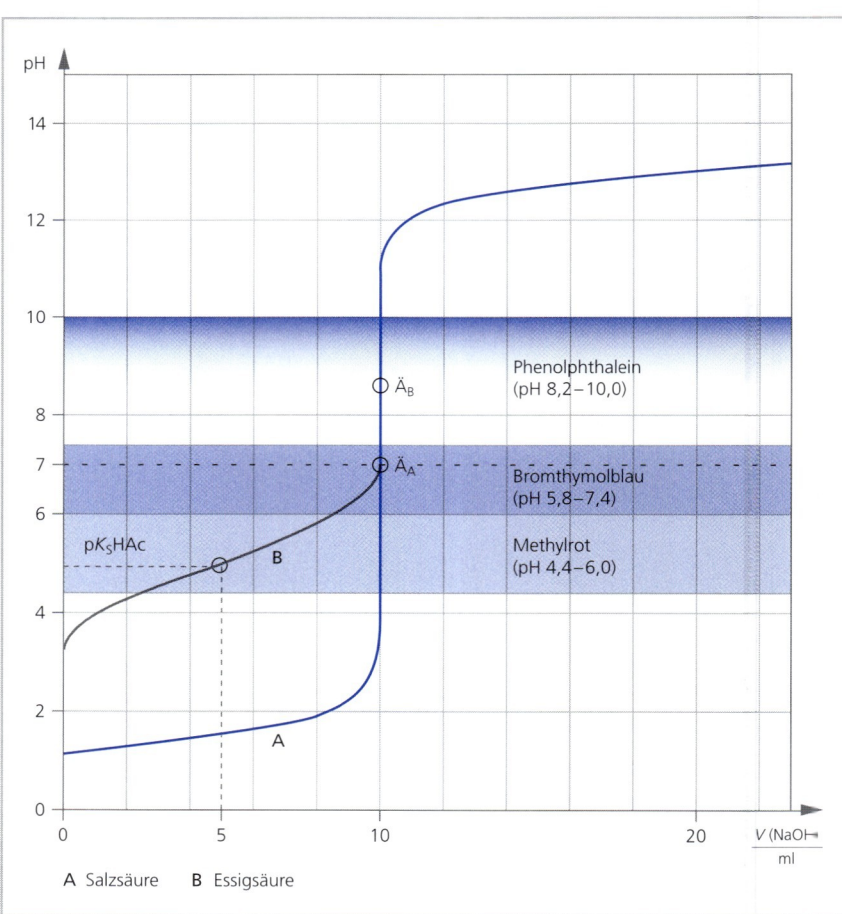

Abb. 10.2 Titrationskurven für Säure-Base-Titrationen (nach Eisner et al. 2001a).

der Indikator so zu wählen, dass sein *Umschlagbereich* in dem steilen Kurventeil um den Äquivalenzpunkt liegt und der Farbumschlag gut zu erkennen ist. Ph.Eur. gibt die Umschlagbereiche der Indikatoren an (z.B. Methylrot-Lösung *R*, Umschlagbereich: pH 4,4 (rot) bis 6,0 (gelb)). In Ph. Eur. wird die Bestimmung des Äquivalenzpunktes mit einem Potentiometer (pH-Meter, s. Kap. 7.2.3) als potentiometrische Endpunktbestimmung beschrieben.

Eine weitere Optimierung bietet der Einsatz eines Titrationsautomaten, wie er im Routinebetrieb im Labor die Regel ist. Messdaten einer derart durchgeführten Titration werden vom Computer aufgenommen und über ein spezielles Programm ausgewertet. Der Vorteil liegt u.a. in der Vermeidung von zahlreichen Fehlerquellen und in der exakten mathematischen Erfassung des Äquivalenzpunktes.

10.2.3 Prinzip der Säure-Base-Titration für die Titration einer schwachen Säure mit einer starken Base

Dieses Verfahren wird von Ph. Eur. für die Gehaltsbestimmung von *Essigsäure 99%* gewählt. Es wird hier ein Gehalt von mindestens 99,0 und höchstens 100,5 Prozent (*m/m*) gefordert. Als Maßlösung ist Natriumhydroxid-Lösung (1 mol/l) und als Indikator Phenolphthalein-Lösung *R* einzusetzen.

BEISPIEL

Aufgabe: Der Gehalt einer Essigsäure 99% ist gemäß Ph. Eur. zu bestimmen.

Probelösung: In einen Erlenmeyerkolben mit Schliffstopfen werden 25 ml Wasser genau eingewogen. Dazu werden 1,0 ml der Essigsäure gegeben und erneut genau gewogen.

Einwaage an Essigsäure: **1,045 g**

Maßlösung: Natriumhydroxid-Lösung (1 mol/l)

Indikator: Phenolphthalein-Lösung *R*

Rechenhilfe (Ph. Eur.): 1 ml Natriumhydroxid-Lösung (1 mol/l) entspricht 60,1 mg CH_3COOH.

Volumen *V* der zugetropften Maßlösung: **17,3 ml** Natriumhydroxid-Lösung (1 mol/l)

Berechnung:

Essigsäure in der Probelösung: $17,3 \cdot 60,1$ mg $= 1039,7$ mg $= 1,040$ g

Gehalt der Essigsäure $= \dfrac{100 \cdot 1,040}{1,045} =$ **99,5%**. Damit entspricht die Essigsäure 99% der Anforderung von Ph. Eur (s.o.).

Abbildung 10.2 gibt mit Kurve B die Titration von 100,0 ml Essigsäure (0,1 mol/l) mit Natronlauge (1,0 mol/l) wieder. Diese Titrationskurve weist einen kleineren pH-Sprung auf als die Titration einer starken Säure mit einer starken Base (der Begriff Base bezieht sich hier auf die Hydroxid-Ionen der Natronlauge!). Ferner liegt der Wendepunkt dieser Kurve zwischen pH 8 und pH 9. Damit befindet sich der Äquivalenzpunkt ($Ä_B$) im alkalischen Bereich. Die Erklärung dafür wurde in Kapitel 9.4.4 anhand der Säure-Base-Reaktionen in Salzlösungen beschrieben. Bei der Neutralisation von Essigsäure mit Natronlauge bildet sich das Salz Natriumacetat. Als Salz einer schwachen Säure und einer starken Base reagiert es alkalisch. Da der Äquivalenzpunkt bei dieser Titration nicht mit dem Neutralpunkt zusammen fällt, muss hier ein anderer Indikator gewählt werden. Ph. Eur. setzt deswegen Phenolphthalein-Lösung R (Umschlagbereich: pH 8,2 (farblos) bis 10,0 (rot)) ein. Die Titrationskurve weist noch einen zweiten Wendepunkt bei pH 4,75 auf. Dies ist der pK_S-Wert der Essigsäure.

10.2.4 Säure-Base-Titration in wasserfreiem Medium

Sehr schwache Basen wie z. B. *Coffein* (pK_B 13,9) würden bei Titration in wässrigem Medium Salze bilden, die durch Reaktion mit Wasser zu einer relativ hohen Oxonium-Ionenkonzentration führen (s. Kap. 9.4.4) und damit keine genaue Endpunktsbestimmung der Titration gestatten. Ein geeignetes Verfahren, dieses Problem zu umgehen, ist die *Titration in wasserfreiem Medium* wie z. B. wasserfreier Essigsäure mit der starken, vollständig protolysierten Perchlorsäure. Der Ablauf dieser Titration lässt sich in drei Teilschritten erklären:

1. Die schwache Base (B) reagiert mit dem Lösungsmittel Essigsäure unter Acetat-Ionenbildung:

$$B + CH_3COOH \rightarrow BH^{\oplus} + \mathbf{CH_3COO^{\ominus}}$$
$$\text{Acetat-Ionen}$$

2. Die Perchlorsäure reagiert mit Essigsäure unter Bildung von *Acetacidium-Ionen* (s. Kap. 9.4.2):

$$HClO_4 + CH_3COOH \rightarrow ClO_4^{\ominus} + \mathbf{CH_3COOH_2^{\oplus}}$$
$$\text{Acetacidium-Ionen}$$

3. Die Acetacidium-Ionen reagieren mit den Acetat-Ionen aus 1. zu Essigsäure:

$$\mathbf{CH_3COOH_2^{\oplus}} + \mathbf{CH_3COO^{\ominus}} \rightarrow 2\ CH_3COOH$$

Da 1 mol Base 1 mol Acetat-Ionen bildet, dieses wieder mit 1 mol Acetacidium-Ionen reagiert, das von 1 mol Perchlorsäure freigesetzt wurde, kann gesagt werden:

1 mol Perchlorsäure neutralisiert 1 mol schwache Base.

Die Endpunktbestimmung der Titration erfolgt nach Ph. Eur. potentiometrisch.

Beispiele für Säure-Base-Titrationen in wasserfreiem Medium sind die Gehaltsbestimmungen von Atropinsulfat, Codein und Nicethamid.

10.2.5 Indikatoren für Säure-Base-Titrationen

In diesem Abschnitt werden die Indikatoren für die Säure-Base-Titrationen erläutert.

Meist handelt es sich bei diesen Indikatoren um schwache organische Säuren (HInd) – oft Pflanzenfarbstoffe – deren korrespondierende Base (Ind$^-$) eine andere Farbe als die schwache Säure besitzt. In wässriger Lösung stellt sich ein für jeden Indikator charakteristisches, pH-abhängiges Säure-Base-Gleichgewicht ein.

Allgemein: HInd + H_2O ⇌ $Ind^{\ominus}$ + $H_3O^{\oplus}$
Indikatorsäure   korrespondierende
mit Farbe 1   Indikatorbase
                                  mit Farbe 2

Beispiel: Methylrot (HInd) + H_2O ⇌ Methylrot ($Ind^{\ominus}$) + $H_3O^{\oplus}$
rot   gelb

Damit ein Indikator vollständig von der einen in die andere Farbe umschlägt, muss ein *Umschlagbereich* von ca. zwei pH-Einheiten durchschritten werden. Ein Indikator wie in Abschnitt 10.2.2 aufgeführt ist dann für eine Säure-Base-Titration geeignet, wenn der pH-Wert des Äquivalenzpunktes innerhalb des Umschlagbereichs dieses Indikators liegt.

10.2.6 Urtitersubstanz

Nur wenige Maßlösungen können direkt aus genau abgewogenen Stoffen hergestellt werden. So lässt sich z. B. eine Salzsäure (1,0 mol/l) nicht exakt durch Einwaage aus *Salzsäure 36%* herstellen, weil während des Herstellungsvorganges Chlorwasserstoff entweicht. Es wird deswegen zunächst eine ungefähr genaue Maßlösung hergestellt und diese dann mit einer *Urtitersubstanz* genau eingestellt. Die Maßlösung Kaliumbromat-Lösung (0,02 mol/l) ist dagegen ein Beispiel, wo eine Maßlösung direkt aus einer Urtitersubstanz hergestellt werden kann.

Urtitersubstanzen sind haltbare Stoffe, die sich besonders rein darstellen und ohne Beeinträchtigung abwiegen lassen. Urtitersubstanzen, gemäß Ph. Eur. *4.2.1 Urtitersubstanzen für Maßlösungen* genannt, dienen wie oben aufgeführt zur Herstellung und Einstellung von Maßlösungen. Sie erhalten den Zusatz *RV*.

Einsatz von *Natriumcarbonat RV* zum Einstellen von Salzsäure (1,0 mol/l). **BEISPIEL**

Aufgabe:
Eine ungefähr genaue Salzsäure (1,0 mol/l) ist mit Natriumcarbonat *RV* einzustellen.

Durchführung gemäß Ph. Eur.:
„1,000 g Natriumcarbonat *RV* wird in 50 ml Wasser *R* gelöst. Nach Zusatz von 0,1 ml Methylorange-Lösung *R* wird mit der Salzsäure bis zur beginnenden Farbänderung nach Gelblichrot titriert, 2 min lang zum Sieden erhitzt und nach Abkühlen die wieder gelb gefärbte Lösung bis zum Farbumschlag nach Gelblichrot titriert. 1 ml Salzsäure (1,0 mol/l) entspricht 53,00 mg Na_2CO_3."

Verbrauch an Salzsäure (1,0 mol/l): **20,0 ml**

Berechnung des genauen Gehalts der Salzsäure:
Der Titration liegen folgende Reaktionsgleichungen und Stoffmengen zugrunde:

Na_2CO_3 + 2 HCl → 2 NaCl + H_2O + CO_2 ↑
1 mol   2 mol   2 mol   1 mol   1 mol

0,5 mmol ≙ 1 mmol

53,00 mg ≙ 1 mmol

1000 mg $\stackrel{\wedge}{=}$ 18,87 mmol (einer HCl genau 1,0 mol/l). Diese 18,87 mmol HCl sind nicht in 18,87 ml sondern in 20,0 ml enthalten.

$$c\,(\mathbf{HCl}) = \frac{n}{V} = \frac{18{,}87 \text{ mmol}}{20{,}0 \text{ ml}} = 0{,}94 \text{ mmol/ml} = \mathbf{0{,}94 \text{ mol/l}}$$

Die untersuchte Salzsäure ist eine Salzsäure (0,94 mol/l). Sie ist also „schwächer" als zunächst ausgewiesen. Die durch die *Einstellung* ermittelte Stoffmengenkonzentration 0,94 mol/l wird auch als Faktor *f* der Salzsäure bezeichnet. Wird für die eingestellte Salzsäure das Ergebnis nicht gleich in die Konzentrationsangabe mit einbezogen, so muss jeder später ermittelte Verbrauch dieser eingestellten Salzsäure mit dem Faktor multipliziert werden (s. Unterrichtsfach Chemisch-pharmazeutische Übungen). Bei anderen entsprechenden Maßlösungen ist genauso zu verfahren.

Auch die als Maßlösungen eingesetzten Salpeter- und Schwefelsäuren erfahren ihre Einstellung mit der Urtitersubstanz Natriumcarbonat *RV*.

10.3 Redox-Titration

In Kapitel 7.3 haben Sie sich intensiv mit Redox-Reaktionen befasst. Das Arzneibuch nutzt Redox-Reaktionen für zahlreiche Gehaltsbestimmungen durch Redox-Titration aber auch für Identitäts- und Reinheitsprüfungen.

10.3.1 Prinzip der Redox-Titration

> Ähnlich wie Säure-Base-Reaktionen dienen auch schnell und quantitativ ablaufende Redox-Reaktionen zu maßanalytischen Bestimmungen in wässerigen Lösungen. Eingesetzt werden hier leicht ineinander übergehende korrespondierende Redox-Paare (s. Kap. 7.3.4). Genutzt wird dabei die Eigenschaft von Oxidations- und Reduktionsmitteln stets in Stoffmengenverhältnissen zu reagieren, bei denen die abgegebene der aufgenommenen Anzahl von Elektronen entspricht (s. Kap. 7.3.7).

Als **Maßlösungen** sind Oxidationsmittel (z. B. Kaliumpermanganat-Lösung) und Reduktionsmittel (z. B. Natriumthiosulfat-Lösung) geeignet. Im Gegensatz zu Maßlösungen bei der Säure-Base-Titration, wo es um Protonenübergänge geht, sind bei der Redox-Titration Elektronenübergänge charakteristisch. Bei dem korrespondierenden Redox-Paar, das einer Maßlösung zugrunde liegt, ist es also auch wichtig zu wissen, **wie viele Elektronen** bei der Redox-Reaktion den Partner wechseln.

Die Herstellung einer Maßlösung für Redox-Titrationen erfolgt
- entweder aus der Urtitersubstanz (z. B. Kaliumbromat-Lösung (0,033 mol/l) aus Kaliumbromat *RV*), wobei eine Einstellung entfällt,
- oder aus der Substanz durch nachfolgende Einstellung mit einer bereits eingestellten Maßlösung, z. B. Natriumthiosulfat-Lösung (0,1 mol/l) aus Natriumthiosulfat, dann Einstellung mit Kaliumbromat-Lösung (0,033 mol/l).

Die Anzeige des **Äquivalenzpunktes** erfolgt bei der Redox-Titration elektrochemisch mit *Redox-Indikatoren*, mit *Stärke-Lösung* oder durch den Farbumschlag der Maßlösung (z.B. bei Kaliumpermanganat-Lösung Farbumschlag von violett nach farblos).

Redox-Indikatoren sind organische Farbstoffe, die durch Oxidation oder Reduktion reversibel ihre Farbe verändern. Die Spannungsänderung, die zum Farbumschlag führt wird als *Umschlagspotential* bezeichnet. Dieses muss mit der Spannungsänderung der Redox-Titration am Äquivalenzpunkt übereinstimmen. Ein Redox-Indikator von Ph. Eur. ist z.B. Ferroin-Lösung *R* (eingesetzt z.B. bei der cerimetrischen Gehaltsbestimmung von Paracetamol). Ferroin enthält im reduzierten Zustand Eisen(II) und im oxidierten Zustand Eisen(III) komplex gebunden:

$$\text{Ferroin}^{2\oplus} \rightleftharpoons \text{Ferriin}^{3\oplus} + e^-$$
$$\text{rot} \qquad\qquad \text{blau}$$

Der Reaktion von Stärke-Lösung als Indikator liegt keine Redox-Reaktion zugrunde. Stärke bildet bei der entsprechenden Titration mit überschüssigem Iod einen blaugefärbten Einschlusskomplex (s. Kap. 15.4.1), auch *Iod-Stärke-Reaktion* genannt.

Den korrespondierenden Redox-Paaren der Maßlösungen entsprechend, werden folgende Redox-Titrationen in Ph. Eur. angewandt:
- *Cerimetrie*,
- *Iodometrie*,
- *Iodatometrie*,
- *Bromometrie*,
- *Titration mit Periodsäure*,
- *Permanganometrie*.

Die Beispiele in den folgenden Abschnitten enthalten in der „Durchführung" gemäß Ph. Eur. keine detaillierten Arbeitsanweisungen!

10.3.2 Cerimetrie

Korrespondierendes Redox-Paar: $Ce^{4\oplus} + e^- \rightleftharpoons Ce^{3\oplus}$
$$\text{stark gelb} \qquad \text{gelb}$$

Cer(IV)-Salze sind in saurer Lösung starke Oxidationsmittel. Da der Farbunterschied zwischen den beiden Oxidationsstufen nicht erkennbar ist, wird Ferroin Lösung *R* als Indikator genommen.

Maßlösungen: Ammoniumcer(IV)-nitrat-, Ammoniumcer(IV)-sulfat- und Cer(IV)-sulfat-Lösungen mit verschiedenen Stoffmengenkonzentrationen.

Aufgabe:
Für Eisen(II)-sulfat-Heptahydrat $FeSO_4 \cdot 7\,H_2O$ (M_r 278,0) ist die Gehaltsbestimmung nach Ph. Eur. durchzuführen (geforderter Gehalt mindestens 98,0 höchstens 105,0 Prozent).
Reaktionsgleichung für die Redox-Reaktion (Nur die an der Redox-Reaktion beteiligten Reaktionspartner werden in die Gleichung eingesetzt):

$$Fe^{2\oplus} + Ce^{4\oplus} \rightleftharpoons Fe^{3\oplus} + Ce^{3\oplus}$$

BEISPIEL

Durchführung:

Einwaage an Eisen(II)-sulfat-Heptahydrat: **0,5016 g (≙ 501,60 mg)**

Verbrauch an Ammoniumcer(IV)-nitrat-Lösung (0,1 mol/l): **18,1 ml**
(1 ml Ammoniumcer(IV)-nitrat-Lösung (0,1 mol/l) entspricht 27,80 mg $FeSO_4 \cdot 7\,H_2O$)

Indikator: 0,1 ml Ferroin-Lösung *R*
Endpunkt der Titration: Titriert wird bis zum Verschwinden der Rotfärbung.

Berechnung:

1 ml Ammoniumcer(IV)-nitrat-Lösung (0,1 mol/l) ≙ 27,80 mg $FeSO_4 \cdot 7\,H_2O$

18,1 ml Ammoniumcer(IV)-nitrat-Lösung (0,1 mol/l) ≙ 503,18 mg $FeSO_4 \cdot 7\,H_2O$

Gehalt des Eisen(II)-sulfat-Heptahydrat (bezogen auf die Einwaage) $= \dfrac{100 \cdot 503{,}18}{501{,}60} = \mathbf{100{,}3\,\%}$.

Damit entspricht das Eisen(II)-sulfat-Heptahydrat der Anforderung von Ph. Eur. (s. o.).

Weitere Bespiele für cerimetrische Gehaltsbestimmungen in Ph. Eur.: Eisen(II)-fumarat, Eisen(II)-gluconat, Menadion und Paracetamol.

10.3.3 Iodometrie

Korrespondierendes Redox-Paar: $I_2 + 2\,e^- \rightleftharpoons 2\,I^{\ominus}$

In neutraler bis sauer Lösung wird Iod hier als Oxidationsmittel und Iodid als Reduktionsmittel eingesetzt. Als Indikator dient meist Stärke-Lösung.

Maßlösungen: Iod-Lösungen mit unterschiedlicher Stoffmengenkonzentration. Analytisch lässt sich die freigesetzte Iodmenge oder die bei einer Titration nicht verbrauchte Iod-Lösung durch Reaktion mit Natriumthiosulfat $Na_2S_2O_3$ als einem weiteren Redox-Paar quantitativ bestimmen.

Korrespondierendes Redox-Paar: $S_2O_3^{2\ominus} \rightleftharpoons S_4O_6^{2\ominus} + 2\,e^-$
  Thiosulfat   Tetrathionat

Maßlösung: Natriumthiosulfat-Lösung (0,1 mol/l)

> **BEISPIEL**
> **für Iod als Oxidationsmittel**

Aufgabe:
Für Ascorbinsäure (Vitamin C) (M_r 176,1) ist die Gehaltsbestimmung nach Ph. Eur. durchzuführen (geforderter Gehalt mindestens 99,0 höchstens 100,5 Prozent).

Reaktionsgleichung für die Redox-Reaktion (nur die an der Redox-Reaktion beteiligten Reaktionspartner werden in die Gleichung eingesetzt, s. a. Kap. 15.5.4):

Ascorbinsäure + I_2 $\rightleftharpoons$ Dehydroascorbinsäure + 2 $H^{\oplus}$ + 2 $I^{\ominus}$

Durchführung:
Einwaage an Ascorbinsäure: **0,1453 g**

Verbrauch an Iod-Lösung (0,05 mol/l): **15,2 ml**
(1 ml Iod-Lösung (0,05 mol/l) entspricht 8,81 mg Ascorbinsäure)

Indikator: 1 ml Stärke-Lösung R
Endpunkt der Titration: Titriert wird bis zur bleibenden Blaufärbung.

Berechnung:

$\quad$ 1 ml Iod-Lösung (0,05 mol/l) $\triangleq$ 8,81 mg Ascorbinsäure

$\quad$ 15,2 ml Iod-Lösung (0,05 mol/l) $\triangleq$ 133,91 mg Ascorbinsäure

Gehalt der Ascorbinsäure $= \dfrac{100 \cdot 133{,}91}{145{,}30} =$ **92,2 %**.
(bezogen auf die Einwaage)

Damit entspricht die Ascorbinsäure **nicht** der Anforderung von Ph. Eur (s. o.).

Aufgabe:
Für Kaliumpermanganat $KMnO_4$ (M_r 158,0) ist die Gehaltsbestimmung nach Ph. Eur. durchzuführen (geforderter Gehalt mindestens 99,0 höchstens 100,5 Prozent $KMnO_4$).

BEISPIEL
für Iod als
Reduktionsmittel

Durchführung:
Zunächst wird die vorgeschriebene Menge an $KMnO_4$ in Wasser zu 100,0 ml gelöst, davon werden 20,0 ml Lösung mit Salzsäure angesäuert und mit 1 g Kaliumiodid R versetzt. Das $KMnO_4$ setzt nun in einer Redox-Reaktion aus dem Kaliumiodid eine äquivalente Menge an Iod frei. Das Mangan(VII) aus dem $KMnO_4$ wird dabei zu Mangan(II) reduziert. Wie in Kapitel 7.3.7 wird hier die vollständige Redox-Gleichung formuliert:

Oxidation: $\quad 2\ I^{\ominus} \quad\rightarrow I_2 + 2\ e^- \quad\quad |\cdot 5$

Reduktion: $\quad MnO_4^{\ominus} + 5\ e^- + 8\ H^{\oplus} \rightarrow Mn^{2\oplus} + 8\ H^{\oplus} + 4\ O^{2\ominus} \quad |\cdot 2$

$\quad\quad 10\ I^{\ominus} \rightarrow 5\ I_2 + 10\ e^-$

$\quad\quad \underline{2\ MnO_4^{\ominus} + 10\ e^- + 16\ H^{\oplus} \rightarrow 2\ Mn^{2\oplus} + 16\ H^{\oplus} + 8\ O^{2\ominus}}$

Gesamt-
Gleichung: $2\ MnO_4^{\ominus} + 10\ I^{\ominus} + 16\ H^{\oplus} \rightarrow 2\ Mn^{2\oplus} + 5\ I_2 + 8\ H_2O$

Das freigesetzte Iod wird nun mit Natriumthiosulfat-Lösung (0,1 mol/l) nach Zusatz von 1 ml Stärke-Lösung titriert.
Auch die dabei ablaufende Redox-Reaktion wird vollständig formuliert:

Oxidation: $\quad\quad 2\ S_2O_3^{2\ominus} \rightarrow S_4O_6^{2\ominus} + 2\ e^- \quad\quad |\cdot 1$

Reduktion: $\quad\quad \underline{I_2 + 2\ e^- \rightarrow 2\ I^{\ominus}} \quad\quad\quad\quad\quad\quad\quad |\cdot 1$

Gesamtgleichung: $2\ S_2O_3^{2\ominus} + I_2 \rightarrow S_4O_6^{2\ominus} + 2\ I^{\ominus}$

Einwaage an $KMnO_4$: **0,3110 g**
(davon werden durch das Verdünnen nur 0,3110 : 5 = **0,0622 g** $\triangleq$ 62,20 mg umgesetzt!)

Verbrauch an Natriumthiosulfat-Lösung (0,1 mol/l): **19,8 ml**
(1 ml Natriumthiosulfat-Lösung (0,1 mol/l) entspricht 3,160 mg $KMnO_4$)

Indikator: 1 ml Stärke-Lösung *R*
Endpunkt der Titration: Titriert wird bis die Blaufärbung verschwindet.

Berechnung:

$$1 \text{ ml Natriumthiosulfat-Lösung (0,1 mol/l)} \triangleq 3{,}160 \text{ mg } KMnO_4$$

$$19{,}8 \text{ ml Natriumthiosulfat-Lösung (0,1 mol/l)} \triangleq 62{,}57 \text{ mg } KMnO_4$$

Gehalt des Kaliumpermanganat $= \dfrac{100 \cdot 62{,}57}{62{,}20} = \mathbf{100{,}6\,\%}$.

(bezogen auf die umgerechnete Einwaage)

Damit entspricht das Kaliumpermanganat **nicht** der Anforderung von Ph. Eur. (s. o.).

Weitere Bespiele für iodometrische Gehaltsbestimmungen in Ph. Eur. bzw. DAB: Natriumthiosulfat, wasserfreies Natriumsulfit, Formaldehyd-Lösung 35 %, ethanolhaltige Iod-Lösung (DAB).

10.3.4 Iodatometrie

Mit diesem Redox-Titrationsverfahren lässt Ph. Eur. u. a. die Gehaltsbestimmung von Iodiden (KI und NaI) durchführen. Dabei wird hier von folgenden chemischen Eigenschaften der Iodide Gebrauch gemacht:

1. Iodide reagieren mit Iodat (z. B. Kaliumiodat KIO_3) in saurer Lösung zu Iod:

$$\overset{V}{IO_3^{\ominus}} + 5\,\overset{-I}{I^{\ominus}} + 6\,H^{\oplus} \rightleftharpoons 3\,\overset{0}{I_2} + 3\,H_2O$$

Bei Eintragung der Oxidationszahlen (s. Kap. 7.3.5) ist ein Verlauf der Redox-Reaktion erkennbar, so dass das Iod im Iodat und das Iod des Iodids zu elementarem Iod mit der Oxidationszahl **0** reagieren (die 5 Iodid-Ionen geben jeweils ein Elektron an des Iodatom des Iodat-Ions ab).

2. Das gebildete Iod reagiert in einer Folgereaktion in stark salzsaurer Lösung (Zusatz von Salzsäure 36 %) zu Iod-Kationen ($I^{\oplus}$), die sich mit Chlorid-Ionen zu Iodmonochlorid zusammenlagern:

$$\overset{0}{I_2} + Cl^{\ominus} \rightleftharpoons \overset{I}{ICl} + \overset{-I}{I^{\ominus}}$$

Die Gesamtgleichung ergibt sich durch Erweiterung der zweiten Teilgleichung mit dem Faktor 3 und Addition der beiden Teilgleichungen:

$$IO_3^{\ominus} + 5\,I^{\ominus} + 6\,H^{\oplus} \rightleftharpoons 3\,I_2 + 3\,H_2O \quad | \cdot 1$$

$$I_2 + Cl^{\ominus} \rightleftharpoons ICl + I^{\ominus} \quad | \cdot 3$$

$$\underline{\begin{array}{l} IO_3^{\ominus} + 5\,I^{\ominus} + 6\,H^{\oplus} \rightleftharpoons 3\,I_2 + 3\,H_2O \\ 3\,I_2 + 3\,Cl^{\ominus} \rightleftharpoons 3\,ICl + 3\,I^{\ominus} \end{array}}$$

Gesamtgleichung: $\mathbf{IO_3^{\ominus} + 2\,I^{\ominus} + 6\,H^{\oplus} + 3\,Cl^{\ominus} \rightarrow 3\,ICl + 3\,H_2O}$

Die Gleichung lässt erkennen, dass 1 mol Iodat 2 mol Iodid entspricht. 1 Äquivalent Iodat entspricht zwei Äquivalenten Iodid.

Als Maßlösung wird bei dieser Titration Kaliumiodat-Lösung (0,05 mol/l) eingesetzt. Der Endpunkt der Titration ist der Zeitpunkt, an dem alles in der 1. Reaktion entstandene Iod aus der Lösung verschwunden ist. Erkannt wird dies durch Zusatz von Chloroform, in dem sich Iod I_2 mit violetter Farbe löst. Ist alles Iod in Iodmonochlorid **ICl** überführt entfärbt sich das Chloroform.

Aufgabe: BEISPIEL

Für Kaliumiodid KI (M_r 166,0) ist die Gehaltsbestimmung nach Ph.Eur. durchzuführen (geforderter Gehalt mindestens 99,0 höchstens 100,5 Prozent KI).

Durchführung:

Einwaage an Kaliumiodid: 1,485 g (da die Substanz in Wasser zu 100,0 ml gelöst wird und davon nur 20,0 ml für die Titration zu verwenden sind, werden auch nur 1,485 : 5 = **0,297 g** umgesetzt!)

Verbrauch an Kaliumiodat-Lösung (0,05 mol/l): **17,6 ml**
(1 ml Kaliumiodat-Lösung (0,05 mol/l) entspricht 16,60 mg KI)

Endpunkt der Titration: Titriert wird bis sich bei Schütteln die Chloroformphase entfärbt (s. o.).

Berechnung:

$$1 \text{ ml Kaliumiodat-Lösung (0,05 mol/l)} \triangleq 16{,}60 \text{ mg KI}$$

$$17{,}6 \text{ ml Kaliumiodat-Lösung (0,05 mol/l)} \triangleq 292{,}16 \text{ mg KI}$$

Gehalt des Kaliumiodid $= \dfrac{100 \cdot 292{,}16}{297{,}0} = 98{,}4\,\%$.

(bezogen auf die umgerechnete Einwaage)

Damit entspricht das Kaliumiodid **nicht** der Anforderung von Ph. Eur (s. o.).

Weitere Beispiele für iodatometrische Gehaltsbestimmungen in Ph. Eur.: Natriumiodid, Cetrimid, Cetylpyridiniumchlorid.

10.3.5 Bromometrie

Der Bromometrie liegt die Fähigkeit des Broms zugrunde, die zu untersuchende Substanz in saurem Medium zu oxidieren. Bei organischen Verbindungen kommt es dabei entweder zu einer Anlagerung von Brom an Kohlenstoff/Kohlenstoffdoppelbindungen (*Additionsreaktion*, s. Kap. 11.3.1) oder zu einer Substitution von Wasserstoffatomen durch Brom (*Substitutionsreaktion*, s. Kap. 11.2.3). Da Brom-Lösungen im Gegensatz zu Iod-Lösungen wenig titerbeständig sind, wird das Brom erst im Zusammenhang mit der Titration aus Kaliumbromat-Maßlösung und Kaliumbromid freigesetzt:

$$BrO_3^- + 5\,Br^- + 6\,H^+ \rightleftharpoons 3\,Br_2 + 3\,H_2O$$

Sie erkennen, dass hier eine analoge Redox-Reaktion abläuft, wie bei der Reaktion von Iodat mit Iodid (s. o.).

Als Beispiel für ein bromometrisches Verfahren wird die Gehaltsbestimmung von *Resorcin* ($C_6H_6O_2$, die Strukturformel wird in Kapitel 13.3.2 bei den Phenolen angegeben) gewählt. Dabei wird die Untersuchungslösung mit einer definierten Menge der Kaliumbromat-Lösung (0,0167 mol/l), Kaliumbromid und Salzsäure versetzt. Von dem dadurch freigesetzten Brom wird eine dem Resorcin äquivalente Menge Brom verbraucht:

$$C_6H_6O_2 + 3\ Br_2 \rightarrow C_6H_3Br_3O_2 + 3\ HBr$$
Resorcin

Das überschüssige Brom setzt aus zugefügtem Kaliumiodid eine äquivalente Menge Iod frei:

$$Br_2 + 2\ I^\ominus \rightarrow 2\ Br^\ominus + I_2$$

Das Iod wird mit Natriumthiosulfat-Lösung (0,1 mol/l) quantitativ bestimmt (streng genommen liegt auch eine iodometrische Bestimmung vor).

Maßlösungen für die Bromometrie: Kaliumbromat-Lösungen mit verschiedenen Stoffmengenkonzentrationen und Bromid-Bromat-Lösung (für verschiedene Identitäts- und Reinheitsprüfungen).

BEISPIEL

Aufgabe:
Für Resorcin $C_6H_6O_2$ (M_r 110,1) ist die Gehaltsbestimmung nach Ph. Eur. durchzuführen (geforderter Gehalt mindestens 98,5 höchstens 101,0 Prozent Resorcin).

Durchführung (verkürzt wiedergegeben):
Zunächst wird die vorgeschrieben Menge an Resorcin in Wasser zu 250,0 ml gelöst. 25,0 ml der Lösung werden mit 1,0 g Kaliumbromid und 50,0 ml Kaliumbromat-Lösung (0,0167 mol/l), 15 ml Chloroform und 15,0 ml Salzsäure R 1 versetzt. Nach Stehenlassen im Dunkeln wird Kaliumiodid zugesetzt, kräftig geschüttelt, die Lösung wiederum stehen gelassen und nach Zusatz von Stärke-Lösung mit Natriumthiosulfat-Lösung (0,1 mol/l) titriert.

Einwaage an Resorcin: **0,5023 g**
(davon werden durch Verdünnen nur 0,5023 g : 10 = **0,05023 g** umgesetzt!)

Verbrauch an Natriumthiosulfat-Lösung (0,1 mol/l): **23,1 ml**
Dies entspricht einem Verbrauch von 50,0 ml − 23,1 ml = **26,9 ml** Kaliumbromat-Lösung (0,0167 mol/l)
(1 ml Kaliumbromat-Lösung (0,0167 mol/l) entspricht 1,835 mg Resorcin)

Indikator: 1 ml Stärke-Lösung
Endpunkt der Titration: Titriert wird bis die Blaufärbung verschwindet.

Berechnung:

1 ml Kaliumbromat-Lösung (0,0167 mol/l) $\hat{=}$ 1,835 mg Resorcin

26,9 ml Kaliumbromat-Lösung (0,0167 mol/l) $\hat{=}$ 49,36 mg Resorcin

Gehalt des Resorcins
(bezogen auf die Einwaage) $= \dfrac{100 \cdot 49{,}36}{50{,}23} =$ **98,3 %**.

Damit entspricht das Resorcin **nicht** der Anforderung von Ph. Eur (s. o.).
Weitere Beispiele für bromometrische Gehaltsbestimmungen: Isoniacid, Ölsäure (Iodzahl).

10.3.6 Titration mit Periodat

Mehrwertige Alkohole mit benachbarten Hydroxylgruppen (s. Kap. 13.2.6) wie z. B. Glycerol werden von überschüssigem Natriumperiodat $NaIO_4$ oxidativ in 2 mol Formaldehyd und 1 mol Ameisensäure pro mol eingesetzten Alkohol gespalten. Dabei wird Periodat $IO_4^\ominus$ zu Iodat $IO_3^\ominus$ reduziert:

1 mol Glycerol + 2 mol Periodat →
2 mol Formaldehyd + **1 mol Ameisensäure** + 2 mol Iodat + H_2O

Der Überschuss von Natriumperiodat wird durch Zusatz von Ethylenglycol (Zweiwertiger Alkohol, s. Kap. 13.2.6) oxidativ zerstört. Es entsteht daraus Formaldehyd. Die aus dem Glycerol gebildete Ameisensäure wird mit Natriumhydroxid-Lösung (0,1 mol/l) titriert. Der gebildete Formaldhyd stört nicht. Bei dieser Gehaltsbestimmung liegt also ein kombiniertes Verfahren einer Redox- und einer Säure-Base-Titration vor.

Maßlösung: Natriumperiodat-Lösung (0,1 mol/l)

Aufgabe: BEISPIEL
Für Glycerol $C_3H_8O_3$ (M_r 92,1) ist die Gehaltsbestimmung nach Ph. Eur. durchzuführen (geforderter Gehalt 98,0 bis 101,0 Prozent (m/m) bezogen auf die wasserfreie Substanz).
Hinweis: In Kapitel 13.2.6 und Abbildung 13.7 wird die Monographie von Glycerol exemplarisch besprochen.
Reaktionsgleichung für die Redox-Reaktion s. o..

Durchführung:
Die vorgeschriebene Einwaage an Glycerol wird mit 45 ml Wasser gemischt, die Mischung mit 25,0 ml Natriumperiodat-Lösung (0,1 mol/l) versetzt und 15 min unter Lichtschutz stehen gelassen. Nach Zusatz von 5,0 ml Ethylenglycol-Lösung *R* lässt man die Mischung erneut 20 min unter Lichtschutz stehen. Anschließend wird mit Natriumhydroxid-Lösung (0,1 mol/l) unter Zusatz von 0,5 ml Phenolphthalein-Lösung *R* titriert. Ein *Blindversuch* ist hier durchzuführen, um Fehlerquellen durch andere sauer reagierende Bestandteile auszuschalten. Ein derartiger Blindversuch wird unter den gleichen Bedingungen wie der Hauptversuch nur ohne die zu untersuchende Substanz durchgeführt.

Einwaage an Glycerol: **0,0985 g**

Verbrauch an Natriumhydroxid-Lösung (0,1 mol/l) im Hauptversuch: 10,8 ml
Verbrauch an Natriumhydroxid-Lösung (0,1 mol/l) im Blindversuch: 0,3 ml

Differenz als effektiver Verbrauch: **10,5 ml**

(1 ml Natriumhydroxid-Lösung (0,1 mol/l) entspricht 9,21 mg $C_3H_8O_3$)

Indikator: 0,5 ml Phenolphthalein-Lösung *R*
Endpunkt der Titration: Titriert wird bis zum Farbumschlag nach rot.

Berechung:

$$1 \text{ ml Natriumhydroxid-Lösung } (0{,}1 \text{ mol/l}) \;\widehat{=}\; 9{,}21 \text{ mg Glycerol}$$

$$10{,}5 \text{ ml Natriumhydroxid-Lösung } (0{,}1 \text{ mol/l}) \;\widehat{=}\; 96{,}71 \text{ mg Glycerol}$$

Gehalt des Glycerols $= \dfrac{100 \cdot 96{,}71}{98{,}50} = \mathbf{98{,}2\,\%}$.
(bezogen auf die Einwaage)

Damit entspricht das Glycerol der Anforderung von Ph. Eur (s. o.).
Bei weiteren mehrwertigen Alkoholen von Ph. Eur. wie z. B. Mannitol und Sorbitol wird die Gehaltsbestimmung mittels Flüssigchromatographie durchgeführt.

10.3.7 Permanganometrie

Korrespondierendes Redox-Paar: $\quad \underset{\text{violett}}{MnO_4^{\ominus} + 5\,e^- + 8\,H^{\oplus}} \rightleftharpoons \underset{\text{blassrosa}}{Mn^{2\oplus} + 4\,H_2O}$

Die Permanganometrie nutzt Kaliumpermanganat $KMnO_4$ als starkes Oxidationsmittel besonders in saurem Medium für quantitative Bestimmungen. Die Grundlage für diese Redox-Reaktion wurden bereits bei der Gehaltsbestimmung von Kaliumpermanganat im Rahmen der Iodometrie erläutert (s. Kap. 10.3.3). In saurem Milieu wird dementsprechend das Mangan(VII)-Salz zu Mangan(II)-Salz reduziert. Der Äquivalenzpunkt der Titration lässt sich dank der intensiven violetten Eigenfarbe des Permanganat-Ions ohne Indikator durch Farbübergang von violett nach blassrosa erkennen.

Maßlösung: Kaliumpermanganat-Lösung (0,02 mol/l)

BEISPIEL **Aufgabe:**
Für Wasserstoffperoxid-Lösung 30 % ist die Gehaltsbestimmung nach Ph. Eur. durchzuführen (geforderter Gehalt mindestens 29,0 höchstens 31,0 Prozent m/m H_2O_2 (M_r 34,01)).

Wie in Kapitel 7.3.7 wird hier die vollständige Redox-Gleichung formuliert:

| Oxidation: | H_2O_2 | $\rightarrow$ | $O_2 + 2\,H^{\oplus} + 2\,e^-$ | \| 5 |
| Reduktion: | $MnO_4^{\ominus} + 5\,e^- + 8\,H^{\oplus}$ | $\rightarrow$ | $Mn^{2\oplus} + + 8\,H^{\oplus} + 4\,O^{2\ominus}$ | \| 2 |

$$5\,H_2O_2 \rightarrow 5\,O_2 + 10\,H^{\oplus} + 10\,e^-$$
$$2\,MnO_4^{\ominus} + 10\,e^- + 16\,H^{\oplus} \rightarrow 2\,Mn^{2\oplus} + 16\,H^{\oplus} + 8\,O^{2\ominus}$$

Gesamtgleichung: $\quad \mathbf{2\,MnO_4^{\ominus} + 5\,H_2O_2 + 6\,H^{\oplus} \rightarrow 2\,Mn^{2\oplus} + 5\,O_2 + 8\,H_2O}$

Durchführung:
Die vorgeschriebene Menge der Substanz wird mit Wasser zu 100,0 ml verdünnt. 10,0 ml der Lösung werden mit 20 ml verdünnter Schwefelsäure R versetzt (Salzsäure kann nicht eingesetzt werden, da $KMnO_4$ Chlorid zu Chlor oxidiert!). Es folgt Titration mit Kaliumpermanganat-Lösung (0,02 mol/l)

Einwaage an Wasserstoffperoxid-Lösung 30 %: **1,035 g**

Verbrauch an Kaliumpermanganat-Lösung (0,02 mol/l): **19,3 ml**
(1 ml Kaliumpermanganat-Lösung (0,02 mol/l) entspricht 1,701 mg H_2O_2)
Indikator: entfällt (s. o.)
Endpunkt der Titration: Titriert wird bis zur Rosafärbung

Berechnung:

$$1 \text{ ml Kaliumpermanganat-Lösung (0,02 mol/l)} \triangleq 1{,}701 \text{ mg } H_2O_2$$

$$19{,}3 \text{ ml Kaliumpermanganat-Lösung (0,02 mol/l)} \triangleq 32{,}83 \text{ mg } H_2O_2$$

Da durch Verdünnen nur 1/10 der Einwaage umgesetzt wurde, ergibt sich:

$$1{,}035 \text{ g} : 10 = 0{,}1035 \text{ g} = 103{,}5 \text{ mg}$$

Gehalt des Wasserstoffperoxid 33 % $= \dfrac{100 \cdot 32{,}83}{103{,}5} =$ **31,7 %**.
(bezogen auf die umgerechnete Einwaage)

Damit entspricht das Wasserstoffperoxid 30 % **nicht** der Anforderung von Ph. Eur. (s. o.).

Weitere Beispiele für permanganometrische Gehaltsbestimmungen in Ph. Eur.: Wasserstoffperoxid-Lösung 3 %, Natriumnitrit *R*.

10.4 Fällungstitration

10.4.1 Prinzip der Fällungstitration

Die zu bestimmende Substanz liegt in einer klaren Untersuchungslösung vor. Die Substanz wird mit einer geeigneten Maßlösung, dem Fällungsreagenz, als schwer löslicher Niederschlag bekannter und konstanter Zusammensetzung durch chemische Reaktion möglichst quantitativ ausgefällt.

Das Beispiel der Gehaltsbestimmung von Kaliumchlorid mit Silbernitrat-Lösung lässt sich mit folgender Reaktionsgleichung verdeutlichen:

$$K^\oplus + Cl^\ominus + Ag^\oplus + NO_3^\ominus \rightleftharpoons \mathbf{AgCl\downarrow} + K^\oplus + NO_3^\ominus$$

Im Gegensatz zur *Gravimetrie* wird hier der Niederschlag nicht abgetrennt, getrocknet und gewogen, sondern die Maßlösung (Silbernitrat-Lösung) wird als Fällungsmittel bis zum Äquivalenzpunkt zugegeben. Aus der bestimmten Chloridmenge kann der Kaliumchloridgehalt berechnet werden.

Beim Ausfällen mit der Maßlösung entsteht eine gesättigte Lösung. Vom Löslichkeitsprodukt (s. Kap. 9.4.1) ist bekannt, dass in einer gesättigten Lösung stets noch ein kleiner Teil der auszufällenden Substanz in Lösung verbleibt. Je kleiner das Löslichkeitsprodukt ist, desto kleiner ist auch der Restanteil an gelöster Substanz. Der **Äquivalenzpunkt** bei der Fällungstitration des o. g. Beispiels ist dann erreicht, wenn durch Zusatz der Silbernitrat-Maßlösung eine Konzentration an Silber- und Chlorid-Ionen erreicht wird, die einer gesättigten Silberchlorid-Lösung entspricht. Man kann auch sagen, dass mit dem Löslichkeitsprodukt der Äquivalenzpunkt erreicht wird. Für ein exaktes Ergebnis, d. h. einen scharfen Umschlagspunkt bei einer Fällungstitration, ist es wichtig, dass das Löslichkeitsprodukt des gebildeten Niederschlags möglichst klein ist.

10.4.2 Exemplarische Erklärung von zwei Fällungstitrationen

Gehaltsbestimmung von Quecksilber in Phenylmercuriborat Ph. Eur.
(ein Konservierungsmittel z. B. für Augentropfen und Injektionslösungen)

Aufgabe:
Von Phenylmercuriborat ist der Quecksilbergehalt gemäß Ph.Eur. durch Fällungtitration mit Ammoniumthiocyanatlösung (0,1 mol/l) zu bestimmen (geforderter Gehalt an Quecksilber mindestens 64,5 höchstens 66,0 Prozent (Hg A_r 200,6)).

Zugrunde liegende Reaktionsgleichung:

$$Hg^{2\oplus} + 2\ NH_4^{\oplus} + 2\ SCN^{\ominus} \rightleftharpoons \mathbf{Hg(SCN)_2} \downarrow + 2\ NH_4^{\oplus}$$

Durchführung:
0,3000 g Substanz werden in Wasser gelöst, mit Salpetersäure angesäuert, dem Indikator Ammoniumeisen(III)-sulfat-Lösung R 2 versetzt und mit Ammoniumthiocyanatlösung (0,1 mol/l) bis zum Auftreten einer beständigen, rötlichen Färbung titriert.

Einwaage an Phenylmercuriborat: **0,2944 g**

Verbrauch an Ammoniumthiocyanat-Lösung (0,1 mol/l): **9,5 ml**
(1 ml Ammoniumthiocyanatlösung (0,1 mol/l) entspricht 20,06 mg Quecksilber)

Berechnung:
1 ml Ammoniumthiocyanat-Lösung (0,1 mol/l) $\hat{=}$ 20,06 mg Quecksilber
9,5 ml Ammoniumthiocyanat-Lösung (0,1 mol/l) $\hat{=}$ 190,6 mg Quecksilber

Quecksilbergehalt des Phenylmercuriborats $= \dfrac{100 \cdot 190,6}{294,4} = \mathbf{64,7\ \%}$.
(bezogen auf die Einwaage)

Damit entspricht das Phenylmercuriborat der Anforderung von Ph. Eur (s. o.).

Mechanismus des Indikators Ammoniumeisen(III)-sulfat $FeNH_4(SO_4)_2$:
Ist der Äquivalenzpunkt der Titration erreicht, bilden überschüssige Thiocyanat-Ionen aus dem Ammoniumthiocyanat mit den Eisen(III)-Ionen des Ammoniumeisen(III)-sulfat das blutrote Eisen(III)-thiocyanat z. B. in Form des Pentaaquathiocyanatoeisen(III)-Komplexes (s. Kap. 5.4.3):

$$SCN^{\ominus} + Fe^{3\oplus} + 5\ H_2O \rightleftharpoons [Fe(SCN)(H_2O)_5]^{2\oplus}$$
blutrot

Weitere Beispiele, die nach derselben Methode bestimmt werden, sind die Gehaltsbestimmungen von Silbernitrat und Phenylmercurinitrat.

Gehaltsbestimmung von Kaliumchlorid Ph. Eur.

Aufgabe:
Von Kaliumchlorid ist der Gehalt gemäß Ph. Eur. durch Fällungstitration mit Silbernitrat-Lösung (0,1 mol/l) zu bestimmen (geforderter Gehalt mindestens 99,0 und höchstens 100,5 Prozent an KCl (M_r 74,6)).

Zugrunde liegende Reaktionsgleichungen:

$$K^\oplus + Cl^\ominus + Ag^\oplus + NO_3^\ominus \rightleftharpoons AgCl\downarrow + K^\oplus + NO_3^\ominus$$

$$NH_4^\oplus + SCN^\ominus + Ag^\oplus + NO_3^\ominus \rightleftharpoons AgSCN\downarrow + NH_4^\oplus + NO_3^\ominus$$

Überschüssiges Silbernitrat

Durchführung:

1,300 g Substanz werden in Wasser zu 100 ml gelöst. 10,0 ml dieser Lösung werden mit 50 ml Wasser verdünnt, mit Salpetersäure angesäuert und mit 25,0 ml Silbernitrat-Lösung (0,1 mol/l) sowie 2 ml Dibutylphthalat R versetzt. Nach Umschütteln wird mit Ammoniumthiocyanat-Lösung (0,1 mol/l) unter Zusatz von Ammoniumeisen(III)-sulfat-Lösung R 2 als Indikator (s. o.) der unverbrauchte Anteil an Silbernitrat-Lösung zurücktitriert. Vor dem Umschlagpunkt ist kräftig zu schütteln.

Als Störung bei dieser Art von Titration gilt die Reaktion von Ammoniumthiocyanat mit gebildetem Silberchlorid, da Silberthiocyanat ein kleineres Löslichkeitsprodukt besitzt als Silberchlorid:

$$AgCl + NH_4^\oplus + SCN^\ominus \rightleftharpoons AgSCN\downarrow + NH_4^\oplus + Cl^\ominus$$

Um diese Störung zu vermeiden, wird der Silberchloridniederschlag mit dem wasserunlöslichen Dibutylphthalat abgedeckt und damit der Einwirkung von Ammoniumthiocyanat entzogen.

Einwaage an Kaliumchlorid: **1,3276 g** (Davon werden durch Verdünnen nur 1,3276 g : 10 = 0,1328 g umgesetzt!)

Verbrauch an Ammoniumthiocyanat-Lösung (0,1 mol/l): **7,1 ml**

Dies entspricht einem Verbrauch von 25,0 − 7,1 = **17,9 ml** Silbernitrat-Lösung (0,1 mol/l)

(1 ml Silbernitrat-Lösung (0,1 mol/l) entspricht 7,46 mg KCl)

Berechnung:

1 ml Silbernitrat-Lösung (0,1 mol/l) ≙ 7,46 mg KCl

17,5 ml Silbernitrat-Lösung (0,1 mol/l) ≙ 133,53 mg KCl

Gehalt des Kaliumchlorids $= \dfrac{100 \cdot 133,53}{132,80} = \mathbf{100{,}5\,\%}$.

(bezogen auf die umgerechnete Einwaage)

Damit entspricht das Kaliumchlorid der Anforderung von Ph. Eur (s. o.).

10.4.3 Weitere Beispiele für Fällungstitrationen

Halogenidbestimmung (nach *Mohr*)

Prinzip: Ausfällung des Halogenids mit Silbernitratlösung (s. o.). Ph. Eur. lässt nach dieser Methode Silbernitrat-Lösung (0,1 mol/l) mit Natriumchlorid-Urtitersubstanz einstellen und die Gehaltsbestimmung von Natriumchlorid in der entsprechenden Monographie durchführen. Der Endpunkt wird potentiometrisch bestimmt.

Sulfatbestimmung mit Blei(II)-nitrat-Lösung (0,1 mol/l)
Prinzip: Blei-Ionen bilden mit Sulfat-Ionen einen Niederschlag von schwerlöslichem Blei(II)-sulfat ($K_L = 2 \cdot 10^{-8}$) der sich durch Fällungstitration mit Blei(II)-nitrat-Lösung (0,1 mol/l) quantitativ auswerten lässt. Der Endpunkt wird potentiometrisch bestimmt.

$$Pb^{2\oplus} + SO_4^{2\ominus} \rightleftharpoons \mathbf{PbSO_4\downarrow}$$

Beispiele für derartige Sulfatbestimmungen sind die Gehaltsbestimmungen von wasserfreiem Natriumsulfat (Ph. Eur. *M*) und Natriumsulfat-Decahydrat (Ph. Eur. *M*).

10.5 Komplexometrische Titration

In Kapitel 5.4.4 (Theoretische Grundlagen für das praktische Arbeiten mit Komplexen) wurde bereits deutlich, dass sich Komplexe aufgrund ihrer besonderen Eigenschaften für quantitative Bestimmungen eignen. Das Arzneibuch nutzt die komplexometrische Titration für die quantitative Gehaltsbestimmung von Aluminium-, Bismut-, Blei-, Calcium-, Magnesium- und Zinkverbindungen.

10.5.1 Prinzip der komplexometrischen Titration

> Die komplexometrische Titration des Arzneibuchs ist eine maßanalytische Bestimmung mehrwertiger Metall-Ionen mit Hilfe von Ethylendiamintetraessigsäure (EDTA = H_4edta) als Komplexbildner und verschiedenen geeigneten Indikatoren, die ihrerseits auch wieder Komplexbildner sind.

10.5.2 EDTA als Komplexbildner und Maßlösung von Ph. Eur.

EDTA zeichnet sich durch folgende besondere Eigenschaften aus:
- EDTA ist ein sechszähniger Ligand (s. Kap.5, Abb. 5.14).
- EDTA bildet mit zahlreichen mehrwertigen Metall-Ionen (s. o.) in neutralem oder alkalischem Milieu farblose, wasserlösliche und stabile Komplexe.
- Der Stoffumsatz erfolgt bei der Komplexbildung im Stoffmengenverhältnis **1:1**.

Das Arzneibuch verwendet *Natriumedetat*, das Dinatriumsalz von EDTA (Na_2H_2edta). Abbildung 10.3 gibt die Strukturformel dieses Salzes wieder.

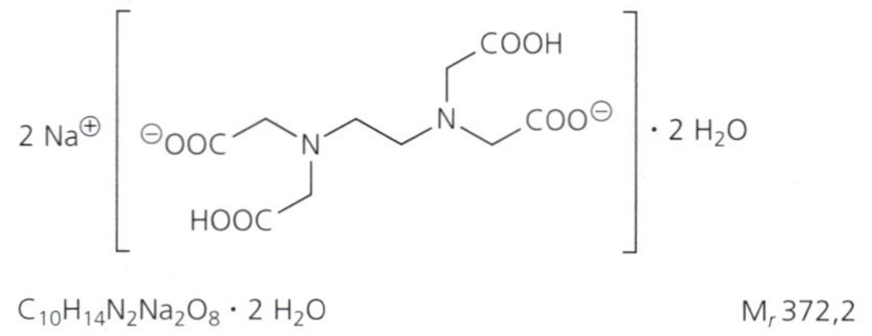

Abb. 10.3 Strukturformel von Natriumedetat gemäß Ph. Eur.

$C_{10}H_{14}N_2Na_2O_8 \cdot 2\,H_2O$ $\qquad M_r\,372{,}2$

Die Komplexbildung von Natriumedetat mit Metall-Ionen lässt sich in einer vereinfachten Grundgleichung zusammenfassen:

$$2\ Na^{\oplus} + H_2edta^{2\ominus} + Me^{2\oplus} \rightleftharpoons [Me\,edta]^{2\ominus} + 2\ Na^{\oplus} + 2\ H^{\oplus}$$
Natriumedetat $\qquad\qquad\qquad\qquad$ Metall-EDTA-Komplex

Die Reaktion zeigt, dass bei der Komplexbildung Protonen freigesetzt werden. Damit die Komplexbildung quantitativ erfolgt, d. h. das Gleichgewicht möglichst weit nach rechts verschoben wird, muss deswegen Pufferung erfolgen.

Als **Maßlösungen** führt Ph. Eur. Natriumedetat-Lösung (0,1 mol/l) und Natriumedetat-Lösung (0,02 mol/l).

Zur Äquivalenzpunktsbestimmung setzt man **Indikatoren** ein. Es handelt sich um Farbstoffe, die selbst mit Metall-Ionen Komplexe bilden, wobei der Farbstoff und der Farbstoff-Metallkomplex unterschiedliche Farbe aufweisen. Dabei muss der Farbstoff-Metallkomplex weniger stabil sein als der Metall-EDTA-Komplex, damit Natriumedetat dem Farbstoff-Metallkomplex die Metall-Ionen entziehen kann, sobald alle in der zu bestimmenden Lösung vorhandenen Metall-Ionen von Natriumedetat gebunden wurden:

$$[Me\text{-Indikator}]^{2\oplus} + H_2edta^{2\ominus} \rightleftharpoons \text{Indikator} + [Me\,edta]^{2\ominus} + 2\ H^{\oplus}$$
Farbe 1 $\qquad\qquad\qquad\qquad\qquad$ Farbe 2

Ph. Eur. setzt folgende Reagenzien als Indikatoren für die komplexometrische Titration ein: Calconcarbonsäure, Dithizon, Eriochromschwarz-T, Xylenolorange.

Exemplarisch werden die Magnesiumgehaltsbestimmung und die Einstellung einer Natriumedetat-Maßlösung als Beispiele für die komplexometrische Titration mit Berechnung ausgeführt.

10.5.3 Beispiele für den Einsatz der komplexometrischen Titration

Gehaltsbestimmung von Magnesium in Magnesiumaspartat (ein Magnesiumsubstitutionsmittel) Ph. Eur.

Aufgabe:
Von Magnesiumaspartat-Dihydrat ist über den Gehalt an Magnesium die Gehaltsbestimmung durchzuführen. Die komplexometrische Titration für Magnesium wird in Ph. Eur. unter den „Allgemeinen Methoden" (Ziffer 2.5.11) beschrieben.

Zugrunde liegende Reaktionsgleichung:

$$2\ Na^{\oplus} + H_2edta^{2\ominus} + Mg^{2\oplus} \rightleftharpoons [Mg\,edta]^{2\ominus} + 2\ Na^{\oplus} + 2\ H^{\oplus}$$
Natriumedetat $\qquad\qquad\qquad\qquad$ Magnesium-EDTA-Komplex

Durchführung:
0,260 g Substanz werden in 10 ml Wasser gelöst und mit 300 ml Wasser verdünnt. Diese Lösung wird mit 10 ml Ammoniumchlorid-Pufferlösung pH 10,0 *R* und dem Indikator Eriochromschwarz-T-Verreibung versetzt. Die Lösung wird auf ca. 40 °C erwärmt und bei dieser Temperatur mit Natriumedetat-Lösung (0,1 mol/l) bis zum Farbumschlag von violett nach tiefblau titriert (geforderter

Gehalt an Magnesiumaspartat-Dihydrat mindestens 98,0 höchstens 102,0 Prozent (M_r 324,5)).

Einwaage an Magnesiumaspartat-Dihydrat: **0,2643 g**

Verbrauch an Natriumedetat-Lösung (0,1 mol/l): **9,3 ml**
(1 ml Natriumedetat-Lösung (0,1 mol/l) entspricht 28,85 mg Magnesiumaspartat-Dihydrat)

Berechnung:
1 ml Natriumedetat-Lösung (0,1 mol/l) ≙ 28,85 mg Magnesiumaspartat-Dihydrat

9,3 ml Natriumedetat-Lösung (0,1 mol/l) ≙ 268,31 mg Magnesiumaspartat-Dihydrat

Gehalt des Magnesiumaspartat-Dihydrat $= \dfrac{100 \cdot 268,31}{264,30} =$ **101,5 %**
(bezogen auf die Einwaage)

Damit entspricht das Magnesiumaspartat-Dihydrat der Anforderung von Ph. Eur. (s. o.).

Einstellung einer Natriumedetat-Lösung Ph. Eur.

Aufgabe:
Eine Natriumedetat-Lösung (0,1 mol/l) ist entsprechend der Vorschrift von Ph. Eur. Ziffer 4.2.2 „Maßlösungen" einzustellen.

Die Einstellung erfolgt durch Titration von einer definierten Stoffmenge an Zink-Ionen, die zuvor durch Lösen von metallischem Zink (Urtitersubstanz) mit Salzsäure unter Zusatz von Bromwasser gebildet werden. Das Bromwasser dient der Beschleunigung des Löseprozesses.

Zugrunde liegende Reaktionsgleichung:

$$2\,Na^{\oplus} + H_2edta^{2\ominus} + Zn^{2\oplus} \rightleftharpoons [Znedta]^{2\ominus} + 2\,Na^{\oplus} + 2\,H^{\oplus}$$
Natriumedetat   Zink-EDTA-Komplex

Durchführung:
Herstellung der Natriumedetat-Lösung („ungefähr" 0,1 mol/l): 37,5 g Natriumedetat R werden in 500 ml Wasser gelöst; nach Zusatz von 100 ml Natriumhydroxid-Lösung (1,0 mol/l) wird mit Wasser zu 1000,0 ml verdünnt.

Einstellung: 0,120 g Zink RV werden in 4 ml Salzsäure R1 unter Zusatz von 0,1 ml Bromwasser R gelöst. Durch Erhitzen wird der Bromüberschuss entfernt. Mit verdünnter Natriumhydroxid-Lösung wird die Lösung schwach sauer bis neutral eingestellt. Anschließend erfolgt die komplexometrische Titration wie unter Ziffer 2.5.11 Ph. Eur. für Zink beschrieben. Als Puffersubstanz dient hier Methenamin und als Indikator Xylenolorange. Titriert wird nun mit der wie oben beschrieben hergestellten Natriumedetat-Lösung („ungefähr" 0,1 mol/l) bis zum Farbumschlag von violettrosa nach gelb.

Einwaage an Zink: 0,1211 g = **121,10 mg**

Verbrauch an Natriumedetat-Lösung („ungefähr" 0,1 mol/l): **18,9 ml**
(1 ml Natriumedetat-Lösung („genau" 0,1 mol/l) entspricht 6,54 mg Zink)

Berechnung:
Theoretischer Verbrauch an Natriumedetat-Lösung („genau" 0,1 mol/l):
6,54 mg Zink ≙ 1 ml Natriumedetat-Lösung („genau" 0,1 mol/l)
121,10 mg Zink ≙ **18,5 ml** Natriumedetat-Lösung („genau" 0,1 mol/l) ≙ 1,85 mmol Natriumedetat.

Der tatsächliche Verbrauch an Natriumedetat-Lösung („ungefähr" 0,1 mol/l) beträgt jedoch 18,9 ml. Diese Natriumedetat-Lösung hat also eine geringere Stoffmengenkonzentration als 0,1 mol/l! Die Stoffmenge von 1,85 mmol Natriumededat ist nicht in 18,5 ml sondern in 18,9 ml enthalten. Die genaue Stoffmengenkonzentration der Natriumedetat-Lösung („ungefähr" 0,1 mol/l) wird wie folgt berechnet:

$$c \text{ (Natriumedeat-Lösung)} = \frac{n}{V} = \frac{1{,}85 \text{ mmol}}{18{,}9 \text{ ml}} = 0{,}098 \text{ mmol/ml}$$
$$\hat{=} \mathbf{0{,}098 \text{ mol/l}}$$

Die durch Einstellung ermittelte Stoffmengenkonzentration 0,098 mol/l wird auch als Faktor f der Natriumedetat-Lösung (0,1 mol/l) bezeichnet. Wird für die eingestellte Natriumedetat-Lösung dieses Ergebnis nicht gleich in die Konzentrationsangabe mit einbezogen, so muss jeder später ermittelte Verbrauch dieser eingestellten Natriumedetat-Lösung mit dem Faktor multipliziert werden (s. Kap. 10.2.6).

10.6 Besondere Titrationsverfahren

Im Arzneibuch und in der pharmazeutischen Praxis sind außer den in diesem Kapitel beschriebenen Titrationsverfahren weitere Titrationsverfahren zur quantitativen Bestimmung von Arznei- und Hilfsstoffen üblich. Einige dieser Verfahren werden hier mit entsprechenden Anwendungsbeispielen nur genannt:
- Wasserbestimmung nach der *Karl-Fischer-Methode* z.B. bei wasserfreiem Chlorbutanol und wasserfreier Citronensäure,
- *Ionenaustauscher-Methode* z.B. bei Kaliumnitrat,
- Stickstoffbestimmung nach Kjeldahl z.B. bei der Gehaltsbestimmung von Harnstoff und bei der Reinheitsprüfung von Heparin-Calcium und -Natrium zur Begrenzung des Stickstoffs gemäß Ph. Eur.

Weitere Aspekte der maßanalytischen Bestimmungen wie z.B. Anleitungen für die Auswahl und den Umgang mit Geräten, Vermeidung von Fehlern bei der praktischen Arbeit und einfache Formeln für Berechnungen werden in den Fächern Chemisch-pharmazeutische Übungen und Mathematik (fachbezogen) erläutert. Bei der Vielzahl der maßanalytischen Verfahren des Arzneibuchs konnte in diesem Kapitel nur exemplarisch vorgegangen werden.

ZUSAMMENFASSUNG
Maßanalytische Bestimmungen

Im Mittelpunkt dieses Kapitels stehen die maßanalytischen Bestimmungen von Ph. Eur., bei denen meist der Massenanteil eines Arzneistoffes, eines Reagenz oder einer Maßlösung titrimetrisch bestimmt wird. Die Prinzipien folgender Titrationsverfahren werden jeweils anhand charakteristischer und beispielhafter Aufgaben mit Reaktionsgleichungen erklärt:

- **Säure-Base-Titration** mit Optimierung durch Titrationskurven für Titration von starker Säure mit starker Base, schwacher Säure mit starker Base und Titration in wasserfreiem Medium,
- **Redox-Titrationen** für Cerimetrie, Iodometrie, Iodatometrie, Bromometrie, Permanganometrie und Titration mit Periodat,
- **Fällungstitration**,
- **Komplexometrische Titration**,
- **Besondere Titrationsverfahren.**

Im Zusammenhang mit diesen Titrationsverfahren werden gegebenenfalls die gebräuchlichen **Indikatoren** und **spezifische Maßlösungen** (z.B. Natriumedetat-Lösung) mit ihrer Funktionsweise beschrieben. Desgleichen sind die **Urtitersubstanzen** als Hilfsstoffe zur genauen Einstellung von Maßlösungen ebenfalls anhand eines Aufgabenbeispiels erklärt.

Fragen zu Kapitel 10

1. Lesen Sie bitte die Gehaltsbestimmung von *konzentrierter Ammoniak-Lösung* in Ph. Eur. nach und begründen Sie das Verfahren in Bezug auf den Zusatz von 50,0 ml Salzsäure (1,0 mol/l) und die Auswahl des Indikators Methylrot-Lösung.

2. Welche Fehlerquellen können Ihrer Erfahrung nach bei der Titration „von Hand" auftreten?

3. Fragen zur Abbildung 10.2 Titrationskurven für Säure-Base-Titrationen.
   a) Warum benötigt man für die Neutralisation der Salzsäure gerade 10 ml Natronlauge?
   b) Welche Eigenschaft zeigt die Titrationslösung der Essigsäure nach Zugabe von 5 ml Natronlauge?

4. Wie sieht die Titrationskurve für die Titration einer schwachen Base mit einer starken Säure aus? Führen Sie ein Beispiel an.

5. Inwiefern handelt es sich bei der Titration mit der Urtitersubstanz Natriumcarbonat (s. Beispiel Kap. 10.2.6) um eine Säure-Base-Reaktion?

6. Die nebenstehende Abbildung gibt die Titrationskurve für die Titration von Phosphorsäure mit Natronlauge wieder. Begründen Sie, warum die Kurve drei Äquivalenzpunkte aufweist.

7. Lesen Sie bitte die Reinheitsprüfung von Ether auf Peroxide in Ph. Eur. nach und erklären Sie, inwiefern es sich hier um eine Redox-Reaktion handelt. Tragen Sie bei der Reaktionsgleichung für die Redox-Reaktion in der Antwort zu dieser Frage die Oxidationszahlen ein.

8. Erklären Sie, warum der Indikator *Ferroin* bei der cerimetrischen Redox-Titration von Eisen(II)-salz von rot nach farblos (bei anderen Bestimmung nach blaugrün) umschlägt (s. Kap. 10.3.2).

Fragen zu Kapitel 10

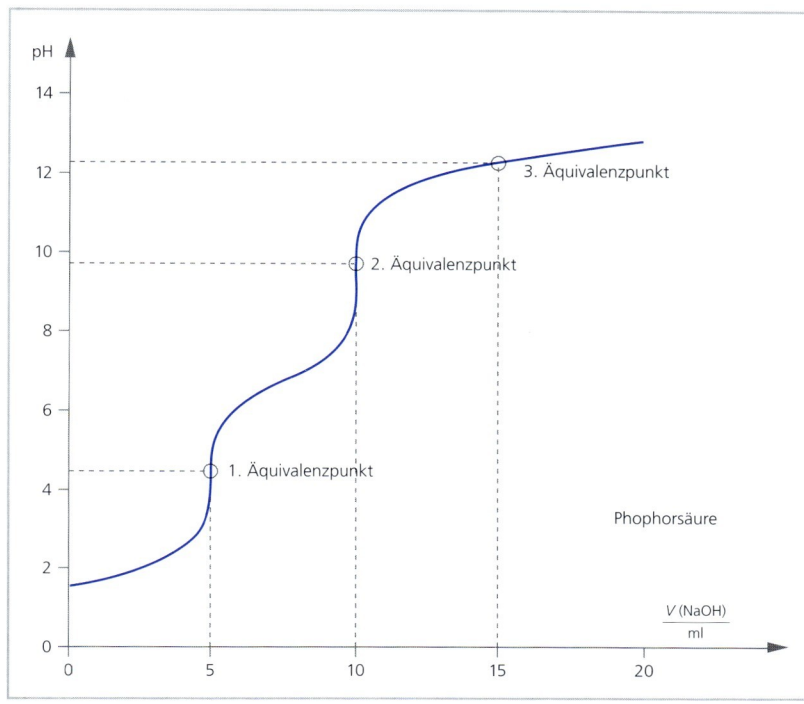

Abb. zu Frage 6: Titrationskurve von Phosphorsäure mit Natronlauge

9. Tragen Sie bei der Reaktionsgleichung für die Redox-Reaktion von Bromat mit Bromid (Kapitel 10.3.5) die Oxidationszahlen ein und erklären Sie den Stoffmengenumsatz (Molverhältnis) bei der Reaktion.
10. Warum kann Brom aus Iodid elementares Iod freisetzen?
11. Welche Oxidationszahl besitzt Iod im Periodat?
12. Geben Sie in der Gesamtgleichung für die Redox-Titration von Wasserstoffperoxid mit Kaliumpermanganat (Kapitel 10.3.7) die Oxidationszahlen der Reaktionspartner an.
13. Warum handelt es sich bei der Gehaltsbestimmung von Kaliumchlorid nach Ph. Eur. eigentlich um eine Chloridbestimmung?
14. Lesen Sie bitte die Gehaltsbestimmung von Natriumedetat in Ph. Eur. nach und beantworten Sie dazu folgende Fragen:
    a) Welche Maßlösung wird eingesetzt?
    b) Welche Aufgaben haben hier der Methenamin- und der Salzsäurezusatz?
    c) Formulieren Sie die der Gehaltsbestimmung zugrunde liegende Reaktionsgleichung.

Organische Chemie
Die Chemie der Kohlenstoffverbindungen

11 Kohlenwasserstoffe

Die nur aus Kohlenstoff- und Wasserstoffatomen aufgebauten *Kohlenwasserstoffe* sind die Grundbausteine der organischen Verbindungen. Sie sind damit auch die Grundbausteine der meisten Arzneistoffe. Die Vielfalt an Molekülstrukturen und Eigenschaften der Kohlenwasserstoffe ergibt sich aus den besonderen Eigenschaften des Kohlenstoffs.

11.1 Besondere Eigenschaften des Kohlenstoffs und die Struktur des Methanmoleküls

Kohlenstoff steht in der zweiten Periode und der vierten Hauptgruppe des PSE. Durch seine „Mittelstellung" hat er weder die Tendenz zur Aufnahme noch zur Abgabe von Außenelektronen. Die Elektronegativität von Kohlenstoff beträgt 2,5. Kohlenstoff geht mit seinen Bindungspartnern hauptsächlich Atombindungen (Elektronenpaarbindungen) ein. Entsprechend dem in Kapitel 5.2.1 eingeführten Kugelwolkenmodell besitzt das Kohlenstoffatom als Außenschale vier einfach besetzte Kugelwolken. Damit erklärt sich die Vierbindigkeit des Kohlenstoffs in den Kohlenwasserstoffen (s. Kap. 6.3).

Kohlenstoffatome können sich in fast beliebiger Anzahl und Anordnung miteinander verbinden. Die Folge dieser Eigenart des Kohlenstoff ist die immense Zahl der Kohlenwasserstoffe. Diese sind die Hauptbestandteile von *Erdgas und Erdöl*.

Die Kohlenwasserstoffe zeigen unendliche Kombinationsmöglichkeiten. Dabei können z. B. *Ketten, verzweigte Ketten, Ringe* und *Ringsysteme* (Netze) entstehen. Bei allen diesen Beispielen sind weitere Variationen durch Doppel- und Dreifachbindungen gegeben. Durch Einbau weiterer Elemente wie z. B. Sauerstoff, Stickstoff, Phosphor, Schwefel und Halogene entstehen zahlreiche *Derivate* der Kohlenwasserstoffe.

Aus der Vielzahl und Vielfalt der Kohlenwasserstoffe sind hier zwei Erfordernisse hervorgegehoben:
1. Eine Ordnung in die Millionen von organischen Verbindungen zu bringen. Dies führt uns zu einer einheitlichen *Nomenklatur*.
2. Aus der Molekülstruktur Eigenschaften abzuleiten und zu erklären. Auf Arzneistoffe bezogen führt uns dies zu den *Struktur-Wirkungsbeziehungen*.

In Kapitel 5.2.3 lernten Sie *Methan* CH_4 als einfachstes und kürzestes Molekülbeispiel eines Kohlenwasserstoffs bereits kennen. Abbildung 5.8 gab die Struktur des Methans in verschiedenen Modellen wieder. Abbildung 11.1 zeigt Ihnen hier nochmals die Strukturformel und die tetraedrische Struktur des Methanmoleküls im Kugel-Stab-Modell.

Die Tetraederstruktur ist ein maßgebliches Kriterium für die räumliche Gestalt der Kohlenwasserstoffe.

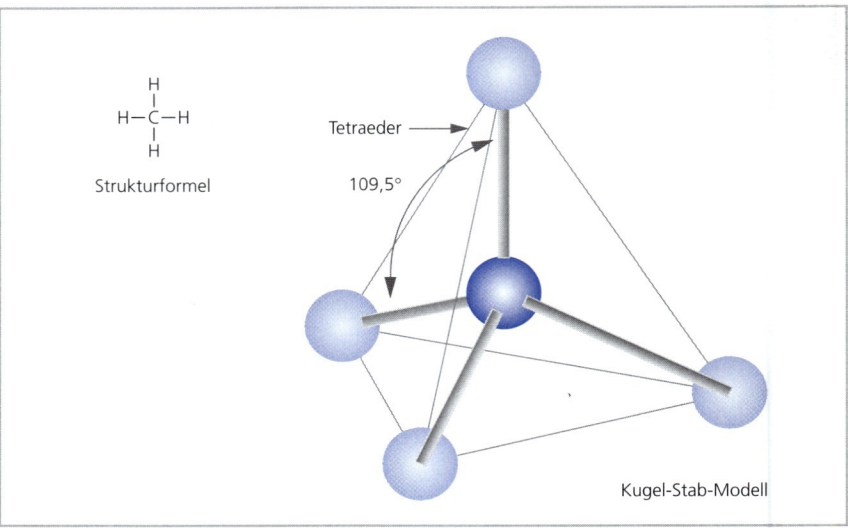

Abb. 11.1 Das Methanmolekül.

Eine schrittweise kettenförmige Verlängerung des Methanmoleküls um weitere Kohlenstoffatome führt zur Stoffgruppe der *Alkane*. Zusammen mit den Alkenen (s. Kap. 11.3.1) und den Alkinen (s. Kap. 11.3.2) gehören die Alkane in Abgrenzung zu den *aromatischen Kohlenwasserstoffen* (s. Kap. 11.5) zu den *aliphatischen Kohlenwasserstoffen*.

11.2 Alkane

Wie das Methan sind auch weitere Kohlenwasserstoff z. B. Ethan, Propan und Butan Bestandteile des Erdgas. Abbildung 11.2 zeigt, dass sich diese Kohlenwasserstoffe entsprechend der Anzahl ihrer Kohlenstoffatome systematisch ordnen lassen.

11.2.1 Homologe Reihe der Alkane

Die Kohlenwasserstoffe in Abbildung 11.2 bilden eine Reihe, in der sich jedes Molekül vom vorhergehenden um eine CH_2-Gruppe (*Methylengruppe*) unterscheidet. Eine derartige Reihe wird *homologe Reihe* genannt. Bezeichnet man die Anzahl der Kohlenstoffatome eines Moleküls dieser Reihe mit n, so ergibt sich für die Anzahl der zugehörigen Wasserstoffatome „$2n+2$". Die allgemeine *Summenformel* (= Molekülformel, s. Kap. 6.2) für diese homologe Reihe ist dann C_nH_{2n+2}. Kohlenwasserstoffe mit einem Aufbau entsprechend dieser Summenformel nennt man *Alkane*. Die homologe Reihe der Alkane ist die Basis für weitere homologe Reihen der organischen Chemie z. B. der Alkohole (Alkanole).

Name	Summenformel	Strukturformel
Methan	CH_4	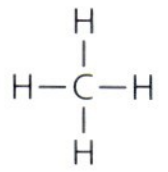 $H-\underset{\underset{H}{\vert}}{\overset{\overset{H}{\vert}}{C}}-H$
Ethan	C_2H_6	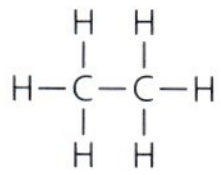 $H-\underset{\underset{H}{\vert}}{\overset{\overset{H}{\vert}}{C}}-\underset{\underset{H}{\vert}}{\overset{\overset{H}{\vert}}{C}}-H$
Propan	C_3H_8	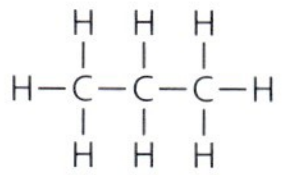 $H-\underset{\underset{H}{\vert}}{\overset{\overset{H}{\vert}}{C}}-\underset{\underset{H}{\vert}}{\overset{\overset{H}{\vert}}{C}}-\underset{\underset{H}{\vert}}{\overset{\overset{H}{\vert}}{C}}-H$
Butan	C_4H_{10}	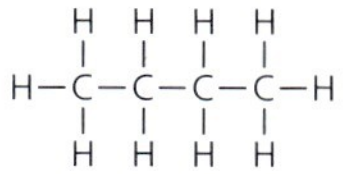 $H-\underset{\underset{H}{\vert}}{\overset{\overset{H}{\vert}}{C}}-\underset{\underset{H}{\vert}}{\overset{\overset{H}{\vert}}{C}}-\underset{\underset{H}{\vert}}{\overset{\overset{H}{\vert}}{C}}-\underset{\underset{H}{\vert}}{\overset{\overset{H}{\vert}}{C}}-H$
Pentan	C_5H_{12}	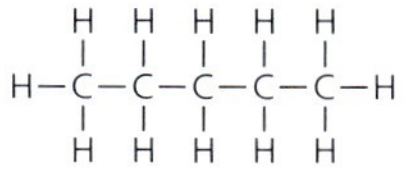 $H-\underset{\underset{H}{\vert}}{\overset{\overset{H}{\vert}}{C}}-\underset{\underset{H}{\vert}}{\overset{\overset{H}{\vert}}{C}}-\underset{\underset{H}{\vert}}{\overset{\overset{H}{\vert}}{C}}-\underset{\underset{H}{\vert}}{\overset{\overset{H}{\vert}}{C}}-\underset{\underset{H}{\vert}}{\overset{\overset{H}{\vert}}{C}}-H$
Hexan	C_6H_{14}	
Heptan	C_7H_{16}	
Octan	C_8H_{18}	
Nonan	C_9H_{20}	
Decan	$C_{10}H_{22}$	
Undecan	$C_{11}H_{24}$	
Dodecan	$C_{12}H_{26}$	
⋮	⋮	
Icosan	$C_{20}H_{42}$	

Abb. 11.2 Homologe Reihe der Alkane.

Bei den Strukturformeln in Abbildung 11.2 ist erkennbar, dass die Struktur der Alkane in einer Ebene und nicht mit den abgeknickten Tetraederwinkeln wiedergegeben wird, wie es von der Struktur des Kugel-Stab-Modells her bekannt ist.

Bei langen und verzweigten Ketten sind auch *vereinfachte Strukturformeln* üblich. Dabei werden Molekülteile in Summenformeln zusammengefasst. Außerdem ist bei langen Ketten die *Skelettformel* möglich. Ein Knick bedeutet eine CH_2-Gruppe und das Ende eines Strichs markiert die CH_3-Gruppe (s. Abb. 11.3).

Wenn Sie sich ein Ethanmolekül im Kugel-Stab-Modell (z. B. aus einer CVK®-Molekülbox) konstruieren, werden Sie feststellen, dass eine freie Drehbarkeit um die C–C-Bindungsachse gegeben ist, so wie es auch im echten Ethanmolekül der Fall ist. Die unterschiedlichen räumlichen Anordnungen, die dadurch möglich werden, bezeichnet man als *Konformationen* des Moleküls.

Strukturformel	Vereinfachte Strukturformel
	Die C—C-Verknüpfungen an den Stellen der Verzweigungen müssen in diesen Formen erkennbar bleiben.

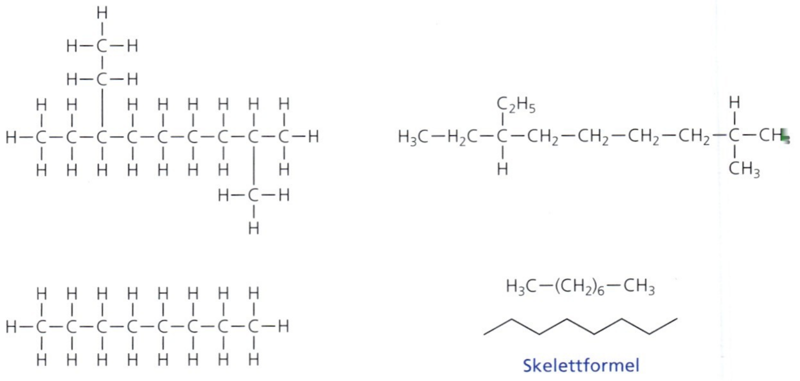

Abb. 11.3 Vereinfachte Strukturformeln und Skelettformel von Alkanen.

Isomerie bei Alkanen

Ab der Summenformel C_4H_{10} sind außer der Verknüpfung zur unverzweigten Kettenform weitere Verknüpfungen der Kohlenstoffatome möglich, die dann zu verzweigten Ketten führen und dadurch eine andere Strukturformel aufweisen. Hier liegt *Isomerie* vor. Da diese Isomerie auf einer unterschiedlichen Atomanordnung beruht, wird sie als *Stellungsisomerie* bezeichnet. Dementsprechend gibt es vom Butan zwei und vom Pentan drei Stellungsisomere. Die Anzahl der Stellungsisomere nimmt mit der Anzahl der Kohlenstoffatome der Alkane zu. Abbildung 11.4 gibt die drei Stellungsisomere des Pentans wieder.

> Moleküle mit gleicher Summenformel aber unterschiedlicher Strukturformel werden als Isomere bezeichnet. Beruht diese Isomerie auf unterschiedlicher Anordnung der Atome und der Bindungen zwischen diesen Atomen so wird von Stellungsisomerie (Synonym ist *Konstitutionsisomerie*) gesprochen. Das Isomere mit der unverzweigten Kette erhält vor dem Namen ein „n" (n = normal), z. B. n-Pentan.

Da im Laufe der Organischen Chemie weitere Isomeriearten eingeführt werden, befindet sich im Anhang des Buches eine „Übersicht möglicher Isomeriearten von Molekülen".

Die Vielzahl der Isomere bei Alkanen macht die Notwendigkeit der eindeutigen Benennung, d. h. einer einheitlichen *Nomenklatur* deutlich.

Nomenklatur der Alkane

Für die Nomenklatur organischer Verbindungen bestehen international gültige Regeln. Ausgehend von der so genannten *Genfer Nomenklatur* entwickelt die *International Union of Pure and Applied Chemistry* (IUPAC) die Nomenklatur

Vereinfachte Strukturformel	Name	Siedetemperatur in °C
H₃C—CH₂—CH₂—CH₂—CH₃	n-Pentan	36
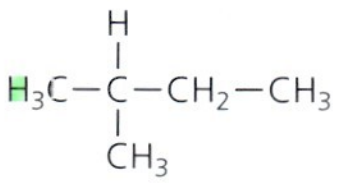 H₃C—CH(H)—CH₂—CH₃ mit CH₃	2-Methylbutan	28
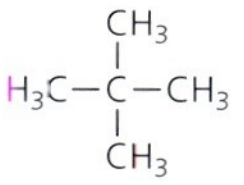 H₃C—C(CH₃)₂—CH₃	2,2-Dimethylpropan	9,4

Abb. 11.4 Die drei Isomeren des Pentans.

entsprechend dem aktuellen Wissensstand weiter. Neben den *systematischen* Namen der IUPAC-Nomenklatur sind *Trivialnamen* weit verbreitet und auch unentbehrlich. So hat sich z. B. für den Trivialnamen *Essigsäure* der systematische Name *Ethansäure* auch in der Fachsprache nicht durchgesetzt.

Die Benennung der Alkane lässt sich in vier Regeln übersichtlich zusammenfassen. Die Regeln werden an einem Beispiel in Abbildung 11.5 anschaulich dargestellt.

Die vier Regeln bedürfen noch einiger Ergänzungen. Es ist erkennbar, dass die Seitenketten die Endung -yl erhalten. Mit der Abspaltung eines Wasserstoffatoms aus einem Alkanmolekül entsteht ein *Alkyl*rest, der auch *Alkyl*gruppe genannt wird. Aus Ethan C_2H_6 z. B. entsteht die *Ethyl*gruppe —C_2H_5 oder aus Heptan C_7H_{16} die *Heptyl*gruppe —C_7H_{15}.

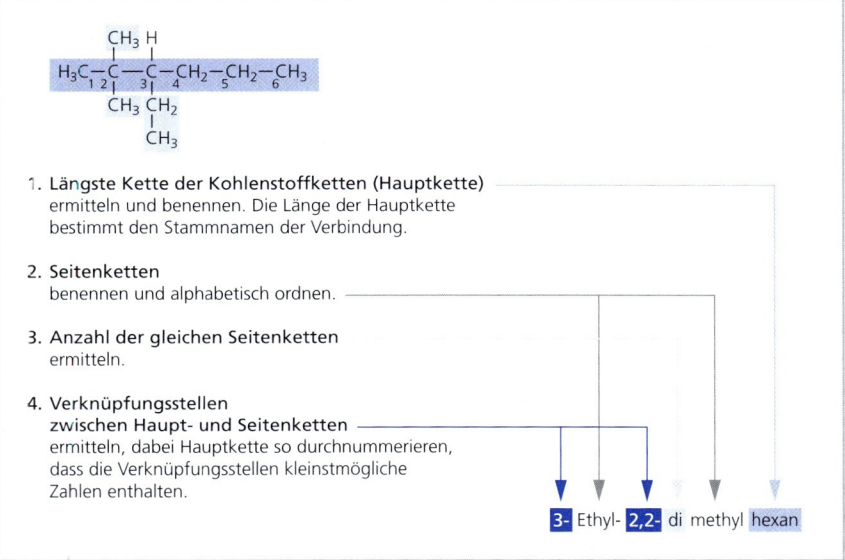

1. **Längste Kette der Kohlenstoffketten (Hauptkette)**
   ermitteln und benennen. Die Länge der Hauptkette bestimmt den Stammnamen der Verbindung.

2. **Seitenketten**
   benennen und alphabetisch ordnen.

3. **Anzahl der gleichen Seitenketten**
   ermitteln.

4. **Verknüpfungsstellen zwischen Haupt- und Seitenketten**
   ermitteln, dabei Hauptkette so durchnummerieren, dass die Verknüpfungsstellen kleinstmögliche Zahlen enthalten.

3- Ethyl- 2,2- di methyl hexan

Abb. 11.5 Nomenklaturegeln für die Benennung von Alkanen (nach Eisner et al. 2001).

Treten gleiche Seitenketten mehrfach auf, so wird die Anzahl der gleichen Alkylgruppen durch das entsprechend griechische Zahlwort als Vorsilbe (*Präfix*) (di- = zwei, tri- = drei, tetra- = vier, penta- = fünf) gekennzeichnet. Unterschiedliche Seitenketten werden in alphabetischer Rangfolge ohne Berücksichtigung der griechischen Zahlworte angeordnet.

In den weiteren Stoffklassen der organischen Verbindungen bildet die Nomenklatur der Alkane die Basis für die Benennung anderer homologer Reihen.

Mit der nun folgenden Besprechung von Eigenschaften und Reaktionen der Alkane wird ein Bereich erarbeitet, der durch das **Erkennen von Zusammenhängen zwischen Struktur und Eigenschaften** das Lernen und Überschauen erleichtert.

11.2.2 Eigenschaften der Alkane mit pharmazeutischem Bezug

Die Verwandtschaft der Alkane als Glieder einer homologen Reihe drückt sich in ihren Eigenschaften und Reaktionsverhalten aus. Gliedert man die Alkane, wie es in Abbildung 11.2 bereits erfolgt ist, so lässt sich mit der Zunahme der Kohlenstoffatom-Anzahl eine Zunahme von *Schmelztemperatur* (mit Ausnahme der ersten drei Glieder), *Siedetemperatur*, *Dichte* und *Viskosität* beobachten. Tabelle 11.1 verdeutlicht diese Zusammenhänge.

Tab. 11.1 Zusammenhang zwischen Struktur und Eigenschaften bei den Alkanen.

Name	Summenformel	Schmelztemp. in °C*	Siedetemp. in °C*	Dichte in g/cm³	Viskosität
Methan	CH_4	−182	−161	0,47	
Ethan	C_2H_6	−183	−89	0,57	
Propan	C_3H_8	−186	−42	0,59	
Butan	C_4H_{10}	−135	−1	0,60	
Pentan	C_5H_{12}	−129	36	0,63	
Hexan	C_6H_{14}	−94	69	0,66	
Heptan	C_7H_{16}	−90	98	0,68	
Octan	C_8H_{18}	−56	126	0,70	
Nonan	C_9H_{20}	−53	150	0,72	
Decan	$C_{10}H_{22}$	−30	174	0,73	
Undecan	$C_{11}H_{24}$	−26	196	0,74	
Dodecan	$C_{12}H_{26}$	−10	216	0,75	nimmt zu
Hexadecan	$C_{16}H_{34}$	18	280	0,78	
Octadecan	$C_{18}H_{38}$	28	308	0,78	

* gerundete Werte

Dieser Reihe lassen sich auch pharmazeutisch eingesetzte Alkane von Ph. Eur. zuordnen: z. B. *Pentan, Hexan, Heptan, Petroläther, Paraffine* und *Vaseline* (s. Abschnitt 11.2.4 in diesem Kapitel).

Zusammenhänge von Struktur und Eigenschaften der Alkane
Die zunehmende Kettenlänge bedingt steigende zwischenmolekulare Anziehungskräfte in der homologen Reihe der Alkane. Obwohl die Alkanmoleküle unpolar sind, treten Anziehungskräfte durch induzierte Dipole auf. Es handelt sich hier um *Van-der-Waals-Kräfte* (Van-der-Waals-Bindung), die in Kapitel 5.3.3 beschrieben wurden. Die Van-der-Waals-Kräfte steigen mit der Elektronenzahl und der Moleküloberfläche (vereinfacht: mit der Molekülmasse) der Bindungspartner. Mit dieser Zunahme der zwischenmolekularen Anziehungskräfte lässt sich die Steigerung von **Schmelz-** und **Siedetemperatur** in der homologen Reihe, aber auch die Zunahme der **Dichte** durch engere Packung der Moleküle erklären. Dabei gilt für die Dichte aller Alkane, dass diese stets geringer als die Dichte des Wassers ist. Bei einem Alkan-Wasser-Gemisch bildet das Alkan immer die obere Phase.

Genauso lässt sich die steigende **Viskosität** innerhalb der homologen Reihe erklären. Unter der Viskosität einer Flüssigkeit wird der Grad ihrer Zähflüssigkeit verstanden. Damit bedingt die Viskosität das Fließverhalten einer Flüssig-

Versuch zur Demonstration der Viskosität

Versuchsanordnung: In drei genormte und gut entfettete Messpipetten (10 ml) werden mit einer Pipettierhilfe 10 ml Petroläther, 10 ml dünnflüssiges Paraffin und 10 ml dickflüssiges Paraffin gesaugt. Es wird jeweils die Auslaufzeit mit der Stoppuhr gemessen und die Zeit notiert.

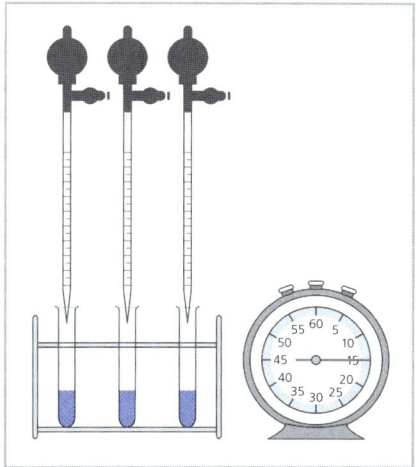

Abb. 11.6 Abhängigkeit der Viskosität von der Kettenlänge.

Beobachtung und Auswertung: Petroläther mit der geringsten Viskosität hat die kürzeste und dickflüssiges Paraffin mit der höchsten Viskosität hat die längste Auslaufzeit. Es bestätigt sich also, dass die Viskosität der Alkane mit der Kettenlänge zunimmt. Das Prinzip der oben aufgeführten Versuchsanordnung ähnelt dem Prinzip des *Kapillarviskosimeters* Ph. Eur.

keit und ist dadurch ein wichtiges pharmazeutisch-analytisches Kriterium. Es wird deutlich, dass größere Van-der-Waals-Kräfte das Aneinanderabgleiten der Moleküle in einer Flüssigkeit erschweren. Die Abhängigkeit der Viskosität von der Kettenlänge der Alkane lässt sich durch vorstehenden Versuch veranschaulichen.

Löslichkeit

Die Bedeutung von Lösungsmitteln und der Löslichkeit von Feststoffen wurden in Kapitel 7.1.2 und 7.1.3 erläutert. Im vorliegenden Kapitel geht es um die Löslichkeit der Alkane als einer Gruppe von organischen Lösungsmitteln. Ein **Versuch** soll das **Löslichkeitsverhalten von Alkanen** verdeutlichen.

Versuch zum Löslichkeitsverhalten von Alkanen

Versuchsanordnung: Ein Reagenzglasgestell wird mit drei Reagenzgläsern beschickt. In das 1. und 2. Reagenzglas werden jeweils 5 ml Hexan gegeben, in das 3. Reagenzglas 5 ml dünnflüssiges Paraffin.
Dem 1. und 3. Reagenzglas setzt man jeweils 5 ml Wasser zu und schüttelt. Dem 2. Reagenzglas setzt man 5 ml dünnflüssiges Paraffin zu und schüttelt ebenfalls.

Beobachtung: Beim Schütteln der Mischungen im 1. und 3. Reagenzglas entsteht eine Emulsion, die sich im Ruhezustand sofort wieder entmischt. Beim Schütteln der Mischung im 2. Reagenzglas entsteht nach anfänglicher Schlierenbildung eine klare Lösung.

Auswertung: Im 2. Reagenzglas liegt eine Mischung von Alkanen vor. Alkane sind unpolare Stoffe und grundsätzlich ineinander löslich. Es handelt sich bei Alkanen um lipophile bzw. hydrophobe Stoffe (s. Kap. 7.1.2). Im 1. und 3. Reagenzglas sollen die Alkane mit Wasser gemischt werden. Alkane und Wasser als stark polares Lösungsmittel sind nicht ineinander löslich. Während des Schüttelns entsteht nur kurzfristig eine Emulsion.

Zwischen den Wassermolekülen bestehen die polaren Wasserstoffbrückenbindungen (s. Kap. 5.3.2), zwischen den Alkanmolekülen herrschen die wesentlich schwächeren Van-der-Waals-Kräfte. Bei der Mischung von Hexan bzw. Paraffin mit Wasser ist zur Trennung der Wassermoleküle so viel Energie nötig, dass die beim Zusammentreten von Wasser- und Hexanmolekülen bzw. Paraffinmolekülen frei werdende Energie zum Ausgleich nicht ausreicht. Die Anziehungskräfte der Hexan- und Paraffinmoleküle untereinander liegen jeweils in etwa der gleichen Größenordnung wie die Anziehungskräfte zwischen den Hexan- und Paraffinmolekülen beim Mischen von Hexan und Paraffin. Das bedeutet, dass die Energie, die man zum Trennen von zwei Molekülen Hexan oder zwei Molekülen Paraffin benötigt, beim Zusammentreten von einem Hexan- und einem Paraffinmolekül auch wieder freigesetzt wird. Die Erkenntnisse werden in einer Regel zusammengefasst:

REGEL

> Je mehr sich die Teilchen zweier Stoffe in ihrer Polarität ähneln, desto besser lösen sie sich ineinander. Extrem polar ist das Wasser, extrem unpolar sind die Alkane.

Die bisher genannten Eigenschaften der Alkane sind u. a. analytische Grundlagen für Identitäts-, Reinheits- und Eigenschaftskriterien entsprechender Monographien des Arzneibuchs.

Reaktionsfähigkeit
Der Begriff *paraffin* ist ein aus dem Lateinischen *parum affinis* abgeleiteter Trivialname und bedeutet „wenig reaktionsfähig". Früher wurde der Begriff *Paraffine* für die seinerzeit bekannten Alkangemische verwendet und es herrschte die Meinung, dass diese so gut wie keine chemischen Reaktionen eingehen. Mit Reaktionspartnern wie Sauerstoff oder Halogenen können die Alkane jedoch bei geeigneten Reaktionsbedingungen sogar sehr heftig reagieren.

Die gasförmigen Alkane Methan, Ethan, Propan und Butan sowie die leicht verdampfbaren flüssigen Alkane und Alkangemische bilden mit dem Sauerstoff der Luft explosive Gasgemische, wenn bestimmte Mischungsverhältnisse vorliegen. Derartige Gasgemische sind häufig Ursache von Unfällen, z. B. mit „Camping-Gas".

Alle Alkane lassen sich an der Luft beim entsprechenden *Flammpunkt* entzünden.

---- DEFINITION ----
„Der Flammpunkt ist die niedrigste Erwärmungstemperatur einer Substanz bei einem Luftdruck von 1013 hPa, bei der aus einer Flüssigkeit ein Gas/Luft-Gemisch entsteht, das durch Einbringen einer Zündquelle (z. B. einer Gasflamme) auf der gesamten Tiegeloberfläche entflammt wird."

Beispiele für Flammpunkte von organischen Flüssigkeiten: Diethylether (Ether) $-40\,°C$, Auto-Benzin (Alkangemisch) $< -20\,°C$, Ethanol $12\,°C$ und Dieselkraftstoff (Alkangemisch) $> 55\,°C$. Entsprechend ihrem Flammpunkt und ihrer Wasserlöslichkeit werden brennbare Flüssigkeiten zwecks Lagerung oder Beförderung in *Gefahrklassen* eingeteilt. Näheres vor allem für den Umgang mit brennbaren Flüssigkeiten in Labor und Apotheke wird im Fach Gefahrstoff-, Pflanzenschutz- und Umweltkunde gelehrt.

Beim Verbrennen eines reinen Alkans mit Luftsauerstoff entstehen stets nur Kohlendioxid und Wasser. Für die Verbrennung von Propan z. B. gilt folgende Reaktionsgleichung:

$$C_3H_8 + 5\,O_2 \rightarrow 3\,CO_2 + 4\,H_2O \qquad \Delta_R H = -x\,kJ$$

11.2.3 Reaktionen der Alkane

Oxidation
Bei der Verbrennung von Alkanen findet eine vollständige Oxidation des Alkanmoleküls, d. h. auch eine Zerstörung der Kohlenwasserstoffkette statt. Die Energiefreisetzung bei der Verbrennung ist die Grundlage z. B. für Verbrennungsmotoren und entsprechende Kraftwerke.

Es besteht auch die Möglichkeit einer gezielten, stufenweisen Oxidation an einem oder mehreren Kohlenstoffatomen eines Alkans (s. Kap. 13.1, Oxidationsreihe des Kohlenstoffs). Formal kann auf diese Weise aus Ethan das Ethanol (ein Alkohol) gebildet werden:

$$2\ H-\underset{\underset{H}{|}}{\overset{\overset{H}{|}}{C}}-\underset{\underset{H}{|}}{\overset{\overset{H}{|}}{C}}-H + O_2 \longrightarrow 2\ H-\underset{\underset{H}{|}}{\overset{\overset{H}{|}}{C}}-\underset{\underset{H}{|}}{\overset{\overset{H}{|}}{C}}-\underline{O}-H$$

Die Abspaltung von Wasserstoffatomen aus einem Alkanmolekül wird als *Dehydrierung* bezeichnet. Auch bei derartigen Reaktionen liegt eine Oxidation vor. Durch Abspaltung von Wasserstoff aus Ethan entsteht *Ethen* (Ethylen) mit einer Doppelbindung oder *Ethin* (Acetylen) mit einer Dreifachbindung:

$$H-\underset{\underset{H}{|}}{\overset{\overset{H}{|}}{C}}-\underset{\underset{H}{|}}{\overset{\overset{H}{|}}{C}}-H \longrightarrow \overset{H}{\underset{H}{>}}C=C\overset{H}{\underset{H}{<}} + H_2$$

$$H-\underset{\underset{H}{|}}{\overset{\overset{H}{|}}{C}}-\underset{\underset{H}{|}}{\overset{\overset{H}{|}}{C}}-H \longrightarrow H-C\equiv C-H + 2\ H_2$$

Ethen C_2H_4 gehört in die Stoffgruppe der *Alkene* und Ethin C_2H_2 in die Stoffgruppe der *Alkine* (s. Kap. 11.3).

Substitution
In einem Alkanmolekül lassen sich ein oder mehrere Wasserstoffatome durch andere Atome oder Atomgruppen ersetzten. Man bezeichnet diesen Reaktionstyp als *Substitution* (lat. *substituere*: ersetzen). So lassen sich z. B. im Methanmolekül unter geeigneten Reaktionsbedingungen nacheinander alle vier Wasserstoffatome durch Halogenatome substituieren. Durch eine derartige Reaktion entsteht z. B. Trichlormethan (Chloroform) $CHCl_3$ ein Stoff aus der Gruppe der *Halogenalkane*:

$$2\ H-\underset{\underset{H}{|}}{\overset{\overset{H}{|}}{C}}-H + 6\ Cl_2 \longrightarrow 2\ Cl-\underset{\underset{Cl}{|}}{\overset{\overset{Cl}{|}}{C}}-H + 6\ HCl$$

Trichlormethan

Auch Ethanol kann durch Substitution aus Ethan dargestellt werden, indem ein Wasserstoffatom des Ethans durch eine *Hydroxylgruppe* (s. Kap. 13.2) ersetzt wird.
 Sie erkennen, dass durch die Reaktionen eines Alkans das Molekülgerüst mit Atomen oder Molekülteilen versehen wird, die dem neu gebildeten Stoff ganz andere Eigenschaften und Reaktionsverhalten verleihen. So ist z. B. Ethan ein Gas und Ethanol eine hydrophile Flüssigkeit.

> Molekülteile oder Atome, die Eigenschaften und Reaktionsverhalten organischer Verbindungen bestimmen, werden *funktionelle Gruppen* genannt

In den folgenden Kapiteln wird deutlich, dass die chemischen Eigenschaften von organischen Verbindungen hauptsächlich durch die funktionellen Gruppen und weniger durch das Molekülgerüst geprägt werden. Über die funktionellen Gruppen gelangt man zu einer Vielzahl von organischen Stoffgruppen.

11.2.4 Alkane des Arzneibuchs

Auf drei Alkane bzw. Alkangemische von Ph. Eur. wird hier näher eingegangen.

Petroläther
Petroläther wird aus dem bei der fraktionierten Destillation (s. Kap. 2.1.5) von Rohöl erhaltenen *Rohbenzin* durch erneute Fraktionierung als eine Art von *Spezialbenzin* erhalten. Da es sich um ein Gemisch von kurzkettigen Alkanen handelt – kein reiner Stoff! –, besitzt Petroläther keine Siedetemperatur sondern einen *Destillationsbereich*.

---DEFINITION---
Der Destillationsbereich (Ph. Eur. 2.2.11) ist der **Temperaturbereich** bei 1013 hPa, innerhalb dessen die Substanz oder die verschiedenen Komponenten davon bei Erhitzen unter den in Ph. Eur. angegebenen Ausführungsbedingungen destillieren.

Ph. Eur. führt vier Arten von Petroläther als Reagenzien. Diese unterscheiden sich in ihren Destillationsbereichen (z. B. Petroläther *R1* 40 bis 60 °C).

Analytisch wird Petroläther außer durch seinen Destillationsbereich noch durch seine Löslichkeit und Dichte charakterisiert.

Petroläther ist ein häufig gebrauchtes Lösungsmittel für lipophile Feststoffe und Flüssigkeiten.

Dick- und dünnflüssiges Paraffin
Beide Paraffinarten von Ph. Eur. sind gereinigte Gemische flüssiger, gesättigter Kohlenwasserstoffe. Sie werden durch Vakuumdestillation aus dem Rückstand der fraktionierten Destillation von Erdöl durch verschiedene Aufbereitungs- und Reinigungsschritte gewonnen. Der Unterschied in der Viskosität von dick- und dünnflüssigem Paraffin ergibt sich durch die unterschiedliche Kettenlänge der enthaltenen Alkane.

Eine Auswahl wichtiger analytischer Kriterien der **beiden** Paraffine wird durch folgende Beispiele gegeben (Allgemeiner Aufbau einer Monographie von Ph. Eur. s. Kap. 13.2.6, Glycerol).

Eigenschaften. Die Flüssigkeiten dürfen im Tageslicht nicht fluoreszieren. Damit soll die Abwesenheit polycyclischer (mehrringiger) und damit evtl. krebserregender aromatischer Kohlenwasserstoffe (s. Kap. 11.5) ausgeschlossen werden.

Prüfung auf Identität. Hier wird u. a. das Ergebnis einer *IR-Spektroskopie* (IR = **I**nfra-**R**ot, diese Methode der instrumentellen Analytik wird im Fach Physikalische Gerätekunde besprochen) und die Viskosität als Identitätskriterium herangezogen.

Ferner sind fette Öle als Bestandteile oder Verwechslung der Paraffine auszuschließen. Dazu wird eine Probe mit Natriumhydroxid-Lösung (0,1 mol/l) gekocht. Fette Öle würden dabei unter Verbrauch der Natronlauge einer *Verseifung* (Esterspaltung s. Kap. 16.7.1) unterliegen, so dass Natronlauge mit Phenolphthalein nicht mehr nachweisbar wäre:

Fettes Öl (= Ester) + Natronlauge → Natriumsalze der Fettsäuren + Glycerol

Prüfung auf Reinheit. Da aus dem Raffinationsprozess *sauer oder alkalische reagierende Verunreinigung*en im Paraffin verblieben sein können, ist auf diese zu prüfen. Dazu wird eine Paraffinprobe mit siedendem Wasser geschüttelt, die wässrige Phase mit den eventuell vorhandenen sauer oder alkalisch reagierenden Verunreinigungen abgetrennt und filtriert. Das Filtrat muss auf Zusatz von Phenolphthalein farblos bleiben (Abwesenheit von alkalisch reagierenden Verunreinigungen) und darf bis zum Umschlag nach rosa höchstens 0,1 ml Natriumhydroxid-Lösung (0,1 mol/l) verbrauchen (Abwesenheit von sauer reagierenden Verunreinigungen).

Mit einem aufwendigen Verfahren lässt Ph. Eur. über das *Verhalten gegen Schwefelsäure* (95,5 % (m/m)) auf verzweigte und höhere aromatische Kohlenwasserstoffe (s. Kap. 11.5) wegen eventueller kanzerogener Eigenschaften dieser Stoffe prüfen. Durch die konzentrierte Schwefelsäure werden derartige Verunreinigungen in farbige Derivate überführt. Dem selben Zweck dient auch eine Prüfung auf *aromatische polycyclische Kohlenwasserstoffe*. Hier misst man die Absorption einer vorschriftsmäßig aufbereiteten Paraffin-Lösung im UV-Licht (260 bis 420 nm) gegen eine Referenzlösung von Naphthalin, einem typischen aromatischen Kohlenwasserstoff (s. Abb. 11.19). Weitere Reinheitsprüfungen sind die Bestimmung der relativen Dichte, der Viskosität und der Abwesenheit von festen Paraffinen.

Anwendung von dick- und dünnflüssigem Paraffin. Die beiden Paraffine sind relativ indifferent und zeigen im Körper kaum eine eigene pharmakologische Wirkung. Bei oraler Gabe werden sie nur in äußerst geringem Umfang resorbiert. Ihr Einsatz erfolgt hauptsächlich als Hilfsstoff z. B. in Salben, Gelen und Tropfen (z. B. in Ophthalmika), aber auch in Dermatika wie im „Paraffin (dünnflüssig) – Soja-Ölbad NRF" als rückfettendes Ölbad.

Gelbes Vaselin (Ph. Eur.) und weißes Vaselin (Ph. Eur.)
Gelbes Vaselin ist ein Gemisch gereinigter, vorwiegend gesättigter, verzweigtkettiger Kohlenwasserstoffe aus Erdöl. Weißes Vaselin wird durch einen zusätzlichen Verarbeitungsschritt gebleicht. Vaselin zeichnet sich durch große chemische Stabilität aus.

Eine Auswahl wichtiger analytische Kriterien für **gelbes Vaselin** wird durch folgende Beispiele gegeben:

Eigenschaften. Gelbes Vaselin darf im geschmolzenen Zustand bei Tageslicht schwach fluoreszieren (beruht nicht auf aromatischen Kohlenwasserstoffen!), ist in Wasser, Ethanol und Glycerol unlöslich; löslich in Dichlormethan.

Prüfung auf Identität. Hierher gehört u. a. die Prüfung mit Hilfe der IR-Spektroskopie, die Bestimmung des Tropfpunktes und eine Extraktion von molekularem Iod aus einer wässrigen Iod-Lösung durch flüssiges Vaselin. Das Iod muss im flüssigen Vaselin – wie auch in anderen gesättigten Kohlenwasserstoffen – eine violett-rosa Farbe verursachen. *Kunstvaselin* würde eine Braunfärbung ergeben.

Prüfung auf Reinheit. Eine Untersuchung mit dem *Penetrometer* (Ph. Eur. 2.9.9) lässt die Konsistenz überprüfen. Wie bei den Paraffinen wird wieder auf sauer und alkalisch reagierende Substanzen und auf aromatische, polycyclische Kohlenwasserstoffe geprüft. Eine Prüfung auf Sulfatasche begrenzt eventuell vorhandene anorganische Verunreinigungen aus dem Herstellungs- und Reinigungsprozess.

Anwendung von Vaselin. Vaselin ist eine der traditionellen Salbengrundlagen in der Apotheke. In den vergangenen Jahrzehnten wurde es jedoch zunehmend durch synthetische Polymere mit Salben- oder Cremecharakter verdrängt.

ZUSAMMENFASSUNG
Eigenschaften des Kohlenstoffs, Alkane

Die Vielfalt an Molekülstrukturen der Kohlenwasserstoffe ergibt sich aus der besonderen Eigenschaft der Kohlenstoffatome, sich fast in beliebiger Anzahl und Anordnung miteinander verbinden zu können. Mit dem Einbau von Doppel- und Dreifachbindungen sowie weiterer Elemente erhöht sich die Anzahl möglicher Varianten beträchtlich. Es werden die Notwendigkeit aber auch die Schwierigkeiten einer einheitlichen Nomenklatur deutlich.

Die wichtigsten Grundgerüste organischer Verbindungen sind mit der homologen Reihe der Alkane (allgemeine Summenformel C_nH_{2n+2}) gegeben. Die Nomenklatur der Alkane ist die Basis für die Nomenklatur zahlreicher organischer Verbindungsklassen.

An Eigenschaften der Alkane wie z. B. Löslichkeit, Siede- und Schmelztemperatur, Dichte und Viskosität lässt sich der Zusammenhang zwischen Struktur und Eigenschaften gut verdeutlichen. Eine wichtige Reaktion der Alkane ist die Oxidation, die bei vollständigem Verlauf (Verbrennung) zu einer Zerstörung der Kohlenwasserstoffketten führt. Bei teilweiser Oxidation entstehen neue Stoffgruppen. Durch Substitutionsreaktion werden Wasserstoffatome von Alkanmolekülen durch andere Atomarten oder Molekülteile ersetzt, die den Alkanmolekülen als funktionelle Gruppen völlig andere Eigenschaften verleihen können. Wiederum entstehen neue Stoffgruppen. Als Alkane bzw. Alkangemische des Arzneibuchs werden Petroläther, dick- und dünnflüssiges Paraffin und Vaselin aufgeführt.

Fragen zu Kapitel 11.1 und 11.2

1. Warum zeigt Silicium ähnliche Eigenschaften wie Kohlenstoff z. B. bezüglich der Kettenbildung?

2. Zeichnen Sie alle möglichen Isomere des Hexans und benennen Sie diese. Leihen Sie sich einen Modellbaukasten aus der Chemiesammlung Ihrer Schule aus und bauen Sie mit diesem die Isomere des Hexans. Beachten Sie, dass die C–C-Bindungsachsen frei drehbar sind.

3. Begründen Sie, warum die Isomere eines Alkans trotz gleicher Elektronenzahl unterschiedliche Siedetemperaturen aufweisen (z. B. n-Butan $-0,5\,°C$ und 2-Methylpropan $-11,7\,°C$).

4. Warum zersetzt sich Icosan unterhalb der Siedetemperatur?

5. Überlegen Sie, mit welchem Hilfsmittel Sie von der „geknickten" Kohlenwasserstoffkette der Alkane zu einer zeichnerisch einfachen geradlinigen Form gelangen können.

6. Benennen Sie die folgenden Verbindungen (die Wasserstoffatome werden der Einfachheithalber nur durch die Bindungsstriche angedeutet):

   1. $-C-C-C-C-C-C-C-C-$

   2.
   $$-C-C-\underset{|}{\overset{|\,-C-}{C}}-C-C-$$

   3.
   $$-C-C-C-\underset{-C-\,-C-\,\atop -C-}{C}-\overset{-C-\,-C-}{C}-C-C-C-$$

   4.
   $$-C-\underset{-C-}{C}-\underset{-C-}{C}-C-\underset{-C-}{C}-C-$$

7. Geben Sie die folgenden Verbindungen durch vereinfachte Strukturformeln wieder:
   1. 3-Ethyl-2-methylpentan, 2. 2,2-Dimethylbutan, 3. 3-Propylheptan

8. Welche äußere Bedingung beeinflusst die Ergebnisse bei der Viskositätsbestimmung?

9. a) Geben Sie die Reaktionsgleichung für die Verbrennung von Hexan mit Luftsauerstoff wieder.
   b) Wie können Sie die entstehenden Verbrennungsgase unter a. nachweisen? (Bitte Nachweise mit Reaktionsgleichung)

10. An welchen Eigenschaften erkennen Sie, dass Vaselin eine sehr unpolare Salbengrundlage ist?

11.3 Ungesättigte Kohlenwasserstoffe

Als Beispiele der ungesättigten Kohlenwasserstoffe haben Sie im vorhergehenden Abschnitt die Verbindungen Ethen und Ethin kennengelernt. Derartige Verbindungen, die weniger Wasserstoffatome aufweisen als die zugrunde liegenden Alkane werden als *ungesättigte Kohlenwasserstoffe bezeichnet*.

Die Doppel- und Dreifachbindung wie sie im Ethen und Ethin vorliegen, wurden in Kapitel 5.2.2 erklärt. Beim Ethen liegen alle Bindungspartner aufgrund der Doppelbindung in einer Ebene. Das Molekül besitzt deswegen eine *planare* Gestalt. Beim Ethin liegen alle Bindungspartner aufgrund der Dreifachbindung auf einer Geraden. Das Molekül hat eine *lineare* Gestalt.
Zu dieser Stoffgruppe lassen sich folgende Fragen formulieren:
- Wie gelangt man zu den ungesättigten Kohlenwasserstoffen?
- Welche Unterschiede im Reaktionsverhalten und bei anderen Eigenschaften zeigt diese Stoffgruppe im Vergleich zu den Alkanen und
- welche Anwendungen ergeben sich für derartige Verbindungen?

Zu ungesättigten Kohlenwasserstoffen gelangt man durch den technischen Prozess des *katalytischen Crackens*. Bei diesem Vorgang werden langkettige Alkanmoleküle bei hoher Temperatur in Gegenwart spezieller Katalysatoren in kürzere Bruchstücke gespalten. Das Cracken von langkettigen Alkangemischen, z.B. von dickflüssigem Paraffin, liefert das *Crackbenzin* und kurze ungesättigte Kohlenwasserstoffe wie z. B. Ethen und Propen. Abbildung 11.7 zeigt eine Versuchsanordnung zur Demonstration des katalytischen Crackens.
Bei dem Versuch in Abbildung 11.7 sammelt sich in dem gekühlten Reagenzglas das „Crackbenzin". Das Crackgas kann nach Knallgasprobe verbrannt oder für weitere Untersuchungen im Kolbenprober gesammelt werden.

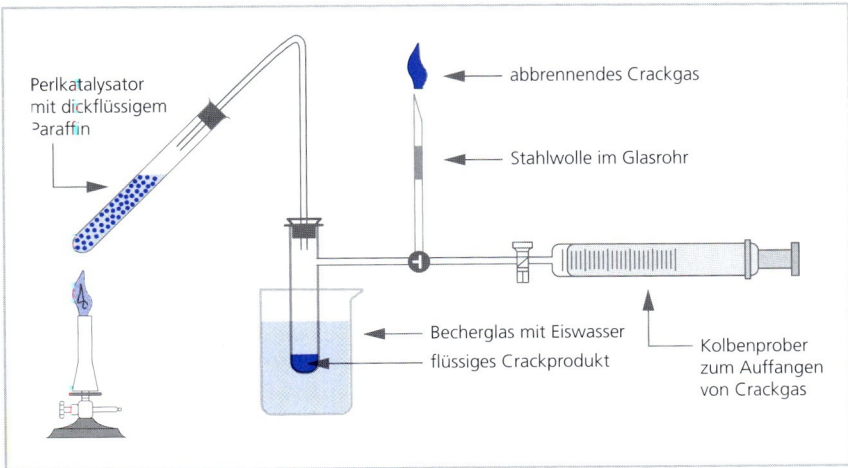

Abb. 11.7 Katalytisches Cracken mit einem Perlkatalysator.

11.3.1 Alkene

Das Gas Ethen C_2H_4 ist das erste Glied der homologen Reihe der Alkene mit der allgemeinen Summenformel C_nH_{2n}. Der Name der Glieder dieser Reihe wird aus dem Wortstamm des entsprechenden Alkans und der Nachsilbe -en gebildet: Eth**en**, Prop**en**, But**en** etc. Für Ethen und Propen sind auch die Namen Ethylen und Propylen üblich.

Reaktionsverhalten
Additionsreaktion. Das Reaktionsverhalten der Alkene wird hauptsächlich durch die Doppelbindung geprägt. Die Doppelbindung ist labil, d.h. sie kann bereits bei geringem Energieaufwand unter Anlagerung von Atomen oder Molekülgruppen in zwei Einfachbindungen übergehen. Diese Reaktion der Anlagerung an eine Doppelbindung wird als *Additionsreaktion* (s. Kap. 10.3.5) bezeichnet. Besonders reaktionsfreudig sind in diesem Zusammenhang die Halogene. Wird das flüssige Crackprodukt aus dem Versuch Abbildung 11.7 mit etwas Bromwasser geschüttelt, so wird dieses sofort entfärbt. Das Brom lagert sich an die im Crackprodukt enthaltenen Alkene. Im Gegensatz zur Substitution von Halogenen bei Alkanen läuft die Addition bei Alkenen sehr viel rascher ab.
Abbildung 11.8 gibt als Beispiele die Addition von Brom an Ethen und von Chlor an Propen wieder.

Iodzahl. Arzneibuch und Laboruntersuchungen der Lebensmittelindustrie machen Gebrauch von einer Additionsreaktion in Form der *Iodzahl* (IZ). Die Iodzahl gehört zu den *Fettkennzahlen*. Sie ist damit ein Reinheits- und Qualitätskriterium für Fette und Fettsäuren wie auch andere *Fettkennzahlen* (s. Kap. 16.6.4 und Tab. 16.1).

--- **DEFINITION** ---

Gemäß Ph. Eur. gibt die Iodzahl an, wie viel Gramm Halogen, berechnet als Iod, von 100 g Substanz unter den bei Ziffer 2.5.4 beschriebenen Bedingungen gebunden werden. Damit wird deutlich, dass die Iodzahl um so höher liegt, je mehr Doppelbindungen in der untersuchten Substanz (z.B. Ölsäure) vorhanden sind.

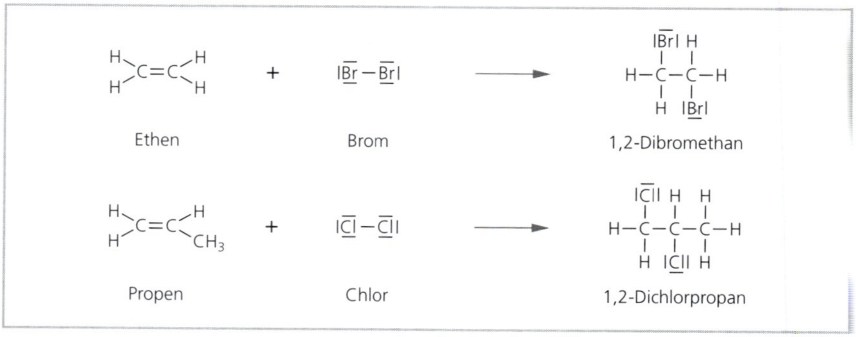

Abb. 11.8 Additionsreaktion.

Die addierte Stoffmenge Halogen entspricht der Anzahl der Doppelbindungen im Alkenmolekül. Enthält ein Molekül wie z. B. Butadien (s. Polyene) zwei Doppelbindungen, so werden von einem Mol Butadien zwei Mol Halogen (z. B. Brom) addiert.

Ph. Eur. verwendet als Additionsreagenz Iodmonobromid IBr, von dem eine definierte Menge der zu untersuchenden Substanz (z. B. Leinöl) im Überschuss zugesetzt wird. Das nicht verbrauchte Brom wird anschließend iodometrisch bestimmt (s. Kap. 10.3.5). Dazu wird Kaliumiodid-Lösung zugesetzt, aus der das nicht verbrauchte Brom eine äquivalente Menge Iod freisetzt. Letztere kann durch Titration mit Natriumthiosulfat-Lösung (0,1 mol/l) quantitativ ermittelt werden. Ein Blindversuch ist unter gleichen Bedingungen durchzuführen. Ph. Eur. gibt eine Formel zur Ermittlung der Iodzahl an.

Auch mit anderen Stoffen wie z. B. Halogenwasserstoff, Wasser oder Wasserstoff kann die Additionsreaktion bei Alkenen durchgeführt werden.

Polymerisation. Bei einer *Polymerisation* reagieren in der Regel zahlreiche gleichartige Moleküle mit Doppelbindung, die *Monomere*, zu langen Ketten, die als *Makromoleküle* oder *Polymere* bezeichnet werden. So spaltet sich z. B. bei dem Monomeren Ethen unter Katalysator-, Licht- oder Wärmeeinfluss die Doppelbindung auf. Es bildet sich als Zwischenstufe ein *Radikal*, d. h. ein sehr reaktives Molekül mit mindestens einem **ungepaarten Elektron**:

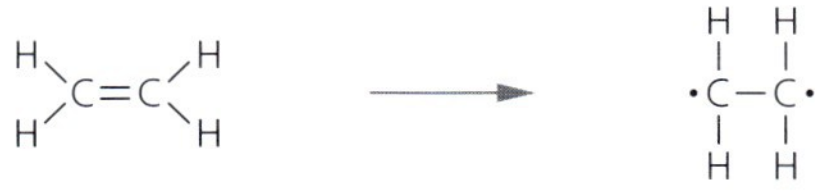

Das Ethen-Radikal kann nun in einer exothermen Kettenreaktion zu einem *Polymerisat* dem *Polyethen* polymerisieren. Da diese Polymerisation über Radikale abläuft, wird der Reaktionsmechanismus *radikalische Polymerisation* genannt. Abbildung 11.9 verdeutlicht die einzelnen Schritte dieses Reaktionsmechanismus.

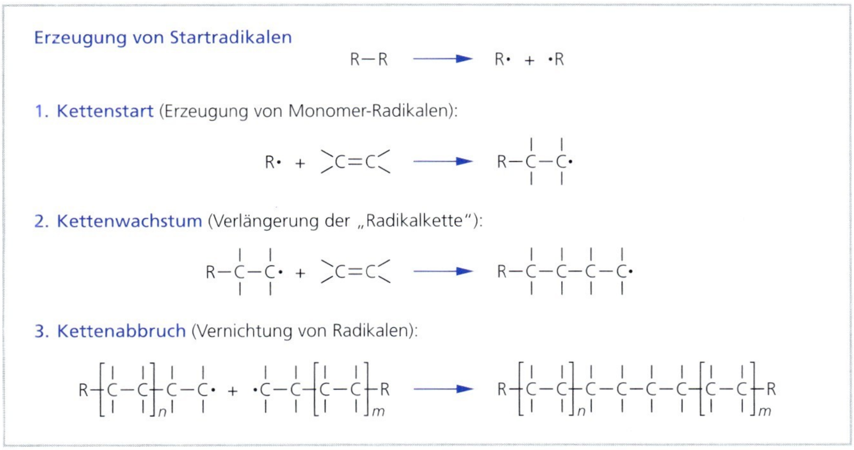

Abb. 11.9 Reaktionsmechanismus der radikalischen Polymerisation (nach Eisner et al. 2001b).

Zu Beginn der Reaktion muss demnach aus dem Monomeren ein Monomerenradikal erzeugt werden (1. Schritt). Dazu dient ein leicht zugängiges Startradikal (R·), das häufig aus einem Peroxid z. B. Dibenzolyperoxid erzeugt wird. Das Monomerenradikal reagiert mit einem weitern Ethenmolekül unter Verlängerung der „Radikalkette" (2. Schritt). Dieser Schritt wiederholt sich, bis eine durch äußere Bedingungen gesteuerte Kettenlänge erreicht ist. Durch Zusammenlagerung von zwei Radikalen kommt es schließlich zum Kettenabbruch (3. Schritt). Das fertige Polyethenmolekül liegt vor.

Isomerie bei Alkenen
Bei den Alkenen lassen sich verschiedene Arten der Isomerie unterscheiden.

Stellungsisomerie. Hier bestehen zwei Möglichkeiten:
- In der homologen Reihe der Alkene kann ab Buten die Stellung der Doppelbindung variieren. Buten kann als 1-Buten oder als 2-Buten vorkommen.

1-Buten Siedepunkt – 6,6 °C   2-Buten Siedepunkt 3,7 °C

Erkennbar ist, dass die Lage der Doppelbindung durch die Ziffer des Kohlenstoffatoms, dem die Doppelbindung folgt, angegeben wird. Die Ziffer wird dem Namen vorangestellt. Derartige Isomere unterscheiden sich auch in ihren Eigenschaften z. B. der Siedetemperatur.

- Ferner können die Ketten wie bei den Alkanen verzweigt sein; so liegen z. B. mit 1-Penten und 2-Methyl-1-buten ebenfalls zwei Stellungsisomere vor.

1-Penten   2-Methyl-1-buten

Cis-trans-Isomerie. Ersichtlich ist, dass bei der Strukturformel des 2-Buten die beiden Methylgruppen auf der gleichen Seite der C–C-Bindungsachse liegen. Durch die Doppelbindung ist die freie Drehbarkeit um diese C–C-Bindungsachse aufgehoben. Die beiden Methylgruppen sind dadurch **räumlich fixiert**. Das Isomere wird als *cis*-2-Buten (lat. *cis*: diesseits) bezeichnet. Liegen die beiden Methylgruppen auf verschiedenen Seiten der C–C-Bindungsachse mit der Doppelbindung, spricht man von *trans*-2-Buten (lat. *trans*: jenseits).

cis-2-Buten   *trans*-2-Buten

Cis-trans-Isomere besitzen die gleiche Verknüpfung, sie unterscheiden sich jedoch in der **räumlichen Anordnung** der Substituenten an der Doppelbindung. Die Cis-trans-Isomerie ist eine besondere Form der Stereoisomerie (s. Anhang 2, Übersicht der Isomerien).

Polyene

Auch Kohlenwasserstoffe mit mehr als einer Doppelbindung werden den Alkenen zugeordnet und als *Polyene* bezeichnet. Ein herausragender Stoff ist hier das 2-Methyl-1,3-butadien (*Isopren*).

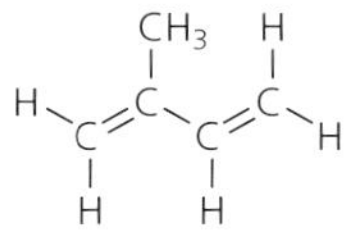

2-Methyl-1,3-butadien

Es ist in den *Terpenen* der Grundbaustein zahlreicher sekundärer Stoffwechselprodukte von Pflanzen, die als Wirkstoffe von Arzneimitteln genutzt werden. Hierher gehört z. B. das *Menthol* des Pfefferminzöls oder das *Bisabolol* des Kamillenöls. 2-Methyl-1,3-butadien ist ebenfalls der Grundbaustein von Naturkautschuk. Für die Herstellung von Synthese-Kautschuk setzt man 1,3-Butadien ein.

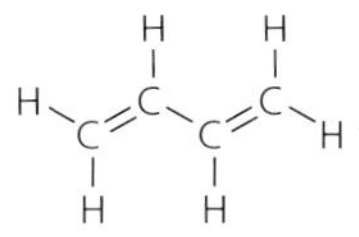

1,3-Butadien

Bei der **Nomenklatur** ist wieder erkennbar, dass die Stellung der Doppelbindungen durch vorangestellte Ziffern der Kohlenstoffatome erfolgt, nach denen die Doppelbindung steht. Die Anzahl der Doppelbindungen wird durch eine entsprechende Zahlsilbe am Ende des Namens kenntlich gemacht (*-dien,-trien,-tetraen* etc.). Sie erkennen, dass beim 1,3-Butadien und beim 2-Methyl-1,3-butadien jeweils zwei Doppelbindungen durch eine Einfachbindung getrennt sind. Es wird von *konjugierten Doppelbindungen* gesprochen. Die konjugierten Doppelbindungen sind häufig in Farbstoffmolekülen und zahlreichen Naturstoffmolekülen vorzufinden.

Einsatz und Anwendung der Alkene

Die Ausführungen beschränken sich hier auf Ethen als wichtiger *Primärchemikalie*. Unter Primärchemikalien sind chemische Verbindungen zu verstehen, die als Ausgangsstoffe für eine große Anzahl von Syntheseprodukten dienen (s. Abb. 11.10). Propen oder Benzol sind weitere Beispiele für Primärchemikalien.

Der Ethenrest ($-CH=CH_2$) wird als *Vinylgruppe* bezeichnet und tritt als funktionelle Gruppe auf. Vinylchorid $Cl-CH=CH_2$ und Vinylacetat sind wichtige Monomere für die Synthese von Kunststoffen.

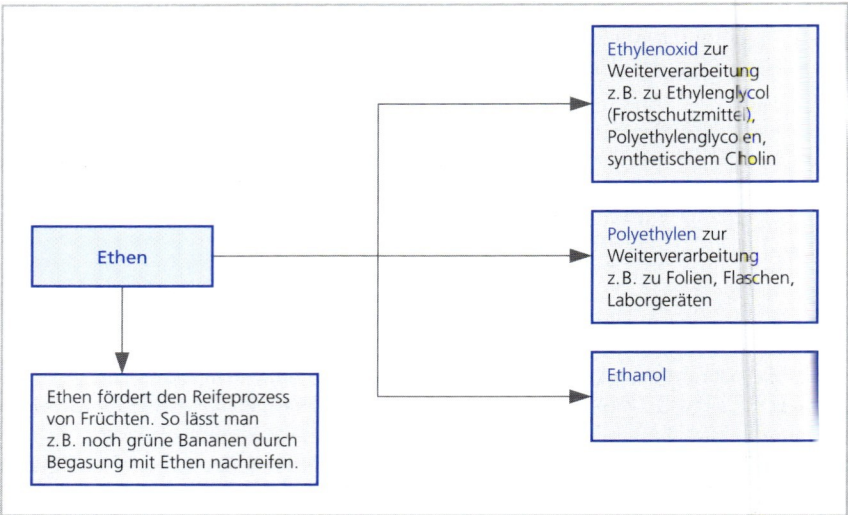

Abb. 11.10 Ethen als Primärchemikalie.

11.3.2 Alkine

Das Gas Ethin ist das erste Glied der homologen Reihe der Alkine mit der allgemeinen Summenformel C_nH_{2n-2}. Der Name der Glieder dieser Reihe wird aus dem Wortstamm des entsprechenden Alkans und der Nachsilbe -in gebildet: Ethin, Propin, Butin etc. Für Ethin ist der Name *Acetylen* üblich. Ethin wird großtechnisch im Lichtbogenverfahren (Temperaturen $> 1400\,°C$) aus Methan gewonnen.

Reaktionsverhalten
Das Ethinmolekül mit seiner Dreifachbindung ist sehr instabil und zerfällt äußerst schnell unter Energiefreisetzung. Genauso wie die Alkene neigen die Alkine zu Additionsreaktionen. Bei der Bromierung von Ethin bildet sich über die Zwischenstufe des 1,2-Dibromethen das 1,1,2,2-Tetrabromethan.

$$H-C\equiv C-H + Br_2 \longrightarrow \underset{H}{\overset{Br}{>}}C=C\underset{Br}{\overset{H}{<}}$$

1,2-Dibromethen

$$\underset{H}{\overset{Br}{>}}C=C\underset{Br}{\overset{H}{<}} + Br_2 \longrightarrow H-\underset{Br}{\overset{Br}{\underset{|}{\overset{|}{C}}}}-\underset{Br}{\overset{Br}{\underset{|}{\overset{|}{C}}}}-H$$

1,1,2,2-Tetrabromethan

Aus dem Reaktionsverhalten ergeben sich auch Maßnahmen für den Umgang und die Lagerung von Ethin. Es bildet mit Luft ein hochexplosives Gasgemisch. Auch flüssiges Ethin kann schon durch Schlag zu einem explosionsartigen Zerfall gebracht werden. Ethin gelangt in gelben Stahlflaschen in den Handel. In den Stahlflachen ist das Ethin in von Kieselgel adsorbiertem Aceton gelöst.

Anwendung

Beim Verbrennen von Ethin im Sauerstoffstrom entsteht eine Flamme von ca. 3000 °C. Mit dieser Flamme lässt sich z. B. auch hochschmelzender Stahl „schneiden".

Der Ethinylrest ($-C\equiv CH$) kann als funktionelle Gruppe von Wirkstoffmolekülen deren pharmakokinetische Eigenschaften beeinflussen. So ergibt z. B. die Einführung der Ethinylgruppe in das Estradiolmolekül das Ethinylestradiol. Dies ist ein oral gut wirksamer Arzneistoff (s. *Kontrazeptiva* im Fach Arzneimittelkunde).

> **ZUSAMMENFASSUNG**
> **Ungesättigte Kohlenwasserstoffe**
>
> In die Gruppe der ungesättigten Kohlenwasserstoffe gehören die homologen Reihen der Alkene (Doppelbindung) und Alkine (Dreifachbindung). Molekülgeometrie und Reaktionsverhalten der beiden Stoffgruppen werden durch die Doppel- und Dreifachbindung geprägt. Ungesättigte Kohlenwasserstoffe fallen beim katalytischen Cracken an.
> Eine charakteristische Reaktion der Alkene ist die **Addition** an die Doppelbindung. Außer mit Halogenen wird die Additionsreaktion vor allem mit Halogenwasserstoff, Wasser und Wasserstoff durchgeführt. Dabei entstehen neue Stoffgruppen z. B. die Halogenalkane. Bei den Alkenen treten zwei Arten von Stellungsisomerie und die **Cis-trans-Isomerie** auf. Letztere ist durch die Aufhebung der freien Drehbarkeit um die C−C-Bindungsachse an der Doppelbindung bedingt. Es kommt zu einer unterschiedlichen räumlichen Anordnung der Substituenten an der Doppelbindung. Treten in einem Alken mehr als eine Doppelbindung auf, so wird von **Polyenen** gesprochen. Zahlreiche Naturstoffe sind Polymere des Polyens 2-Methyl-1,3-butadien (Isopren). Ein wichtiges Glied aus der Reihe der Alkene (allgemeine Summenformel C_nH_{2n}) ist das **Ethen**. Als wichtige Primärchemikalie ist Ethen Ausgangsstoff für eine große Anzahl von Syntheseprodukten.
> Der bedeutendste Vertreter aus der Reihe der Alkine (allgemeinen Summenformel C_nH_{2n-2}) ist das **Ethin** C_2H_2. Aufgrund seiner Dreifachbindung ist das Moleküle äußerst labil (Explosionsgefahr) und bedingt eine Reihe von Vorsichtsmaßnahmen im Umgang mit diesem Gas.

> **Fragen zu Kapitel 11.3**
>
> 1. Bauen Sie die Moleküle Ethen und Ethin im Kugel-Stab-Modell mit einem Molekülbaukasten. Überprüfen Sie die Geometrie der Moleküle.
> 2. Führen Sie die Addition von Chlor an 1-Penten durch und benennen Sie das Produkt. Welche Geometrie hat das 1-Penten an der Doppelbindung und welche Bindungswinkel zeigen die Substituenten an der Doppelbindung (Geodreieck einsetzen!)?
> 3. Wozu dient die Knallgasprobe vor dem Abflammen des Crackgases (s. Abb. 11.7)?
> 4. Ein Reagenzglas wird mit Hexan, ein zweites mit 1-Hexen beschickt. Beide Flüssigkeiten werden mit Bromwasser (in Wasser gelöstem Brom) geschüttelt. Welche Beobachtung machen Sie? Benennen Sie die Reaktion, die im jeweiligen Reagenzglas abläuft und geben Sie den Namen des jeweiligen Produkts an.
> 5. Benennen Sie das Additionsprodukt von Iodwasserstoff an Ethen.
> 6. Erklären Sie mit einer Reaktionsgleichung, wie bei der Iodzahlbestimmung Iod aus einer Kaliumiodid-Lösung freigesetzt werden kann.

11.4 Cycloalkane

Die Alkane können ringförmige Moleküle bilden, die dann die Bezeichnung *Cycloalkane* erhalten. Wie die Alkane bilden auch die Cycloalkane eine homologe Reihe. Zwei Glieder dieser Reihe sind z. B. das Cyclopropan und das Cyclohexan.

Cyclopropan (C_3H_6) Cyclohexan (C_6H_{12}) Vereinfachte Strukturformel von Cyclohexan

Die allgemeine Summenformel für die Cycloalkane ist C_nH_{2n}. Wenn Sie die beiden Moleküle mit dem Modelbaukasten als Kugel-Stab-Modell bauen, werden Sie feststellen, dass bei dem Cyclopropanmodell eine große Ringspannung herrscht, während sich das Cyclohexanmodell ohne Verspannungen bauen lässt. Diese Verhältnisse im Modell lassen sich auf die Wirklichkeit übertragen. So weist Cyclopropan eine geringe Stabilität und eine große Reaktionsfreudigkeit auf. Cyclohexan dagegen stellt eine stabile Verbindung dar. Die Ursache für die unterschiedliche Stabilität liegt bei den Bindungswinkeln zwischen den Kohlenstoffatomen. Dieser Bindungswinkel ist beim Cyclopropan stark verzerrt, während er beim Cyclohexan den Tetraederwinkel aufweist. Das Cyclohexanmolekül besitzt dadurch auch einen gewinkelten Bau (s. Abb. 11.11).

Wie sich auch beim Modell leicht feststellen lässt, herrscht um die C–C-Einfachbindungen eine „eingeschränkte Drehbarkeit", deswegen sind im Cyclohexanmolekül, wie in Abbildung 11.11 dargestellt, verschiedene räumliche Anordnungen möglich.

Bei der in der Abbildung angewandten Darstellung von Ringformen cyclischer Verbindungen ist eine hier oft übliche vereinfachte Schreibweise von Strukturformeln gewählt worden. Dabei werden Atomsymbole ganz ausgespart. Die Eckpunkte der Winkel stellen die Kohlenstoffatome dar.

An den Modellen ist erkennbar, dass die Wasserstoffatome alle auf Lücke stehen und sich damit möglichst wenig „stören". Mit den beiden Strukturformeln des Cyclohexanmoleküls liegt eine weitere Form der Stereoisomerie vor. Diese wird als *Konformations-Isomerie* bezeichnet (s. Anhang 2, Übersicht der Isomerien).

DEFINITION

Konformations-Isomere besitzen die gleiche Verknüpfung der Atome. Sie unterscheiden sich jedoch in der räumlichen Anordnung durch unterschiedliche Atompositionen, die durch Drehung um Einfachbindungen zustande kommen.

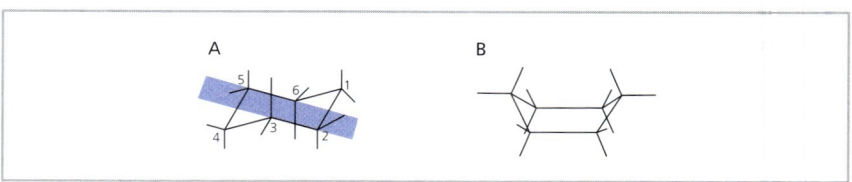

Abb. 11.11 Das Cyclohexanmolekül, **A** in der Sesselform, **B** in der Wannenform (nach Walter, Francke 2004).

Eigenschaften und Anwendung des Cyclohexans

Das Cyclohexan hat ähnliche Eigenschaften wie das Hexan. Es ist eine farblose, bei 81 °C siedende Flüssigkeit mit benzinähnlichem Geruch, die auch im Erdöl vorkommt. Ph. Eur. führt Cyclohexan als Reagenz (Cyclohexan *R* und *R* 1). Es wird hauptsächlich als Lösungsmittel eingesetzt. Z. B. bei der Reinheitsprüfung von medizinischer Kohle dient Cyclohexan als Extraktionsmittel für den Nachweis der Abwesenheit von *fluoreszierenden Substanzen* (höheren aromatischen Kohlenwasserstoffen).

11.5 Aromatische Kohlenwasserstoffe

Ein Versuch mit Benzol (Lehrerversuch!) führt zu den Besonderheiten der *aromatischen Kohlenwasserstoffe*.

Versuch zu den Eigenschaften der aromatischen Kohlenwasserstoffe

Versuchsanordnung: In ein Reagenzglas werden 5 ml Benzol, in ein zweites Reagenzglas 5 ml Cyclohex**en** gegeben (Abzug!). Jeder der beiden Flüssigkeiten wird aus einer Pipette ein Tropfen Brom zugesetzt.

Beobachtung: Bei dem Cyclohexen tritt eine sofortige Entfärbung auf, beim Benzol bleibt die Rotbraunfärbung erhalten.

Auswertung: Cyclohexen addiert das zugesetzte Brom an die Doppelbindung. Benzol zeigt keine Reaktion, obwohl drei Doppelbindungen im Molekül vorliegen. Benzol als einfachster Vertreter der aromatischen Kohlenwasserstoffe zeigt von anderen Verbindungen mit Doppelbindungen wie z. B. Alkenen oder Cycloalkenen abweichende Eigenschaften.

Cyclohexen + Br$_2$ → 1,2-Dibromcyclohexan

Benzol + Br$_2$ —//→ keine Reaktion unter diesen Reaktionsbedingungen

11.5.1 Benzol als Prototyp der aromatischen Kohlenwasserstoffe

Benzolmolekül C_6H_6

Unserem heutigen Wissen entsprechend bilden sechs Kohlenstoffatome einen ebenen Ring in Form eines gleichseitigen Sechsecks, d. h. alle C–C-Bindungen im Benzolmolekül sind gleich lang und besitzen denselben Bindungswinkel. Jedes Kohlenstoffatom ist durch zwei Einfachbindungen mit den benachbarten Kohlenstoffatomen und durch eine Einfachbindung mit einem Wasserstoffatom verbunden. An jedem Kohlenstoffatom bleibt demnach ein viertes Außenelektron bzw. eine Kugelwolke (s. Kap. 5.2.1) übrig. Diese insgesamt sechs einfach besetzten Kugelwolken bilden eine ringförmig, gleichmäßig verteilte Elektronenwolke oberhalb und unterhalb des Sechsecks (s. Abb. 11.12). Die besondere Verteilung der sechs Kugelwolken wird als *Delokalisation* bezeichnet und ist die entscheidende Ursache für den besonderen Bindungszustand und die Eigenschaften des Benzols.

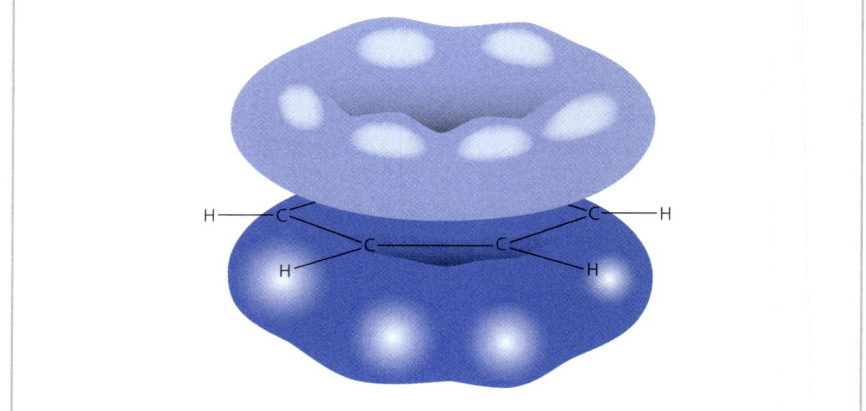

Abb. 11.12 Elektronenverteilung durch Delokalisation. Vereinfachte Darstellung nach dem Orbitalmodell (nach Eisner et al. 2001b).

Die Delokalisation erklärt auch, warum nicht drei fixierte Doppelbindungen vorliegen können, wie es die Strukturformel des Benzols in der Reaktionsgleichung des o. g. Versuchs vermuten lässt. Der Chemiker Kekulé, dem die heute noch gebräuchliche Benzolformel zu verdanken ist, versuchte das Problem 1865/67 zu lösen, in dem er zwei Grenzzustände der Benzolformel annahm, bei denen die Doppelbindungen laufend ihren Platz wechseln. Die beiden Benzolformeln in Abbildung 11.13 stellen diese Grenzzustände dar. Die tatsächliche Struktur des Benzolmoleküls liegt zwischen den beiden Grenzstrukturen.

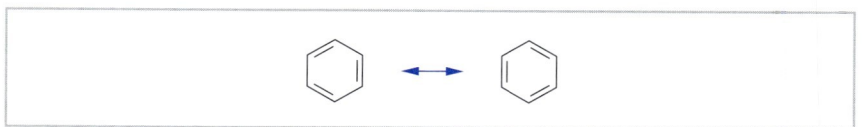

Abb. 11.13 Benzolformeln nach Kekulé.

Die beim Benzol und auch anderen Molekülen auftretende Besonderheit von Grenzstrukturen wird als *Mesomerie* bezeichnet.

DEFINITION

Mesomerie ist die Umschreibung des Tatbestandes, dass die mit der Lewis-Schreibweise dargestellten Grenzstrukturen nur als Näherung an den wirklichen Zustand aufzufassen sind. Die Grenzstrukturen sind rein hypothetisch; die Struktur des Benzolmoleküls liegt zwischen diesen Grenzstrukturen.

Schreibweisen für das Benzolmolekül

Es sind verschiedene Schreibweisen für das Benzolmolekül üblich (Abb. 11.14).

Sie erkennen, dass es sich hier um vereinfachte Schreibweisen handelt, wobei die Kohlenstoffatome und meist auch die Wasserstoffatome nicht aufgeführt werden. Im weiteren Verlauf dieses Lehrbuchs wird die Benzolformel gewählt, bei der das Ringelektronensystem durch einen Kreis im Sechseck symbolisiert wird (Variante D).

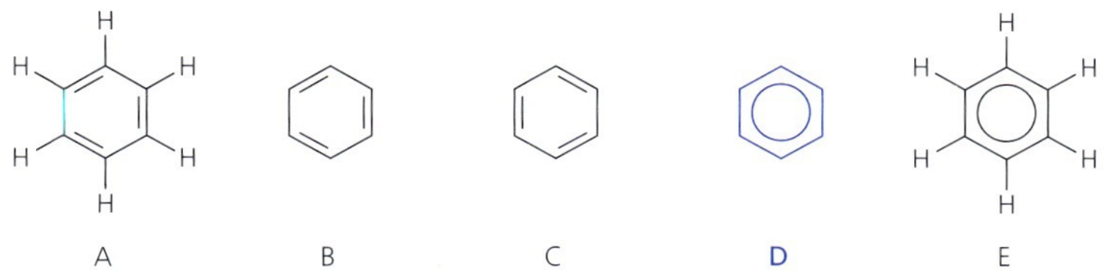

Abb. 11.14 Schreibweisen des Benzolmoleküls.

Delokalisation und der aromatische Charakter

Der Beweis für die Delokalisation ist u. a. dadurch gegeben, dass es vom Benzol z. B. nur **ein** 1,2-Dichlorbenzol gibt und nicht zwei Isomere, wie es sein müsste, wenn die beiden Grenzformeln real existieren würden (s. Abb. 11.15). Die Delokalisation bedingt den *planaren* (ebenen) Bau des Benzolmoleküls. Die treibende Kraft für die Delokalisation der sechs einfach besetzten Kugelwolken ist das Erreichen eines energiearmen Zustandes (s. Kap. 8.5 Triebkräfte für chemische Reaktionen), da diesen Kugelwolken durch die Delokalisation ein größerer Verteilungsraum zu Verfügung steht (s. Abb. 11.12). Folge dieses energiearmen Zustandes ist dann das Ausbleiben von Additionsreaktionen des Benzolmoleküls trotz drei Doppelbindungen im Gegensatz zu entsprechenden Additionsreaktionen bei Cyclohex**en** oder Alkenen.

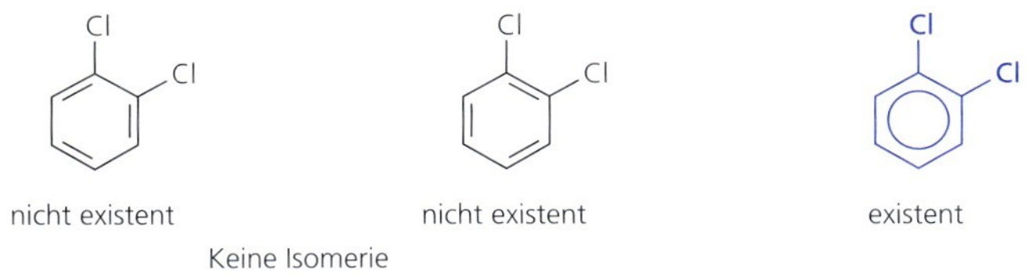

Abb. 11.15 Nur ein 1,2-Dichlorbenzol.

Die Bezeichnung „*aromatisch*" rührt vom süßlich-aromatischen Geruch her, der meist für entsprechend riechende Stoffe pflanzlicher Herkunft früher gebräuchlich war und dann auf Benzol und seine Derivate übertragen wurde. Heute werden die *Aromaten* als Stoffgruppe durch ihren Molekülbau und die Elektronenverteilung charakterisiert. Hilfreich für diese Charakterisierung ist die nach dem Chemiker E. Hückel benannte Regel.

REGEL

Entsprechend dieser Regel besitzen **aromatische Verbindungen** mit ihren planaren Molekülen und ihrer ringförmig geschlossenen Elektronenwolke stets $4n + 2$ Ringelektronen (n entspricht der Anzahl von Ringen in der aromatischen Verbindung). In dem Ringsystem wechseln sich dabei Einfach- und Doppelbindungen ab. Im Benzol müssen der Regel entsprechend sechs Ringelektronen vorliegen.

Steckbrief: Benzol (C_6H_6)

Eigenschaften: farblose, stark lichtbrechende Flüssigkeit mit süßlich-aromatischem Geruch
Dichte: $0{,}874 \frac{g}{cm^3}$,
Schmelztemperatur: $5{,}5\,°C$,
Siedetemperatur: $80\,°C$,
Flammpunkt: $-11\,°C$,
Löslichkeit: praktisch unlöslich in Wasser, mischbar mit Ethanol und Ether.
Verwendung: Ausgangsstoff zur Herstellung von Textilfasern, Kunststoffen, Farbstoffen, Arzneimitteln, Aromastoffen, Pflanzenschutzmitteln.
Benzol R (Ph. Eur.) wegen hoher Toxizität nur noch selten eingesetzt.
Gefahren: Benzol ist giftig und Krebs erzeugend; Benzoldämpfe verursachen Schwindelgefühl, Übelkeit, Atemlähmung; Benzol schädigt Leber, Nieren und Knochenmark; Benzol kann auch durch die Haut aufgenommen werden.

Leicht entzündlich 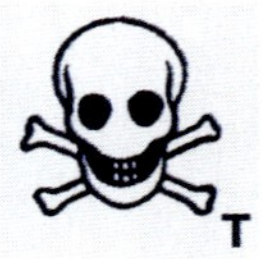   Giftig

R 45	Kann Krebs erzeugen
R 11	Leicht entzündlich
R 23/24/25	Giftig beim Einatmen, Verschlucken und Berührung mit der Haut
R 48	Gefahr ernster Gesundheitsschäden bei längerer Exposition
S 53	Exposition vermeiden
S 44	Bei Unfall oder Unwohlsein sofort Arzt hinzuziehen

Strukturformel:

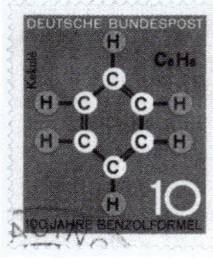

Benzolformel von Kekulé (1866) 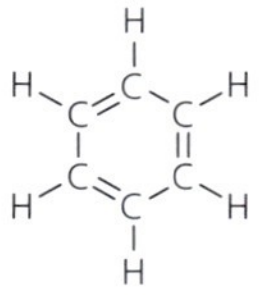 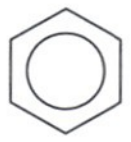   Benzolformel heute

Abb. 11.16 Steckbrief für Benzol (nach Asselborn et al. 2003).

Eigenschaften des Benzols
In Abbildung 11.16 sind die Eigenschaften des Benzols steckbriefartig zusammengestellt.

11.5.2 Substitution am Benzolmolekül mit Nomenklatur

Der Eingangsversuch zum Kapitel 11.5 zeigte, dass Benzol nicht zur Addition befähigt ist. Wird Benzol hingegen mit Brom und einem **Katalysator** wie z. B. Aluminiumchlorid versetzt, so entfärbt sich die Lösung, weil Benzol in einer Substitutionsreaktion mit Brom unter Freisetzung von Bromwasserstoff reagiert.

Benzol + Brom → (Katalysator) Brombenzol + HBr (Bromwasserstoff)

Im Benzolmolekül kann demnach ein Wasserstoffatom substituiert werden (Einfachsubstitution). Es ist aber auch mehr als ein Wasserstoffatom substituierbar (Mehrfachsubstitution).

Bei der Mehrfachsubstitution können die Substituenten in unterschiedlicher Position zueinander stehen (Stellungsisomerie).

Disubstitutionsprodukte des Benzols ergeben drei mögliche Stellungsisomere. Abbildung 11.17 zeigt diese mit der üblichen Nomenklatur.

Bei unterschiedlichen Substituenten bestimmt meist ein Substituent den Stammnamen und der zweite Substituent erhält dann eine entsprechende Stellungsziffer z. B. 2-Bromtoluol oder 2-Methylphenol (s. Abb.11.17). Bei zwei

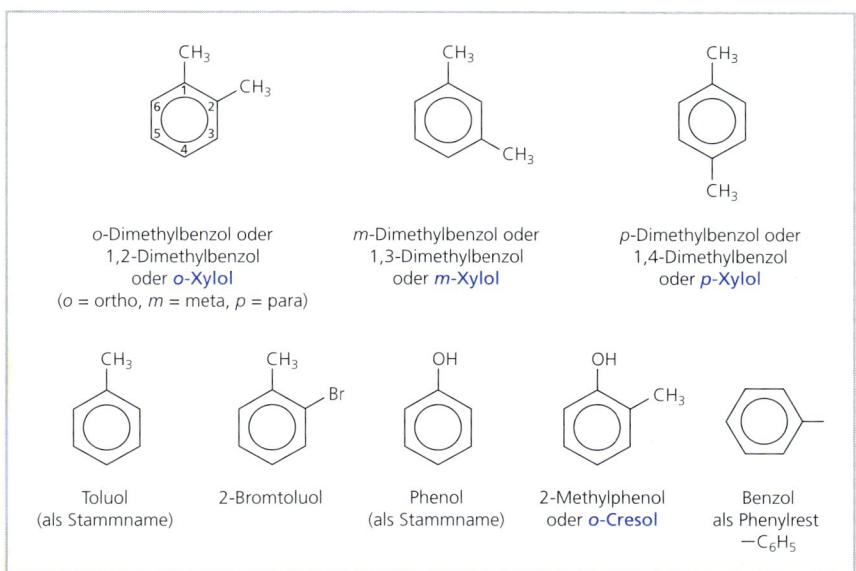

Abb. 11.17 Substitutionsprodukte des Benzols mit Nomenklatur.

Substituenten und mehr werden diese in alphabetischer Reihenfolge aufgezählt z. B. 2-**B**rom-3-**c**hlortoluol.

Ist das Benzol selbst ein Rest (Substituent) einer Verbindung, so wird dieser als *Phenylrest* $-C_6H_5$ bezeichnet (z. B. Ph. Eur. Phenylisothiocynat *R*, S=C=N–C_6H_5). Allgemein nennt man einen aromatischen Kohlenwasserstoffrest den *Arylrest*.

Derivate des Benzols

Mit Substituenten werden unterschiedliche *Reste* oder funktionelle Gruppen (s. Kap. 11.2.3) am Benzolmolekül eingeführt. Dadurch entsteht eine Vielzahl von *Benzolderivaten*. Tabelle 11.2 zeigt eine Auswahl von solchen Benzolderivaten,

Tab. 11.2 Benzolderivate durch Substitution.

Art der Substitution	Eingeführter Rest/ funktionelle Gruppe	Benzolderivat	Beispiel aus Ph. Eur.
Methylierung	Methylgruppe $-CH_3$	Toluol	Toluol *R*
Nitrierung	Nitrogruppe $-NO_2$	Nitrobenzol	Nitrobenzol *R*
Sulfonierung	Sulfonylgruppe $-SO_3H$	Benzolsulfonsäure	
	Carboxylgruppe $-COOH$	Benzoesäure	Benzoesäure *M* Benzoesäure *R*
	Hydroxylgruppe $-OH$	Phenol	Phenol *M* Phenol *R* Phenol in Sera und Impfstoffen
	Aminogruppe $-NH_2$	Anilin (Aminobenzol)	Anilin *R*

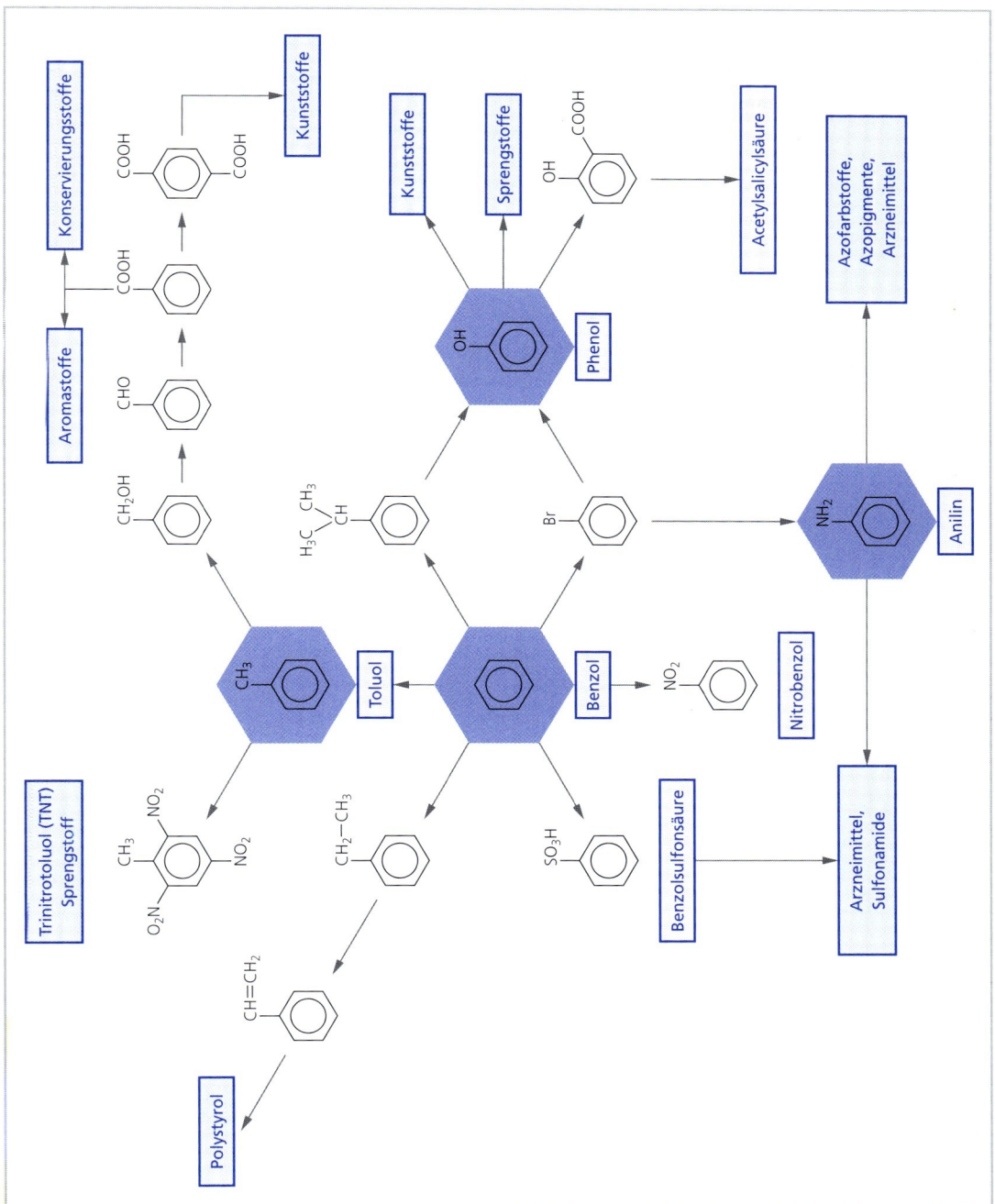

Abb. 11.18 Benzol und Benzolderivate als wichtige Ausgangsstoffe für Synthesen (nach Eisner et al. 2001b).

die häufig auch Grundgerüste von Arzneistoffen oder Ausgangsstoffe für die weitere Synthese von organischen Stoffgruppen sind (s. Abb. 11.18).

Benzol und Benzolderivate sind auch Grundgerüste von zahlreichen Verbindungen unseres Körpers. Hierher gehören z. B. die Aminosäuren Phenylalanin und Tyrosin sowie die Hormone Adrenalin und Noradrenalin.

Benzolderivate des Arzneibuchs. Ph. Eur. führt eine Vielzahl von Benzolderivaten als Monographien (siehe Frage 6b zu diesem Kapitel) und Reagenzien auf. Davon sind einige Beispiele in Tabelle 11.2 angegeben.

11.5.3 Kondensierte aromatische Ringsysteme

Das Arzneibuch spricht bei der Stoffgruppe der *kondensierten aromatischen Ringsysteme* auch von *aromatischen, polycyclischen Kohlenwasserstoffen*. Da diese häufig eine nachgewiesene krebserregende Wirkung besitzen, lässt Ph. Eur. z. B. bei Paraffinen, Vaselin und Cyclohexan auf die Abwesenheit dieser Stoffe prüfen (s. Kap. 11.2.4 und 11.4).

Kondensierte aromatische Ringsysteme entstehen, wenn formal zwei oder mehr Benzolringe derart miteinander verbunden sind, dass sie gemeinsame Kohlenstoffatome besitzen und der Hückel-Regel folgen (s. Kap. 11.5.). Der *Aromatenbegriff* erfährt damit eine Erweiterung. Die im Steinkohlenteer vorkommenden Stoffe wie z. B. Naphthalin, Anthracen, Phenanthren und Benzo[a]pyren sind derartige kondensierte aromatische Ringsysteme (s. Abb. 11.19). In zahlreichen Naturstoffen, körpereigenen Substanzen und Arzneistoffen liegen kondensierte aromatische Ringsysteme als Grundgerüste vor, z. B.

- in den Anthraglykosiden (z. B. Sennesblätter) das Anthracen,
- in den Steroidhormonen (z. B. Hydrocortison) das Phenanthren,
- im Naproxen (einem nicht steroidalen Antirheumatikum) das Naphthalin.

Enthält das Aromatenmolekül neben dem Kohlenstoff andere Atome (hier *Heteroatome* genannt) z. B. Stickstoff, Sauerstoff oder Schwefel als Bestandteil eines Ringes oder Ringsystems und genügt es der Hückel-Regel, so liegt ein *Heteroaromat* (z. B. Pyridin) vor. Die Heteroaromaten gehören zur großen Stoffgruppe der *Heterocyclen* (s. Kap. 18).

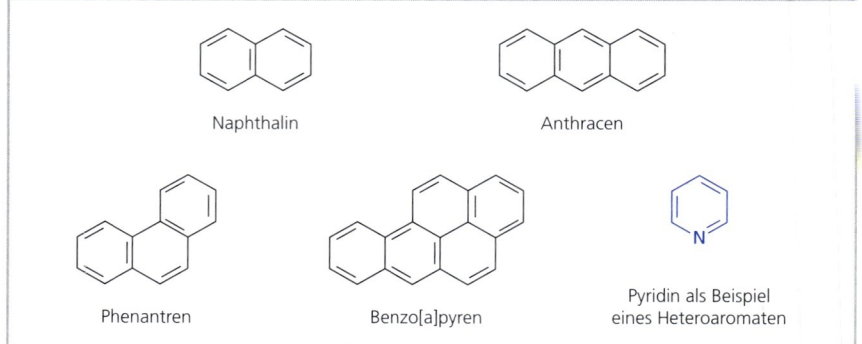

Abb. 11.19 Kondensierte aromatische Ringsysteme und Heteroaromaten.

Cycloalkane sind zu einer Ringform umgewandelte Alkane mit der allgemeinen Summenformel C_nH_{2n}. Es zeigt sich hier, dass Ringsysteme dann besondere Stabilität aufweisen, wenn die Bindungswinkel im Ring den Tetraederwinkel erreichen oder diesem nahe kommen, wie es beim Cyclohexanmolekül der Fall ist. Durch die Drehbarkeit um die C–C-Einfachbindungen sind im Cyclohexanmolekül verschiedene Anordnungen möglich, welche die Konformations-Isomerie als weitere Form der Stereoisomerie bedingen.

Benzol ist der wichtigste Vertreter der aromatischen Kohlenwasserstoffe. Die besondere Elektronenkonfiguration des Benzolmoleküls wird als Delokalisation bezeichnet und ist die Ursache für den besonderen Bindungszustand und die Eigenschaften des Benzols. Das Auftreten von Grenzstrukturen beim Benzol wird als Mesomerie bezeichnet. Bei Mesomerie liegt die tatsächliche Struktur zwischen diesen Grenzzuständen.

Die Delokalisation bedingt den planaren Bau des Benzolmoleküls und das Erreichen eines energiearmen Zustandes, der für das Ausbleiben von der zunächst vermuteten Additionsreaktion verantwortlich ist. Benzol mit seinem planaren Bau und der ringförmig geschlossenen Elektronenwolke ist charakteristisch für die Stoffgruppe der Aromaten. Die wichtigste Eigenschaft des Benzols ist seine Fähigkeit zur Einfach- und Mehrfachsubstitution, die zu zahlreichen Benzolderivaten führt. Benzolderivate kommen u. a. in Naturstoffen, körpereigenen Substanzen, Arzneistoffen und zahlreichen Chemikalien als Grundgerüste vor.

Kondensierte aromatische Ringsysteme entstehen formal durch Verbindung von zwei oder mehr Benzolringen. Auch sie sind Grundgerüste in zahlreichen natürlichen und synthetischen Stoffen. Durch den formalen Einbau von Heteroatomen in Aromatenmoleküle entstehen **Heteroaromaten**.

> **ZUSAMMENFASSUNG**
> Cycloalkane und aromatische Kohlenwasserstoffe

Übergeordnete Aufgabe zu den funktionellen Gruppen

In dem vergangenen Kapitel der organischen Chemie lernten Sie bereits eine ganze Reihe von funktionellen Gruppen kennen. Weitere funktionelle Gruppen werden folgen. Erfahrungsgemäß erleichtert das rasche und sichere Erkennen von funktionellen Gruppen die Bewältigung von entsprechenden Fragen zur organischen Chemie in Klassenarbeiten und Prüfungen. Fertigen Sie sich deshalb bereits jetzt eine Tabelle mit den Ihnen bekannten funktionellen Gruppe an. Die Tabelle können Sie dann fortlaufend ergänzen. Im folgenden finden Sie dafür einen entsprechenden Vorschlag:

Funktionelle Gruppen			
Name	Stoffgruppe (Beispiel)	Strukturformel	Vereinfachte Schreibweise
Hydroxylgruppe	Alkohole	–O–H	–OH

Fragen zu Kapitel 11.4 und 11.5

1. C_6H_{12} ist die Summenformel von Cyclohexan. Geben Sie Namen und Strukturformel eines Alkens mit der gleichen Summenformel an.

2. Suchen Sie eine Erklärung dafür, warum bei Cyclohexan die Sesselform vorherrscht!

3. Warum verbrennt Benzol mit einer stärker rußenden Flamme als Cyclohexan?

4. Geben Sie die Strukturformeln der folgenden Verbindungen an:
   a) p-Dichlorbenzol, b) 4-Bromtoluol, c) 2-Brom-3-chloranilin, d) m-Chlorbenzoesäure.

5. Benennen Sie die folgenden Verbindungen:

   A: Benzolring mit CH_3, O_2N, NO_2, NO_2
   B: Benzolring mit SO_3H, F
   C: Benzolring mit OH, Cl, Br

6. a) Schlagen Sie in diesem Lehrbuch nach, welche Benzolderivate Sie als Grundgerüste in den Aminosäuren Phenylalanin und Tyrosin wiederfinden.
   b) Schlagen Sie in Ph. Eur. nach, welche Benzolderivate Sie als Grundgerüste bei *Paracetamol* (Analgetikum), *Furosemid* (Diuretikum), *Tolbutamid* (orales Antidiabetikum), *Loperamid* (Antidiarrhoikum) und *Nitrazepam* (Schlafmittel) wiederfinden.

7. Beschreiben Sie mit eigenen Worten, was unter dem **aromatischen Charakter** einer Verbindung zu verstehen ist.

12 Halogenkohlenwasserstoffe

Vertreter aus der Reihe der *Halogenkohlenwasserstoffe* dienen im Bereich der Pharmazie hauptsächlich als Lösungsmittel aber auch als Arzneistoffe z. B. in Form des Narkosemittels *Halothan*. Die ersten Verbindungen dieser Stoffgruppe sind Ihnen bei der Addition von Halogenen an Alkene bereits begegnet. So entsteht z. B. durch Addition von Brom an Ethen das 1,2-Dibromethan (s. Kap. 11, Abb. 11.8). Damit wurde bereits auch die **Struktur** dieser Stoffgruppe ersichtlich. In diesem Kapitel werden aus der Stoffgruppe der Halogenkohlenwasserstoffe nur die *Halogenalkane* und *Cyclohalogenalkane* behandelt.

---DEFINITION---

Halogenalkane und Cyclohalogenalkane sind Alkan- bzw. Cycloalkanmoleküle, bei denen ein oder mehrere Wasserstoffatome durch Halogenatome ersetzt sind.

12.1 Radikalische Substitution exemplarisch als Reaktionsmechanismus

In der organischen Chemie erfolgt die Darstellung von Stoffen oft über so genannte *Reaktionstypen*. Die **Substitution** (Austausch eines Bindungspartners) und die **Addition** (Anlagerung von Bindungspartnern) wurden bereits erläutert. Die *Eliminierung* als eine Abspaltung von Bindungspartnern aus einem Molekül wird in Kapitel 13.2.5 erwähnt. Aus der allgemeinen Chemie sind die Reaktionstypen der **Oxidation** (Abgabe von Elektronen) und der **Reduktion** (Aufnahme von Elektronen) ebenfalls geläufig.

> Der Reaktionstyp macht nur Aussagen über den formalen Unterschied zwischen dem Eduktmolekül und dem Produkt, z. B. durch Substitution vom Methan zum Chlormethan. Der *Reaktionsmechanismus* dagegen ist ein Modell zur Beschreibung der Veränderungen der an der Reaktion beteiligten Teilchen während der Reaktion z. B. über die Bildung von Radikalen (s. Kap. 11.3.1 bei Polymerisation).

Hier wird jetzt exemplarisch zur Verdeutlichung der Begriffe *Reaktionstyp* und *Reaktionsmechanismus* die Darstellung von Halogenalkanen durch *radikalische Substitution* am Beispiel der Bildung von Chlormethan erklärt. Der Reaktionstyp ist hier demnach die Substitution und der Reaktionsmechanismus ist ein radikalischer Reaktionsablauf. Es treten während des in drei Teilschritte gegliederten Reaktionsablaufs Radikale als sehr reaktive Teilchen mit ungepaarten Elektronen auf.

Zunächst die **Gesamtreaktion** im Überblick:

$$CH_4 + Cl_2 \rightarrow CH_3Cl + HCl$$
Methan Chlor Chlormethan Chlorwasserstoff

1. **Startreaktion**: Durch Energieeinwirkung von kurzwelligem Licht wird das Chlormolekül in zwei Chloratome gespalten. Beide Chloratome besitzen ein ungepaartes Elektron. Es handelt sich hier um die für den Reaktionsstart benötigten reaktiven Radikale:

$$Cl-Cl \xrightarrow{Licht} 2\ Cl\cdot$$

2. **Kettenreaktion**: Das reaktive Chlorradikal greift das Methanmolekül an und spaltet ein Wasserstoffatom ab. Als Reaktionsprodukt entsteht dabei Chlorwasserstoff und als reaktive Zwischenstufe bildet ein sich Methylradikal:

$$CH_4 + \cdot Cl \rightarrow \cdot CH_3 + HCl$$

Das Methylradikal reagiert mit einem weiteren Chlormolekül unter Bildung des Produkts *Chlormethan* und einem weiteren Chlorradikal:

$$\cdot CH_3 + Cl_2 \rightarrow \mathbf{CH_3Cl} + \cdot Cl$$

Das Chlorradikal aus diesem Reaktionsschritt kann die Reaktion mit dem Methan fortsetzen. Auf diese Weise kommt es zur radikalischen Kettenreaktion:

$$CH_4 + \cdot Cl \rightarrow \cdot CH_3 + HCl \rightarrow \rightarrow \rightarrow \text{usw.}$$

3. **Abbruchreaktion**: Unterbricht man die Energiezufuhr, so kommt die Reaktion nach kurzer Zeit zum Stillstand. Durch Zusammenstoß von zwei Radikalen lagern sich diese zusammen und fallen für eine Fortsetzung der Reaktion aus. Die Kettenreaktion endet mit einer Abbruchreaktion:

$$H_3C\cdot + \cdot CH_3 \rightarrow H_3C-CH_3 \text{ oder } H_3C\cdot + \cdot Cl \rightarrow H_3C-Cl\ (= CH_3Cl)$$

Die technische Gewinnung der Halogenalkane erfolgt häufiger über eine Einfach- oder Mehrfachsubstitution an entsprechenden Alkanmolekülen als über Additionsreaktion.

12.2 Systematik und Nomenklatur

12.2.1 Halogenalkane

Anwendung finden vor allem die Chlor-, Brom- und Fluorderivate kurzkettiger Alkane. Sie werden u. a. eingesetzt als Lösungsmittel, Werkstoffe, Arzneistoffe, Kältemittel und Treibgase. Wegen der hohen Toxizität zahlreicher Halogenalkane besteht seit vielen Jahren das Bestreben, die Halogenalkane vor allem als Lösungsmittel durch unbedenklichere Stoffe zu ersetzen z. B. Trichlormethan durch Hexan. So wurden 1995 479 Tonnen organische Halogenverbindungen direkt in die Abwässer eingeleitet, im Jahr 2002 waren es nur noch 190 Tonnen. Die Gruppe der Chlorkohlenwasserstoffe wird häufig mit der Abkür-

Tab. 12.1 Halogenalkane.

Systematischer Name Trivialname	Formel (Summenformeln und vereinfachte Strukturformeln)	Siedetemp. in °C	Dichte in g/cm^3	Beispiele für Verwendung
Dichlormethan Methylenchlorid	CH_2Cl_2	40,6	1,33	Lösungsmittel zur Extraktion von Fetten, R
Trichlormethan Chloroform	$CHCl_3$	61	1,49	Lösungsmittel, R
Tetrachlormethan	CCl_4	77	1,60	Lösungsmittel, R
Dichlordifluormethan	CCl_2F_2	−30	1,33	Kältemittel, Lösungsmittel, Feuerlöschmittel, Treibgas
1,1,2-Trichlor-1,2,2-trifluorethan	$Cl_2FC-CClF_2$	−48	1,58	Reinigung von elektronischen Bauteilen, Leder, Pelzen und Textilien, R
Chlorethan Ethylchlorid	ClH_2C-CH_3	12	0,92	Lokalanästhetikum (Kälteanästhesie)
1,1,1-Trichlorethan	Cl_3C-CH_3	74	1,34	Lösungsmittel, R
2-Brom-2-chlor-1,1,1-trifluorethan Halothan	$F_3C-CHBrCl$	49 bis 51 (Destillationsbereich)	1,87	Inhalationsnarkotikum, M

zung *CKW*, die Gruppe der Fluorchlorkohlenwasserstoffe mit der Abkürzung *FCKW* angegeben.

Tabelle 12.1 gibt eine Übersicht einiger wichtiger Halogenalkane mit ihren Einsatzbereichen.

Aus Tabelle 12.1 ist die Nomenklatur der Halogenalkane ersichtlich. Die Halogenatome werden in der Vorsilbe mit Stellenziffer bezeichnet. Sind unterschiedliche Halogenatome im Molekül gebunden, so werden diese mit Stellenziffer in alphabetischer Reihenfolge genannt. Dabei hat die alphabetischer Reihenfolge Priorität vor der Stellenziffer, wie es bei *Halothan* (2-**B**rom-2-**c**hlor-1,1,1-tri**f**luorethan) ersichtlich wird.

12.2.2 Cyclohalogenalkane

Aus dieser Reihe ist nur das gegen Humanparasiten eingesetzte Insektizid *Lindan* (INN) von Bedeutung. Für diesen Wirkstoff ist die korrekte Nomenklatur γ-1,2,3,4,5,6-Hexachlorcyclohexan (HCC). Die Vorsilbe γ verweist auf eine von mehreren möglichen Konformationen bei diesem Molekül.

12.3 Eigenschaften der Halogen- und Cyclohalogenalkane

Die Halogenalkane zeigen eine ganze Reihe von gemeinsamen Eigenschaften. An erster Stelle steht der lipophile Charakter, der besonders für die Toxizität und die ökologischen Probleme eine Rolle spielt. Durch Substitution eines Wasserstoffatoms in einem Alkan durch ein Halogenatom steigt die Siedetemperatur meist sprunghaft an (s. dazu Frage 1 zu diesem Kapitel). Mit steigendem Anteil von Halogenatomen nimmt die Reaktionsträgheit zu und damit die Brennbarkeit ab (Einsatz als Feuerlöschmittel s. Tabelle 12.1). Auch werden die Moleküle durch die Reaktionsträgheit im Organismus schwerer abbaubar.

Besondere Eigenschaften zeigen die Fluorchlorkohlenwasserstoffe. Hier handelt es sich meist um nicht brennbare, ungiftige, geruchlose und hitzestabile Gase. Da sie jedoch in der Stratosphäre die Ozonschicht schädigen, wird ihr Einsatz stark eingeschränkt.

Lindan besitzt ebenfalls lipohilen Charakter und ist nur schwer abbaubar.

Aufgrund ihrer lipophilen Eigenschaften und Reaktionsträgheit können sich Halogenalkane und Cyclohalogenalkane gut im Fettgewebe des Körpers speichern, bei Abbau des Fettgewebes ins Blut freigesetzt werden und dann ihre Giftwirkung in unterschiedliche Organen entfalten z.B. in Leber, Nieren, Herz und Zentralnervensystem. Bezüglich ihrer Toxizität lassen sich die Halogenalkane nicht einheitlich beurteilen. Jeder Vertreter muss entsprechend seiner Verstoffwechselung gesondert betrachtet werden. So gehören z. B. Tetrachlormethan und 1,2-Dichlorethan zu den starken Lebergiften, während man Dichlormethan und 1,1,2-Trichlorethan den schwachen Lebergiften zuordnet.

12.4 Pharmazeutisch relevante Halogen- und Cyclohalogenalkane

Ph. Eur. führt Dichlormethan, Halothan und Lindan als **Monographien**. Als **Reagenzien** sind u.a. folgende Halogenalkane in Ph. Eur. aufgenommen: Dichlormethan, Trichlormethan (Chloroform), Tetrachlormethan (Tetrachlorkohlenstoff), Iodethan, Trichlorethan, Trichlortrifluorethan. Ein Alkenhalogenderivat ist das Trichlorethylen R. Die korrekte chemische Nomenklatur für die genannten Stoffe wird in Ph. Eur. jeweils im Untertitel angegeben.

Exemplarisch für die Stoffgruppe der Halogenalkane wird hier die Arzneibuchanalytik von Dichlormethan (Allgemeiner Aufbau einer Monographie der Ph. Eur. s. Kap. 13.2.6, Abb. 13.7 Monographie von Glycerol) angeführt.

Arzneibuchanalytik von Dichlormethan
Dichlormethan darf einen geringen Zusatz von wasserfreiem Ethanol oder 2-Methyl-2-buten als *Stabilisator* enthalten. Diese Stabilisatoren sollen bei höheren Temperaturen einmal die unter Feuchtigkeitseinfluss stattfindende Zersetzung zu Formaldehyd und Salzsäure verhindern und zum anderen unter Licht- und Sauerstoffeinfluss aus chlorierten Kohlenwasserstoffen gebildetes *Phosgen* zerstören bzw. dessen Entstehung unterbinden. Phosgen ist stark giftig. Es führt bereits in geringer Konzentration zu toxischem Lungenödem.

$$\text{CH}_2\text{Cl}_2 + \text{O}_2 \rightarrow \underset{\text{Phosgen (giftig)}}{\textbf{COCl}_2} \xrightarrow{+ \text{Ethanol}} \underset{\text{(ungiftig)}}{\text{Kohlensäurediethylester}}$$

Dichlormethan

Um derartige Reaktionen zu vermeiden, ist eine Lagerung „Dicht verschlossen, vor Licht geschützt" vorgeschrieben. Bei der Beschriftung des Standgefäßes sind die Stabilisatoren mit ihrer Konzentration anzugeben.

Als lipophile aber geringfügig polare Flüssigkeit ist Dichlormethan wenig löslich in Wasser, jedoch mischbar mit Ethanol und Ether.

Prüfung auf Identität. Es werden die Reinheitskriterien der „Relativen Dichte" und der „Brechungsindex" (dieser wird mit einem *Refraktometer* bestimmt, einer physikalische Bestimmungsmethode, die im Fach Physikalische Gerätekunde besprochen wird) herangezogen.
Ferner dient eine *gaschromatische Untersuchung* der Identitätsprüfung (hier handelt es sich um eine Methode der instrumentellen Analytik, die in Kap. 13.6.4 erklärt wird).
Eine alkalische Hydrolyse (Kochen mit Kalilauge) setzt Dichlormethan zu Formaldehyd (s. Kap.13.6.2) und Chlorid um. Formaldehyd weist man mit dem spezifischen Reagenz *Chromotropsäure-Natrium* und Chlorid durch Ausfällen mit Silbernitrat-Lösung nach.

Prüfung auf Reinheit. Hier stellt Ph. Eur die im Folgenden aufgeführten Anforderungen.
Die Substanz muß klar und farblos sein.
Sauer reagierende Substanzen werden durch Verbrauch von Natriumhydroxid-Lösung (0,1 mol/l) auf eine erlaubte Höchstmenge begrenzt.
Die Anwesenheit von **Ethanol, 2-Methyl-2-buten und verwandter Substanzen wie z.B. Chloroform und Tetrachlorkohlenstoff** wird durch ein gaschromatographisches Verfahren begrenzt. Mögliche Verunreinigungen, die evtl. bei dem Herstellungsprozess entstanden sind, werden in der Monographie angeführt.
Dem Ausschluss von **freiem Chlor** dient Schütteln mit Kaliumiodid- und Stärke-Lösung. Freies Chlor würde aus Kaliumiod Iod freisetzen, das mit Stärke-Lösung die charakteristische Blaufärbung ergibt:

$$\text{Cl}_2 + 2\,\text{I}^{\ominus} \rightarrow 2\,\text{Cl}^{\ominus} + \textbf{I}_2$$

Dem Nachweis von **Schwermetall-Ionen** dient eine *Grenzprüfung* (Ph. Eur 2.4.8) mit einer Bleinitrat-Referenzlösung. In diesem Fall wird für die Herstellung der Bleinitrat-Referenzlösung eine Blei-Lösung (1 ppm Pb = 1 **p**art **p**er **m**illion Pb = „Teile je Million" Pb) R gemäß Ph. Eur. 4.1.2 (*Referenzlösungen für Grenzprüfungen*) verwendet. Bei dieser Grenzprüfung wird die Eigenschaft der Schwermetalle genutzt, mit Sulfid-Ionen einen häufig dunklen (schwarzen/braunen) Niederschlag zu bilden z.B.:

$$\text{Pb}^{2\oplus} + \text{S}^{2\ominus} \rightarrow \underset{\substack{\text{Blei(II)-sulfid} \\ \text{(schwarz)}}}{\text{PbS}\downarrow} \quad \text{oder} \quad \text{Fe}^{2\oplus} + \text{S}^{2\ominus} \rightarrow \underset{\substack{\text{Eisen(II)-sulfid} \\ \text{(schwarzgrün)}}}{\text{FeS}\downarrow}$$

Die Prüflösung des Dichlormethans darf bei dieser Grenzprüfung auf Schwermetallverunreinigungen (z. B. aus korrodierten Metallbehältern) durch den Niederschlag des Schwermetallsulfids nicht stärker gefärbt sein als die Bleinitrat-Referenzlösung mit ihrem festgelegten, äußerst geringen Bleigehalt.

Anmerkung: Wenn in Ph. Eur. von „Blei-Lösung" oder anderen Metall-Lösungen die Rede ist, sind Salz-Lösungen dieser Metalle gemeint, bei „Blei-Lösung" z. B. eine entsprechende Blei(II)-nitrat-Lösung.

Der **Wasser**gehalt des Dichlormethans ist auf 0,05 Prozent (m/m) begrenzt und wird mit der Karl-Fischer-Methode (s. Kap. 10.6) überprüft.

Die Bestimmung des **Verdampfungsrückstandes** soll nicht verdampfbare Verunreinigungen auf 20 ppm begrenzen.

12.5 Ökologische Aspekte

In der Luft

Das Ozon O_3 der Stratosphäre – die Atmosphärenschicht zwischen ca. 10 bis 50 km – bietet uns einen natürlichen Filter für die UV-Strahlen der Sonne in einem Wellenlängenbereich zwischen 210 bis 310 nm. Durch sorgfältige Messungen gilt es heute als sicher, dass gerade die Fluorchlorkohlenwasserstoffe das Ozon der Stratosphäre zerstören und für das *Ozonloch* mitverantwortlich sind. Die Folge ist ein höherer UV-Strahlungseinfall auf der Erde (s. Kap. 19.4.2). Durch meteorlogische Einflüsse wird über zahlreiche Zwischenreaktionen aus den Fluorchlorkohlenwasserstoffen atomares Chlor (Chlorradikal!) freigesetzt, das direkt die Zerstörung des Ozonmoleküls bewirkt:

$$\text{Vereinfacht: } Cl\cdot + O_3 \rightarrow \cdot ClO + O_2$$

Im Boden

Vor allem die Chlorkohlenwasserstoffe (z. B. als Pestizide) erreichen aufgrund ihrer Reaktionsträgheit, meist hoher Dichte und geringer Viskosität tiefe Bodenschichten und damit auch das Grundwasser. Die Verunreinigung des Grundwassers führt häufig zur Gefährdung des Trinkwassers und des von Pflanzen aufgenommenen Wassers. Die Stoffe erreichen die Nahrungskette und können auf diesem Wege im Fettgewebe angereichert werden (s. Kap. 12.3).

Zu beachten ist, dass Halogenkohlenwasserstoffe (z. B. Lindan) auch über die Haut und Schleimhaut resorbiert werden und dadurch in den Blutkreislauf gelangen. Schleimhautreizung und Erregungszustände können auftreten. Ausfallerscheinungen durch Schädigung von Nervengewebe sind charakteristische Spätfolgen.

ZUSAMMENFASSUNG
Halogen-kohlenwasserstoffe

Die Halogenkohlenwasserstoffe sind mit den Halogenalkanen und den Cyclohalogenalkanen eine pharmazeutisch und technisch relevante Stoffgruppe, vor allem in Form von Lösungsmitteln und Arzneistoffen. Exemplarisch wird an dieser Stoffgruppe am Beispiel der **radikalischen Substitution** erklärt, was in der Chemie unter einem Reaktionstyp und einem Reaktionsmechanismus zu verstehen ist.

Systematik und Nomenklatur lassen sich aus den in Tabelle 12.1 aufgeführten Beispielen ableiten und erklären. Bei den Halogen- und den Cyclohalogenalkanen wird der Zusammenhang zwischen Zusammensetzung der Moleküle und ihren Eigenschaften sehr deutlich. Aus den Eigenschaften wiederum ergibt sich die Anwendung aber auch die Toxizität.

Exemplarisch für die pharmazeutisch relevanten Halogen- und Cyclohalogenalkane wird die Arzneibuchanalytik von Dichlormethan erläutert. Die ökologischen Probleme der Halogenkohlenwasserstoffe sind für die Luft am ozonzerstörenden Effekt dargestellt. Im Boden bedeuten vor allem die Chlorkohlenwasserstoffe eine Gefahr, da sie vom Grundwasser aus das Trinkwasser erreichen und damit über die Nahrungskette ihre toxischen Eigenschaften entfalten.

Fragen zu Kapitel 12

1. Warum führt Ersetzen jeweils eines Wasserstoffatoms in den Molekülen eines Alkans durch Halogenatome zur Erhöhung der Siedetemperatur (z.B. Ethan Sdp. $-88\,°C$, Chlorethan Sdp. $12\,°C$)?

2. Führen Sie die radikalische Substitution vom Chlormethan weiter zum Dichlormethan.

3. Benennen Sie die folgenden Halogenalkane:
   a) $CBrClF_2$
   b) Cl_3C-CH_3

4. Geben Sie die Strukturformeln folgender Halogenalkane an:
   a) 2-Brom-1-chlorpropan
   b) Triiodmethan (Iodoform)

5. In welcher Konformation liegt das Lindan im Text vor?

6. Geben Sie die Strukturformel von 2-Methyl-2-buten, dem Stabilisator von Dichlormethan an.

7. Geben Sie ein Beispiel zur Verdeutlichung des Zusammenhangs zwischen Molekülzusammensetzung (Struktur), Eigenschaften und Anwendung/Toxizität bei den Halogenkohlenwasserstoffen.

13 Oxidationsprodukte der Kohlenwasserstoffe Teil I

In diesem Kapitel werden die Stoffgruppen der *Alkohole, Phenole, Ether, Polyethylenglycole, Aldehyde und Ketone* beschrieben. Jede Stoffgruppe besitzt zahlreiche pharmazeutisch und pharmakologisch wichtige Vertreter.

13.1 „Oxidationsreihe" des Kohlenstoffs

Der Kohlenstoff kann in seinen Verbindungen – wie zahlreiche andere Elemente auch – in mehreren Oxidationszuständen, d.h. mit verschiedenen Oxidationszahlen vorkommen. Werden die Oxidationsprodukte des Kohlenstoffs nach steigender Oxidationszahl geordnet, so erhält man die „Oxidationsreihe" des Kohlenstoffs und damit die verschiedenen Oxidationsprodukte der Kohlenwasserstoffe. Abbildung 13.1 verdeutlicht die Oxidationsreihe am Beispiel der stufenweisen Oxidation eines Kohlenstoffatoms im Ethan und 2-Propanol.

Wie wird die Oxidationszahl eines Kohlenstoffatoms in einem Kohlenwasserstoff errechnet? Es erfolgt ein Rückgriff auf die Überlegungen zur Oxidationszahl aus Kapitel 7.3.5. Die Ermittlung der Oxidationszahl wird im Folgenden am Beispiel des Kohlenstoffatoms, das im **Ethanol** die Hydroxylgruppe trägt erklärt:

$$H-\underset{\underset{H}{|}}{\overset{\overset{H}{|}}{C}}-\overset{-1\downarrow-1}{\underset{-1\uparrow}{\overset{0}{C}}}\overset{+1}{\longrightarrow}\overline{O}-H$$

→ Richtung, in die das gemeinsame Elektronenpaar gezogen wird

Das Bindungselektronenpaar des jeweiligen Bindungspartners des Kohlenstoffatoms wird formal dem Atom mit der größeren Elektronegativität (s. PSE in der Anlage) zugeordnet. Bei C–C-Bindungen erhält jedes Kohlenstoffatom die Hälfte des Bindungselektronenpaars, d.h. diese Bindungen bleiben ohne Auswirkungen (formale Ladung = 0). Die durch diese Betrachtung am Kohlenstoffatom entstandenen formalen Ladungen werden addiert und ergeben die Oxidationszahl des betroffenen Kohlenstoffatoms [$(-1) + (-1) + (+1) + (0) = -\mathrm{I}$]. Bei Doppelbindungen wie z.B. in der Carbonylgruppe werden beide Bindungselektronenpaare dem elektronegativeren Partner, hier dem Sauerstoff, zugeordnet.

In Abbildung 13.1 erkennen Sie, dass sich die Oxidationszahl des Kohlenstoffatoms mit bzw. in der funktionellen Gruppe von Stufe zu Stufe um die Zahl II erhöht, d.h. es werden bei jedem Oxidationsschritt formal zwei Elektronen vom Kohlenstoff abgeben.

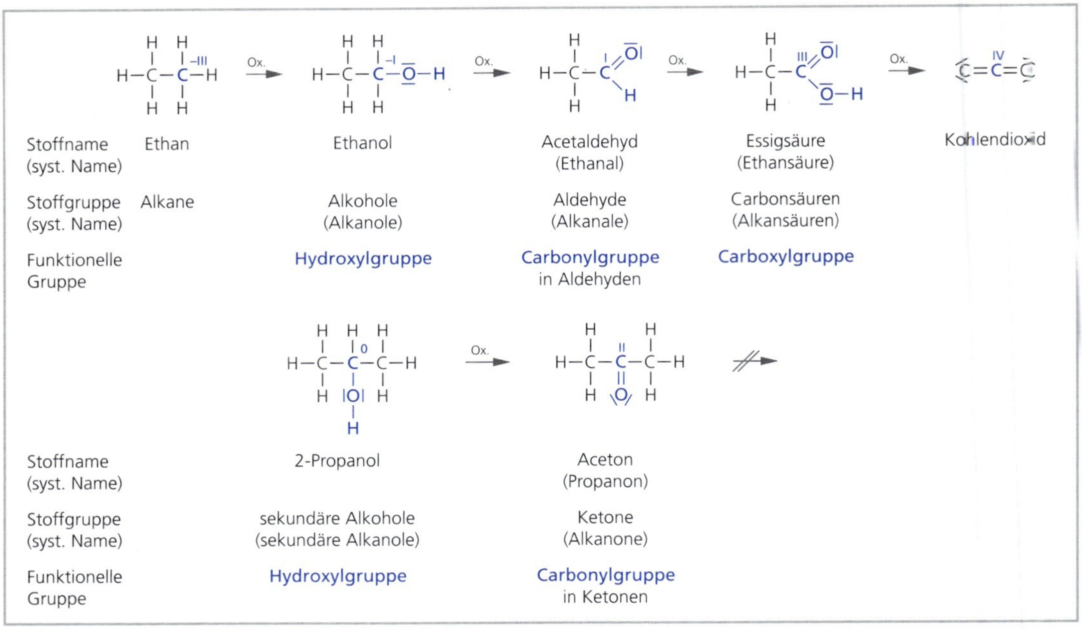

Stoffname (syst. Name)	Ethan	Ethanol	Acetaldehyd (Ethanal)	Essigsäure (Ethansäure)	Kohlendioxid
Stoffgruppe (syst. Name)	Alkane	Alkohole (Alkanole)	Aldehyde (Alkanale)	Carbonsäuren (Alkansäuren)	
Funktionelle Gruppe		Hydroxylgruppe	Carbonylgruppe in Aldehyden	Carboxylgruppe	

Stoffname (syst. Name)	2-Propanol	Aceton (Propanon)
Stoffgruppe (syst. Name)	sekundäre Alkohole (sekundäre Alkanole)	Ketone (Alkanone)
Funktionelle Gruppe	Hydroxylgruppe	Carbonylgruppe in Ketonen

Abb. 13.1 Oxidationsreihe des Kohlenstoffs am Beispiel des Ethans und 2-Propanols.

Die Oxidationsreihe des Kohlenstoffs führt mit dem ersten Produkt dieser Reihe auch zur ersten Stoffgruppe, den *Alkoholen*.

13.2 Alkohole

Alkohole leiten sich formal von Kohlenwasserstoffmolekülen ab, bei denen ein oder mehrere Wasserstoffatome durch *Hydroxylgruppen* (OH-Gruppen) als funktionelle Gruppen ersetzt sind. Handelt es sich bei den Kohlenwasserstoffen um Alkane, so entsteht die homologe Reihe der *Alkanole*. Die Hydroxylgruppe bedingt die spezifischen Eigenschaften der Alkohole.

13.2.1 Homologe Reihe der Alkanole

Die allgemeine Summenformel der Alkanole lautet $C_nH_{2n+1}OH$. Die Summenformel von Ethanol ist dann C_2H_5OH. Auch C_2H_6O ist als Summenformel korrekt aber nicht eindeutig, da zwei Strukturformeln für diese Summenformel möglich sind:

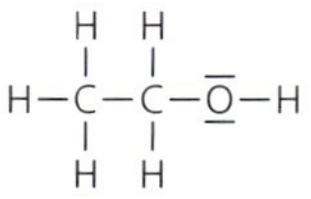

Strukturformel von Ethanol

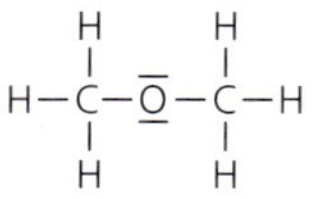

Strukturformel von Dimethylether

Vereinfachte Strukturformel von Ethanol

Tab. 13.1 Die homologe Reihe der Alkanole mit ausgewählten Eigenschaften.

Name Summenformel	Schmelztemp. in °C	Siedetemp. in °C	Löslichkeit in * Wasser	Löslichkeit in * Petroläther	Viskosität	Ph. Eur. Reagenz Monographie	Bemerkungen	Anwendung (vgl. Frage 15)
Methanol CH_3OH	−98	65	∞	Nicht löslich		R	Giftig, auch die Dämpfe	
Ethanol C_2H_5OH	−114	78	∞	∞		R und M		
1-Propanol C_3H_7OH	−126	97	∞	∞		R		
1-Butanol C_4H_9OH	−89	117	Wenig löslich	∞		R		
1-Pentanol $C_5H_{11}OH$	−79	137	Wenig löslich	∞		R		
1-Hexanol $C_6H_{13}OH$	−47	157	Wenig löslich	∞	nimmt zu	R		
1-Octanol $C_8H_{17}OH$	−15	195						
1-Decanol $C_{10}H_{21}OH$	6	230	Nicht löslich	∞		R	Synonym: Decylalkohol	
1-Dodecanol $C_{12}H_{25}OH$	26		Nicht löslich	∞			Ab 1-Dodecanol sind die Alkanole fest	
1-Hexadecanol $C_{16}H_{33}OH$	50		Nicht löslich	∞				
1-Octadecanol $C_{18}H_{37}OH$	60		Nicht löslich	∞		M	Ph. Eur.: Stearylalkohol	

* ∞ = unbegrenzt

Die Homologe Reihe der Alkanole beginnt mit dem Methanol. Wie Tabelle 13.1 zeigt, wird von einem Glied der Reihe zum nächsten der Alkylrest jeweils um eine CH_2-Gruppe vergrößert.

13.2.2 Isomerie und Systematik der Alkohole

Ab dem Propanol ist bei den Alkanolen eine Stellungsisomerie möglich. Demnach können sich Alkanole bei gleicher Summenformel sowohl in der Stellung der Hydroxylgruppe als auch in der Struktur des Alkylrestes unterscheiden. Bei Propanol sind durch unterschiedliche Stellung der Hydroxylgruppe zwei Isomere möglich, ein 1-Propanol und ein 2-Propanol, beide mit der Summenformel C_3H_7OH:

```
      H  H  H                           H  H  H
      |  |  |                           |  |  |
  H—C—C—C—O—H                       H—C—C—C—H
      |  |  |                           |  |  |
      H  H  H                           H IOI H
                                           |
                                           H
       1-Propanol                       2-Propanol
```

Bei einer Summenformel von C₄H₉OH (Butanol) sind durch Strukturunterschiede im Alkylrest und durch Stellungsunterschiede der Hydroxylgruppe bereits 4 Isomere gegeben:

```
                H                              CH₃ H
                |                               |  |
  H₃C—H₂C—H₂C—C—O—H                       H₃C—C—C—O—H
                |                               |  |
                H                               H  H

a) 1-Butanol (primäres Alkanol)      b) 2-Methyl-1-propanol (primäres Alkanol)


        H                                     CH₃
        |                                      |
  H₃C—C—CH₂—CH₃                           H₃C—C—O—H
        |                                      |
       IOI                                    CH₃
        |
        H

c) 2-Butanol (sekundäres Alkanol)    d) 2-Methyl-2-propanol (tertiäres Alkanol)
```

Die vereinfachten Strukturformeln sind hier so dargestellt, dass die C–C-Bindungen am Hydroxylgruppe-tragenden Kohlenstoffatom deutlich werden.

Systematik der Alkohole. Die oben genannten Isomeren führen zu einer *Systematik* der Alkohole, die erkennen lässt, dass das Reaktionsverhalten durch die **Stellung** aber auch die **Anzahl** der Hydroxylgruppen mit bestimmt wird.
- *Primäre* Alkanole: Das Kohlenstoffatom, das die Hydroxylgruppe trägt, ist mit nur einem weiteren Kohlenstoffatom verbunden (Beispiele a. 1-Butanol und b. 2-Methyl-1-propanol).
- *Sekundäre* Alkanole: Das Kohlenstoffatom, das die Hydroxylgruppe trägt, ist mit zwei weiteren Kohlenstoffatomen verbunden (Beispiel c. 2-Butanol).
- *Tertiäre* Alkanole: Das Kohlenstoffatom, das die Hydroxylgruppe trägt, ist mit drei weiteren Kohlenstoffatomen verbunden (Beispiel d. 2-Methyl-2-propanol).

Mit Propanol und Butanol wird auch deutlich, wie innerhalb der homologen Reihe der Alkanole mit zunehmender Kettenlänge die Zahl der Isomeren zunimmt.

Sind in einem Alkoholmolekül mehr als eine Hydroxylgruppe enthalten, so wird von *mehrwertigen Alkoholen (Polyole)* gesprochen. **Ethandiol** (*Ethylenglycol*) ist der wichtigste *zweiwertige*, **Propantriol** (*Glycerol*) der bedeutendste *dreiwertige* und **Hexanhexol** (*Sorbitol*) der wichtigste *sechswertige Alkohol*. Erkennbar ist, dass der Wertigkeitsbegriff sich hier auf die Anzahl der Hydroxylgruppen im Alkoholmolekül bezieht und nichts mit dem Wertigkeitsbegriff (Bindigkeit) aus Kapitel 6.3 gemeinsam hat.

H H │ │ H—C—C—H │ │ |O| |O| │ │ H H	H H H │ │ │ H—C—C—C—H │ │ │ |O| |O| |O| │ │ │ H H H	CH$_2$OH │ H—C—OH │ HO—C—H │ H—C—OH │ H—C—OH │ CH$_2$OH
Kurzbezeichnung: Ethandiol	Propantriol	Hexanhexol
Systematischer Name: 1,2-Ethandiol	1,2,3-Propantriol	1,2,3,4,5,6-Hexanhexol

Vor allem als Zwischenstufen für Synthesen spielen auch *cyclische Alkohole* eine Rolle. Als Beispiel wird hier nur das Cyclohexanol erwähnt:

Cyclohexanol

13.2.3 Nomenklatur der Alkohole

Die Namensbildung erfolgt, indem dem Namen des Alkans die Endung „**ol**" als Symbol für die Hydroxylgruppe anfügt wird (s. Tab. 13.1). Den Isomeriemöglichkeiten ab Propanol wird durch Voranstellen der Stellenziffer vor dem Alkoholnamen Rechnung getragen z. B. 2-Propanol. Die Mehrwertigkeit wird durch die Stellenziffern der Hydroxylgruppen in der Vorsilbe und das entsprechende griechische Zahlwort als Zwischensilbe vor der Endung „ol" ausgedrückt z. B. **1,2,3**-Propan**tri**ol. Bei cyclischen Alkoholen erfolgt die Namensbildung wie bei den Alkanolen nur wird die cyclische Struktur durch die Vorsilbe „**Cyclo**" ausgedrückt, z. B. **Cyclo**butanol. Ist die gesamte Stoffgruppe betroffen, wird in diesem Buch der **übergeordnete Begriff** *Alkohole* statt *Alkanole* verwendet.

13.2.4 Eigenschaften der Alkohole

In einer Übersicht der allgemeinen Eigenschaften wie sie aus Tabelle 13.1 hervorgehen, werden diese hier zusammengefasst und begründet:
- Alle Alkanole, mit Ausnahme von Methanol, sind mit Petroläther und anderen lipophilen Lösungsmitteln in jedem Verhältnis mischbar.
- Die ersten drei Glieder der homologen Reihe der Alkanole sind unbegrenzt in Wasser löslich. Mit zunehmender Kettenlänge nimmt die Löslichkeit in Wasser ab.
- Die Schmelztemperatur nimmt von kleinen Unregelmäßigkeiten abgesehen mit größer werdendem Alkylrest zu. Ab Dodecanol sind die Alkanole bei Raumtemperatur fest.
- Die Siedetemperatur nimmt mit größer werdendem Alkylrest ebenfalls zu.
- Die Viskosität steigt mit größer werdendem Alkylrest.

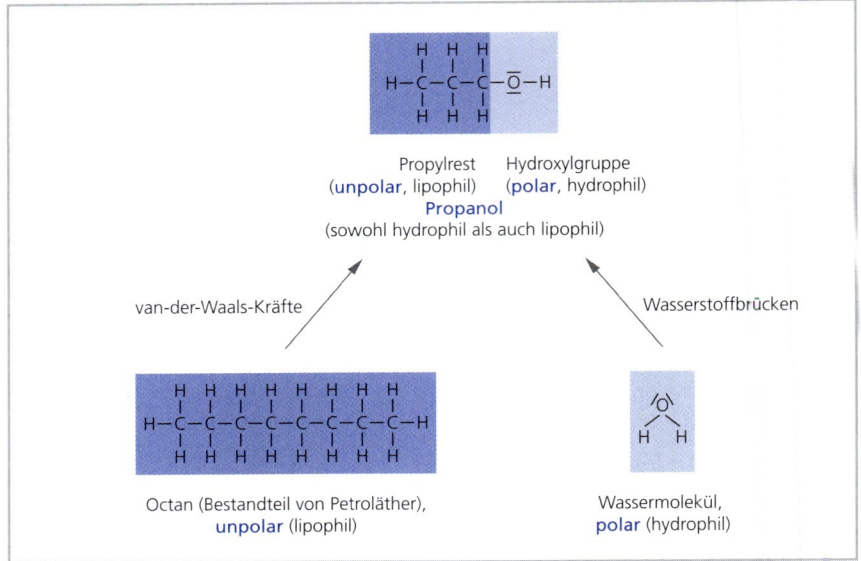

Abb. 13.2 Zusammenhang zwischen Struktur und Löslichkeit.

Die Änderung der beschriebenen Eigenschaften ist wieder auf den **Zusammenhang zwischen Struktur und Eigenschaften** zurückzuführen. Dies lässt sich gut am Lösungs- und Siedeverhalten erklären.

Die Polarität der Hydroxylgruppe bedingt den **hydrophilen Charakter** der Alkanole und ihre Fähigkeit zur Ausbildung von Wasserstoffbrücken zwischen den Alkanolmolekülen aber auch zwischen Alkanolmolekülen und Wassermolekülen (s. Abb. 13.2). Die Wasserstoffbrücken bewirken einmal die relativ hohen Siedetemperaturen von Alkanolen im Vergleich zu Alkanen mit vergleichbarer Molekülmasse z. B. bei 1-Propanol (Sdp. 97 °C, M_r 60,1) und Butan (Sdp. −0,5 °C, M_r 58,1). Zum anderen bewirken die Wasserstoffbrücken die gute Wasserlöslichkeit vor allem der ersten drei Glieder der homologen Reihe (Methanol, Ethanol und Propanol).

Der Alkylrest ist für den **lipophilen Charakter** der Alkanole verantwortlich. Zwischen den Alkylresten herrschen die Van-der-Waals-Kräfte, die im Vergleich zu den Wasserstoffbrücken geringere Bindungskraft besitzen (s. Abb. 13.2). Mit zunehmender Kettenlänge überwiegt dann der durch den Alkylrest geprägte lipophile Charakter, d. h. die Abnahme der Wasserlöslichkeit und die Zunahme der Löslichkeit in Petroläther.

13.2.5 Reaktionen der Alkohole

Bei den Reaktionen von Alkoholen zeigt sich einmal die Verwandtschaft zu Wasser (s. Abb. 13.3), zum anderen führen diese Reaktionen zu einer ganzen Reihe weiterer organischer Stoffgruppen.

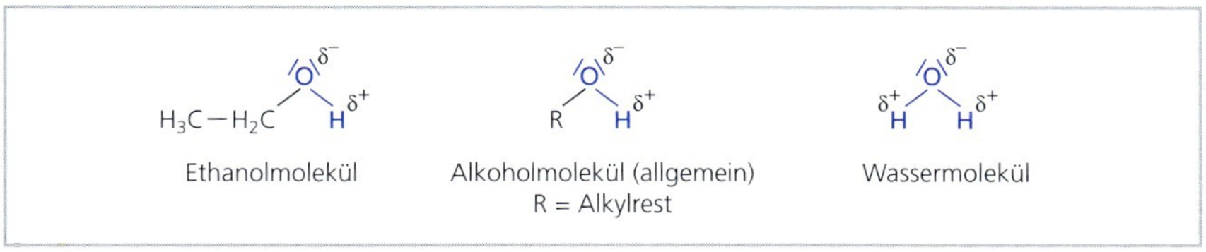

Abb. 13.3 Verwandtschaft Alkohole – Wasser.

Bildung von Alkoholaten

Versuch: Bildung und Eigenschaften von Alkoholaten

Versuchsanordnung: In ein Reagenzglas werden 3 ml Ethanol gegeben. Dazu fügt man ein erbsengroßes Stückchen Natrium, das zuvor von seiner Hydroxidschicht zu befreien ist. Nach Beendigung der Gasentwicklung wird das restliche Ethanol vorsichtig abgedampft. Das salzartige Reaktionsprodukt löst man in Wasser und prüft den pH-Wert der Lösung mit Universalindikatorpapier.

Beobachtung: Nach Zugabe des Natriums kommt es zur Gasentwicklung, die jedoch nicht so heftig verläuft wie bei der Reaktion von Wasser mit Natrium. Das entstehende salzartige Produkt ergibt mit Wasser eine alkalisch reagierende Lösung.

Auswertung: Ethanol reagiert wie Wasser als äußerst schwache Säure, bei der das Wasserstoffatom der Hydroxylgruppe durch Natrium ersetzt wird. Die entstehende salzartige Verbindung ist ein *Alkoholat*, hier das *Natriummethanolat*. Als Anion einer schwachen Säure ist das Ethanolat eine starke Base.

$$2\ C_2H_5OH + 2\ Na \rightarrow 2\ C_2H_5O^{\ominus} + 2\ Na^{\oplus} + H_2\uparrow$$
Ethanolat-Anion

$$C_2H_5O^{\ominus} + H_2O \rightarrow C_2H_5OH + \mathbf{OH^{\ominus}}$$

Alkohole reagieren mit Alkalimetallen zu Alkoholaten. Dies sind Ionenverbindungen, die alkalisch reagierende wässrige Lösungen bilden.

Protolyse und Substitution zum Halogenalkan

Wie das Wassermolekül, so ist das Alkoholmolekül ebenfalls ein Ampholyt (s. Kap. 7.2.5) und kann in Gegenwart starker Säuren ein Proton an ein freies Elektronenpaar des Sauerstoffs der Hydroxylgruppe anlagern. Die protonierte Hydroxylgruppe lässt sich nun durch ein Halogenid-Ion substituieren:

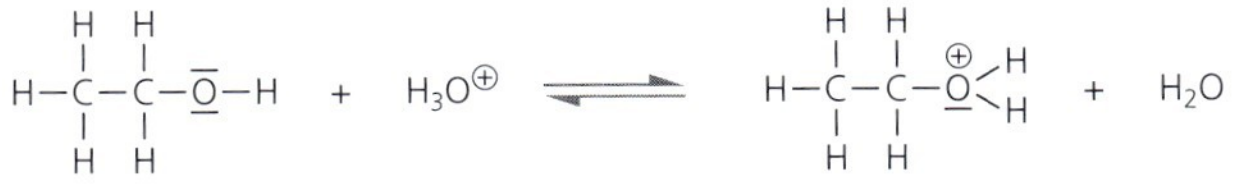

Ethanol mit protonierter Hydroxylgruppe

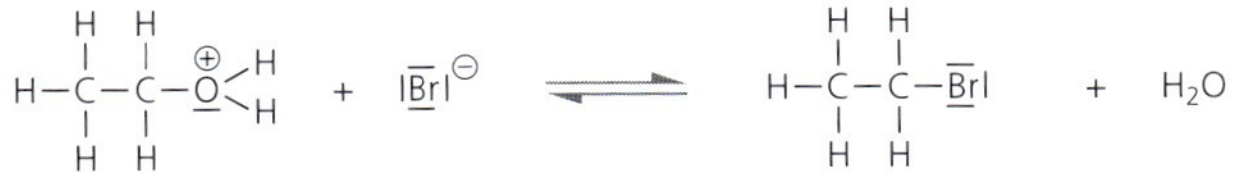

Bromethan

Alkohole reagieren in Gegenwart starker Säuren in einer Substitutionsreaktion mit Halogenid-Ionen zu Halogenalkanen.

Eliminierungsreaktion zum Alken
Unter geeigneten Reaktionsbedingungen wird aus Alkanolmolekülen Wasser abgespalten. Auf diese Weise kann z. B. aus 1-Butanol in Gegenwart von Schwefelsäure 1-Bu**ten** gebildet werden. Eine derartige Abspaltung von Bindungspartnern aus einem Molekül wird als Reaktionstyp der *Eliminierung* bezeichnet. Speziell bei der Abspaltung von Wasser wird auch von *Dehydratisierung* gesprochen:

$$H-\underline{O}-CH_2-CH_2-CH_2-CH_3 + H_2SO_4 \longrightarrow H_2C=CH-CH_2-CH_3 + H_2O + H_2SO_4$$

1-Butanol → 1-Buten + Wasser

Bei geeigneten Reaktionsbedingungen werden aus Alkanolen in einer Eliminierungsreaktion unter Wasserabspaltung Alkene gebildet.

Kondensation zum Ether oder Ester
Wird ein Alkohol wie z. B. Ethanol im Überschuss in Gegenwart von konzentrierter Schwefelsäure auf ca. 140 °C erhitzt, so kommt es zwischen zwei Alkoholmolekülen zur Wasserabspaltung. Durch diese als *Kondensation* bezeichnete Reaktion entsteht ein *Ether*, hier aus Ethanol der *Diethylether*.

$$CH_3-CH_2-\underline{O}-H + H-\underline{O}-CH_2-CH_3 \xrightarrow{H_2SO_4} CH_3-CH_2-\underline{O}-CH_2-CH_3 + H_2O$$

Ethanol + Ethanol → Diethylether + Wasser

Werden die funktionellen Gruppen von Molekülen unter Abspaltung eines kleinen Moleküls (z. B. Wasser oder Chlorwasserstoff) miteinander verknüpft, so liegt eine *Kondensation* vor.

Auf einer Kondensationsreaktion beruht auch die Bildung von *Estern* aus Alkoholen und Carbonsäuren oder auch anorganischen Säuren. Die Reaktion wird säurekatalysiert. Als Beispiel sei die *Esterbildung* aus Ethanol und Essigsäure hier aufgeführt:

$$CH_3-C(=\underline{O})-\underline{O}-H + H-\underline{O}-CH_2-CH_3 \xrightarrow{H^\oplus} CH_3-C(=\underline{O})-\underline{O}-CH_2-CH_3 + H_2O$$

Essigsäure + Ethanol → Ethylacetat (Essigsäureethylester) + Wasser

Versuchsanordnung: Ein zylinderförmig aufgerolltes feinmaschiges Kupferdrahtnetz wird in der oxidierenden Bunsenflamme oberflächlich aufoxidiert. Die Kupferoxidschicht ist an der Schwarzfärbung des Kupferdrahtnetzes zu erkennen. Das noch heiße Kupferdrahtnetz wird in ein Reagenzglas getaucht, das ca. 5 ml Ethanol enthält. Nach ca. 30 s entfernt man das Kupferdrahtnetz und führt mit der im Reagenzglas verbliebenen Flüssigkeit die Prüfung mit Fehling'scher Lösung R durch.

Versuch zur Oxidation von Ethanol

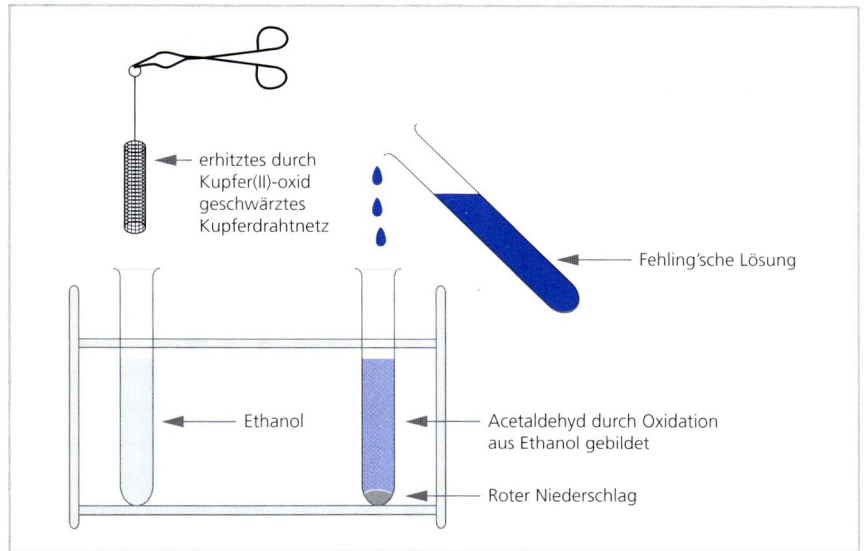

Beobachtung: Das schwarze Kupferdrahtnetz erhält seinen Kupferglanz beim Eintauchen in das Ethanol zurück. Die Prüfung mit Fehling'scher Lösung verläuft positiv, d. h. es kommt zu einem roten Niederschlag.

Auswertung: Das heiße Kupfer(II)-oxid oxidiert Ethanol zu Acetaldehyd:

$$\underset{\text{Ethanol}}{\text{H}_3\text{C}-\text{CH}_2-\overline{\text{O}}-\text{H}} + \underset{\text{Kupfer(II)-oxid}}{\text{CuO}} \longrightarrow \underset{\substack{\text{Acetaldehyd} \\ \text{(Ethanal)}}}{\text{H}_3\text{C}-\text{C}\overset{\overline{\text{O}}|}{\underset{\text{H}}{\Vert}}} + \underset{\text{Kupfer}}{\text{Cu}} + \underset{\text{Wasser}}{\text{H}_2\text{O}}$$

Acetaldehyd lässt sich mit Fehling'scher Lösung durch einen roten Niederschlag von Kupfer(I)-oxid nachweisen (s. dazu Kap. 13.6.2).

Aus Alkoholen und Säuren entstehen in säurekatalysierten Kondensationsreaktionen Ester und Wasser.

Oxidation von Alkoholen

Die Oxidationsreihe des Kohlenstoffs in Abbildung 13.1 verdeutlichte bereits, dass ein Alkohol wie z. B. Ethanol schrittweise aufoxidiert werden kann. Bei der Oxidation wird Wasserstoff vom Kohlenstoffatom des Alkohols auf Sauerstoff übertragen. Ist dies nicht mehr möglich, wie bei der Oxidation der Carbonsäure, so kommt es zu einer oxidativen Spaltung einer C–C-Bindung. Der erste Oxidationsschritt führt vom primären Alkanol zum *Aldehyd* mit der Carbonylgruppe als neuer funktionellen Gruppe. Der **Versuch** zur Oxidation von Ethanol verdeutlicht diesen Zusammenhang.

Eine weitere Oxidation des gebildeten Acetaldehyds ist gemäß der Oxidationsreihe des Kohlenstoffs z. B. zur Essigsäure möglich.

Wiederholt man den o. g. Versuch mit einem sekundären Alkanol z. B. 2-Propanol, dann entsteht als Reaktionsprodukt ein *Keton* hier das 2-Propanon (*Aceton*):

$$CH_3-CH(OH)-CH_3 + CuO \longrightarrow CH_3-CO-CH_3 + Cu + H_2O$$

2-Propanol   Kupfer(II)-oxid   2-Propanon   Kupfer   Wasser

Erkennbar ist, dass die Carbonylgruppe des Ketons im Gegensatz zur Carbonylgruppe des Aldehyds kein Wasserstoffatom mehr trägt.

> Primäre Alkohole ergeben bei Oxidation Aldehyde. Sekundäre Alkohole werden zu Ketonen oxidiert. Tertiäre Alkohole sind nur unter Spaltung der Kohlenwasserstoffkette oxidierbar.

13.2.6 Pharmazeutisch relevante Alkohole

Die Alkohole sind eine im Bereich der Pharmazie häufig und vielseitig eingesetzte Stoffgruppe. Wichtige Vertreter dieser Stoffgruppe werden in diesem Kapitelabschnitt entsprechend der Systematik der Alkohole (s. Kap. 13.2.2) genannt und exemplarisch besprochen.

Primäre Alkanole

Die in Ph. Eur. aufgenommenen primären Alkanole befinden sich in Tabelle 13.1 mit „R" bzw. „M" gekennzeichnet. Auf **Methanol** und **Ethanol** wird hier ausführlicher eingegangen.

Methanol. Einige Eigenschaften von Methanol gehen bereits aus Tabelle 13.1 hervor. Aussehen, Geruch, Geschmack und berauschende Wirkung sind ähnlich dem Ethanol. Methanol ist jedoch wesentlich giftiger. 30 bis 100 ml gelten bereits als tödliche Dosis. Geringere Mengen führen u. a. zu Sehstörungen, Erblindung und Schädigung des Zentralnervensystems. Methanol ist entflammbar.

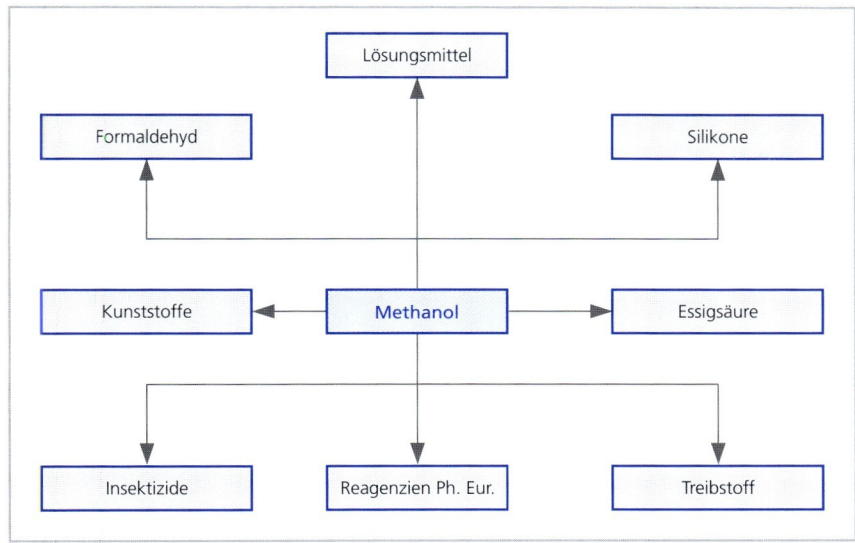

Abb. 13.4 Anwendungsbereiche für Methanol.

Seine Darstellung erfolgt großtechnisch aus Kohlenmonoxid und Wasserstoff unter Einsatz von Katalysatoren:

$$CO + 2\ H_2 \xrightarrow{\text{Katalysator}} CH_3OH$$

Die Unterscheidung zwischen Methanol und Ethanol erfolgt in einem einfachen **Versuch** durch die Borsäureprobe. Von Methanol und Ethanol werden dazu jeweils 5 ml in eine Porzellanschale gegeben. Jeder Probe wird eine Spatelspitze Borsäure zugesetzt. Unter dem Abzug werden die Proben entzündet. Methanol brennt – wegen Bildung eines Borsäuremethylesters – mit einer grünen Flamme. Ethanol zeigt diese Reaktion nicht. Abbildung 13.4 gibt Auskunft über die vielfältigen Anwendungsbereiche von Methanol.

Ethanol (Synonyme „Alkohol", „Spiritus"). Ethanol ist eine klare, farblose, flüchtige, entflammbare (bei Raumtemperatur bis zu einer Konzentration von ca. 50 % (V/V), charakteristisch riechende und hygroskopische Flüssigkeit. Ethanol brennt mit blauer, nicht rußender Flamme.

Die **Darstellung** von Ethanol erfolgt
- für alkoholische Getränke durch Gärung in einer exothermen Reaktion:

$$\underset{\text{Glucose}}{C_6H_{12}O_6} \xrightarrow{\text{Zymase}} 2\ \underset{\text{Ethanol}}{C_2H_5OH} + 2\ \underset{\text{Kohlendioxid}}{CO_2} \qquad \Delta_R H = -210\ \text{kJ}$$

- für andere Zwecke entweder durch biologische oder technische Produktion. Letztere kann z. B. durch Hydratisierung (Wasseraddition) von Ethen bei hoher Temperatur und Phosphorsäure als Katalysator durchgeführt werden:

$$\underset{\text{Ethen}}{H_2C=CH_2} + H_2O \xrightarrow{H_3PO_4} \underset{\text{Ethanol}}{H_3C-CH_2-OH} \qquad \Delta_R H = -48\ \text{kJ}$$

Über die vielfältigen **Anwendungsbereiche von Ethanol** informiert Abbildung 13.5.

Durch die dominante Rolle von Ethanol als Bestandteil von alkoholischen Getränken sind seine **physiologische und toxikologische Wirkung** von Bedeutung.

Die Wirkung von Ethanol auf das Zentralnervensystem (s. a. Tab. 13.2) ist vor allem durch die Rauschwirkung bekannt. Ethanol mindert die Muskelleistung (die Erhöhung im Rausch ist nur scheinbar!). An Herz und Kreislauf wird ein leichter Blutdruckanstieg bewirkt. Atmung und Diurese sind gesteigert. Der Grundumsatz ist durch vermehrte Wärmebildung und -abgabe gesteigert. Die akute Vergiftung ist u. a. durch Übelkeit, Erbrechen, Hyperventilation, psycho-

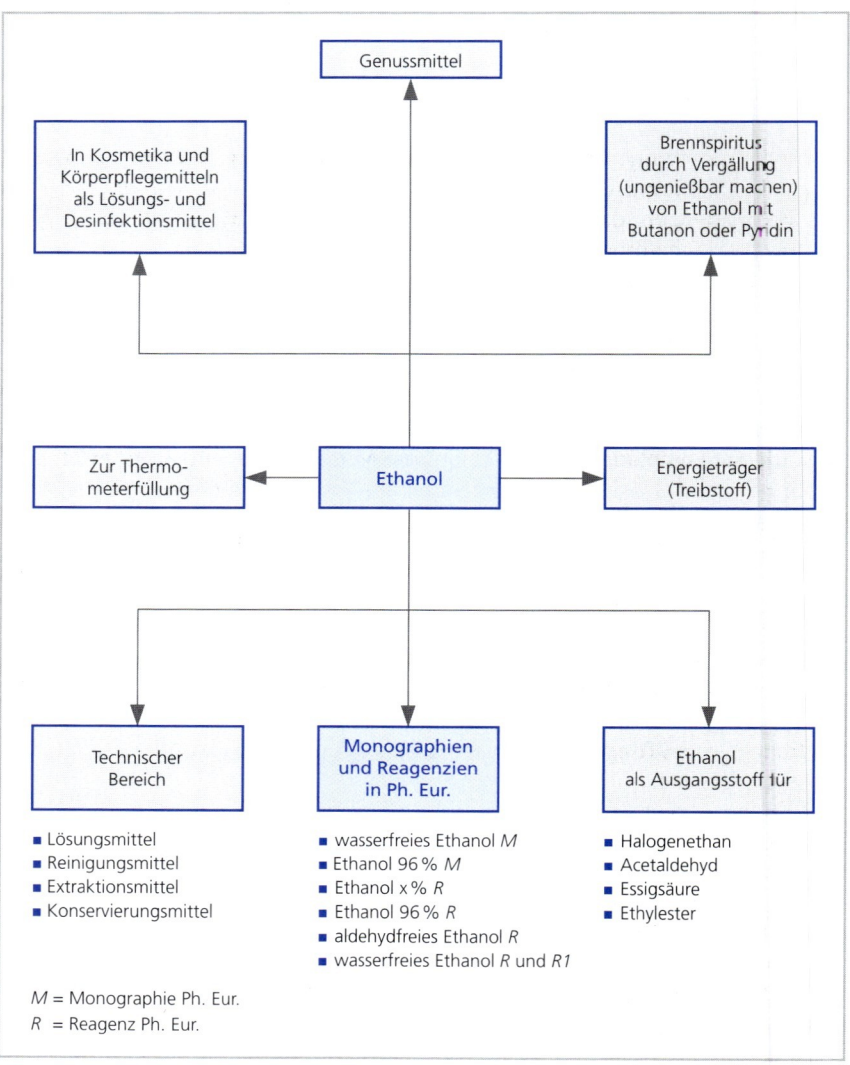

Abb. 13.5 Anwendungsbereiche für Ethanol.

Tab. 13.2 Akute Wirkungen des Ethanols auf das Zentralnervensystem (nach Aktories et al. 2005).

Blutalkoholkonzentration in ‰	Erscheinungen
0,3	Erste Gangstörungen
0,4	Aufmerksamkeits- und Gesichtsfeldeinschränkung
0,6	Reaktionszeit verlängert, leichte Sprachstörungen
0,8	Grenze der Fahrtüchtigkeit
1,0	Mäßiger Rauschzustand
1,4	Kräftiger Rauschzustand, Grenze für koordinierte Reaktionen
2,0	Bewusstsein stark eingetrübt, Erinnerungsvermögen aufgehoben, Zeichen der Narkose überwiegen
4,0 – 5,0	Tödliche Grenzkonzentration

motorische Erregung, Hypoglykämie und narkoseähnlichen Zustand gekennzeichnet. Bei chronischem Alkoholmissbrauch (meist Abhängigkeit) treten u. a. Entzündungen des Nervensystems, Gastritis, Fettleber, Leberzirrhose und Bauchspeicheldrüsenentzündung auf.

Ethanol wird in der Leber über Acetaldehyd zu Essigsäure abgebaut (s. Oxidationsreihe des Kohlenstoffs). Zahlreiche negative Auswirkungen des Alkoholkonsums beruhen auf der Giftwirkung des Acetaldyds (Tab. 13.2).

Vor allem wegen seiner hervorragenden Lösungsmitteleigenschaften im hydrophilen und lipophilen Bereich ist Ethanol unterschiedlicher Konzentration und unterschiedlichen Reinheitsgrades in Ph. Eur aufgenommen (s. Abb. 13.5). Exemplarisch wird hier auf die Monographie „*Ethanol 96 %*" eingegangen.

Ethanol 96 % Ph. Eur. Ethanol 96 % wird als Gemisch aus Ethanol 95,1 % (*V/V*) bis 96,9 % (*V/V*) und Wasser definiert. Da bei Verdünnungsberechnungen mit Prozent (*m/m*) gerechnet werden muss, können Prozent (*V/V*) mit Hilfe der *Ethanoltabelle* in Prozent (*m/m*) umgewandelt werden (siehe Ph. Eur. Allgemeine Bestimmungen 5.5).

Auf die **Eigenschaften** von Ethanol wurde bereits zu Beginn dieses Abschnitts und in Tabelle 13.1 verwiesen.

Als **Identitätsprüfungen** werden herangezogen:
- Relative Dichte.
- IR-Spektroskopie.
- Mit Kaliumpermanganat wird Ethanol in schwefelsaurer Lösung zu Acetaldehyd oxidiert. Verdampfender Acetaldehyd ergibt auf einem Filterpapier, das mit einer wässrigen Lösung von Nitroprussidnatrium und Piperazin-Hexahydrat getränkt ist eine intensive Blaufärbung.
- Mit verdünnter Natronlauge und Iod-Lösung findet die *Haloformreaktion* statt. Dabei wird aus Ethanol in Gegenwart von Natronlauge und Iod-Lösung über mehrere Zwischenstufen u. a. *Iodoform* CHI_3 gebildet, das für den gelben Niederschlag verantwortlich ist.

Die **Prüfungen auf Reinheit** umfassen das **Aussehen der Lösung, sauer und alkalisch reagierende Substanzen** (hauptsächlich Amine und Ammoniak aus dem Gärungsprozess) und die **relative Dichte**. Ferner erfolgt eine Untersuchung der *Absorption* mit einem *Spektrometer* (s. Ph. Eur. Allgemeine Bestimmungen 2.2.25 *UV-Vis-Spektroskopie*). Diese physikalische Untersuchungsmethode wird im Fach Physikalische Gerätekunde besprochen. Das Verfahren dient hier zum Erfassen von Verunreinigungen mit Doppelbindungen, z. B. aromatische Kohlenwasserstoffe wie Benzol und Carbonylverbindungen. Auf **flüchtige Verunreinigungen**, die u. a. aus dem Gärungsprozess stammen oder durch Verfälschung enthalten sein können, wird *gaschromatographisch* geprüft. Mögliche flüchtige Verunreinigungen führt die Monographie auf (z. B. Methanol, Benzol, 2-Propanol, 2-Butanol, 2-Heptanol). Dabei werden höhere Alkohole als *Fuselöle* bezeichnet. Die Bestimmung des **Verdampfungsrückstandes** auf dem Wasserbad soll nicht verdampfbare Verunreinigungen (z. B. Fuselöle oder Schwermetallsalze) auf 25 mg pro Liter Ethanol 96 % begrenzen.

Brennspiritus enthält mindestens 94 % (*V/V*) durch Ethylmethylketon (s. Kap. 13.6.3), Pyridin oder Campher denaturiertes (vergälltes) Ethanol.

Sekundäre Alkanole
Aus dieser Alkoholgruppe führt Ph. Eur. 2-Propanol und 2-Butanol, wobei dem Ersteren die größere Bedeutung zukommt.

2-Propanol (C_3H_8O)   2-Butanol ($C_4H_{10}O$)

2-Propanol (Synonyme „Isopropanol", „Isopropylalkohol"). Dieser sekundäre Alkohol ist als Monographie und Reagenz mit zwei verschiedenen Qualitätsanforderungen (*R* und *R* 1) in Ph. Eur. aufgenommen.

2-Propanol ist in zahlreichen Eigenschaften, z. B. den guten Lösungsmitteleigenschaften, dem Ethanol sehr ähnlich. In vielen pharmazeutisch-medizinischen und technischen Anwendungsbereichen ersetzt es Ethanol u. a. auch wegen seines geringeren Preises. 2-Propanol ist toxischer als Ethanol und zum inneren Gebrauch nicht geeignet. Es gehört zu den organischen Desinfektionsmitteln. Wegen seiner die Hautdurchblutung anregenden und desinfizierenden Wirkung ist es in vielen Arzneimitteln zur äußeren Anwendung und zahlreichen Kosmetika enthalten.

Tertiäre Alkanole

2-Methyl-2-propanol (Synonym „*tert*-Butanol"). Ph. Eur. enthält diesen tertiären Alkohol unter der Bezeichnung *tert*-Butanol *R*. Es dient z. B. als Lösungsmittel bei der Identitätsprüfung von Halothan.

$$CH_3-\underset{\underset{CH_3}{|}}{\overset{\overset{CH_3}{|}}{C}}-OH$$

2-Methyl-2-propanol ($C_4H_{10}O$)

Zweiwertige Alkohole

1,2-Ethandiol (Synonyme „Ethylenglycol", „Glycol", griech. *glykys*: süß). Bei 1,2-Ethandiol als einfachstem zweiwertigen Alkohol handelt es sich um eine giftige, farblose, schwach viskose, hygroskopische, süß schmeckende Flüssigkeit.

1,2-Ethandiol

Die Viskosität und die hohe Siedetemperatur (198 °C) beruhen auf den relativ starken zwischenmolekularen Kräften, die durch die Wasserstoffbrücken der zwei Hydroxylgruppen des Moleküls bedingt sind. Im technischen Bereich setzt man 1,2-Ethandiol als Frostschutzmittel in Kühlern von Kraftfahrzeugen ein. Es ist ein Edukt für die Synthese von Kunststoffen (z. B. Polyester). Ph. Eur. führt 1,2-Ethandiol als Ethylenglycol *R* auf. Es wird z. B. zur Gehaltsbestimmung von Glycerol eingesetzt (s. dieses Kapitel „Monographie von Glycerol").

1,2-Propandiol (Synonyme „Propylenglycol", „1,2-Propylenglycol"). Diese Substanz ist eine klare, farblose, viskose, hygroskopische Flüssigkeit, die wesentlich weniger toxisch ist als andere *Glycole*. 1,2-Propandiol besitzt sehr gute Lösungsmitteleigenschaften.

1,2-Propandiol zeigt eine Strukturbesonderheit (s. Abb. 13.6). Das zweite Kohlenstoffatom besitzt vier verschiedene Liganden (Substituenten). Ein solches Kohlenstoffatom wird als *asymmetrisches Kohlenstoffatom* bezeichnet. Verbindungen mit dieser Strukturbesonderheit drehen je nach Stellung der Li-

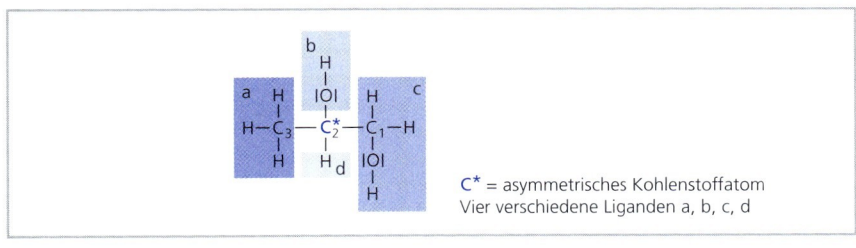

Abb. 13.6 Asymmetrisches Kohlenstoffatom im 1,2-Propandiol.

ganden am asymmetrischen Kohlenstoffatom die Ebene eines durchfallenden, linear polarisierten Lichtstrahls um einen bestimmten Winkel nach rechts (+) oder nach links (−). Diese Eigenschaft wird als *optische Aktivität* bezeichnet. Sie dient häufig unter Einsatz eines *Polarimeters* (s. Unterrichtsfach Physikalische Gerätekunde) der Charakterisierung und Identifizierung einer Substanz.

1,2-Propandiol findet im technischen und pharmazeutischen Bereich eine breite Anwendung. So wird 1,2-Propandiol u. a. als Lösungsmittel, Feuchthaltemittel, Weichmacher und Ausgangsstoff für Kunststoffe und Waschmittel eingesetzt. 1,2-Propandiol ist aber auch ein Hilfsstoff, der in zahlreichen Fertigarzneimitteln als Lösungsvermittler vor allem bei Wirkstoffen zu finden ist, die in Wasser unzureichend löslich sind. Zu finden ist es z. B. in Ohrentropfen, Injektionslösungen und oralen Lösungen für Wirkstoffe aus den Gruppen der fettlöslichen Vitamine, Steroide, ätherischen Öle, Glykoside und Alkaloide. Vorteilhaft ist zugleich die keimhemmende (konservierende) Wirkung dieses Hilfsstoffs. Ph. Eur. führt 1,2-Propandiol unter der Bezeichnung „Propylenglycol" als Monographie und Reagenz. Auf die optische Aktivität der Verbindung verweist in der Monographie die Bezeichnung „(*R/S*)-1,2-Propandiol" (weitere Erklärung s. Kap. 14.5.1).

Dreiwertige Alkohole
Glycerol (Synonyme „Glycerin", „1,2,3-Propantriol", „Propantriol"). Glycerol besitzt eine zentrale Bedeutung als essentieller Bestandteil aller natürlich vorkommenden Fettmoleküle. Bei der Fettspaltung beispielsweise zur Seifenherstellung fällt Glycerol als wertvolles Nebenprodukt an. Der immense Bedarf an Glycerol muss heute jedoch zum größten Teil durch Synthese aus Propen gedeckt werden.

$$
\begin{array}{c}
\text{H} \quad \text{H} \quad \text{H} \\
| \quad | \quad | \\
\text{H}-\text{C}-\text{C}-\text{C}-\text{H} \\
| \quad | \quad | \\
|\text{O}| \; |\text{O}| \; |\text{O}| \\
| \quad | \quad | \\
\text{H} \quad \text{H} \quad \text{H}
\end{array}
$$

Glycerol

Eine ganze Reihe seiner Eigenschaften lassen sich gut erkennbar aus der Struktur ableiten. Dies sind seine unbegrenzte Mischbarkeit mit Wasser und Ethanol, die hohe Viskosität der Flüssigkeit – Glycerol ist sirupartig –, die hohe Siedetemperatur von 290 °C und die stark hygroskopische Wirkung. **Glyc**erol ist ungiftig und weist wie Ethylen**glyc**ol einen süßen Geschmack auf, der sich auch hier im Namen niederschlägt. Aus den Eigenschaften leiten sich eine Vielzahl von Anwendungsbereichen ab. Hierher gehören der Einsatz als Frostschutzmittel im Gemisch mit Wasser, als feuchthaltender Zusatz für Farbbänder und Druckfarbe, als Weichmacher für Filme und als Bremsflüssigkeit. In der Phamazie und im Kosmetikbereich ist Glycerol Hilfsstoff u. a. bei der Herstellung von Salben und Cremes. Als Wirkstoff selbst wird Glycerol in Zäpfchen und Klistieren mit abführender Wirkung eingesetzt.

Wegen der Bedeutung von Glycerol soll es hier exemplarisch zur Erklärung des **Aufbaus einer Monographie in Ph. Eur.** herangezogen werden. Ph. Eur. gibt in den „Allgemeinen Vorschriften" wichtige Hinweise u. a. für den recht-

lichen Status und das richtige Verständnis der Monographien. Beispiele wichtiger Aussagen aus den „Allgemeinen Vorschriften" speziell auch für die Laborpraxis der chemisch-pharmazeutischen Übungen sind:
- „Die Angaben der Monographien sind verbindliche Anforderungen."
- Arznei- und Hilfsstoffe entsprechen nur dann dem Arzneibuch (für Ph. Eur. wird der Begriff „Arzneibuch" synonym genutzt), wenn sie alle Anforderungen der jeweiligen Monographie erfüllen.
- „Die Prüfungen auf Reinheit und Bestimmungen, auf denen die Qualitätsanforderungen des Arzneibuchs basieren, sind die offiziellen Methoden."
- „Die sachgemäße Durchführung der analytischen Verfahren des Arzneibuchs und die Zuverlässigkeit der Ergebnisse hängen u.a. von der **Qualität der verwendeten Reagenzien** ab. Sie müssen in einer für die Analysen geeigneten Qualität verwendet werden. Die Beschreibung einiger Reagenzien enthält spezifizierte Eignungsprüfungen."

In der folgenden Abbildung 13.7 werden Erklärungen und Erläuterungen der offiziellen Monographie von „Glycerol Ph. Eur." gegenübergestellt. Dabei sind die Erklärungen und Erläuterungen teilweise dem Kommentar zur Ph. Eur. entnommen.

Fünfwertige Alkohole
Xylitol. Xylitol $C_5H_{12}O$ ist ein fünfwertiger Alkohol, der als Monographie in Ph. Eur. aufgenommen ist. Wie Sorbitol und Mannitol gehört Xylitol in die Gruppe der *Zuckeralkohole*, die wegen ihrer besonderen Eigenschaften als Zuckeraustauschstoffe eingesetzt werden (s. Tab. 13.3).

Sechswertige Alkohole
Sorbitol und Mannitol. Beide Zuckeralkohole aus Ph. Eur. sind wie Xylitol süß schmeckende, kristalline Stoffe, die in Wasser leicht löslich und Ethanol wenig oder schwer löslich sind. Auffallend ist, dass eine Anhäufung von Hydroxylgruppen den süßen Geschmack bedingt. Ferner ist dadurch die gute Wasserlöslichkeit und das hygroskopische Verhalten bedingt. Die beiden Zuckeralkohole sind auch als Zuckeraustauschstoffe einsetzbar. Vor allem Sorbitol ist in zahlreichen Diabetikersüßwaren enthalten, findet aber auch einen breiten pharmazeutisch-technologischen Einsatz (s. Tab. 13.3).

Oxidationsprodukte der Kohlenwasserstoffe Teil I

Erklärungen und Erläuterungen	Text der Monographie
Gültige Fassung des Textes steht in der Ph. Eur. 5. Ausg. Ph. Eur. Nummer Der deutsche Haupttitel gibt den INN wieder. Der Untertitel ist der „lateinisierte" Haupttitel. Vereinfachte Strukturformel Summenformel Relative Molekülmasse (die Atommasseneinheit **u** wird weggelassen)	→ 5.0/0496 → **Glycerol** → **Glycerolum** → HO$\diagup\!\!\diagdown$OH (OH) → $C_3H_8O_3$ → M_r 92,1
Unter der **Definition** wird der systematische Name (besser wäre 1,2,3-Propantriol) und der geforderte Gehalt in *Prozentgehalt Masse in Masse* angeführt. Die Definition ist offiziell!	→ **Definition** Propan-1,2,3-triol *Gehalt:* 98,0 bis 101,0 Prozent *(m/m)*, bezogen auf die wasserfreie Substanz
Die Angaben zu den **Eigenschaften** enthalten auch subjektive Wahrnehmungselemente und sind deswegen keine analytischen Anforderungen und nicht verbindlich. **Löslichkeit** siehe Kap. 2, Tab.2.1. Der Begriff „mischbar" bezieht sich auf Flüssigkeiten, hier Glycerol, die mit den angegebenen Lösungsmitteln, hier Wasser und Ethanol in allen Mischungsverhältnissen mischbar sind (s. Kap. 7, Tab. 7.2).	→ **Eigenschaften** *Aussehen:* farblose bis fast farblose, klare, sich fettig anfühlende, sirupartige, sehr hygroskopische Flüssigkeit → *Löslichkeit:* mischbar mit Wasser und Ethanol, schwer löslich in Aceton, praktisch unlöslich in fetter und ätherischen Ölen
Die Prüfung auf **Identität** ist keine absolute Bestätigung der Struktur, sondern „belegt nur, dass das Produkt Glycerol mit den Angaben in der Beschriftung übereinstimmt." Gibt es wie hier eine **1.** und eine **2.** Identifikationsreihe, so dürfen die Prüfungen der 2. Reihe anstelle der 1. Reihe nur angewendet werden, „wenn sichergestellt ist, dass die Substanz eindeutig einer Charge entstammt, die sämtlichen Anforderungen der Monographie entspricht."	→ **Prüfung auf Identität** 1: A, B 2: A, C, D
A. Hier gilt der unter „Prüfung auf Reinheit" geforderte Brechungsindex als ein Identitätskriterium. Bereits bei geringem Wassergehalt verändert sich dieser.	→ A. Die Substanz entspricht der Prüfung „Brechungsindex" (siehe „Prüfung auf Reinheit").
B. Glycerol wird hier mit Wasser verdünnt, so dass das aufgenommene IR-Spektrum dem IR-Spektrum von „Glycerol 85 %" als *Referenzspektrum* (ist im Kommentar abgebildet) entsprechen muss.	→ B. IR-Spektroskopie (2.2.24) *Probenvorbereitung:* 5 ml Substanz werden mit 1 ml Wasser R versetzt und gründlich gemischt. *Vergleich:* Glycerol-85%-Referenzspektrum der Ph. Eur.
C. Hier liegt eine nicht sehr spezifische Redox-Reaktion vor. Glycerol wird durch Dichromat ($Cr_2O_7^{2-}$) oxidiert und das Chrom(VI) wird zu Chrom(III) reduziert (s. Kap. 7.3.7). Das Reaktionsprodukt ergibt den blauen Ring. Bei 1,2-Propandiol (Propylenglycol) würde die Farbe bereits nach kurzer Zeit in die untere Schicht diffundieren. Sie erkennen hier die Notwendigkeit mehrerer Identitätsprüfungen.	→ C. 1 ml Substanz wird mit 0,5 ml Salpetersäure R gemischt. Die Mischung wird mit 0,5 ml Kaliumdichromat-Lösung R überschichtet. An der Grenzschicht der beiden Flüssigkeiten entsteht ein blauer Ring, der 10 min lang bestehen bleibt, ohne dass die Farbe in die untere Schicht diffundiert.

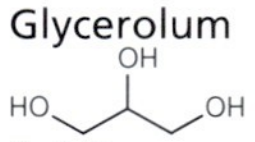

Abb. 13.7 Monographie von Glycerol mit Erklärungen und Erläuterungen.

Erklärungen und Erläuterungen	Text der Monographie
D. Glycerol ergibt die klassische *Acroleinprobe*. Beim Erhitzen mit Kaliumhydrogensulfat geht Glycerol unter Abspaltung von 2 Molekülen Wasser in stechend riechendes Acrolein über. Dieses reduziert Neßlers Reagenz (enthält komplexgebundenes Quecksilber als $K_2[HgI_4]$). 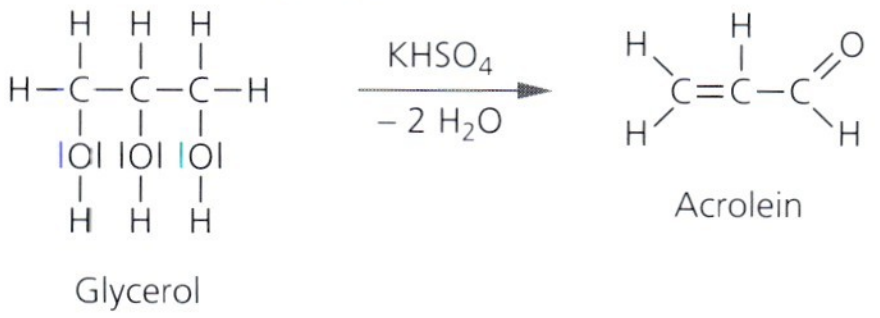 Glycerol $\xrightarrow{KHSO_4,\ -2\ H_2O}$ Acrolein ($CH_2=CH-CHO$)	D. Wird 1 ml Substanz in einer Abdampfschale mit 2 g Kaliumhydrogensulfat R erhitzt, entstehen Dämpfe *(Acrolein)*, die ein mit Neßlers Reagenz R getränktes Filterpapier schwärzen.
Mit den **Prüfungen auf Reinheit** lassen sich nicht alle möglichen Verunreinigungen aufdecken bzw. nachweisen. Auch darf dieser Anforderungskatalog nicht dazu verleiten, Verunreinigungen zu tolerieren, die nicht mit den vorgeschriebenen Prüfungen nachzuweisen sind, „wenn gesunder Menschenverstand und gute pharmazeutische Praxis ihre Abwesenheit erfordern." Die **Prüflösung** wird bei den meisten der folgenden Reinheitsprüfungen aus Gründen der Sicherheit und Vereinfachung des Arbeitsablaufs eingesetzt. Das zur Verdünnung benutzte Wasser muss kohlendioxidfrei sein, da sonst durch die Kohlensäurebildung eine pH-Verschiebung in den sauren Bereich erfolgt. Bei dem **Aussehen** der Prüflösung wird auf die standardisierten Methoden zur Überprüfung der Färbung von Flüssigkeiten im Abschnitt der entsprechenden „Allgemeine Methoden 2.2.1 und 2.2.2" von Ph. Eur. verwiesen. Auf die **sauer und alkalisch reagierenden Substanzen**, die z.B. aus dem Herstellungsprozess stammen können, wurde bereits im Kapitel 11.2.4 eingegangen. Eine Abweichung vom vorgeschriebenen **Brechungsindex** kann auf Verunreinigung durch Wasser hinweisen. Mit dem Nachweis von **Aldehyden** soll nach charakteristischen Zersetzungsprodukten des Glycerols gesucht werden. Derartige Zersetzungsprodukte sind u.a. Formaldehyd, Acetaldehyd und Acrolein. Diese Stoffe geben mit Pararosanilin in einer Additionsreaktion rosa gefärbte Produkte. Die konzentrationsabhängige Farbintensität wird durch eine Absorptionsmessung bei einer Wellenlänge von 552 nm durchgeführt. Eine stark verdünnte Formaldehyd-Lösung (5 ppm) dient als Referenzlösung. Aus dem Produktionsprozess könnten Reste von Fettsäureestern (Fette) enthalten sein. Diese werden mit überschüssiger Natronlauge gespalten – man sagt verseift. Die bei der Spaltung nicht verbrauchte Natronlauge titriert man mit Salzsäure zurück.	**Prüfung auf Reinheit** **Prüflösung:** 100,0 g Substanz werden mit kohlendioxidfreiem Wasser R zu 200,0 ml verdünnt. **Aussehen der Lösung:** Die Prüflösung muss klar (2.2.1) sein. 10 ml Prüflösung werden mit Wasser R zu 25 ml verdünnt. Diese Lösung muss farblos (2.2.2, Methode II) sein. **Sauer und alkalisch reagierende Substanzen:** 50 ml Prüflösung werden mit 0,5 ml Phenolphthalein-Lösung R versetzt. Die Lösung muss farblos sein. Bis zum Umschlag nach Rosa dürfen höchstens 0,2 ml Natriumhydroxid-Lösung (0,1 mol · l^{-1}) verbraucht werden. **Brechungsindex** (2.2.6): 1,470 bis 1,475 **Aldehyde:** höchstens 10 ppm 7,5 ml Prüflösung werden in einem Erlenmeyerkolben mit Schliffstopfen mit 7,5 ml Wasser R und 1,0 ml Pararosaniliniumchlorid-Reagenz R versetzt. Nach dem Verschließen des Kolbens wird 1 h lang bei 25 ± 1°C stehen gelassen. Die Absorption (2.2.25) der Lösung, bei 552 nm gemessen, darf nicht größer sein als die einer gleichzeitig unter gleichen Bedingungen hergestellten Referenzlösung mit 7,5 ml Formaldehyd-Lösung (5 ppm CH_2O) R und 7,5 ml Wasser R. Die Prüfung darf nur ausgewertet werden, wenn die Referenzlösung rosa gefärbt ist. **Ester:** Die bei der Prüfung „Sauer oder alkalisch reagierende Substanzen" erhaltene Lösung wird mit einer Natriumhydroxid-Lösung (0,1 mol · l^{-1}) versetzt, bis insgesamt 10,0 ml zugesetzt sind. Die Mischung wird 5 min lang zum Rückfluss erhitzt. Nach Abkühlen und Zusatz von 0,5 ml Phenolphthalein-Lösung R wird mit Salzsäure (0,1 mol · l^{-1}) titriert. Bis zum Farbumschlag müssen mindestens 8,0 ml Salzsäure (0,1 mol · l^{-1}) verbraucht werden.

Abb. 13.7 Monographie von Glycerol mit Erklärungen und Erläuterungen (Fortsetzung).

Erklärungen und Erläuterungen	Text der Monographie

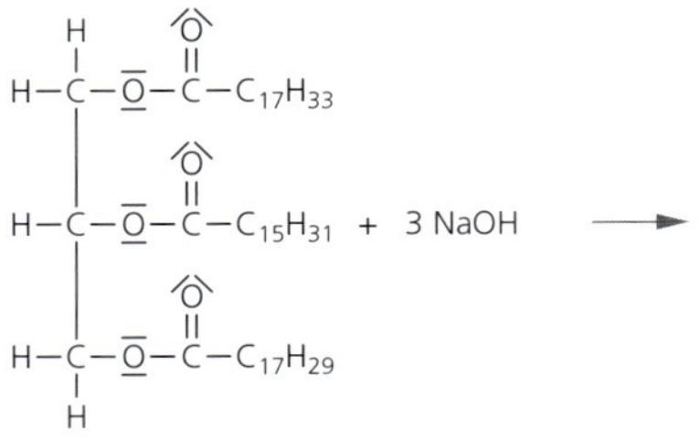

Fettsäureester + 3 NaOH ⟶ Glycerol + Natriumsalze der Fettsäuren

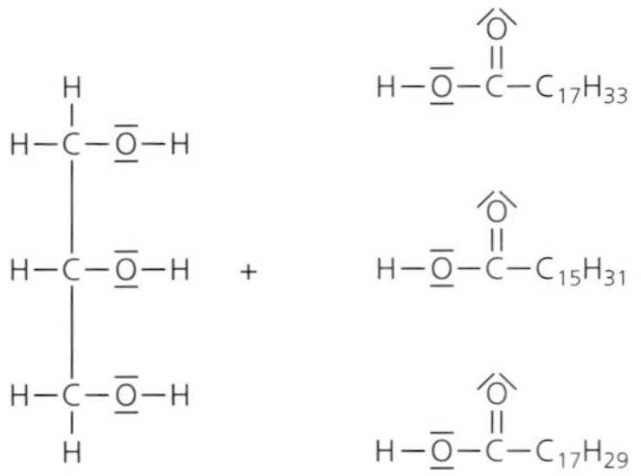

(Strukturformeln: Triglycerid mit Fettsäureresten $C_{17}H_{33}$, $C_{15}H_{31}$, $C_{17}H_{29}$ reagiert mit 3 NaOH zu Glycerol und den Natriumsalzen der drei Fettsäuren.)

Mit **Verunreinigung A, verwandten Substanzen** sind Diethylenglycol, 1,2-Ethandiol und 1,2-Propandiol (s. Verunreinigungen am Schluss der Monographie) gemeint. Die erlaubte Konzentration dieser Stoffe wird durch eine gaschromatographische Untersuchung begrenzt, wobei Diethylenglycol als Referenzsubstanz gilt.

⟶ Verunreinigung A, verwandte Substanzen
Gaschromatographie (2.2.28)

Untersuchungslösung: 10,0 ml Prüflösung werden mit Wasser *R* zu 100,0 ml verdünnt.

Referenzlösung a: 10,0 g Glycerol *R* 1 werden mit Wasser *R* zu 20,0 ml verdünnt. 10,0 ml Lösung werden mit Wasser *R* zu 100,0 ml verdünnt.

Referenzlösung b: 1,000 g Diethylenglycol *R* wird in Wasser *R* zu 100,0 ml gelöst.

Referenzlösung c: 1,0 ml Referenzlösung b wird mit der Referenzlösung a zu 10,0 ml verdünnt. 1,0 ml dieser Lösung wird mit der Referenzlösung a zu 20,0 ml verdünnt.

Referenzlösung d: 1,0 ml Untersuchungslösung und 5,0 ml Referenzlösung b werden gemischt. Die Mischung wird mit Wasser *R* zu 100,0 ml verdünnt. 1,0 ml dieser Lösung wird mit Wasser R zu 10,0 ml verdünnt.

Referenzlösung e: 5,0 ml Referenzlösung b werden mit Wasser *R* zu 100,0 ml verdünnt.

Säule:
– Größe: l = 30 m, ø = 0,53 mm
– Stationäre Phase: 6 Prozent Polycyanopropylphenylsiloxan und 94 Prozent Polydimethylsiloxan

Trägergas: Helium zur Chromatographie *R*

Splitverhältnis: 1:10

Lineare Durchflussgeschwindigkeit: 38 cm·s^{-1}

Abb. 13.7 Monographie von Glycerol mit Erklärungen und Erläuterungen (Fortsetzung).

Erklärungen und Erläuterungen	Text der Monographie
	Temperatur
			Zeit (min)	Temperatur (°C)
	|---|---|---
		Säule	0	100
			0 – 16	100 → 200
			16 – 20	220
		Probeneinlass		220
		Detektor		250
	Detektion: Flammenionisation
	Einspritzen: 0,5 µl
	Reihenfolge der Elution: Verunreinigung A, Glycerol
	Eignungsprüfung: Referenzlösung d – Auflösung: mindestens 7,0 zwischen den Peaks von Verunreinigung A und Glycerol
	Grenzwerte: – Verunreinigung A: nicht größer als die Fläche des entsprechenden Peaks im Chromatogramm der Referenzlösung c (0,1 Prozent) – Jede weitere Verunreinigung mit einer geringeren Retentionszeit als die des Glycerols: jeweils nicht größer als die Fläche des Peaks der Verunreinigung A im Chromatogramm der Referenzlösung c (0,1 Prozent) – Summe aller Verunreinigungen mit größeren Retentionszeiten als die des Glycerols: nicht größer als das 5fache der Fläche des Peaks der Verunreinigung A im Chromatogramm der Referenzlösung c (0,5 Prozent) – Ohne Berücksichtigung bleiben: Peaks, deren Fläche kleiner ist als das 0,05fache der Peakfläche der Verunreinigung A im Chromatogramm der Referenzlösung e (0,05 Prozent)
Bei der Synthese von Glycerol können organische **Halogenverbindungen** als Rückstände auftreten. Durch eine mit Nickel katalysierte Hydrierung (s. Kap. 8.4.2) wird vor allem Chlorid (Cl^-) abgespalten, das als schwer lösliches Silberchlorid nachzuweisen ist.	**Halogenverbindungen:** höchstens 35 ppm 10 ml Prüflösung werden mit 1 ml verdünnter Natriumhydroxid-Lösung *R*, 5 ml Wasser *R* und 50 mg halogenfreiem Raney-Nickel *R* versetzt. Die Mischung wird 10 min lang im Wasserbad erhitzt und nach dem Erkalten filtriert. Kolben und Filter werden mit Wasser *R* gewaschen, bis 25 ml Filtrat erhalten sind. 5 ml Filtrat werden mit 4 ml Ethanol 96 % *R*, 2,5 ml Wasser *R*, 0,5 ml Salpetersäure *R* und 0,05 ml Silbernitrat-Lösung *R* 2 versetzt und gemischt. Nach 2 min darf die Lösung nicht stärker opaleszieren als eine gleichzeitig hergestellte Referenzlösung aus 7,0 ml Chlorid-Lösung (5 ppm Cl) *R*, 4 ml Ethanol 96 % *R*, 0,5 ml Wasser *R*, 0,5 ml Salpetersäure *R* und 0,05 ml Silbernitrat-Lösung *R* 2.
Evtl. vorhandene **Zucker** werden durch saure Hydrolyse zu Monosacchariden (s. Kap. 15.3.1) gespalten und als reduzierend wirkende Stoffe in alkalischem Medium mit Kupfer(II)-Ionen versetzt. Gegebenenfalls fällt rotes Kupfer(I)-oxid aus (s. Kap. 13.6.2).	**Zucker:** 10 ml Prüflösung werden 5 min lang mit 1 ml verdünnter Schwefelsäure *R* im Wasserbad erhitzt. Nach Zusatz von 3 ml carbonatfreier verdünnter Natriumhydroxid-Lösung *R* (hergestellt wie carbonatfreie Natriumhydroxid-Lösung unter „Natriumhydroxid-Lösung (1 mol · l^{-1})"; siehe 4.2.2) wird gemischt und tropfenweise 1 ml frisch hergestellte Kupfer(II)-sulfat-Lösung *R* zugesetzt. Die Lösung muss klar und blau sein. Nach 5 min langem Erhitzen im Wasserbad muss die Lösung blau bleiben, und kein Niederschlag darf entstanden sein.

Abb. 13.7 Monographie von Glycerol mit Erklärungen und Erläuterungen (Fortsetzung).

Erklärungen und Erläuterungen	Text der Monographie
Chlorid wird durch eine Grenzprüfung auf 10 ppm begrenzt. Die in den Monographien erhaltenen Grenzwerte „dienen ohne Korrektur zur Entscheidung, ob das geprüfte Produkt den Anforderungen einer Monographie entspricht."	**Chlorid** (2.4.4): höchstens 10 ppm 1 ml Prüflösung, mit Wasser *R* zu 15 ml verdünnt, muss der Grenzprüfung auf Chlorid entsprechen. Zur Herstellung der Referenzlösung wird 1 ml Chlorid-Lösung (5 ppm Cl) *R* mit Wasser *R* zu 15 ml verdünnt.
Der Gehalt an **Schwermetallen** wird ebenfalls durch eine Grenzprüfung auf 5 ppm begrenzt (s. Kap. 12.4).	**Schwermetalle** (2.4.8): höchstens 5 ppm 8 ml Prüflösung werden mit Wasser *R* zu 20 ml verdünnt, 12 ml dieser Lösung müssen der Grenzprüfung A entsprechen. Zur Herstellung der Referenzlösung wird die Blei-Lösung (1 ppm Pb) *R* verwendet.
Wie in der Definition dieser Monographie bereits bestimmt, darf Glycerol höchsten 2 % Wasser enthalten. Die Konzentration an **Wasser** ist mit der Karl-Fischer-Methode (Ph. Eur. „Allgemeine Methoden 2.5.12") zu ermitteln.	**Wasser** (2.5.12): höchstens 2,0 %, mit 1,000 g Substanz bestimmt.
Die Ermittlung der **Sulfatasche** (Glühen bei ca. 600 ± 50 °C nach Befeuchten mit konz. H_2SO_4), d.h. der Gehalt an nicht flüchtigen anorganischen Verbindungen soll gewährleisten, dass kein raffiniertes, technisches Glycerol mit einem wesentlich höheren Aschegehalt (0,3–0,5 %) vorliegt.	**Sulfatasche** (2.4.14): höchstens 0,01 % 5,0 g Substanz werden zum Sieden erhitzt und geglüht.
Die **Gehaltsbestimmung** von Glycerol mit Natriumperiodat ist in Kapitel 10.3.6 ausführlich erklärt. Der Zusatz von Ethylenglycol dient der Zerstörung überschüssigen Natriumperiodats unter Bildung von Formaldehyd. Letzteres stört die Bestimmung nicht.	**Gehaltsbestimmung** 75 mg Substanz werden gründlich mit 45 ml Wasser *R* gemischt. Die Mischung wird mit 25,0 ml einer Mischung von 1 Volumteil Schwefelsäure (0,1 mol·l^{-1}) und 20 Volumteilen Natriumperiodat-Lösung (0,1 mol·l^{-1}) versetzt und 15 min lang unter Lichtschutz stehen gelassen. Nach Zusatz von 5,0 ml einer Lösung von Ethylenglycol *R* (500 g·l^{-1}) wird diese Mischung 20 min lang unter Lichtschutz stehen gelassen und mit Natriumhydroxid-Lösung (0,1 mol·l^{-1}) unter Zusatz von 0,5 ml Phenolphthalein-Lösung *R* titriert. Eine Blindtitration wird durchgeführt. 1 ml Natriumhydroxid-Lösung (0,1 mol·l^{-1}) entspricht 9,21 mg $C_3H_8O_3$.
Der **Lagerungs**hinweis „Dicht verschlossen" ergibt sich aus der Eigenschaft des Glycerols, bei offenem Stehenlassen bis zu 50 % seiner Masse an Wasser aufzunehmen!	**Lagerung** Dicht verschlossen
	Verunreinigungen 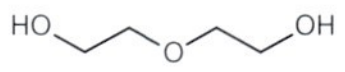 A. 2,2'-Oxydiethanol (Diethylenglycol) 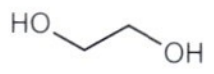 B. Ethan-1,2-diol (Ethylenglycol) C. Propylenglycol

Abb. 13.7 Monographie von Glycerol mit Erklärungen und Erläuterungen (Fortsetzung).

Tab. 13.3 Zuckeralkohole Xylitol, Sorbitol und Mannitol.

Name (E-Nummer als Zusatzstoff)	Strukturformel	Relativer Süßungsgrad (Saccharose = 1,0)	Energie (physiolog. Brennwert in kJ/g)	Gemeinsame physiologische Merkmale	Anwendungsbeispiele
Xylitol (E957)	CH_2OH $\|$ $H-C-O-H$ $\|$ $H-O-C-H$ $\|$ $H-C-O-H$ $\|$ CH_2OH	1,0		Bis zu einer bestimmten Menge (ca. 30–50 g pro Tag) insulin-unabhängige Verstoffwechselung.	Als Basislösung für Elektrolytkonzentrate. Zur Kohlenhydratinfusionstherapie.
Sorbitol (Sorbit, Glucitol) (E420) außerdem in Ph. Eur.: Sorbitol R, Sorbitol-Lösung 70 % (kristallisierend), Sorbitol-Lösung 70 % (nicht kristallisierend).	CH_2OH $\|$ $H-C-OH$ $\|$ $HO-C-H$ $\|$ $H-C-OH$ $\|$ $H-C-OH$ $\|$ CH_2OH	0,5	Für alle bei ca. 10,5	Langsamere Resorption als Glucose und Saccharose. Bei Einnahme größerer Mengen Blähungen und Verflüssigung des Stuhls („osmotische Diarrhoe"). Wirken nicht kariogen.	Als Zuckeraustauschstoff für Diabetikersüßwaren. Als Weichhaltungsmittel für Süß- und Backwaren (E420). Als Austauschstoff für Glycerol in Salben, Säften und Suspensionen. Tablettierhilfsstoff.
Mannitol (E421)	CH_2OH $\|$ $HO-C-H$ $\|$ $HO-C-H$ $\|$ $H-C-OH$ $\|$ $H-C-OH$ $\|$ CH_2OH	0,7			Als Infusionslösung bei Nierenversagen, zur Ödemausschwemmung und forcierten Diurese. Als Zuckeraustauschstoff.

ZUSAMMENFASSUNG
Oxidationsreihe des Kohlenstoffs, Alkohole

Die Oxidationsprodukte der Kohlenwasserstoffe lassen sich in einer Übersicht mit der „Oxidationsreihe des Kohlenstoffs" darstellen. Mit der Änderung der Oxidationszahl des Kohlenstoffs ergeben sich unterschiedliche funktionelle Gruppen und damit die verschiedenen Stoffgruppen. Das erste Glied der „Oxidationsreihe des Kohlenstoffs" führt zur Stoffgruppe der Alkohole, mit der Hydroxylgruppe als funktioneller Gruppe. Die von den Alkanen abgeleiteten Alkohole werden meist als Alkanole bezeichnet und bilden eine homologe Reihe.

Aus den Isomeriemöglichkeiten und der Anzahl der Hydroxylgruppen im Alkoholmolekül ergibt sich eine Systematik der Alkohole. Für die Nomenklatur gelten die IUPAC-Regeln, es sind aber auch Trivialnamen (z. B. Ethylenglycol) oder INN (z. B. Glycerol) üblich.

Aus dem Zusammenhang zwischen Struktur und Eigenschaften ergeben sich typische Eigenschaften der Alkohole mit entsprechenden Änderungen innerhalb der homologen Reihe der Alkanole. Dabei steht das Verhältnis vom hydrophilen Charakter der Hydroxylgruppe zum lipophilen Charakter des Alkylrestes im Vordergrund. Die Reaktionen der Alkohole führen zu einer ganzen Reihe von neuen Stoffgruppen. In ihren Reaktionsverhalten zeigen die Alkohole eine gewisse Verwandtschaft zu Wasser. Als Ampholyt reagiert auch das Alkoholmolekül bei entsprechendem Reaktionspartner wie eine schwache Säure und bildet ein **Alkoholat** oder wie eine schwache Base und bildet nach Protolyse durch Substitution ein **Halogenalkan**. Die Eliminierung von Wasser (Dehydratisierung) führt zu **Alkenen**, die Kondensation zu **Ethern** oder **Estern**. Über die Oxidation von primären Alkanolen gelangt man zu **Aldehyden** und bei sekundären Alkanolen zu **Ketonen**.

Die pharmazeutisch verwendeten Alkohole werden entsprechend der „Systematik der Alkohole" besprochen. Dabei stehen die Alkohole Methanol, Ethanol, 2-Propanol und Glycerol wegen ihrer herausragenden Bedeutung im Vordergrund. Am Beispiel **Gycerol** wird das Prinzip des Aufbaus der Monographien in Ph. Eur. deutlich.

Fragen zu Kapitel 13.1 und 13.2

1. **Strukturlegen** als Aufgabe zum **selbstorganisierten Lernen**.
   a) Lesen Sie Kapitel 13.1 und 13.2 sorgfältig durch und unterstreichen Sie dabei alle grundlegenden Begriffe (= *Strukturbegriffe*) zum Thema, die für das Verständnis der Zusammenhänge des Inhalts dieser Kapitelabschnitte von Bedeutung sind. Beschränken Sie Ihre Auswahl auf maximal 30 Begriffe. Beachten Sie dabei, dass z. B. der Begriff *primäres Alkanol* ein Strukturbegriff ist, während es sich bei *1-Propanol* nur um ein Beispiel für ein primäres Alkanol handelt. Sie sollten in derartigen Fällen nicht mehr als jeweils ein Beispiel wählen.
   b) Schreiben die ausgewählten Strukturbegriffe möglichst mit einem Schreibprogramm (z. B. *Word*) in drei Reihen auf ein DIN A4 Blatt mit Schriftgrad 18–22 Fett. Schneiden Sie die Begriffe aus und mischen Sie die erhaltenen Kärtchen.
   c) Ordnen Sie die Kärtchen vor sich auf dem Tisch derart an, dass sich für Sie ein Zusammenhang der Begriffe ergibt (= Strukturlegen). Sie verfahren also ähnlich wie bei Frage 12 in Kapitel 2 und Abbildung 2.1. Nur sind hier die Zusammenhänge wesentlich komplexer. Die Aussage in der Antwort zu Frage 12 in Kapitel 2 gilt allerdings für dieses Strukturlegen genauso. Es wird deswegen auch kein Lösungsvorschlag für diese Frage gegeben.

2. Erklären Sie, warum am Ende der Oxidationsreihe des Kohlenstoffs (Abb. 13.1) Kohlendioxid steht.

3. Welche Oxidationszahl hat der Kohlenstoff der Methylgruppe in der Essigsäure?

Fragen zu Kapitel 13.1 und 13.2

4. Sie haben zwei flüssige Stoffe vorliegen, beide mit der Summenformel C_2H_6O. Erklären Sie einen Versuch, der es Ihnen gestattet zu entscheiden, welcher der beiden Stoffe das Ethanol ist.

5. 2-Methyl-2-propanol (*tert*-Butanol) ist im Gegensatz zu 1-Butanol vollständig mit Wasser mischbar. Begründen Sie diesen Sachverhalt.

6. Begründen Sie die Siedetemperatur von Ethanol mit nur 78 °C, obwohl wie beim Wasser auch Wasserstoffbrücken ausgebildet werden.

7. Warum ist Ethanol sowohl in Wasser als auch im sehr unpolaren Petroläther löslich?

8. Erklären Sie den Unterschied zwischen einer Hydro**xyl**- und einer Hydro**xid**gruppe.

9. Warum werden in Tabelle 13.1 für höhere Alkohole keine Siedetemperaturen angegeben?

10. Zeichnen Sie
    a) die Wasserstoffbrücken zwischen drei Ethanolmolekülen,
    b) die Wasserstoffbrücken zwischen einem Ethanolmolekül und Wasser.

11. Nennen Sie die vier isomeren Alkohole mit der Summenformel C_4H_9OH.

12. Begründen Sie die unterschiedlichen Siedetemperaturen bei den beiden in der Antwort zu Frage 11 markierten Alkoholen.

13. Geben Sie die Reaktionsgleichung für die Alkoholatbildung aus 1-Propanol und Kalium wieder.

14. Zeigen Sie, dass man die Oxidation z. B. von 1-Propanol zu Propanal auch als Dehydrierung (Wasserstoffabspaltung) auffassen kann.

15. In Tabelle 13.1 finden Sie eine freie Spalte. Suchen Sie aus dem Kommentar zur Ph. Eur. oder aus weiterer Ihnen zur Verfügung stehender Literatur die Anwendungsgebiete für die Alkanole mit der Kennzeichnung „R" heraus und tragen Sie diese in die freie Spalte ein.

16. Warum eignet sich 1,2-Ethandiol als Frostschutzmittel in Kühlern von Kraftfahrzeugen?

13.3 Phenole

Phenole sind Derivate des Benzols, bei denen eine oder mehrere Hydroxylgruppen direkt an das Benzolmolekül gebunden sind (s. a. Abb. 11.17, Substitutionsprodukte des Benzols). Es liegen hier einfache aromatische Sauerstoffverbindungen des Benzols vor, deren Reaktionsverhalten sowohl durch den Benzolring als auch durch die funktionellen Hydroxylgruppen bestimmt wird. Je nach Anzahl der Hydroxylgruppen werden die Phenole in *einwertige* und *mehrwertige* Phenole unterteilt.

13.3.1 Einwertige Phenole

Hierher gehören vor allem das *Phenol* selbst, das einer Vielzahl von Derivaten als Grundgerüst dient, aber auch Verbindungen wie z. B. das 2-Methylphenol (*o*-Cresol, s. Abb. 11.17), bei denen Phenol den Stammnamen bildet. Stets wird in der Nomenklatur der Trivialname „Phenol" und nicht ein systematischer Name wie z. B. *Hydroxybenzol* benutzt.

Eigenschaften und Reaktionen von Phenol

Phenol ist eine kristalline, farblose, zerfließliche, eigenartig riechende Verbindung, die an der Luft eine rötliche Färbung annimmt. Phenol ist giftig. Das Gift wird auch durch die Haut resorbiert. Phenol ist in Wasser löslich und in Ethanol sehr leicht löslich.

Im Gegensatz zu den Alkoholen zeigt Phenol in Wasser eine schwach saure Reaktion (Phenol $pK_S = 10{,}0$ und Ethanol $pK_S = 16$):

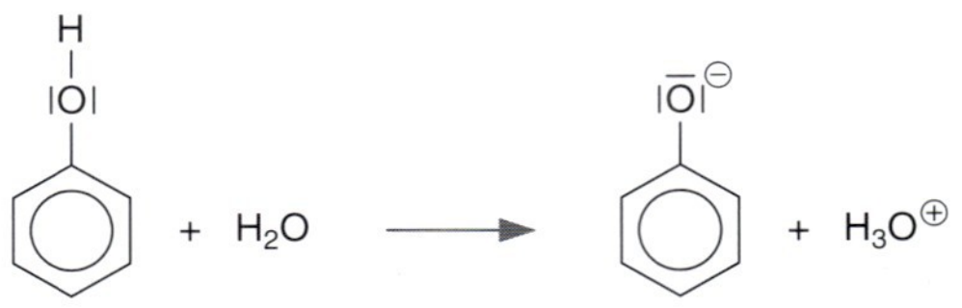

Phenol + H_2O ⟶ Phenolat-Anion + $H_3O^{\oplus}$

Die saure Reaktion des Phenols kommt durch eine Wechselwirkung von Benzolring und Hydroxylgruppe zustande. Nitrogruppen können als weitere funktionelle Gruppen die Azidität des Phenols steigern. So ist 2,4,6-Trinitrophenol (*Pikrinsäure R*) eine starke Säure ($pK_S = 0{,}22$):

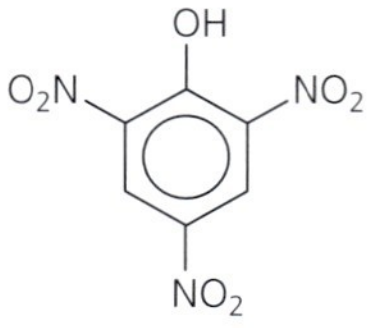

Pikrinsäure

Die phenolische Hydroxylgruppe gibt mit Eisen(III)-chlorid durch Komplexbildung eine charakteristische violette Färbung, die bei Zusatz von 2-Propanol wieder verschwindet.

Anwendungen von Phenol

Phenol ist ein starkes Desinfektionsmittel, wird jedoch wegen seiner hohen Toxizität fast nur noch zur Grobdesinfektion (beispielsweise von Stuhl und Sputum) eingesetzt. Phenolderivate wie z. B. 4-Chlor-3-methylphenol (INN: Chlorocresol) oder 4-Chlor-3,5-dimethylphenol (INN: Chloroxylenol) sind dagegen häufig angewandte Desinfizientia bzw. Antiseptika.

Phenol bildet das Grundgerüst von zahlreichen Naturstoffen u. a. von der Aminosäure *Tyrosin* oder von dem Pflanzeninhaltsstoff *Thymol*. Es ist Ausgangsstoff für eine Vielzahl von Syntheseprodukten (s. Abb. 11.18).

Ph. Eur. setzt Phenol als Reagenz z. B. als Bestandteil von Fließmitteln für die Dünnschichtchromatographie und in geringen Konzentrationen in Sera und Impfstoffen (Ph. Eur. 2.5.15) ein. Ferner führt Ph. Eur. Phenol als Monographie.

13.3.2 Mehrwertige Phenole

Zweiwertige Phenole

Die Mehrwertigkeit bedingt **Stellungs-Isomerie** bei den Phenolen. So sind bei den zweiwertigen Phenolen drei Stellungs-Isomere möglich, für die nur Trivialnamen üblich sind:

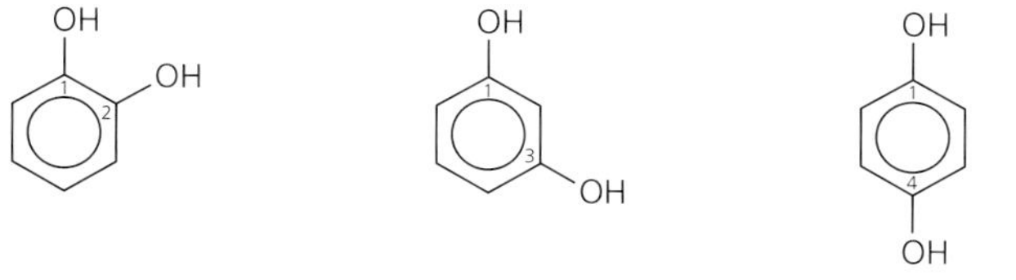

Brenzcatechin   Resorcin   Hydrochinon

Die drei zweiwertigen Phenole zeigen unterschiedliches Verhalten gegenüber Oxidationsmitteln. Bereits durch Oxidation an der Luft verfärben sich Brenzcatechin und Hydrochinon sofort, während sich Resorcin langsam über rosa nach rot verfärbt. Abbildung 13.8 gibt diese Oxidationsvorgänge und die Produkte wieder.

Durch die Oxidation – hier Abspaltung von 2 Wasserstoffatomen aus jedem Molekül – wird der aromatische Charakter der Ringsysteme aufgehoben und es entstehen Ringe mit *chinoiden Systemen*. Die Stoffgruppe mit derartigen Ringen bezeichnet man als *Chinone*. Die Farbigkeit der Chinone ergibt sich dadurch, dass die C=O-Doppelbindungen zu den C=C-Doppelbindungen im Ring konjugiert sind (s. Kap. 11.3.1 Alkene → Polyene). Bei Resorcin kann

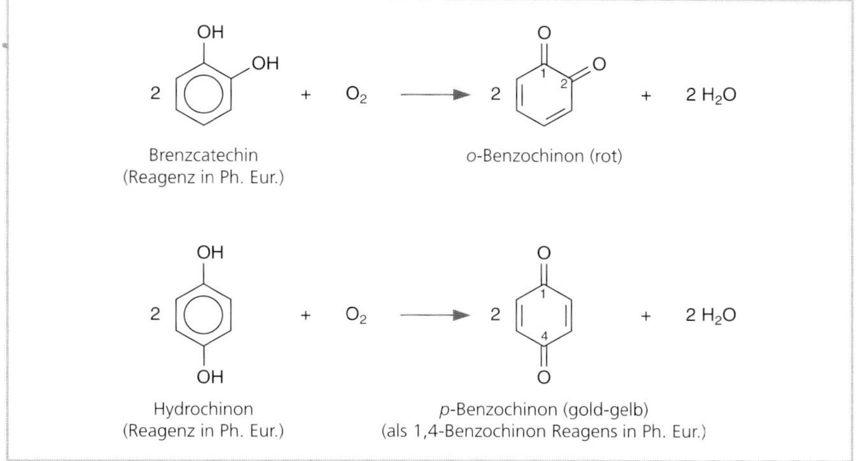

Brenzcatechin (Reagenz in Ph. Eur.) + O_2 → o-Benzochinon (rot) + 2 H_2O

Hydrochinon (Reagenz in Ph. Eur.) + O_2 → p-Benzochinon (gold-gelb) (als 1,4-Benzochinon Reagens in Ph. Eur.) + 2 H_2O

Abb. 13.8 Oxidation von Brenzcatechin und Hydrochinon zu Chinonen.

sich durch Oxidation keine chinoide Struktur ausbilden. Chinone lassen sich auch wieder leicht reduzieren. In unserem Organismus spielt die Ausbildung chinoider Strukturen z. B. in Form des Hautpigmentes *Melanin* eine Rolle beim Schutz der Haut vor UV-Strahlung.

Resorcin ist in Ph. Eur. als Reagenz und Monographie aufgenommen. Exemplarisch wird hier für die Stoffgruppe der Phenole auf die Monographie von Resorcin eingegangen.

Resorcin als Monographie in Ph. Eur. Resorcin ist eine kristalline, farblose Substanz, die sich wie oben erwähnt an der Luft verfärbt. Es ist in Wasser und Ethanol leicht löslich, was für die Verarbeitung als Wirkstoff vorteilhaft ist.

Für die Prüfung auf **Identität** wird die Schmelztemperatur herangezogen. Ferner wird durch Erhitzen mit Chloroform und konzentrierter Natronlauge in einer Kondensationsreaktion ein Farbstoff mit chinoidem System erhalten der in alkalischer Lösung eine tiefrote und in saurer Lösung eine blass-gelbe Farbe besitzt. In einer weiteren Identitätsreaktion wird Resorcin mit einem Salz der Phthalsäure (s. Kap. 14.6.3) in ein Reaktionsprodukt mit einer intensiv grünen Fluoreszenz überführt.

Die **Prüfung auf Reinheit** folgt weitgehend dem schematischen Aufbau, wie er bei der Monographie von Glycerol beschrieben wurde. Das **Aussehen der Prüflösung** begrenzt durch Vergleich mit einer Farbvergleichslösung evtl. bereits vorhandene Oxidationsprodukte des Resorcins. Die Untersuchung auf **sauer und alkalisch reagierende Substanzen** ist so angelegt, dass der pH-Wert auf ca. 2,8 bis 4,4 eingegrenzt wird. Liegt der pH-Wert außerhalb dieser Grenzen ist von entsprechenden Verunreinigungen auszugehen. Die Prüfung auf **verwandte Substanzen,** d. h. weitere Phenole erfolgt mit Hilfe der Dünnschichtchromatographie und begrenzt diese Substanzen auf 0,5 %. Bei der Dünnschichtchromatographie dient eine stark verdünnte Untersuchungslösung des Resorcins als Referenzlösung! Das Sichtbarmachen von Verunreinigungen erfolgt durch Bedampfen der Platte mit Iodgas. Mit einer spezifischen kolorimetrischen Grenzprüfung wird der Gehalt an **Brenzcatechin** im untersuchten Resorcin auf 0,01 % begrenzt. **Trocknungsverlust** und **Sulfatasche** sind weitere Qualitätskriterien der Reinheitsprüfung.

Als Verfahren der **Gehaltsbestimmung** ist die Bromometrie gewählt. Sie finden diese Gehaltsbestimmung des Resorcins ausführlich in Kapitel 10.3.5 „Bromometrie" erklärt. Die vor Licht geschützte **Lagerung** soll eine durch Lichteinfluss beschleunigt Oxidation des Resorcin verhindern.

Resorcin besitzt eine bakterizide, fungizide und schwach lokalanästhesierende Wirkung. In geringer Konzentration fördert es die Epithelbildung, in höherer Konzentration hat es eine keratolytische Wirkungskomponente. Aufgrund der genannten Wirkungen wird Resorcin in der Dermatologie u. a. bei Akne und Seborrhoe eingesetzt.

Dreiwertige Phenole
In diese Gruppe gehören die drei stellungsisomeren dreiwertigen Phenole Pyrogallol, Phloroglucin und Hydroxyhydrochinon:

| Pyrogallol | Phloroglucin | Hydroxyhydrochinon |
| (1,2,3-Trihydroxybenzol) | (1,3,5-Trihydroxybenzol) | (1,3,4-Trihydroxybenzol) |

Auch hier sind die Trivialnamen üblich. Die Stellung der Hydroxylgruppen zueinander wird bei Pyrogallol *vicinal* (benachbart), bei Phloroglucin *symmetrisch* und bei Hydroxyhydrochinon *asymmetrisch* genannt. Pyrogallol liegt als Grundgerüst in der *Gallussäure* vor, einem Bestandteil von Gerbstoffen. Die drei Phenole geben mit Eisen(III)-chlorid die charakteristische Blau- bzw. Blauviolettfärbung. Pyrogallol und Phloroglucin sind Reagenzien in Ph. Eur. Pyrogallol wird u. a. für die Bestimmung des Gerbstoffgehalts pflanzlicher Drogen (Ph. Eur. 2.8.14) verwendet.

ZUSAMMENFASSUNG
Phenole

Bei der Stoffgruppe der Phenole handelt es sich um Benzolderivate, bei denen eine oder mehrere Hydroxylgruppen direkt mit dem Benzolmolekül verknüpft sind. Auf das Reaktionsverhalten der funktionellen **Hydroxylgruppe** hat der Benzolring mit eventuellen weiteren Substituenten großen Einfluss. So reagiert diese im Gegensatz zur Hydroxylgruppe der Alkohole schwach sauer. Je nach Anzahl der Hydroxylgruppen werden ein- und mehrwertige Phenole unterschieden. Bei den mehrwertigen Phenolen tritt Stellungs-Isomerie auf. Die Substanz Phenol dient als Ausgangsstoff für zahlreiche Syntheseprodukte, außerdem bildet sie das Grundgerüst einer Vielzahl von Naturstoffen. Phenol und eine Reihe seiner Derivate besitzen eine desinfizierende Wirkung. In Ph. Eur. sind Phenol, alle drei zweiwertigen Phenole und Pyrogallol sowie Phloroglucin aus der Gruppe der dreiwertigen Phenole vertreten.

Fragen zu Kapitel 13.3

1. Geben Sie die Strukturformeln von 4-Chlor-3-methylphenol und 4-Chlor-3,5-dimethylphenol an.
2. Suchen Sie aus Ph. Eur. oder anderer verfügbarer Literatur die Strukturformel von Thymol heraus, markieren Sie das Phenolgrundgerüst und die in der Strukturformel enthaltene Formel von *m*-Cresol. Geben Sie Herkunft und Wirkung des Thymols an.
3. Tropft man zu einer wässrigen Lösung von Hydrochinon eine ammoniakalische Silbernitrat-Lösung (Tollens-Reagenz), so kommt es zu einem schwarzen Niederschlag von feinverteiltem Silber. Geben Sie die Reaktion durch eine Reaktionsgleichung wieder. (Die ammoniakalische Silbernitrat-Lösung enthält folgende an der Reaktion beteiligte Ionen: $[Ag(NH_3)_2]^{\oplus}$, $OH^{\ominus}$).
4. 2,6-Diisopropylphenol ist ein Kurzhypnotikum. Geben Sie die Strukturformel an und suchen Sie aus der Literatur den INN heraus.

13.4 Ether

Die Reaktionen der Alkohole (s. Kap. 13.2.5) führten Sie bereits über die Kondensation von zwei Alkoholmolekülen zur Stoffgruppe der *Ether*.

13.4.1 Definition und Nomenklatur der Ether

DEFINITION

> Ether sind Verbindungen, in deren Molekülen zwei Alkylreste über ein Sauerstoffatom verbunden sind. Die allgemeine Formel lautet R_1-O-R_2. Bei dem in Kap. 13.2.5 eingeführten Diethylether ($C_2H_5-\underline{O}-C_2H_5$) sind dann R_1 und R_2 jeweils ein Ethylrest.

Die Struktur der Etherbindung lässt sich wie folgt formulieren:

$$-\overset{|}{\underset{|}{C}}-\underline{O}-\overset{|}{\underset{|}{C}}-$$

Bei der **Nomenklatur** der Ether werden die Alkylreste in alphabethischer Reihenfolge genannt und mit der Endsilbe **-ether** versehen z. B. **Ethylmethylether** ($C_2H_5-\underline{O}-CH_3$).

13.4.2 Eigenschaften der Ether

Ether sind in der Regel leicht bewegliche und leicht flüchtige, klare Flüssigkeiten. Die leicht entstehenden Dämpfe besitzen eine größere Dichte als Luft, sind meist entflammbar und bilden mit Luft explosive Gasgemische. Da die Ethermoleküle untereinander keine Wasserstoffbrücken ausbilden können, besitzen sie wesentlich **niedrigere Siedetemperaturen** als Alkohole mit vergleichbaren Alkylresten.

BEISPIELE
- Dimethylether $-25\,°C$
- Diethylether $35\,°C$
- Ethanol $78\,°C$
- 1-Butanol $118\,°C$

Die Ether wie der *Diethylether* besitzen eine geringe Wasserlöslichkeit. Diese geringe Wasserlöslichkeit ist durch die freien Elektronenpaare der Sauerstoffatome in den Ethermolekülen bedingt, die mit Wassermolekülen Wasserstoffbrückenbindungen eingehen können. Mit Ethanol und Dichlormethan ist z. B. Diethylether mischbar.

Sind Ether längerem Licht- und Lufteinfluss ausgesetzt, werden in einem als *Autoxidation* bezeichneten Vorgang schwer flüchtige hochexplosive Peroxide gebildet (besondere Gefahren beim Eindampfen und Destillieren von Ethern!). Die Reaktion läuft unter Radikalbildung über mehrere Zwischenstufen und wird in Abbildung 13.9 verkürzt und vereinfacht wiedergeben. Eventuell vorhandene Peroxide lassen sich durch Schütteln einer Etherprobe mit Kaliumiodid-Stärke-Lösung nachweisen. Das Peroxid oxidiert Iodid zu Iod. Letzteres gibt mit Stärke die Iod-Stärke-Reaktion (Blaufärbung). Durch Reduktion zerstören lassen sich Peroxide u. a. durch Schütteln mit schwefelsaurer Eisen(II)-sulfat-Lösung oder durch Filtration über eine Säule von basischem Aluminiumoxid.

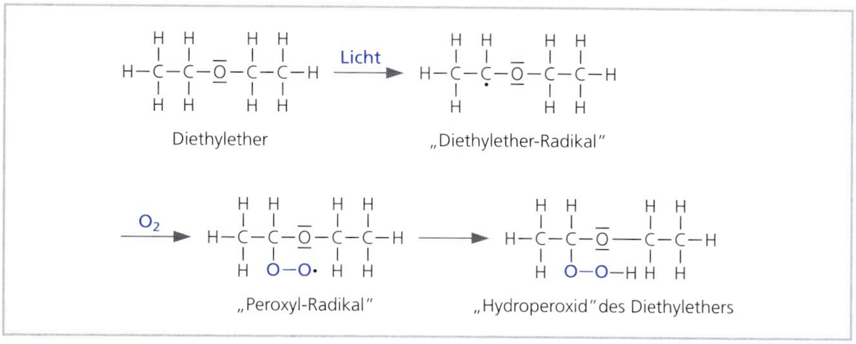

```
H H     H H              H H   H H
 | |     | |              | |   | |
H-C-C-Ō-C-C-H   Licht    H-C-C-Ō-C-C-H
 | |     | |    ──────→   | |   | |
 H H     H H              H H   H H
    Diethylether            „Diethylether-Radikal"

         H H     H H              H H       H H
   O₂    | |     | |              | |       | |
  ────→ H-C-C-Ō-C-C-H   ──────→  H-C-C-Ō───C-C-H
         |       | |              |         | |
         H O-O·  H H              H O-O-H   H H
          „Peroxyl-Radikal"        „Hydroperoxid" des Diethylethers
```

Abb. 13.9 Peroxidbildung bei Diethylether.

Aus den genannten Eigenschaften ergeben sich zahlreiche Folgerungen für Vorsichtsmaßnahmen im Umgang mit Ethern und für die Lagerung von Ethern (s. Fragen 3 und 4 zu diesem Kapitel 13.4).

13.4.3 Wirkung und Anwendung von Ethern

Das Einatmen von Dämpfen des Diethylethers führt über euphorische Rauschzustände zur Bewusstlosigkeit. Vor allem wegen seiner Brennbarkeit und Explosionsgefahr ist Diethylether als Inhalationsnarkotikum durch Ether mit Halogensubstitution, die diese Gefahren nicht aufweisen und teilweise besser verträglich sind, verdrängt worden.

Ether werden sehr oft als Lösungsmittel eingesetzt, Diethylether vielfach auch zum *Ausethern* von etherlöslichen Stoffen aus wässrigen Lösungen. Im technischen und pharmazeutisch-medizinischen Bereich werden sehr unterschiedliche Ether für vielfältige Aufgaben angewandt.

13.4.4 Beispiele von Ethern mit technischer und pharmazeutisch-medizinischer Bedeutung

Aus der Vielzahl dieser Ether sind hier einige Beispiele exemplarisch ausgewählt und in Tabelle 13.4 zusammengestellt.

13.4.5 Cyclische Ether

Bei einer innermolekularen Kondensation können aus zweiwertigen Alkanolen (Diole) *cyclische Ether* gebildet werden. Der einfachste cyclische Ether, das *Ethylenoxid*, entsteht durch Wasserabspaltung aus 1,2-Ethandiol:

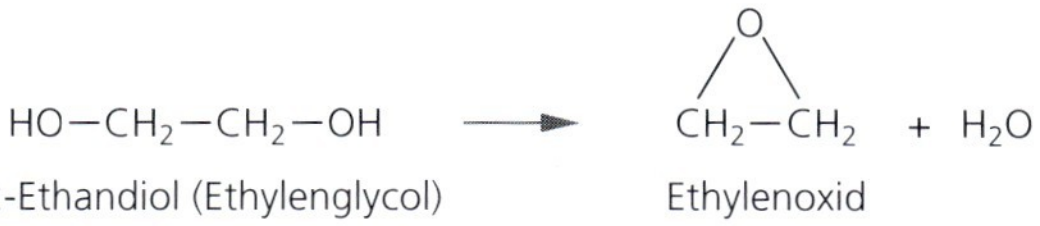

```
                              O
                             / \
HO-CH₂-CH₂-OH   ──────→   CH₂-CH₂   + H₂O
1,2-Ethandiol (Ethylenglycol)    Ethylenoxid
```

Vereinfachte Schreibweise für Ethylenoxid: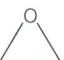

Tab. 13.4 Ether mit technischer und pharmazeutisch-medizinischer Bedeutung.

Name	Strukturformel/ vereinfachte Strukturformel	Ph. Eur. Reagenz Monographie	Anwendung/Einsatzbereich
tert-Butylether	$H_3C-\underset{CH_3}{\underset{|}{\overset{CH_3}{\overset{|}{C}}}}-\overline{O}-CH_3$		Antiklopfmittel in Kraftstoffen
Diethylenglycol	$H-\overline{O}-CH_2-CH_2-\overline{O}-CH_2-CH_2-\overline{O}-H$	R	U. a. zur Enteisung von Flugzeugtragflächen (giftig!), als Referenzsubstanz zur CC-Gehalts- und Reinheitsprüfung z. B. von Diethylenglycolmonoethylether
Ethylenglycolmonomethylether	$H_3C-\overline{O}-CH_2-CH_2-\overline{O}-H$	R	Herstellung von Karl-Fischer-Lösung, DC-Fließmittel
Diethylether	$H_5C_2-\overline{O}-C_2H_5$	M „Ether" M „Ether zur Narkose" R „Ether" R „peroxidfreier Ether"	Lösungsmittel Inhalationsnarkose Lösungsmittel, Fließmittel
Dibutylether	$H_9C_4-\overline{O}-C_4H_9$	R	DC-Fließmittel
Isofluran	$H-\underset{F}{\underset{|}{\overset{F}{\overset{|}{C}}}}-\overline{O}-\underset{Cl}{\underset{|}{\overset{H}{\overset{|}{C}}}}-\underset{F}{\underset{|}{\overset{F}{\overset{|}{C}}}}-F$	M	Zur Inhalationsnarkose meist in Kombination mit anderen Narkotika

Ethylenoxid ist ein sehr reaktionsfreudiges Gas und findet breite Anwendung u. a. zur Synthese von Kunststoffen und Kunststoffkomponenten wie Polyestern und Polyethern. Auch Diethylenglycol (s. Tab. 13.4) wird aus Ethylenoxid hergestellt. Ethylenoxid kann gemäß Ph. Eur. zur Gassterilisation eingesetzt werden, wenn keine Alternative zur Verfügung steht. Ph. Eur. führt Ethylenoxid und Ethylenoxid-Lösungen als Reagenzien. Ethylenoxid-Stammlösung *R* wird im Rahmen der Grenzprüfung von pharmazeutischen Hilfsstoffen auf Ethylenoxid eingesetzt.

Weitere cyclische Ether sind *Tetrahydrofuran* und *Dioxan*, die in vereinfachter Schreibweise wie folgt wieder gegeben werden:

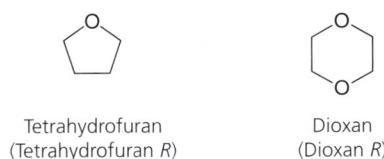

Tetrahydrofuran (Tetrahydrofuran *R*) Dioxan (Dioxan *R*)

Tetrahydrofuran und Dioxan sind häufig eingesetzte Lösungsmittel. Bei beiden besteht auch die Gefahr der Peroxidbildung. Ohne Prüfung auf die Abwesenheit von Peroxiden darf nicht destilliert werden.

13.5 Polyethylenglycole

Ethylenoxid als Monomeres (s. Kapitel 11.3.1 Polymerisation) neigt zur Polymerisation. Hier liegt zwar keine Doppelbindung vor, aber eine instabile, d. h. sehr reaktionsfähige innermolekulare Etherbrücke. Die Polymerisation (nicht radikalisch!) läuft mit Zinn(IV)-chlorid als Katalysator in Gegenwart von wenig Wasser ab. Letzteres sättigt die Enden der entstehenden Kette ab. Das *Dimere* wurde als Diethylenglycol (n = 2) (s. Tab. 13.4) bereits beschrieben. Die höheren Polymerisate werden als *Polyethylenglycole* (PEG) bezeichnet:

$$n\,CH_2\text{--}CH_2\text{(Ethylenoxid)} \xrightarrow[+\ H_2O]{Sn(Cl)_4} H\text{--}(OCH_2\text{--}CH_2)_n\text{--}OH \quad \text{Polyethylenglycol (PEG) allgemeine Formel}$$

In den Molekülen der Polyethylenglycole liegen zahlreiche Etherbindungen vor.

Die Viskosität der Polyethylenglycole steigt mit zunehmender Kettenlänge, d. h. mit dem *Polymerisationsgrad*. Bis zu einer Molekülmasse von ca. 600 liegen viskose Flüssigkeiten vor. Ab einer Molekülmasse von ca. 1000 werden wachsartige Produkte erhalten, die häufig auch als *Carbowachse* bezeichnet werden. Die Polyethylenglycole besitzen die hervorragende Eigenschaft sowohl mit Wasser mischbar oder sehr leicht löslich in Wasser zu sein als auch eine gute Löslichkeit in zahlreichen organischen Lösungsmittel u. a. in Dichlormethan aufzuweisen.

Technische Anwendung finden die Polyethylenglycole u. a. als Weichmacher und Hilfsmittel bei der Herstellung von Lacken, als Verdickungsmittel, Textilhilfsmittel und Lösungs- und Extraktionsmittel.

Im **pharmazeutischen Bereich** werden die Polyethylenglycole vor allem unter der Bezeichnung *Macrogole* sehr vielfältig angewandt. Ph. Eur. führt die Macrogole einmal als Monographie. In dieser werden **Macrogoltypen** entsprechend ihrer mittleren Molekülmasse (300 bis 35 000) gegliedert. Zum anderen sind Macrogole verschiedener Molekülmasse auch als Reagenzien aufgeführt. Indikationen für Macrogole als Arzneistoffe sind Obstipation und Darmreinigung z. B. vor diagnostischen Maßnahmen. Macrogole finden sich als Hilfsstoffe in zahlreichen Darreichungsformen (u. a. Tabletten, Zäpfchen, Salben).

Eine Vielzahl von **Abwandlungsprodukten der Macrogole** besitzen hervorragende Tensid- und Emulgatoreigenschaften, da diese Moleküle sowohl hydrophile als auch lipophile Molekülbereiche besitzen und damit die Oberflächenspannung von Wasser herabsetzen (s. Kap. 5.3.2). Hierher gehören aus Ph. Eur. die *Fettalkohol-Polyethylenglycolether* wie z. B. *Macrogolstearylether M* (Macrogole mit Stearylalkohol $C_{18}H_{37}OH$ verethert), *Macrogolester* wie z. B. *Macrogololeate M* (Macrogole mit Ölsäure (s. Kap. 14.3.1) verestert) oder *Macrogolglycerololeate M* (Gemisch von Mono-, Di- und Triestern des Glycerols (s. Kap. 16.6) und Mono- und Diestern von Macrogol mit Ölsäure).

$$H_3C-(CH_2)_{16}-CH_2-(OCH_2-CH_2)_n-OH$$
Macrogolstearylether

$$C_{17}H_{33}\overset{O}{\overset{\|}{C}}-(OCH_2-CH_2)_n-OH$$
Macrogololeat

Über die Verarbeitung der Macrogole und die Probleme wegen ihrer nicht völligen chemischen und pharmakologischen Indifferenz wird in den Unterrichtsfächern Galenik und Galenische Übungen ausführlich berichtet.

ZUSAMMENFASSUNG
Ether und Polyethylenglycole

Im **Ether**molekül sind zwei Alkylreste über ein Sauerstoffatom verbunden. Die im Laborbetrieb gebräuchlichen Ether sind entflammbar und bilden mit Luft explosive Gasgemische. Ethermoleküle können untereinander keine Wasserstoffbrücken bilden. Mit Wassermolekülen ist dies jedoch möglich. Unter längerem Licht- und Lufteinfluss bilden sich durch Autoxidation hochexplosive Peroxide, die vor dem Eindampfen oder Destillieren des Ethers zu entfernen sind. Der zur Inhalationsnarkose geeignete Diethylether ist wegen der genannten Gefahren durch halogensubstituierte Ether verdrängt worden.

Cyclische Ether bilden sich durch innermolekulare Kondensation aus zweiwertigen Alkanolen. Beispiele sind Ethylenoxid und Dioxan. Auch hier besteht die Gefahr der Peroxidbildung. Dioxan ist wie die Ether ein vielseitig eingesetztes Lösungsmittel. Das äußerst reaktionsfreudige Ethylenoxid ist bei geeigneten Reaktionsbedingungen u. a. Ausgangsstoff für die Polymerisation zu **Polyethylenglycolen**, die im pharmazeutischen Bereich als **Macrogole** bezeichnet werden. Ihre Viskosität und andere Eigenschaften werden maßgeblich durch den Polymerisationsgrad geprägt. Abwandlungsprodukte der Macrogole wie z. B. Ether mit höheren Alkoholen oder Ester mit langkettigen Carbonsäuren (Fettsäuren) werden in Technik, Pharmazie und Kosmetik als Tenside und Emulgatoren angewandt.

Fragen zu Kapitel 13.4 und 13.5

1. Zeichnen Sie die zwischen einem Diethylethermolekül und Wassermolekülen entstehenden Wasserstoffbrückenbindungen.

2. Nennen Sie alle Ether, die aus Propanol und Methanol gebildet werden können.

3. Warum darf Diethylether im Labor nicht in den Ausguss geschüttet werden?

4. Fertigen Sie für Diethylether einen Steckbrief (s. a. Abb. 11.16 „Steckbrief für Benzol"). Nehmen Sie in diesen Steckbrief außer den üblichen Eigenschaften die Einstufung und Kennzeichnung gemäß EG-Gefahrstoffliste sowie Hinweise zum Umgang im Labor und zur Lagerung mit auf.

5. Natrium in Drahtform wird als *Trockenmittel* zur Herstellung wasserfreien Diethylethers verwendet.
   a) Welche Reaktion läuft bei diesem Trocknungsprozess ab?
   b) Warum kann man Ethanol nicht auf diese Weise wasserfrei machen?

6. Begründen Sie die starke Reaktionsfähigkeit von Ethylenoxid. Betrachten Sie als Gedankenhilfe die vereinfachte Schreibweise.

Fragen zu Kapitel 13.4 und 13.5

7. Formal lassen sich Polyethylenglycole auch durch *Polykondensation* aus Ethylenglycol als Monomeren bilden. Zeigen Sie das Prinzip dieser Makromolekülbildung mit vier Molekülen Ethylenglycol (1,2-Ethandiol).

8. Begründen Sie die Notwendigkeit der folgenden Reinheitsprüfungen, die in Ph. Eur. für Macrogole gefordert werden:
   – Viskosität,
   – Erstarrungstemperatur,
   – Hydroxylzahl,
   – Ethylenoxid und Dioxan,
   – Ethylenglycol und Diethylenglycol,
   – Schwermetalle.

13.6 Carbonylverbindungen

In Kapitel 13.2.5 wurde gezeigt, dass durch Oxidation von Alkoholen zwei neue Stoffgruppen erhalten werden.

Die Oxidation (Dehydrierung) primärer Alkohole führt zur Stoffgruppe der *Aldehyde* (*Alkanale*) mit einer *Carbonylgruppe* als funktioneller Gruppe. Diese trägt hier noch ein Wasserstoffatom und wird oft auch *Aldehydgruppe* genannt:

$$-C{\overset{\displaystyle \overline{O}|}{\underset{H}{{}^{\nearrow}}}}$$

Die Oxidation (Dehydrierung) sekundärer Alkohole führt zur Stoffgruppe der *Ketone* (*Alkanone*). Hier trägt die Carbonylgruppe kein Wasserstoffatom, sondern ist mit zwei Kohlenstoffatomen d. h. Alkylresten (R) verbunden. Es wird auch von der *Ketogruppe* gesprochen:

$$\begin{matrix} R_1 \\ R_2 \end{matrix} \! \! > \! C \! = \! O$$

Tertiäre Alkohole besitzen am Kohlenstoffatom, das die Hydroxylgruppe trägt keine Wasserstoffatome. Sie können nicht dehydriert werden. Eine Oxidation ohne Spaltung der Kohlenstoffkette ist nicht möglich.

13.6.1 Carbonylgruppe

Die Besonderheit der Carbonylgruppe beruht auf ihrer Polarität. Ein Elektronenpaar der Doppelbindung ist aufgrund der unterschiedlichen Elektronegativität der beiden Atome in Richtung des elektronegativeren Sauerstoffs verschoben. Bei einem entsprechenden Reaktionspartner für die Carbonylgruppe kann ein Elektronenpaar ganz zum Sauerstoff „umklappen". Abbildung 13.10 gibt diese Besonderheiten in chemischen Formeln wieder.

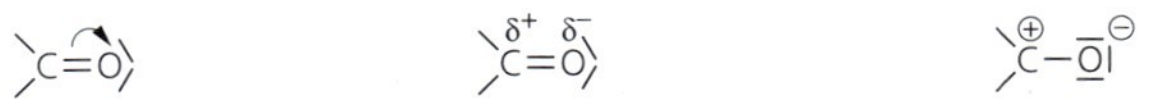

Abb. 13.10 Die Polarität der Carbonylgruppe.

Carbonylgruppe — Carbonylgruppe mit Kennzeichnung der Polarität — Carbonylgruppe, ein Elektronenpaar zum Sauerstoff „umgeklappt"

Die Carbonylgruppe bestimmt ganz wesentlich das chemische Verhalten der Aldehyde und Ketone.

13.6.2 Aldehyde

Bei dem Begriff *Aldehyde* handelt es sich um eine Kunstwort. Es bedeutet, dass dem Alkohol Wasserstoff entzogen worden ist: „**Alcohol dehyd**rogenatus".

Werden Aldehyde aus primären Alkanolen gebildet, so lautet der systematische Name *Alkanale*. Meist ist jedoch für die Stoffgruppe der Name Aldehyde üblich. Die allgemeine Summenformel lautet $C_nH_{2n}O$. Wie die Alkanole bilden die Aldehyde eine homologe Reihe. Namen und Strukturformeln der ersten fünf Glieder dieser homologen Reihe gibt Tabelle 13.5 wieder.

Für die ersten drei Aldehyde der Reihe sind die Trivialnamen, für die übrigen die systematischen Namen üblich. Bei den systematischen Namen wird dem zugrunde liegenden Alkan die Silbe **al** angehängt.

Tab. 13.5 Homologe Reihe der Aldehyde.

Systematischer Name	Trivialname	Strukturformel	Ph. Eur. R	Ausgewählte Eigenschaften
Methanal	Formaldehyd	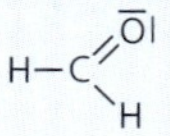 H–CHO	R	Stechend riechendes giftiges Gas, wasserlöslich. Entsteht beim Rauchen und Räuchern (wirkt hier konservierend)
Ethanal	Acetaldehyd	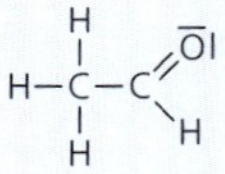 H₃C–CHO	R	Farblose, stechend riechende, entflammbare Flüssigkeit, Sdp. 20,2 °C. Als Abbauprodukt von Ethanol für dessen leberschädigende Wirkung verantwortlich
Propanal	Propionaldehyd	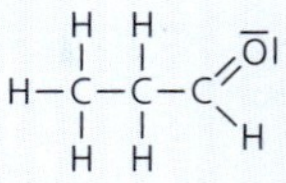 CH₃–CH₂–CHO	R	Erstickend riechende Flüssigkeit
Butanal	Butyraldehyd	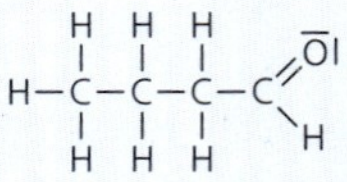 CH₃–CH₂–CH₂–CHO	R	
Pentanal		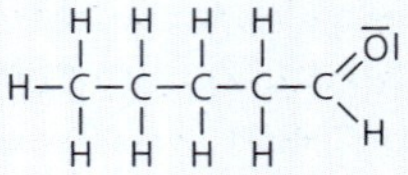 CH₃–CH₂–CH₂–CH₂–CHO		

Eigenschaften der Aldehyde

Die Carbonylgruppe ist überwiegend für die Eigenschaften der Aldehyde verantwortlich. Aufgrund der Polarität, die durch diese funktionelle Gruppe bedingt wird, treten zwischen den Aldehydmolekülen Dipol-Dipol-Kräfte auf. Dadurch zeigen die kurzkettigen Aldehyde deutlich höhere Siedetemperaturen als Alkane mit ähnlicher Molekülmasse (z. B. Acetaldehyd M_r 44,1, Sdp. 21 °C; Propan M_r 40, Sdp. −42 °C). Wasserstoffbrücken können zwischen den Aldehydmolekülen nicht ausgebildet werden. Zwischen der Carbonylgruppe der Aldehydmoleküle und Wassermolekülen ist die Wasserstoffbrückenbildung jedoch möglich. Die ersten Glieder der homologen Reihe sind deswegen wasserlöslich.

Aldehyde und auch Ketone sind oft verantwortlich für Duft und Aroma von Naturstoffen. So bedingt z. B. Anisaldehyd im Wesentlichen den charakteristischen Geruch von Anisöl oder Zimtaldehyd den Geruch von Zimtöl.

Reaktionen der Aldehyde

Entsprechend den Eigenschaften sind auch die Reaktionen der Aldehyde durch die Carbonylgruppe geprägt. Zahlreiche Identitäts- und Reinheitsreaktionen des Arzneibuchs beruhen auf derartigen Reaktionen.

Oxidierbarkeit. Die Oxidationsreihe des Kohlenstoffs (s. Kap. 13.1) zeigt bereits, dass Aldehyde zu Carbonsäuren oxidierbar sind und damit selbst **reduzierend wirken**. Schon mit heißem, schwarzen Kupfer(II)-oxid (s. Versuch Kap. 13.2.5) ist diese Oxidation möglich. So entsteht aus Formaldehyd die Carbonsäure *Ameisensäure* und aus Acetaldehyd die Carbonsäure *Essigsäure*. Zu beachten ist, dass die Oxidationszahl des Kohlenstoffatoms der Carbonylgruppe von den weiteren Substituenten abhängig ist:

Die reduzierende Eigenschaft der Aldehyde wird u. a. für Nachweisreaktionen (s. u.) genutzt.

Addition. In saurem Medium kann sich die Carbonylgruppe mit dem „umgeklappten" Elektronenpaar (s. Abb. 13.10) durch Anlagerung eines Protons an den Sauerstoff stabilisieren. Das positiv geladene Kohlenstoffatom bietet damit die Möglichkeit einer Addition. Wird ein Alkoholmolekül addiert, entsteht über mehrere Zwischenstufen aus dem Aldehyd ein *Halbacetal*. Abbildung 13.11 zeigt die Halbacetalbildung ohne die Zwischenstufen.

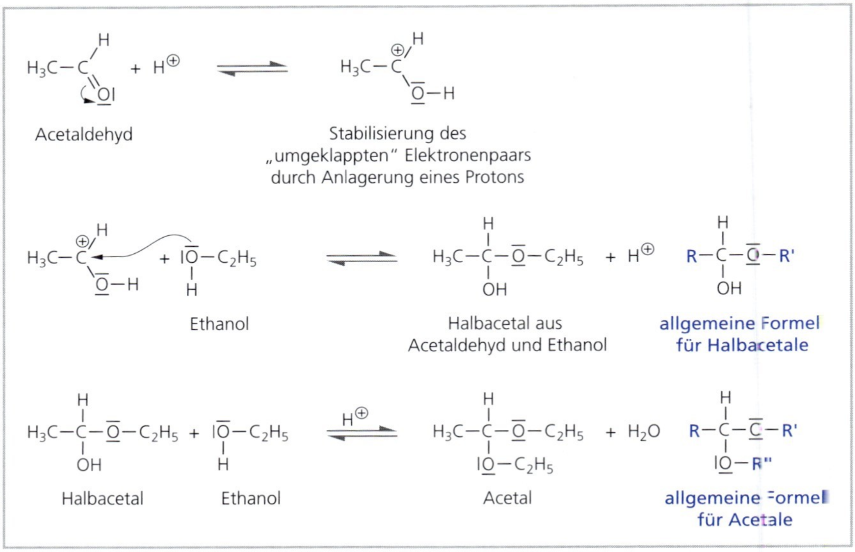

Abb. 13.11 Halbacetal- und Acetalbildung ohne Zwischenstufen.

[Reaktionsschema: Acetaldehyd + H⁺ → Stabilisierung des „umgeklappten" Elektronenpaars durch Anlagerung eines Protons; weiter mit Ethanol zu Halbacetal aus Acetaldehyd und Ethanol, allgemeine Formel für Halbacetale; Halbacetal + Ethanol → Acetal + H₂O, allgemeine Formel für Acetale]

Das Halbacetal kann unter geeigneten Reaktionsbedingungen mit einem weiteren Alkoholmolekül unter Wasserabspaltung zu einem *Acetal* reagieren (s. Abb. 13.11).

Halbacetale und Acetale treten als wichtige Bausteine bei den Kohlenhydraten auf (s. Kap. 15.2.1 und 15.3.1).

Die Addition von Wasser an die Carbonylgruppe der Aldehyde ergibt *Aldehydhydrate*, die nur in Ausnahmefällen wie bei dem *Chloralhydrat* (einem Hypnotikum) stabil sind:

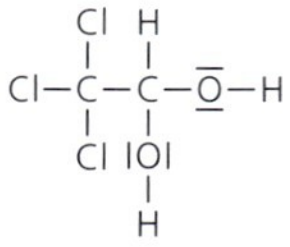

Chloralhydrat

Kondensation. Bei den hier aufgeführten Kondensationsreaktionen erfolgt zunächst auch eine Addition. Das Additionsprodukt stabilisiert sich dann jedoch durch Wasserabspaltung.

Bei der *Phenylhydrazonbildung* reagiert der Aldehyd mit Phenylhydrazin (Phenylhydrazinhydrochlorid *R*) unter Wasserabspaltung:

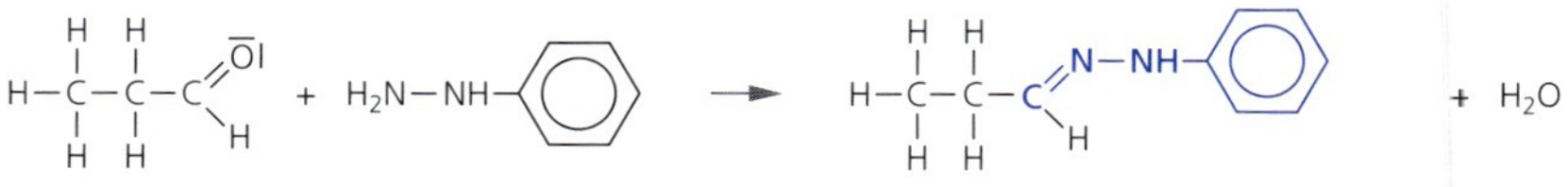

Propionaldehyd + Phenylhydrazin → Propionaldehyd**phenylhydrazon** + H_2O

Phenylhydrazone sind im Gegensatz zu den entsprechenden kurzkettigen flüssigen Aldehyden feste kristalline Substanzen, die sich gut reinigen und identifizieren lassen (s. Kap. 13.6.3 Ketone).

Auch die *Oximbildung* ist eine Kondensationsreaktion. Hier wird Hydroxylamin*hydrochlorid* ($H_2N - OH \cdot HCl$, der basische Stickstoff bildet mit Chlorwasserstoff ein Salz) mit Aldehyden zu *Aldoximen* umgesetzt. Vereinfacht dargestellt läuft die Oximbildung wie folgt ab:

| Acetaldehyd | Hydroxyaminhydrochlorid | | Acetald*oxim* | freigesetzter Chlorwasserstoff |

Die Oximbildung mit Hydroxylaminhydrochlorid *R* als Reagenz dient nach Ph. Eur. u. a. zur Gehaltsbestimmung von *Citronenöl*. Citronenöl enthält als gehaltsbestimmende Komponente den Aldehyd *Citral*. Citral bildet mit Hydroxylaminhydrochlorid das entsprechende Aldoxim unter Freisetzung einer äquivalenten Menge Chlorwasserstoff. Dieser wird durch Titration mit Kaliumhydroxid-Lösung (0,5 mol/l) quantitativ erfasst und ermöglicht den Rückschluss auf den Gehalt an Citral. Bei der Reinheitsprüfung von *Eucalyptusöl* wird mit der Oximbildung auf die Abwesenheit von atemwegsreizenden Aldehyden geprüft.

Polymerisation. Aldehyde neigen zur Polymerisation. Beim Acetaldehyd lagern sich in Gegenwart von einigen Tropfen konz. Schwefelsäure drei Moleküle zum *Paraldehyd* zusammen:

3 Moleküle Acetaldehyd   Paraldehyd

Paraldehyd steht als Monographie in Ph. Eur. und wird selten zur Behandlung von Erregungs- und schweren Krampfzuständen eingesetzt.

Nachweisreaktionen für Aldehyde

Auch den Nachweisreaktionen für Aldehyde liegen deren charakteristische Eigenschaften zugrunde. Auf der **reduzierenden Eigenschaft** beruhen die Nachweisreaktionen nach *Fehling* mit Fehling'scher Lösung *R* und die *Tollens*-Probe (Silberspiegelprobe) mit *Tollens*-Reagenz.

Die Reaktion nach Fehling dient in Ph. Eur. als Identitätsreaktion für zahlreiche reduzierende Kohlenhydrate (Zucker, u. a. Glucose, Fructose) und Arzneistoffe, die eine Aldehydgruppe tragen. Die Fehling'sche Lösung *R* besteht aus gleichen Volumenteilen einer Kupfer(II)-sulfatlösung bestimmter Konzentration (*Lösung I*) und einer Lösung von Kaliumnatriumtartrat und Natriumhydroxid definierter Konzentration (*Lösung II*). Aldehyde reduzieren das Cu(II)-Ion zum Cu(I)-Ion. Letzteres fällt als rotes Kupfer(I)-oxid aus und bildet bei positiver Reaktion den roten bis braunroten Niederschlag. Der Aldehyd wird dabei zur entsprechenden Säure oxidiert. Die Reaktion läuft nur in alkalischem Medium in der Hitze ab. Da Kupfer in alkalischem Medium als Kupfer(II)-hydroxid ausfallen würde, wird das Cu(II)-Ion mit Kaliumnatriumtartrat komplex in Lösung gehalten. Die Reaktion kann durch folgende Reaktionsgleichung verdeutlich werden:

$$R-\underset{H}{\overset{\overline{\underline{O}}|}{C}} + 2\,Cu^{2\oplus} + 4\,OH^{\ominus} \longrightarrow R-\underset{\overline{\underline{O}}-H}{\overset{\overline{\underline{O}}|}{C}} + Cu_2O\downarrow + 2\,H_2O$$

Aldehyd   Carbonsäure   rotes Kupfer(I)-oxid

(R = Alkylrest)

Die Tollensprobe wurde schon bei Frage 3 zu Kapitel 13.3 beschrieben. Da die Reaktion bei exakter Durchführung einen ansehnlichen Silberspiegel ergibt, wird sie hier als Versuch beschrieben.

Tollensprobe (Silberspiegelprobe)

Versuchsanordnung:
- Herstellung des Tollens-Reagenz (ammoniakalische Silbernitrat-Lösung):
In ein Reagenzglas gibt man 15 ml Silbernitrat-Lösung 1 % (*m/m*). Der Lösung werden 0,5 ml verdünnte Natriumhydroxid-Lösung *R* zugesetzt. Anschließend wird nur so viel Ammoniak-Lösung *R* zugetropft, bis sich der gebildete Niederschlag von Silberoxid aufgelöst hat (jetzt liegt ammoniakalische Silbernitrat-Lösung vor).
- Die Lösung wird auf drei Reagenzgläser verteilt. Diese werden dann wie folgt beschickt:
  1. Reagenzglas: Zusetzen von ca. 1 ml Acetaldehyd
  2. Reagenzglas: Zusetzen von ca. 1 ml Glucose-Lösung ca. 2 % (*m/m*)
  3. Reagenzglas: Zusetzen von ca. 1 ml Aceton (Propanon)
Die drei Reagenzgläser lässt man nun in einem Becherglas mit heißen Wasser (50 – 60 °C) einige Zeit unter dem Abzug stehen, bis sich an der Wand der Reagenzgläser gegebenenfalls ein Silberspiegel gebildet hat.

Beobachtung: An den Wänden der Reagenzgläser mit dem Acetaldehyd und der Glucoselösung hat sich ein Silbespiegel gebildet, bei dem Reagenzglas mit dem Aceton bleibt dieser aus.

Auswertung: In der ammoniakalischen Silbernitrat-Lösung liegt das Silber-Ion als löslicher Diaminsilberkomplex [Ag(NH$_3$)$_2$]$^\oplus$ vor. Acetaldehyd und Glucose enthalten Aldehydgruppen und reduzieren das komplex gebundene Silber-Ion zu elementarem Silber, das sich als Silberspiegel an der Reagenzglaswand niederschlägt. Aceton enthält die nicht reduzierend wirkende Ketogruppe. Der Silberspiegel bleibt deswegen aus.

$$R-\underset{H}{\overset{\overline{\underline{O}}|}{C}} + 2\,[Ag(NH_3)_2]^{\oplus} + 2\,OH^{\ominus} \longrightarrow R-\underset{OH}{\overset{\overline{\underline{O}}|}{C}} + 2\,Ag\downarrow + 4\,NH_3 - H_2O$$

Aldehyd   Carbonsäure

(R = Alkylrest)

Auf der **Fähigkeit zur Additionsreaktion** beruht die Reaktion mit *Schiffs* Reagenz *R* (*Fuchsinschweflige* Säure = eine wässrige Lösung des Farbstoffs *Fuchsin*, die mit Schwefeldioxid und Aktivkohle entfärbt wurde). Bereits durch geringe Mengen eines Aldehyds wird Schiffs Reagenz rotviolett. Die Reaktion ist allerdings wenig spezifisch, da auch eine Reihe von Ketonen eine positive Reaktion ergibt. Nur die Fehling- und Tollensprobe sind spezifisch für Aldehyde.

Verwendung von Aldehyden

Formaldehyd ist als 40%-ige Lösung mit Methanol als Stabilisator unter dem Namen *Formalin* im Handel. Formaldeyd dient als Konservierungs- und Härtungsmittel für anatomische Präparate, da es mit dem Eiweiß des Gewebes wasserunlösliche Kondensationsprodukte bildet. Er wird als Desinfektionsmittel u. a. für chirurgische Instrumente und zur Raumdesinfektion eingesetzt. Formaldehyd ist u. a. Ausgangsprodukt für die Herstellung von Farbstoffen und Kunstharzen (z. B. Aminoplaste, Melaminharze).

Acetaldehyd ist Edukt und Zwischenprodukt zahlreicher Synthesen z. B. für die Herstellung von Essigsäure, Ethanol, Aceton und verschiedener Arzneistoffe.

Formaldehyd und auch Acetaldehyd stehen im Verdacht, Krebs zu erzeugen.

Pharmazeutisch verwendete Aldehyde

Ph. Eur. führt **Formaldehyd-Lösung 35 %** als Monographie. Als eine Identitätsreaktion findet sich hier die Tollensprobe. Die Gehaltsbestimmung erfolgt iodometrisch. Dabei wird Formaldehyd in alkalischem Medium zu Ameisensäure oxidiert und nicht verbrauchtes Iod mit Natriumthiosulfat-Lösung zurücktitriert (s. Kap. 10.3.3). **Formaldehyd-Lösung *R*** wird u. a. zur turbimetrischen Wertbestimmung von Antibiotika eingesetzt.

Acetaldehyd *R* dient beispielsweise gemäß Ph. Eur. bei der gaschromatographischen Reinheitsprüfung auf flüchtige Verunreinigungen von Ethanol 96% als Referenzsubstanz. Acetaldehyd ist im Kühlschrank zu lagern.

Ph. Eur. führt mit **Acetal *R*** (Acetaldehyddiethylacetal) ein Acetal als Reagenz. Es dient wie Acetaldehyd gemäß Ph. Eur. bei der gaschromatographischen Reinheitsprüfung auf flüchtige Verunreinigungen von Ethanol 96% als Referenzsubstanz.

Weitere Aldhyde in Ph.Eur. sind Propionaldehyd *R*, Butanal *R* und Citral *R*. Als *aromatische Aldehyde* führt Ph. Eur. z. B. Benzaldehyd *R*, Dimethylamino-

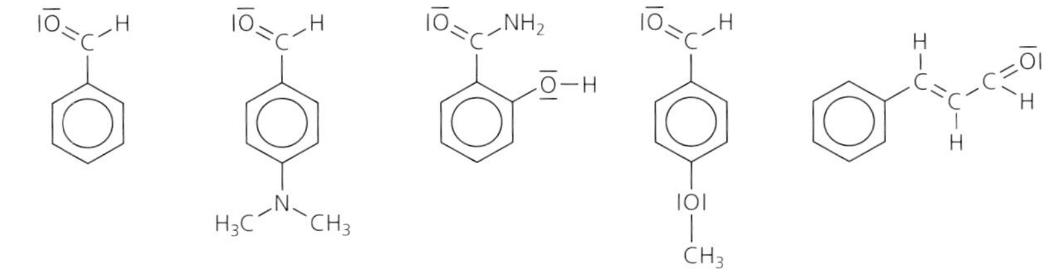

Benzaldehyd | Dimethylamino-benzaldehyd | Salicylamid | Anisaldehyd | Zimtaldehyd

Abb. 13.12 Aromatische Aldehyde aus Ph. Eur.

benzaldehyd *R*, Salicylaldehyd *R*, Anisaldehyd *R* und Zimtaldehyd *R*. Diese Aldehyde mit einem Benzolgrundgerüst sind in Abbildung 13.12 zusammengestellt.

13.6.3 Ketone

Wenn Ketone aus sekundären Alkanolen gebildet werden, lautet der systematische Name *Alkanone*. Jedoch ist für diese Stoffgruppe meist der Name „Ketone" üblich. Die allgemeine Summenformel lautet $C_nH_{2n}O$. Sie ist dieselbe wie die der Aldehyde. Bei Aldehyden und Ketonen handelt es sich demnach um Isomere. Das einfachste Keton ist das meist mit dem Trivialnamen benannte *Aceton* (Propanon):

$$\begin{array}{c} H \quad\; H \\ | \quad\;\; | \\ H-C-C-C-H \\ |\;\;\; ||\;\;\; | \\ H \;\; O \;\; H \end{array}$$

Aceton

Ab Pentanon ist Isomerie gegeben. Für Pentanon gibt es zwei Isomere, ein 2-Pentanon und ein 3-Pentanon sind möglich. Bei dem systematischen Namen wird dem zugrunde liegenden Alkan die Silbe „**on**" angehängt. In Ph. Eur. wird der Name für die höheren Ketone meist aus den Namen der beiden Alkylreste an der Carbonylgruppe und der Endung „keton" gebildet:

2-Pentanon oder
Methylpropylketon

3-Pentanon oder
Diethylketon

Eigenschaften der Ketone

Aufgrund der Carbonylgruppe ähneln die Ketone den Aldehyden in einer ganzen Reihe von Eigenschaften. Sie wirken allerdings wegen des fehlenden Wasserstoffatoms an der Carbonylgruppe **nicht reduzierend** und sind damit auch nicht oxidierbar. Fehling-Reaktion und Tollensprobe fallen demnach negativ aus.

Auch die Ketonmoleküle können untereinander keine Wasserstoffbrücken bilden. Zwischen den Ketonmolekülen und Wassermolekülen ist dies jedoch möglich. Bei Aceton als dem kurzkettigsten und auch wichtigsten Keton ergeben sich daraus hervorragende Lösungsmitteleigenschaft sowohl im hydrophilen als auch im lipophilen Bereich. Aceton wird deswegen im Laborbetrieb z. B. oft zum Entfernen von Wasser- oder Fettresten aus Glasgeräten verwendet.

Reaktionen der Ketone

Addition. In saurem Medium reagieren die Ketone analog zu den Aldehyden mit Alkoholmolekülen zu *Halbketalen* und gegebenenfalls weiter zu *Ketalen* Auch eine entsprechende Addition des Wassermoleküls an die Ketogruppe ist möglich. Es bilden sich Ketonhydrate.

Kondensation. Die Phenylhydrazonbildung der Ketogruppe mit Phenylhydrazin nutzt Ph. Eur. u. a. zur Identitätsreaktion bei Arzneistoffen mit Ketogruppen z. B. bei den Glucocorticoiden Betamethason und Dexamethason. Die Ketogruppe des Arzneistoffmoleküls reagiert mit Phenylhydrazin-Schwefelsäure *R* zum entsprechenden Phenylhydrazon. Eine anschließende Absorptionsmessung bestätigt diese Reaktion:

$$\underset{\substack{\text{Arzneistoffmolekül}\\\text{z. B. Dexamethason}}}{\overset{R_1}{\underset{R_2}{>}}C=O} + \underset{\text{Phenylhydrazin}}{H_2N-NH-\phi} \longrightarrow \underset{\substack{\text{Phenylhydrazon}\\\text{des Arzneistoffmoleküls}}}{\overset{R_1}{\underset{R_2}{>}}C=N-NH-\phi} + H_2O$$

Die Oximbildung mit Hydroxylaminhydrochlorid führt zu den *Ketoximen*. Ein Oxim der Ph. Eur. ist Dimethylglyoxim *R* (syst. Name *Butandiondioxim*):

$$\underset{\text{Butandion}}{\overset{H_3C}{\underset{H_3C}{>}}\substack{C=O\\|\\C=O}} + 2\,H_2N-OH\cdot HCl \xrightarrow{-2\,H_2O} \underset{\text{Dimethylglyoxim}}{\overset{H_3C}{\underset{H_3C}{>}}\substack{C=N-OH\\|\\C=N-OH}} + 2\,HCl$$

Dimethylglyoxim bildet mit Nickel-Ionen einen schwer löslichen roten Komplex und kann damit z. B. dem Nachweis von Nickelverunreinigungen in Arzneimitteln dienen.

Nachweisreaktionen und Gehaltsbestimmung für Ketone

Der **Nachweis** von Ketonen erfolgt in Ph. Eur. meist über die entsprechenden Methoden der Physik oder physikalischen Chemie (Ph. Eur. 2.2) z. B. Siedetemperatur, Dichte, Brechungsindex und optische Drehung. Eine spezifische Farbreaktion für Aceton ist die Reaktion mit Nitroprussidnatrium *R* (Natriumpentacyanonitrosylferrat, s. Frage 3 a) zu Kap. 5.4) zu einer rot gefärbten Verbindung, die beim Versetzen mit Essigsäure in rotviolett übergeht (*Legal'sche Probe*).

Die **Gehaltsbestimmung** von Arzneistoffen mit Ketogruppe erfolgt häufig gaschromatographisch z. B. bei Carvon *R* (Bestandteil des Kümmelöls).

Verwendung von Ketonen

Aceton ist ein in Industrie und Technik vielseitig verwendetes Lösungsmittel. Ethylmethylketon (Butanon) dient als Lösungsmittel und zur *Vergällung* von Ethanol, das damit ungenießbar wird (*Brennspiritus s.* Kap. 13.2.6, Ethanol 96 % Ph. Eur.).

Pharmazeutisch relevante Ketone

In Ph. Eur. finden sich eine ganze Reihe von Ketonen als Reagenzien, die meist als Lösungsmittel eingesetzt werden. Hierher gehören u. a. Aceton *R*, Ethylmethylketon *R*, Isobutylmethylketon *R*, Diisobutylketon *R* und 3-Octanon *R*.

Ketone treten wie Aldehyde in ätherischen Ölen oft als sekundäre Stoffwechselprodukte von Pflanzen auf. Ihr chemisches Grundgerüst ist meist den *Ter-*

penen (s. Kapitel 11.3.1 Alkene/Polyene) zuzuordnen. Hier sind Ketone wie Carv**on** *R* (Bestandteil des Kümmelöls), Fench**on** *R* (Bestandteil des Fenchelöls) oder Thuj**on** *R* (Bestanteil des Salbeiöls) zu nennen. Als Beispiel sei die Strukturformel des Carvons, eines cyclischen Ketons, angegeben:

Carvon

Die Ketogruppe befindet sich als funktionelle Gruppe auch an aromatischen Ringsystemen wie z. B. bei den Steroidhormonen Cortis**on** und Testoster**on** oder bei den synthetischen Glucocorticoiden mit Steroidgrundgerüst Betamethas**on**, Dexamethas**on** und Triamcinol**on**. Alle genannten Stoffe sind Monographien in Ph. Eur.

13.6.4 Gaschromatographie (GC)

Die Gaschromatographie wird von Ph. Eur. immer wieder für Identitäts- und Reinheitsprüfungen eingesetzt. Gerade bei vielen ätherischen Ölen, die zahlreiche Oxidationsprodukte der Kohlenwasserstoffe wie Alkohole, Phenole, Aldehyde und Ketone als Inhaltsstoffe enthalten, dient die GC als entscheidendes Qualitätskriterium bei der Prüfung auf Reinheit. Da dieses Verfahren nicht in den Lehrplan für das Unterrichtsfach Physikalische Gerätekunde aufgenommen wurde, erfolgt hier eine Erläuterung.

Prinzip der Gaschromatographie

> Die *Gaschromatographie* ist ein qualitatives und quantitatives Trennverfahren von Substanzgemischen (Gasen, leicht verdampfbaren Flüssigkeiten und Feststoffen), die sich bis zu einer Temperatur von ca. 500 °C unzersetzt verdampfen lassen. Die Trennung erfolgt adsorptions- und verteilungschromatographisch oder durch Ausschluss bestimmter Molekülgrößen. Für dieses Trennverfahren wird als Gerät der *Gaschromatograph* eingesetzt.

Gerät und Verfahren (s. a. Ph. Eur. 2.2.28 und 2.2.46)
Herzstück des Gaschromatographen ist eine beheizbare meist spiralförmige *Trennsäule*, in der sich die *stationäre Phase* von unterschiedlicher Beschaffenheit befindet. Häufig eingesetzt werden:
- Kapillarsäulen aus Quarz, deren innere Oberflächen mit einer Flüssigkeit wie z. B. Siliconöl oder Polyglycol als stationärer Phase imprägniert sind.
- Säulen aus Metall oder Glas, die mit einer festen stationären Phase wie z. B. Macrogol 20 000 oder einer polymeren Siliciumverbindung *R* gepackt sind.

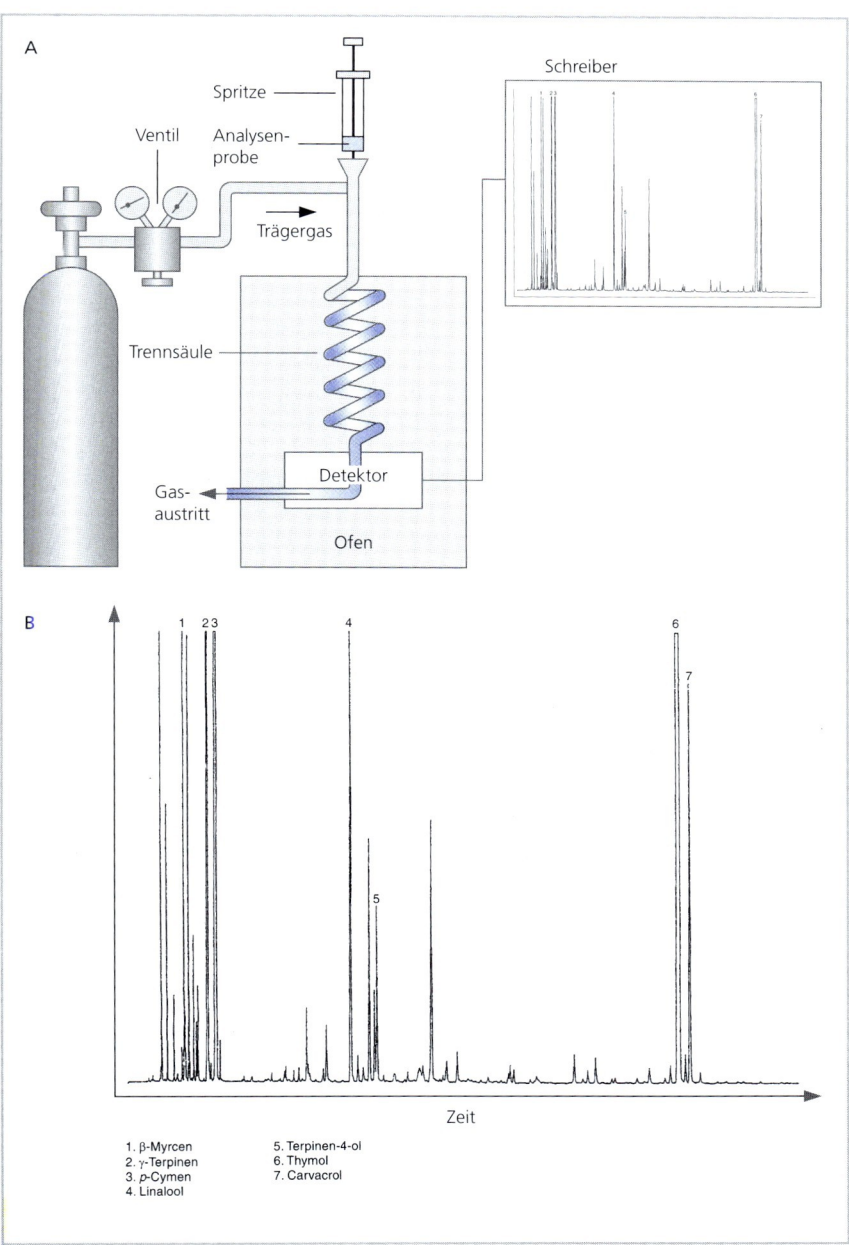

Abb. 13.13 A Schematischer Aufbau eines Gaschromatographen (nach Asselborn et al. 2002). **B** Chromatogramm von Thymianöl (Ph. Eur. 4. Ausgabe, 1. Nachtrag).

Durch Auswahl stationärer Phasen unterschiedlicher Polarität, werden auch die Trenneffekte steuerbar.

Durch die Trennsäule wird ein *inertes* (reaktionsträges) Gas, meist Helium, Stickstoff oder Wasserstoff, als *mobile Phase* mit gleichmäßiger *Durchflussrate* geleitet. Die Analysenprobe (Substanzgemisch) z. B. *Thymianöl* wird vor der Trennsäule mit einer Spritze in den Gasstrom injiziert. Je nach Affinität zur stationären Phase werden die einzelnen Substanzen der Analysenprobe verschieden stark zurückgehalten. Sie treten nacheinander, d. h. mit unterschiedlicher *Retentionszeit* (lat. *retinere*: zurückhalten) aus der Säule heraus und werden mit einem *Detektor* nachgewiesen. Dies kann u. a. ein *Flammenionisations-* oder ein *Wärmeleitfähigkeits*detektor sein. Die Signale des Detektors werden mit einem Schreiber als Peaks (*peak*: Spitze) aufgezeichnet. Die Peakfläche ist der Teilchenzahl der betreffenden Substanz (Reinstoff) proportional.

Bei gleichbleibenden Versuchsparametern (Versuchbedingungen, u. a. Säule, Trägergas, Durchflussrate, Temperatur) wie sie auch Ph. Eur. bei jeder GC fordert, liefern die gasförmigen und verdampfbaren Substanzen reproduzierbare Retentionszeiten (Peaks nach einer bestimmten Zeit) und Flächenmaße dieser Peaks. Die sichere Identifizierung einer Substanz wird durch das Mitlaufen lassen einer entsprechenden Referenzsubstanz gewährleistet.

Anwendungsbereiche der GC sind u. a. Identitäts- und Reinheitsprüfungen, Dopinganalysen und Umweltanalytik wie Luft- und Gewässerüberwachung. Mit dieser sensiblen Methode lassen sich Stoffe in Konzentrationen von weniger als 10^{-6} ppm nachweisen! Abbildung 13.13 zeigt den schematischen Aufbau eines Gaschromatographen und gibt das Chromatogramm für die Prüfung des *chromatographischen Profils* von Thymianöl aus Ph. Eur. wieder. In dem Chromatogramm findet sich *Thymol* (s. Kap. 13.3.1 Phenole) als ein Hauptbestandteil des Thymianöls.

ZUSAMMENFASSUNG
Carbonylverbindungen

Die Carbonylgruppe ist die funktionelle Gruppe der Aldehyde (Alkanale) und Ketone (Alkanone). Die Carbonylgruppe der Aldehyde trägt noch ein Wasserstoffatom, wird Aldehydgruppe genannt und wirkt reduzierend. Bei den Ketonen trägt die Carbonylgruppe kein Wasserstoffatom, sie wird Ketogruppe genannt und wirkt nicht reduzierend.

Das wichtigste Merkmal der Carbonylgruppe ist ihre **Polarität** aufgrund der unterschiedlichen Elektronegativität von Sauerstoff und Kohlenstoff. Damit bestimmt sie überwiegend das chemische Verhalten der Aldehyde und Ketone. Die Polarität der Carbonylgruppe ist Ursache von **Dipol-Dipol-Kräften** zwischen Aldehydmolekülen und zwischen Ketonmolekülen. Das Lösungsverhalten beider Stoffgruppen wird durch die Möglichkeit der Ausbildung von **Wasserstoffbrücken** zwischen Aldehyd- bzw. Ketonmolekülen und Wassermolekülen geprägt.

Aldehyde und Ketone sind oft Bestandteile sekundärer Stoffwechselprodukte von Pflanzen, bedingen häufig Duft, Aroma und **Wirkstoffcharakter** von Pflanzen und finden damit Eingang in Ph. Eur.

Die reduzierende Eigenschaft der Aldehyde wird u. a. für die Nachweisreaktionen mit Fehling- und Tollens- Reagenz genutzt. Wie die C=C-Doppelbindung der Alkene so ist auch die Carbonylgruppe der Aldehyde und Ketone zur Additionsreaktion befähigt. Die **Addition** von Alkoholmolekülen führt über Halbacetale bzw. Halbketale zu Acetalen bzw. Ketalen, die Addition von Wasser zu Aldehydhydraten und Ketonhydraten.

Addition und **Kondensation** mit Phenylhydrazin ergibt Aldehyd- bzw. Ketonphenylhydrazonderivate. Bei Kondensation mit Hydroxylaminhydrochlorid bilden sich aus Aldehyden und Ketonen die entsprechenden Ald**oxime** und Ket**oxime**. Ph. Eur. nutzt die genannten Eigenschaften und Reaktionen im Rahmen von Identitäts- und Reinheitsprüfungen sowie bei Gehaltsbestimmungen.

Eine Vielzahl von Aldehyden und Ketonen findet in Industrie, Technik und Pharmazie z. B. Anwendung als Lösungsmittel (Aceton), Grundstoffe für Synthesen (Formaldehyd, Acetaldehyd), Reagenzien (Carvon) und Arzneistoffe (Choralhydrat).

Die Gaschromatographie ist ein wichtiges Verfahren der instrumentellen Analytik.

ZUSAMMENFASSUNG
Carbonylverbindungen

1. Zeichnen Sie die Strukturformel von Hexanal und tragen Sie hier ein, wie die Ausbildung von Wasserstoffbrücken mit Wassermolekülen erfolgt.

2. Hier ist die Strukturformel von Vanillin (Aromastoff der Vanilleschote) angegeben. Markieren und benennen Sie die funktionellen Gruppen dieses Moleküls.

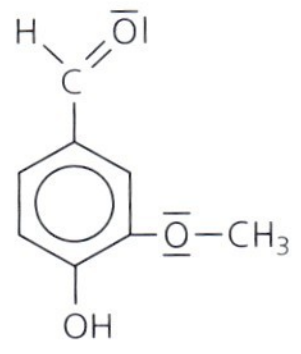

Vanillin

3. Zeigen Sie, dass Acrolein ein Aldehyd ist.

4. Üben Sie Halbacetal- und Acetalbildung z. B. aus Propanal und Methanol mit dem Molekülbaukasten.

5. Welche funktionellen Gruppen liegen in einem Halbacetal und welche in einem Acetal vor?

6. Geben Sie den systematischen Namen für Chloralhydrat an.

7. Welche Art der Isomerie liegt bei Aldehyden und Ketone vor (z. B. Butanal und 2-Butanon)?

8. Zeichnen Sie das Ketonhydrat von Aceton.

9. Geben Sie die Strukturformeln von Isobutylmethylketon *R* und Diisobutylketon *R* an.

10. Zeichnen Sie die Strukturformel des Cortisonacetats aus Ph. Eur. ab und markieren Sie alle Ketogruppen.

Fragen zu Kapitel 13.6

14 Oxidationsprodukte der Kohlenwasserstoffe Teil II

In diesem Kapitel finden Sie die Stoffgruppe der *Carbonsäuren* mit ihren Derivaten. Wie bei den Stoffgruppen im vorangehenden Kapitel sind hier zahlreiche pharmazeutisch relevante Verbindungen vertreten.

Carbonsäuren sind organische Säuren. Sie tragen die Carboxylgruppe als funktionelle Gruppe. Zahlreiche Carbonsäuren kommen in der Natur und in Lebensmitteln vor. Die Eigenschaften der Carbonsäuren werden durch die Carboxylgruppe und den Alkyl- oder Arylrest geprägt. Beispiel Essigsäure:

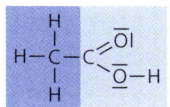

Alkylrest   Carboxylgruppe   Allgemeine Formulierung
                                        für eine Carbonsäure

14.1 Carboxylgruppe

Die Carboxylgruppe setzt sich formal aus einer Carbonylgruppe und einer Hydroxylgruppe zusammen. Der Name ergibt sich als Kunstname aus **Carb**onylhyd**roxyl**gruppe. Zwei Schreibweisen sind üblich:

Im Gegensatz zur alkoholischen Hydroxylgruppe spaltet die Hydroxylgruppe der Carboxylgruppe in Wasser ein Proton ab und bedingt dadurch den **sauren Charakter** und die elektrische Leitfähigkeit der Carbonsäuren:

Carboxylat-Ion   Oxonium-Ion

Zwei Gründe sind für den sauren Charakter der Carboxylgruppe maßgeblich:
- Die O–H-Bindung in der Hydroxylgruppe der Carboxylgruppe ist stärker polar als die O–H-Bindung in der alkoholischen Hydroxylgruppe, weil der Sauerstoff der Carboxylgruppe einen starken Elektronenzug ausübt, der sich bis auf die O–H-Bindung auswirkt. Die dadurch verursachte stärkere Polarisierung der O–H-Bindung bedingt eine leichtere Abgabe des Protons an das Wassermolekül (s. o.).
- Das Carboxylat-Ion stabilisiert sich durch Mesomerie (s. Kap. 11.5.1 Benzolmolekül), d.h. die tatsächliche Elektronenverteilung an dem Carboxylat-Ion liegt zwischen den beiden Grenzstrukturen. Eine derartige Mesomerie ist bei dem Alkoholat-Ion nicht möglich.

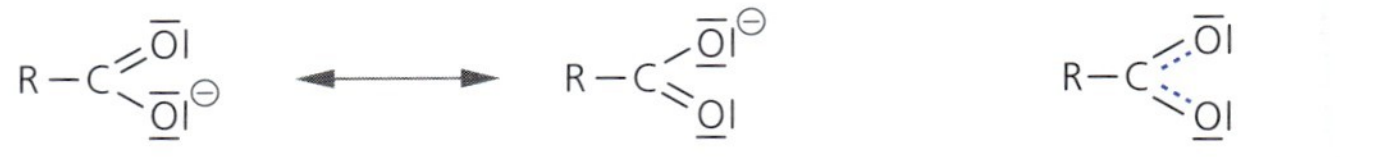

Modellvorstellung des mesomeren Zustandes

14.2 Alkansäuren

Wie die Oxidationsreihe der Kohlenwasserstoffe bereits zeigt (s. Abb. 13 1) sind die *Alkansäuren* (gesättigte aliphatische Monocarbonsäuren) eine Gruppe von Carbonsäuren, die als Endprodukte der Oxidation primärer Alkanole entstehen. Wie diese bilden auch die Alkansäuren eine homologe Reihe mit der allgemeinen Summenformel $C_nH_{2n+1}COOH$. Die systematische Benennung ergibt sich aus dem Namen des zugrunde liegenden Alkans und Anfügen der Endsilbe -**säure**. Dabei ist das Kohlenstoffatom der Carboxylgruppe mitzuzählen! Die längerkettigen Alkansäuren ab C_{12} werden wegen ihres Vorkommens in Fetten als *Fettsäuren* bezeichnet. Für die Schreibweise bestehen verschiedene Möglichkeiten, wie am folgenden Beispiel der *Decansäure* erkennbar ist:

$C_9H_{19}COOH$ oder $H_3C-(CH_2)_8-COOH$ oder

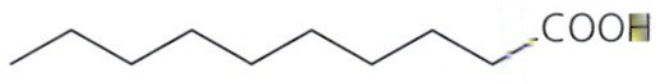

Skelettformel (s. Abb. 11.3)

Wie die Tabelle 14.1 zeigt, sind für viele Alkan- bzw. Fettsäuren Trivialnamen üblich.

14.2.1 Eigenschaften und Eigenschaftsänderungen innerhalb der homologen Reihe der Alkansäuren

Die ersten drei Glieder der homologen Reihe sind farblos, flüssig und riechen stechend. Die C_4–C_9-Säuren riechen ranzig und schweißartig. Die Alkansäuren ab C_{10} sind fest, geruchlos und paraffinartig. Die Kohlenstoffkette ist lang gestreckt mit Zickzackanordnung (Skelettformel).

Alkansäuren

Tab. 14.1 Die homologe Reihe der Alkansäuren mit ausgewählten Merkmalen.

Name (Trivialname)	Summenformel Schmp./Sdp. (°C)	pK$_S$-Wert	Löslichkeit in Wasser	Löslichkeit in unpolaren Lösungsmitteln	Name des Acylrestes (ausgewählte Beispiele mit Trivialnamen)	Name der Salze (ausgewählte Beispiele mit Trivialnamen)	Ph. Eur. Reagenz Monographie	Ausgewählte Anwendungsbeispiele/Vorkommen
Methansäure (**Ameisensäure**)	HCOOH 8/101	3,77	nimmt ab ↓	nimmt zu ↓	Formyl	Formiate	R	Siehe Text
Ethansäure (**Essigsäure**)	CH$_3$COOH 16,5/118	4,76			Acetyl	Acetate	R M	Siehe Text
Propansäure (**Propionsäure**)	C$_2$H$_5$COOH –22/141	4,88			Propionyl	Propionate	R	Als Konservierungsmittel für bestimmte Backwaren zugelassene Säure mit ihren Salzen (E280 – E283)
Butansäure (**Buttersäure**)	C$_3$H$_7$COOH –7/164	4,82			Butyryl	Butyrate	R	In ranziger Butter, in Früchten von Gingko biloba
Pentansäure (**Valeriansäure**)	C$_4$H$_9$COOH –34/186	4,81			Valeryl	Valerate	R	Inhaltsstoff der Baldrianwurzel
Dodecansäure (**Laurinsäure**)	C$_{11}$H$_{23}$COOH 44/225				Lauroyl	Laurate	R	Als Glycerolester im Lorbeeröl und Kokosnussöl
Hexadecansäure (**Palmitinsäure**)	C$_{15}$H$_{31}$COOH 63/269				Palmitoyl	Palmitate	R M	Die Glycerolester der Palmitinsäure, Stearinsäure und Ölsäure sind Hauptbestandteil tierischer und pflanzlicher Fette. Die Alkalisalze der Palmitin- und Stearinsäure sind *Seifen*.
Octadecansäure (**Stearinsäure**)	C$_{17}$H$_{35}$COOH 69/287				Stearoyl	Stearate	R M	
Eicosansäure (**Arachinsäure**)	C$_{19}$H$_{39}$COOH 77/–				Arachidoyl	Arachidate		In Erdnuss- und Fischöl

Saurer Charakter

Die Alkansäuren sind schwache Säuren. Die pK_s-Werte in Tabelle 14.1 zeigen, dass Ameisensäure die stärkste Säure aus der homologen Reihe ist. Die Mehrzahl der Glieder weist einen pK_s-Wert um 4,8 auf.

Dimerisierung zum Doppelmolekül

Die Polarität der Carboxylgruppe hat eine *Dimerisierung* der Säuremoleküle über Wasserstoffbrückenbindungen zu *Doppelmolekülen* zur Folge. Dies gilt für den festen und flüssigen Zustand und in unpolaren Lösungsmitteln:

$$R-C\underset{\underset{\delta^+}{\overline{O}-H}}{\overset{\overset{\delta^-}{\overline{O}|}}{\Big<}} \cdots\cdots\cdots\cdots \underset{\underset{\delta^-}{|\overline{O}}}{\overset{\overset{\delta^+}{H-\overline{O}}}{\Big>}}C-R$$

Löslichkeit

Die Löslichkeit der Alkansäuren wird durch den unpolaren, lipophilen Alkylrest und die polare, hydrophile Carboxylgruppe bestimmt. Die C_1–C_4-Säuren sind in jedem Verhältnis mit Wasser mischbar. Pentansäure ist in Wasser löslich und Hexansäure in Wasser praktisch unlöslich. In unpolaren Lösungsmitteln (s. Tab. 14.1) sind alle Alkansäuren löslich. Dies bedeutet, dass mit zunehmender Kettenlänge die Wirkung der polaren Carboxylgruppe gegenüber der Wirkung des sich vergrößernden Alkylrestes zurück tritt.

Schmelztemperatur

Die Schmelztemperatur wird durch die Van-der-Waals-Kräfte zwischen den Doppelmolekülen bestimmt. Je länger die Ketten desto stabiler fallen die Van-der-Waals-Kräfte aus. Entsprechend sind die C_1–C_9-Säuren flüssig und ab C_{10} sind die Alkansäuren fest (s. Tab. 14.1).

Siedetemperatur

Wegen der Bildung von Doppelmolekülen durch Dimerisierung liegen die Siedetemperaturen der Alkansäuren wesentlich höher als bei entsprechenden Alkanen mit ungefähr gleicher Molekülmasse (Essigsäure M_r 60,1 und Sdp. 118 °C, Butan M_r 58 und Sdp. −0,5 °C). Die Siedetemperatur steigt innerhalb der homologen Reihe mit der Kettenlänge (s. Tab. 14.1).

14.2.2 Reaktionen der Alkansäuren

Salzbildung

In der Carboxylgruppe der Alkansäuren lässt sich das Proton durch Metallatome ersetzen. Es kommt zur *Salzbildung*. Wie bei den anorganischen Säuren kann die Salzbildung durch Neutralisation mit alkalischen Lösungen, durch Umsetzung mit Metalloxiden oder unedlen Metallen erfolgen. So bildet sich z. B. bei der Reaktion von Essigsäure mit Natronlauge das Salz Natriumacetat, das als Puffersubstanz bereits in Kapitel 9.4.5 beschrieben wurde:

$$\text{Essigsäure} + Na^⊕ + OH^⊖ \longrightarrow \text{Natriumacetat} + H_2O$$

Essigsäure — Natronlauge — Natrium*acetat*

Die Trivialnamen für die Salze wichtiger Säuren sind in Tabelle 14.1 aufgeführt.

Esterbildung

Aus Alkansäuren und Alkoholen bilden sich unter geeigneten Reaktionsbedingungen in einer Gleichgewichtsreaktion *Ester*:

Essigsäure + Ethanol ⇌ Essigsäureethylester + Wasser

Wegen ihrer herausragenden Bedeutung werden die Ester in Kapitel 16 als gesonderte Stoffgruppe besprochen.

Säureanhydride

Säureanhydride entstehen formal durch Wasserabspaltung aus zwei Molekülen Alkansäure:

Essigsäure ⟶ Essigsäureanhydrid (Acetanhydrid) + H_2O

Das bekannteste Säureanhydrid ist Essigsäureanhydrid (Acetanhydrid Ph. Eur. R), eine klare farblose Flüssigkeit (Sdp. 136–142 °C). Essigsäureanhydrid dient als *Acetylierungsmittel*, d.h. zur Einführung eines Acetylrestes in eine Verbindung.

Säurehalogenide und Säureamide

In der Carboxylgruppe kann die Hydroxylgruppe substituiert werden. Der Säurerest ohne OH-Gruppe wird als *Acylrest* bezeichnet. Der Acylrest der Essigsäure z. B. ist der *Acetyl*rest (s. Tab. 14.1):

Acylrest — Acetylrest

Wird unter entsprechenden Reaktionsbedingungen die OH-Gruppe durch ein Halogenatom ersetzt, entstehen die *Säurehalogenide (Acylhalogenide)* z. B. *Acetylchlorid* (Ph. Eur. *R*):

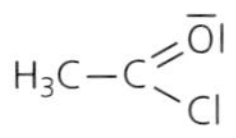

$$H_3C-C\begin{smallmatrix}\nearrow \overline{O}|\\ \searrow Cl\end{smallmatrix}$$

Acetylchlorid

Wird die OH-Gruppe durch die Aminogruppe ($-NH_2$) substituiert, bilden sich die *Säureamide*, z. B. aus Essigsäure das *Acetamid*:

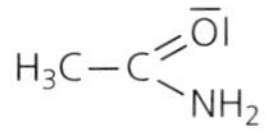

$$H_3C-C\begin{smallmatrix}\nearrow \overline{O}|\\ \searrow NH_2\end{smallmatrix}$$

Acetamid

14.2.3 Technische, pharmazeutische und physiologische Bedeutung der Alkansäuren

Ameisensäure

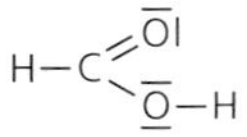

$$H-C\begin{smallmatrix}\nearrow \overline{O}|\\ \searrow \overline{O}-H\end{smallmatrix}$$

Die Ameisensäure ist wie der Name aussagt Bestandteil des Giftes der Ameise aber auch zahlreicher anderer Insekten. Ph. Eur. setzt wasserfreie Ameisensäure *R* u. a. als Lösungs- und Fließmittel ein.

Essigsäure und Salze der Essigsäure

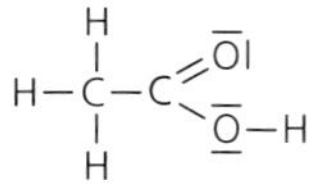

$$H-\overset{H}{\underset{H}{C}}-C\begin{smallmatrix}\nearrow \overline{O}|\\ \searrow \overline{O}-H\end{smallmatrix}$$

Essigsäure wird als Speiseessig (z. B. Apfelessig, Weinessig) durch enzymatische Oxidation von Ethanol aus Wein oder Obstweinen gewonnen und ist dann in Konzentrationen von 5 bis 6 % (*m/m*) oder 25 % (*m/m*) (Essigessenz) im Handel. Als geschmacksgebender oder konservierender Bestandteil ist Essigsäure in zahlreichen Lebensmitteln wie Sauerkraut oder Gewürzgurken enthalten.

Essigsäure, die industriell u. a. zur Herstellung von Kunststoffen, Kunstseide, Arzneimitteln und als Lösungsmittel dient, wird in großen Mengen oft durch Oxidation von Leichtbenzin hergestellt.

Im menschlichen Organismus spielt die Essigsäure eine zentrale Rolle. Verknüpft mit *Coenzym A* bildet sie als *Acetyl-CoA* eine biologisch äußerst aktive Substanz:

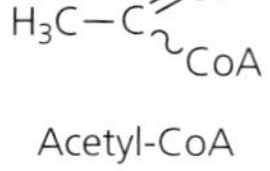

$$H_3C-C\begin{smallmatrix}\nearrow \overline{O}|\\ \searrow CoA\end{smallmatrix}$$

Acetyl-CoA

Sie stellt einen Schnittpunkt dar zwischen den Stoffwechselwegen der Kohlenhydrate, Fette und Eiweiße.

In der Pharmazie werden die Essigsäure und ihre Salze, die Acetate, als Arzneistoffe, Hilfsstoffe, Reagenzien, Fließ- und Lösungsmittel vielfältig eingesetzt. In **Ph. Eur.** findet sich die Essigsäure in verschiedenen Konzentrationen als Reagenz, als Monographie (Essigsäure 99%) und als Maßlösung (Essigsäure 0,1 mol/l). Beispiele für Salze der Essigsäure in Ph. Eur. sind Natriumacetat *R*, Kaliumacetat *R*, Ammoniumacetat *R* und Bleiacetat *R*. Im Folgenden wird die Analytik von *Essigsäure 99%* aus der Monographie von Ph. Eur. exemplarisch zusammengefasst.

Essigsäure 99 % als Monographie in Ph. Eur. Essigsäure ist eine klare, farblose, flüchtige Flüssigkeit oder kristalline Masse (Schmp. 16,5 °C!), in jedem Verhältnis mit Wasser, Dichlormethan, Ethanol und Ether mischbar.

Für die Prüfung auf **Identität** wird die Überprüfung des sauren Charakters einer wässrigen Essigsäure-Lösung (100 g/l) herangezogen. Ferner muss eine ca. 1 %-ige Lösung die Identitätsreaktion b auf *Acetat* (Ph. Eur. 2.3.1) ergeben. Die Lösung wird dazu nacheinander mit Lanthannitrat(La(NO$_3$)$_3$)-Lösung *R*, Iod-Lösung (0,05 mol/l) *R* und verdünnter Ammoniak-Lösung *R2* versetzt. Beim anschließenden Erhitzen tritt in Gegenwart von Iod unter Bildung von Lanthanacetat eine tiefblaue Farbe auf.

Die **Prüfung auf Reinheit** folgt wieder weitgehend dem schematischen Aufbau, der mit der Monographie von Glycerol eingeführt wurde (s. Abb. 13.7). Die **Erstarrungstemperatur** ist auf mindestens 14,8 °C festgelegt. Mit der **Prüfung auf reduzierende Substanzen** sollen oxidierbare Verunreinigungen wie z. B. Ameisensäure nachgewiesen werden. Die mit Schwefelsäure angesäuerte Untersuchungslösung wird zu diesem Zweck mit einer definierten Menge an Kaliumdichromat-Lösung (K$_2$Cr$_2$O$_7$) (0,0167 mol/l) als Oxidationsmittel im Überschuss versetzt. Nach einer bestimmten Zeit wird Kaliumiodid-Lösung zugesetzt. Eventuell vorhandene reduzierende Stoffe verbrauchen einen Teil des Oxidationsmittels. Der Überschuss setzt aus dem Kaliumiodid eine äquivalente Menge Iod frei, die mit Natriumthiosulfat-Lösung (0,1 mol/l) zurücktitriert wird.

Freisetzung von Iod aus Kaliumiodid durch überschüssiges Dichromat:

$$Cr_2O_7^{2\ominus} + 6\,I^{\ominus} + 14\,H^{\oplus} \rightarrow 2\,Cr^{3\oplus} + 3\,\mathbf{I_2} + 7\,H_2O$$

Rücktitration des freigesetzten Iods mit Thiosulfat:

$$2\,S_2O_3^{2\ominus} + \mathbf{I_2} \rightarrow S_4O_6^{2\ominus} + 2\,I^{\ominus}$$

Mittels entsprechender Grenzprüfungen werden fremde Ionen wie **Chlorid**, **Sulfat**, **Eisen** und **Schwermetall**-Ionen begrenzt. Zur Bestimmung des **Verdampfungsrückstandes** sind 20 g Essigsäure auf dem Wasserbad einzudampfen und der Rückstand bei 100 bis 105 °C zu trocknen. Dieser darf dann höchstens 0,01 % betragen.

Die **Gehaltsbestimmung** erfolgt durch Säure-Base-Titration (acidimetrisch) und ist in Kapitel 10.2.3 für Essigsäure 99 % beschrieben und erklärt.

Da Essigsäure eine flüchtige Säure ist, hat die **Lagerung** in dicht verschlossenen Gefäßen zu erfolgen.

Anwendungsbeispiele für weitere wichtige Alkansäuren finden Sie in Tabelle 14.1.

14.3 Alkensäuren

Alkensäuren sind ungesättigte aliphatische Monocarbonsäuren. Ein Versuch führt zu einer charakteristischen Eigenschaft dieser Stoffgruppe.

Reaktion von Brom mit Alkensäuren

Versuchsanordnung: Es werden 2 ml Ölsäure und 2 g Stearinsäure jeweils in ein Reagenzglas gegeben. Beide Säuren werden mit ca. 5 ml 1-Propanol zur Lösung gebracht (Stearinsäure zum Lösen erwärmen). Unter dem Abzug setzt man jeder Lösung ca. 5 bis 10 Tropfen einer Lösung von 0,5 ml Brom in 5 ml 1-Propanol zu und schüttelt (Schutzbrille!).

Beobachtung: Die Lösung von Ölsäure entfärbt sich fast umgehend, während die Lösung der Stearinsäure die Färbung durch die Brom-Lösung beibehält.

Auswertung: Die Ölsäure ist eine Alkensäure mit einer Doppelbindung (eine „ungesättigte Fettsäure"). Das zugesetzte Brom wird an die Doppelbindung addiert, dadurch entfärbt sich die Lösung. Bei Stearinsäure („gesättigte Fettsäure") ist eine Addition von Brom nicht möglich.
In Ph. Eur. dient die Addition von Brom auch als Identitätsreaktion z.B. bei Sorbinsäure (s. u.).

Treten eine oder mehrere Doppelbindungen in ein Alkansäuremolekül ein, so wird von einer *Alkensäure* („ungesättigte Alkansäure") gesprochen.

14.3.1 Alkensäuren mit einer Doppelbindung

Wie die Alkansäuren bilden auch die Alkensäuren mit einer Doppelbindung eine homologe Reihe. Die allgemeine Summenformel lautet $C_nH_{2n-1}COOH$ Die einfachste Alkensäure ist die *Acrylsäure* (Propensäure). Acrylsäure und das Acrylsäurederivat *Acrylamid* sind Reagenzien von Ph. Eur.:

Acrylsäure   Acrylsäureamid

Undecylensäure

Ph. Eur hat Undecylensäure (10-Undecensäure $C_{10}H_{19}COOH$) als Monographie aufgenommen. Sie ist als antimykotischer Wirkstoff Bestandteil von Arzneimitteln.

Ölsäure

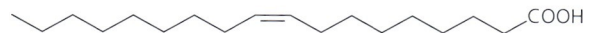

Die Glycerolester der **Ölsäure** $C_{17}H_{33}COOH$, Palmitinsäure und Stearinsäure sind Hauptbestandteil tierischer und pflanzlicher Fette. Dem systematischen Namen der Ölsäure als *cis*-Octadec-**9**-**en**säure ist die Nomenklatur für die Alkensäuren zu entnehmen. Den Stammnamen bildet die zugrunde liegende Alkansäure, bei der die Endsilbe „an" durch „**en**" ersetzt wird. Die Kette wird von der Carboxylgruppe ausgehend durchnummeriert. Die Stellung der Doppelbindung ist durch die Ziffer des Kohlenstoffatoms gekennzeichnet, dem die Doppelbindung folgt:

$$H_3C-CH_2-CH_2-CH_2-CH_2-CH_2-CH_2-CH_2-CH=CH-CH_2-CH_2-CH_2-CH_2-CH_2-CH_2-CH_2-COOH$$
$$\underset{18}{} \;\underset{17}{} \;\underset{16}{} \;\underset{15}{} \;\underset{14}{} \;\underset{13}{} \;\underset{12}{} \;\underset{11}{} \;\underset{10}{} \;\underset{\mathbf{9}}{} \;\underset{8}{} \;\underset{7}{} \;\underset{6}{} \;\underset{5}{} \;\underset{4}{} \;\underset{3}{} \;\underset{2}{} \;\underset{1}{}$$

Der systematische Name lässt ferner erkennen, dass durch die Doppelbindung cis-trans-Isomerie möglich ist. Die Ölsäure ist also das cis-Isomere der Octadec-**9**-**en**säure:

$$\begin{array}{c} H_3C-(CH_2)_7 \diagdown \quad \diagup H \\ C \\ \| \\ C \\ HOOC-(CH_2)_7 \diagup \quad \diagdown H \end{array}$$

Ölsäure = *cis*-Octadec-**9**-**en**säure

Durch die cis-Isomerie besitzt das Ölsäuremolekül bei Berücksichtigung der Bindungswinkel an der Doppelbindung eine „geknickte" Struktur. Diese wirkt sich auf die Eigenschaften aus. Im Gegensatz zur Stearinsäure mit ihrem gestreckten Bau können sich die Ketten der Ölsäuremoleküle nicht so günstig aneinander legen und damit auch nur schwache Van-der-Waals-Bindungen eingehen. Ölsäure (Schmp. 13 °C) ist deswegen bei Raumtemperatur flüssig und

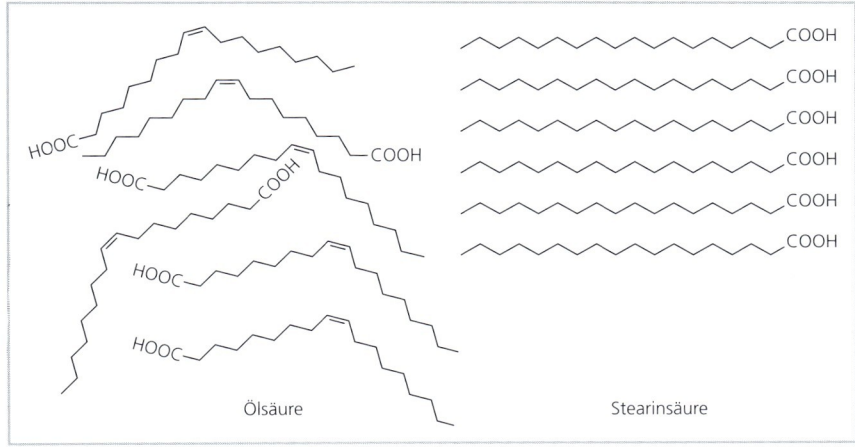

Abb. 14.1 Modell für die räumliche Anordnung von Ölsäure- und Stearinsäuremolekülen.

14.3.2 Alkensäuren mit mehreren Doppelbindungen

Sorbinsäure

$$H_3C-CH=CH-CH=CH-COOH$$

Die Sorbinsäure ist eine Alkensäure mit zwei konjugierten Doppelbindungen (s. Kap. 11.3.1 Alkene → Polyene). Der systematische Name lautet (*E,E*)-Hexa-2,4-**dien**säure oder *trans,trans*-Hexa-2,4-**dien**säure:

$$\underset{6\ \ \ \ 5\ \ \ \ 4\ \ \ \ 3\ \ \ \ 2\ \ \ \ 1}{H_3C-CH=CH-CH=CH-COOH}$$

Statt der cis-trans-Isomerie (s. Kap. 11.3.1 Alkene → cis-trans-Isomerie) wird auch in Ph. Eur. die *Z-E-Isomerie* angewandt. Diese ist notwendig bei Vorliegen verschiedener Substituenten an der Doppelbindung, da hier die Bezeichnung mit *cis* und *trans* nicht mehr eindeutig ist. Als Beispiel dient 1-Brom-1-fluor-2-chlorethen. Die Substituenten werden nach fallender Priorität, d. h. nach abnehmender Ordnungszahl geordnet. Bezogen auf das Beispiel 1-Brom-2-chlor-1-fluorethen bedeutet dies nachstehende Reihenfolge: Br (a), Cl (b), F (c), H (d). Liegen die beiden Substituenten mit der höheren Priorität am jeweiligen Kohlenstoffatom der Doppelbindung auf der gleichen Seite, wird von der **Z**-Form (von *z*usammen) gesprochen. Befinden sich diese Substituenten auf verschiedenen Seiten, liegt die **E**-Form (von *e*ntgegen) vor:

cis oder trans?	(*Z*)-Form	(*E*)-Form
	(*Z*)-1-Brom-2-chlor-1-fluorethen	(*E*)-1-Brom-2-chlor-1-fluorethen

Bei Sorbinsäure entspricht der *E*-Name der trans-Formulierung. *Z*- und *E*-Namen weichen allerdings häufig von der cis-trans-Formulierung ab.

Sorbinsäure hat eine antimikrobielle Wirkung vor allem gegen Hefe- und Schimmelpilze. Sorbinsäure und ihre Kalium- und Calciumsalze sind deswegen pharmazeutisch und lebensmitteltechnisch häufig eingesetzte Konservierungsmittel (E200–E202), z. B. für viele Getränke, Obst- und Gemüseprodukte, Fleisch- und Fischerzeugnisse, Fettemulsionen und Backwaren. Ph. Eur. führt Sorbinsäure und Kaliumsorbat als Monographien.

Die ungesättigten Fettsäuren

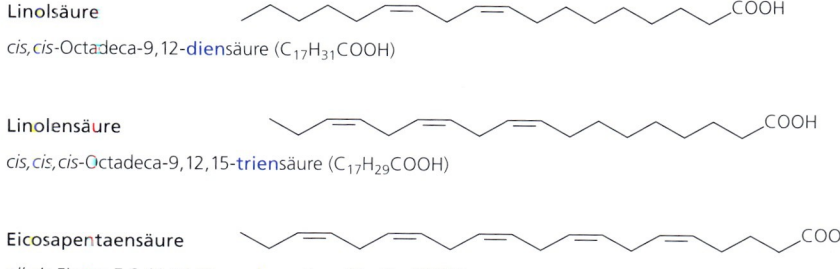

Linolsäure
cis,cis-Octadeca-9,12-diensäure ($C_{17}H_{31}COOH$)

Linolensäure
cis,cis,cis-Octadeca-9,12,15-triensäure ($C_{17}H_{29}COOH$)

Eicosapentaensäure
all,cis-Eicosa-5,8,11,14,17-pentaensäure ($C_{19}H_{29}COOH$)

Wie die Ölsäure zählen die Linol-, Linolen- und Eicosapentaensäure zu den *ungesättigten Fettsäuren*. Mit Stearin-, Palmitin- und Ölsäure sind sie in den natürlichen Fetten und Ölen als Glycerolester enthalten. Eicosapentaensäure, eine C_{20}-Säure, findet man hauptsächlich in Fisch.

Die Skelettformeln zeigen, dass Linolsäure zwei, Linolensäure drei und Eicosapentaensäure fünf konjugierte Doppelbindungen tragen. Der Säugetierorganismus ist nicht in der Lage, derartige mehrfach ungesättigte Fettsäuren zu bilden. Da sie jedoch im Stoffwechsel benötigt werden, bezeichnet man sie als *essentielle Fettsäuren*. In den Ernährungswissenschaften häufig aber auch in der Werbung findet sich die Bezeichnung *ω-Fettsäuren* (Omega-Fettsäuren). Linolsäure ist eine ω-6-Fettsäure, weil die Doppelbindung vom **Ende der Kette** her gezählt nach dem sechsten Kohlenstoffatom liegt. Linolensäure und Eico-

---

ZUSAMMENFASSUNG
Carboxylgruppe, Alkansäuren und Alkensäuren

Die Carbonsäuren sind organische Säuren mit der **Carboxylgruppe** als funktioneller Gruppe. Der saure Charakter der Carboxylgruppe ist wesentlich durch **Mesomerie-Stabilisierung** des **Carboxylat-Ions** bedingt.
Die **Alkansäuren** sind eine Gruppe von Carbonsäuren. Sie entstehen als Endprodukte der Oxidation primärer Alkanole und bilden eine homologe Reihe. Die Eigenschaften (z. B. Löslichkeit, Schmelz- und Siedetemperatur) der Alkansäuren werden durch die starke Polarität der hydrophilen Carboxylgruppe und den lipophilen Alkylrest geprägt. Mit zunehmender Kettenlänge nimmt der Einfluss des Alkylrestes zu. Die Alkansäuren liegen im flüssigen und festen Zustand und in unpolaren Lösungsmitteln durch Dimerisierung als **Doppelmoleküle** vor. Die langkettigen Alkansäuren sind als **Fettsäuren** Bestandteile der natürlichen Fette und Öle. Charakteristische Reaktionen der Alkansäuren sind **Salz-** und **Esterbildung**. Durch Substitution der Hydroxylgruppe in der Carboxylgruppe können Alkansäuren zu **Säurehalogeniden** und **Säureamiden** reagieren. Eine herausragende Rolle spielt die Essigsäure durch ihre physiologische, pharmazeutische und lebensmitteltechnische Bedeutung.
Durch Einfügen von einer oder mehreren Doppelbindungen in Alkansäuremoleküle entstehen **Alkensäuren**. Die langkettigen Alkensäuren mit einer Doppelbindung (Ölsäure) und mehreren Doppelbindungen (Linol-, Linolen- und Eicosapentaensäure) sind als **ungesättigte Fettsäuren** in natürlichen Fetten und Ölen in Form von Glycerolestern enthalten. Die Doppelbindungen und damit die Geometrie dieser Säuren bestimmen nicht nur deren physikalisch-chemische Eigenschaften wie z. B. Schmelztemperatur und Verharzung sondern auch ihr physiologisches Verhalten (essentielle Fettsäuren).

sapentaensäure sind ω-3-Fettsäuren, weil die Doppelbindung vom Ende der Kette her gezählt nach dem dritten Kohlenstoffatom liegt. Physiologische Bedeutung besitzt auch die *Arachidonsäure* (Eicosa**tetraen**säure), eine C_{20}-Fettsäure mit vier Doppelbindungen. Sie ist u. a. Ausgangssubstanz für die Biosynthese von *Prostaglandinen*.

Durch teilweise oder vollständige Hydrierung – Addition von Wasserstoff an die Doppelbindungen – der mehrfach ungesättigten Fettsäuren lassen sich diese „härten". Technologisch wird dieser Prozess der *Fetthärtung* in der Lebensmittel-, Kosmetik- und Pharmaindustrie eingesetzt.

Bei unsauberem Verschluss eines Standgefäßes mit Leinöl lässt sich ein Festsitzen des Stopfens durch Verharzung beobachten. Ursache ist die *Autoxidation* von mehrfach ungesättigten Fettsäuren im Leinöl (enthält hohen Anteil an Linolen- und Linolsäure) unter Einwirkung von Luftsauerstoff. In der Folge führt eine radikalische Polymerisation (s. Kap. 11.3.1 → Polymerisation) zur Bildung eines Harzes.

Fragen zu Kapitel 14.1, 14.2 und 14.3

1. Kurzkettige Alkansäuren verhalten sich ähnlich wie verdünnte Salzsäure. Leiten Sie aus dieser Tatsache vier Eigenschaften dieser Säuren ab, womöglich mit Reaktionsgleichung.
2. Warum ist das Dimere der Alkansäuren in unpolaren Lösungsmitteln besonders gut löslich?
3. Begründen Sie, warum die Alkansäuren mit ihren Doppelmolekülen ab einer Kettenlänge von 10 C-Atomen fest sind. Fertigen Sie eine Modellzeichnung an.
4. Erklären sie, warum Essigsäure (Sdp. 118 °C) eine Siedetemperatur im Bereich des Octans (Sdp. 126 °C), eines Alkans mit ca. doppelt so großer Molekülmasse wie die Essigsäure, besitzt.
5. Wie lässt sich erklären, dass man bei niederen Alkansäuren einen Geruch wahrnimmt?
6. Geben Sie die Octadecansäure in den drei üblichen Schreibweisen wieder.
7. Bilden Sie aus Ameisensäure und Kaliumoxid das entsprechende Salz und benennen Sie dieses.
8. Essigsäureanhydrid reagiert mit Wasser heftig in einer exothermen Reaktion unter Bildung von Essigsäure. Formulieren Sie die entsprechende Reaktionsgleichung.
9. Schreiben Sie die Formeln von Formamid und Propionylbromid nieder.
10. Begründen Sie die reduzierende Wirkung von Ameisensäure, die sich z. B. auch bei der Reaktion mit Fehlings-Reagenz zeigt.
11. Geben Sie die Formeln für Ammonium- und Bleiacetat wieder.
12. Formulieren Sie die Addition von Brom an Ölsäure. Wie viel Gramm Brom werden von einem mol Ölsäure addiert?
13. Sorbinsäure (Schmp. 132 – 136 °C) müsste aufgrund der Kettenlänge und Doppelbindungen im Vergleich mit Ölsäure (Schmp. 13 °C) eigentlich auch flüssig und nicht fest sein. Geben Sie eine Erklärung für diesen Sachverhalt.
14. Wie lauten die allgemeinen Summenformeln für Alkensäuren mit zwei und mit drei Doppelbindungen?

14.4 Dicarbonsäuren bzw. aliphatische Alkansäuren

Die *Dicarbonsäuren* tragen zwei endständige Carboxylgruppen. Sie sind das Endprodukt der Oxidation von zweiwertigen Alkoholen mit zwei primären Hydroxylgruppen. Für den systematischen Namen wird dem zugrunde liegenden Alkan die Endsilbe „**disäure**" angehängt.

In der Regel werden die Dicarbonsäuren mit ihren Trivialnamen benannt, die oft auf die natürliche Herkunft schließen lassen. Der einfachste Vertreter der homologen Reihe der Dicarbonsäuren ist die *Oxalsäure* (Ethan**disäure**):

$$\underset{H-\underline{\underline{O}}}{\overset{|\overline{\underline{O}}|}{C}}-\underset{\underline{\underline{O}}-H}{\overset{\overline{\underline{O}}|}{C}} \equiv HOOC-COOH$$

Der Name verweist auf ihr Vorkommen im Sauerklee (*Oxalis acetosella*).

14.4.1 Eigenschaften und Reaktionen der Dicarbonsäuren

Wegen der beiden Carboxylgruppen sind die Dicarbonsäuren in der Lage zwei Reihen von **Salzen** zu bilden. Oxalsäure bildet z. B. ein Kaliumhydrogenoxalat $K^{\oplus}[HOOC-COO^{\ominus}]$ und ein Natriumoxalat (Ph. Eur R) $2\,Na^{\oplus}\,[^{\ominus}OOC-COO^{\ominus}]$. Die Calciumsalze der Oxalsäure sind schwer löslich. Die Oxalsäure und ihre Salze sind giftig.

Die beiden Carboxylgruppen der Dicarbonsäuren verstärken sich gegenseitig in ihrer *Acidität* (saurer Charakter). Sie dissoziieren in zwei Stufen. Folglich existieren bei jeder Säure zwei pK_S-Werte, z. B. sind diese für Oxalsäure $pK_{S1} = 1{,}46$ (Essigsäure $pK_S = 4{,}76$!) und $pK_{S2} = 4{,}27$.

Mit zunehmender Kettenlänge vermindert sich der die Acidität verstärkende Effekt (s. Tab. 14.2).

Bei den kurzkettigen Dicarbonsäuren destabilisieren die beiden Carboxylgruppen die Kette, d.h. es kommt z. B. beim Erhitzen zu einem Zerfall:

$$HOOC-COOH \xrightarrow{\text{Erhitzen}} CO_2 + CO + H_2O$$
Oxalsäure

$$HOOC-CH_2-COOH \xrightarrow{\text{Erhitzen}} H_3C-COOH + CO_2$$
Malonsäure　　　　　　　　　Essigsäure　Kohlendioxid

Die Abspaltung von Kohlendioxid aus einer Carboxylgruppe wie beim Erhitzen der Malonsäure wird als *Decarboxylierung* bezeichnet.

Tabelle 14.2 gibt pharmazeutisch und technisch relevante Beispiele aus der homologen Reihe der Dicarbonsäuren mit ausgewählten Merkmalen.

Tab. 14.2 Pharmazeutisch und technisch relevante Beispiele aus der homologen Reihe der Dicarbonsäuren.

Name (Trivialname)	Formel Schmp. °C	pK_{S1}-Wert	Name der Salze (Trivialname)	Ph. Eur. Reagenz Monographie	Ausgewählte Anwendungsbeispiele/ Vorkommen
Ethandisäure (Oxalsäure)	HOOC – COOH 189,5 (wasserfrei)	1,46	Oxalate	R	Vorkommen u.a. in Rhabarber, Spinat. Mögliche Ursache für Harnsteinleiden
Propandisäure (Malonsäure)	HOOC – CH_2 – COOH 135,6	2,80	Malonate		Edukt für Synthesen, z. B. Ester
Butandisäure (Bernsteinsäure)	HOOC – $(CH_2)_2$ – COOH 184–187	4,17	Succinate	R	Bestandteil des Stoffwechsels (Citratzyklus)
Pentandisäure (Glutarsäure)	HOOC – $(CH_2)_3$ – COOH 98	4,34	Glutarate	R	Als 2-Oxoglutarsäure Bestandteil des Stoffwechsels (Citratzyklus)
Hexandisäure (Adipinsäure)	HOOC – $(CH_2)_4$ – COOH 151–154	4,40	Adipate	R M	Edukt für die Synthese von Kunststoffen (Polyamide)
Nonandisäure (Azelainsäure)	HOOC – $(CH_2)_7$ – COOH 106,5		Azelate	M im DAC	Aknemittel
Decandisäure (Sebacinsäure)	HOOC – $(CH_2)_8$ – COOH 135		Sebacate		Vorkommen im Rizinusöl, Edukt zur Herstellung von Kunststoffen

14.4.2 Ungesättigte Dicarbonsäuren

Ungesättigte Dicarbonsäuren sind Dicarbonsäuren mit einer Doppelbindung. Von pharmazeutischer Bedeutung sind die *Maleinsäure* (*cis*-Butendisäure) und ihre Salze die *Maleate*:

$$\text{HOOC}\diagdown_{\text{H}}\!\!\text{C}=\text{C}\!\!\diagup^{\text{COOH}}_{\text{H}}$$

Maleinsäure (*cis*-Butendisäure)

Maleinsäure *R* wird gemäß Ph. Eur. zur Identitätsprüfung von Trifluoperazindihydrochlorid (Neuroleptikum) und Trimipramin*maleat* (tricyclisches Antidepressivum) eingesetzt. Als Monographie ist Maleinsäure in Ph. Eur. aufgeführt, da sie gelegentlich als Hilfsstoff u. a. zur Salzbildung angewandt wird z. B. beim o. g. Trimipramin*maleat*.

Das trans-Isomer der Maleinsäure ist die *Fumarsäure* (DAC *M*, Ph. Eur. *R*), ein Stoffwechselprodukt aus dem Kohlenhydratabbau (Citratzyklus).

Die Dicarbonsäuren tragen zwei endständige Carboxylgruppen und bilden eine homologe Reihe. Wie die **Oxalsäure** anschaulich zeigt, verstärken sich die beiden Carboxylgruppen in ihrer Acidität. Säuren und Salze aus der homologen Reihe der Dicarbonsäuren sind von pharmazeutischer, technischer und stoffwechselrelevanter Bedeutung.
Von den ungesättigten Dicarbonsäuren ist die **Maleinsäure** mit ihren Salzen, den **Maleaten** der wichtigste Vertreter.

ZUSAMMENFASSUNG
Dicarbonsäuren

1. Aus welchem zweiwertigen Alkohol mit zwei primären Hydroxylgruppen ist durch Oxidation Oxalsäure entstanden?
2. Warum können Oxalsäure-haltige Lebensmittel die Calciumresorption stören? (Reaktionsgleichung)
3. Wie muss der systematische Name für Maleinsäure unter Anwendung der Z/E-Isomerie lauten?
4. Maleinsäure**anhydrid** (Ph. Eur. R) kommt durch innermolekulare Wasserabspaltung zustande. Geben sie diese Reaktion durch eine Reaktionsgleichung wieder.

Fragen zu Kapitel 14.4

14.5 Substituierte Carbonsäuren bzw. substituierte Alkansäuren

Bisher lernten Sie Derivate der Carbonsäuren mit veränderter Carboxylgruppe kennen.

Mit den *substituierten Carbonsäuren* liegen Alkansäuren vor, bei denen am Alkylrest ein oder mehrere Wasserstoffatome durch andere Atome oder Atomgruppen substituiert sind. Die eingeführten Substituenten beeinflussen die Eigenschaften (z. B. Löslichkeit, Acidität) dieser Säuren.

In diesem Kapitel wird auf drei Gruppen von substituierten Carbonsäuren eingegangen: *Hydroxy-, Halogen- und Aminocarbonsäuren*.

14.5.1 Hydroxycarbonsäuren mit einer Hydroxylgruppe – Spiegelbild-Isomerie

Die Hydroxycarbonsäuren sind Carbonsäuren, aber auch Di- und Tricarbonsäuren, in deren Alkylresten ein oder mehrere Wasserstoffatome durch die **Hydroxylgruppe** ersetzt sind.

Spiegelbild-Isomerie am Beispiel der Milchsäure

Wegen ihrer physiologischen Bedeutung als Stoffwechselprodukt zahlreicher Organismen kann die *Milchsäure* (2-Hydroxypropansäure oder α-Hydroxypropansäure) als „Prototyp" der Hydroxycarbonsäuren gelten:

$$\begin{array}{c} \text{COOH} \\ | \\ \text{HO}-\overset{*}{\text{C}}-\text{H} \\ | \\ \text{CH}_3 \end{array} \qquad \text{H}_3\underset{\beta}{\text{C}}-\underset{\alpha}{\underset{|}{\text{CH}}}-\text{COOH} \\ \phantom{\text{H}_3\text{C}-\text{CH}-\text{CO}}\text{OH}$$

Milchsäure

Die Stellung der Substituenten im Alkylrest von Carbonsäuren wird häufig mit griechischen Buchstaben ($α, β, γ, δ$ ......) angegeben, wobei die Carboxylgruppe nicht mitzählt (s. Kap. 14.5.3).

Die Milchsäure zeigt die in Kapitel 13.2.6 ($\rightarrow$ 1,2-Propandiol) erwähnte Eigenschaft der **optischen Aktivität** aufgrund der Strukturbesonderheit eines **asymmetrischen Kohlenstoffatoms** (C* mit vier verschiedenen Liganden). Diese Strukturbesonderheit wird hier am Beispiel der Milchsäure mit der zugehörigen Nomenklatur ausführlich erklärt.

Spiegelbild-Isomerie. Mit dem Molekülbaukasten (Kugel-Stab-Modelle) lassen sich zwei unterschiedliche Modelle der Milchsäure bauen (Abb. 14.2 A), die sich wie Bild und Spiegelbild verhalten. Die beiden Moleküle können nicht zur Deckung gebracht werden, auch dann nicht, wenn man versucht, die Atome und Atomgruppen durch Drehung um ihre Bindungsachsen in die passende Stellung zu bringen. Es liegen zwei isomere Milchsäuremoleküle vor, die sich zueinander wie *Bild und Spiegelbild* verhalten. Es wird von *Spiegelbild-Isomerie* gesprochen.

Verbindungen wie die beiden Isomere der Milchsäure, die sich wie Bild und Spiegelbild verhalten, werden *Enantiomere* (griech. *enantios*: entgegengesetzt) genannt. Sie sind **nicht** deckungsgleich. Derartige Verbindungen, die nicht zur Deckung gebracht werden können, werden auch als *chiral* (griech. *cheir*: Hand) bezeichnet, weil sie mit der Beziehung zwischen rechter und linker Hand zu vergleichen sind (s. Abb. 14.2 B). Chiralität ist die Voraussetzung für die Existenz von Enantiomeren. Das Auftreten des asymmetrischen Kohlenstoffatoms ist eine mögliche Ursache für Chiralität und damit auch für die Existenz von Enatiomeren. In der Milchsäure stellt das asymmetrische Kohlenstoffatom das *Chiralitätszentrum* dar.

Zur **Benennung** der Enantiomere wird die *Fischer-Projektionsformel* eingesetzt. Dazu werden die Moleküle so angeordnet, dass das Kohlenstoffatom mit der höchsten Oxidationszahl nach oben geschrieben wird. Das Chiralitätszentrum (hier C*) liegt in der Papierebene. Die Liganden links und rechts vom Chiralitätszentrum liegen vor der Papierebene (mit Pfeilen markiert) und die beiden senkrecht orientierten Liganden werden gedanklich hinter die Papierebene (gestrichelt markiert) gelegt. Zeigt die funktionelle Gruppe am C* nach rechts, liegt das D-Enantiomere (lat. *dexter*: rechts) vor, hier die D-*Milchsäure*. Zeigt die funktionelle Gruppe nach links, handelt es sich um das L-Enatiomere (lat. *laevus*: links), hier die L-*Milchsäure*. Diese Art der Benennung

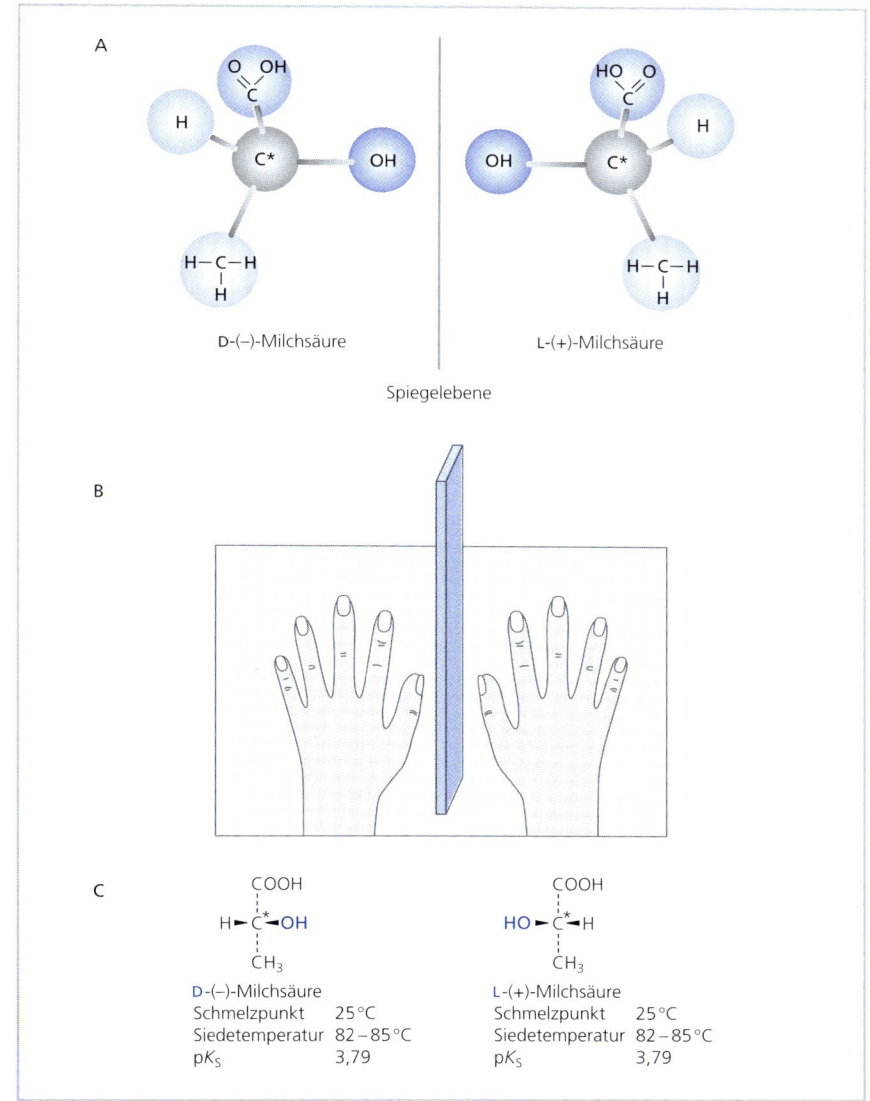

Abb. 14.2 Spiegelbild-Isometrie der Milchsäure (nach Eisner et al. 2001b).

wird auch D/L-System genannt. Abbildung 14.2 C zeigt die Enantiomere der Milchsäure in der *Keil-Strich-Darstellung*.

Die Markierungen sind beim Zeichnen nicht unbedingt erforderlich. Sie erleichtern das Erkennen der *Konfiguration*. Darunter wird die spezifische räumliche Anordnung der Atome oder Atomgruppen an einem asymmetrischen Kohlenstoffatom oder einer Doppelbindung verstanden.

Optische Aktivität. Die D- und L-Enantiomere einer Verbindung stimmen in allen chemisch-physikalischen Eigenschaften überein (s. Abb. 14.2 C). Sie unterscheiden sich nur in ihrer *optischen Aktivität*. Dies bedeutet, dass eines der beiden Enantiomere das linear polarisierte Licht nach rechts (im Uhrzeigersinn, mit (+) gekennzeichnet) und das andere Enantiomere das linear polarisierte Licht um den gleichen Drehwinkel nach links (im Gegenuhrzeigersinn, mit (−) gekennzeichnet) dreht. Dabei besteht kein erkennbarer Zusammenhang zwischen den Merkmalen D und L sowie (+) und (−) (s. Milchsäure in Abb. 14.2 C)! Die korrekten Namen für Milchsäure lauten D(−)-2-Hydroypropansäure und L(+)-2-Hydroypropansäure.

Das Ausmaß der optischen Aktivität ist eine substanzspezifische Größe und wird mit dem Polarimeter (Aufbau und Funktionsweise des Polarimeters s. Physikalische Gerätekunde) bestimmt. Dabei ist der Drehwinkel α der Massenkonzentration β der optisch aktiven Substanz und der Länge l des Probenrohres proportional:

$$\alpha = [\alpha]_D^{20} \cdot \beta \cdot l \quad oder \quad nach\ [\alpha]_D^{20}\ aufgelöst:\ [\alpha]_D^{20} = \frac{\alpha}{\beta \cdot l}$$

Angabe der Rohrlänge meist in dm
Angabe der Massenkonzentration in g/ml

DEFINITION

Der Proportionalitätsfaktor $[\alpha]_D^{20}$ ist die *spezifische Drehung*, d.h. eine Stoffkonstante. Die spezifische Drehung ist für Reinstoffe wie z.B. die **Flüssigkeit** Milchsäure definiert als der Drehwinkel α, ausgedrückt in (°) der Drehung des linear polarisierten Lichtes der D-Linie des Natriumlichtes (λ = 589,3 nm), gemessen bei 20 °C, bezogen auf eine Schichtdicke von 1 dm geteilt durch die Dichte in g/cm³.

Beispiel L(+)-Milchsäure: $[\alpha]_D^{20} = + 3{,}82° \cdot cm^3 \cdot g^{-1} \cdot dm^{-1}$

Bei gelösten Substanzen wird auf die Konzentration von 1 g Substanz je ml bezogen. Dabei gilt die spezifische Drehung einer gelösten Substanz stets nur für ein bestimmtes Lösungsmittel und die angegebene Konzentration.

Beispiel D-Glucose-Monohydrat: $[\alpha]_D^{20} = + 52{,}5\ bis\ + 53{,}5 \cdot ml \cdot g^{-1} \cdot dm^{-1}$
(Lösungsmittel Wasser!)

In **Ph. Eur.** wird der Zahlenwert der spezifischen Drehung ohne Einheiten angegeben. Für gelöste Substanzen gilt gemäß Ph. Eur. 2.2.7:

$[\alpha]_D^{20} = \dfrac{\mathbf{1000} \cdot \alpha}{1 \cdot c}$ c = Konzentration der Substanz in g/l (entspricht Massenkonzentration β, s. Kap. 7.1.4)

Wird eine Lösung, in der gleiche Stoffmengen der beiden Enantiomeren der Milchsäure gelöst sind, mit dem Polarimeter untersucht, zeigt sich keine Veränderung des Drehwinkels. Die Wirkung der optischen Aktivität hebt sich hier auf. Ein derartiges Stoffgemisch wird als *Racemat* bezeichnet.

DEFINITION

Racemate sind optisch inaktive, äquimolare Gemische aus links- und rechtsdrehender Form spiegelbildisomerer Moleküle.

***R/S*-System mit Beispielen.** In Ph. Eur. ist weder das D- noch das L-Enantiomere der Milchsäure aufgeführt, sondern die *(S)-Milchsäure* als (S)-Enantiomeres und *Milchsäure* als Racemat (*R/S*-2-Hydroxypropansäure). Statt des D/L-

Systems wählt Ph. Eur. meist das *R/S-System* (nach **C**ahn, **I**ngold und **P**relog auch *CIP-System* genannt) für die Benennung von Enantiomeren, weil es im Gegensatz zum D/L-System immer eindeutig ist. Deutlich wird dies an zahlreichen optisch aktiven Arzneistoffen wie z. B. Propylenglycol, Halothan, Ibuprofen oder Verapamil. Bei vielen Arzneistoffen, auch Naturstoffen, mit mehreren asymmetrischen Kohlenstoffatomen ist eine eindeutige Strukturangabe nur mit dem *R/S*-System möglich (z. B. bei Lisinopril-Dihydrat, einem ACE-Hemmer, oder Chininhydrochlorid).

Die Zuordnung eines Enantiomeren zur (*R*)-Form (lat. *rectus*: rechts) oder (*S*)-Form (lat. *sinister*: links) erfolgt gemäß folgender vereinfacht wiedergegebenen Regeln:
1. Die vier Liganden an einem asymmetrischen Kohlenstoffatom werden nach **abnehmender** Priorität geordnet.
2. Als Priorität gilt höhere Ordnungszahl vor niedrigerer Ordnungszahl (z. B. $_{16}$O vor $_{12}$C vor $_1$H).
3. Sind zwei benachbarte Atom am asymmetrischen Kohlenstoffatom gleich, so kann auf einer ersten Stufe der Betrachtung noch keine Entscheidung über die Priorität getroffen werden. Jetzt werden die nächsten und nachfolgenden Atome, die mit den beiden gleichen benachbarten Atomen verknüpft sind, auf ihre Priorität gemäß Ordnungszahl verglichen und dann die Entscheidung getroffen. Bei Propylenglycol:

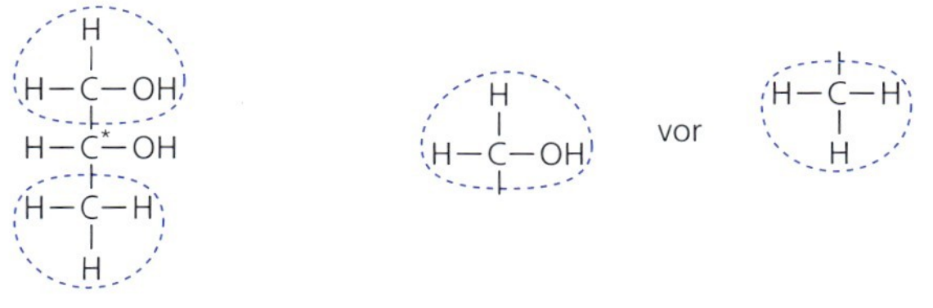

Propylenglycol

4. Bei Doppel- und Dreifachbindungen werden diese Bindungen „aufgeklappt" und an den beiden „aufgeklappten" Enden ein „Doppel" des jeweils am anderen Ende der Mehrfachbindung stehenden Atoms hinzugefügt:

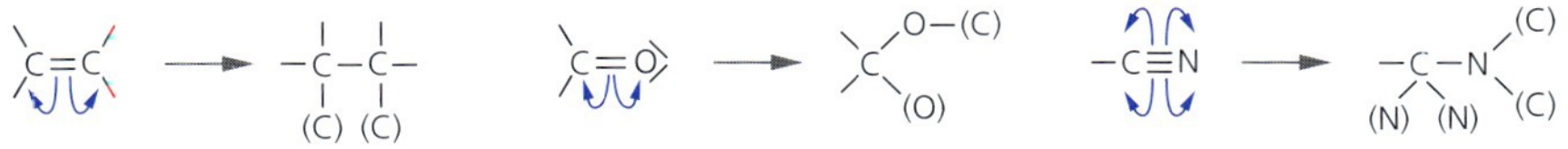

Die Entscheidung für *R*- oder *S*-Konfiguration:
- Die räumliche Formel des Enatiomeren wird nun so betrachtet, dass der **Ligand mit der niedrigsten Priorität nach hinten zeigt**. Dabei stellt man sich die räumliche Formel als Tetraedermodell vor.
- *R*-Form: Die Priorität der restlichen drei Liganden nimmt **im Uhrzeigersinn ab**.
- *S*-Form: Die Priorität der restlichen drei Liganden nimmt **im Gegenuhrzeigersinn ab**.

Zwei Beispiele verdeutlichen die Regeln und die Entscheidung für die Zuordnung.

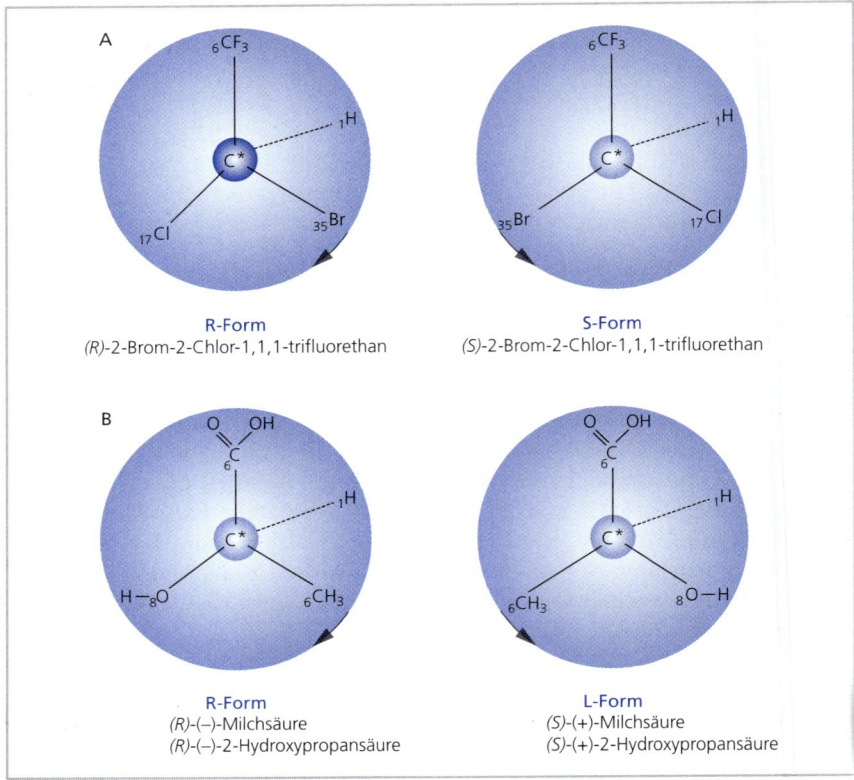

Abb. 14.3 *R*- und *S*-Enantiomere.
A Halothan (2-Brom-2-Chlor-1,1,1-trifluorethan), **B** Milchsäure.

BEISPIEL

1. Halothan
(vier verschiedene Liganden am asymmetrischen Kohlenstoffatom)

Praktischer Hinweis: Nehmen Sie das Kugelstabmodell des zu bestimmenden Enantiomeren am Liganden mit der niedrigsten Priorität in die Hand und halten sie diesen nach hinten. Sie blicken nun auf die drei restlichen Liganden wie auf drei Speichen eines Rades.

Halothan (Abb. 14.3 A) besitzt am asymmetrischen Kohlenstoffatom vier verschiedene Liganden. Entsprechend ihrer Ordnungszahl ist die Reihenfolge nach abnehmender Priorität: $_{35}$Br, $_{17}$Cl, $_{6}$C, $_{1}$H. Wird das Wasserstoffatom nach hinten gesetzt (gestrichelte Linie), so nimmt bei der *R*-Form die Priorität der restlichen drei Liganden **im Uhrzeigersinn ab** ($_{35}$Br, $_{17}$Cl, $_{6}$C) und bei der *S*-Form **im Gegenuhrzeigersinn ab**. In Ph. Eur. befindet sich (*R/S*)-2-Brom-2-Chlor-1,1,1-trifluorethan, d. h. also das Racemat des Halothans.

2. Milchsäure
(vier verschiedene Liganden am asymmetrischen Kohlenstoffatom)

BEISPIEL

Milchsäure (Abb. 14.3 B) besitzt am asymmetrischen Kohlenstoffatom **zweimal den Kohlenstoff** mit unterschiedlichen Substituenten, den Sauerstoff und den Wasserstoff als Liganden. Entsprechend ihrer Ordnungszahl ist die Reihenfolge nach abnehmender Priorität: $_8O$, $_6C$ (aus der Carboxylgruppe), $_6C$ (aus der Methylgruppe), $_1H$. Da das Kohlenstoffatom der Carboxylgruppe dreimal mit Sauerstoff verknüpft ist (s. Regel 3 und 4) während das Kohlenstoffatom der Methylgruppe nur mit Wasserstoff verknüpft ist, hat ersteres die höherer Priorität. Nun ist die *R*-Form und die *S*-Form der Milchsäure in Abbildung 14.3 B erkennbar. Dabei ist auch der volle systematische Name mit dem Drehsinn verzeichnet.

Spiegelbild-Isomerie bei Arzneistoffen. Die Spiegelbild-Isomerie spielt für die Pharmakokinetik und Pharmakodynamik von Arzneistoffe eine Rolle, wenn diese im Körper mit einem *chiralen Rezeptor* reagieren. Hier können starke Unterschiede zwischen den beiden Enantiomeren eines Arzneistoffs auftreten. Ein Beispiel für die unterschiedliche Wirkung sind die β-Rezeptorenblocker, bei denen das S-Enantiomere ca. 100fach stärker blockierend auf die β-Rezeptoren wirkt als das R-Enantiomere. Im Handel sind diese Wirkstoffe allerdings meist als Racemate.

Eigenschaften der Milchsäure, pharmazeutische Verwendung
Milchsäure ist eine farblose, sirupartige Flüssigkeit. Als Racemat hat sie eine Schmelztemperatur von 18 °C. Meist liegen in der Milchsäure noch Kondensationsprodukte derselben vor. Die Acidität der Milchsäure (pK_S 3,79) liegt höher als bei Propionsäure (pK_S 4,88). Die Ursache ist der Elektronenzug der α-ständigen Hydroxylgruppe, der sich auf die Carboxylgruppe auswirkt. Die Salze der Milchsäure werden *Lactate* genannt.

Neben Milchsäure und (*S*)-Milchsäure führt Ph. Eur. Calciumlactat (Calciumlactat-Pentahydrat und Calciumlactat-Trihydrat) und Natriumlactat als Monographien sowie Calciumlactat als Reagenz.

Lactatnachweis (Ph. Eur. 2.3.1 Identitätsreaktionen): Milchsäure wird zunächst mit Bromwasser zur *Brenztraubensäure* oxidiert. Diese decarboxyliert (s. Kap. 14.4.1) zu Acetaldehyd, der mit Nitroprussidnatrium *R* (Natriumpentacyanonitrosyferrat(II)) eine positive Legal-Probe (hier ein dunkelgrüner Ring) ergibt.

$$H_3C-CH-COOH \xrightarrow{Br_2} H_3C-C-COOH \xrightarrow{-CO_2} H_3C-C\underset{H}{\overset{\overline{O}|}{\lessgtr}}$$
$$|||$$
$$OH\underline{O}|$$

Milchsäure　　　　Brenztraubensäure　　　　Acetaldehyd

Milchsäure wirkt keratolytisch und antiseptisch. Ihr Einsatz erfolgt z. B. in Aknemitteln und Vaginaltherapeutika. Calciumlactat *R* kann als Puffersubstanz dienen. Ansonsten findet sich Calciumlactat als Bestandteil von Mineralstoffpräparaten oder als Antiseptikum. Natriumlactat ist als Mineralstoff und Puffersubstanz oft Bestandteil von Infusions- und Injektionslösungen.

14.5.2 Hydroxycarbonsäuren mit einer oder zwei Hydroxylgruppen und zwei oder drei Carboxylgruppen

Weinsäure und Tartrate

Die *Weinsäure* besitzt zwei asymmetrische Kohlenstoffatome und drei Isomere, einmal als Enantiomerenpaar die (+)- und (−)-Weinsäure und die optisch inaktive *Mesoweinsäure*.

```
       COOH              COOH              COOH
        |                 |                 |
   H—C—OH            HO—C—H             H—C—OH
        |                 |                 |
   HO—C—H             H—C—OH            H—C—OH
        |                 |                 |
       COOH              COOH              COOH

(2R,3R)-(+)-Weinsäure   (2S,3S)-(−)-Weinsäure    Mesoweinsäure
(2R,3R)-(+)-2,3-Dihydroxy-  (2S,3S)-(−)-2,3-Dihydroxy-
   butandisäure              butandisäure
```

In Ph. Eur findet man die Weinsäure wie auch andere optisch aktive Substanzen in der Keilstrichformel als Sägeblock-Projektion dargestellt:

Sägebockprojektion von (+)-Weinsäure

Tartratnachweis (Ph. Eur. 2.3.1 Identitätsreaktionen): Als Nachweise für Tartrat (Salz der Weinsäure) bzw. Weinsäure dienen zwei Farbreaktionen.

Reaktion a: Die Weinsäure wird mit Wasserstoffperoxid in Gegenwart von $Fe^{2\oplus}$-Ionen zu Dihydroxyfumarsäure oxidiert. Diese ergibt mit $Fe^{2\oplus}$-Ionen in alkalischem Milieu einen violett gefärbten Komplex.

```
    COOH                         HOOC   OH
     |                              \  /
   H—C—OH      Oxidation             C
     |         ─────────>            ‖
  HO—C—H                             C
     |                              / \
    COOH                          HO   COOH

(+)-Weinsäure              Dihydroxyfumarsäure
```

Reaktion b: Aus einem Oxidationsprodukt von Weinsäure entsteht mit Resorcin unter Substitution mit Brom ein kompliziert aufgebautes chinoides System (s. Kap. 13.3.2) mit charakteristischer roter Farbe.

Weinsäure und Tartrate mit pharmazeutischer Relevanz sind in einer Auswahl in Tabelle 14.3 zusammengestellt.

Citronensäure und Citrate

Citronensäure (2-Hydroxy-1,2,3-Propantricarbonsäure) ist eine Säure mit vier funktionellen Gruppen. Wegen ihrer Bedeutung im Kohlenhydratstoffwechsel ist ein Abbauzyklus entsprechend als *Citronensäurezyklus* benannt worden. Citronensäure ist die Hauptsäurekomponente in zahlreichen Früchten z.B. Zitronen (ca. 6 % Citronensäure), Apfelsinen, Pampelmusen und Johannisbeeren.

Tab. 14.3 Weinsäure und pharmazeutisch relevante Tartrate (eine Auswahl).

Name	Ph. Eur. Reagenz Monographie	Anwendungsbeispiele
(+)-Weinsäure	M	Als Säuerungsmittel, als Säurekomponente von Brausetabletten; hat laxierende Wirkung
(+)-Weinsäure	R	Zum Nachweis von Kalium (Ph. Eur. 2.3.1); zur Herstellung von Dragendorffs Reagenz R 1 u. R 2 (dient Alkaloidnachweisen)
Kaliumnatriumtartrat	R	Zur Herstellung von Fehling'scher Lösung R (Lösung II), dient hier dazu, Kupfer in alkalischem Milieu komplex in Lösung zu halten. Zur Herstellung von Biuret-Reagenz R
Kaliumtartrat	R	Zur Herstellung von Fehling'scher Lösung R 2
Natriumtartrat	R	Zur Herstellung von Fehling'scher Lösung R 3

Tab. 14.4 Citronensäure und pharmazeutisch relevante Citrate (eine Auswahl).

Name	Ph. Eur. Reagenz Monographie	Anwendungsbeispiele
Wasserfreie Citronensäure und Citronensäure-Monohydrat	M M	Als Acidum bei Anacidität, zur pH-Regulierung in Basiscremes und Basissalben, als Säurekomponente in Brausetabletten, zur Auflösung von Harnsäuresteinen
Citronensäure	R	Zur Herstellung diverser Pufferlösungen (z. B. Citrat-Pufferlösung pH 5,0)
Kaliumcitrat	R	Zur Herstellung von Kaliumplumbitlösung (dient dem Nachweis von Schwefelverbindungen)
Natriumcitrat	M	Als 3,8%-ige Lösung zur Hemmung der Blutgerinnung in vitro
Natriumcitrat	R	Zur Herstellung von Natriumcitrat-Pufferlösung pH 7,8
Kaliumnatriumhydrogencitrat		Arzneimittel (Uralyt®) zur Auflösung von Calcium- und Harnsäuresteinen

$$HOOC-CH_2-\underset{\underset{COOH}{|}}{\overset{\overset{OH}{|}}{C}}-CH_2-COOH$$

Citronensäure

Citronensäure ist ein weißes kristallines Pulver, das sich sehr leicht in Wasser löst und aus diesem als Citronensäure-Monohydrat auskristallisiert. Sie ist eine schwach Säure (pK_{S1} 3,2). Die Salze der Citronensäure sind die *Citrate*.

Citronensäure und die Citrate spielen lebensmitteltechnisch (z. B. Säuerungsmittel, Brausepulver), technisch (z. B. schonende Entkalkung) und pharmazeutisch eine wichtige Rolle (Tab. 14.4).

Citratnachweis (Ph. Eur. 2.3.1 Identitätsreaktionen): Als Nachweis für Citrat bzw. Citronensäure dient wieder die Legal-Probe. Die Citronensäure wird in schwefelsaurem Medium mit Kaliumpermanganat zur 3-Oxoglutarsäure oxidiert. Diese decarboxyliert beim Erwärmen zu Aceton, das mit Nitroprussidnatrium R (Natriumpentacyanonitrosylferrrat(II)) einen violetten Komplex, d. h. eine positive Legal-Probe ergibt.

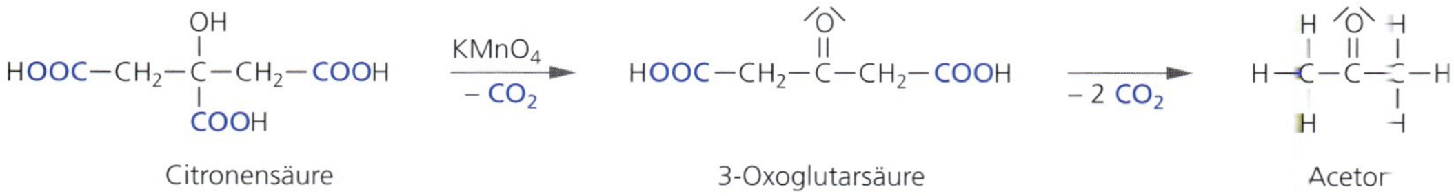

$$HOOC-CH_2-\underset{\underset{COOH}{|}}{\overset{\overset{OH}{|}}{C}}-CH_2-COOH \xrightarrow[-CO_2]{KMnO_4} HOOC-CH_2-\overset{\overset{O}{\|}}{C}-CH_2-COOH \xrightarrow{-2\,CO_2} H-\overset{\overset{H}{|}}{\underset{\underset{H}{|}}{C}}-\overset{\overset{O}{\|}}{C}-\overset{\overset{H}{|}}{\underset{\underset{H}{|}}{C}}-H$$

Citronensäure — 3-Oxoglutarsäure — Aceton

14.5.3 Halogencarbonsäuren

> Die *Halogencarbonsäuren* sind substituierte Carbonsäuren, bei denen ein oder mehrere Wasserstoffatome im Alkylrest durch Halogenatome ersetzt sind.

Bei der **Nomenklatur** wird die Stellung des Substituenten entweder mit griechischen Buchstaben (α, β, γ, δ ......) ausgehend von dem Kohlenstoffatom nach der Carboxylgruppe oder mit Ziffern ausgehend von der Carboxylgruppe gekennzeichnet:

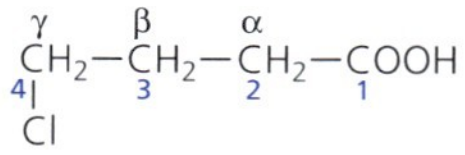

$$\overset{\gamma}{\underset{\underset{Cl}{\underset{|}{4}}}{CH_2}}-\overset{\beta}{\underset{3}{CH_2}}-\overset{\alpha}{\underset{2}{CH_2}}-\underset{1}{COOH}$$

γ-Chlor-*n*-buttersäure oder 4-Chlor-*n*-buttersäure

Durch die Halogenatome erhalten die Halogencarbonsäuren eine größere **Polarität** als die zugrunde liegenden Alkansäuren. In der Regel sind die Halogencarbonsäuren kristallin.

Die **Acidität** der Halogencarbonsäuren ist höher als die der entsprechenden Alkansäure (s. Tab. 14.5). Dieser Effekt kommt durch den Elektronenzug des elektronegativen Halogenatoms zustande, welches das Bindungselektronenpaar zum Kohlenstoffatom zu sich hinzieht. Der Elektronenzug setzt sich auf die Bindungselektronenpaare der C–O- und O–H-Bindung fort und erleichtert dadurch die Protolyse an der Carboxylgruppe (s. Abb. 14.4). Dieser sich fortsetzende Elektronenzug wird auch als *negativer induktiver Effekt* (–*I-Effekt*) bezeichnet.

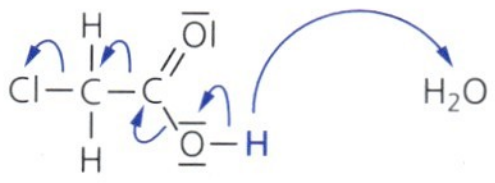

Abb. 14.4 Der negative induktive Effekt am Beispiel der Chloressigsäure.

Tab. 14.5 Auswahl pharmazeutisch relevanter Halogencarbonsäuren.

Name	Formel	pK_S-Wert	Ph. Eur. Reagenz Monographie	Ausgewählte Anwendungsbeispiele/Bemerkungen (betr. nicht nur Ph. Eur.)
Chloressigsäure	$ClH_2C - COOH$	2,86	R	Reagenz und Edukt für Synthesen
Dichloressigsäure	$Cl_2CH - COOH$	1,29	R	Reagenz und Edukt für Synthesen
Trichloressigsäure	$Cl_3C - COOH$	0,65	R M	Reagenz, entsteht bei Autoxidation von Chloralhydrat
Trifluoressigsäure	$F_3C - COOH$	0,23	R	Reagenz, ist die Alkansäure mit der stärksten Acidität!
Essigsäure als Vergleich	$H_3C - COOH$	4,76		

Der −I-Effekt und damit die Acidität ist bei Halogencarbonsäuren abhängig von Art, Anzahl und Stellung der Halogenatome. Folgende Beispiele verdeutlichen diesen Sachverhalt.

Art: **Trichlor**essigsäure pK_S 0,65 − **Trifluor**essigsäure pK_S 0,23
Anzahl: (**Mono**)chloressigsäure pK_S 2,86 − **Di**chloressigsäure pK_S 1,29
Stellung: **2**-Chlor-*n*-buttersäure pK_S 2,84 − **4**-Chlor-*n*-buttersäure pK_S 4,52
(Essigsäure pK_S 4,76)

Tabelle 14.5 gibt eine Auswahl pharmazeutisch relevanter Halogencarbonsäuren wieder.

14.5.4 Aminocarbonsäuren, Aminosäuren

Die *Aminocarbonsäuren*, kurz *Aminosäuren* genannt, sind Alkansäuren mit der *Aminogruppe* -NH_2 als funktioneller Gruppe im Alkylrest. Je nach Stellung der Aminogruppe sind α-, β-, γ-, δ-......Aminosäuren möglich. Als Bausteine der Peptide und Eiweiße (Proteine) lebender Organismen kommen 20 so genannte *proteinogene* Aminosäuren vor. Sie sind bis auf Glycin ausschließlich L-α-Aminosäuren. Die proteinogenen Aminosäuren können zusätzliche funktionelle Gruppe tragen (s. Abb. 14.6).

Formeln, Schreibweise und Nomenklatur der Aminosäuren
Außer Glycin besitzen alle proteinogenen Aminosäuren ein asymmetrisches Kohlenstoffatom und sind damit optisch aktiv. Zwecks Zuordnung zur D-

oder L-Konfiguration (Ph. Eur. verwendet ausschließlich das *R/S*-System) wird die Carboxylgruppe vereinbarungsgemäß nach oben geschrieben. Der Drehsinn ist unabhängig von der D- oder L-Konfiguration. Für die 20 proteinogenen Aminosäuren kann ein allgemeines Grundgerüst formuliert werden.

$$\begin{array}{ccc}
\text{COOH} & \text{COOH} & \text{COOH} \\
| & | & | \\
\text{H}_2\text{N}-\text{C}-\text{H} & \text{H}_2\text{N}-\text{C}^*-\text{H} & \text{H}_2\text{N}-\text{C}^*-\text{H} \\
| & | & | \\
\text{H} & \text{CH}_3 & \text{R}
\end{array}$$

Glycin (Gly)   L-Alanin (Ala)   allgemeines Grundgerüst
Aminoessigsäure   L-(+)-2-Aminopropionsäure   der L-α-Aminosäure
    L-(+)-α-Aminopropionsäure

Die Aminosäuren werden in der Regel mit ihren Trivialnamen (z. B. Glycin und Alanin) benannt. Für diese ist in der Fachliteratur auch die *Dreibuchstabensymbolik* üblich (s. a. Abb. 14.6).

L-α-Aminosäuren

Die charakteristischen Eigenschaften und Reaktionen der Aminosäuren werden durch die beiden funktionellen Gruppen, die Carboxyl- und die Aminogruppe, bedingt.

Eigenschaften der Aminosäuren. Die Aminosäuren sind meist kristalline Substanzen, die sich beim Erhitzen zersetzen ohne zu schmelzen (L-Alanin Zersetzung ab 260 °C) und oft gut wasserlöslich sind.
Wegen der sauer reagierenden Carboxylgruppe und der basisch reagierenden Aminogruppe können die Aminosäuren sowohl mit Säuren als auch mit alkalischen Lösungen **Salze bilden**. Sie sind Ampholyte (s. Kap. 7.2.5).

"Alaninhydrochlorid"

Die oben aufgeführten Formeln der Aminosäuren geben nur einen theoretischen Zustand wieder. In Wirklichkeit, d. h. im kristallinen Zustand und in Lösung, liegen die Aminosäuren als **Zwitterionen** vor. Diese Zwitterionen kommen durch eine innermolekulare Protonenwanderung des Protons der Carboxylgruppe zur Aminogruppe zustande (s. Abb. 14.5). In wässriger Lösung befinden sich die Zwitterionen in einem doppelten Gleichgewicht mit dem Aminosäure-Kat-

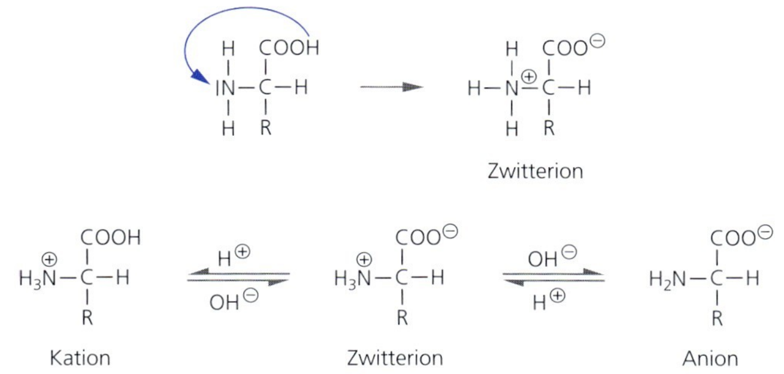

Abb. 14.5 Entstehung von Zwitterionen und Zwitterionen-Gleichgewicht.

ion und dem Aminosäure-Anion (s. Abb. 14.5). Die Lage dieses Gleichgewichtes ist pH-abhängig. Säurezusatz bewirkt eine Verschiebung des Gleichgewichtes nach links zum Kation. Zusatz einer alkalischen Lösung hat eine Verschiebung nach rechts zum Anion zur Folge.

Abbildung 14.5 zeigt, dass Zwitterionen Ampholyte sind und ihre Konzentration pH-abhängig ist. Für jede Aminosäure gibt es einen pH-Wert, bei dem die Zwitterionenkonzentration ein Maximum erreicht. Dieser pH-Wert wird als *isoelektrischer Punkt* (IEP) bezeichnet. Da sich am IEP die innermolekularen Ladungen der Aminosäure nach außen weitgehend ausgleichen, hat die Aminosäure an diesem Punkt ein *Leitfähigkeits-* und *Löslichkeitsminimum*. Der IEP liegt für zahlreiche Aminosäuren um pH 6. Durch weitere saure oder basische funktionelle Gruppen im Molekül kann sich der IEP entsprechend verschieben (s. Abb. 14.6).

Aufgrund des amphoteren Charakters der Zwitterionen sind Aminosäure-Lösungen auch **Puffersysteme**. Als Bestandteile der Eiweiße gehören die Aminosäuren zu den physiologischen Puffersystemen in unserem Blut. Ein Versuch veranschaulicht die Pufferwirkung der Aminosäuren.

Versuchsanordnung: Es werden 100 ml einer Alanin-Lösung (0,1 mol/l = 0,9 g Alanin/100 ml) hergestellt. In zwei Reagenzgläser werden jeweils 25 ml gegeben. In zwei weitere Reagenzgläser gibt man jeweils 25 ml gereinigtes Wasser. Die vier Reagenzgläser werden nebeneinander in ein Reagenzglasgestell gebracht und jeweils mit 10 Tropfen Universalindikator-Lösung versetzt.
Mit einer Tropfpipette fügt man den Inhalten eines Reagenzglases mit Aminosäure-Lösung und eines Reagenzglases mit Wasser jeweils 3 Tropfen Natronlauge (0,1 mol/l) zu. Die gleiche Prozedur wiederholt man für die restlichen beiden Reagenzgläser mit Salzsäure (0,1 mol/l).

Beobachtung: Die Aminosäure-Lösungen reagieren auf Säure- und Laugenzusatz kaum mit einer pH-Verschiebung. Bei Wasser zeigt sich in beiden Fällen ein pH-Sprung.

Auswertung: Die Zwitterionen des Alanins können sowohl Protonen (mit dem Carboxylat-Ion als schwacher Base) als auch Hydroxid-Ionen (mit der protonierten Aminogruppe als schwacher Säure; das Proton bildet mit dem Hydroxid-Ion Wasser) abfangen (s. Abb. 14.5).

Versuch zur Pufferwirkung von Aminosäuren

Reaktionen der Aminosäuren. Aminosäuren, Peptide und Eiweiße geben bei Erhitzen in wässriger Lösung mit *Ninhydrin* (Derivat eines kondensierten aromatischen Ringsystems) eine blaue bis violette Färbung. Diese **Ninhydrin-Farbreaktion** wird u. a. von Ph. Eur. bei den DC-Prüfungen auf Identität und Reinheit von Aminosäuren eingesetzt.

Die Aminosäuren können in charakteristischer **Kondensationsreaktion zu Peptiden reagieren.** Dabei kommt es bei geeigneten Reaktionsbedingungen zu einer zwischenmolekularen Wasserabspaltung zwischen der Carboxylgruppe der einen Aminosäure und der Aminogruppe der zweiten Aminosäure. Bei der Reaktion entsteht eine für Peptide und Eiweiße charakteristische Atomgruppierung, die *Peptidgruppe*, auch *Peptidbindung* genannt (s. a. Kap. 17.2, 17 3).

$$\text{Glycin} + \text{Alanin} \longrightarrow \text{Glycylalanin (ein Dipeptid)} + H_2O$$

oder

$$\text{Alanin} + \text{Glycin} \longrightarrow \text{Alanylglycin (ein Dipeptid)} + H_2O$$

Die Peptidbindung ist mit dem Biuret-Reagenz *R* als *Biuret-Reaktion* nachweisbar. Bei diesem Reagenz handelt es sich um eine alkalische Lösung von Kupfer-(II)-sulfat und Kaliumnatriumtartat in Wasser. Das Kupfer(II)-Ion bildet mit der Peptidbindung einen violett gefärbten Komplex. Ph. Eur. setzt die Biuret-Reaktion zur Identitätsbestimmung von *Bacitracin* (einem Polypeptid-Antibiotikum) und Harnstoff (s. Kap. 19.6.2) ein.

Gliederung der Aminosäuren mit Vorkommen und Anwendungsaspekt. Die proteinogenen Aminosäuren lassen sich nach unterschiedlichen Kriterien gliedern. In Abbildung 14.6 wird eine Gliederung in *neutrale, saure* und *basische Aminosäuren* gewählt. Die sauren Aminosäuren Asparaginsäure und Glutaminsäure tragen eine zweite Carboxylgruppe im Molekül. Es wird deutlich, dass sich die zweite Carboxylgruppe am IEP bemerkbar macht. Die basischen Aminosäure besitzen zusätzliche Aminogruppen oder basische Substituenten im Molekül (Lysin, Arginin, Histidin). Auch diese funktionellen Gruppen wirken sich auf den IEP aus. Als weitere funktionelle Gruppen finden sich bei den proteinogenen Aminosäuren
- die SH-Gruppe (Mercapto-, Sulfhydryl- oder Thiolgruppe) im Cystein,
- die S-CH_3-Gruppe (Methylthiogruppe) im Methionin,
- die OH-Gruppe im Serin und Threonin,
- der Phenylrest im Phenylalanin und Tyrosin,
- die Säureamidgruppe im Asparagin und Glutamin,
- der Indolylrest im Tryptophan,
- der Guanidinorest im Arginin,
- der Imidazolylrest im Histidin.

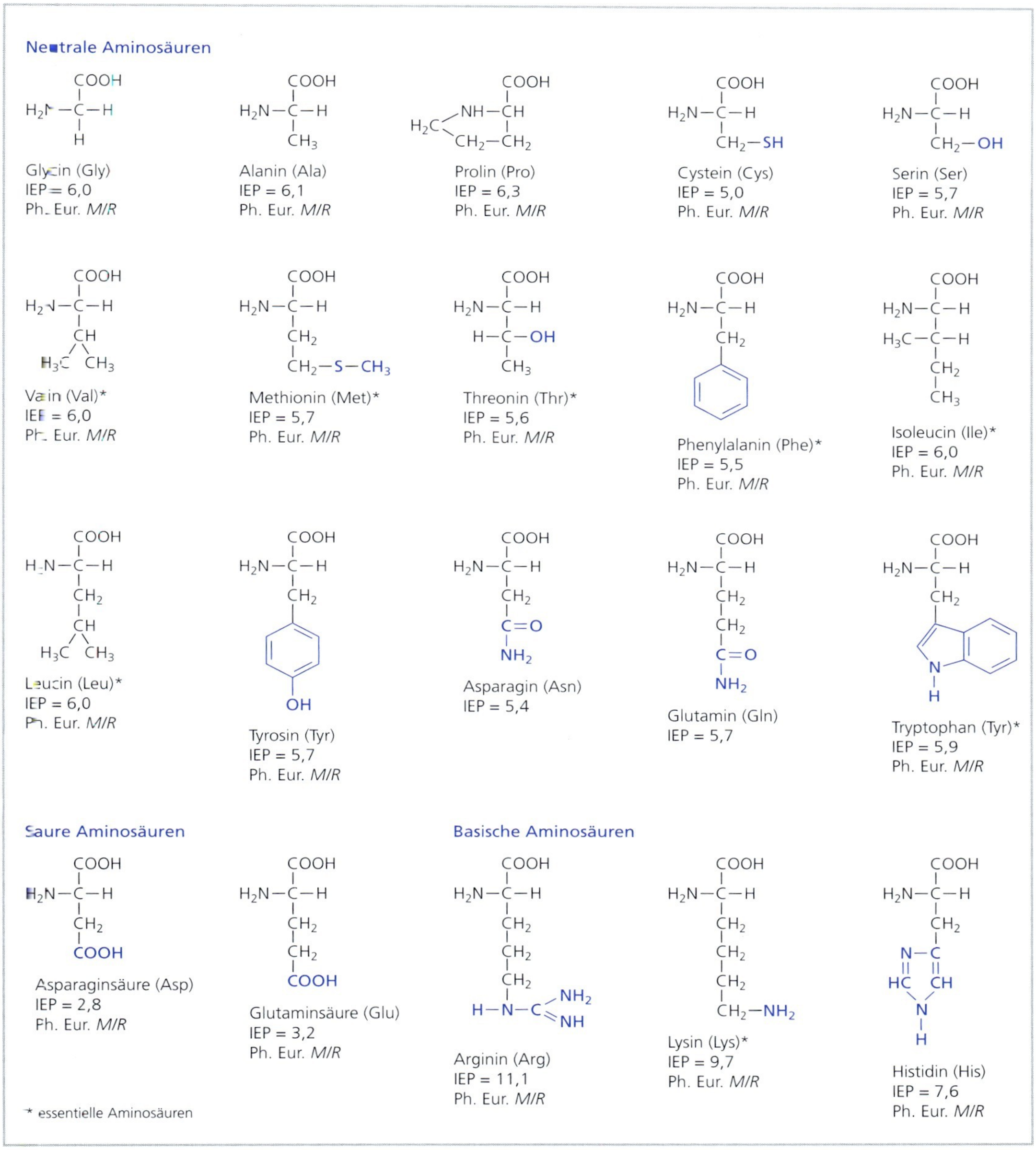

Neutrale Aminosäuren

Glycin (Gly)
COOH–CH(NH2)–H
IEP = 6,0
Ph. Eur. M/R

Alanin (Ala)
COOH–CH(NH2)–CH3
IEP = 6,1
Ph. Eur. M/R

Prolin (Pro)
(cyclic: H2C–NH–CH(COOH)–CH2–CH2)
IEP = 6,3
Ph. Eur. M/R

Cystein (Cys)
COOH–CH(NH2)–CH2–SH
IEP = 5,0
Ph. Eur. M/R

Serin (Ser)
COOH–CH(NH2)–CH2–OH
IEP = 5,7
Ph. Eur. M/R

Valin (Val)*
COOH–CH(NH2)–CH(CH3)2
IEP = 6,0
Ph. Eur. M/R

Methionin (Met)*
COOH–CH(NH2)–CH2–CH2–S–CH3
IEP = 5,7
Ph. Eur. M/R

Threonin (Thr)*
COOH–CH(NH2)–CH(OH)–CH3
IEP = 5,6
Ph. Eur. M/R

Phenylalanin (Phe)*
COOH–CH(NH2)–CH2–C6H5
IEP = 5,5
Ph. Eur. M/R

Isoleucin (Ile)*
COOH–CH(NH2)–CH(CH3)–CH2–CH3
IEP = 6,0
Ph. Eur. M/R

Leucin (Leu)*
COOH–CH(NH2)–CH2–CH(CH3)2
IEP = 6,0
Ph. Eur. M/R

Tyrosin (Tyr)
COOH–CH(NH2)–CH2–C6H4–OH
IEP = 5,7
Ph. Eur. M/R

Asparagin (Asn)
COOH–CH(NH2)–CH2–C(=O)–NH2
IEP = 5,4

Glutamin (Gln)
COOH–CH(NH2)–CH2–CH2–C(=O)–NH2
IEP = 5,7

Tryptophan (Tyr)*
COOH–CH(NH2)–CH2–(Indol)
IEP = 5,9
Ph. Eur. M/R

Saure Aminosäuren

Asparaginsäure (Asp)
COOH–CH(NH2)–CH2–COOH
IEP = 2,8
Ph. Eur. M/R

Glutaminsäure (Glu)
COOH–CH(NH2)–CH2–CH2–COOH
IEP = 3,2
Ph. Eur. M/R

Basische Aminosäuren

Arginin (Arg)
COOH–CH(NH2)–CH2–CH2–CH2–NH–C(=NH)–NH2
IEP = 11,1
Ph. Eur. M/R

Lysin (Lys)*
COOH–CH(NH2)–CH2–CH2–CH2–CH2–NH2
IEP = 9,7
Ph. Eur. M/R

Histidin (His)
COOH–CH(NH2)–CH2–(Imidazol)
IEP = 7,6
Ph. Eur. M/R

* essentielle Aminosäuren

Abb. 14.6 Die proteinogenen Aminosäuren (nach Eisner et al. 2001b).

Aminosäuren, die der menschliche Organismus nicht synthetisieren kann, werden als *essentielle Aminosäuren* bezeichnet und sind als solche in Abbildung 14.6 markiert. Die proteinogenen Aminosäuren sind neben ihrer Funktion als Bausteine der Peptide und Eiweiße teilweise Bestandteile oder Grundgerüste von Überträgersubstanzen und Hormonen wie z. B. das Tyrosin im Schilddrüsenhormon *Thyroxin*.

Proteinogene Aminosäuren finden sich u. a. in Infusionslösungen von Aminosäuren, teilweise kombiniert mit Elektrolyten, Kohlenhydraten und/oder Fetten.

Weitere Aminosäure (nicht proteinogen)

Ph. Eur. führt u. a. 4-Aminobuttersäure, 6-Aminohexansäure und 3-Aminopropionsäure als Reagenzien. Die 4-Aminobuttersäure (γ-Aminobuttersäure = Gamma-Aminobuttersäure) ist unter dem Kürzel *GABA* als wichtige Überträgersubstanz (Neurotransmitter) in unserem Nervensystem bekannt.

Mit Vigabatrin (INN) (4-Amino-5-hexensäure) liegt das Beispiel einer Aminosäure vor, die als Arzneistoff (hier als Antiepileptikum), eingesetzt wird.

ZUSAMMENFASSUNG
Substituierte Carbonsäuren

Bei den **substituierten Carbonsäuren** erfolgt die Substitution am Alkylrest.
Die **Hydroxycarbonsäuren** tragen am Alkylrest eine oder mehrere Hydroxylgruppen. An der **Milchsäure** als exemplarischem Beispiel dieser Stoffgruppe wird die Strukturbesonderheit des asymmetrischen Kohlenstoffatoms mit den sich daraus ergebenden charakteristischen Eigenschaften erklärt. Bei der Milchsäure liegt Spiegelbild-Isomere vor. Moleküle, die sich wie Bild und Spiegelbild verhalten, nennt man **Enantiomere**. Sie können nicht zur Deckung gebracht werden. Sie werden deshalb als **chiral** bezeichnet. Das asymmetrische Kohlenstoffatom ermöglicht Chiralität und stellt deswegen ein Chiralitätszentrum dar.
Die Enantiomere eines Enantiomerenpaares unterscheiden sich in ihrer **optischen Aktivität**. Eines der beiden dreht die Ebene des linear polarisierten Lichtes im Uhrzeigersinn (+) und das andere im Gegenuhrzeigersinn (−). Als substanzspezifische Größe wird die optische Aktivität über den Drehwinkel α mit dem Polarimeter bestimmt.
Die Benennung der Enantiomere einer optisch aktiven Verbindung erfolgt unter Einsatz der **Fischer-Projektionsformel** (D/L-System) oder eindeutig für alle optisch aktiven Verbindungen mit dem *R/S-System*. Letzteres wird an den Beispielen Milchsäure und Halothan erklärt.
Milchsäure und ihre Salze, die **Lactate**, haben physiologische (z. B. Milchsäuregärung), lebensmitteltechnische und pharmazeutische Bedeutung.
Weinsäure und ihre Salze, die **Tartrate**, besitzen zwei asymmetrische Kohlenstoffatome und drei Isomere: (+)-Weinsäure, (−)-Weinsäure und die optisch inaktive Mesoweinsäure. (+)-Weinsäure und die Tartrate sind lebensmitteltechnisch und pharmazeutisch von Bedeutung.
In der Natur weit verbreitet ist die **Citronensäure** mit ihren Salzen, den **Citraten**. Sie ist ein wichtiges Bindeglied in unserem Kohlenhydratstoffwechsel. Als schwache Säure ist die Citronensäure mit ihren Salzen ein geeignetes Puffersystem. Citronensäure und Citrate finden lebensmitteltechnisch und pharmazeutisch breite Anwendung.

ZUSAMMENFASSUNG
Substituierte Carbonsäuren

Am Beispiel der **Halogencarbonsäuren** wird der Einfluss von Substituenten mit **−I-Effekt** im Alkylrest exemplarisch erklärt. Halogenatome im Alkylrest erhöhen je nach Art, Anzahl und Stellung die Acidität der entsprechenden Säure. Bei Trifluoressigsäure ergibt sich dadurch eine den anorganischen Säuren (z. B. HCl) vergleichbare Acidität.

Die **Aminosäuren** sind Alkansäuren mit der Aminogruppe als funktioneller Gruppe im Alkylrest. Die als Bausteine der Peptide und Eiweiße im menschlichen Organismus vorkommenden 20 so genannten **proteinogenen** Aminosäuren sind bis auf Glycin L-α-**Aminosäuren** (L-2- Aminosäuren). Sie tragen größtenteils noch weitere funktionelle Gruppen und sind außer Glycin aufgrund eines asymmetrischen Kohlenstoffatoms **optisch aktiv**. Die stets vorhandene Carboxyl- und Aminogruppe bedingt die Bildung von **Zwitterionen**. Diese liegen sowohl im kristallinen Zustand als auch in Lösung vor. Am **IEP** erreicht die Konzentration der Zwitterionen der Aminosäuren ein Maximum und Leitfähigkeit sowie Löslichkeit ein Minimum. Der **amphotere Charakter** der Zwitterionen ist Ursache für die **Puffereigenschaft** der Aminosäuren. In **Kondensationsreaktionen** reagieren die Aminosäuren zu Peptiden und Eiweißen mit der **Peptidbindung** als charakteristischer Atomgruppierung. Die Gliederung erfolgt in neutrale, saure und basische Aminosäuren. Auch nicht proteinogene Aminosäuren besitzen physiologische und pharmazeutische Bedeutung.

Fragen zu Kapitel 14.5

1. Glycerinaldehyd diente ursprünglich als die Bezugssubstanz für die Konfiguration optisch aktiver Verbindungen. Zeichnen Sie das Enantiomerenpaar (die Spiegelbild-Isomeren) des Glycerinaldehyds unter Anwendung der Fischerprojektions-Formeln. Markieren Sie die asymmetrischen Kohlenstoffatome und tragen Sie bei dem am höchsten oxidierten Kohlenstoffatom die Oxidationszahl ein.

$$H-\overset{\overset{H}{|}}{\underset{\underset{OH}{|}}{C}}-\overset{\overset{H}{|}}{\underset{\underset{OH}{|}}{C}}-C\overset{\overline{O}|}{\underset{H}{\diagdown}}$$

Glycerinaldehyd

2. a) Berechnen Sie die *spezifische Drehung* $[\alpha]_D^{20}$ von Alanin ((S)-2-Aminopropansäure). Die mit dem Polarimeter gemessene Drehung beträgt +1,4°, die Massenkonzentration β der Probenlösung 2,5 g Alanin in 25,0 ml Lösung und die Länge *l* des Polarimeterrohres (Schichtdicke) 10 cm.
   b) Von einer Glucose-Lösung soll die Konzentration (g/ml) mit dem Polarimeter bestimmt werden. Der ermittelte Drehwinkel α beträgt 4,0°, die Länge des Polarimeterrohres 15 cm. ($[\alpha]_D^{20}$ von D-Glucose = +53°)

3. Zeichnen Sie von 2-Butanol (Ph. Eur. *R*) das *R*- und das *S*-Enantiomere.

4. Bestimmen Sie von D- und L-Milchsäure, welches das *R*- und welches das *S*-Enantiomere ist (verwenden Sie für diese Aufgabe die Kugel-Stab-Modelle der Milchsäure).

5. Verdeutlichen Sie sich die (*R/R*)-Konfiguration von (+)-Weinsäure und die (*S/S*)-Konfiguration von (−)-Weinsäure mit dem Modellbaukasten. Beachten Sie, dass die Konfiguration an jedem der beiden asymmetrischen Kohlenstoffatome gesondert zu betrachten ist. Dabei ist es vorteilhaft die folgenden Keil-Strich-Formeln als Vorlage zu nehmen:

Fragen zu Kapitel 14.5

(2R,3R)-Weinsäure   (2S,3S)-Weinsäure

6. Wie viele pK_S-Werte muss die Citronensäure aufweisen? (Begründung!)

7. Besitzt die Citronensäure ein asymmetrisches Kohlenstoffatom? Bitte begründen Sie Ihre Antwort.

8. Warum sind die Citronensäure und die Citrate gute Puffersubstanzen?

9. Gegeben ist die Formel von dem Analgetikum Ibuprofen. Markieren Sie das asymmetrische Kohlenstoffatom in dieser Verbindung.

10. Bei welchen Verbindungen ist Ihnen der –I-Effekt bereits begegnet?

11. a) Begründen Sie den kleineren pK_S-Wert (höhere Acidität) von Trifluoressigsäure im Vergleich zu Trichloressigsäure.
    b) Erklären Sie den kleineren pK_S-Wert von 2-Chlor-n-buttersäure (2,84) im Vergleich zu 4-Chlor-n-buttersäure (4,52).

12. Finden Sie eine Erklärung für die hohe Zersetzungstemperatur der Aminosäuren.

13. Begründen Sie mit Reaktionsgleichung, warum z. B. Glycin in Wasser eine schwach saure Lösung ergibt (pH ≈ 6).

14. In welcher Richtung ist das Zwitterionen-Gleichgewicht z. B. für Alanin im Blut verschoben? (Begründung!)

15. Nennen Sie die Aminosäuren, die einen aromatischen Rest tragen.

16. Schreiben Sie die Strukturformel von Vigabatrin (INN) nieder und markieren Sie die strukturelle Besonderheit im Molekül.

17. Suchen Sie aus Ph. Eur. Anwendungsbeispiele für den Einsatz von Aminosäuren.

14.6 Aromatische Carbonsäuren

Als *aromatische Carbonsäure* sind in diesem Abschnitt Verbindungen zu verstehen, die aus einem Benzolring bestehen, der mit einer oder mehreren Carboxylgruppen direkt verknüpft ist. Das bekannteste Beispiel dieser Stoffgruppe ist die *Benzoesäure*.

14.6.1 Benzoesäure als aromatische Monocarbonsäure

Abbildung 11.18 in Kapitel 11.5.2 zeigt die Benzoesäure bereits als wichtiges Benzolderivat. In der Abbildung ist die Benzoesäure als Endstufe der Oxidationsreihe von Toluol dargestellt. Die großtechnische Synthese von Benzoesäure führt auch über die Oxidation von Toluol.

Exemplarisch für die aromatischen Carbonsäuren folgt hier kurz zusammengefasst die Analytik der Monographie von Benzoesäure gemäß Ph. Eur.

Benzoesäure (Benzolcarbonsäure) als Monographie in Ph. Eur.
Benzoesäure ist ein weißes, kristallines Pulver (glänzende Blättchen), sie ist sublimierbar und in siedendem Wasser löslich und leicht löslich in Ethanol, Ether und fetten Ölen.

Zur **Prüfung auf Identität** wird die Schmelztemperatur (121 bis 124 °C) und die Identitätsreaktion a auf *Benzoat* (Ph. Eur. 2.3.1) herangezogen. Bei dieser Reaktion ergibt die Prüflösung nach Zusatz von Eisen(III)-chlorid-Lösung R 1 einen beigefarbenen, in Ether löslichen Niederschlag von Eisen(III)-benzoat. Die Salze der Benzoesäure werden also als *Benzoate* bezeichnet.

Bei der **Prüfung auf Reinheit** steht das **Aussehen** der Prüflösung (klar und farblos) an erster Stelle. Es folgt eine Prüfung auf Abwesenheit **oxidierbarer Substanzen** wie z. B. Zimtsäure. Die Prüflösung wird dazu in schwefelsaurem Medium mit Kaliumpermanganat-Lösung (0,02 mol/l) versetzt und muss nach 5 min noch rosa gefärbt sein.

Bei der Reinheitsprüfung auf **Halogenverbindungen, Halogenide** geht es u. a. um den Nachweis der Abwesenheit von Chlorbenzoesäuren, die als Nebenprodukte bei Einsatz von Benzotrichlorid als Edukt für die Benzoesäuresynthese vorkommen können.

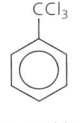

Benzotrichlorid

Tab. 14.6 Auswahl pharmazeutisch relevanter Benzoesäurederivate.

Name	Formel	Ph. Eur. R/M	Grundgerüst in	Ausgewählte Anwendungsbeispiele/Bemerkungen (betr. nicht nur Ph. Eur.)
Benzoylchlorid		R		Reaktionsfreudige, tränenreizende Flüssigkeit, dient als Edukt für Synthese von Benzoesäurederivaten. In Ph. Eur. für Identitätsreaktionen, z. B. bei Amfetaminsulfat
Benzoylperoxid = Dibenzoylperoxid		M		Als Radikalbildner für die Erzeugung von Startradikalen bei der radikalischer Polymerisation (s. Abb. 11.9). Als Keratolytikum und Antiseptikum in Aknemitteln
Salicylsäure		M R	Acetylsalicylsäure (Analgetikum)	Salicylsäure als Edukt für Synthese von Benzoesäurederivaten. Aufgrund der fungiziden, bakteriostatischen und keratolytischen Wirkung in zahlreichen Dermatika
Gallussäure (3,4,5-Trihydroxybenzoesäure)		R	Tanninen (Gruppe von Gerbstoffen) (s. Kap. 13.3.2, dreiwertige Phenole)	Als Referenzsubstanz bei DC-Identitätsprüfung von Bärentraubenblättern
p-Aminobenzoesäure (4-Aminobenzosäure)		R M	verschiedenen Lokalanästhetika z. B. Procain (INN)	Als Referenzsubstanz bei DC-Reinheitsprüfung auf verwandte Substanzen bei Procainhydrochlorid
Dintrobenzoesäure (3,5-Dinitrobenzoesäure)		R		Zur Identitätsprüfung verschiedener Herzglykoside, z. B. Digitoxin

Mit Natronlauge wird Chlor in Gegenwart von Raney-Nickel (Mischung aus elementarem Aluminium und Nickel) als Katalysator hydrierend von den Chlorbenzoesäuren abgespalten und liegt in der Reaktionslösung dann als **Chlorid** vor. Die Konzentration evtl. vorhandenen Chlorids wird nach einer Farbreaktion mit Ammoniumeisen(III)-sulfat und Quecksilber(II)-thiocyanat durch Absorptionsmessung (kolorimetrisch) auf 300 ppm begrenzt. Des Weiteren erfolgen Prüfungen auf **Schwermetalle** (s. Kap. 12.4 bei Dichlormethan), **Verhalten gegen Schwefelsäure** (s. Kap. 11.2.4 bei den Paraffinen) und **Sulfatasche** (s. Abb. 13.7 Monographie Glycerol). Als Gehaltsbestimmung dient eine Säure-Base-Titration mit Natriumhydroxid-Lösung (0,1 mol/l) als Maßlösung und Phenolrot als Indikator nach Lösen der Benzoesäure in Ethanol.

Anwendung der Benzoesäure

Benzoesäure und ihre Na-, K- und Ca-Salze sind zugelassene Konservierungsstoffe (E210 – E213). Da die Benzoesäure im sauren Bereich gut fettlöslich ist, wird sie zur Konservierung entsprechender Nahrungsmittel eingesetzt. Sie dient aber auch der Konservierung galenischer Zubereitungen im Bereich der Dermatika. Ph. Eur führt Benzoesäure auch als Reagenz u. a. zur Herstellung der Urtitersubstanz Benzoesäure *RV* durch Sublimation. Als gut ethanollösliche Säure dient Benzoesäure *RV* u. a. der Einstellung von ethanolischer Natriumhydroxid-Lösung (0,1 mol/l, Maßlösung).

14.6.2 Derivate der Benzoesäure

Benzoesäure ist Edukt für die Synthese zahlreicher aromatischer Verbindungen. Sie ist aber auch Edukt oder Grundgerüst einer Vielzahl von Arzneistoffen. Tabelle 14.6 gibt eine Auswahl pharmazeutisch relevanter Benzoesäurederivate wieder. Der Benzoesäurerest trägt dabei die Bezeichnung *Benzoyl-*:

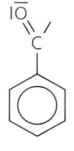

Benzoylrest

14.6.3 Aromatische Dicarbonsäuren

Aus der Stoffgruppe der *aromatischen Dicarbonsäuren* sind die *Phthalsäure*, das daraus durch Wasserabspaltung gebildete *Phthalsäureanhydrid* und die *Terephthalsäure* von pharmazeutischer bzw. technischer Bedeutung.

Phthalsäure Phthalsäureanhydrid Terephthalsäure

Phthalsäure und Phthalsäureanhydrid dienen als Edukte in der Farbstoffindustrie. Die Ester der Phthalsäure finden Einsatz als Weichmacher für den Kunststoff PVC. Ph. Eur. führt beide Stoffe als Reagenzien. Kaliumhydrogen*phthalat*, ein Salz der Phthalsäure, dient der Herstellung von Pufferlösungen Ph. Eur.

Phthalsäureanhydrid ist das Grundgerüst des Indikators Phenolphthalein

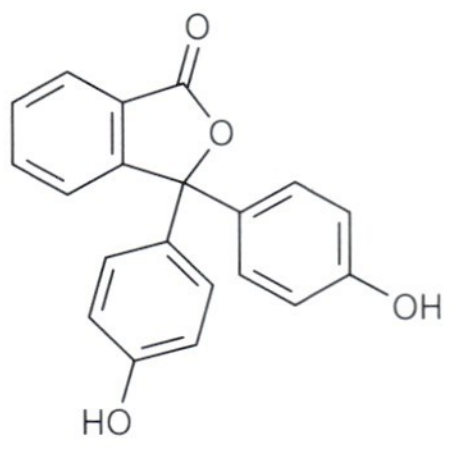

Phenolphthalein

Terephthalsäure ist ein bedeutendes Edukt für die Synthese von Kunststoffen z. B. für Polyesterfasern (Diolen®, Trevira®).

ZUSAMMENFASSUNG
Aromatische Carbonsäuren

Bei den in diesem Abschnitt besprochenen aromatischen Carbonsäuren ist der Benzolring direkt mit einer oder zwei Carboxylgruppen verknüpft. Als **aromatische Monocarbonsäure** werden die **Benzoesäure**, ihre Salze die **Benzoate** und die **Benzoesäurederivate** unter den Aspekten der Anwendung und des Vorkommens als Grundgerüst behandelt. **Phthalsäure** und **Terephthalsäure** sind pharmazeutisch und technisch relevante Beispiele der **aromatischen Dicarbonsäuren**.

Fragen zu Kapitel 14.6

1. Geben Sie Strukturformel und Namen der drei möglichen Monochlorbenzoesäuren wieder.

2. Warum erfolgt wie bei Benzoesäure Ph. Eur. häufig eine Reinheitsprüfung auf Schwermetalle?

3. Bei einer Gehaltsbestimmung von Benzoesäure werden 0,205 g Substanz eingewogen. Bis zum Farbumschlag des Indikators verbraucht man 16,5 ml Natriumhydroxyd-Lösung (0,1 mol/l). Entspricht die Benzoesäure dem geforderten Gehalt von mindestens 99,0 und höchstens 100,5 % Benzoesäure? (1 ml NaOH 0,1 mol/l entspricht 12,21 mg Benzoesäure)

4. Geben Sie die systematischen Namen von Phthalsäure und Terephthalsäure an. Gehen Sie von Benzol als Stamm aus.

15 Kohlenhydrate

Dieses und die beiden folgenden Kapitel sind den drei Naturstoffgruppen Kohlenhydraten, Fetten und Eiweißen, den Grundlagen der menschlichen Ernährung, gewidmet. In den vorangehenden Kapiteln der organischen Chemie haben Sie sich mit allen für diese Stoffgruppen charakteristischen funktionellen Gruppen vertraut gemacht. Für dieses Kapitel ist es besonders vorteilhaft, wenn Sie über einen Molekülbaukasten verfügen.

15.1 Definition, Bedeutung und Systematik der Kohlenhydrate

Der Name der Stoffgruppe ist historisch begründet. Unter *Kohlen**hydraten*** – auch noch *Zucker* genannt – wurden Verbindungen mit der allgemeinen Summenformel $C_nH_{2n}O_n$ verstanden. Verbindungen also, die neben dem Element Kohlenstoff noch die Elemente Wasserstoff und Sauerstoff im Verhältnis des Wassers enthalten. Die Problematik dieser Definition zeigt bereits die allgemeine Summenformel der zu den Hydroxysäuren gehörenden Milchsäure $C_3H_6O_3$.

Zu den Kohlenhydraten im *engeren Sinne* werden heute Polyalkohole (mehrwertige Alkohole) mit einer Carbonylgruppe gezählt. Derartige Kohlenhydrate tragen die Endsilbe „**ose**". Die Kohlenhydrate umfassen aber auch *kohlenhydratähnliche Verbindungen*, die weitere Elemente wie z. B. Stickstoff (im Glucosamin) und Schwefel oder auch andere funktionelle Gruppen (z. B. Glucuronsäure mit einer Carboxylgruppe) enthalten.

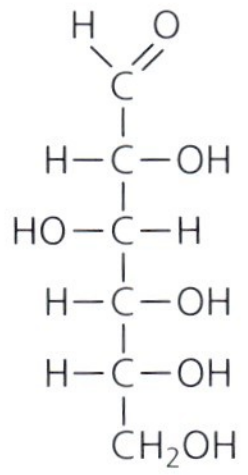

$$\begin{array}{c}
H\diagdown\;\;O\\
\;\;C\\
|\\
H-C-OH\\
|\\
HO-C-H\\
|\\
H-C-OH\\
|\\
H-C-OH\\
|\\
CH_2OH
\end{array}$$

Gluc**ose**
ein Polyalkohol
mit einer Carbonylgruppe

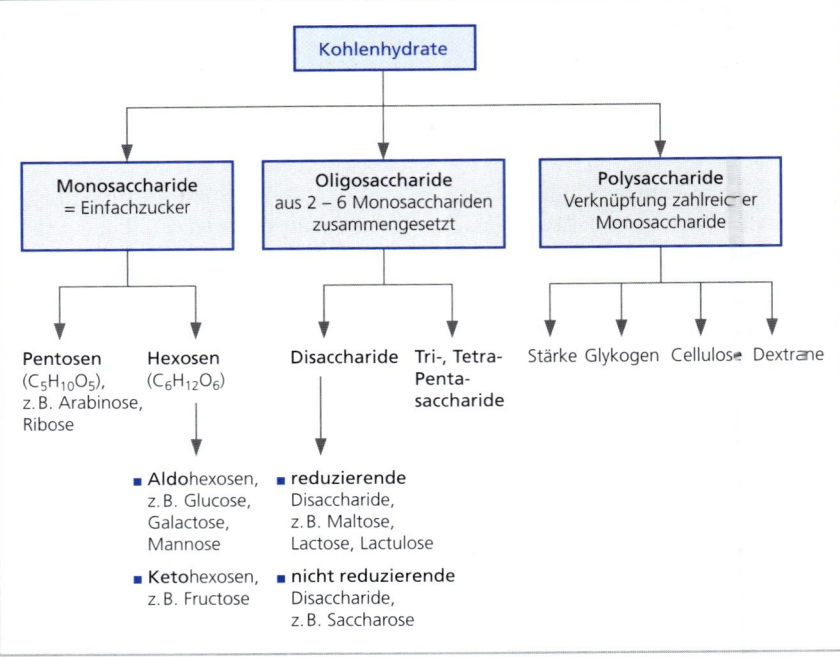

Abb. 15.1 Systematik der Kohlenhydrate.

Die **Bedeutung** der Kohlenhydrate liegt in ihrer Funktion als
- Energielieferanten (z. B. Glucose),
- Reserve- bzw. Speichersubstanzen (z. B. Stärke, Glykogen),
- Gerüstsubstanz (z. B. Cellulose),
- Stoffe mit sehr spezifischen Aufgaben (z. B. Vitamin C).

Der besseren Übersicht wegen, wird von den Kohlenhydraten im engeren Sinne hier eine **Systematik** in Abbildung 15.1 wiedergegeben. Einteilungskriterien sind Struktur und chemisch-physikalische Eigenschaften.

15.2 Monosaccharide

15.2.1 Strukturbesonderheiten und Isomerie

Zunächst werden am Beispiel von Glucose und Fructose Strukturbesonderheiten und Isomerie der Monosaccharide erklärt.

Die Betrachtung der Kettenformeln von D-Glucose und D-Fructose führt zu folgenden Feststellungen:
- D-Glucose und D-Fructose sind Kohlenhydrate im engeren Sinne.
- D-Glucose wird wegen der Aldehydgruppe (s. Kap. 13.6) als **Aldo**hexose bezeichnet.
- D-Fructose wird wegen der Ketogruppe (s. Kap. 13.6) als **Keto**hexose bezeichnet.
- Die beiden Zucker sind mit der Fischer-Projektionsformel wiedergegeben, dabei kommt das Kohlenstoffatom mit der höchsten Oxidationszahl nach oben zu stehen.
- Die Benennung erfolgt nach dem D/L-System (s. Kap. 14.5.1 → Spiegelbild-Isomerie). Beide Zucker liegen in der D-Form vor, weil die funktionelle OH-Gruppe am asymmetrischen C-Atom, das am weitesten von der Carbonylgruppe entfernt ist, nach rechts steht. Mit 4 asymmetrische C-Atomen kann die D-Glucose in $2^4 = 16$ (= 8 Enantiomerenpaaren) Stereoisomeren auftreten. Bei der D-Fructose mit 3 asymmetrischen C-Atomen sind $2^3 = 8$ Stereoisomere möglich.

REGEL

Eine Verbindung mit **n** asymmetrischen C-Atomen bildet 2^n Stereoisomere, wenn sich durch das Molekül keine Symmetrieebene legen lässt

Der folgende Versuch führt zu Strukturbesonderheiten der Monosaccharide, für die D-Glucose und D-Fructose exemplarisch herangezogen werden.

Versuch mit D-Glucose und D-Fructose

Versuchsanordnung: Mit den beiden Monosacchariden D-Glucose und D-Fructose wird jeweils die Fehling- und Tollensprobe und die Probe mit Schiffs Reagenz (s. Kap. 13.6.2 → Nachweisreaktionen für Aldehyde) durchgeführt.

Beobachtung: Zunächst fällt die gute Wasserlöslichkeit der beiden Zucker auf, was sich auf die Ausbildung von Wasserstoffbrücken durch die zahlreichen Hydroxylgruppen zurückführen lässt. Beide Zucker zeigen eine positive Fehling- und Tollensprobe. Die Reaktion mit Schiffs Reagenz ist in beiden Fällen negativ!

Widersprüche: Bei dem Versuch wäre auch eine positive Reaktion mit Schiffs Reagenz zu erwarten gewesen, da beide Zucker eine Carbonylgruppe für die Additionsreaktion mit Schiffs Reagenz (s. Kap. 13.6.2 → Nachweisreaktionen für Aldehyde) aufweisen. Fructose hätte aufgrund der Ketogruppe keine positive Fehling- und Tollensprobe geben dürfen. Diese Widersprüche werden in den folgenden Abschnitten gelöst.

Die Reaktion mit Schiffs-Reagenz ist negativ, weil die beiden Zucker nicht in der Ketten- sondern in der Ringform vorliegen und dadurch keine freie Carbonylgruppe aufweisen.

Glucosemoleküle in der Ringform
Die natürlich vorkommende D-Glucose liegt überwiegend als sechsgliedriger Ring vor. Die Ringbildung erfolgt durch eine **innermolekulare Halbacetalbildung** (s. Kap. 13.6.2 → Eigenschaften der Aldehyde) zwischen der Aldehyd-

gruppe und der Hydroxylgruppe am C-5-Atom (s. Abb. 15.2). Durch die Ringbildung wird aus dem Carbonylkohlenstoffatom ein weiteres asymmetrisches Kohlenstoffatom. Dieses wird als *anomeres* Kohlenstoffatom und die neue Hydroxylgruppe am anomeren Kohlenstoffatom als *glykosidische* Hydroxylgruppe bezeichnet. Letztere ist sehr reaktionsfreudig. Bei der Ringbildung entstehen zwei Stereoisomere, eine α-D-Gluco*pyranose* und eine β-D-Gluco*pyranose* (kurz: α-D-Glucose und β-D-Glucose). Es handelt sich nicht um Enantiomere. Bei der α-Form liegen die glykosidische OH-Gruppe und die OH-Gruppe am C-2-Atom auf der gleichen Seite der Ringebene des Moleküls, bei der β-Form liegen diese beiden OH-Gruppen auf verschiedenen Seiten der Ringebene. Der Begriff „pyranose" weist auf die Sechsgliedrigkeit des Rings hin (abgeleitet von *Pyran*, einem Sechsring mit Sauerstoff als Heteroatom).

Eigentlich müsste der Sechsring der D-Glucopyranosen korrekter in der Sesselform wie das Cyclohexan (s. Abb. 11.11 und Zuckerformeln Ph. Eur.) abgebildet werden. Vereinfacht wird im Folgenden jedoch stets die Darstellung mit der planaren *Haworth-Ringformel* gewählt. Gemäß dieser Darstellung werden die Moleküle perspektivisch schräg von oben betrachtet gezeichnet. Dabei werden die Bindungen von Wasserstoffatomen und weiteren Substituenten mit senkrechten Linien in die Ringecken eingetragen. Substituenten, die bei der Fischer-Projektionsformel rechts (links) stehen, weisen bei der Haworth-Ringformel nach unten (oben).

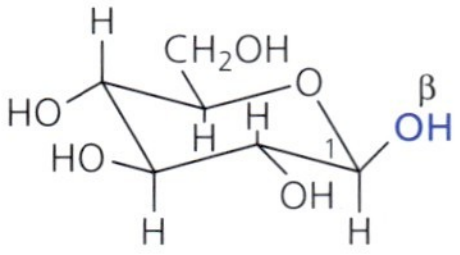

Abb. 15.2 D-Glucose: Übergang von der Kettenform in die Ringform (Haworth-Ringformel).

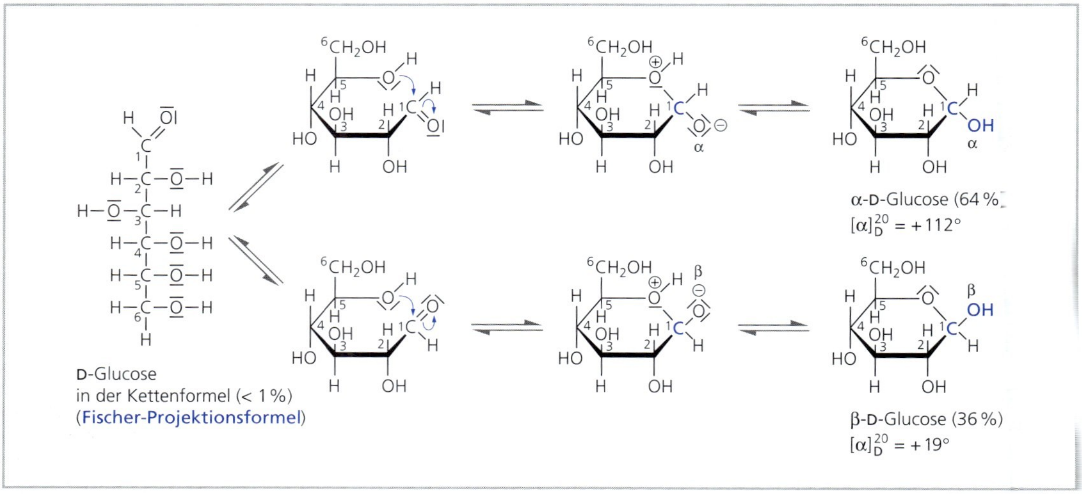

Zwischen der Kettenform und den beiden Ringformen der D-Glucose stellt sich in wässrigen Lösungen ein Gleichgewicht ein. In diesem Gleichgewicht liegt die Kettenform mit ihrer Aldehydgruppe mit weniger als 1 % (s. Abb. 15.2) vor. Diese Konzentration reicht nicht für eine positive Reaktion mit Schiffs Reagenz aus. Aufgrund der fehlenden Carbonylgruppen in der Ringform müssten auch die Fehling- und Tollensprobe negativ ausfallen! Die beiden Proben sind trotzdem positiv, weil bei der Reaktion mit alkalischen Lösungen gearbeitet wird. Dabei kommt es zu einer Verschiebung des Gleichgewichtes Richtung Kettenform (Ringöffnung).

Wie aus Abbildung 15.2 ersichtlich, unterscheiden sich a-D-Glucose ($[\alpha]_D^{20} = +112°$) und β-D-Glucose ($[\alpha]_D^{20} = +19°$) in ihrer optischen Aktivität. Wird eines der beiden Isomeren in Wasser gelöst und im Polarimeter der Drehwinkel verfolgt, so wird eine kontinuierliche Änderung des Drehwinkels beobachtet. Nach geraumer Zeit (Ph. Eur. fordert 30 min Wartezeit) stellt sich ein fester Drehwinkelwert ein. Diese Änderung des Drehwinkels bis zu einem festen Wert wird als *Mutarotation* (lat. *mutare*: ändern) bezeichnet; sie entspricht der Einstellung des Gleichgewichtes. Die spezifische Drehung für D-Glucose im Gleichgewicht beträgt $[\alpha]_D^{20} = +53°$.

Fructosemoleküle in der Ringform

Auch die D-Fructose liegt in der Ringform vor. Bei aus Früchten isolierter D-Fructose (*Fruchtzucker*) wurde festgestellt, dass es sich um eine β-D-Fructopyranose handelt. Als Bestandteil des Disaccharids Saccharose liegt eine β-D-Fructo*furanose*, d. h. ein fünfgliedriger Ring (abgeleitet von *Furan*, einem Fünfring mit Sauerstoff als Heteroatom) vor. Bei D-Fructose erfolgt der Übergang in die Ringform über eine innermolekulare Halbketalbildung (s. Kap. 13.6.3). Kommt die Ringbildung zwischen der Ketogruppe und der Hydroxylgruppe am C-5-Atom zustande, entsteht die *Furanoseform*. Erfolgt die Ringbildung zwischen der Ketogruppe und der Hydroxylgruppe am C-6-Atom, entsteht die *Pyranoseform*. Beide Ringbildungen bedingen wie bei D-Glucose die Ent-

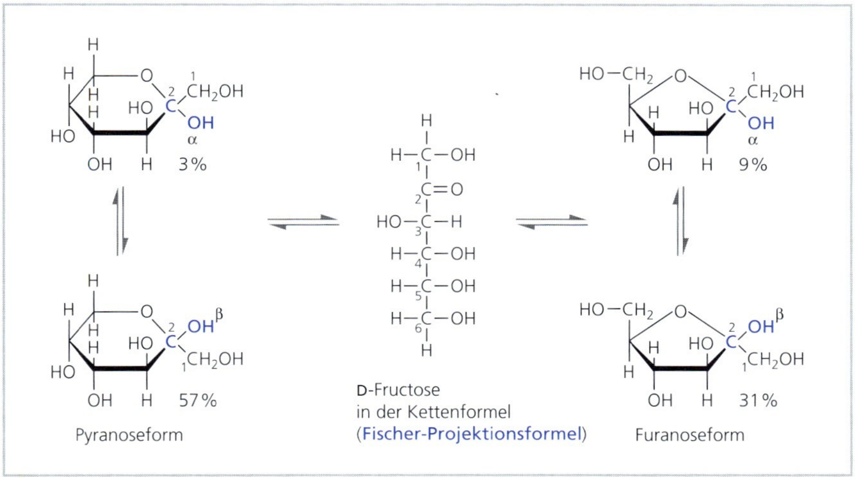

Abb. 15.3 D-Fructose: Übergang von der Kettenform in die Ringform (Haworth-Ringformel).

stehung eines anomeren Kohlenstoffatoms, hier das C-2-Atom. Demzufolge gibt es sowohl bei der Furanoseform als auch bei der Pyranoseform ein α- und ein β-Stereoisomeres.

Abbildung 15.3 gibt die Ringbildung bei der D-Fructose wieder.

Die natürliche vorkommende *β-D-Fructopyranose* (kurz D-Fructose) zeigt ebenfalls Mutarotation, d. h. Gleichgewichtseinstellung zwischen den vier ringförmigen Stereoisomeren und der Kettenform. Die spezifische Drehung für D-Fructose im Gleichgewicht beträgt $[\alpha]_D^{20} = -92{,}2°$. Die D-Fructose ist also ein linksdrehender Zucker, daher auch der alte Name *Laevulose*.

Aufgrund der Ketogruppe dürfte D-Fructose keine positive Fehling- und Tollensprobe geben (s. o. Versuch). In alkalischer Lösung, wie sie bei der Fehling- und Tollensprobe vorliegt, findet jedoch eine Umlagerung der D-Fructose in D-Glucose statt. Letztere ist dann für die positive Reaktion der beiden Proben verantwortlich. Damit sind Beobachtungen und Widersprüche aus dem Versuch erklärt.

Ein relativ spezifischer Nachweis für D-Fructose ist die Reaktion nach *Seliwanow*. Diese Nachweisreaktion wird auch von Ph. Eur. genutzt.

Versuch: Nachweis der D-Fructose mit der Reaktion nach Seliwanow

Versuchsanordnung (nach Ph. Eur.): 5 g D-Fructose werden in Wasser zu 10 ml gelöst. 0,5 ml dieser Lösung setzt man in einem Reagenzglas 0,2 g Resorcin und 9 ml verdünnte Salzsäure (ca. 10 %-ig) zu. Das Reagenzglas wird ins siedende Wasserbad gestellt.

Beobachtung: Nach ca. 2 min bildet sich eine rote Färbung.

Auswertung: Unter den gegeben Versuchbedingungen entsteht aus D-Fructose Hydroxymethylfurfural, das mit Resorcin einen roten Farbstoff ergibt. Auch Glucose bildet Hydroxymethylfurfural, dies jedoch erst nach wesentlich längerem Erhitzen.

15.2.2 Ausgewählte Monosaccharide der Ph. Eur.

In diesem Abschnitt werden wichtige Hexosen und Pentosen aus Ph. Eur. unter den Aspekten der Eigenschaften, physiologischen/diätetischen Bedeutung, pharmazeutischen Verwendung und Analytik behandelt.

Hexosen

D-Glucose. Die Analytik der D-Glucose wird hier gemäß der Monographie „Wasserfreie Glucose" Ph. Eur. exemplarisch für die Gruppe der Monosaccharide zusammengefasst. Der Einsatz von D-Glucose in Injektions- und Infusionslösungen bedingt die hohen Anforderungen des Arzneibuchs.

Die **Definition** spricht von (+)-D-Glucopyranose. Die zugehörige Formel zeigt, dass darunter das Gemisch von *α*-D-Gluco*pyranose* und *β*-D-Gluco*pyranose* (s. Abb. 15.2) zu verstehen ist.

Die **Eigenschaften** weisen D-Glucose als weißes, kristallines Pulver von süßlichem Geschmack aus. Die Verbindung ist leicht löslich in Wasser und wenig löslich in Ethanol.

Die **Prüfung auf Identität** zieht die spezifische Drehung (s. Prüfung auf Reinheit) und die Fehlingprobe heran. Ein weiteres Identitätskriterium ist eine DC-Untersuchung. Bei dieser Untersuchung wird eine Referenzlösung von Glucose *CRS* (**C**hemische **R**eferenz**s**ubstanz = Substanz mit besonderen Qualitätsanforderungen, zu beziehen beim Technischen Sekretariat der Europäischen Arzneibuch-Kommission, Straßburg) zur Identifizierung herangezogen.

Die **Prüfung auf Reinheit** greift auf bekannte Kriterien wie **Aussehen der Lösung**, **sauer oder alkalisch reagierende Substanzen**, **Sulfatasche** und **Wasser** (Begrenzung auf höchsten 1,0 % durch Wasserbestimmung nach der Karl-Fischer-Methode) zurück. Bei der Bestimmung der **spezifischen Drehung** wird der wässrigen Lösung verdünnte Ammoniaklösung zugesetzt. Ammoniak beschleunigt als Katalysator die Einstellung des Mutarotationsgleichgewichtes. Zum Nachweis von Verunreinigungen durch **fremde Zuck**er (z. B. Saccharose, Lactose), **lösliche Stärke, Dextrine** wird die Substanz in Ethanol 90 % unter Erhitzen zum Sieden gelöst. Das Aussehen der Lösung darf dabei nach dem Erkalten nicht verändert sein. Die o. g. Kohlenhydrate würden wegen Schwerlöslichkeit in dem Ethanol 90 % ein Trübung ergeben. Die Prüfung auf **Sulfit** (evtl. Rückstand aus dem Herstellungsprozess auf dem Wege der Holzverzuckerung) wird nach einer aufwendigen Aufarbeitung der Untersuchungslösung und einer Referenzlösung von Sulfit durch **Absorptionsmessung** (Maximum bei 583 nm) durchgeführt. Fremd-Ionen wie **Chlorid, Sulfat, Arsen, Barium, Blei** und **Calcium** sind durch entsprechende Grenzprüfungen begrenzt. Eine Prüfung auf **Pyrogene** (Einsatz von Glucose für die Herstellung von Injektions- und Infusionslösungen!) ist ebenfalls vorgeschrieben.

Pharmazeutisch relevant ist der Einsatz von D-Glucose u. a. zur parenteralen Ernährung, zur Durchführung des *Glucose-Toleranz-Tests*, bei Hypovolämie, als Füll- und Bindemittel in festen Arzneiformen, zur Isotonisierung von Dialyseflüssigkeiten, als Süßungsmittel (Glucose-Sirup Ph. Eur. *M*).

Physiologisch bedeutend ist die D-Glucose als wichtigster Energielieferant im menschlichen Organismus. Ihr Umbau in Fett und Eiweiß ist möglich. D-Glucose wird aktiv und rasch resorbiert und ist osmotisch wirksam. Die Speicherform der D-Glucose ist das Glykogen. D-Glucose wirkt kariesfördernd.

Lebensmitteltechnologisch ist D-Glucose u. a. von Belang als Ausgangsstoff für Gärprozesse. Als Süßungsmittel ist D-Glucose wenig geeignet, da der relative Süßungsgrad mit 0,7 (Saccharose = 1,0) nur ca. 70 % der Süßkraft von Saccharose ausmacht (s. weitere Zucker Tab. 15.1).

Fructose, Galactose, Mannose. Die drei Hexosen werden der besseren Übersicht und Vergleichbarkeit halber in Tabelle 15.1 zusammengefasst.
Wenn die Strukturformeln oder noch vorteilhafter die Modelle von D-Glucose, D-Galactose und D-Mannose nebeneinander betrachtet werden, wird deutlich, dass es sich um Stereoisomere aber in keinem Fall um Enantiomere handelt. Es wird von *Diastereomeren* gesprochen.

DEFINITION

Diastereomere sind Stereoisomere, deren Moleküle sich nicht wie Bild und Spiegelbild verhalten.

Tab. 15.1 Fructose, Galactose und Mannose.

Zucker Genauere Bezeichnung		D-Fructose β-D-Fructopyranose	D-Galactose D-Galactopyranose (Gleichgewicht zwischen α- und β-Stereoisomeren)	D-Mannose D-(+)-Mannose oder α-D-Mannopyranose
Eigenschaften	Löslichkeit in Wasser	Sehr leicht löslich	Leicht löslich bis löslich	Sehr leicht löslich
	Löslichkeit in Ethanol	Löslich	Sehr schwer löslich	Sehr schwer löslich
	Spezifische Drehung $[\alpha]_D^{20}$ (Ph. Eur.)	−91,0 bis −93,5	+78,0 bis +81,5	+13,7 bis +14,7
	Schmelztemperatur	103 °C	165,5 °C	132 °C
	Fehling- und Tollensprobe	Positiv	Positiv	Positiv
Pharmazeutische Verwendung (Beispiele)	Als Arzneistoff	Zur parenteralen Ernährung, bei Einnahme von mehr als 60 g/Tag laxierend	Als Diagnostikum bei Ultraschalluntersuchungen (Herzdiagnostik)	
	Analytisch	als Reagenz Fructose R (z. B. DC-Referenzsubstanz)	Als Reagenz Galactose R (z. B. DC-Referenzsubstanz)	als Reagenz Mannose R (z. B. DC-Referenzsubstanz)
Physiologie (Beispiele)	Resorption	Passiv (langsam)	Aktiver Transport	
	Energetischer Aspekt	insulinunabhängiger Energielieferant, wichtige Energiequelle für Embryo und Aufbau der Placenta	Abbau erst nach Umwandlung in Glucose (Galactose ist Bestandteil der Lactose = Milchzucker)	Abbau erst nach Umwandlung in Glucose (Mannose ist Bestandteil pflanzlicher Kohlenhydrate)
	Weitere Aspekte		Bestandteil von Schleimen (Speichel, Magenschleim) und Heparinen	Bestandteil zahlreicher Glykolipide und Glykoproteine
Diätetik/Lebensmittel-Technologie	Gärung	Vergärbar	Mit Bäckerhefe langsam vergärbar	
	Relativer Süßungsgrad (Saccharose = 1,0)	1,2	0,6	
	Weitere Aspekte	Als Zuckeraustauschstoff („Diabetiker-Zucker")	Bei Reduktionskost als Bestandteil von Quellstoffen	

Pentosen

Von den Pentosen sind D-Ribose und L-Arabinose von pharmazeutischem Interesse. Beide sind Reagenzien Ph. Eur. L-Arabinose dient u. a. als Referenzsubstanz bei der DC-Reinheitsprüfung von Tragant. D-Ribose findet Anwendung als Referenzsubstanz bei der Untersuchung „Ribose in Polysaccharid-Impfstoffen" (Ph. Eur. 2.5.31).

Ihre physiologische Bedeutung haben D-Ribose und *Desoxyribose* (hier fehlt die OH-Gruppe am C-2-Atom) als Zuckerbausteine der Ribonucleinsäuren (RNA) und Desoxyribonucleinsäuren (DNA).

Ribose R
(D-(–)-Ribose)

2-Desoxyribose

Arabinose R
(L-(+)-Ribose)

Die Kohlenhydrate sind eine der drei wichtigen Naturstoff- und Nährstoffgruppen mit vielfältigen Funktionen. Die Kohlenhydrate im engeren Sinne sind Polyalkohole mit einer Carbonylgruppe und der allgemeinen Summenformel $C_nH_{2n}O_n$. Zur Stoffgruppe der Kohlenhydrate zählen auch Verbindungen mit einer ähnlichen oder einer von diesen abgeleiteten Struktur.

Die **D-Glucose (Aldohexose)** und **D-Fructose (Ketohexose)** werden exemplarisch zur Erklärung der Strukturbesonderheiten und Isomerie bei den **Monosacchariden** herangezogen. Die D-Glucosemoleküle kommen in mehreren Konfigurationen (s. Kap. 14.5.1 → Spiegelbildisomerie) vor.

In einem Gleichgewicht herrscht nicht das Kettenmolekül vor, sondern die beiden sechsgliedrigen, ringförmigen Moleküle mit jeweils einem **anomeren Kohlenstoffatom**. Am C-1-Atom entsteht bei der Ringbildung die reaktionsfreudige **glykosidische Hydroxylgruppe** in einer α-Stellung (α-D-Glucopyranose) oder einer β-Stellung (β-D-Glucopyranose). Bei der D-Fructose können ähnliche Betrachtungen der Ringbildung angestellt werden. Für die Darstellung der Monosaccharide wird die Kettenformel (Fischer-Projektion) oder die planare Haworth-Ringformel gewählt. Die Gleichgewichtseinstellung zwischen Kettenform und den Ringformen eines Monosaccharids läuft unter Änderung des Drehwinkels ab und wird **Mutarotation** genannt. Charakteristische analytische Daten der Monosaccharide sind die spezifische Drehung und die Schmelztemperatur. Bei den Aldosen und der Fructose dienen Fehling- und Tollensprobe als orientierendes analytisches Kriterium.

Die Hexosen D-Fructose, D-Galactose und D-Mannose erhalten wegen ihres pharmazeutischen Bezugs eine tabellarische Übersicht. Als Vertreter der Pentosen werden D-Ribose und L-Arabinose herangezogen.

ZUSAMMENFASSUNG
Einführung und Monosaccharide

Frage und Übungen zu Kapitel 15.1 und 15.2

1. Formulieren Sie die Reaktionsgleichung für die Oxidation von Sorbitol (s. Tab. 13.3) mit Kupfer(II)-oxid zu D-Glucose (Kettenformeln).

2. Suchen Sie aus Ph. Eur. Rhamnose R heraus. Ermitteln Sie die Anzahl der asymmetrischen Kohlenstoffatome in diesem Molekül und geben Sie an, ob es sich um ein Kohlenhydrat im engeren Sinne handelt (Begründung!)?

3. Warum bildet Weinsäure nur 3 Stereoisomere, obwohl $2^2 = 4$ Stereoisomere gebildet werden müssten?

4. Bauen Sie zwei Moleküle D-Glucose mit dem Modellbaukasten. Führen Sie mit einem der Modelle die Ringbildung zur α-D-Glucopyranose und mit dem zweiten Modell die Ringbildung zur β-D-Glucopyranose durch. Orientieren Sie sich bei Ihrer Konstruktion an Abbildung 15.2.

5. Können Sie sich vorstellen, warum die spezifische Drehung von D-Glucose ausgerechnete 53° beträgt?

6. Begründen Sie die positive Fehling- und Tollensprobe bei D-Galactose und D-Mannose (s. Tab. 15.1).

7. Überführen Sie die Kettenformel von D-Ribose in die Furanose-Ringformel und die Kettenformel von L-Arabinose in die Pyranose-Ringformel. Verwenden Sie dazu zunächst den Modellbaukasten und zeichnen Sie danach die Moleküle in der Haworth-Ringform.

8. Das Enantiomer der D-Glucose ist die L-Glucose. Zeichnen Sie die Kettenformeln des Enantiomerenpaares.

9. Warum ist die β-D-Fructopyranose mit 57 % unter den Stereoisomeren diejenige mit der höchsten Konzentration im Gleichgewicht (s. Abb. 15.3)?

10. Wie unterscheiden sich die Zuckeralkohole Sorbitol und Mannitol und welche Art der Isomerie liegt hier vor?

15.3 Disaccharide

Die *Disaccharide* werden hier als einzige Gruppe von Oligosacchariden (s. Abb. 15.1) mit pharmazeutisch relevanten Beispielen besprochen. Von Saccharose erfolgt eine Zusammenfassung der Analytik gemäß der Monographie „**Saccharose**" Pharm. Eur. exemplarisch für die Gruppe der Disaccharide.

15.3.1 Maltose

Struktur

Mit der Haworth-Ringformel lässt sich die Strukturformel der Maltose wie folgt darstellen:

Maltose = 4-*O*-(α-D-Glucopyranosyl)-D-glucopyranose
$[\alpha]_D^{20} = +128°$

Im Maltosemolekül sind zwei Moleküle α-D-Glucopyranose zu einem **Acetal** (s. Abb. 13.11) miteinander verknüpft. Es liegt eine 1-4-α-glykosidische Bindung zwischen den beiden Glucosemolekülen vor. Dies bedeutet, dass die OH-Gruppe am C-1-Atom des einen Glucosemoleküls (Halbacetals) mit der OH-Gruppe (alkoholischen OH-Gruppe) des C-4-Atoms des zweiten Glucosemoleküls unter Wasserabspaltung reagiert hat. Die Reaktion entspricht einer Acetalbildung. Der systematische Name der Maltose lautet *4-O-(α-D-Glucopyranosyl)-D-glucopyranose*.

Reaktionen, Eigenschaften und Vorkommen der Maltose

Maltose zeigt eine positive Fehling- und Tollensprobe und auch Mutarotation. Diese Reaktionen sind durch den rechten Glucopyranosering bedingt, bei dem die glykosidische OH-Gruppe noch frei ist. Der Ring kann sich also öffnen und über die Kettenform ein Gleichgewicht zwischen der α- und β-Form ausgebildet werden. Damit ist die Mutarotation ($[\alpha]_D^{20} = +128°$) begründet. Für die reduzierende Wirkung dieses Disaccharids gilt die gleiche Erklärung. Durch die Möglichkeit der Ringöffnung tritt in alkalischem Milieu beim rechten Gucopyranosering eine Aldehydgruppe auf.

Maltose kann durch das Enzym *Maltase* oder durch saure Hydrolyse (Erhitzen z. B. mit verdünnter Salzsäure) in zwei Moleküle D-Glucose gespalten werden.

Maltose ist ein weißes, kristallines Pulver, leicht löslich in Wasser und schwer löslich in Ethanol.

Maltose (*Malzzucker*) ist u. a. Bestandteil von Gerstenmalz und Zwischenstufe beim biochemischen Stärkeabbau durch das Enzym *Diastase*.

Verwendung der Maltose
Maltose ist Ausgangsmaterial für Gärungsprozesse z. B. beim Bierbrauen.
   Diätetisch dient sie als Kräftigungsmittel (relativer Süßungsgrad 0,4, Saccharose = 1,0).

15.3.2 Lactose

Struktur
Die Haworth-Ringformel der Lactose (Milchzucker) lässt wieder ein reduzierendes Disaccharid erkennen.

Lactose = 4-*O*-(β-D-Galactopyranosyl)-D-glucopyranose
$[\alpha]_D^{20} = +54{,}4°$ bis $+55{,}9°$

Im Lactosemolekül ist ein Molekül β-D-Galactopyranose mit einem Molekül D-Glucopyranose 1-4-β-glykosidisch zu einem Acetal verknüpft. An dieser Strukturformel ist erkennbar, dass das Galactosemolekül wegen der β-Stellung der glykosidischen OH-Gruppe bei der Kondensation zum Disaccharid 180° um die waagerechte Achse gedreht wurde. Der systematische Name der Lactose lautet 4-*O*-(β-D-*Galactopyranosyl*)-D-*glucopyranose*. Wie bei der Maltose kann sich am D-Glucopyranoserest über die Kettenform ein Gleichgewicht zwischen α- und β-Form einstellen.

Reaktionen, Eigenschaften und Vorkommen der Lactose
Durch die freie glykosidische OH-Gruppe im D-Glucopyranoserest besteht die Möglichkeit der Ringöffnung und damit das Auftreten einer Aldehydgruppe. Lactose zeigt also sowohl eine positive Fehling- und Tollensprobe als auch Mutarotation ($[\alpha]_D^{20} = +54{,}4$ bis $+55{,}9$ nach Ph. Eur.).
   Lactose kann durch das Enzym *Lactase* oder durch saure Hydrolyse in ein Molekül D-Galactose und ein Molekül D-Glucose gespalten werden.
   Lactose ist ein weißes kristallines Pulver, leicht aber langsam löslich in Wasser und unlöslich in Ethanol. Lactose-Lösung bildet mit Ammoniak-Lösung beim Erhitzen im Wasserbad (80 °C) eine rote Färbung, die auch von Ph. Eur. als Identitätsreaktion genutzt wird.
   Lactose ist mit 4 bis 7,5 % Bestandteil der Säugetiermilch (Kuhmilch 4,8 %, Muttermilch 7,5 %). Die Gewinnung erfolgt meist aus *Molk*e (Molke ist die wässrige Lösung, die nach Koagulation des Milcheiweiß z. B. bei der Käseherstellung zurückbleibt).

Verwendung der Lactose
Lactose ist der wichtigste Nährstoff der Säuglingskost (Energielieferant).

Das Sauerwerden der Milch beruht auf der bakteriellen Vergärung von Lactose zu Milchsäure (z. B. bei Sauerrahm-, Quark- und Joghurtherstellung).

Lactose (= Milchzucker, relativer Süßungsgrad 0,3) wird wegen ihrer laxierenden Wirkung als mildes Abführmittel bei Säuglingen eingesetzt.

Lactose ist ein beliebter und breit angewandter galenischer Hilfsstoff z. B. als Trägersubstanz für Arzneistoffe in Dragees, Tabletten, Globuli und Pulvern.

Ph. Eur. führt u. a. wasserfreie Lactose und Lactose-Monohydrat als Monographien und Lactose *R* als Reagenz.

15.3.3 Lactulose

Lactulose
$[\alpha]_D^{20} = -46,0°$ bis $-50,0°$

Lactulose ist ein reduzierendes Disaccharid, das aus durch 1-4-β-glykosidische Verknüpfung von β-D-Galactopyranose und D-Fructofuranose zustande kommt.

Lactulose (z. B. Bifiteral®, Lactulose HEXAL® Sirup) ist ein häufig eingesetztes osmotisch wirkendes Laxans. Ph. Eur. enthält Lactulose und Lactulose-Sirup als Monographien.

15.3.4 Saccharose

Struktur

Saccharose (lat. *sacchara* = Zucker) ist das wissenschaftliche Synonym für die Begriffe Haushaltszucker, Rübenzucker oder Rohrzucker und Sucrose.

Saccharose = β-D-Fructofuranosyl-α-D-glucopyranosid
$[\alpha]_D^{20} = +66,3°$ bis $+67,0°$

Saccharose ist ein **nicht reduzierendes** Disaccharid, da die beiden glykosidischen OH-Gruppen durch die Acetalbildung zwischen α-D-Glucopyranose und β-D-Fructofuranose blockiert sind. Eine Ringöffnung ist also bei dieser 1-2-glykosidischen Bindung nicht mehr möglich. Der systematische Name für Saccharose lautet β-D-*Fructofuranosyl-α-D-glucopyranosid*.

Reaktionen und Vorkommen der Saccharose
Wegen der oben genannten Verknüpfung ist die Saccharose ein nicht reduzierender Zucker und ergibt deswegen keine Fehling- oder Tollensprobe. Auch Mutarotation ist nicht möglich.

Wird Saccharose durch saure Hydrolyse gespalten, so entsteht als Hydrolyseprodukt eine äquimolare Mischung aus D-Glucose und D-Fructose, die als *Invertzucker* (lat. invertare: umkehren) bezeichnet wird. Invertzucker ist Zuckerbestandteil von Bienenhonig. Wird der Verlauf der Hydrolyse im Polarimeter beobachtet, so ist festzustellen, dass sich die ursprüngliche Rechtsdrehung der Saccharose ($[α]_D^{20} = +66,5°$) in eine Linksdrehung *umkehrt*. Der Betrag der Linksdrehung von $-19,7°$ für den Invertzucker ergibt sich als arithmetisches Mittel aus der spezifischen Drehung von D-Glucose und D-Fructose.

Saccharose ist das bedeutendste Süßungsmittel (Bezugsgröße für **Süße**, mit relativem Süßungsgrad von 1,0 bezogen auf eine 10%-ige wässrige Lösung) in Lebensmitteln. Sie kommt in zahlreichen Pflanzen, vor allem in deren Speicherorganen vor. Die Gewinnung erfolgt meist aus Zuckerrüben oder Zuckerrohr.

Analytik der „Saccharose" Ph. Eur. entsprechend der Monographie
Die **Definition** weist Saccharose als β-D-*Fructofuranosyl-α-D-glucopyranosid* ohne Zusatzstoffe aus.

Die **Eigenschaften** von Saccharose: weißes kristallines Pulver oder farblose bis weiße, glänzende Kristalle. Wichtig ist die sehr gut Löslichkeit in Wasser (bei 20 °C ca. 200 g Saccharose in 100 ml Wasser). In Ethanol ist Saccharose schwer löslich.

Die **Prüfung auf Identität** schreibt neben einer IR-Spektroskopie und einer DC-Untersuchung eine Prüfung auf reduzierende Zucker mit Kupfer(II)-sulfat-Lösung und verdünnter Natronlauge (entspricht der Fehlingprobe) vor. Die Prüflösung muss beim Erhitzen zum Sieden blau und klar bleiben. Die Prüflösung wird anschließend noch mit verdünnter Salzsäure weiter erhitzt, mit verdünnter Natronlauge versetzt (Lösung muss alkalisch reagieren). Dabei bildet sich sofort ein orange-farbener Niederschlag (positive Fehlingprobe nach saurer Hydrolyse der Saccharose zu D-Glucose und D-Fructose!).

Die **Prüfung auf Reinheit** erstreckt sich zunächst auf Kriterien, die von der Prüfung der Glucose her bekannt sind: **Aussehen der Lösung**, Farbzahl, **spezifische Drehung** ($[α]_D^{20}$ zwischen +66,3 und +67,0), **Sulfit, Blei**. Elektrolyte werden durch eine Bestimmung der **Leitfähigkeit** (Ph. Eur. 2.2.38) begrenzt. **Dextrine** werden durch Zusatz einer Iod-Lösung (0,05 mol/l) ausgeschlossen. Dabei darf sich die gelbliche Farbe der Iod-Lösung nicht verändern (Dextrine ergeben mit Iod-Lösung eine tiefblaue Färbung). Für die Prüfung auf reduzierende Zucker (z. B. **Glucose** und **Invertzucker**) erfolgt eine sensiblere Untersuchung als die Fehlingprobe. Durch eine Reaktion mit Methylenblau werden Verunreinigungen durch diese reduzierenden Zucker begrenzt. Methylenblau würde durch Reduktion zu Leukomethylenblau entfärbt werden.

Der **Trocknungsverlust** begrenzt den Wassergehalt. Da Saccharose auch zur Herstellung von Parenteralia verwendet wird, ist die Prüfung auf **Bakterien-Endoxine** (giftige Stoffwechselprodukte von Bakterien) vorgesehen (Ph. Eur. 2.6.14).

Verwendung von Saccharose
In Haushalt und Lebensmittelindustrie ist Saccharose ein weltweit sehr häufig eingesetztes Süßungsmittel. Saccharose ist ein schneller Energielieferant aber ein „leerer Energieträger" mit kariogener Wirkung. Im pharmazeutisch-medizinischen Bereich wird Saccharose u. a. für Nährmedien und in der Galenik als Hilfsstoff angewandt.

15.4 Polysaccharide

Allen Polysacchariden ist gemeinsam, dass es sich in der Regel um Makromoleküle handelt, die aus glykosidisch verknüpften Monosaccharideinheiten bestehen. Bei den hier besprochenen Polysacchariden (s. Abb. 15.1) liegen nur D-Glucosemoleküle als Monomere vor. Trotzdem handelt es sich um verschiedene Stoffe. Der Unterschied ist durch die Moleküllänge, die Art der Verknüpfung und die *Sekundärstruktur* (z.B. gestreckte Kette oder schraubenförmige *Helix*) der Makromoleküle bedingt. Die Polysaccharide sind durch ihre hohe Molekülmasse in Wasser meist nicht oder nur kolloidal löslich.

15.4.1 Stärke

Struktur und Eigenschaften der Stärke
Mit heißem Wasser lassen sich die Stärkekörner der Stärke in zwei Bestandteile die *Amylose* und das *Amylopektin* auftrennen. Die beiden unterscheiden sich in Struktur und Eigenschaften. Abbildung 15.4 fasst Struktur und Eigenschaften in einer Übersicht zusammen.
 Struktur, Reaktionen und Eigenschaften der Stärke lassen sich durch eine Versuchsreihe veranschaulichen.

Physiologische Bedeutung und Verwendung der Stärke
Stärke ist der wichtigste pflanzliche Reservestoff und ein bedeutender Kohlenhydratträger unserer Nahrung. Um zur Energiegewinnung zu dienen, muß Stärke im menschlichen Dünndarm zunächst enzymatisch zu D-Glucose abgebaut werden. Erst diese kann resorbiert werden.
 Stärke und Stärkederivate sind wichtige galenische Hilfsstoffe z.B. als Puderbasen, zur Herstellung von Hydrogelen und Stärkekapseln.

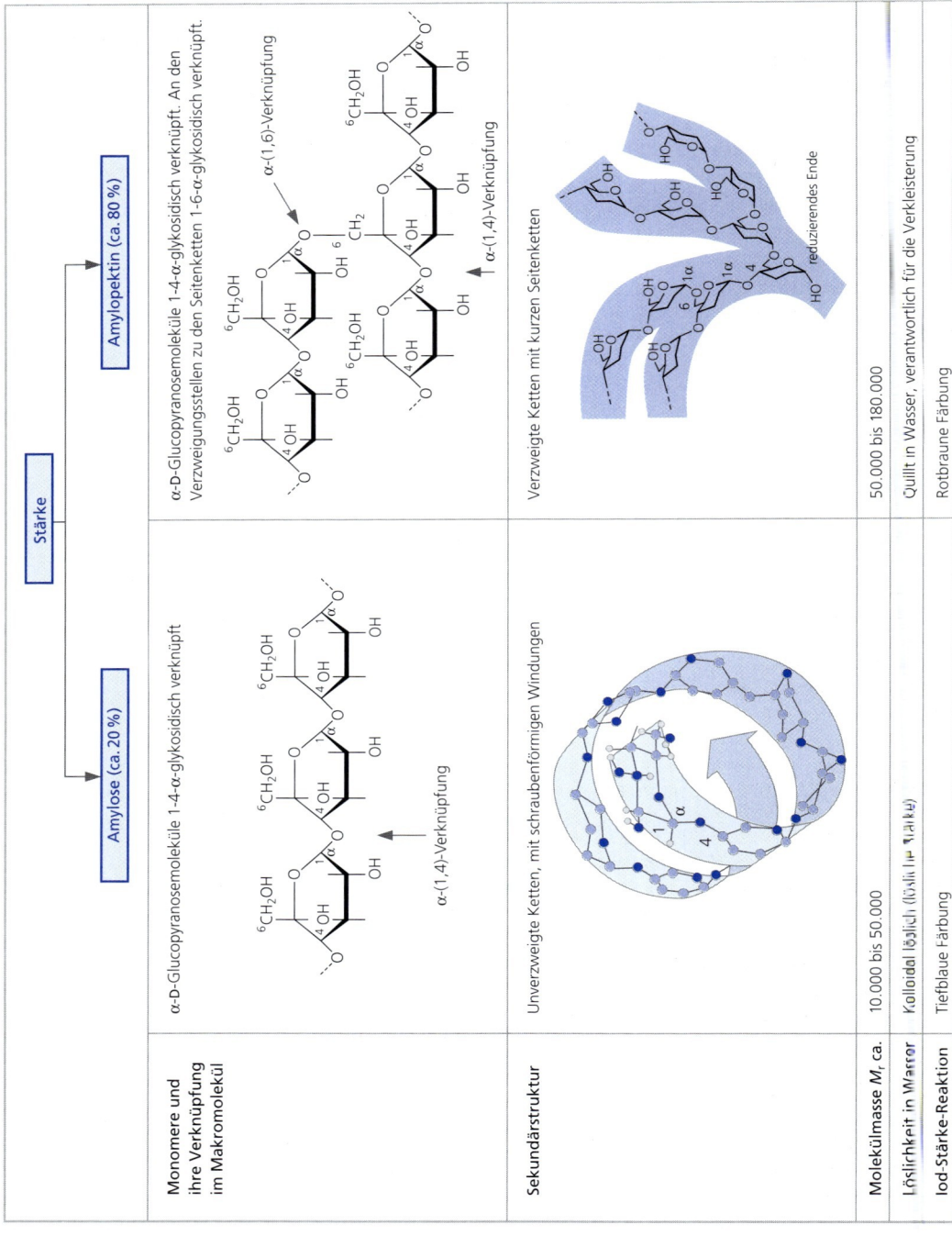

Abb. 15.4 Struktur und Eigenschaften der Stärke (nach Koolman et al. 2003).

Versuchsanordnung: Als Untersuchungslösung für die Versuchsreihe kann Stärke-Lösung, iodidfrei R (1 %-ige Lösung löslicher Stärke) verwendet werden.

Versuchsreihe zur Stärke

1. Mit 5 ml Untersuchungslösung wird die Fehling- oder/und Tollensprobe durch geführt.
2. 5 ml Untersuchungslösung werden mit 3–5 Tropfen Iod-Lösung R versetzt.
3. Die Mischung aus 2. wird erhitzt bis die Blaufärbung verschwindet. Anschließend wird in kaltem Wasser abgekühlt.
4. 25 ml Untersuchungslösung werden mit 5 ml verdünnter Salzsäure R zum Sieden erhitzt (Abzug, Schutzbrille!). Alle 2 min wird eine Probe von ca. 2 ml entnommen und mit 1–2 Tropfen Iod-Lösung R versetzt. Die Probenentnahme wird fortgesetzt bis die Iod-Stärke-Reaktion ausbleibt.
5. Die verbliebene Untersuchungslösung aus 4. wird mit verdünnter Natronlauge (verdünnte Natriumhydroxyd-Lösung R) alkalisch gemacht und dann der Fehling- oder/und Tollensprobe unterzogen.
6. 10 ml Untersuchungslösung sind in einem Reagenzglas mit 1 ml α-Amylase-Lösung R und ein paar Kristallen Natriumchlorid zu versetzen. Das Reagenzglas wird abgedeckt und dann 2–3 Stunden in einem Wasserbad bei 50 bis 60 °C erhitzt. Anschließend ist die Fehling- oder/und Tollensprobe durchzuführen.

Beobachtung:
1. Die Fehling- oder/und Tollensprobe ist negativ.
2. Blaufärbung der Lösung durch die bekannte Iod-Stärke-Reaktion (s. Kap. 10.3.1).
3. Beim Erhitzen verschwindet die Blaufärbung und tritt bei Abkühlen der Untersuchungslösung wieder auf.
4. Bei fortschreitender Säurehydrolyse wird die Iod-Stärke-Reaktion schwächer und bleibt schließlich aus.
5. Nach der Säurehydrolyse ist die Fehling- oder/und Tollensprobe positiv.
6. Nach der enzymatischen Hydrolyse mit α-Amylase ist die Fehling- oder/und Tollensprobe positiv.

Auswertung:
1. Da keine freien glykosidischen OH-Gruppen vorliegen (außer wenigen an den Enden der Makromoleküle) und damit auch keine Ringöffnung zu Aldehydgruppen führt, ist die Fehling- oder/und Tollensprobe negativ.
2. Stärke gibt die bekannte Iod-Stärke-Reaktion, die neben der mikroskopischen Untersuchung als Prüfung auf Identität für Stärke in Ph. Eur. genutzt wird. Die Blaufärbung beruht auf der Bildung einer *Einschlussverbindung* durch Einlagerung der Iod-Moleküle in die schraubenförmige Helix der Amylose.
3. Beim Erhitzen verschwindet die Blaufärbung und tritt bei Abkühlung wieder auf.
4. Stärke wird bei fortschreitender Säurehydrolyse in immer kürzere Bruchstücke zerlegt bis schließlich nur noch D-Glucose vorliegt. Dadurch nimmt auch die Intensität der Iod-Stärke-Reaktion ab. Ein Gemisch kurzkettiger Bruchstücke der Stärkehydrolyse ist die Stoffgruppe der *Dextrine*.
5. Die kurzen Bruchstücke aus 4., vor allem Maltose und D-Glucose geben die positive Fehling- oder/und Tollensprobe.
6. Der enzymatische Abbau der Stärke mit α-Amylase führt zur Maltose, die wiederum eine positive Fehling- oder/und Tollensprobe ergibt. Ein weiterer enzymatischer Abbau zur D-Glucose ist mit Maltase möglich.

Ph. Eur. führt als Monographien die vier Stärkearten: Kartoffel-, Mais-, Reis- und Weizenstärke. Eine weitere Monographie ist der „vorverkleisterten Stärke" gewidmet. Dies ist eine speziell vorpräparierte Stärke aus einer der o. g. vier Stärkearten mit besonderen Quell- und Fließeigenschaften. Als Reagenzien sind u. a. Stärke-Lösung R und iodhaltiges Stärkepapier R aufgeführt.

15.4.2 Glykogen

Glykogen ist der einzige *Kohlenhydratspeicherstoff* im menschlichen Organismus. Glykogen ist hauptsächlich in der Leber und im Muskelgewebe zu finden.

Struktur

Das Glykogenmakromolekül ist aus α-D-Glucoseeinheiten aufgebaut und stark verzweigt. Es liegen 1-4-α-glykosidische und 1-6-glykosidische Verknüpfungen vor. Die Molekülketten sind spiralig „aufgewickelt", dadurch ist eine Einschlussverbindung mit Iod unter Braunfärbung möglich.

Physiologischer Aspekt

Leber- und Muskelgewebe können Glykogen aus D-Glucose entsprechend den wechselnden Stoffwechselsituationen und Funktionszuständen im Körper synthetisieren und auch wieder zu D-Glucose abbauen. D-Glucose wird an das Blut abgegeben, so dass die Organe ihren Glucosebedarf aus dem Blut decken können.

15.4.3 Cellulose

Cellulose ist das am häufigsten vorkommende Kohlenhydrat und bildet als Gerüstsubstanz den Hauptbestandteil der pflanzlichen Zellwände. Die Samenfäden der Baumwollpflanze (Gossypium-Arten aus der Familie der Malvaceae) enthalten z. B. fast zu 100 % Cellulose.

Struktur

Wie bei der Stärke sind die Makromoleküle der Cellulose aus D-Glucosemolekülen aufgebaut. Der Unterschied liegt in der Verknüpfung. Bei der Cellulose sind die D-Glucosemoleküle 1-4-β-glykosidisch verknüpft. Dadurch bilden sich lange gestreckte Fadenmoleküle aus. Diese lagern sich unter Bildung von Wasserstoffbrücken in kristalliner Anordnung zusammen und bedingen die Faserstruktur der Cellulose.

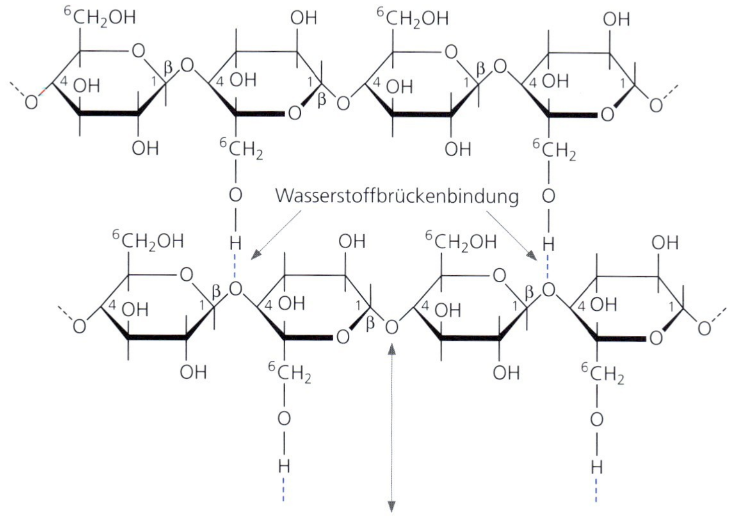

Cellulose   1,4-β-glykosidische Verknüpfung

Reaktionen und Eigenschaften der Cellulose

Die freien OH-Gruppen der Cellulosemoleküle können mit entsprechenden Reagenzien in andere funktionelle Gruppen überführt werden (z. B. Methylierung) und dadurch veränderte physikalische Eigenschaften bedingen (s. Kap. 15.5.7 Celluloseether). Mit iodhaltiger Zinkchlorid-Lösung R färbt sich Cellulosepulver blauviolett (Prüfung auf Identität Ph. Eur.).

Cellulose ist unlöslich in Wasser, verdünnten Säuren, Aceton, Ethanol und schwer löslich in 5%-iger Natronlauge. In Kupfer(II)-tetrammin-Reagenz R löst sich Cellulose vollständig unter Komplexbildung (Prüfung auf Reinheit Ph. Eur.).

Verwendung von Cellulose

Cellulose aus Holz ist Rohstoff für die Herstellung von Zellstoff, Papier und Cellulosederivaten. Als Baumwolle ist Cellulose Ausgangsmaterial für die entsprechende Watte- und Verbandstoffproduktion.

Ph. Eur. führt Cellulosepulver und mikrokristalline Cellulose (eine teilweise depolymerisierte Cellulose) als Monographien und Cellulose zur Chromatgraphie (stationäre Phase in Säulen oder auf DC-Platten) als Reagenzien.

15.4.4 Dextrane

Dextrane sind verzweigte Polysaccharide, die aus D-Glucosemolekülen durch sehr unterschiedliche Verknüpfungen zustande kommen. Wegen dieses Aufbaus können die Makromoleküle enzymatisch nur sehr langsam gespalten werden. Die Herstellung der Dextrane erfolgt auf biotechnologischem Wege.

Dextrane werden als Plasmaersatzmittel zur Volumenauffüllung eingesetzt.

Quervernetzte Dextrane sind in Form von Gelen geeignete stationäre Phasen zur Stoffauftrennung (*Molekularsiebe*) z. B. in der *Gel-Chromatographie*.

In Ph. Eur. findet man Dextrane verschiedener Molekülmasse zur Herstellung von Parenteralia als Monographien (z. B. Dextran 40 mit einer mittleren relativen Molekülmasse von 40 000). Ferner sind quervernetzte Dextrane zur Chromatographie als Reagenzien aufgeführt.

15.5 Kohlenhydratähnliche Verbindungen

15.5.1 Aminozucker

Die *Aminozucker* sind Derivate der Monosaccharide, bei denen eine alkoholische Hydroxylgruppe durch eine Aminogruppe substituiert ist. Ph. Eur. führt als Reagenz das D-*Glucosamin* in Form des Hydrochlorids. Beim Glucosamin ist die OH-Gruppe am C-2-Atom der D-Glucose durch die Aminogruppe ersetzt:

D-Glucosamin
(2-Amino-2-desoxy-β-D-Glucopyranose)

Glucosamin kommt in der Natur als ein Monomeres im Polysaccharid *Chitin* vor. Chitin ist Gerüst- und Schutzsubstanz u. a. bei den Gliederfüßlern (z. B. Schutzpanzer beim Krebs).

15.5.2 Gluconsäure

Wird die Carbonylgruppe am C-1-Atom der Glucose zur Carboxylgruppe oxidiert, entsteht die *Gluconsäure*, die z. B. in Form ihres Calciumsalzes als Calcium-Substitutionsmittel eingesetzt wird (s. Kap. 19.8.3).

D-Gluconsäure
in der Kettenform

15.5.3 Uronsäuren und Polyuronsäuren

Uronsäuren

Uronsäuren bilden sich bei Oxidation der primären, endständigen, alkoholischen Hydroxylgruppe von Monosacchariden. So entsteht z.B. aus der D-Glucose die *D-Glucuronsäure* oder aus D-Galactose die *D-Galacturonsäure*.

Wie die entsprechenden Monosaccharide können auch die Uronsäuren als Halbacetale in der Ringform vorliegen und damit die reaktionsfreudige glykosidische OH-Gruppe tragen.

D-Glucuronsäure in der Kettenform

D-Glucuronsäure in der Ringform

Der menschliche Organismus nutzt die reaktive Glucuronsäure zur Biotransformation von Arzneistoffen in der Leber. Durch Kopplung eines Arzneistoffs oder dessen Abbauprodukts an Glucuronsäure wird ein *Glucuronid* gebildet, das leichter zu eliminieren ist als das intakte Arzneistoffmolekül (s. Unterrichtsfach Fertigarzneimittelkunde, Eliminierung von Pharmaka).

Polyuronsäuren

Von den Uronsäuren leiten sich die *Polyuronsäuren* ab. Es handelt sich hier um Makromoleküle, die als Monomere eine oder mehrer Uronsäuren bzw. Uronsäurederivate enthalten. In diese Stoffgruppe gehören die *Pektine* und die *Alginsäure* mit ihren Salzen, den *Alginaten*. Als natürliche Hydrogelbildner finden sie lebensmitteltechnisch und in der Galenik entsprechende Anwendung.

15.5.4 Ascorbinsäure

Ascorbinsäure (Vitamin C) kann von den meisten Tieren selbst aus Glucose synthetisiert werden. Der Mensch, Menschenaffen und einige weitere Tierarten sind dazu nicht in der Lage, da ihnen ein entsprechendes Enzym fehlt.

Struktur

Ascorbinsäure ⇌ (−2 H / +2 H) Dehydroascorbinsäure

Eigenschaften der Ascorbinsäure

Versetzt man Ascorbinsäure mit Silbernitrat-Lösung R 2 und verdünnter Salpetersäure, so fällt durch Reduktion der Silber-Ionen sofort ein schwarz-grauer Niederschlag von feinverteiltem Silber aus (Identitätsreaktion Ph. Eur.). Auch die Fehlingprobe ist positiv. Ascorbinsäure ist ein starkes Reduktionsmittel und geht durch Oxidation in die Dehydroascorbinsäure über. Durch ein entsprechendes Reduktionsmittel ist die Rückreaktion zur Ascorbinsäure möglich. Eine wässrige Ascorbinsäure-Lösung reagiert sauer, sie zeigt einen pH-Wert von 2,1 bis 2,6 (auch Identitätsreaktion Ph. Eur. bei einer 5%-igen Lösung). Die hier genannten Eigenschaften werden durch die beiden OH-Gruppen an der Doppelbindung (*Endiol-Gruppierung*) bedingt. Ph. Eur. nutzt das Reduktionsvermögen der Ascorbinsäure für eine iodometrische Gehaltsbestimmung (s. Kap. 10.3.3).

Physiologische Funktion und Vorkommen von Ascorbinsäure

Als physiologisches Redox-System ist Ascorbinsäure an zahlreichen Stoffwechselvorgängen beteiligt z. B. am Aufbau von Noradrenalin aus Dopamin, an der Kollagenbiosynthese im Binde- und Stützgewebe, an der Resorption von Eisen aus dem Dünndarm und der Steigerung von Abwehrreaktionen des Organismus.

Das Krankheitsbild der Vitamin-C-Hypovitaminose ist die *Skorbut*. Besonders reich an Ascorbinsäure sind Tomaten, Paprika und Citrusfrüchte.

15.5.5 Maltitol

Maltitol ist ein Acetal das durch eine glykosidische Bindung zwischen α-D-Glucopyranose und D-Sorbitol (D-Glucitol) entstanden ist.

Maltitol (4-*O*-α-D-Glucopyranosyl-D-glucitol)
$[\alpha]_D^{20}$ = 105,5° bis 108,5°

Maltitol ist ein energiearmer Zuckeraustauschstoff (physiol. Brennwert 1 g = 8,3 kJ, Glucose 1 g = 17,2 kJ). In Ph. Eur. findet man Maltitol und Maltitol-Lösung als Monographien und Maltitol *R*.

15.5.6 Stärkederivate

Ph. Eur. führt *Carboxymethylstärke* als Natriumsalz. Dabei handelt es sich um eine vernetzte Kartoffelstärke, die **teilweise** über Sauerstoffatome carboxymethyliert wurde (Carboxymethylgruppe = $-CH_2COOH$). Abbildung 15.5 zeigt

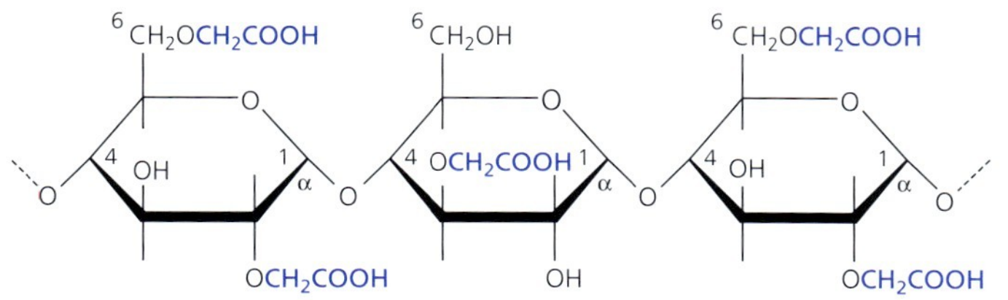

Abb. 15.5 Molekülausschnitt von Carboxymethylstärke.

schematisch einen entsprechenden Molekülausschnitt der Carboxymethylstärke.

Durch die Carboxymethylierung ändert sich vor allem das Lösungsverhalten der Stärke (Quellfähigkeit, Gelbildung). Carboxymethylstärke (Ph. Eur. *M*) dient als galenischer Hilfsstoff z. B. als Verdickungsmittel bei Suspensionen und Sprengmittel bei Tabletten.

15.5.7 Celluloseether

Im Gegensatz zur Cellulose, die nicht zur Gelbildung fähig ist, liegen mit den *Celluloseethern* halbsynthetische Hydrogelbildner vor. Durch geeignete Substitutionen an den OH-Gruppen der Cellulose werden bei den Celluloseethern Derivate der Cellulose erhalten, die kolloidal wasserlöslich sind und sehr gute Gelbildnereigenschaften besitzen. Dabei sind die H-Atome der freien OH-

Abb. 15.6 Celluloseether.

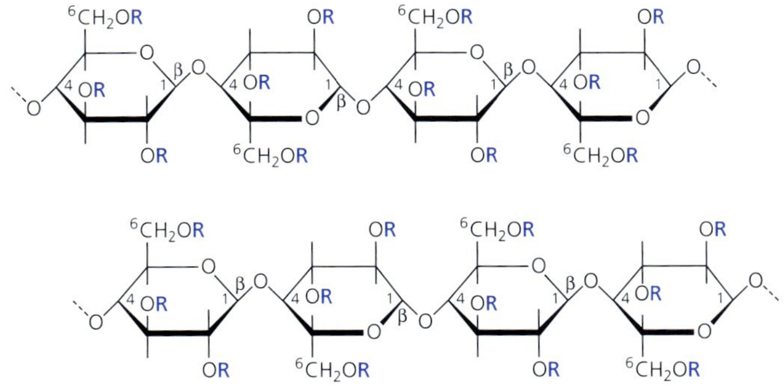

Name des Celluloseethers	Name der funktionellen Gruppe	Formel der funktionellen Gruppe R	Ph. Eur. *Reagenz* oder *Monographie*
Cellulose (als Bezugssubstanz)		Alle Reste = H	M/R
Methylcellulose	Methylgruppe	—CH$_3$ neben H	M/R
Hydroxyethylcellulose	Hydroxyethylgruppe	—CH$_2$—CH$_2$OH neben H	M
Hydroxypropylcellulose	Hydroxypropylgruppe	—CH$_2$—CHOH—CH$_3$ neben H	M
Methylhydroxyethylcellulose	Methyl- und Hydroxyethylgruppe	—CH$_3$ und —CH$_2$—CH$_2$OH neben H	M

Gruppen **teilweise** durch unterschiedliche funktionelle Gruppen ersetzt, wodurch jeweils eine Ethergruppierung entsteht. Abbildung 15.6 zeigt eine Auswahl der Celluloseether mit den charakteristischen funktionellen Gruppen.

ZUSAMMENFASSUNG
Disaccharide, Polysaccharide und kohlenhydratähnliche Verbindungen

Disaccharide entstehen durch **Acetalbildung** aus zwei in der **Halbacetalform** (Ringform) vorliegenden Monosaccharidmolekülen. Erfolgt die Verknüpfung zwischen der glykosidischen OH-Gruppe des einen Moleküls mit einer alkoholischen OH-Gruppe des zweiten Moleküls, so entsteht ein reduzierendes Disaccharid (Maltose, Lactose, Lactulose). Die Fehling- und Tollensprobe sind positiv und Mutarotation tritt auf. Bildet sich das Disaccharid durch Verknüpfung beider glykosidischer OH-Gruppen, entsteht ein nicht reduzierendes Disaccharid (Saccharose). Fehling- und Tollensprobe sind negativ. Mutarotation tritt nicht auf.

Polysaccharide bestehen aus glykosidisch verknüpften Monosaccharideinheiten. In diesem Kapitel sind die Polysaccharidmakromoleküle nur aus D-Glucose aufgebaut. Die Eigenschaften der Makromoleküle werden durch Moleküllänge, Art der Verknüpfung und Sekundärstruktur verursacht. **Stärke** als wichtigster pflanzlicher Reservestoff und hervorragender Kohlenhydratträger unserer Nahrung besteht aus Amylose (löslicher Stärke) und Amylopektin. Struktur, Reaktionen und Eigenschaften sind durch eine Versuchsreihe veranschaulicht. **Glykogen** ist der Kohlenhydratspeicherstoff des Menschen, aus dem D-Glucose bei Bedarf freigesetzt bzw. der aus D-Glucose biosynthetisiert wird. **Cellulose** ist Hauptbestandteil der pflanzlichen Zellwände. Strukturbesonderheit ist die 1-4-β-glykosidische Verknüpfung der D-Glucose. Die langgestreckten Fadenmoleküle können vom menschlichen Organismus nicht abgebaut werden. Cellulose ist wichtiges Ausgangsmaterial z. B. für die Herstellung von Papier und technisch sowie pharmazeutisch genutzte Cellulosederivat. Bei den **Dextranen** liegen verzweigte Polysaccharide aus D-Glucoseeinheiten vor. Dextrane dienen als Plasmaersatzmittel und stationäre Phasen in der Chromatographie.

Bei den **kohlenhydratähnlichen Verbindungen** handelt es sich um Kohlenhydrate, die Heteroatome wie z. B. den Stickstoff im Glucosamin (ein **Aminozucker**) oder auch andere funktionelle Gruppen enthalten.

Die **Uronsäuren** tragen als weitere funktionelle Gruppe einen Carboxylgruppe. Beispiele wie Glucuron- oder Galacturonsäure sind Monomere der **Polyuronsäuren**, die in Naturstoffen wie **Pektinen** und **Alginsäure** zu finden sind und als Hydrogele angewandt werden. **Ascorbinsäure** (Vitamin C) ist in unserem Organismus aufgrund ihrer Struktur und chemischen Eigenschaften als wichtiges Redox-System an Biosyntheseprozessen, Stoffwechsel- und Abwehrreaktionen beteiligt. Der energiearme Zuckeraustauschstoff **Maltitol** ist aus Sorbitol und α-D-Glucopyranose zusammengesetzt. Mit **Carboxymethylstärke** liegt ein halbsynthetischer Hydrogelbildner vor. Durch die Einführung unterschiedlicher Ethergruppen in das Cellulosemolekül entstehen die **Celluloseether**. Sie unterscheiden sich von Cellulose in ihrem Lösungs- und Quellverhalten und werden wie die Carboxymethylstärke als halbsynthetische Hydrogelbildner eingesetzt.

Fragen zu Kapitel 15.3, 15.4 und 15.5

1. Warum wird beim systematischen Namen der Maltose für die rechte Glucopyranose nicht angegeben, ob das α- oder β-Stereoisomere vorliegt?
2. Zeigt Lactulose eine positive Fehling- und Tollensprobe und Mutarotation oder nicht? Bitte begründen Sie Ihre Antwort.
3. Ermitteln Sie rechnerisch die spezifische Drehung von Invertzucker.
4. Warum ist Stärke ein „langsamer" Energielieferant?
5. Erklären Sie, warum der Mensch nicht in der Lage ist Cellulose zu verdauen.
6. In manchen Pflanzen findet man ein als *Inulin* bezeichnetes Polysaccharid. Suchen Sie in Ihrer botanischen Literatur folgende Informationen zum Inulin: Monomeres, Vorkommen und Funktion des Inulins.
7. Zeichnen Sie die D-Galacturonsäure als β-Pyranosid.
8. Ist Maltitol ein reduzierendes Kohlenhydrat? (Begründung!)
9. Erklären Sie, warum Wasserlöslichkeit bzw. Quellvermögen bei Celluloseethern vorhanden sind, bei Cellulose jedoch nicht.
10. Mit einer Saccharose-Lösung (Massenkonzentration β = 0,2 g/ml) wird eine saure Hydrolyse durchgeführt.
    a) Berechnen Sie den Drehwinkel α der Saccharose-Lösung vor der Inversion (Rohrlänge l = 1,5 dm) (s.a. Kap. 14.5.1 → Optische Aktivität).
    b) Berechnen Sie den Drehwinkel der entstandenen Invertzuckerlösung, wenn die Massenkonzentration an Invertzucker 0,21 g/ml beträgt.
11. Die durchschnittliche Molmasse einer Amyloseart wurde mit M = 51840 g/mol bestimmt. Berechnen Sie die durchschnittliche Anzahl von D-Glucoseeinheiten pro Molekül.

16 Ester

In den vorausgehenden Kapiteln wurden immer wieder *Ester* als Kondensationsprodukte von Carbonsäuren und Alkoholen erwähnt (s. Kap. 13.2.5 und 14.2.2). Das vorliegende Kapitel befasst sich näher mit der Reaktion und den Reaktionsbedingungen für die Esterbildung, den verschiedenen Typen von Estern (z. B. *Fette*) sowie der pharmazeutischen und ernährungsphysiologischen Bedeutung dieser Stoffgruppe. Da *Seifen* sich von Estern ableiten lassen, wird den Seifen und in Anlehnung an diese den *Tensiden* ein gesonderter Abschnitt gewidmet.

16.1 Allgemeines zu den Estern

16.1.1 Esterbildung als Gleichgewichtsreaktion

Der theoretischen Betrachtung der Esterbildung sei der Versuch zur Herstellung von drei Estern vorangestellt.

Die Gleichgewichtsreaktion für die Bildung eines Esters, verdeutlicht am Beispiel a aus dem Versuch, sieht dann wie folgt aus:

$$\text{Essigsäure} + \text{Ethanol} \underset{\text{Esterhydrolyse}}{\overset{\text{Veresterung}, H^{\oplus}}{\rightleftharpoons}} \text{Ethylacetat} + H_2O$$

Allgemein formuliert

$$R-COOH + H-O-R_1 \underset{\text{Esterhydrolyse}}{\overset{\text{Veresterung}, H^{\oplus}}{\rightleftharpoons}} R-COO-R_1 + H_2O$$

Carbonsäure + Alkohol ⇌ Ester + Wasser

Der Versuch mit Ansatz a hat gezeigt, dass nach der Reaktion Edukte (Essigsäuregeruch) und Produkte nebeneinander vorliegen. Es stellt sich demnach zwischen Hin- und Rückreaktion ein Gleichgewichtszustand ein (s. Kap. 9.1). Ohne Säurekatalyse würde die Gleichgewichtseinstellung bei Raumtemperatur mehrere Tage dauern. Mit Säurekatalyse (s. Kap. 8.4.3 → Homogene Katalyse) findet die Gleichgewichtseinstellung rasch statt. Das oben vorliegende Estergleichgewicht stellt sich auch ein, wenn von den Produkten ausgegangen wird, d. h. Ester und Wasser mit Säure versetzt und erwärmt (*Esterhydrolyse*) werden.

Versuch zur Herstellung von drei Estern

Versuchsanordnung: Unter dem Abzug werden in ein Reagenzglasgestell 3 verschließbare Reagenzgläser a) bis c) gestellt. Diese Reagenzgläser werden wie folgt beschickt (Schutzbrille, Handschuhe):
a) 3,0 ml Ethanol (wasserfrei) + 2,9 ml Essigsäure (99%)
b) 3 ml Ethanol + 2 ml Buttersäure
c) 3 ml Isoamylalkohol + 3 ml Buttersäure
Jedem dieser Gemische setzt man 5 Tropfen konzentrierte Schwefelsäure zu, verschließt das Reagenzglas, schüttelt und erwärmt im Wasserbad für 15–20 min auf 50°C. Vorsichtig wird dann der Geruch jeder Mischung überprüft. Anschließend gießt man jede Mischung jeweils in ein Becherglas mit 10 ml Wasser.
Den Inhalt des Becherglases, dem der Inhalt aus Reagenzglas **a)** zugefügt wurde, gibt man in einen kleinen Scheidetrichter, schüttelt gut durch und wartet die Phasentrennung ab. Mit der unteren (wässrigen Phase) Phase wird dann die Geruchsprobe auf Essigsäure durchgeführt.

Beobachtung: Geruchsprobe nach dem Erwärmen: Inhalt von Reagenzglas
a) Geruch nach Alleskleber,
b) Geruch nach Ananas,
c) Geruch nach Birne.
Die Gemische ergeben mit Wasser zwei Schichten, die scharf voneinander getrennt sind. Die Geruchsprobe der wässrigen Phase (Mischung mit Inhalt aus Reagenzglas **a)** zeigt deutlichen Geruch nach Essigsäure.

Auswertung: Die Alkansäuren (allgemein Carbonsäuren) reagieren mit den Alkoholen nach Zusatz von konzentrierter Schwefelsäure in einer säurekatalysierten Gleichgewichtsreaktion zu entsprechenden Estern. Es bildet sich in Reagenzglas

a) Ethylacetat (Essigsäureethylester),
b) Ethylbutyrat (Buttersäureethylester),
c) Isoamylbutyrat (Buttersäureisoamylester).
Die Ester bilden nach Mischen mit Wasser die obere Phase, sind also nicht oder nur teilweise in Wasser löslich und besitzen eine geringere Dichte als Wasser.
Der deutliche Geruch nach Essigsäure der wässrigen Phase (Mischung mit Inhalt aus Reagenzglas **a)** zeigt, dass die Esterbildung nicht vollständig ablief bzw., dass die Esterbildung eine Gleichgewichtsreaktion mit Hin- und Rückreaktion ist.

Das Estergleichgewicht gehorcht dem Massenwirkungsgesetz (s. Kap. 9.2).

$$K_C = \frac{c(\mathbf{Ester}) \cdot c(\mathbf{Alkohol})}{c(\mathbf{Carbonsäure}) \cdot c(\mathbf{Wasser})}$$

Eine Verschiebung des Gleichgewichts zugunsten des gewünschten Produkts, des Esters, ist durch Änderung der in Kapitel 9.3 genannten Faktoren möglich. Mit konzentrierter Schwefelsäure wird außer der Säurekatalyse noch eine Verschiebung des Gleichgewichtes erreicht, weil diese Säure Wasser bindet, d. h. die Konzentration von Wasser verringert wird. Dadurch tritt eine Verschiebung des Gleichgewichtes nach rechts ein.

Carbonsäuren und auch anorganische Säuren reagieren mit Alkoholen in einer Kondensationsreaktion zu Estern und Wasser. Bei der Reaktion stellt sich zwischen Hinreaktion (Veresterung) und Rückreaktion (Esterhydrolyse) ein Gleichgewicht ein, das sich durch die Massenwirkungsgleichung wiedergeben lässt. Die funktionelle Gruppe der Ester ist die Atomgruppierung

$$-COOR^* = -\overset{\overset{O}{\|}}{C} - \underline{O} - R^*$$

*R = Alkylrest eines Alkohols

16.1.2 Nomenklatur der Ester

Zuerst wird der Alkohol in Form des Alkylrestes (*Ethyl-*) benannt. Danach steht der Säurename in seiner Anionform (*-acetat*). Der Estername lautet dann *Ethylacetat*. Diese Nomenklatur wird in Ph. Eur. angewandt. Üblich ist oft die deutsche Benennungsweise, bei der der Säurename zuerst genannt wird (*Essigsäure-*). Es folgt der Alkylrest des Alkohols (*-ethyl*), an den die Endsilbe *-ester* gehängt wird. Der Estername lautet in diesem Fall *Essigsäureethylester*.

16.1.3 Eigenschaften der Ester

Obwohl die Veresterung einer Salzbildung ähnlich ist und auch die Nomenklatur auf Salze deutet, liegt keine Salzbildung mit einer Ionenreaktion vor. Im Estermolekül befinden sich nur Atombindungen (Elektronenpaarbindungen). Das Estermolekül ist relativ unpolar und kann deswegen keine Ionengitter ausbilden. Entsprechend niedrig liegen auch die Schmelz- und Siedetemperaturen im Vergleich zu den Salzen: Ethylacetat Sdp. 76 bis 79 °C, Propylacetat Schmp. – 95 °C und Sdp. 102 °C; **Natriumchlorid** Schmp. 804 °C u. Sdp. 1440 °C!

Da Estermoleküle untereinander keine Wasserstoffbrücken ausbilden können, liegen ihre Siedetemperaturen tiefer als die Siedetemperaturen von Alkoholen und Carbonsäuren mit vergleichbarer Molekülmasse (Sdp. von Methylbutyrat 102,7 °C, n-Hexanol 158,0 °C und n-Pentansäure 186,4 °C. Bei allen genannten Beispielen ist $M_r = 102$).

Die niederen Carbonsäureester zeigen noch eine relativ gut Wasserlöslichkeit, da die Carbonylgruppe zu den Wassermolekülen Wasserstoffbrücken ausbildet. Mit größer werdendem Alkylrest von Carbonsäure und Alkohol nimmt der hydrophile Charakter jedoch ab und der lipophile Charakter nimmt zu. Mit Ethanol, Dichlormethan und Petroläther sind die meisten Ester mischbar.

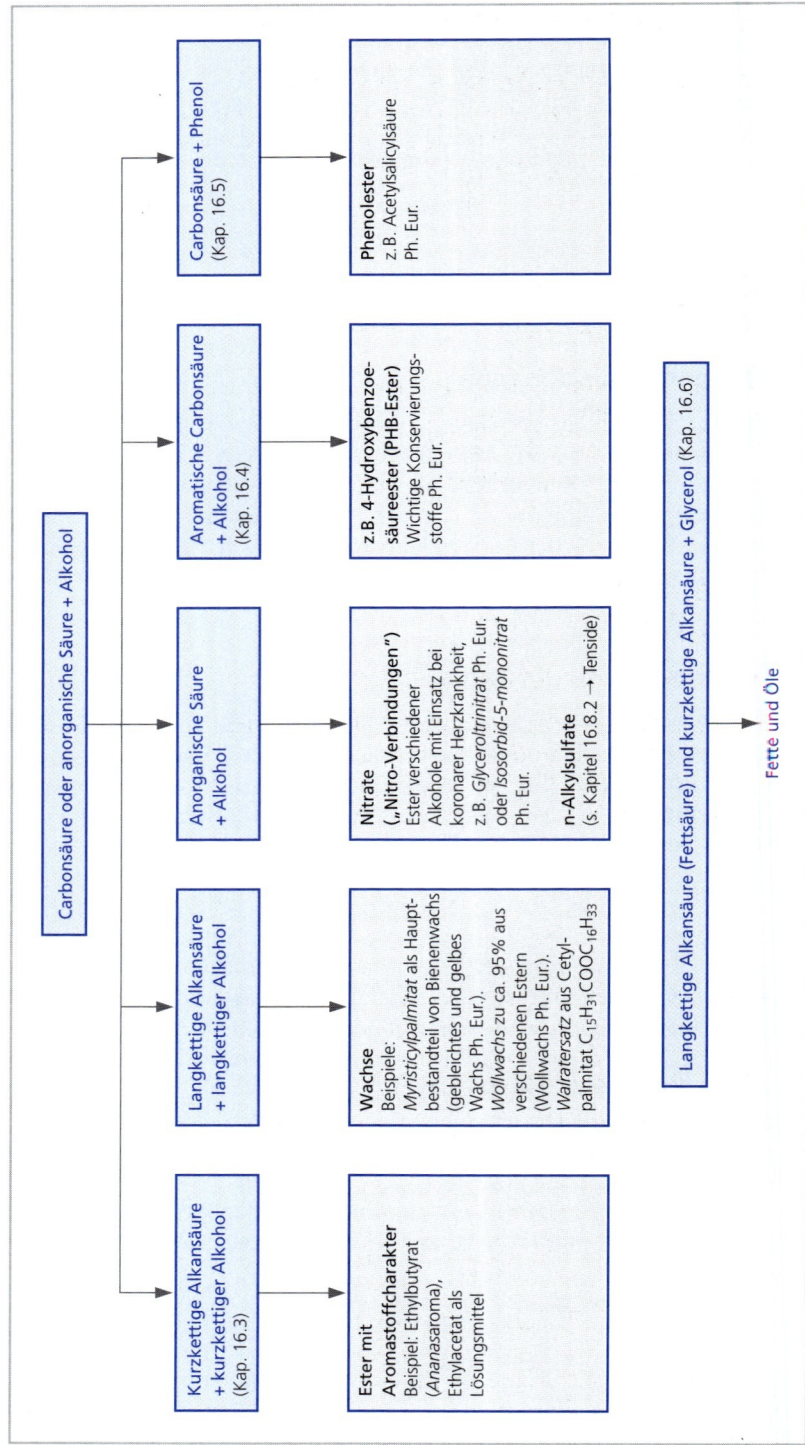

Abb. 16.1 Verschiedene Typen von Estern im Überblick.

16.2 Verschiedene Typen von Estern

Je nach Art der Säure und der Art des Alkohols, die für die Veresterung eingesetzt werden, entstehen verschiedene Typen von Estern mit entsprechend unterschiedlichen Eigenschaften. Abbildung 16.1 gibt ein Strukturschema, das diese Zusammenhänge verdeutlicht.

16.3 Ester aus kurzkettiger Alkansäure und kurzkettigem Alkohol

Mit dem Versuch zu Beginn dieses Kapitels wurden einige **Ester mit Aromastoffcharakter** hergestellt. Derartige Ester dienen als *naturidentische* Aromastoffe bzw. Essenzen in verschiedenen Lebensmitteln (z. B. Süßwaren). Zahlreiche Ester aus dieser Gruppe finden als Lösungsmittel Anwendung.

16.4 Ester aus aromatischer Carbonsäure und Alkohol

16.4.1 Ester der 4-Hydroxbenzoesäure (*p*-Hydroxybenzoesäure)

Unter dem Begriff *Para-hydroxybezoesäureester* (PHB-Ester) wird eine Gruppe von Konservierungsstoffen zusammengefasst, die mit ihren Salzen sowohl in der Galenik für hydrophile (wässrige Lösungen) und lipophile (z. B. Salben) Zubereitungen als auch für Lebensmittel (E214 bis E219) zugelassen sind. Beispiele sind:

Methyl-4-hydroxybenzoat Ph. Eur.

Ethyl-4-hydroxybenzoat Ph. Eur.

16.4.2 Ester der 4-Aminobenzoesäure

Mit *Benzocain* (INN) (Ethyl-4-aminobenzoat, Anaesthesin®) liegt der bekannteste Ester der 4-Aminobenzoesäure vor:

Ethyl-4-aminobenzoat

In Kapitel 14, Tabelle 14.6 wurde bereits mit Procain (INN), (2-Diethylamino)ethyl-4-aminobenzoat, ein Ester der 4-Aminobenzoesäure aufgeführt. Die beiden Ester sind als Lokalanästhetika in Ph. Eur. aufgenommen.

16.5 Ester aus Carbonsäure und Phenol

Ester aus Carbonsäure und Phenol werden *Phenolester* genannt. Die bekannteste Verbindung aus dieser Reihe ist die *Acetylsalicylsäure* (Aspirin®) mit dem systematischen Namen 2-Acetoxybenzoesäure.

Acetylsalicylsäure   Acetoxygruppe

Da die Acetylsalicylsäure eine herausragende Rolle als Analgetikum, Antipyretikum, Antiphlogistikum und Thrombozytenaggregationshemmer spielt, wird hier die Analytik von Acetylsalicylsäure aus Ph. Eur. zusammengefasst.

Analytik der Acetylsalicylsäure Ph. Eur. entsprechend der Monographie
Die **Definition** fordert für Acetylsalicylsäure einen Gehalt von mindestens 99,5 und höchstens 101,0 % 2-Acetoxybenzoesäure.

Die **Eigenschaften** von Acetylsalicylsäure: weißes, kristallines Pulver oder farblose Kristalle; schwer löslich in Wasser, leicht löslich in Ethanol und löslich in Ether. Die Substanz muss bei etwa 143 °C schmelzen.

Die **Prüfung auf Identität** fordert zunächst eine IR-Spektroskopie, wobei Acetylsalicylsäure *CRS* als Referenzsubstanz einzusetzen ist. Bei einer weiteren Prüfung wird die Acetylsalicylsäure einer alkalischen Hydrolyse (vollständige Esterspaltung) durch Sieden mit Natronlauge unterzogen (1.). Nach der Spaltung des Esters wird mit verdünnter Schwefelsäure angesäuert und die kristallin ausfallende Salicylsäure (2.) abfiltriert, ausgewaschen und getrocknet. Die anschließende Bestimmung der Schmelztemperatur der Salicylsäure (156 bis 161 °C) ist dann der Identitätsnachweis.

1.

2.

Salicylsäure

Die kristallin ausgefallene Salicylsäure muss ferner die Identitätsreaktion **a** auf **Salicylat** (Ph. Eur. 2.3.1) ergeben. Dieser Nachweis beruht auf einer positiven Reaktion mit Eisen(III)-chlorid (Violettfärbung durch Komplexbildung), da Salicylsäure ein Phenolgrundgerüst aufweist (s. Kap. 13.3.1):

blauer Salicylsäure-Eisen(III)-Komplex

Bei einer vierten Identitätsreaktion erfolgt trockenes Erhitzen der Acetylsalicylsäure mit Calciumhydroxid im Reagenzglas. Dabei wird Calciumacetat freigesetzt, das thermisch in Calciumcarbonat und Aceton zerfällt. Der Aceton-Dampf muss mit 2-Nitrobenzaldehyd-Lösung *R* angefeuchtetes Filterpapier grünlich blau und nach Befeuchten mit verdünnter Salzsäure blau färben (Kondensationsreaktion zu Indigo).

Die **Prüfung auf Reinheit** erstreckt sich auf bereits besprochene Kriterien wie **Aussehen der Lösung**, **Schwermetalle**, **Trocknungsverlust** (Wasser führt bei Lagerung evtl. zu Hydrolyse des Esters) und **Sulfatasche**. Auf **verwandte Substanzen**, die als Verunreinigungen oder Zerfallsprodukte aus dem Herstellungsprozess stammen können, erfolgt eine Prüfung mit Hilfe der *Flüssigchromatographie* (s. Unterrichtsfach Chemisch-pharmazeutische Übungen, Instrumentelle Analytik). Als derartige Verunreinigungen können beispielsweise 4-Hydroxybenzoesäure, Salicylsäure oder Kondensationsprodukte wie Acetylsalicylsalicylsäure auftreten.

Die **Gehaltsbestimmung** erfolgt durch Säure-Base-Titration nach alkalischer Hydrolyse der in Ethanol gelösten Probe mit einem Überschuss an Natriumhydroxid-Lösung (0,5 mol/l). Wie die Gleichung 1. oben zeigt, werden bei dieser Spaltung 2 mol Natriumhydroxid für 1 mol Acetylsalicylsäure benötigt. Der Überschuss an nicht verbrauchter Natriumhydroxid-Lösung wird mit Salzsäure (0,5 mol/l) zurück titriert.

Die **Lagerung** hat in dicht verschlossenen Gefäßen zu erfolgen.

16.6 Fette und Öle

Mit den *Fetten* und *Ölen* wird die zweite große Gruppe von Nährstoffen erarbeitet.

Die natürlich vorkommenden Fette und Öle sind stets Ester des Glycerols mit in der Regel drei geradzahligen Fettsäuren. Es wird von *Triacylglycerinen* oder *Triglyceriden* (s. Abb. 16.2) gesprochen. Butter enthält neben langkettigen auch kurzkettige, geradzahlige Alkansäuren.

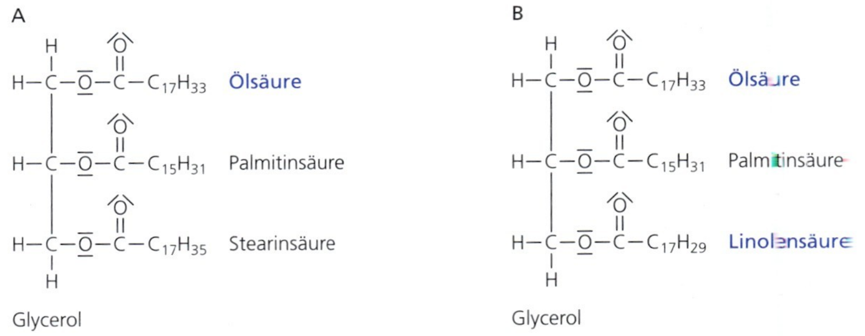

Abb. 16.2 Zusammensetzung von Triglyceridmolekülen.
A Beispiel eines tierischen, heteroaciden Triglyceridmoleküls,
B Beispiel eines pflanzlichen heteroaciden Triglyceridmolíküls.

A: Glycerol verestert mit Ölsäure ($C_{17}H_{33}$), Palmitinsäure ($C_{15}H_{31}$), Stearinsäure ($C_{17}H_{35}$)

B: Glycerol verestert mit Ölsäure ($C_{17}H_{33}$), Palmitinsäure ($C_{15}H_{31}$), Linolensäure ($C_{17}H_{29}$)

Im Folgenden werden Fette und Öle unter dem Begriff *Fette* zusammengefasst, wenn nicht ausdrücklich auf Öle als flüssige Fette Bezug genommen werden soll.

Ph. Eur. verwendet den Begriff *fette Öle* für alle pflanzlichen Öle (z. B. Olivenöl) als Abgrenzung zu den *ätherischen Ölen* (z. B. Pfefferminzöl), die beim Verdunsten auf Filterpapier keinen Rückstand hinterlassen.

16.6.1 Bedeutung und Funktionen der Fette

Fette sind
- Energielieferanten mit hoher Energiedichte (1 g Fett = 39 kJ),
- Träger von Aroma- und Geschmacksstoffen,
- Reservestoffe,
- Träger spezieller Zellbausteine,
- Nährstoffe mit hohem Sättigungsvermögen,
- Träger fettlöslicher Vitamine.

16.6.2 Zusammensetzung der Fette

Die Triglyceridmoleküle der Fette sind meist nicht einheitlich zusammengesetzt, d. h. es gibt wenig Moleküle z. B. vom Typ eines Tristearin. Die Triglyceridmoleküle der *tierischen* Fette enthalten hauptsächlich die drei Fettsäuren Stearin-, Palmitin- und Ölsäure (s. Kapitel 14.2 → Tab. 14.1 und Kap. 14.3). Sie werden als *heteroacid* (s. Abb. 16.2 A) bezeichnet. Ferner sind in einem Fett (z. B. Schweineschmalz) stets unterschiedlich zusammengesetzte Moleküle vorhanden. Es liegen *Mischglyceride* vor.

Die Triglyceridmoleküle der *pflanzlichen* Öle (z. B. Erdnuss-, Lein-, Sonnenblumenöl) enthalten im Vergleich zu den tierischen Fetten außer den o. g. heteroaciden Triglyceridmolekülen Ester des Glycerols mit mehrfach ungesättigten Fettsäuren (s. Abb. 16.2 B). Auch die Öle sind Mischglyceride.

Ph. Eur. lässt die Fettsäurezusammensetzung von Fetten gaschromatographisch bestimmen. Dazu werden die Fettsäuren nach Hydrolyse des Fettes in ihre Methylester überführt; diese sind verdampfbar.

16.6.3 Zusammenhang zwischen Struktur und Eigenschaften der Fette

Eine ganze Reihe von Eigenschaften der Fette lassen sich von ihrer Struktur her begründen.

Relative Dichte
Die relative Dichte der Fette ist in der Regel kleiner als 1,000. Deswegen „schwimmt" Fett auf Wasser.

Schmelztemperatur
Wegen der uneinheitlichen Zusammensetzung (heteroacide Moleküle und Mischglyceride) liegt auch keine definierte Schmelztemperatur sondern ein *Schmelzbereich*, meist unter 100 °C, vor (z. B. bei Rindertalg 40 bis 50 °C).

Siedetemperatur, Zersetzungstemperatur
Die uneinheitliche Zusammensetzung der Fette bedingt auch, dass keine definierte Siedetemperatur vorliegt. Verflüssigte Fette sind nicht flüchtig und zersetzen sich meist bei Temperaturen oberhalb 150 bis 250 °C unter Bildung brennbarer Reaktionsprodukte (Brandgefahr bei überhitzten Fetten!). Wegen der Zersetzung unter Rauchentwicklung wird in der Lebensmittelchemie auch vom *Rauchpunkt* eines Fettes gesprochen. Der Glycerolbestandteil der Fette geht bei Zersetzung unter typischer Geruchsentwicklung in Acrolein über (s. Kap. 13 → Abb. 13.7, Identität D von Glycerol). Butter zersetzt sich bei ca. 150 °C und Pflanzenöle zersetzten sich oberhalb von ca. 190 °C.

Erstarrungstemperatur
Die *Erstarrungstemperatur* (Ph. Eur. 2.2.18) ist eine brauchbare Größe zur Charakterisierung von Fetten (z. B. bei raffiniertem Erdnussöl Ph. Eur. Erstarrungstemperatur 2 °C).

Tropfpunkt
Auch beim *Tropfpunkt* handelt es sich um eine charakteristische Eigenschaft von Fetten, die z. B. als Reinheitskriterium von Ph. Eur. herangezogen wird (u. a. bei hydriertem Erdnussöl Ph. Eur. Tropfpunkt 32 bis 43 °C).

Löslichkeit
Die Fette sind in Wasser unlöslich, gelegentlich löslich in heißem Ethanol und leicht löslich in unpolaren Lösungsmitteln wie Dichlormethan oder Petroläther.

Konsistenz
Überwiegen in einem Fett die Fettsäuren Palmitin- und Stearinsäure, so ist das Fett fest (z. B. Talg). Sind noch kurzkettige Alkansäuren (z. B. Hexansäure, Octansäure) enthalten, ergeben sich halbfeste Fette (z. B. Schmalz, Kokosfett). Überwiegen die ungesättigten Fettsäuren, so liegen Öle vor (z. B. Olivenöl, raffiniertes Erdnussöl, Sesamöl).

REGEL

Je mehr ungesättigte Fettsäuren und je mehr kurzkettige Fettsäuren Bestandteil eines Fettes sind, desto weicher bzw. flüssiger ist das Fett.

Die Erklärung für dieses Verhalten der Fette liegt in der unterschiedlichen Entfaltung von Van-der-Waals-Kräften zwischen den unpolaren Fettsäuren der Fettmoleküle (s. Kap. 5.3.3). Zwischen kurzkettigen Fettsäuren sind diese Kräfte schwächer ausgeprägt als zwischen langkettigen Fettsäuren, folglich schmilzt (erweicht) ein Fett mit kurzkettigen Fettsäuren auch bei einer niedrigeren Temperatur.

Bei Fetten mit ungesättigten cis-Fettsäuren (s. Kap. 14, Abb. 14.1) können sich diese wegen ihrer geknickten Struktur nicht so gut ineinanderschieben wie die gestreckten, gesättigten Fettsäuren, die sogar Kristallgitter ausbilden. Die Entfaltung von Van-der-Waals-Kräften zu festeren Van-der-Waals-Bindungen ist in diesem Fall nur in einem geringerem Maße möglich. Abbildung 16.3 verdeutlicht diese Erklärung an Modellen von Fetten mit überwiegend gesättigten (A) und überwiegend ungesättigten (B) Fettsäuren.

Chemische Eigenschaften der Fette

Fettverderb. Bei unsachgemäßer Lagerung verderben Fette, sie werden *ranzig*. Einmal kann es durch die Einwirkung von Licht, Luftsauerstoff, Schwermetall-Ionen und Enzymen von Mikroorganismen zu einer Esterhydrolyse (s. Kap. 16.7) kommen (z. B. Freisetzung von Buttersäure). Zum anderen entstehen vor allem aus Fetten mit ungesättigten Fettsäuren ebenfalls unter Einwirkung der o. g. Faktoren durch Autoxidation Peroxide (s. Kap. 13.4, Abb. 13.9). Die Peroxide zerfallen katalytisch zu geruchsintensiven Produkten z. B. zu Aldehyden und niedermolekularen Säuren.

Fetthärtung. Um den riesigen Bedarf an Lebensmittelfetten, vor allem Margarine, zu decken, müssen die zur Verfügung stehenden Rohstoffe wie Pflanzenöle und Trane *gehärtet* werden. Durch *Fetthärtung* lässt sich ein flüssiges Pflanzenöl in ein Fett mit streichfähiger Konsistenz überführen.

Bei den Verfahren der *Hydrierung* werden ungesättigte Fettsäuren durch Addition von Wasserstoff an die Doppelbindungen in gesättigte Fettsäuren überführt (beispielsweise hydriertes Erdnussöl Ph. Eur.).

In der Lebensmitteltechnologie wird meist das Verfahren der *Umesterung* eingesetzt. Mit Hilfe von hochaktiven Katalysatoren werden Fettsäureester (z. B. flüssiges Fett) mit Fettsäuren (z. B. langkettigen Fettsäuren) zu neuen Fettsäureestern mit der gewünschten festen Konsistenz umgesetzt.

$$R_1COOR_2 + R_3COOH \xrightarrow{Katalysator} R_3COOR_2 + R_1COOH$$

flüssiges Fett   langkettige Fettsäure   festes Fett   kurzkettige Fettsäure
(R_2 = Glycerol)

Hydrolyse. Als Ester lassen sich Fette durch Hydrolyse spalten. Es liegt damit die Rückreaktion der Veresterung als *Esterhydrolyse* vor (s. Kap. 16.7).

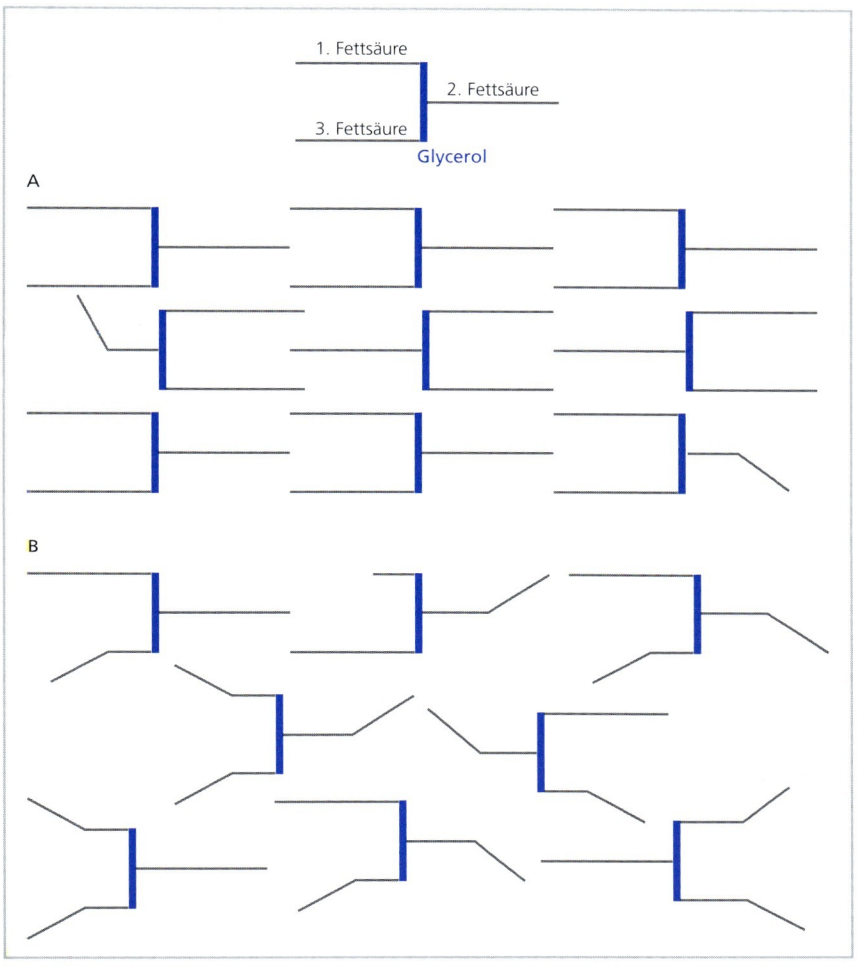

Abb. 16.3 Gitterbildung in festen und flüssigen Fetten.
A Festes Fett,
B Flüssiges Fett.

16.6.4 Fettkennzahlen

Fette sind sehr heterogen zusammengesetzt und sind deswegen einer eindeutigen Charakterisierung, z. B. durch Schmelz- oder Siedetemperatur, nicht zugänglich. Mit den *Fettkennzahlen* ist eine Reihe von Kenngrößen zur Charakterisierung von Fetten und Wachsen entwickelt worden, die in der Pharmazie durch geeignete Kombination verschiedener Fettkennzahlen vor allem die Beurteilung der Reinheit einer Substanz ermöglichen. In der Lebensmittelchemie dienen sie außerdem der Überprüfung von Fettqualitäten.

Ph. Eur. (Abschnitt 2.5 Gehaltsbestimmungsmethoden) weist sieben Fettkennzahlen aus. Diese sind in Tabelle 16.1 mit Erklärungen und Beispielen in einer Übersicht zusammengefasst.

16.7 Esterhydrolyse als Umkehrung der Veresterung

Zu Beginn dieses Kapitels haben sie erfahren, dass die Veresterung eine Gleichgewichtsreaktion ist, bei der die Rückreaktion als **Esterhydrolyse** bezeichnet wird. Geht man von einem Ester aus, lässt sich dieses Gleichgewicht in Richtung der Produkte, in diesem Fall Alkohol und Säure, verschieben, wenn der Ester mit Wasser erhitzt wird. Ein Versuch soll die Esterhydrolyse veranschaulichen.

Versuch zur Esterhydrolyse

Versuchsanordnung: 5 ml Diethyloxalat (Oxalsäurediethylester) werden in einem 100-ml-Rundkolben mit 50 ml Wasser versetzt und ca. 15 min am Rückfluss erhitzt. Das Reaktionsgemisch wird abgekühlt und zwei Proben zu je 5 ml in zwei Reagenzgläser gegeben. Die Probe im ersten Reagenzglas überprüft man mit Universalindikatorpapier. Die Probe im zweiten Reagenzglas wird mit ca. 10 Tropfen Calciumchlorid-Lösung *R* versetzt.

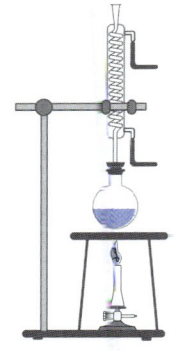

Beobachtung: Das Universalindikatorpapier färbt sich rot. Bei Zusatz von Calciumchlorid-Lösung bildet sich ein weißer Niederschlag.

Auswertung: Durch Kochen am Rückfluss tritt Esterhydrolyse ein. Diethyloxalat wird in Oxalsäure und Ethanol gespalten:

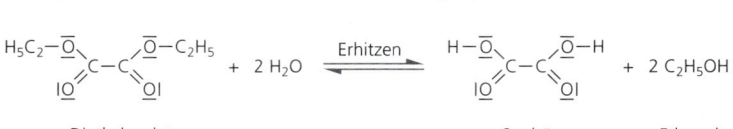

Die Oxalsäure ist verantwortlich für die Rotfärbung des Universalindikatorpapiers. Oxalsäure lässt sich mit Calciumchlorid-Lösung nachweisen. Es fällt ein weißer Niederschlag von Calciumoxalat aus (s. Kap. 14.4.1).

Tab. 16.1 Fettkennzahlen.

Fettkennzahl	Definition (Ph. Eur.)	Zweck und Aussage der Bestimmung	Prinzip der Bestimmung (Eine Formel zur Berechnung der jeweiligen Fettkennzahl ist in Ph. Eur. aufgeführt)	Beispiel aus Ph. Eur.
Säurezahl (SZ)	Die Säurezahl (SZ) gibt an, wie viel Milligramm Kaliumhydroxid zur Neutralisation der in 1 g Substanz vorhandenen freien Säure notwendig sind.	Mit der SZ wird die Menge an vorhandenen freien Säuren in Fetten und Ölen bestimmt. Beim Fettverderb entstehen durch Esterhydrolyse (s. Kap. 16.7) freie Fettsäuren. Damit ist die SZ ein Maß für den Frischezustand. Je höher die SZ ausfällt, desto weiter ist die Esterhydrolyse fortgeschritten.	Die zu prüfende Substanz wird in einer Mischung aus Ethanol 96 % und Ether gelöst. Die freien Säuren werden dann mit KOH-Lösung (0,1 mol/l) unter Zusatz von Phenolphthalein als Indikator bis zur bestehen bleibenden Rosafärbung titriert.	**Natives Olivenöl:** SZ höchstens 2,0 mit 5,0 g Substanz bestimmt. Dies bedeutet, dass zur Neutralisation der freien Säuren in 1 g nativem Olivenöl höchstens 2,0 mg Kaliumhydroxid verbraucht werden dürfen.
Verseifungszahl (VZ)	Die Verseifungszahl (VZ) gibt an, wie viel Milligramm Kaliumhydroxid zur Neutralisation der freien Säuren und zur Verseifung der Ester von 1 g Substanz notwendig sind.	Die VZ gilt als Maß für die in Fetten und fetten Ölen enthaltenen Fettsäuren in **freien und als Ester gebundenen** Säuren. Wenn bei einem Fett keine freien Fettsäuren (SZ = 0) vorhanden sind, erlaubt die VZ über die mittlere Molekülmasse des Fettes Rückschlüsse auf die Länge der vorherrschenden Fettsäuren. Werte der VZ um 190 weisen auf ein Fett mit einem hohen Anteil an C-18-Säuren hin (u. a. Erdnuss-, Mais- und Sojaöl). Werte der VZ mit 240 bis 250 bedeuten ein Öl mit hohen Anteilen an C-12- und C-14-Säuren und weiteren kurzkettigen Säuren. Ph. Eur. lässt die VZ z. B. bei der Reinheitsprüfung von Wachsen durchführen. Faustregel: „Je kurzkettiger die Fettsäuren in einem Fett (Wachs), desto höher liegt die VZ".	Die zu prüfende Substanz wird mit einer definierten Menge ethanol. KOH-Lösung (0,5 mol/l) zum Rückfluss erhitzt (Esterhydrolyse mit Kalilauge = Verseifungsvorgang). Die heiße Lösung ist dann sofort nach Zusatz von Phenolphthalein als Indikator mit HCl (0,5 mol/l) zu titrieren. Es erfolgt also eine Rücktitration der Kalilauge, die nicht durch Neutralisation der freien Säuren und Verseifung des Esters verbraucht wurde. Ein Blindversuch ist durchzuführen.	**Wollwachs:** VZ 90 bis 105, mit 2,00 g Substanz durch 4 h langes Erhitzen zum Rückfluss bestimmt. Dies bedeutet, dass zur Neutralisation der freien und als Ester gebundenen Säuren von 1 g Wollwachs 90 bis 105 mg Kaliumhydroxid verbraucht werden dürfen.

Tab. 16.1 Fettkennzahlen (Fortsetzung).

Fettkennzahl	Definition (Ph. Eur.)	Zweck und Aussage der Bestimmung	Prinzip der Bestimmung (Eine Formel zur Berechnung der jeweiligen Fettkennzahl ist in Ph. Eur. aufgeführt)	Beispiel aus Ph. Eur.
Esterzahl (EZ)	Die Esterzahl (EZ) gibt an, wie viel Milligramm Kaliumhydroxid zur Verseifung der in 1 g Substanz vorhandenen Ester notwendig sind, und errechnet sich aus der Differenz zwischen Verseifungszahl (VZ) und Säurezahl (SZ). EZ = VZ − SZ	Mit der EZ wird der Gehalt an Estern in der vorliegenden Substanzprobe bestimmt. Die Methode wird vor allem bei der Beurteilung z. B. der Reinheitsprüfung von Wachsen eingesetzt.	Wie oben beschrieben, errechnet sich die EZ aus der Differenz zwischen Verseifungszahl (VZ) und Säurezahl (SZ), d. h. VZ und SZ sind ebenfalls zu bestimmen.	**Gebleichtes Wachs:** EZ 70 bis 80. Zur Verseifung der in 1 g gebleichtem Wachs vorhandenen Ester sind demnach 70 bis 80 mg Kaliumhydroxid notwendig.
Hydroxylzahl (OHZ)	Die Hydroxylzahl (OHZ) gibt an, wie viel Milligramm Kaliumhydroxid der von 1 g Substanz bei der Acetylierung gebundenen Essigsäure äquivalent sind.	Mit Hilfe der OHZ werden acetylierbare (mit Essigsäure veresterbare) Hydroxylgruppen erfasst. Diese sind u. a. bei Hydroxyfettsäuren, Mono- und Diglyceriden (s. Kap. 16.8.2) und freiem Glycerol vorhanden.	Gemäß Ph. Eur. kann die Bestimmung der OHZ nach Methode A oder B erfolgen. Hier wird nur Methode A berücksichtigt. Die vorgeschriebene Substanzmenge wird in einem *Acetylierungskolben* mit *Acetylierungsgemisch R 1* (Acetanhydrid und wasserfreies Pyridin) durch Erhitzen auf dem Wasserbad umgesetzt. Nicht verbrauchtes Acetanhydrid liegt als Pyridiniumacetat vor und wird nach Zusatz von Phenolphthalein mit ethanol. KOH-Lösung (0,5 mol/l) zurücktitriert. Ein Blindversuch ist durchzuführen.	**Natives Rizinusöl:** OHZ mindestens 150. Der von 1 g nativem Rizinusöl durch Acetylierung von Hydroxylgruppen gebundenen Essigsäure sind 150 mg Kaliumhydroxid äquivalent.

Pyridin   Acetanhydrid   Pyridiniumacetat

Tab. 16.1 Fettkennzahlen (Fortsetzung).

Fettkennzahl	Definition (Ph. Eur.)	Zweck und Aussage der Bestimmung	Prinzip der Bestimmung (Eine Formel zur Berechnung der jeweiligen Fettkennzahl ist in Ph. Eur. aufgeführt)	Beispiel aus Ph. Eur.
Iodzahl (IZ) (s. Kap. 11.3.1)	Die Iodzahl (IZ) gibt an, wie viel Gramm Halogen, berechnet als Iod, von 100 g Substanz unter den beschriebenen Bedingungen gebunden werden.	Die IZ erfasst die Anzahl der Doppelbindungen der Substanz und ist damit ein Maß für den Gehalt an ungesättigten Fettsäuren in einem Fett oder auch Mono- und Diglycerid.	Für Methode A und B verwendet Ph. Eur. als Additionsreagenz Iodmonobromid (IBr), von dem eine definierte Menge der zu untersuchenden Substanz im Überschuss zugesetzt wird. Das nicht verbrauchte Brom wird anschließend iodometrisch bestimmt (siehe Kapitel 10.3.3). Dazu wird KI-Lösung zugesetzt, aus der das nicht verbrauchte Brom eine äquivalente Menge Iod freisetzt. Letztere kann durch Titration mit $Na_2S_2O_3$-Lösung (0,1 mol/l) quantitativ ermittelt werden. Ein Blindversuch ist unter gleichen Bedingungen durchzuführen.	Für **natives Leinöl** als Prüfung auf Identität **und** Reinheit: IZ 160 bis 200. Unter den in der Monographie beschriebenen Bedingungen werden von 100 g nativem Leinöl 160 bis 200 g Halogen berechnet als Iod gebunden.
Peroxidzahl (POZ)	Die Peroxidzahl (POZ) gibt die Peroxidmenge in Milliäquivalenten aktivem Sauerstoff an, die in 1000 g Substanz, gemäß den nachstehenden Methoden (A und B) bestimmt, enthalten sind.	Die POZ ist ein Maß für den Frischezustand eines Fettes. Sie zeigt an, wie weit Autoxidationsvorgänge unter Bildung von Hydroperoxiden bereits fortgeschritten sind (s. Kap. 13.4, Abb. 13.9).	Nur Methode A wird berücksichtigt. Evtl. in dem untersuchten Fett vorhandene Hydroperoxide setzen aus dem Iodid von zugesetztem KI eine äquivalente Menge an Iod frei. Die freigesetzte Iodmenge wird mit $Na_2S_2O_3$-Lösung (0,01 mol/l) und Stärke-Lösung als Indikator bis zum Verschwinden der Blaufärbung titriert. Ein Blindversuch ist durchzuführen.	**Natives Mandelöl**: POZ höchstens 15. Unter den in der Monographie beschriebenen Bedingungen dürfen in 1000 g nativem Mandelöl höchstens 15 Milliäquivalente an aktivem Sauerstoff enthalten sein.

$$-CH-HC=CH- + 2\,H^\oplus + 2\,I^\ominus \longrightarrow -CH-HC=CH- + I_2 + H_2O$$
$$\quad\;\;|\qquad\qquad\qquad\qquad\qquad\qquad\qquad\qquad\quad\;\;|$$
$$\;\;OOH\qquad\qquad\qquad\qquad\qquad\qquad\qquad\qquad OH$$

Hydroperoxid   Iodid   Iod

Tab. 16.1 Fettkennzahlen (Fortsetzung).

Fettkennzahl	Definition (Ph. Eur.)	Zweck und Aussage der Bestimmung	Prinzip der Bestimmung (Eine Formel zur Berechnung der jeweiligen Fettkennzahl ist in Ph. Eur. aufgeführt)	Beispiel aus Ph. Eur.
Unverseifbare Anteile	Unter „Unverseifbaren Anteilen" werden die Substanzen verstanden und in Prozent (m/m) angegeben, die sich mit einem organischen Lösungsmittel aus einer Lösung der zu untersuchenden Substanz nach deren Verseifung extrahieren lassen und bei 100 bis 105 °C nicht flüchtig sind.	Hier geht es darum unverseifbare (nicht durch Esterhydrolyse spaltbare) Bestandteile, die stets als Fettbegleitstoffe in natürlichen Fetten zu finden sind, zu begrenzen. Unter diese Bestandteile fallen beispielsweise Phospholipide, Sterine, Triterpene, Antioxidantien (z. B. Tocopherole). Aber auch als Verfälschung eingesetzte Mineralöle können erfasst werden.	Die zu prüfende Substanz wird mit ethanol. KOH-Lösung (2 mol/l) 1 h lang im Wasserbad am Rückfluss erhitzt (Verseifungsprozess). Man lässt die Flüssigkeit abkühlen und schüttelt sie im Scheidetrichter sorgfältig mit Ether aus. Dabei bleiben die hydrolysierten Bestandteile wie Fettsäuren, Glycerol und weitere Alkohole in der wässrigen Phase. Die unverseifbaren Bestandteile sind in der Etherphase gelöst. Die Etherphase wird abgetrennt und einem aufwendigen Waschprozess unterzogen. Dann ist der Ether in einem zuvor gewogenen Kolben abzudestillieren. Der Rückstand, d. h. die unverseifbaren Anteile werden bei 100 bis 105 °C bis zur Massenkonstanz getrocknet und gewogen.	In **hydriertem Baumwollsamenöl** sind unter den in der Monographie beschriebenen Bedingungen höchstens 1,0 % unverseifbare Anteile erlaubt. Ph. Eur. lässt die unverseifbaren Anteile bei allen fetten Ölen bestimmen.

16.7.1 Verseifung

Wird für die Esterhydrolyse statt Wasser eine alkalische Lösung eingesetzt, verläuft die Spaltung vollständig, da sich das Carboxylat-Ion der Säure durch Mesomerie stabilisiert (s. Kap. 14.1) und für eine Rückreaktion nicht mehr zur Verfügung steht. Wird die Esterhydrolyse mit Fetten durchgeführt, sind die entstandenen Alkalisalze der Fettsäuren sog. *Seifen*. Die Esterhydrolyse, hier eine Fettspaltung, wird daher auch als *Verseifung* bezeichnet.

$$\text{Triglycerid} + 3\,Na^{\oplus} + 3\,OH^{\ominus} \longrightarrow \text{Glycerol} + \text{Natriumsalze der Fettsäuren (Seifen: Natriumoleat, Natriumpalmitat, Natriumstearat)}$$

Im Organismus verläuft die natürliche Fettspaltung enzymatisch durch *Lipasen*.

16.8 Tenside

16.8.1 Seifen

Die Anionen der Alkalisalze der Fettsäuren besitzen *amphiphilen* Charakter, d. h. lipophile und hydrophile Eigenschaften sind in einem Molekül vereinigt. Am Beispiel des Natriumstearats erkennt man die Kohlenwasserstoffkette als lipophilen Molekülteil, während die Carboxylat-Gruppe den hydrophilen Molekülteil darstellt (s. Abb. 16.4 A).

Wird eine ausreichende Menge Seife in Wasser gelöst, reichern sich die Seifenmoleküle (Fettsäure-Anionen) an der Wasseroberfläche an und bilden hier eine monomolekulare Schicht. Dabei befindet sich der hydrophile Molekülteil im Wasser und der lipophile Molekülteil ragt aus dem Wasser (s. Abb. 16.4 B). Durch diese Schichtbildung und Anordnung wird eine starke Herabsetzung der Oberflächenspannung (s. Kap. 5.3.2) bewirkt. Beim Schütteln einer Seifenlösung macht sich die Verminderung der Oberflächenspannung durch Schaumbildung bemerkbar.

Dieselbe Anreicherung und Anordnung amphiphiler Moleküle tritt auch an der Grenzfläche zwischen zwei nicht mischbaren Flüssigkeiten (z. B. Wasser/Öl, s. Abb. 16.4 B) auf. Die Spannung an der Grenzfläche wird dadurch herabgesetzt und eine Emulgatorwirkung erreicht, d. h. durch Schütteln ist Emulsionsbildung möglich (s. Unterrichtsfach Galenik).

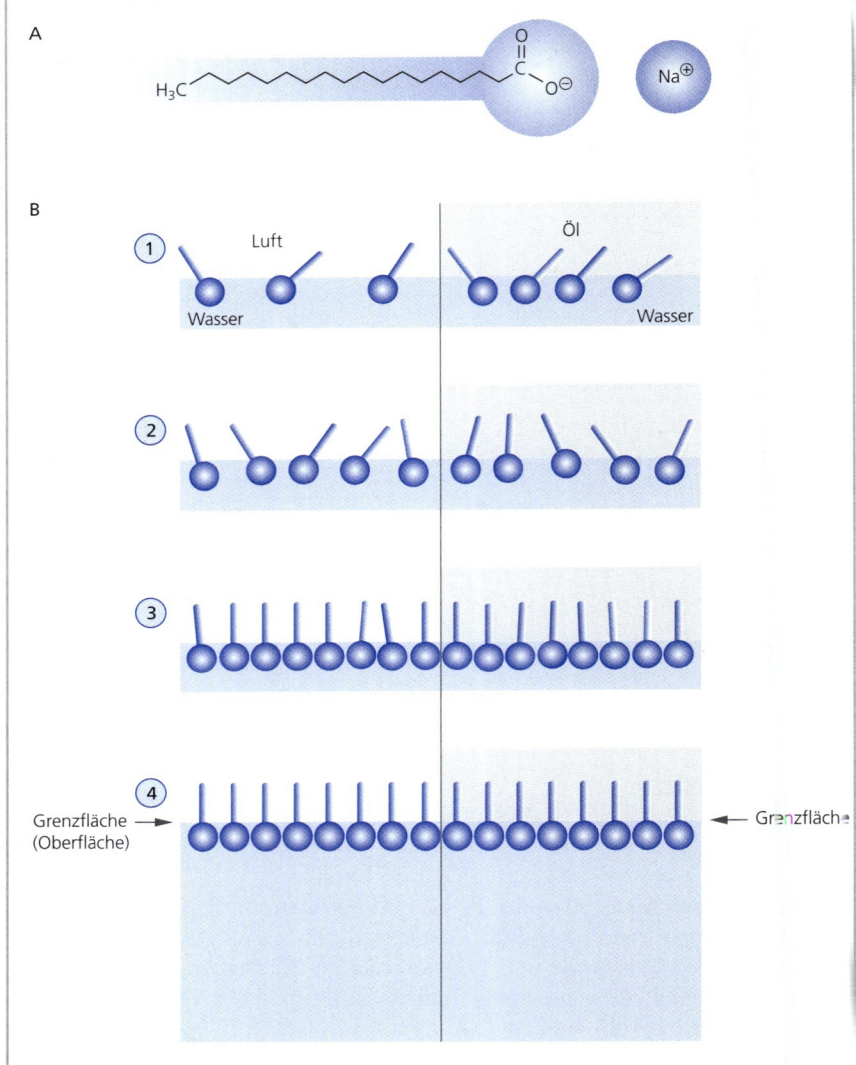

Abb. 16.4 Grenzflächenaktivität amphiphiler Moleküle. **A** Struktur eines amphiphilen Moleküls am Beispiel von Natriumstearat, **B** Anreicherung und Anordnung von Seifenmolekülen an den Grenzflächen Wasser/Luft und Wasser/Öl.

Allgemein werden Stoffe mit der beschriebenen amphiphilen chemischen Struktur als *Tenside* bezeichnet. Ihre Fähigkeit die Oberflächenspannung herabzusetzen wird als *Grenzflächenaktivität* bezeichnet. Seifen sind eine Art von Tensiden. In vielen Bereichen wie Galenik, Kosmetik, Reinigungs- und Lebensmitteltechnologie sind Tenside als grenzflächenaktive Hilfsstoffe im Einsatz. Derartige Hilfsstoffe nennt man dann auch *Emulgatoren*.

Die Waschwirkung der Seifen beruht auf ihrer Grenzflächenaktivität. Ein großer Nachteil der Seifen ist die Bildung von schwer löslichen Calcium- und Magnesiumsalzen mit den als Härtebildnern bezeichneten Ca- und Magnesium-Ionen des Wassers:

$$2\ C_{17}H_{35}COO^{\ominus}\ Na^{\oplus} + Ca^{2\oplus} \longrightarrow (C_{17}H_{35}COO)_2Ca\downarrow + 2\ Na^{\oplus}$$

Natriumstearat (löslich)   Calciumstearat (schwer löslich)

In Waschmitteln z. B. sind deswegen die Seifen in der Regel durch Tenside ersetzt, die diese nachteilige Wirkung nicht aufweisen.

16.8.2 Tenside mit pharmazeutischem Bezug

Bei den Estern aus anorganischer Säure und Alkohol (s. Abb. 16.1) wurde mit den *n-Alkylsufaten* bereits eine Gruppe von Tensiden erwähnt, die in Waschmitteln Verwendung findet.

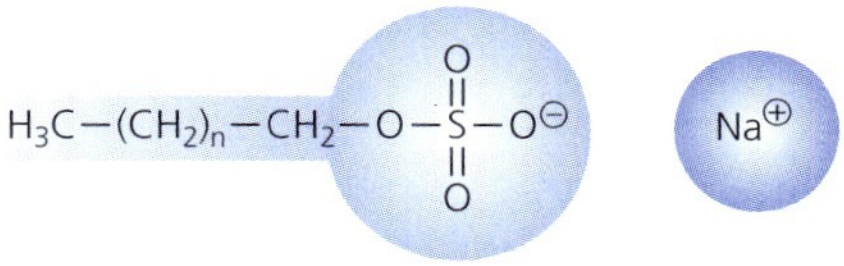

$$H_3C-(CH_2)_n-CH_2-O-\overset{O}{\underset{O}{S}}-O^{\ominus} \quad Na^{\oplus}$$

Natrium-n-Alkylsulfat

lipophiler Molekülteil   hydrophiler Molekülteil

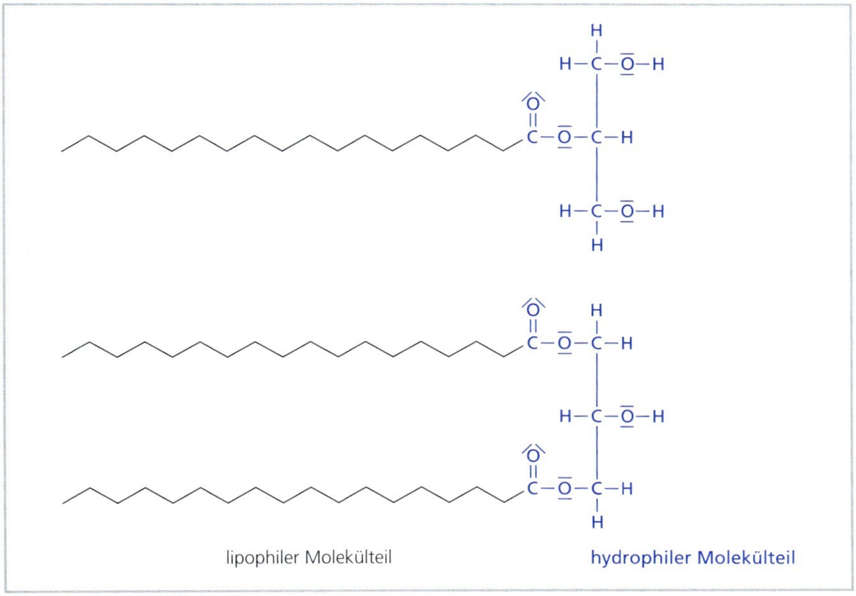

Abb. 16.5 Glycerolmonostearat und Glyceroldistearat (mögliche Strukturformeln).

Die Natriumsalze der n-Alkysulfate sind wasserlöslich, reagieren neutral und auch ihre Calciumsalze sind leicht löslich in Wasser. Ihre Wascheigenschaften werden also durch hartes Wasser nicht beeinträchtigt.

Wird Glycerol nur unvollständig verestert, entstehen die *Mono-* und *Diglyceride*. Bei diesen Estern bleibt der hydrophile Charakter des Glycerols teilweise erhalten. Derartige Ester sind durch ihre amphiphilen Eigenschaften geeignete Tenside (Emulgatoren) und werden bevorzugt in der Galenik aber auch im Kosmetik- und Nahrungsmittelsektor eingesetzt. Exemplarisch seien hier das Glycerolmonostearat und das Glyceroldistearat mit ihren Strukturformeln erwähnt (Abb. 16.5). Beide Tenside sind in Ph. Eur. zu finden. Allerdings handelt es sich in beiden Fällen um Gemische von Mono- bzw. Diacylglycerolen, wobei Glycerolmonostearat und Glyceroldistearat jeweils den Hauptbestandteil ausmachen.

Weitere Mono- und Diglyceride in Ph. Eur. sind Glycerolmonolinoleat, Glycerolmonooleat und Glyceroldibehenat (Behensäure = $C_{21}H_{43}COOH$). Für die Reinheitsprüfungen dieser Stoffe sind die Fettkennzahlen von Bedeutung.

Eine weitere Gruppe von Estern, die als Emulgatoren in der Galenik eine Rolle spielen, sind die *Sorbitanester*. Gemäß Ph. Eur. sind darunter meist Gemische aus Partialestern des Sorbitols (s. Kap. 13, Tab. 13.3) und seiner Mono- und Dianhydride mit verschiedenen Fettsäuren zu verstehen. Beispiele sind Sorbitanmonooleat und Sorbitanmonostearat. *Sorbitane* entstehen aus Sorbitol durch innermolekulare Etherbildung (Anhydridbildung). Die Sorbitanmoleküle besitzen zahlreiche alkoholische Hydroxylgruppen für Veresterungen. Als Beispiel wird eine Sorbitanentstehung durch Etherbildung zwischen den OH-Gruppen am C-2- und C-6-Atom gewählt:

ZUSAMMENFASSUNG
Ester

Ester sind Kondensationsprodukte aus Carbonsäuren und Alkoholen. Sie bilden sich in einer Gleichgewichtsreaktion, deren Hinreaktion als Veresterung und deren Rückreaktion als Esterhydrolyse bezeichnet wird. Das Estergleichgewicht gehorcht dem Massenwirkungsgesetz und lässt sich entsprechend beeinflussen. Säurekatalyse beschleunigt die Gleichgewichtseinstellung. Die Eigenschaften der Ester wie Löslichkeit, Schmelz- und Siedetemperatur werden wesentlich durch die funktionelle Gruppe **–COOR** geprägt. Ein Strukturschema entwickelt die verschiedenen Typen von Estern entsprechend der Art der zugrunde liegenden Säure und des zugrunde liegenden Alkohols. Die einzelnen Estertypen werden an pharmazeutisch relevanten Beispielen erklärt, wenn diese von Bedeutung sind z. B. Acetylsalicylsäure als **Phenolester**. Eine besondere Rolle unter den Estern spielt die wichtige Nährstoffgruppe der **Fette** (Fette und Öle). Bei diesen handelt es sich stets um **Triglyceride**, d. h. Ester des Glycerols mit geradzahligen Fettsäuren. Die natürlich vorkommenden Fette sind heteroacid und Mischglyceride. Die Triglyceridmoleküle der pflanzlichen Öle zeichnen sich durch einen mehr oder weniger hohen Gehalt an mehrfach ungesättigten Fettsäuren aus.

Am Beispiel der Fette lässt sich der Zusammenhang von Struktur und Eigenschaften (z. B. Schmelztemperatur, Konsistenz) wieder exemplarisch verdeutlichen. Chemische Eigenschaften der Fette zeigen sich bei Fettverderb (Esterhydrolyse, Autoxidation) und Fetthärtung. Letztere dient z. B. der Herstellung von Margarine aus Pflanzenölen durch Hydrierung oder Umesterung. Die **Fettkennzahlen** sind in Pharmazie und Lebensmitteltechnologie wichtige Kriterien der Qualitätsbeurteilung von Fetten.

Bei der **Verseifung** von Fetten liegt eine vollständige Esterhydrolyse vor. Der Einsatz von Alkalilaugen statt Wasser lässt die Alkalisalze der entsprechenden Fettsäuren als **Seifen** entstehen.

Die Seifen sind Stoffe mit amphiphiler Struktur. Sie gehören zu den **Tensiden**. Tenside besitzen Grenzflächenaktivität. In der Galenik werden Tenside vor allem als Hilfsstoffe mit der Funktion von Emulgatoren eingesetzt. Bevorzugt werden Mono- und Diglyceride und Sorbitanester verwendet.

Fragen zu Kapitel 16

1. Geben Sie außer dem Entzug von Wasser weitere Möglichkeiten an, die Gleichgewichtsreaktion bei der Veresterung Richtung Produkt Ester zu verschieben.

2. Geben Sie die Formeln folgender Ester an: Methyldecanoat, Ethylbenzoat, Propylacetat (alles Ester Ph. Eur. R).

3. Benennen Sie die folgenden Ester aus Ph. Eur.:

   a) $H_3C – (CH_2)_4 – COOCH_3$

   b) $H_3C – COOC_4H_9$

   c) $C_{17}H_{33}COOC_2H_5$

4. Geben Sie Namen und Summenformeln von Säure und Alkohol an, die Bestandteil des Walratersatzes sind (s. Abb. 16.1).

5. Zeichnen Sie die Strukturformel von Glyceroltrinitrat und begründen Sie, warum der Name „Nitroglycerin" nicht korrekt ist.

6. Zeichnen Sie die Strukturformeln von Propyl-4-hydroxybenzoat und Natriumpropyl-4-hydroxybenzoat (beide in Ph. Eur.). Ordnen Sie die beiden Stoffe dem entsprechenden Estertyp zu.

Fragen zu Kapitel 16

7. Welche Bedeutung hat die stets wieder angegebene Löslichkeit von Stoffen in Ph. Eur. wie z. B. auch bei Acetylsalicylsäure?

8. Begründen Sie das Auftreten von Essigsäuregeruch bei unsachgemäßer Lagerung von Acetylsaliycylsäure-Tabletten.

9. Wie erklären Sie sich, dass natürlich vorkommende Fette (z. B. Pflanzenöl) häufig trotz längerer Lagerung nicht ranzig werden?

10. Eigentlich ist das „Verharzen" (Trocknen) von Leinöl, z. B. am Hals eines Standgefäßes, auch ein Fettverderb. Erklären Sie dieses Verharzen.

11. Für gebleichtes Wachs werden bei der vorgeschriebenen Bestimmung der Verseifungs- und Säurezahl folgende Werte erhalten: VZ: 102, SZ: 18. Entspricht die zu ermittelnde Esterzahl den Anforderungen von Ph. Eur.?

12. Formulieren Sie die Reaktionsgleichung für die Bildung eines Triglycerids aus 1 Molekül Glycerol, 1 Molekül Ölsäure, 1 Molekül Stearinsäure und 1 Molekül Linolsäure (vereinfachte Strukturformeln). Wie schätzen Sie die Konsistenz eines Fettes ein, das überwiegend aus diesen Triglyceridmolekülen besteht?

13. Nehmen Sie sich bitte die Monographie von „hydriertem Baumwollsamenöl" Ph. Eur. vor. Erklären sie, warum die Schmelztemperatur dieses „Öls" bei 57 bis 70 °C liegt, d. h. dieses „Öl" eine feste Konsistenz besitzt.

14. Welche Kräfte bzw. Bindungen sind für die Verankerung von amphiphilen Molekülen (z. B. Seifenmolekülen) an Grenzflächen (Wasser/Öl) verantwortlich?

15. Schauen Sie sich zu Hause vorhandene Salben/Cremes aus dem pharmazeutischen und kosmetischen Bereich, aber auch Speisefette wie Margarine bezüglich der enthaltenen Tenside/Emulgatoren auf Glycerolacyl- und Sorbitanacylbasis hin an.

16. Geben Sie die Strukturformel von Glycerolmonooleat wieder.

17 Amine, Peptide, Proteine

17.1 Amine

Die *Amine* tragen als funktionelle Gruppe die Aminogruppierung **–NH₂**. Ist diese funktionelle Gruppe mit dem Kohlenstoffatom eines aliphatischen Kohlenwasserstoffs verknüpft, liegt ein *aliphatisches Amin* vor. Wenn die Aminogruppe direkt mit dem Kohlenstoffatom eines Benzolrings verbunden ist, spricht man von einem *aromatischen Amin*.

Formal leiten sich die Amine vom Ammoniak ab. Je nach dem, ob im Ammoniak ein, zwei oder drei Wasserstoffatome durch Alkyl- bzw. Arylreste substituiert sind, wird von primären, sekundären oder tertiären Aminen gesprochen.

Damit ist zugleich auch eine Systematik für diese Stoffgruppe der Amine vorgegeben.

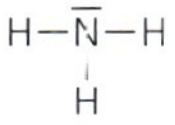

```
H—N—H           H—N—R           H—N—R           R—N—R
  |               |               |               |
  H               H               R               R
Ammoniak      primäres Amin   sekundäres Amin   tertiäres Amin
```

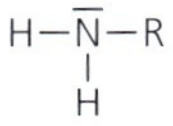

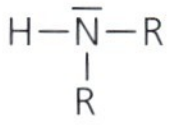

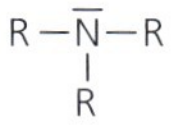

17.1.1 Aliphatische Amine

Nomenklatur und Struktur

Dem entsprechenden Alkylrest wird die Silbe **-amin** angehängt. Sind mehrere gleiche Alkylreste vorhanden, wird dies durch das zugehörige griechische Zahlwort als Vorsilbe (di-, tri-, tetra-) gekennzeichnet.

BEISPIEL

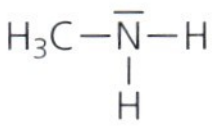

```
H₃C—N—H         H—N—CH₃         H₃C—N—CH₃
  |               |               |
  H               CH₃             CH₃

H₃C—NH₂         (H₃C)₂NH         (H₃C)₃N
Methylamin      Dimethylamin     Trimethylamin
```

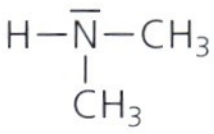

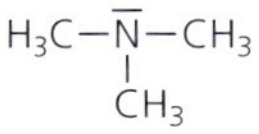

Eigenschaften und Reaktionen

Durch das freie Elektronenpaar am Stickstoff besitzen die Amine **basischen Charakter**. Mit Wasser kommt es in einer Gleichgewichtsreaktion unter Anlagerung eines Protons an den Stickstoff zur Bildung eines *Alkylammonium-Ions*:

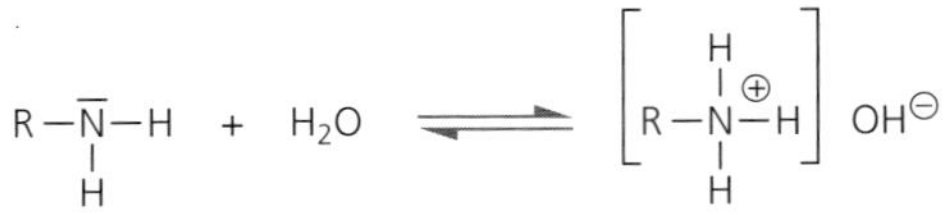

$$R-\underset{H}{\underset{|}{N}}-H + H_2O \rightleftharpoons \left[R-\underset{H}{\underset{|}{\overset{H}{\overset{|}{N^{\oplus}}}}}-H\right] OH^{\ominus}$$

Alkylammonium-Ion

Mit Säure erfolgt die Anlagerung eines Protons unter Salzbildung z. B. mit Salzsäure die Bildung von Alkylammoniumchlorid:

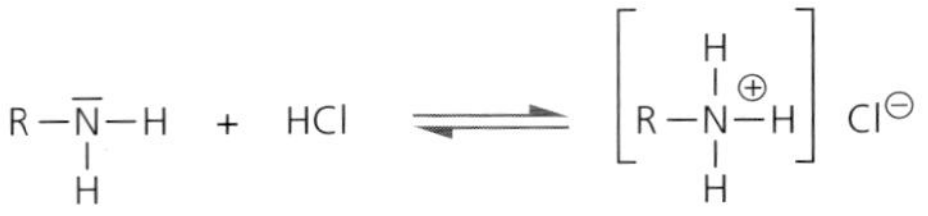

$$R-\underset{H}{\underset{|}{N}}-H + HCl \rightleftharpoons \left[R-\underset{H}{\underset{|}{\overset{H}{\overset{|}{N^{\oplus}}}}}-H\right] Cl^{\ominus}$$

Alkylammoniumchlorid

Vergleicht man die Basizität von Ammoniak und entsprechenden Aminen, wird deutlich, dass die Alkylreste den basischen Charakter des Stickstoffs verstärken. Dies lässt sich an den pK_B-Werten (s. Kap. 9.4.3) ablesen:

	Ammoniak	Methylamin	Dimethylamin
pK_B-Wert:	4,75	3,34	3,27

Alkylreste üben einen *positiven induktiven Effekt* (+*I-Effekt*) (s. Kap. 14.5.3) aus, d. h. Alkylreste erhöhen die Elektronendichte am benachbarten Stickstoffatom. Unter geeigneten Reaktionsbedingungen kann ein Trialkylamin einen vierten Alkylrest anlagern. Es bildet sich eine *quartäre Ammoniumbase*, ein Tetraalkylammoniumsalz z. B. Tetramethylammoniumchlorid (Ph. Eur. *R*):

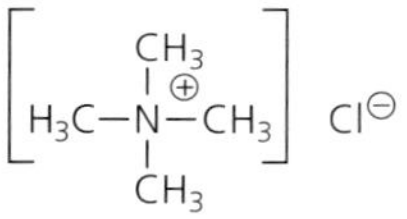

$$\left[H_3C-\underset{CH_3}{\underset{|}{\overset{CH_3}{\overset{|}{N^{\oplus}}}}}-CH_3\right] Cl^{\ominus}$$

Tetramethylammoniumchlorid

Aus den Tetraalkylammoniumsalzen lassen sich die entsprechenden quartären Ammoniumhydroxide mit einer den Alkalihydroxiden vergleichbaren Basizität freisetzen z. B. das Tetramethylammoniumhydroxid (Ph. Eur. *R* z. B. verwendet bei Reinheitsprüfung von Ergocalciferol):

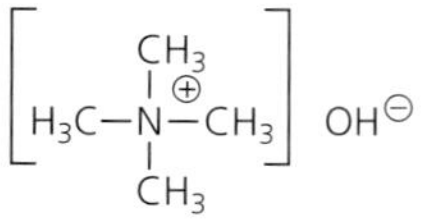

$$\left[H_3C-\underset{CH_3}{\underset{|}{\overset{CH_3}{\overset{|}{N^{\oplus}}}}}-CH_3\right] OH^{\ominus}$$

Tetramethylammoniumhydroxid
(stark basisch)

Die Methylamine und Ethylamin sind bei Raumtemperatur gasförmig. Die höheren Amine sind meist flüssig. Die Methylamine, Ethylamin und Diethylamin sind wasserlöslich. Amine zeichnen sich durch Brennbarkeit und in der Regel einen widerlichen Geruch aus.

Nitrosaminbildung. Aus sekundären Aminen und salpetriger Säure entstehen über Zwischenreaktionen *Nitrosamine*. So entsteht aus Dimethylamin und salpetriger Säure beispielsweise das Dimethylnitrosamin:

$$(H_3C)_2NH \; + \; HNO_2 \; \rightleftharpoons \; (H_3C)_2N-NO$$

Dimethylamin — Dimethylnitrosamin

Die Nitrosamine und hier besonders das Dimethylnitrosamin wirken krebserregend und können unter gewissen ungünstigen Bedingen auch im menschlichen Organismus gebildet werden.

Pharmazeutisch relevante aliphatische Amine
Im Folgenden werden einige Beispiele aliphatischer Amine von Ph. Eur. genannt:
Diethylamin *R*, Triethylamin *R*, Tetrabutylammoniumbromid *R*, Tetrabutylammoniumhydroxid-Lösung (0,1 mol/l) (eingesetzt zur Titration schwacher Säuren wie z. B. beim Zytostatikum Mercaptopurin (INN), Tetrabutylammonium-Pufferlösung pH 7,0 *R*, Benzalkoniumchlorid *M* (Verwendung als Konservierungsmittel, kationisches Tensid und Emulgator).

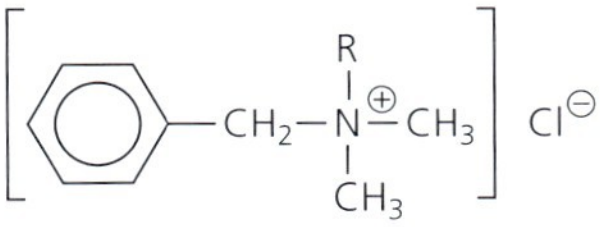

$$\left[\!\!\!\bigcirc\!\!\! -CH_2-\underset{CH_3}{\overset{R}{\underset{|}{\overset{|}{N^{\oplus}}}}}-CH_3 \right] Cl^{\ominus}$$

Benzalkoniumchlorid (R = C_8H_{17} bis $C_{18}H_{37}$)

Die bisher erwähnten Amine trugen als *Monoamine* nur eine Aminogruppe. Ein *Diamin* aus Ph. Eur. ist Ethylendiamin *R und M* (eingesetzt als Reagenz und Edukt für Arzneistoffsynthesen).

$$H_2N-CH_2-CH_2-NH_2$$

Ethylendiamin

Ein **Aminderivat** ist das Triethanolamin (Trolamin Ph. Eur.):

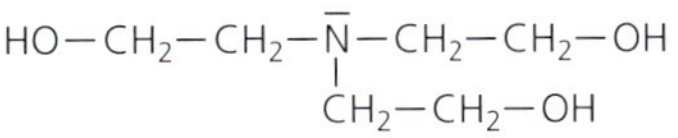

$$HO-CH_2-CH_2-\overset{|}{\underset{CH_2-CH_2-OH}{N}}-CH_2-CH_2-OH$$

Triethanolamin

17.1.2 Aromatische Amine

Für Systematik und Nomenklatur gelten bei den *aromatischen Aminen* dieselben Regeln wie bei den aliphatischen Aminen.

Als Prototyp der aromatischen Amine kann das *Anilin* („Phenylamin", s. Kap. 11.5.2, Tab. 11.2 und Abb. 11.18) angesehen werden. Es handelt sich um eine farblose bis schwach gelbliche, stark giftige Flüssigkeit. Anilin wird auch über Haut und Schleimhäute resorbiert! Anilin ist Reagenz in Ph. Eur, z. B. bei der Bestimmung der Hydroxylzahl (Ph. Eur. 2.5.3, Methode B). Anilin zeigt die typische Identitätsreaktion auf ***primäre aromatische Amine*** (Ph. Eur. 2.3.1): „Dazu wird eine Lösung des primären aromatischen Amins mit verdünnter Salzsäure *R* angesäuert und mit Natriumnitrit-Lösung *R* versetzt. Nach 1 bis 2 min fügt man 2-Naphthol-Lösung *R* hinzu. Es tritt eine Orange- bis Rotfärbung und meist ein gleichfarbiger Niederschlag auf." Bei der Reaktion bildet sich aus dem primären aromatischen Amin und Natriumnitrit ein *Diazoniumsalz*, das mit 2-Naphthol zu einem *Azofarbstoff* kuppelt:

| Diazoniumsalz | 2-Naphtol | Azofarbstoff (nach DAB 9 Komm.) |

Wie bereits dargestellt wurde, stellt Anilin u. a. einen wichtigen Ausgangsstoff für die Synthese verschiedener Arzneistoffe dar. Exemplarisch für ein derartiges Anilinderivat wird hier die Analytik des Analgetikums *Paracetamol* (INN) gemäß Ph. Eur. besprochen.

Analytik von Paracetamol Ph. Eur. entsprechend der Monographie
Strukturformel und systematischer Name:

N-(4-Hydroxyphenyl)acetamid

Eigenschaften: Es muss ein weißes, kristallines Pulver vorliegen, das wenig löslich in Wasser, leicht löslich in Ethanol, sehr schwer löslich in Dichlormethan und Ether ist.

Die **Prüfung auf Identität** fordert die Bestimmung der **Schmelztemperatur**, eine Messung der Absorption im Absorptionsmaximum einer methanolischen, salzsauren Lösung der Substanz und eine **IR-Spektroskopie**, wobei Paracetamol *CRS* als Referenzsubstanz einzusetzen ist. Bei einer weiteren Prüfung wird aus Paracetamol durch Hydrolyse 4-Aminophenol und Essigsäure freigesetzt:

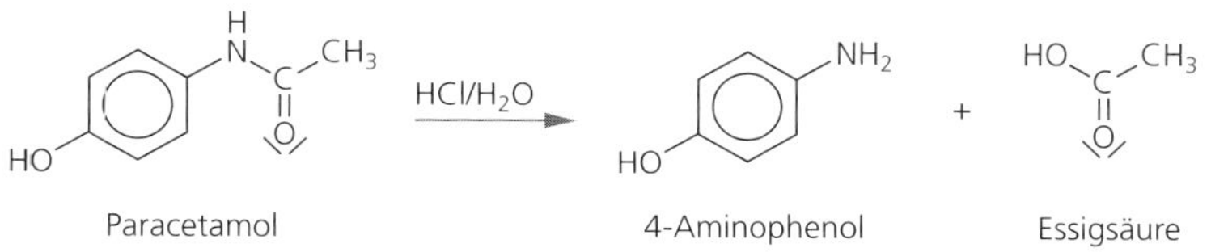

Paracetamol → (HCl/H₂O) → 4-Aminophenol + Essigsäure

4-Aminophenol wird mit Kalimdichromat-Lösung (0,0167 mol/l) in ein violettgefärbtes Chinoniminderivat (Iminogruppe: =NH) überführt. Ein Farbumschlag nach Rot darf nicht erfolgen. Dies würde auf eine Verwechslung oder Verunreinigung mit *Phenacetin* hinweisen.

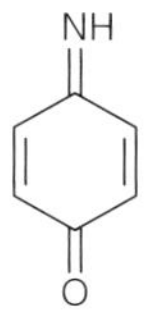

Chinonimin

Ferner ist die Identitätsreaktion auf **Acetyl** (Ph. Eur. 2.3.1) durchzuführen. Dazu sieht Ph. Eur. eine spezifische Gerätezusammenstellung vor, um auch kleinste Mengen Essigsäure nachweisen zu können. Die zu prüfende Substanz wird mit Phosphorsäure 85 % R hydrolysiert. Die dabei freigesetzte Essigsäure (s. o.) ist abzudestillieren und mittels der Lanthannitrat-Probe (s. Kap. 14.2.3) durch Blaufärbung auf einer Tüpfelplatte nachzuweisen.

Die **Prüfung auf Reinheit** sieht zunächst eine Prüfung auf **verwandte Substanzen** mittels Flüssigkeitschromatographie (Ph. Eur. 2.2.29, ein Verfahren der instrumentellen Analytik s. Unterrichtsfach Chemisch-pharmazeutische Übungen) vor. Hier gilt es Nebenprodukte, wie z. B. 4-Chloracetanilid, aus dem Herstellungsprozess nachzuweisen bzw. einzugrenzen.

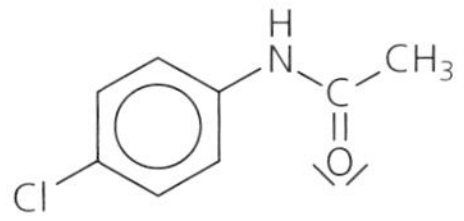

4'-Chloracetanilid

Eventuell vorhandenes **4-Aminophenol** wird durch eine Farbreaktion begrenzt. Durch Reaktion mit Natriumpentacyanonitrosylferrat(II) bildet 4-Aminophenol in natriumcarbonathaltiger Lösung einen blaugrün gefärbten Komplex. Als Referenzlösung dient eine Lösung von 4-Aminophenol-freiem Paracetamol R, der eine definierte, geringe Menge an 4-Aminophenol R (0,05 g/l) zugesetzt wird.

Weitere Reinheitskriterien sind **Schwermetalle**, **Trocknungsverlust** und **Sulfatasche**.

Die **Gehaltsbestimmung** erfolgt durch cerimetrische Redox-Titration (s. Kap. 10.3.2). Dazu wird Paracetamol mit verdünnter Schwefelsäure durch Erhitzen am Rückfluss zu 4-Aminophenol und Essigsäure hydrolysiert (s. o.). 4-Aminophenol ist dann durch Titration mit Cer(IV)-sulfat-Lösung (0,1 mol/l) und Ferroin als Redox-Indikator quantitativ zu ermitteln. Bei dieser Redox-Reaktion wird 4-Aminophenol zu Chinonimin oxidiert:

$$2\,Ce^{4\oplus} + \text{4-Aminophenol} \longrightarrow 2\,Ce^{3\oplus} + \text{Chinonimin} + 2\,H^{\oplus}$$

Paracetamol ist **vor Licht geschützt zu lagern**.

17.1.3 Biogene Amine

Durch Decarboxylierung von bestimmten Aminosäuren entstehen Monoamine als *biogene Amine* mit besonderen physiologischen Funktionen. So bildet sich z. B. aus Glutaminsäure der Neurotransmitter γ-Aminobuttersäure (GABA) (s. Kap. 14.5.4), aus Histidin der Mediator *Histamin* und aus 3,4-Dihydroxyphenylalanin der Neurotransmitter *Dopamin*.

$$\text{Glutaminsäure} \xrightarrow{-CO_2} \text{γ-Aminobuttersäure (GABA)}$$
(4-Aminobuttersäure)

17.2 Peptidgruppe als strukturbestimmendes Merkmal von Peptiden und Proteinen

In Kapitel 14.5.4 konnten Sie sich mit Struktur und Eigenschaften der Aminosäuren als Bausteinen von *Peptiden* und *Proteinen* vertraut machen. Als wesentliches strukturbestimmendes Merkmal dieser beiden Stoffgruppen ist die Peptidgruppe als verknüpfende Atomgruppe zwischen den Aminosäuren anzusehen. Wenn Sie sich ein Dipeptid (s. Kap. 14.5.4) als Modell bauen, erkennen Sie, dass alle an der Peptidgruppe beteiligten Atome in einer Ebene liegen. Abbildung 17.1 verdeutlicht diesen Zusammenhang.

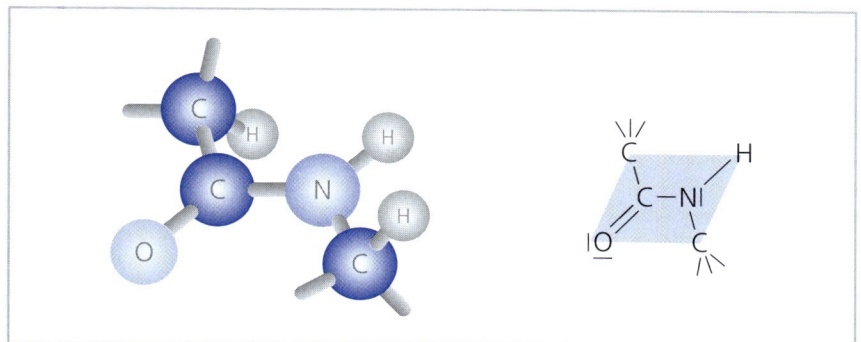

Abb. 17.1 Struktur der Peptidgruppe (aus Eisner et al. 2001b).

17.3 Peptide

17.3.1 Einteilung

Entsprechend der Anzahl der miteinander verknüpften Aminosäuremoleküle wird unterteilt in:
- *Oligopeptide* mit 2 bis 9 Aminosäuren pro Peptidmolekül (Di-, Tri-, Tetra-, Pentapeptide usw.),
- *Polypeptide* mit 10 bis 100 Aminosäuren pro Peptidmolekül und
- *Proteine* mit mehr als 100 Aminosäuren pro Proteinmolekül.

Diese Einteilung wird allerdings nicht konsequent gehandhabt.

17.3.2 Nomenklatur und Schreibweise

Die systematische Benennung eines Peptids erfolgt, indem die Aminosäure, die für die Kondensationsreaktion ihre Carboxylgruppe zur Verfügung stellt, die Endsilbe **-yl** erhält. In Kapitel 14.5.4 (Eigenschaften der Aminosäuren) wurde beschrieben, dass damit die eindeutige Benennung auch von Dipeptiden möglich ist, die aus zwei verschiedenen Aminosäuren aufgebaut sind (Alanylglycin und Glycylalanin). Vereinbarungsgemäß wird eine Peptidkette in der Dreibuchstabensymbolik so aufgezeichnet, dass das Aminogruppenende nach links und das Carboxylgruppenende nach rechts zeigt:

Leu—Tyr—Ala   bedeutet

N-terminal → $H_2N-CH-C(=O)-NH-CH-C(=O)-NH-CH-COOH$ ← C-terminal

(Seitenketten: $CH_2-CH(CH_3)_2$ bei Leu; $CH_2-C_6H_4-OH$ bei Tyr; CH_3 bei Ala)

17.3.3 Physiologische und pharmazeutische Bedeutung

Die natürlich vorkommenden Peptide weisen sehr unterschiedliche physiologische Funktionen auf. Eine Vielzahl von ihnen wird isoliert, synthetisch oder gentechnisch hergestellt oder in Form von Analoga als Arzneistoffe eingesetzt. Einige Gruppen dieser Peptide werden hier vorgestellt.

Peptidhormone (Beispiele)
Im **Hypothalamus** werden Oligopeptide als Freisetzungs- oder Hemmungshormone für die Hormone des Hypophysenvorderlappens gebildet. Ein Beispiel ist das *Gonadoliberin*. Dieses Hormon wird in Form seiner Analoga, d. h. in synthetisch abgewandelter Form, z. B. als Buserelin (INN), u. a. zur palliativen Therapie des Mammakarzinoms eingesetzt.

Der **Hypophysenhinterlappen** setzt zwei cyclische Nonapeptide frei, das *Oxytocin* mit uteruskontrahierender Wirkung und das *Adiuretin* mit regulatorischer Wirkung auf Wasser- und Elektrolythaushalt.

Der **Hypophysenvorderlappen** bildet glandotrope (z. B. *Thyrotropin*) und effektorische (z. B. *Somatotropin*) Peptidhormone.

Die **Bauchspeicheldrüse** bildet in den Langerhans'schen Inseln die Polypeptidhormone *Insulin* und seinen Antagonisten *Glucagon*.

Polypeptid-Antibiotika
Hier handelt es sich um Polypetide, die aus Bakterien isoliert werden. Pharmazeutisch relevante Vertreter dieser Gruppen sind *Bacitracin*, *Colistin*, *Polymyxin* und *Tyrothricin*. Sie werden wegen relativ hoher Toxizität nur zur Lokaltherapie eingesetzt.

Glutathion
Mit Glutathion (ein Tripeptid: Glu–Cys–Gly) und dem daraus sich bildenden Disulfid liegt ein physiologisches Redox-System vor, das im Körper als Antioxidans wirkt.

Aspartam
Bei *Aspartam* liegt ein Dipetidderivat vor, das als Süßstoff (relativer Süßungsgrad: 200) Verwendung findet. Es handelt sich um L-Aspartyl-L-phenylalaninmethylester.

17.4 Proteine

Die Proteine (Eiweiße) besitzen als dritte Nährstoffgruppe neben Kohlenhydraten und Fetten eine herausragende physiologische und biologische Bedeutung. Auf diese besondere Bedeutung weist bereits der Name hin (griech. *protos*: der Erste). Hier wird deswegen auch der Begriff *Protein* statt dem Synonym *Eiweiß* verwendet.

Im menschlichen Organismus werden mit der Nahrung aufgenommene Proteine durch die Enzymgruppe der *Proteasen* zu einem Gemisch von Aminosäuren abgebaut. Ein Teil dieser Aminosäuren dient dem Aufbau körpereigener

Proteine wie Gerüstsubstanzen, Enzymen, Hormonen und Antikörpern. Der andere Teil der Aminosäuren wird weiter ab- oder umgebaut. Die Anzahl von 20 proteinogenen Aminosäuren ermöglicht durch unterschiedliche Kombination eine unüberschaubare chemische Mannigfaltigkeit. Rein rechnerisch sind bei einem Protein aus 100 Aminosäuren 20^{100} Kombinationen gegeben.

Soll die physiologische Funktion eines Proteinmoleküls geklärt werden, so ist dazu die Aufklärung der Struktur unabdingbar. Vor allem zwischen räumlicher Struktur und Eigenschaften besteht ein enger Zusammenhang.

17.4.1 Struktur und Einteilung

Die Struktur eines Proteins ist durch vier Kriterien bedingt.
1. Die **Reihenfolge** der Aminosäuren (Aminosäuresequenz) bestimmt die *Primärstruktur*.
2. Die Geometrie der Peptidgruppe (s. Abb. 17.1) bedingt, dass die Peptidketten von Proteinen **regelmäßige Grundstrukturen** ausbilden. Diese Grundstrukturen werden *Sekundärstrukturen* genannt. Am häufigsten treten die *gegenläufige Faltblattstruktur* und die *α-Helix* als Sekundärstrukturen auf. Stabilisiert, d.h. „in Form gehalten", werden diese Strukturen durch die Ausbildung von Wasserstoffbrücken zwischen jeweils einer C=O- und einer N−H-Gruppe verschiedener Peptidgruppen (s. Abb. 17.2 A und B).
3. Aus den Faltungen der Sekundärstrukturen und den Wechselwirkungen zwischen den herausragenden Seitenketten der Aminosäuren ergibt sich die **räumliche Teilchengestalt** eines Proteinmoleküls. Diese Teilchengestalt wird als *Tertiärstruktur* bezeichnet. Abbildung 17.2 C zeigt, dass hier die Teilchengestalt außer durch Wasserstoffbrücken durch weitere Bindungsarten fixiert sein kann.
4. Bei zahlreichen Proteinen lagern sich zwei oder mehr Polypeptidketten zu **Funktionseinheiten**, der *Quartärstruktur*, zusammen. Beispiele für Quartärstrukturen bei Proteinen sind Hämoglobin (Blut) und α-Keratin (Haare).

Von der Molekülgestalt her wird unterteilt in *Faserproteine* (*Skleroproteine*) und *globuläre Proteine* (*Sphäroproteine*). Die Faserproteine besitzen mechanische Schutz- und Stützfunktion z.B. in Haaren, Nägeln, Bindegewebe und Knorpel. Zu den globulären Proteinen gehören u.a. Albumine, Globuline und Enzyme.

Konjugierte Proteine (Proteide)

Eine besondere Gruppe von Proteinen stellen die *konjugierten Proteine* (*Proteide*) dar. Moleküle dieser Stoffgruppe enthalten außer dem Proteinanteil noch durch Atombindungen gebundene *prosthetische* Gruppen, die nicht aus Aminosäure-Einheiten aufgebaut sind. Derartige prosthetische Gruppen sind u.a. Kohlenhydrate (z.B. in *Mucopolysacchariden* als Bestandteile von Schleimen), Fette (z.B. in *Lipoproteinen* im Blutplasma) oder Farbstoffe (z.B. in *Chromoproteinen* wie Hämoglobin).

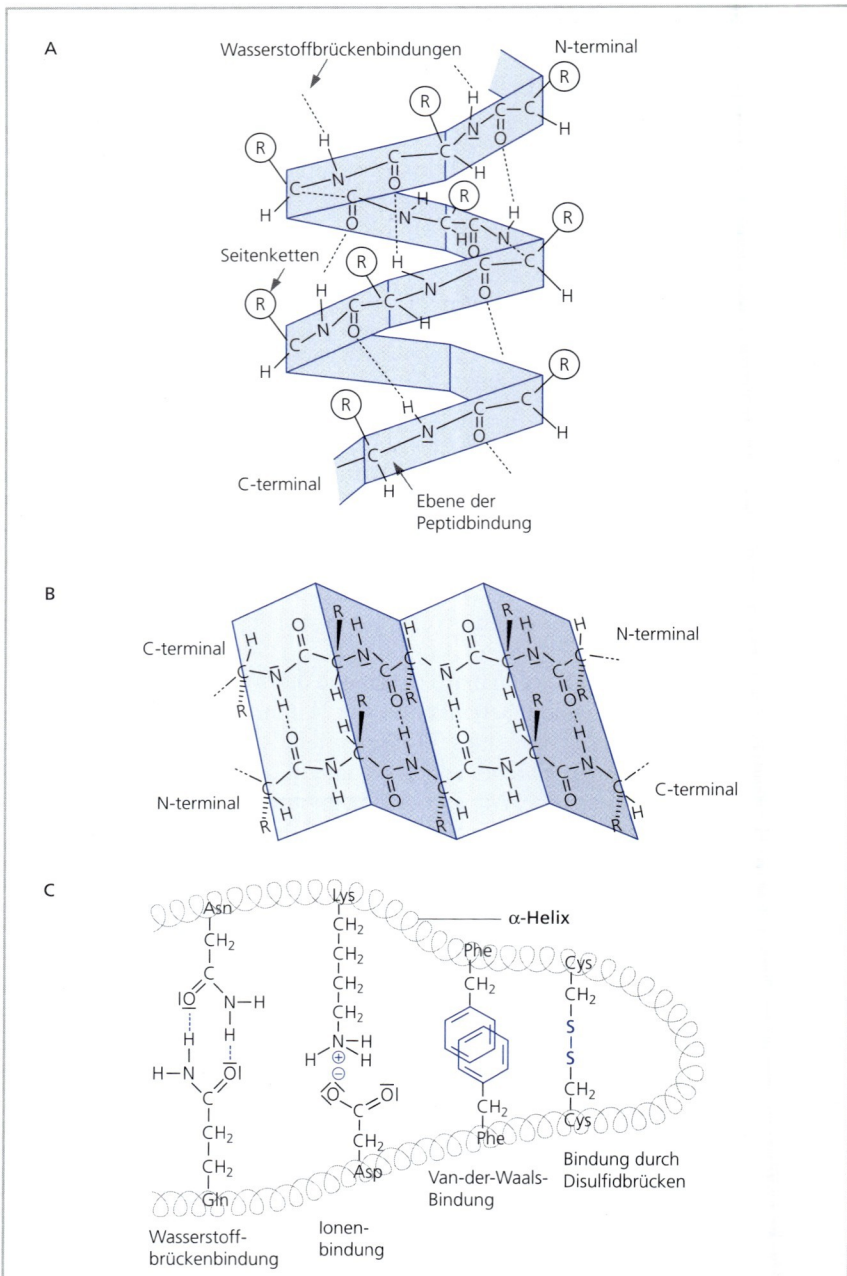

Abb. 17.2 Sekundär- und Tertiärstrukturen bei Proteinen.
A Schema der α-Helix, **B** Gegenläufige Faltblattstruktur, **C** Tertiärstruktur einer α-Helix (nach Risch, Seitz 1981, Asselborn et al. 2002 und Eisner et al. 2001b).

17.4.2 Eigenschaften der Proteine

Proteine können sehr **empfindlich** sein (z. B. zahlreiche Enzyme), andere Proteine sind aber auch sehr robust (z. B. Hornsubstanz).

Die **Löslichkeit** der Proteine ist sehr unterschiedlich. Lösliche Proteine bilden kolloidale Lösungen (s. Kap. 7.1.1). So sind beispielsweise Albumine (u. a. Hauptbestandteil des *Eiklars*) in reinem Wasser löslich, während Globuline in reinem Wasser unlöslich jedoch in verdünnten Neutralsalzlösungen löslich sind.

Proteinlösungen sind **optisch aktiv**.

Proteine sind als **Puffersystem** vor allem durch das Hämoglobin an der **Pufferkapazität** des Blutes beteiligt. Hämoglobin weist einen hohen Anteil der basischen Aminosäure Histidin auf (s. Kap. 9.4.5 → Wichtige Puffersysteme aus Labor und menschlichem Organismus).

Das Koagulieren der Milchproteine beim Ansäuern oder das Hartwerden des Hühnerproteins beim Kochen wird als *Denaturierung* bezeichnet. Je nach Ursache der Denaturierung kann diese reversibel oder irreversibel sein. Beim Denaturierungsprozess werden Bindungen zerstört, die für die räumliche Struktur des Proteinmoleküls verantwortlich sind. Mit dem Denaturierungsprozess geht meist auch die biologische/physiologische Funktion (z. B. Enzymwirkung) verloren.

Versuche zu den Proteinen

Drei e nfache, allerdings nicht spezifische **Nachweisreaktionen für Proteine** werden hier kurz aufgeführt.

Nachweisreaktionen für Proteine

1. Xanthoproteinreaktion: Ca. 5 ml Eiklarlösung werden mit 1 ml konz. Salpetersäure vorsichtig erhitzt (Brille, Schutzhandschuhe, Abzug!). Dabei koaguliert das Eiweiß unter starker Gelbfärbung. Ursache dieser Gelbfärbung ist eine Nitrierung von Benzolringen (s. Kap. 11, Abb. 11.18) aromatischer Aminosäuren wie Tyrosin und Phenylalanin des Eiklar-Proteins.

2. Stickstoffnachweis: In einem Reagenzglas nimmt man vorsichtig trockenes Erhitzen von Rinder- oder Hühneralbumin über der offenen Bunsenflamme vor. Entstehende Dämpfe zeigen Ammoniakgeruch und befeuchtetes Universalindikatorpapier wird durch die Dämpfe blau gefärbt. Beim trockenen Erhitzen wird Stickstoff aus den Aminosäuren teilweise als Ammoniak freigesetzt.

3. Schwefelnachweis: Wiederum wird Rinder- oder Hühneralbumin über der offenen Bunsenflamme vorsichtig trocken erhitzt. Entstehende Dämpfe lässt man auf befeuchtetes Blei(II)-acetat-Papier R einwirken. Dieses färbt sich schwarz durch Reaktion mit dem Schwefelwasserstoff H_2S der Dämpfe ($Pb^{2\oplus} + S^{2\ominus} \rightarrow PbS\downarrow$ schwarz). Beim trockenen Erhitzen wird aus schwefelhaltigen Aminosäuren (Cystein) Schwefel als Schwefelwasserstoff freigesetzt. Um **qualitative Nachweise** von gelösten Proteinen handelt es sich auch bei der Ninhydrin- und Biuret-Reaktion (s. Kap. 14.5.4 → Reaktionen der Aminosäuren).

17.4.3 Pharmazeutisch und toxikologisch relevante Proteine

Albumin und **Albumin-Lösung vom Menschen** (*M* und *R*) (Humanalbumin) dienen u. a. als Plasmaersatz (*Plasmaexpander*) und zur Therapie von *Hypalbuminämie*.

Rinderalbumin *R* wird als Referenzsubstanz bei der Bestimmung von Protein in Polysaccharid-Impfstoffen (Ph. Eur. 2.5.16) eingesetzt.

Protamin ist ein stark basisches Protein aus den Sperma bestimmter Fischarten und dient als **Protaminsulfat** (*M* und *R*) durch Bindung an Insulin der Herstellung von Verzögerungsinsulin.

Erythropoetin (Erythropoetin-Lösung *M*) ist als *Glykoprotein* ein konjugiertes Protein mit einem Kohlenhydrat als prosthetische Gruppe. Unter dem INN *Epoetin* dient es z. B. zur Substitutionstherapie als Antianämikum bei der renalen Anämie.

Proteine besitzen als **Pflanzengifte** eine toxikologische Bedeutung. Beispiele für derartige giftige Pflanzeninhaltsstoffe sind *Phasin* in der Garten- und Feuerbohne und *Ricin* im Ricinus-Samen. Beide Gifte werden beim Kochen zerstört! Werden rohe Bohnen verzehrt, können bereits geringe Mengen letal wirken.

ZUSAMMENFASSUNG
Amine, Peptide, Proteine

Vom Ammoniak leitet sich die Stoffgruppe der **Amine** mit der Aminogruppierung –NH$_2$ als funktionelle Gruppe ab. Die Gliederung erfolgt in **aliphatische** und **aromatische** Amine. Eine weitere Untergliederung lässt jeweils primäre, sekundäre und tertiäre Amine sowie quartäre Ammoniumbasen unterscheiden. Durch das freie Elektronenpaar am Stickstoff der Aminogruppe besitzt die Stoffgruppe basischen Charakter, der durch den +I-Effekt von Alkylresten am Stickstoff verstärkt wird. Ein häufig krebserregendes Derivat der sekundären Amine sind die **Nitrosamine**. Als Edukt für Arzneistoffsynthesen findet als **Diamin** das Ethylendiamin Anwendung.

Anilin ist eine exemplarische Verbindung für die Stoffgruppe der **aromatischen Amine**. Aus der Vielzahl der Anilinderivate wird das Analgetikum **Paracetamol** als Beispiel herausgegriffen und mit seiner Arzneibuchanalytik vorgestellt.

Biogene Amine entstehen als Monoamine mit besonderen physiologischen Funktionen durch Decarboxylierung bestimmter Aminosäuren (z. B. Histidin → Histamin).

Die **Peptidgruppe** ist das wesentliche strukturbestimmende Merkmal der Peptide und Proteine. Die Geometrie der Peptidgruppe zeigt, dass alle beteiligten Atome in einer Ebene liegen. Die Einteilung der **Peptide** und ihre Abgrenzung gegenüber den Proteinen erfolgt über die Anzahl der Aminosäuren pro Peptidmolekül. Physiologische und pharmazeutische Bedeutsamkeit kommt vor allem den Peptidhormonen von Hypothalamus, Hypophysenvorder- und Hypophysenhinterlappen und Bauchspeicheldrüse zu.

Proteinen kommt im Organismus besonders wegen ihrer chemischen Mannigfaltigkeit und ihren unterschiedlichen räumlichen Strukturen eine wichtige physiologische und biologische Bedeutung zu. Der enge Zusammenhang zwischen räumlicher Gestalt und Eigenschaften ist vor allem durch die **Primär-, Sekundär-, Tertiär- und Quartärstruktur** bedingt. Von der Molekülgestalt her sind **Faserproteine** und **globuläre Proteine** zu unterscheiden, die im Körper wiederum spezifische Funktionen erfüllen. **Konjugierte Proteine** besitzen neben dem Proteinanteil noch **prosthetische Gruppen**, die keine Aminosäuren enthalten. Charakteristische Eigenschaften der Proteine sind Kriterien wie z. B. Löseverhalten, optische Aktivität, Denaturierung und Pufferkapazität. Beispiele für pharmazeutisch relevante Proteine sind Albumin vom Mensch, Protaminsulfat und als konjugiertes Protein das Erythropoetin.

Fragen zu Kapitel 17

1. Zeichnen Sie die Strukturformel von Tetraheptylammoniumbromid (Ph. Eur. R).
2. Worauf beruht die gute Wasserlöslichkeit der Methylamine?
3. Der unangenehme Fischgeruch rührt hauptsächlich von den Methylaminen her. Erklären Sie, warum dieser Geruch z. B. bei Übergießen des Fischs mit Zitronensaft verschwindet.
4. Noradrenalin kann als primäres Amin aufgefasst werden. Suchen Sie aus der Literatur die Strukturformel von Noradrenalin heraus und verdeutlichen Sie diesen Sachverhalt.
5. Benennen Sie das folgende Amin und ordnen Sie es der entsprechenden Stoffgruppe zu:

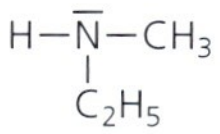

$$H-\overline{N}-CH_3$$
$$|$$
$$C_2H_5$$

6. Ein Merkmal von Farbstoffmolekülen ist oft ein System von konjugierten Doppelbindungen (s. Kap. 11.3.1). Verdeutlichen Sie sich diesen Sachverhalt am Azofarbstoff aus der Identitätsreaktion für primäre aromatische Amine.
7. Durch Decarboxylierung der Aminosäure Cystein (s. Abb. 14.6) entsteht Cysteamin als biogenes Amin (Bestandteil von Coenzym A). Geben Sie die Reaktion durch eine Reaktionsgleichung wieder. (Wiederholen Sie dasselbe für die Bildung von Histamin aus Histidin)
8. a) Zeichnen Sie die Strukturformel des Tripeptids *Seryl-phenylalanyl-valin* derart, dass nur die Aminosäurereste aus der Kette herausragen.
   b) Benennen Sie das folgenden Tetrapeptid: Cys–Ala–Asp–Lys
9. Geben Sie die Strukturformel von Aspartam wieder.
10. Warum wird Insulin nicht oral appliziert?
11. Nennen Sie Ursachen für eine Denaturierung von Proteinen.
12. Nennen Sie Bindungsarten, die beim Denaturieren von Proteinen gestört bzw. gelöst werden.
13. Welche Proteinstrukturen gehen beim Denaturierungsprozess hauptsächlich verloren?
14. Stellen Sie selbst aus Kap. 17.4 die physiologischen Bedeutungen der Proteine zusammen.
15. Erklären Sie an einem selbstgewählten Beispiel, inwiefern bei Proteinen der Zusammenhang zwischen Struktur und Wirkung erkennbar ist.

18 Heterocyclen

18.1 Einleitung

Die Strukturformel und der systematische Name von *Nitrazepam* (INN), einem bekannten Hypnotikum, wirken abschreckend. Formel und Name scheinen auf den ersten Blick undurchschaubar:

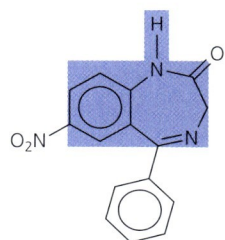

Nitrazepam
2,3-Dihydro-7-nitro-5-phenyl-1H-1,4-benzodiazepin-2-on

Nitrazepam ist eine heterocyclische Verbindung aus der Gruppe der *Benzodiazepine* (s. Kap. 18.8.1).

Dieses Kapitel soll Ihnen Berührungsangst vor heterocyclischen Arzneistoffen nehmen und die Möglichkeit geben, ausgewählte Arzneistoffe einer bestimmten chemischen Gruppe von Heterocyclen zuzuordnen, wobei die genaue Formel gar nicht bekannt sein muss. Es wird Bezug genommen auf solche Arzneistoffe aus dem Fach Arzneimittelkunde, die zunächst meist unübersichtliche Strukturformeln mit verwirrenden, heterocyclischen Ringsystemen aufweisen. Ein analysierendes und strukturierendes Vorgehen soll dabei Klarheit schaffen.

18.2 Definition und Systematik

Heterocyclen sind Verbindungen, deren Ringe aus mehr als einer Atomart aufgebaut sind. Bei den meisten bisher besprochenen cyclischen Verbindungen wie z. B. Cyclohexan oder Benzol bestehen die Ringe nur aus Kohlenstoffatomen. In den Heterocyclen kommen neben Kohlenstoffatomen noch andere Atome als *Heteroatome* dazu. Die häufigsten Heteroatome sind Stickstoff, Sauerstoff und Schwefel. Heterocyclische Verbindungen mit aromatischem Charakter werden auch *Heteroaromaten* (s. Kap. 11.5.3) genannt. Heterocyclen sind in der Natur weit verbreitet z. B. im Chlorophyll, Hämoglobin und Vitamin B_1. Sie haben Beispiele für Heterocyclen bereits bei den Kohlenhydraten als Pyran- und Furanringsysteme kennen gelernt (s. Kap. 15.2.1).

In diesem Kapitel stehen Arzneistoffe mit Heterocyclen im Vordergrund. Die Gliederung erfolgt nach Ringgröße sowie Anzahl und Art der Heteroatome. Dabei ist eine vereinfachte Schreibweise der Strukturformeln üblich, bei der die Kohlenstoff- und meist auch die Wasserstoffatome nicht aufgeführt werden (s. Kap. 11, Abb. 11.14).

18.3 Fünfringe mit einem Heteroatom

18.3.1 Fünfringe mit einem Stickstoffatom

Die wichtigste Verbindung ist hier das *Pyrrol*, ein aromatischer Fünfring mit einem Stickstoffatom als Heteroatom.

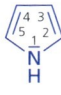

Pyrrol

Pyrrol ist beispielsweise Bestandteil der heterocyclischen Ringsysteme von Hämoglobin und Vitamin B_{12}.

18.3.2 Pyrrol mit einem ankondensierten Benzolring

Wird ein Pyrrolring mit einem Benzolring kombiniert, entsteht ein als *Indol* bezeichnetes Ringsystem:

Indol

Eine derartige Verbindung von Ringen wird als *Anellierung* bezeichnet. Hier ist der Benzolring an den Pyrrolring *anelliert* oder „ankondensiert".

Indol findet sich in der Seitenkette der Aminosäure Tryptophan (s. Kap. 14, Abb. 14.6). Indol ist Grundgerüst des Neurotransmitters *Serotonin* (5-Hydroxytryptamin). Im *Ondansetron* (INN) liegt Indol als Grundgerüst vor. Ondansetron wird als 5-HT$_3$-Antagonist bei Erbrechen infolge einer Zytostatikatherapie eingesetzt.

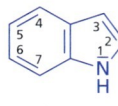

Ondansetron

18.4 Fünfringe mit zwei Heteroatomen

18.4.1 Fünfringe mit zwei Stickstoffatomen

Eine Verbindung dieser Stoffgruppe ist *Imidazol* (franz. *azote*: Stickstoff), das u. a. in der Seitenkette der Aminosäure Histidin (Abb. 14.6) vorkommt.

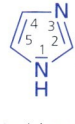

Imidazol

Imidazol ist Grundgerüst der als *Azolgruppe* bezeichneten Antimykotika (z. B. *Clotrimazol* (INN)) und der Nitroimidazol-Derivate (z. B. *Metronidazol* (INN)), die als antibakterielle Arzneistoffe eingesetzt werden.

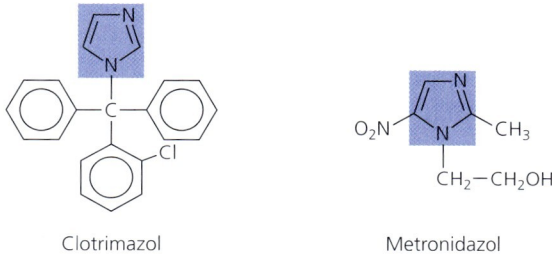

Clotrimazol   Metronidazol

18.4.2 Fünfringe mit zwei verschiedenen Heteroatomen

Als arzneistoffrelevantes und biologisch bedeutendes Beispiel aus dieser Heterocyclengruppe wird das *Thiazol* (griech. *theion*: Schwefel) gewählt. Hier liegt ein Heteroaromat mit einem Stickstoff- und einem Schwefelatom im Fünfring vor. Thiazol ist u. a. Baustein von Vitamin B_1 (*Thiamin*).

Thiazol

Thiazol ist auch ein Baustein des H_2-Antihistaminikums *Famotidin* (INN). Famotidin wird hauptsächlich zur Ulkus- und Gastritistherapie angewandt.

Famotidin

18.4.3 Fünfringe mit zwei Stickstoffatomen und einem ankondensierten Benzolring

Im *Benzimidazol*molekül ist ein Imidazol- mit einem Benzolring kondensiert:

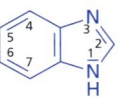

Benzimidazol

Benzimidazol ist Grundgerüst einer Reihe von *Protonenpumpenhemmern*, die zur Ulkustherapie eingesetzt werden. Bekannte Arzneistoffe aus dieser Reihe sind *Omeprazol* (INN), *Pantoprazol* (INN) und *Lansoprazol* (INN).

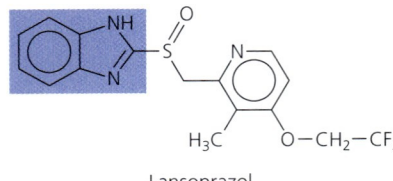

Lansoprazol

18.5 Sechsringe mit einem Heteroatom

18.5.1 Sechsringe mit einem Stickstoffatom

Exemplarisches Molekül aus dieser Reihe ist *Pyridin*, ein Heteroaromat mit einem Stickstoffatom:

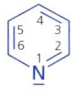

Pyridin

Ein Pyridinring ist bereits erkennbar in der Seitenkette des Lansoprazols.
Pyridin findet sich auch als Baustein des Bisacodyls (INN), eines bekannten Laxans.

Bisacodyl

Dihydropyridin-Derivate
Mit dem *Dihydropyridin* liegt ein teilweise hydrierter Pyridinring vor.

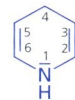

Dihydropyridin

Dihydropyridin ist das Grundgerüst der Calciumantagonisten vom *Nifedipin*-Typ

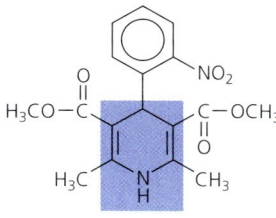

Nifedipin

Piperidin-Derivate
Katalytische Hydrierung von Pyridin führt zum *Piperidin*.

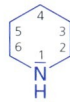

Piperidin

Piperidin ist u.a. Baustein von:
- *Haloperidol* (INN), einem Butyrophenon-Derivat aus der Gruppe der Neuroleptika.

Haloperidol

- *Loperamid* (INN), einem Arzneistoff zur Therapie der Diarrhoe.

Loperamid

18.5.2 Sechsringe mit einem Stickstoffatom und einem ankondensierten Benzolring

Wird an Pyridin formal ein Benzolring ankondensiert, erhält man das *Chinolin*. Chinolin bildet das Grundgerüst in einer Reihe von Alkaloiden (z. B. Chinin).

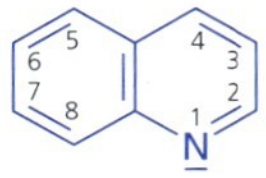

Chinolin

Chinolin ist auch Grundgerüst einer Gruppe von Antimalariamitteln, z. B. von *Primaquin* (INN).

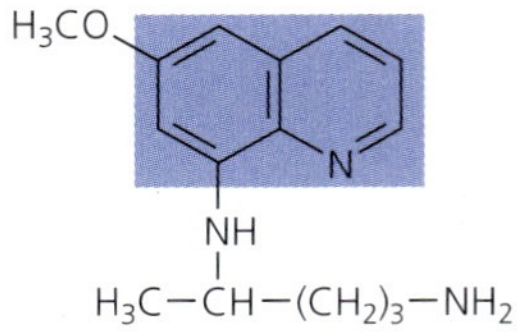

Primaquin

Enthält der Pyridinteil des Chinolins eine Carbonylgruppe, so liegt ein *Chinolon* vor.

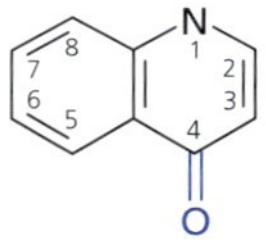

4-Chinolon 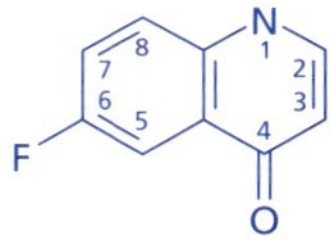   6-Fluor-4-chinolon

Die *Fluorchinolone* gehören als Gyrasehemmer zu den antibakteriell wirksamen Arzneistoffen.

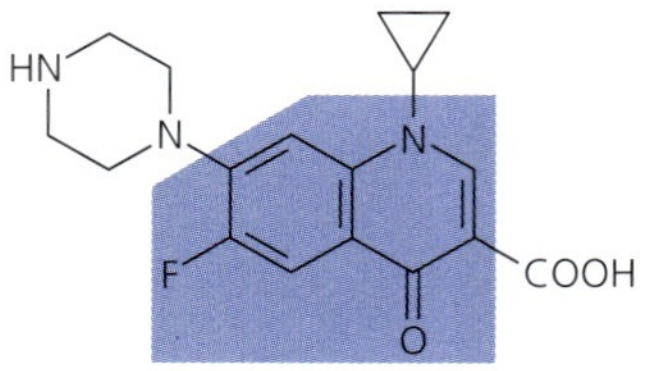

Ciprofloxacin

18.5.3 Sechsringe mit einem Sauerstoffatom und einem ankondensierten Benzolring

Durch „Kondensation" eines Benzolringes mit einem 4*H*-Pyran entsteht das 4*H*-Chromen (Benzopyran). Wird in das 4*H*-Chromen eine Carbonylgruppe eingeführt, liegt *Chromon* vor. Dieses ist Grundgerüst der *Flavonoide*, einer wichtigen Gruppe von sekundären Pflanzeninhaltsstoffen.

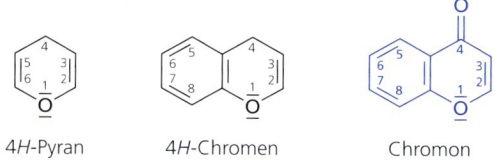

4H-Pyran   4H-Chromen   Chromon

Ein Chromon-Derivat ist das Antiallergikum *Cromoglicinsäure* (INN).

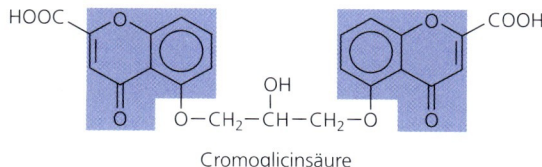

Cromoglicinsäure

18.6 Sechsringe mit zwei Heteroatomen

18.6.1 Sechsringe mit zwei Stickstoffatomen

Häufiger Baustein von Naturstoffen (die Pyrimidinbasen der Nucleinsäuren: Cytosin, Uracil und Thymin) und Arzneistoffen ist das *Pyrimidin*.

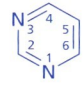

Pyrimidin

Beispiele von Arzneistoffen mit einem Pyrimidin-Grundgerüst sind das Zytostatikum *5-Fluorouracil* (INN), das Antimykotikum *Flucytosin* (INN) und das in der Aidstherapie eingesetzte antiretrovirale Virustatikum *Zalcitabin* (INN).

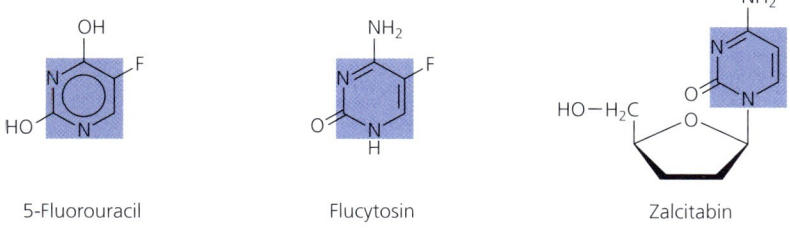

5-Fluorouracil   Flucytosin   Zalcitabin

Ein nicht aromatischer Ring mit zwei Stickstoffatomen ist das *Piperazin*.

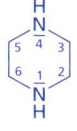

Piperazin

Piperazin ist Grundgerüst und Baustein einer ganzen Reihe von Arzneistoffen. Zwei Arzneistoffe mit Piperazin-Baustein sind *Flunarizin* (INN) (zur Behandlung peripherer Durchblutungsstörungen) und das Antihistaminikum *Cetirizin* (INN).

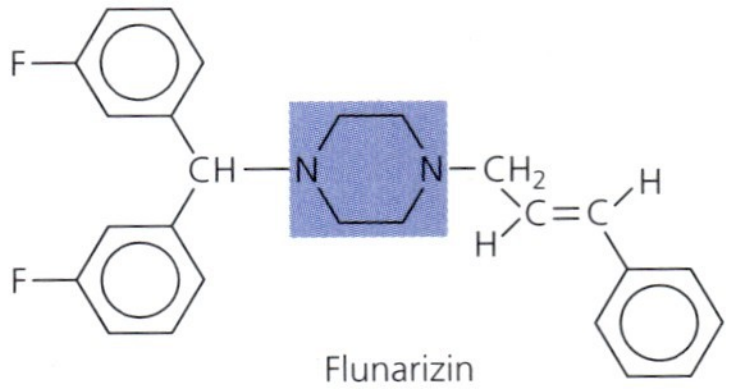

Flunarizin

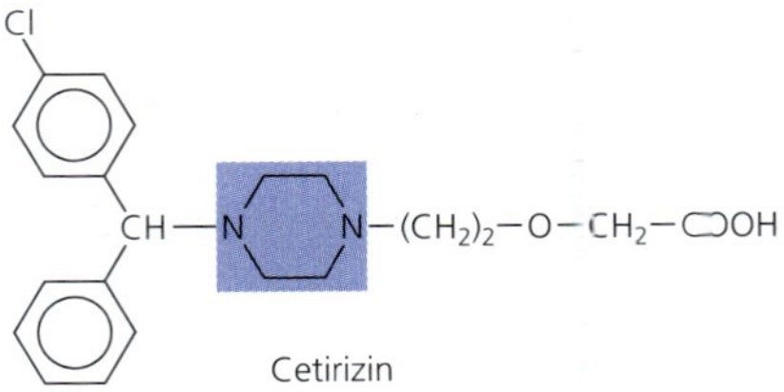

Cetirizin

18.6.2 Sechsringe mit zwei Heteroatomen (Stickstoff und Schwefel) und zwei ankondensierten Benzolringen

Hier sei nur das *Phenothiazin* erwähnt, das als Grundgerüst in den Neuroleptika vom Phenothiazin-Typ zu finden ist. Als Arzneistoffbeispiel findet man hier das *Promethazin* (INN).

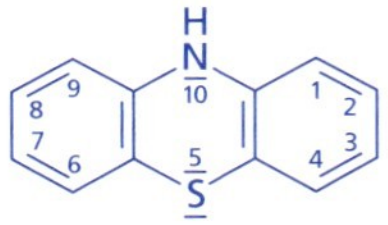

Phenothiazin

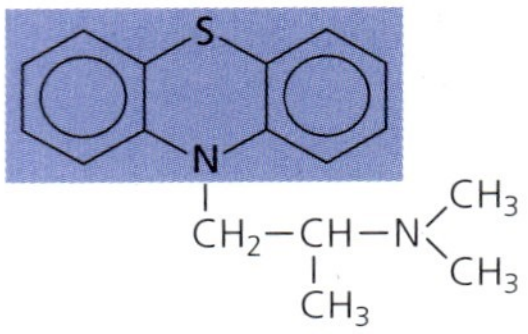

Promethazin

18.7 Siebenringe mit einem Heteroatom

18.7.1 Siebenringe mit einem Stickstoffatom und zwei ankondensierten Benzolringen

Ein wichtiges Grundgerüst aus dieser Gruppe ist das 5*H*-*Dibenzoazepin*. Die Endsilbe -**epin** deutet auf den siebengliedrigen Ring hin.

Arzneistoffbeispiel mit einem Dibenzoazepin-Grundgerüst ist das Antiepileptikum *Carbamazepin* (INN). Ein Dihydro*dibenzazepin*-Grundgerüst weisen tricyclische Antidepressiva wie das *Imipramin* (INN) auf.

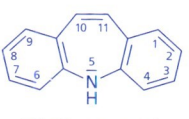
5*H*-Dibenzoazepin

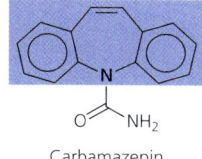
Carbamazepin

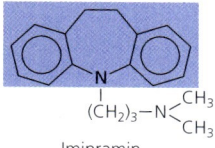
Imipramin

18.8 Siebenringe mit zwei Heteroatomen

18.8.1 Siebenringe mit zwei Stickstoffatomen und ankondensiertem Benzolring

Ein häufig in Arzneistoffen vorkommendes Grundgerüst mit zwei Stickstoffatomen und ankondensiertem Benzolring ist *1,4-Benzodiazepin* (genaue Bezeichnung: 2,3-Dihydro-1*H*-1,4-Benzodiazepin).

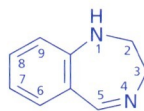
2,3-Dihydro-1*H*-1,4-Benzodiazepin

Bei den 1,4-Benzodiazepin-Derivaten handelt es sich um eine umfangreiche Stoffgruppe mit psychopharmakologischer Wirkung. In diese Gruppe gehören die am häufigsten verwendeten Hypnotika und Tranquilizer. Als Beispiel dient hier das Hypnotikum *Nitrazepam* (INN) (s. Kap.18.1).

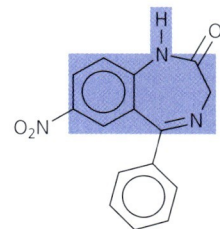
Nitrazepam
2,3-Dihydro-7-nitro-5-phenyl-1*H*-1,4-benzodiazepin-2-on

18.9 Bicyclische Heterosysteme am Beispiel der Purinderivate

Unter *bicyclischen Heterosystemen* sind Verbindungen zu verstehen, die durch „Kondensation" aus zwei verschiedenen Heterocyclen entstanden sind. Eine ganze Reihe von Naturstoffen besitzt ein derartiges bicyclisches Heterosystem. Exemplarisch werden hier die **Purine** erwähnt. Zur Stoffgruppe der Purine gehören u. a. die Harnsäure, die Purinbasen der Nucleinsäuren (Guanin und Adenin) und als *Methylxanthine* Coffein, Theophyllin und Theobromin.

Purin setzt sich formal aus einem Pyrimidin- und einem Imidazolring zusammen. Es besteht ein Gleichgewicht zwischen einem 9*H*-Purin und einem 7*H*-Purin:

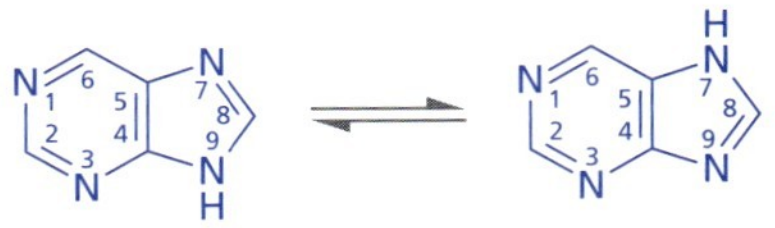

9*H*-Purin ⇌ 7*H*-Purin

Als Arzneistoffbeispiele mit einem Purin-Grundgerüst oder -Baustein werden die Psychostimulantien *Coffein* und *Fenetyllin* (INN) (ein Amphetamin-Derivat) und das antiretrovirale Virustatikum *Abacavir* (INN) aufgeführt. Das ebenfalls erwähnte Gichttherapeutikum *Allopurinol* (INN) enthält statt des Imidalzoringes einen Pyrazolring.

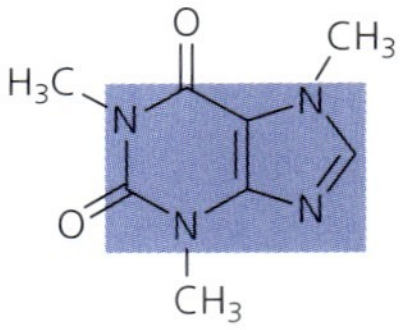

Coffein

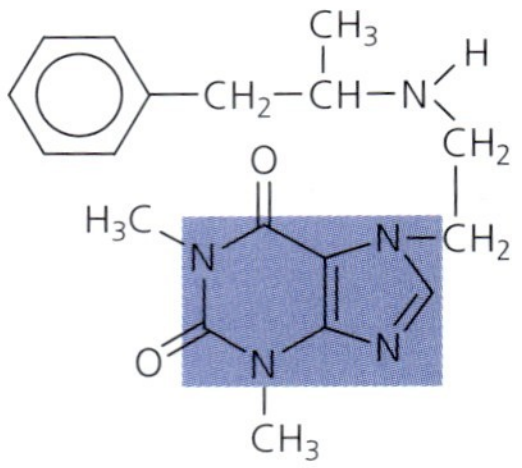

Fenetyllin

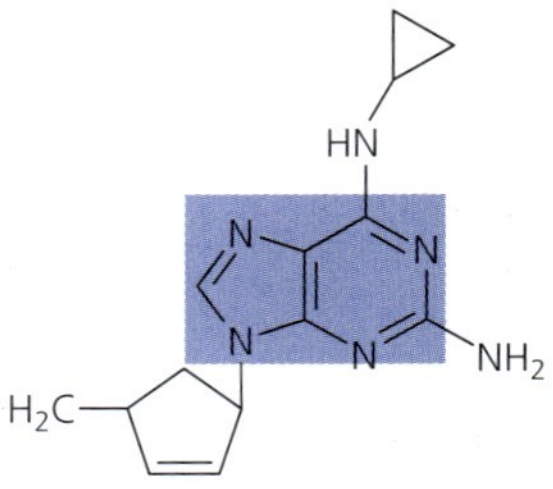

Abacavir

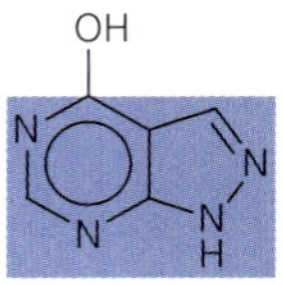

Allopurinol

18.10 β-Lactam-Antibiotika als bicyclische Heterosysteme

Die β-Lactam-Antibiotika mit den beiden Wirkstoffgruppen *Penicillinen* und *Cephalosporinen* sind die am häufigsten eingesetzten antibakteriell wirksamen Arzneistoffe. Der charakteristische β-Lactamring entsteht formal durch innermolekulare Wasserabspaltung zwischen Carboxylgruppe und β-Aminogruppe einer entsprechenden β-Aminosäure (3-Aminosäure), der β-Aminopropansäure:

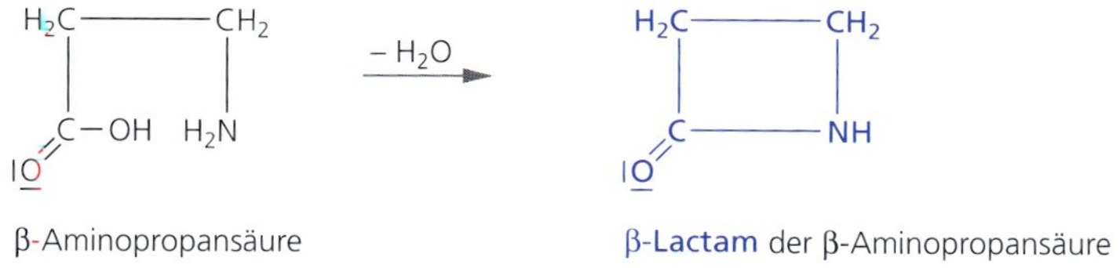

β-Aminopropansäure   β-**Lactam** der β-Aminopropansäure

Die Penicilline zeigen ein *Penam*-Grundgerüst. Hier liegt ein *Thiazolidin*ring vor, der mit einem β-Lactamring kondensiert ist. Die Cephalosporine besitzen ein *Cephem*-Grundgerüst. Dieses entsteht formal aus dem zu einem sechsgliedrigen Ring erweiterten Thiazolidinring, der ebenfalls mit einem β-Lactamring kondensiert ist.

Penam   Cephem

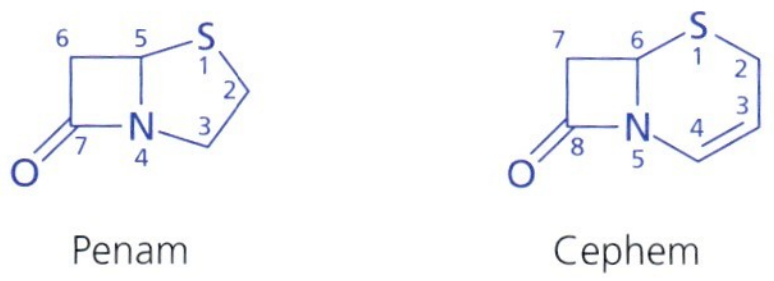

Für die Penicilline mit ihrem Penam-Grundgerüst wird die Strukturformel von *Ampicillin* (INN) und für die Cephalosporine mit ihrem Cephem-Grundgerüst die Strukturformel von *Cefotaxim* (INN) wiedergegeben.

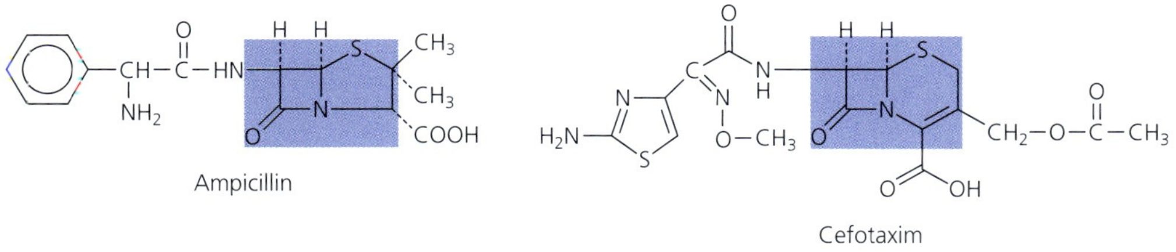

Ampicillin   Cefotaxim

Heterocyclen sind Grundgerüste oder Bausteine zahlreicher Natur- und Arzneistoffe. In diesem Kapitel wird eine exemplarische Auswahl von Heterocyclen besprochen, die in wichtigen Arzneistoffen bzw. Arzneistoffgruppen vorkommen. Die Gliederung der Heterocyclen erfolgt nach Ringgröße sowie Anzahl und Art der Heteroatome. Bei den ausgewählten Arzneistoffen sind die zugrunde liegenden Heterocyclen zeichnerisch hervorgehoben.

ZUSAMMENFASSUNG
Heterocyclen

Fragen und Übungen zu Kapitel 18

1. Inwiefern kann man Serotonin als ein „biogenes Amin" bezeichnen?
2. Piperazin hat einen pK_B-Wert von 4,17 und ist damit eine starke Base. Begründen Sie diese Basizität.

Übungen:
Suchen Sie aus Ph. Eur. (oder Literatur der Pharmakologie) die Strukturformeln der unten vorgegeben Verbindungen heraus und lösen Sie zu jeder Verbindung die folgenden Aufgaben:
- Benennen Sie das heterocyclische Grundgerüst bzw. den heterocyclischen Baustein der jeweiligen Verbindung.
- Ordnen Sie jede Verbindung dem entsprechenden Indikationsbereich und gegebenenfalls der zugehörigen Stoffgruppe für Arzneistoffe zu.

Beispiel: Vorgegeben ist Diazepam (INN). Lösung: heterocyclisches Grundgerüst ist 1,4-Benzodiazepin, Stoffgruppe der **Benzodiazepin-Derivate** und Indikationsbereich **Tranquilizer**.

Liste der vorgegebenen Verbindungen aus Ph. Eur.
- Cefixim (INN)
- Fentanyl (INN)
- Perphenazin (INN)
- Thiamin(nitrat) (INN)
- Pyridoxin(hydrochlorid) (INN)
- Amoxicillin-Natrium (INN)
- Ofloxacin (INN)
- Bromperidol (INN)
- Domperidon (INN)
- Omeprazol (INN)
- Indometacin (INN)
- Theophyllin (INN)
- Miconazol (INN)
- Zidovudin (INN)
- Nizatidin (INN)
- Clomipramin(hydrochlorid) (INN)
- Cinnarizin (INN)
- Nitrendipin (INN)
- Mefloquin(hydrochlorid) (INN)

Anorganische Chemie
Pharmazeutische Schwerpunkte

19 Pharmazeutisch relevante Elemente und anorganische Verbindungen mit deren Reaktionen

Pharmazeutisch relevante Elemente und anorganische Verbindungen mit deren Reaktionen bedeuten vom Umfang her eigentlich ein eigenes Lehrbuch. Es geht in dem vorliegenden Kapitel darum, eine streng exemplarische Auswahl zu treffen. Jeder Besprechung der einzelnen Hauptgruppen des PSE ist eine kurze Zusammenstellung von Gemeinsamkeiten der Elemente der betreffenden Hauptgruppe vorangestellt, deren Kenntnis oft wichtiger ist als das Wissen um Details. Als **Auswahlkriterien** für die zu besprechenden Elemente und ihre anorganischen Verbindungen dienen neben dem Lehrplan die **Identitätsreaktionen Ph. Eur. 2.3.1**. Gegebenfalls erfolgt Verweis auf Gehaltsbestimmungen aus der Arzneibuchanalytik, wobei auf die Reaktionstypen aus Kapitel 7 mit zugehörigen maßanalytischen Anwendungsaspekten aus Kapitel 10 zurückgegriffen wird.

Das vorliegenden Kapitel 19 wurde an den Schluss gestellt, da es mit seinen Rückgriffen auf zahlreiche anorganische Verbindungen aus den Erklärungen in der Allgemeinen Chemie (Kap. 1 bis 10) aber auch aus der Organischen Chemie (z. B. Reagenzien für Identitätsreaktionen und Reinheitsprüfungen) eine „Ernte" und Wiederholung bereits erworbener Kenntnisse darstellt.

19.1 Hauptgruppe VIII – Edelgase

Die Namen der Edelgase mit ihren Symbolen finden Sie im PSE (s. Anhang).

19.1.1 Gruppeneigenschaften

Die Edelgase bilden die Hauptgruppe VIII des PSE. Mit der Elektronenkonfiguration der Edelgase ließen sich in den Anfangskapiteln eine ganze Reihe von Eigenschaften der Elemente erklären. Die Außenschale der Edelgase besitzt eine abgeschlossene Elektronenkonfiguration (Edelgaskonfiguration). Bei Helium sind dies 2 und bei den übrigen Edelgasen 8 Außenelektronen (s. Kap. 5.2.2). Das Elektronenduett und das -oktett sind besonders stabile Zustände. Sie erkennen dies auch an den hohen Ionisierungsenergien der Edelgase in Abbildung 4.3. Die Edelgase sind deswegen chemisch sehr inert und kommen nur elementar vor. Ferner treten sie nur atomar auf, da sie keine ungepaarten Elektronen besitzen (s. Kap. 5.2.2). Zahlreiche Elemente streben die Edelgaskonfiguration an, in dem sie entsprechende Ionen mit einer derartigen Edelgaskonfiguration bilden (s. Kap. 4.4).

Alle Edelgase sind farblos, geruchlos, unbrennbar und nicht toxisch.

Aus den besonderen Gruppeneigenschaften leiten sich technische und pharmazeutische Anwendung ab.

19.1.2 Vorkommen und Gewinnung

Die Edelgase kommen in sehr geringer Konzentration mit ca. 0,9 % (V/V) in der Luft vor. Helium befindet sich auch in Erdgasen und das radioaktive Radon in tiefen Erdschichten. Die Gewinnung der Edelgase der Luft erfolgt durch fraktionierte Destillation verflüssigter Luft.

19.1.3 Technische und pharmazeutische Verwendung

Technische Verwendung
Helium kann zur Füllung von Ballons genutzt werden. Leuchtstofflampen (Gasentladungsröhren) enthalten Edelgase wie z. B. **Neon**. In Glühbirnen werden Edelgase wie **Argon** und **Krypton** als Füllgase verwendet. Dadurch lässt sich die Lichtausbeute steigern, weil der Wolframglühfaden (Wolfram, ein Nebengruppenelement) in der Edelgasatmosphäre höher erhitzt werden kann. Bei Halogenlampen ist eine Temperatursteigerung des Wolframglühfadens bis etwa 3200 °C möglich, weil in der **Krypton**atmosphäre Spuren von Halogen verdampfte Wolframatome in den Glühfaden zurücktransportieren. **Argon** ermöglicht bei der Lichtbogenschweißung extrem hohe Temperaturen.

Pharmazeutische Verwendung (Ph. Eur.)
Helium zur Chromatographie R wird als Trägergas für die Gaschromatographie (s. Kap. 13.6.4) eingesetzt.
[^{81m}Kr]**Krypton** zur Inhalation und [^{133}Xe]**Xenon**-Injektionslösung werden zur Lungenfunktionsdiagnostik eingesetzt.

19.2 Sonderstellung des Wasserstoffs

In Kapitel 4.2.2 wurden Sie über die Sonderstellung des Wasserstoffs im PSE informiert. Obwohl Wasserstoff aufgrund seines einen Außenelektrons in der 1. Hauptgruppe (Alkalimetalle) des PSE steht, gehört er zu keiner Gruppe des PSE. Wasserstoff stellt u. a. durch die hohe Ionisierungsenergie (s. Kap. 4, Abb. 4.3) und die relativ hohe Elektronegativität (s. PSE im Anhang) ein **typisches Nichtmetall** dar.

Wasserstoff ist das häufigste Element des Weltalls. In der Erdatmosphäre tritt elementarer Wasserstoff nur in Spuren auf. Wasser ist die häufigste Wasserstoffverbindung. Wasser und Kohlenwasserstoffe sind wichtige Edukte für die Wasserstoffgewinnung.

Sie haben Wasserstoff als Reduktionsmittel kennen gelernt (s. Kap. 7.3.6). Kleine Mengen Wasserstoff werden im Labor zu diesem Zweck durch Lösen eines unedlen Metalls in verdünnter Säure hergestellt, z. B. Lösen von Zink in verdünnter Salzsäure:

$$Zn + 2\ H^{\oplus} + 2\ Cl^{\ominus} \rightarrow Zn^{2\oplus} + \mathbf{H_2} \uparrow + 2\ Cl^{\ominus}$$

19.3 Hauptgruppe VII – Halogene (Salzbildner)

Die Elemente dieser Hauptgruppe sind mit Namen und Symbol in Tabelle 19.1 aufgelistet (in diesem Kapitel besprochene Elemente sind fettgedruckt, nur genannte Elemente stehen in Klammern).

19.3.1 Gruppeneigenschaften

Die Halogene (griech. *halos*: Salz + *gennan*: erzeugen) sind Nichtmetalle und wie der Name ausdrückt typische Salzbildner. Die Elemente zeichnen sich durch hohe Elektronegativität und Reaktionsfähigkeit aus und kommen alle nicht elementar vor. Durch die Tendenz zur Aufnahme eines Elektrons in die Außenschale treten in Ionenverbindungen einfach negativ geladene Halogenid-Ionen auf (s. Kap. 4.4). Geht ein Element der 7. Hauptgruppe eine Atombindung ein, so ergibt sich aufgrund des einen ungepaarten Elektrons **eine** Einfachbindung (s. Kap. 5.2.2). Außer Fluor bilden die Halogene Halogensauerstoffkomplexe. Tabelle 19.1 gibt ausgewählte Gruppeneigenschaften und Änderungen innerhalb der Gruppe wieder.

19.3.2 Ausgewählte Eigenschaften der Halogene

Wichtige Eigenschaften der Halogene lassen sich tabellarisch übersichtlich erfassen (Tab. 19.2).

19.3.3 Halogenide

Chloride

Chloride sind die Salze der Salzsäure (s. Kap. 7.2.6, Versuch). Als exemplarisches Chlorid wird das Kalium**chlorid** ausgewählt, das als Monographie und Reagenz in Ph. Eur. zu finden ist. Die Monographie fordert die beiden Identi-

Tab. 19.1 Gruppeneigenschaften der Halogene.

	Fluor F	Chlor Cl	Brom Br	Iod I	(Astat) At
Auftretende Oxidationszahlen	–I	–I, I, III, V, VII	–I, I, III, V, VII	–I, I, III, V, VII	
Beispiel für Sauerstoff-Anion-Komplex		ClO_4^- Perchlorat	BrO_3^- Bromat	IO_4^- Periodat	
Elektronegativität	nimmt ab $\longrightarrow$				
Reaktionsfähigkeit	nimmt ab $\longrightarrow$				
Nichtmetallcharakter	nimmt ab $\longrightarrow$				

Tab. 19.2 Eigenschaften der Halogene.

	Fluor F	Chlor Cl	Brom Br	Iod I
Aggregatzustand unter Normalbedingungen	Gasförmig	Gasförmig	Flüssig	Fest
Siedetemperatur °C	–188	–34	59	185
Geruch	Ätzend	Ätzend	Ätzend	–
Farbe im gasförmigen Zustand	Farblos	Gelbgrün	Rotbraun (im flüssigen Zustand braun)	Violett
Löslichkeit in Wasser	Reagiert heftig beim Lösen	Gut löslich, reagiert mit dem Wasser	Schwer löslich	Sehr schwer löslich
Löslichkeit in organischen Lösungsmitteln	Löslich, reagiert teilweise mit Lösungsmittel	Löslich, reagiert teilweise mit Lösungsmittel	Mit manchen unbegrenzt mischbar	Löslich mit unterschiedlicher Farbe
Bildung von Halogenwasserstoff	H_2F_2	HCl	HBr	HI
Besondere Eigenschaften	Essentielles Spurenelement Tagesbedarf ca. 1 bis 4 mg			Essentielles Spurenelement Tagesbedarf ca. 0,2 mg

tätsreaktionen auf Chlorid (Ph. Eur. 2.3.1). Auf Mengenangaben und komplizierte Formeln wird hier und im weiteren Verlauf des Kapitels, wo zum Verständnis nicht unbedingt erforderlich, verzichtet. Für die physiologische Funktion von Chlorid s. Kap. 19.9.4.

Hauptgruppe VII – Halogene (Salzbildner)

Die Herstellung der Prüflösung ist so vorgeschrieben, dass ca. 2 mg Chlorid in 2 ml Wasser gelöst sind. Die Prüflösung wird mit verdünnter Salpetersäure R angesäuert und mit Silbernitrat-Lösung R 1 versetzt. Es bildet sich ein weißer Niederschlag von Silberchlorid. Dieser wird abzentrifugiert, mit Wasser gewaschen und in Wasser suspendiert. Der Niederschlag muss sich nach Zusatz von Ammoniaklösung R unter Bildung eines Silberdiammin-Komplexes leicht auflösen.

Identitätsreaktion a

$$Cl^{\ominus} + Ag^{\oplus} \rightarrow AgCl \downarrow$$
$$\text{weiß}$$
$$AgCl + 2NH_3 \rightarrow [Ag(NH_3)_2]^{\oplus} + Cl^{\ominus}$$
$$\text{Diamminsilber(I)-chlorid}$$

Evtl. in der Prüflösung vorhandenes Carbonat würde mit Silber-Ionen einen Niederschlag von Silbercarbonat ergeben. Dies wird durch Salpetersäurezusatz verhindert, da sich Silbercarbonat in Salpetersäure löst, während Silberchlorid in Salpetersäure unlöslich ist.

$$Ag_2CO_3 + 2 H^{\oplus} + 2 NO_3^{\ominus} \rightarrow 2 Ag^{\oplus} + 2 NO_3^{\ominus} + CO_2 \uparrow + H_2O$$

Die Prüflösung ist in einer Menge vorgeschrieben, dass ca. 15 mg Chlorid für die Untersuchung vorliegen. Die Prüflösung wird in einem Reagenzglas mit Kaliumdichromat-Lösung R und Schwefelsäure R versetzt. Über die Öffnung des Reagenzglases ist ein Filterpapierstreifen zu legen, der mit 0,1 ml Diphenylcarbazid-Lösung R imprägniert ist. Dieser Filterpapierstreifen muss sich durch Bildung eines Farbkomplexes aus Chrom(III) und Diphenylcarbazon violett färben.

Identitätsreaktion b

Reaktionsgleichungen: Chlorid + Kaliumdichromat → flüchtiges Chromylchlorid (CrO_2Cl_2)

Chromylchlorid (enthält Chrom(VI)) + Diphenylcarbazid $\xrightarrow{\text{Redox-Reaktion}}$ **Cr(III)** + Diphenylcarbazon

Diphenylcarbazon + **Cr(III)** → violetter Farbkomplex

Die **Gehaltsbestimmung** erfolgt über eine Fällungstitration der Chlorid-Ionen mit Silbernitrat- und Ammoniumthiocyanat-Lösung. Aus der bestimmten Chloridmenge wird dann der Kaliumchloridgehalt ermittelt. Die Erklärung für diese Gehaltsbestimmung findet sich in Kapitel 10 „Maßanalytische Bestimmungen" unter der Ziffer 10.4.2.

Gehaltsbestimmung

Pharmazeutisch-medizinische Bedeutung von Kaliumchlorid und Chloriden. Kaliumchlorid dient u.a. der Behandlung einer *Hypokaliämie* (Kaliummangel) z.B. ausgelöst durch Erbrechen, Diarrhoe oder Laxantienmissbrauch. Die **Chloride** werden wegen ihrer guten Löslichkeit und der geringen eigenen pharmakodynamischen Wirkung verwendet. Im Blutplasma entfällt der größte Teil der Anionen auf Chlorid, so dass eine geringe Zufuhr von Chlorid sich kaum auf das Elektrolytgleichgewicht im Körper auswirkt (Chlor als „Mengenelement" im Körper).

Bromide

Bromide sind die Salze der Bromwasserstoffsäure (wässrige Lösung von HBr). Als Beispiel für die Bromide wird Natrium**bromid** (Ph. Eur. M) gewählt. Die Monographie fordert die Durchführung der Identitätsreaktion a auf Bromid (Ph. Eur. 2.3.1). Der Vollständigkeit wegen wird hier auch Identitätsreaktion b mit aufgeführt.

Identitätsreaktion a Die Herstellung der Prüflösung ist so vorgeschrieben, dass ca. 3 mg Bromid in 2 ml Wasser gelöst sind. Die Prüflösung wird mit verdünnter Salpetersäure *R* angesäuert und mit Silbernitrat-Lösung *R* 1 versetzt. Es bildet sich ein blassgelber Niederschlag von Silberbromid. Dieser wird abzentrifugiert, mit Wasser gewaschen und in Wasser suspendiert. Der Niederschlag löst sich nach Zusatz von Ammoniaklösung *R* nur schwer.

$$Br^{\ominus} + Ag^{\oplus} \rightarrow AgBr \downarrow$$
$$\text{blassgelb}$$

Identitätsreaktion b Die Prüflösung ist in einer Menge vorgeschrieben, dass ca. 5 mg Bromid für die Untersuchung vorliegen. Die Prüflösung wird in einem Reagenzglas nach Zusatz von Wasser, Blei(IV)-oxid *R*, und Essigsäure *R* vorsichtig geschüttelt. Die Mischung lässt man 5 min stehen. Ein schmaler Filterpapierstreifen wird mit der Spitze in einen Tropfen Schiffs-Reagenz *R* eingetaucht. Der derart imprägnierte Filterpapierstreifen ist in das Reagenzglas einzuführen. Innerhalb von 10 s muss sich der Filterpapierstreifen von der Spitze her violett färben.

Blei(IV)-oxid oxidiert Bromid in saurem Medium zu Brom:
$$PbO_2 + 2\,Br^{\ominus} + 2\,H^{\oplus} \rightarrow PbO + Br_2 + H_2O$$
Das gebildet Brom bromiert Schiffs-Reagenz zu entsprechenden violetten Pentabrom- und Hexabrom-rosanilinium-Salzen.

Gehaltsbestimmung Die **Gehaltsbestimmung** von Natriumbromid erfolgt wie bei Kaliumchlorid über eine Fällungstitration ebenfalls mit Silbernitrat- und Ammoniumthiocyanat-Lösung . Aus der bestimmten Bromidmenge wird dann der Natriumbromidgehalt ermittelt. Für die Erklärung dieser Gehaltsbestimmung gilt genauso die in Kapitel 10 „Maßanalytische Bestimmungen" unter der Ziffer 10.4.2 aufgeführte Gehaltsbestimmung von Kaliumchlorid.

Pharmazeutisch-medizinische Bedeutung von Natriumbromid und Bromiden. Bromide wie Natriumbromid oder Kaliumbromid wirken sedativ und schwach antikonvulsiv. Wegen ihrer ausgeprägten zentralen Nebenwirkungen sollten sie nicht mehr eingesetzt werden. Als Reagenz Ph. Eur. wird z. B. Kaliumbromid in der Bromometrie angewandt (s. Kap. 10.3.5).

Iodide

Iodide sind die Salze der Iodwasserstoffsäure (wässrige Lösung von HI). Als exemplarischer Vertreter der Iodide wird hier das Natrium**iodid** (Ph. Eur. *R* und *M*) erläutert. Die Monographie fordert beide Identitätsreaktionen auf Iodid (Ph. Eur. 2.3.1).

Dieser Iodnachweis erfolgt analog dem Verfahren beim Chlorid- und Bromidnachweis mit Silbernitrat-Lösung. Der Niederschlag von Silberiodid löst sich jedoch nicht nach Zusatz von Ammoniaklösung R.

Identitätsreaktion a

$$I^{\ominus} + Ag^{\oplus} \rightarrow AgI \downarrow$$
$$\text{blassgelb}$$

Die Prüflösung ist in einer Menge vorgeschrieben, dass ca. 4 mg Iodid für die Untersuchung vorliegen. Die Prüflösung wird in einem Reagenzglas mit verdünnter Schwefelsäure R, Kaliumdichromat-Lösung R, Wasser und Chloroform versetzt. Die Mischung schüttelt man wenige Sekunden und lässt sie stehen. Die Chloroformschicht färbt sich dann violett oder violettrot.
Das Dichromat oxidiert Iodid in saurem Medium zu Iod (s. vollständige Reaktionsgleichung Kap. 7.3.7). Iod löst sich mit violetter Farbe in der Chloroformphase.

Identitätsreaktion b

$$Cr_2O_7^{2\ominus} + 6\,I^{\ominus} + 14\,H^{\oplus} \rightarrow 2\,Cr^{3\oplus} + 3\,I_2 + 7\,H_2O$$

Die **Gehaltsbestimmung** von Natriumiodid erfolgt nach dem in Kapitel 10.3.4 beschriebenen Verfahren der Iodatometrie. Die Gesamtgleichung für diese iodatometrische Gehaltsbestimmung lautet wie folgt:

Gehaltsbestimmung

$$IO_3^{\ominus} + 2\,I^{\ominus} + 6\,H^{\oplus} + 3\,Cl^{\ominus} \rightleftharpoons 3\,ICl + 3\,H_2O$$
$$\text{Iodat} \quad \text{Iodid} \qquad\qquad\qquad \text{Iodmonochlorid}$$

Pharmazeutisch-medizinische Bedeutung von Natriumiodid. Natriumiodid wird u. a. als Iod-Substitutionsmittel und Schilddrüsentherapeutikum eingesetzt. Natriumiodid mit radioaktivem Iod-131, Iod-125 und Iod-123 (markiertem Iod) dient zur Diagnose und *Radioiodtheapie* von Schilddrüsenerkrankungen. Ein Beispiel aus Ph. Eur. ist Natrium[^{131}I]iodid-Lösung.

19.4 Hauptgruppe VI – Chalkogene (Erzbildner)

Die Elemente der Hauptgruppe VI sind mit Namen und Symbol in Tabelle 19.3 aufgeführt (in diesem Kapitel besprochene Elemente sind fettgedruckt, nur genannte Elemente stehen in Klammern).

19.4.1 Gruppeneigenschaften

Der Name Chalkogene (griech. *chalkos*: Erz + *gennan*: erzeugen) beruht darauf, dass diese Elemente häufig Bestandteil von *Erzen* sind. Unter Erzen werden Mineralien mit hohem Metallgehalt (z. B. Magneteisenstein Fe_3O_4) verstanden.

Die Elektronegativität nimmt innerhalb der Gruppe mit steigender Ordnungszahl ab. Sauerstoff nimmt u. a. durch seine hohe Elektronegativität und den gasförmigen Aggregatzustand eine Sonderstellung ein. In der Gruppe findet ein Übergang von den typischen Nichtmetallen Sauerstoff und Schwefel über die Halbmetalle Selen und Tellur zum radioaktiven Metall Polonium statt.

Tab. 19.3 Gruppeneigenschaften der Chalkogene.

	Sauerstoff O	Schwefel S	Selen Se	(Tellur) Te	(Polonium) Po
Lateinischer Name bei stark abweichendem Wortstamm	Oxygenium	Sulfur			
Hauptsächlich auftretende Oxidationszahlen	−I, −II	−II, II, IV, VI	−II, IV, VI		
Besondere Eigenschaften	Relativ hohe Elektronegativität (3,5)	Aufgrund von Ketten- und Ringbildung zahlreiche Modifikationen	Halbmetall		
Erzbildner	Z. B. Fe_2O_3 (Hämatit)	Z. B. $CuFeS_2$ (Kupferkies)	Spurenweise in vielen natürlichen Sulfiden		
Beispiel für Sauerstoff-Anion-Komplex		$SO_4^{2\ominus}$ Sulfat	$SeO_4^{2\ominus}$ Selenat		
Elektronegativität		nimmt ab			
Metallcharakter		nimmt zu			

Die Elektronenkonfiguration der Außenschale ermöglicht die Aufnahme von zwei Elektronen, so dass unter Ausbildung der Edelgaskonfiguration (s. Kap. 4.4) zweifach negativ geladene Ionen entstehen können ($O^{2\ominus}$, $S^{2\ominus}$). Schwefel, Selen und Tellur sind in der Lage Sauerstoff-Anion-Komplexe (s. Kap. 5.4.3) zu bilden. Tabelle 19.3 gibt ausgewählte Gruppeneigenschaften und Änderungen innerhalb der Gruppe wieder.

19.4.2 Sauerstoff und anorganische Verbindungen des Sauerstoffs

Vorkommen und Eigenschaften des Sauerstoffs

Sauerstoff O_2 (Schmp. −219 °C, Sdp. −183 °C) macht 21 % (V/V) der Luft aus. In gebundener Form ist Sauerstoff das häufigste Element der Erdkruste. Die bedeutendste Sauerstoffverbindung ist das Wasser.

Ozon O_3 ist eine besondere Modifikation des Sauerstoffs. Es entsteht in Spuren in der *Stratosphäre* (10–50 km Höhe).

Die wichtigste Eigenschaft des Sauerstoffs ist die als Oxidation bezeichnete Reaktion des Sauerstoffs mit anderen Stoffen (z. B. Verbrennen, Rosten, „Explodieren").

Tab. 19.4 Wasser, Monographien und Reagenzien in Ph. Eur.

Monographien	Reagenzien
Wasser für Injektionszwecke	Wasser
Gereinigtes Wasser	Ammoniumfreies Wasser
Hochgereinigtes Wasser	Destilliertes Wasser
	Destilliertes, deionisiertes Wasser
Wasser zum Verdünnen hochkonzentrierter Hämodialyselösungen	Wasser für Injektionszwecke
	Kohlendioxidfreies Wasser
	Nitratfreies Wasser
	Partikelfreies Wasser
	Wasser zur Chromatographie
	(D_2)Wasser (schweres Wasser)

Oxide

Wasser. Die besonderen Eigenschaften des Wassers wurden bereits in Kapitel 5.3.2 hervorgehoben. Die herausragende Bedeutung des Wassers manifestiert sich auch in Ph. Eur. mit vier Monographien für Wasser in unterschiedlicher Qualität und neun Reagenzien mit Wasser, das spezifischen Anforderungen genügen muss. Tabelle 19.4 gibt eine Übersicht dieser Monographien und Reagenzien.

Eine kurze tabellarische Übersicht der Monographie „Gereinigtes Wasser" soll veranschaulichen, wie hoch hier die Qualitätsansprüche im pharmazeutisch-medizinischen Bereich sind (Tab. 19.5).

Metalloxide. Metalloxide sind Ionenverbindungen (s. Kap. 5.1.5). In den Kapiteln der allgemeinen Chemie sind bereits zahlreiche Metalloxide erwähnt worden, die auch pharmazeutische Relevanz besitzen, z. B. Magnesiumoxid MgO (Ph. Eur. *M, R*); Calciumoxid CaO DAC; Aluminiumoxid Al_2O_3 (Ph. Eur. *R*); Blei(IV)-oxid PbO_2 (Ph. Eur. *R*); Zinkoxid ZnO (Ph. Eur. *M, R*).

Nichtmetalloxide. Nichtmetalloxide sind Verbindungen mit Atombindungen (Elektronenpaarbindungen). Beispiele mit pharmazeutischer Bedeutung sind Kohlenmonoxid CO (Ph. Eur. *R*); Kohlendioxid CO_2 (Ph. Eur. *M, R*); Schwefeldioxid SO_2 (Ph. Eur. *R*); Phosphor(V)-oxid P_2O_5 (Ph. Eur. *R*).

Peroxide. Das bekannteste Peroxid ist **Wasserstoffperoxid** H_2O_2 (s. Kap. 7.3.5 → Regeln für die Ermittlung der Oxidationszahl in Verbindungen). In Peroxiden hat der Sauerstoff die Oxidationszahl −I. Peroxide sind labile Verbindungen und zerfallen, gegebenenfalls auch explosionsartig (s. Kap. 13.4.2, Etherperoxid) unter Freisetzung von Sauerstoff.

Tab. 19.5 Gereinigtes Wasser Ph. Eur., bezogen auf Monographieabschnitt „In Behältnissen abgefülltes Wasser".

Definition	„In Behältnissen abgefülltes gereinigtes Wasser ist gereinigtes Wasser als Bulk, das in Behältnissen abgefüllt und unter Bedingungen gelagert wird, die die erforderliche mikrobiologische Qualität sicherstellen. Es muss frei von Zusatzstoffen sein."
Herstellung betr. gereinigtes Wasser als Bulk	Es muss den behördlichen Anforderungen an Trinkwasser entsprechen und durch Destillation, unter Verwendung von Ionenaustauschern, durch Umkehrosmose oder nach einer anderen geeigneten Methode hergestellt sein. Durch geeignete Maßnahmen ist die Zahl koloniebildender aerober Keime während der Gewinnung und Lagerung zu begrenzen und durch verschiedene Maßnahmen zu überprüfen. Ferner ist eine Prüfung auf „Gesamter organischer Kohlenstoff in Wasser zum pharmazeutischen Gebrauch" (Ph. Eur. 2.2.44) oder eine Prüfung auf oxidierbare Substanzen und eine Leitfähigkeitsbestimmung vorzunehmen. Die Lagerung und Verteilung hat unter Bedingungen zu erfolgen, die das Wachstum von Mikroorganismen verhindern und jede weitere Kontamination vermeiden.
Eigenschaften	Klare, farblose Flüssigkeit, ohne Geruch und Geschmack
Prüfung auf Reinheit	Nitrat, Schwermetalle, Aluminium, sauer oder alkalisch reagierende Substanzen, oxidierbare Substanzen, Chlorid, Sulfat, Ammonium, Calcium und Magnesium, Verdampfungsrückstand, Bakterien-Endotoxine, mikrobielle Verunreinigungen (Gesamtzahl koloniebildender aerober Einheiten)

$$\overset{I\ -I\ -I\ I}{2\ H-O-O-H} \longrightarrow \overset{I\ -II}{2\ H_2O} + \overset{0}{O_2}\uparrow$$

Die Gehaltsbestimmung von Wasserstoffperoxid-Lösung 30 % (Ph. Eur. *M*, *R*) wurde in Kapitel 10.3.7 als Anwendungsbeispiel für die Permanganometrie gewählt.

Metallhydroxide

Metallhydroxide sind Ionenverbindungen (s. Kap. 5.1.5). Sie bilden beim Lösen in Wasser Laugen (alkalische Lösungen). Die Lösungen der Alkalihydroxide sind vor allem als Maßlösungen in Ph. Eur von Bedeutung (s. Kap. 10.2). Beispiele für Erdalkalihydroxide in Ph. Eur. sind Calciumhydroxid Ca(OH)$_2$ (Ph. Eur. *M*, *R*); Magnesiumhydroxid Mg(OH)$_2$ (Ph. Eur. *M*).

Physiologische und pharmazeutische Bedeutung von Sauerstoff

Der Stellenwert des Sauerstoffs für unser Leben wird besonders deutlich, wenn Organe und Gewebe einen Mangel in der Sauerstoffversorgung erleiden. Besonders Hirnrinde, Nierenrinde und Herzmuskel sind auf ein reichliches Sauerstoffangebot angewiesen. Die Auswirkung von Sauerstoffmangel (*Hypoxie*) zeigt sich beispielsweise bei den gravierenden Folgen von Herzinfarkt und Schlaganfall. Elementarer Sauerstoff (Ph. Eur. *M*, *R*) für die Beatmung ist besonders hohen analytischen Anforderungen unterworfen.

Durch die *Katalase* in den Körpergeweben wird aus Wasserstoffperoxid Sauerstoff freigesetzt. Dies bedingt die desinfizierende, desodorierende und bleichende Wirkung von Wasserstoffperoxid (z. B. Wasserstoffperoxid-Lösung 3 %).

Bedeutung des Ozons O_3

Das Ozon der Stratosphäre dient als Schutzwall vor der UV-Strahlung der Sonne. Würde uns die UV-Strahlung der Sonne ungefiltert erreichen, wäre das Leben auf der Erde nicht möglich. Ozon verbraucht einen großen Anteil der harten UV-Strahlung, in dem es UV-Strahlung in Wärme umwandelt. Ozon ist also ein UV-Filter. Auf die Schädigung des Ozons (Ozonloch) in der Stratosphäre durch Chlorfluorkohlenwasserstoffe wurde bereits in Kapitel 12.5 eingegangen.

Durch Austausch von Luftschichten gelangt Ozon von der Stratosphäre in die *Troposphäre* (bis 10 km Höhe). Eine gewisse geringe Ozonmenge in unserer Umgebung ist also normal. Durch Einwirkung von UV-Strahlung aus dem Sonnenlicht steigt die Ozonkonzentration im Laufe des Tages und erreicht gegen 17 bis 18 Uhr ihr Maximum.

$$O_2 \xrightarrow{\text{UV-Strahlung}} 2\,O$$
$$2\,O + 2\,O_2 \rightarrow 2\,O_3$$

Durch Schadstoffe (u. a. NO, NO_2, SO_2, Kohlenwasserstoffe) unserer Umwelt wird diese Ozonbildung verstärkt und kann dadurch gesundheitsschädigende Konzentrationen erreichen!

19.4.3 Schwefel und anorganische Verbindungen des Schwefels

Vorkommen und Eigenschaften des Schwefels

Schwefel (Schmp. 120 °C, Sdp. 445 °C) kommt zwar elementar vor, der größte Teil der Weltproduktion entstammt jedoch der Gewinnung aus schwefelwasserstoffhaltigen Gasen (z. B. Raffinerie- und Kokereigas). Aufgrund der Tendenz zur Ring- und Kettenbildung kommt Schwefel in mehreren Modifikationen vor z. B. als rhombischer *α-Schwefel* (stabilste Modifikation bei Normalbedingungen) oder als monokliner *β-Schwefel*. Beide Modifikationen bestehen aus S_8-Ringen. Die Übergänge der verschiedenen Modifikationen können beim Erhitzen von Schwefel (s. Eingangsversuch Kap. 1) beobachtet werden. α-Schwefel ist unlöslich in Wasser aber sehr gut löslich in Schwefelkohlenstoff CS_2 (Ph. Eur. *R*). Schwefel ist Edukt für die Synthese zahlreicher anorganischer und organischer Schwefelverbindungen.

Schwefelwasserstoff und Sulfide

Schwefelwasserstoff H_2S ist ein stark toxisches Gas von charakteristischem Geruch nach faulen Eiern. Schwefelwasserstoff ist in Wasser schwer löslich. Es handelt sich um eine zweiprotonige Säure (pK_{S1} 7,0). Die Salze des Schwefelwasserstoffs sind die Sulfide. In den Sulfiden hat der Schwefel die Oxidationszahl −II. Die Schwerlöslichkeit der Metallsulfide wird in der analytischen Chemie und Arzneibuchanalytik u. a. zur Trennung von Metallen und zur Grenzprüfung auf Schwermetalle (Ph. Eur. 2.4.8) im Rahmen von Reinheitsprüfungen (Beispiel s. Kap. 12.4) genutzt. Als Reagenz dient bei dieser Reinheitsprüfung gemäß Ph. Eur. Thioacetamid (Ph. Eur. *R*), aus dem mit Wasser Schwefelwasserstoff freigesetzt wird. Dieser fällt das entsprechende Schwermetall aus.

$$H_3C-C\overset{S}{\underset{NH_2}{\diagdown}} + H_2O \longrightarrow H_3C-C\overset{O|}{\underset{NH_2}{\diagdown}} + H_2S\uparrow$$

Thiocacetamid   Acetamid   Schwefelwasserstoff

$$H_2S + Pb^{2\oplus} \longrightarrow PbS\downarrow + 2\,H^{\oplus}$$

Bleisulfid (schwarz)

Sauerstoffverbindungen des Schwefels

Als Sauerstoffverbindungen des Schwefels mit der Oxidationszahl **IV** wurden das Schwefeldioxid SO_2 und die **schweflige Säure** H_2SO_3 mit ihren Salzen den **Sulfiten**, z. B. Natriumsulfit Na_2SO_3 (Ph. Eur. *M*, *R*), eingeführt (s. Tab. 7.3). Schwefelverbindungen mit Schwefel der Oxidationszahl **VI** sind die **Schwefelsäure** H_2SO_4 (Ph. Eur. *M*, *R*) und Maßlösungen der Schwefelsäure und ihre Salze. Als zweiprotonige Säure bildet die Schwefelsäure zwei Reihen von Salzen (s. Tab. 7.3), die **Sulfate** – eine weit verbreitete Gruppe von Salzen – und die **Hydrogensulfate**. Die Schwefelsäure ist eine starke Säure. Konzentrierte Schwefelsäure wirkt wasserentziehend und oxidierend.

Exemplarisch wird hier als Sulfat das Magnesium**sulfat**-Heptahydrat $MgSO_4 \cdot 7\,H_2O$ (Ph. Eur. *M*, *R*) ausgewählt. Die Monographie fordert die Durchführung beider Teile der **Identitätsreaktion auf Sulfat** (Ph. Eur. 2.3.1). Als Nachweisreaktion ist die Bildung eines schwer löslichen Niederschlags mit Barium-Ionen gewählt, da Bariumsulfat ein sehr kleines Löslichkeitsprodukt ($K_L = 1 \cdot 10^{-9}$, s. a. Tab. 9.1) aufweist.

Identitätsreaktion a   Die Herstellung der Prüflösung erfolgt so, dass ca. 45 mg Substanz in 5 ml Wasser gelöst sind. Die Prüflösung wird mit verdünnter Salzsäure *R* angesäuert und mit Bariumchlorid-Lösung *R* 1 versetzt. Es bildet sich ein weißer Niederschlag von Bariumsulfat.

$$SO_4^{2\ominus} + Ba^{2\oplus} \longrightarrow \underset{\text{weiß}}{BaSO_4 \downarrow}$$

Der Zusatz von Salzsäure erfolgt, weil es eine ganze Reihe von schwer löslichen Bariumverbindungen (z. B. $BaCO_3$, $Ba_3(PO_4)_2$) gibt, die bei eventuellen Verunreinigungen der Prüflösung mit ausfallen können und durch Salzsäure in Lösung gehen.

Identitätsreaktion b   In diesem Teil der Untersuchung werden Verunreinigungen der Prüflösung ausgeschlossen, die ebenfalls den Sulfatnachweis stören könnten. So wird u. a. auf **Sulfit** geprüft, indem man die Suspension von $BaSO_4$ aus **a** mit 0,1 ml Iod-Lösung (0,05 mol/l) versetzt. Durch das Iod entsteht eine schwache Gelbfärbung, die erhalten bleiben muss. Verunreinigungen z. B. durch Sulfit würden durch Reduktion des Iods zu Iodid zur Entfärbung führen:

$$SO_3^{2\ominus} + I_2 + H_2O \longrightarrow SO_4^{2\ominus} + 2\,I^{\ominus} + 2\,H^{\oplus}$$

Gehaltsbestimmung   Die **Gehaltsbestimmung** von Magensiumsulfat-Heptahydrat erfolgt durch eine komplexomterische Titration des Magnesiums mit Natriumedetat-Lösung (0,1 mol/l) als Maßlösung genauso wie in Kapitel 10.5.3 für Magnesiumaspartat beschrieben.

Pharmazeutisch-medizinische Bedeutung von Magnesiumsulfat-Heptahydrat. Obwohl Magnesium zu den Mengenelementen in unserem Organismus gehört, hat es relativ ausgeprägte pharmakodynamische Wirkungen. Magnesiumsulfat findet Anwendung als Magnesium-Substitutionsmittel bei *Hypomagnesiämie* z. B. durch magnesiumarme Ernährung oder verminderte Resorption. Außerdem kann Magnesiumsulfat als osmotisch wirksames Laxans eingesetzt werden.

Thiosulfat. Eine besondere Sauerstoffverbindung des Schwefels ist das Thiosulfat z. B. im Natriumthiosulfat $Na_2S_2O_3$ einem Salz der Thioschwefelsäure $H_2S_2O_3$. Formal entsteht die Thioschwefelsäure, in dem in der Schwefelsäure ein Sauerstoffatom durch ein Schwefelatom (*thio-*) substituiert wird. Dadurch enthält die Thioschwefelsäure Schwefelatome mit zwei verschiedenen Oxidationszahlen wie der folgende Thiosulfat-Anion-Komplex (s. Kap. 5.4.3) zeigt:

Thiosulfat-Anion-Komplex

Thiosulfat wirkt reduzierend. Die Anwendung von Natriumthiosulfat als Maßlösung für die Iodometrie wurde bereits beschrieben (s. Kap. 10.3.3). Thiosulfat reduziert Iod zu Iodid und wird dabei selbst zu Tetrathionat oxidiert.

Thiosulfat   Tetrathionat

(Punktdarstellung der Elektronenpaare nur aus Gründen der Übersicht)

Die Gesamtgleichung für die iodometrische Redox-Reaktion lautet:

$$2\ S_2O_3^{2\ominus} + I_2 \rightarrow S_4O_6^{2\ominus} + 2\ I^{\ominus}$$

19.4.4 Selen und anorganische Verbindungen des Selens

Selen kommt spurenweise in zahlreichen natürlichen Sulfiden wie z.B. Eisenkies FeS_2 vor. Aus diesem Grund wird bei zahlreichen Schwefelverbindungen Ph. Eur. eine Grenzprüfung auf Selen durchgeführt z. B. bei wasserfreiem Natriumsulfit. Im menschlichen Organismus hat Selen die Funktion eines Spurenelementes. Zu den Mangelerscheinungen des Selens gehören schuppige Haut, Nagelveränderungen und Myopathien.

Als Substitutionsmittel wird Natriumselenit-Pentahydrat $Na_2SeO_3 \cdot 5\ H_2O$ (Ph. Eur. *M*) verwendet. Selen(IV)-sulfid SeS_2 (Ph. Eur. *M*) findet Anwendung als Antiseborrhoikum.

Tab. 19.6 Gruppeneigenschaften der Stickstoffgruppe.

	Stickstoff N	Phosphor P	Arsen As	(Antimon) Sb	Bismut Bi
Lateinischer Name bei stark abweichendem Wortstamm	Nitrogenium			Stibium	
Hauptsächlich auftretende Oxidationszahlen	−III, III, V	−III, (I), III, V	−III, III, V	III, V	
Besondere Eigenschaften	Relativ hohe Elektronegativität (3,0), höchstens vierbindig, gasförmig	Mehrere feste Modifikationen (weißer, roter, violetter und schwarzer Phosphor)	Mehrere Modifikationen (graues, gelbes und schwarzes Arsen) Tox. Spurenelement	Tox. Spurenelement	Bildet basische Salze
Hydride (Wasserstoffverbindungen)	Ammoniak (NH_3) giftig	Phosphin (PH_3) sehr giftig	Arsin (AsH_3) sehr giftig		
Beispiel für Sauerstoff-Anion-Komplex	$NO_3^{\ominus}$ Nitrat	$PO_4^{3\ominus}$ Phosphat	$AsO_4^{3\ominus}$ Arsenat		
Elektronegativität			nimmt ab		
Metallcharakter			nimmt zu		
Basischer Charakter der Oxide			nimmt zu		

19.5 Hauptgruppe V – Stickstoffgruppe

Die Elemente der Hauptgruppe V sind mit Namen und Symbol in Tabelle 19.6 aufgeführt (in diesem Kapitel ausführlicher besprochene Elemente sind fettgedruckt, nur kurz besprochene Elemente stehen in Klammern).

19.5.1 Gruppeneigenschaften

In dieser Gruppe findet ein Übergang vom typischen Nichtmetall Stickstoff zum Metall Bismut statt. Die Elektronegativität nimmt innerhalb der Gruppe mit fallender Ordnungszahl ab. Stickstoff hat mit seiner hohen Elektronegativität, der maximalen Vierbindigkeit und dem gasförmigen Aggregatzustand eine Sonderstellung in der Gruppe.

Die häufigsten Oxidationszahlen sind −III, III und V, wobei die Beständigkeit der Oxidationszahl III vom Stickstoff zum Bismut zunimmt, die Beständigkeit der Oxidationszahl V hingegen abnimmt.

Der basische Charakter der Oxide nimmt innerhalb der Gruppe zu. So ist Phosphor(V)-oxid ein **Säure**anhydrid und Bismut(III)-oxid ein **Basen**anhydrid

$$2\ H_3PO_4 \rightarrow P_2O_5 + 3\ H_2O$$
$$2\ Bi(OH)_3 \rightarrow Bi_2O_3 + 3\ H_2O$$

Stickstoff, Phosphor und Arsen können Sauerstoff-Anion-Komplexe bilden.

Tabelle 19.6 gibt ausgewählte Gruppeneigenschaften und Änderungen innerhalb der Gruppe wieder.

19.5.2 Stickstoff und anorganische Verbindungen des Stickstoffs

Vorkommen und Eigenschaften des Stickstoffs

Stickstoff N_2 (Schmp. $-210\,°C$, Sdp. $-196\,°C$) macht mit 78,1 % (*V/V*) den Hauptbestandteil der Luft aus. In gebundener Form ist Stickstoff u. a. Bestandteil der Aminosäuren und des Harnstoffs in unserem Organismus. Z. B. als Natriumnitrat kommt Stickstoff gebunden in der Natur vor.

Stickstoff ist ein sehr reaktionsträges (*inertes*) Gas. Aus diesem Grund wird Stickstoff z. B. als Trägergas in der Gaschromatographie oder zum sauerstofffreien Abfüllen von Ampullen eingesetzt.

Ammoniak und Ammoniumsalze

Ammoniak NH_3 ist ein farbloses, stechend riechendes und giftiges Gas. Wie in Kapitel 5.2.3 bereits beschrieben, handelt es sich um ein pyramidal gebautes Molekül mit polaren Atombindungen (s. Abb. 5.9), in dem der Stickstoff die Oxidationszahl $-III$ aufweist. Ammoniak ist gut in Wasser löslich und reagiert mit Wasser in einer als Protolyse bezeichneten Gleichgewichtsreaktion zum Ammonium-Ion.

$$NH_3 + H_2O \rightleftharpoons NH_4^{\oplus} + OH^{\ominus}$$

Ebenfalls in einer Säure-Base-Reaktion reagiert Ammoniak mit Säuren wie Salzsäure zu Ammoniumsalzen. An dieser Reaktion wurde in Kapitel 9.1 die Gleichgewichtsreaktion erläutert.

$$NH_3\ (g) + HCl\ (g) \rightleftharpoons NH_4Cl\ (s) \qquad \Delta_R H = -x\ kJ$$
$$\text{Ammoniumchlorid}$$

Ph. Eur. führt Ammoniak-Lösung in konzentrierter Form (Ammoniak-Lösung 25–30 % (*m/m*)) als Monographie bzw. Reagenzien und in verdünnter Form (z. B. verdünnte Ammoniak-Lösung *R* 1 ca. 10 % (*m/V*)) nur als Reagenzien.

Unterschiedliche **Ammoniumsalze** von Ph. Eur. wurden in den Kapiteln der allgemeinen Chemie immer wieder erwähnt. Beispielhaft ist hier das **Ammonium**chlorid NH_4Cl (Ph. Eur. *M, R*) als Ammoniumsalz ausgewählt.

Die Substanz muss die Identitätsreaktion auf Ammoniumsalze (Ph. Eur. 2.3.1) ergeben. Bei dieser Identitätsreaktion würden Kaliumsalze die gleiche Nachweisreaktion wie Ammoniumsalze ergeben. Deswegen wird aus dem zu prüfenden Ammoniumsalz das Ammoniak durch Alkalisieren mit Magnesiumoxid ausgetrieben und mit einem Luftstrom in vorgelegte Salzsäure überführt. Diese bindet das Ammoniak als Ammoniumchlorid und ist auf jeden Fall frei von Kalium-Ionen

$$2\ NH_4Cl + MgO \rightarrow 2\ NH_3\uparrow + Mg^{2\oplus} + 2Cl^{\ominus} + H_2O$$
$$NH_3 + HCl \rightarrow NH_4Cl$$
Ammoniumchlorid

Identitätsreaktion Die Prüflösung des Ammoniumsalzes wird durch Zusatz von Magnesiumoxid alkalisch gemacht. Freigesetztes Ammoniak wird mit einem Luftstrom in eine vorgelegte Salzsäure, die mit dem Indikator Methylrot-Lösung R versetzt ist, geleitet. Ein Farbumschlag nach gelb findet statt. Das gebildet Ammoniumchlorid muss nach Zusatz von frisch hergestellter Natriumhexanitrocobaltat(III)-Lösung einen gelben Niederschlag von Diammoniumnatriumhexanitrocobaltat(III) (Benennung von Komplexen s. Kap. 5.4.3) ergeben.

$$2\ \textbf{NH}_4^{\oplus} + 2Cl^{\ominus} + Na_3[Co(NO_2)_6] \rightarrow (\textbf{NH}_4)_2Na[Co(NO_2)_6]\downarrow + 2\ Na^{\oplus} + 2Cl^{\ominus}$$
gelb

Gehaltsbestimmung Die **Gehaltsbestimmung** von Ammoniumchlorid erfolgt durch Säure-Base-Titration mit Natriumhydroxid-Lösung (1 mol/l). Dazu wird die vorgeschriebene Menge Ammoniumchlorid in Wasser gelöst, mit einer zuvor gegen Phenolphthalein neutralisierten Formaldehyd-Lösung versetzt und 1 bis 2 min stehen gelassen. Dabei werden aus dem nur schwach sauren Ammoniumchlorid (pK_S = 9,4) Wasserstoff-Ionen freigesetzt, die mit Natronlauge titrimetrisch mit Phenolphthalein als Indikator erfasst werden können:

$$4\ \textbf{NH}_4^{\oplus} + 6\ CH_2O \rightarrow (CH_2)_6N_4 + 4\ \textbf{H}^{\oplus} + 6\ H_2O$$
Formaldehyd   Methenamin

Physiologische und pharmazeutische Bedeutung von Ammonium-Ionen und Ammoniumchlorid. Ammonium-Ionen werden als normale Stoffwechselprodukte des Körpers (z. B. aus Aminosäurestoffwechsel) in der Leber mit Kohlendioxid zu Harnstoff (s. Kap. 19.6.2) umgesetzt. In der Niere entstehen Ammonium-Ionen aus Ammoniak durch Abpufferung von Protonen.

Ammoniumchlorid ist ein Expektorans mit sekretolytischer Wirkung z. B. in „Lakritzhaltiger Ammoniumchlorid-Lösung NRF". Es wird auch zur Harnsäuerung als Zusatzbehandlung bei Infektionen der ableitenden Harnwege und zur beschleunigten Ausscheidung basischer Arzneistoffe bei entsprechenden Vergiftungen eingesetzt.

Sauerstoffverbindungen des Stickstoffs
Stickstoffoxide. Distickstoffmonooxid N_2O (*Lachgas*) (Ph. Eur. *M, R*) ist ein farbloses, reaktionsträges Gas. Es ist ein häufig eingesetztes, wenig toxisches Narkosemittel mit einer stark analgetischen Wirkungskomponente.

Stickstoffmonooxid NO spielt in geringer Konzentration im Körper u. a. eine Rolle als Neurotransmitter und Schmerzmediator. Stickstoffmonooxid ist der eigentliche Wirkstoff der Nitrate wie z. B. Glyceroltrinitrat (s. Abb. 16.1), die als Koronartherapeutika eingesetzt werden. Die Stickstoffoxide Stickstoffmonooxid NO, Stickstoffdioxid NO_2, Distickstofftetraoxid N_2O_4 und Distickstofftrioxid N_2O_3 werden unter dem Begriff *nitrose Gase* zusammengefasst. Diese Gase spielen als Atemgifte z. B. Abgase eine bedeutende Rolle in unserer Umwelt.

Salpetrige Säure und Nitrite. Salpetrige Säure HNO_2 ist eine mittelstarke Säure, die nur in verdünnter Lösung haltbar ist. Ihre Salze sind die **Nitrite**. Natriumnitrit NaNO$_2$ (Ph. Eur. M, R) wurde als Reagenz zur Diazotierung von primären aromatischen Aminen bereits beschrieben (Identitätsreaktion von Anilin, s. Kap. 17.1.2).

Salpetersäure und Nitrate. Salpetersäure HNO$_3$ (Ph. Eur. M, R) ist eine Säure, die als starkes Oxidationsmittel wirkt. Bei Erhitzen und unter Lichteinwirkung auch bei Raumtemperatur zersetzt sich die an sich farblose Salpetersäure unter Gelbfärbung (durch gelöstes Stickstoffdioxid).

$$4\ HNO_3 \xrightarrow{\text{Hitze/Licht}} 4\ NO_2 + 2\ H_2O + O_2$$

Die Salze der Salpetersäure sind die **Nitrate** (s. Tab. 7.3). Exemplarisch wird hier das Kalium**nitrat** KNO$_3$, *Salpeter* (Ph. Eur. M, R) ausgewählt und die von Ph. Eur. 2.3.1 vorgeschriebene Identitätsreaktion auf Nitrat erklärt.

Identitätsreaktion

Eine Menge der Untersuchungssubstanz, die ca. 1 mg Nitrat entspricht, wird pulverisiert und mit einer Mischung aus Nitrobenzol R (s. Tab. 11.2) und Schwefelsäure R versetzt. Nach 5 min wird diese Mischung mit einer Eis-Wasser-Mischung gekühlt und vorsichtig mit 5 ml Wasser gemischt, 5 ml konz. Natriumhydroxid-Lösung R und 5 ml Aceton R zugesetzt. Nach Schütteln und bei Stehenlassen der Mischung färbt sich die obere Schicht tiefviolett.

In dem Reaktionsgemisch aus **Nitrat**, Nitrobenzol und konz. Schwefelsäure wird aus dem Nitrat Salpetersäure freigesetzt. Die Salpetersäure nitriert Nitrobenzol zu *m*-Dinitrobenzol. In stark alkalischer Lösung bildet das zugesetzte Aceton mit dem *m*-Dinitrobenzol ein tiefviolett gefärbtes Produkt.

Nitrobenzol + HNO$_3$ → *m*-Dintrobenzol + H$_2$O

Gehaltsbestimmung

Die **Gehaltsbestimmung** von Kaliumnitrat beruht nicht auf den Nitrat-Ionen. Hier wird zu diesem Zweck ein stark saurer Kationenaustauscher zur Chromatographie R eingesetzt. Die Kalium-Ionen der genau abgewogenen und in Wasser gelösten Menge von Kaliumnitrat setzen aus dem Kationenaustauscher eine äquivalente Menge an Wasserstoff-Ionen frei.

●—H$^⊕$ + K$^⊕$ ⟶ ●—K$^⊕$ + H$^⊕$

Die freigesetzten Wasserstoff-Ionen werden durch Säure-Base-Titration mit Natriumhydroxid-Lösung (0,1 mol/l) und Phenolphthalein als Indikator quantitativ erfasst. Aus der verbrauchten Menge an Natriumhydroxid-Lösung (0,1 mol/l) wird der Gehalt an Kaliumnitrat berechnet.

Pharmazeutische, physiologische und ökologische Aspekte zu Kaliumnitrat und Nitraten. **Kaliumnitrat**, ein Oxidationsmittel, ist Bestandteil des Schwarzpulvers, des ältesten Explosivstoffs der Menschheit. Die **Nitrate** sind wichtige Stickstoffdünger. Hierher gehören neben Kaliumnitrat auch Natriumnitrat (*Chilesalpeter*) und Ammoniumnitrat NH$_4$NO$_3$. Problematisch ist ein zu hoher Nitratgehalt im Trinkwasser, der durch unsachgemäße Düngung bedingt sein kann. Nitrate führen im Körper zu Nitritbildung. Nitrite verursachen verstärkte Bildung von Methämoglobin aus Hämoglobin, was im Vergiftungsfall zu Sauerstoffmangelsymptomen wie Atemnot und *Zyanose* führt. Im pharmazeutischen Sprachgebrauch werden unter „Nitraten" die Ester der Salpetersäure (s. Abb. 16.1) verstanden. Wegen ihrer venenerweiternden, den Aortendurck erniedrigenden und koronararterienerweiternden Wirkung sind sie wichtige Arzneistoffe zur Therapie von Erkrankungen der Herzkranzgefäße.

19.5.3 Phosphor und anorganische Verbindungen des Phosphors

Vorkommen und Eigenschaften des Phosphors
Vom Phosphor existieren mehrere feste Modifikationen. Nur auf den **weißen Phosphor** wird eingegangen. Weißer Phosphor (Schmp. 44 °C) ist hoch giftig und in feinverteilter Form bereits bei Raumtemperatur an der Luft selbstentzündlich. Die Aufbewahrung erfolgt deswegen unter Wasser. Bei der Verbrennung an Luft bildet sich Phosphor(V)-oxid P_2O_5 (korrekter P_4O_{10}). Phosphor, ein Mengelement unseres Körpers, ist in Form seiner Salze u. a. essentieller Bestandteil unseres Skeletts, von Adenosintriphosphat (ATP), dem wichtigsten Energielieferanten der Zelle und der Nucleinsäuren.

Sauerstoffverbindungen des Phosphors
Oxide des Phosphors. Oxide des Phosphors sind Phosphor(III)-oxid P_2O_3 und Phosphor(V)-oxid. Letzteres ist eine stark wasserentziehende Substanz, die im Labor entsprechend genutzt wird z. B. zur Trocknung im Exsikkator oder im Vakuum über Phosphor(V)-oxid *R* (s. Ph. Eur. 2.2.32 Trocknungsverlust). Phosphor(V)-oxid ist das Anhydrid der Phosphorsäure und reagiert mit Wasser in einer stark exothermen Reaktion entsprechend wieder zur Phosphorsäure.

$$P_2O_5 + 3\ H_2O \rightarrow 2\ H_3PO_4 \qquad \Delta_R H = -x\ kJ$$

Sauerstoffsäuren des Phosphors. Phosphorsäure H_3PO_4, auch *Orthophosphorsäure* genannt, ist eine mittelstarke Säure, die in konzentrierter Lösung sirupöse Konsistenz aufweist. Bei Phosphorsäure 85 % (Ph. Eur. *M, R*) handelt es sich um eine wässrige Lösung. Als dreiprotonige Säure bildet Phosphorsäure drei Reihen von Salzen, deren Entstehung in Kapitel 7.2.5 ausführlich erklärt wurde. Phosphorsäure ist eine vielseitig eingesetzte Säure. Phosphorsäure als Stabilisator ist in Wasserstoffperoxid 30 % und 3 % enthalten. Die Orthophosphorsäure (E338) ist als Lösungsmittel für Antioxidantien in Lebensmitteln zugelassen.
Phosphinsäure H_3PO_2 (früher Hypophosphorige Säure, s. a. Arsennachweis) enthält Phosphor mit der Oxidationszahl **I**. **Phosphonsäure** H_3PO_3 (früher Phosphorige Säure) enthält Phosphor mit der Oxidationszahl **III**.
Diphosphorsäure $H_4P_2O_7$ entsteht durch zwischenmolekulare Wasserabspaltung aus zwei Molekülen Phosphorsäure. Natriumdiphosphat ist als eines ihrer Salze Reagenz in Ph. Eur. z. B. zur Reinheitsprüfung von [^{99m}Tc]Technetium-Zinndiphosphat-Injektionslösung.
Phosphorsäure 85 % wird hier beispielhaft für die Erklärung der beiden **Identitätsreaktionen auf Phosphat (Orthophosphat)** gemäß Ph. Eur. 2.3.1 gewählt.

Als Prüflösung dient eine mit verdünnter Natriumhydroxid-Lösung R neutralisierte Lösung der Phosphorsäure. Durch die Neutralisation wird Natriumphosphat Na$_3$PO$_4$ gebildet. Die Prüflösung ergibt mit Silbernitrat-Lösung R 1 einen gelben Niederschlag von Silberphosphat, der seine Farbe beim Sieden nicht verändert und nach Zusatz von Ammoniak-Lösung R unter Bildung eines Silberdiamminkomplexes in Lösung geht.

Identitätsreaktion a

$$PO_4^{3\ominus} + 3\ Ag^{\oplus} \rightarrow Ag_3PO_4 \downarrow$$
$$\text{gelb}$$

$$Ag_3PO_4 + 6\ NH_3 \rightarrow 3[Ag(NH_3)_2]^{\oplus} + PO_4^{3\ominus}$$
$$\text{Silberdiamminkomplex}$$

Die Prüflösung wird mit Molybdat-Vanadat-Reagenz R versetzt. Die dabei auftretende Gelbfärbung der Lösung ist durch die Bildung eines gelb gefärbten löslichen Komplexes aus den Phosphat-Ionen mit dem Reagenz bedingt.

Identitätsreaktion b

Die **Gehaltsbestimmung** der Phosphorsäure 85 % erfolgt durch Säure-Base-Titration mit Natriumhydroxid-Lösung (1,0 mol/l) als Maßlösung und Phenolphthalein als Indikator.

Gehaltsbestimmung

Phosphate mit Anwendung. Die drei Reihen von Salzen der Phosphorsäure sind:
- Dihydrogenphosphate H$_2$PO$_4^{\ominus}$ = primäre Phosphate,
- Monohydrogenphosphate HPO$_4^{2\ominus}$ = sekundäre Phosphate,
- Phosphate PO$_4^{3\ominus}$ = tertiäre Phosphate.

Die Phosphate finden vielseitigen und häufigen Einsatz z. B. als
- Phosphatpuffer in Ph. Eur. (s. Kap. 9.4.5),
- Düngemittel wie Calciumdihydrogenphosphat Ca(H$_2$PO$_4$)$_2$,
- Phosphatklysma (mit NaH$_2$PO$_4$ und Na$_2$HPO$_4$) (NRF), bei akuter Obstipation und als Laxans vor diagnostischen und chirurgischen Eingriffen,
- Phosphate zur Osteoporosetherapie in Form von *Natriumfluorophosphat* Na$_2$PO$_3$F.

Die in der Osteoporosetherapie eingesetzten *Bisphosphonate* sind Analoga der Diphosphorsäure (s. o.):

```
    OH    OH              OH  R¹  OH
    |     |               |   |   |
O = P — O — P = O     O = P — C — P = O
    |     |               |   |   |
    OH    OH              OH  R²  OH

   Diphosphorsäure          Bisphosphonsäure
```

19.5.4 Arsen und anorganische Verbindungen des Arsens

Arsen und seine anorganischen Verbindungen sind in allen Oxidationsstufen toxisch und krebserregend. Besonders Arsen(III)-oxid As$_2$O$_3$ ist von alters her ein Gift mit trauriger historischer Bedeutung. Die letale Dosis liegt bei 100 bis 300 mg As$_2$O$_3$. Die Therapie der chronischen Vergiftung wird wie bei Quecksilber mit dem Chelatkomplexbildner *2,3-Dimercaptopropan-(1)-sulfonsäure* (DMPS) als Antidot durchgeführt. Die Giftwirkung von Arsen

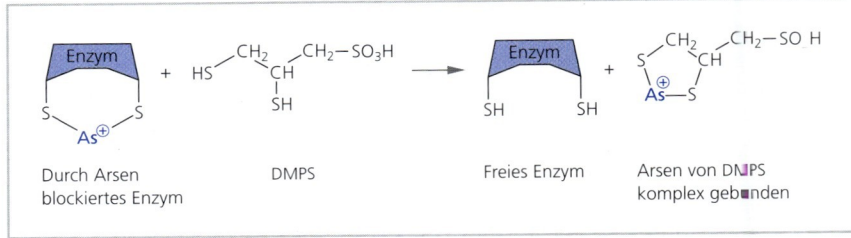

Abb. 19.1 Entgiftung eines Enzyms durch DMPS.

kommt hauptsächlich durch Blockade der Sulfhydrylgruppen von Enzymen zustande. DMPS bindet Arsen in einem Chelatkomplex (s. Kap. 5.4.4) und setzt die Sulfhydrylgruppen der Enzyme wieder frei. Dieser Mechanismus der Entgiftung ist in Abbildung 19.1 schematisch verdeutlicht.

Arsen und seine anorganischen Verbindungen spielen heute als Bestandteile von Arznei- und Pflanzenschutzmitteln keine Rolle mehr. Da **Arsenverbindungen** in Form natürlicher Begleitstoffe z. B. von Schwefel als toxische Verunreinigungen in Schwefelverbindungen gelangen können, kommt dem Nachweis und der Grenzprüfungen in Ph. Eur. Bedeutung zu.

Identitätsprüfung auf Arsen am Beispiel von Arsen(III)-oxid für homöopathische Zubereitungen (Ph. Eur.)

Identitätsreaktion a 20 mg Substanz werden in 1 ml verdünnter Salzsäure R gelöst. Das Arsen(III)-oxid geht in lösliches Arsen(III)-chlorid über.

$$As_2O_3 + 6\,H^{\oplus} + 6\,Cl^{\ominus} \rightarrow 2\,\mathbf{As^{3\oplus}} + 6Cl^{\ominus} + 3\,H_2O$$

Die Lösung wird mit 4 ml Wasser verdünnt und mit 0,1 ml Natriumsulfid-Lösung R versetzt. Es bildet sich ein gelber Niederschlag von Arsen(III)-sulfid.

$$2\,\mathbf{As^{3\oplus}} + 3\,S^{2\ominus} \rightarrow \underset{\text{gelb}}{As_2S_3 \downarrow}$$

Der Niederschlag löst sich in verdünnter Ammoniak-Lösung R 1 unter Bildung von Ammoniumthioarsenit $(NH_4)_3AsS_3$.

Identitätsreaktion b Diese Identitätsreaktion entspricht der **Identitätsreaktion „Arsen Ph. Eur. 2.3.1"**. 20 mg Substanz werden in 1 ml verdünnter Salzsäure R gelöst (Reaktionsgleichung s. o.). Wird die Lösung mit 5 ml Hypophosphit-Reagenz R versetzt und 15 min im Wasserbad erhitzt, entsteht durch Reduktion des Arsen(III) ein schwarz-brauner Niederschlag von metallischem Arsen.

Das Hypophosphit-Reagenz enthält Natriumhypophosphit NaH_2PO_2 aus dem mit Salzsäure die reduzierend wirkende Phosphinsäure H_3PO_2 freigesetzt wird. In der Redox-Reaktion mit Arsen(III) entsteht aus Phosphinsäure die Phosphonsäure H_3PO_3.

$$2\,\mathbf{As^{3\oplus}} + 3\,H_3PO_2 + 3\,H_2O \rightarrow 2\,\mathbf{As} \downarrow + 3\,H_3PO_3 + 6\,H^{\oplus}$$

Grenzprüfungen auf Arsen (Ph. Eur. 2.4.2)

Methode A (Prinzip)

In einem hier nicht näher ausgeführten aufwendigen Verfahren werden die Arsenverbindungen in einer auf Arsenverunreinigungen zu prüfenden Substanz (z. B. Magnesiumsulfat-Heptahydrat) durch Wasserstoff zu Arsin AsH_3 reduziert. Arsin wird im Wasserstoffstrom zu einem Stück Quecksilber(II)-bromid-Papier-*R* geleitet und bildet gegebenenfalls einen Fleck mit orange bis braun gefärbten Quecksilberarseniden (z. B. As_2Hg_3). Dieser farbige Fleck darf nicht stärker gefärbt sein als der entsprechende Fleck einer Referenzlösung, die aus 1 ml Arsen-Lösung (1 ppm As) *R* hergestellt wurde.
Diese Grenzprüfung ist z. B. bei der Reinheitsprüfung von Magnesiumsulfat-Heptahydrat und basischen Bismutcarbonat vorgesehen.

Methode B (Prinzip)

Diese Methode ist die weniger empfindliche. Sie beruht wie die Identitätsreaktion (Ph. Eur. 2.3.1) auf der Reduktion von Arsen aus Arsenverbindungen zu elementarem Arsen durch Phosphinsäure, die mit Salzsäure aus Natriumhypophosphit freigesetzt wird (s. o.). Da es sich um eine Grenzprüfung handelt, wird gegen eine Referenzlösung geprüft, die aus 0,5 ml Arsen-Lösung (10 ppm As) herzustellen ist.

19.5.5 Antimon und seine anorganischen Verbindungen

Da Antimon meist gebunden in sulfidischen Erzen (z. B. Sb_2S_3) vorkommt, kann es durch Aufbereitung derartiger Erze als toxisches Spurenelement wie Arsen mit anderen Verbindungen auftauchen. Antimon ähnelt in seinem chemischen Verhalten dem Arsen. Es ist allerdings weniger toxisch als dieses. Antimonverbindungen spielen keine Rolle mehr als Arzneistoffe.

Analytisch kommt der **Identitätsreaktion auf Antimon** gemäß Ph. Eur. 2.3.1 Bedeutung zu.

Identitätsreaktion

Die vorgeschriebene Menge der zu untersuchenden Substanz wird in einer wässrigen Kaliumnatriumtartrat-Lösung durch schwaches Erwärmen gelöst. Dadurch werden Antimon-Ionen als Tartrat-Komplex in Lösung gebracht. Dieser Lösung ist tropfenweise Natriumsulfid-Lösung zuzusetzen. Es bildet sich ein orangeroter Niederschlag von Antimon(III)-sulfid Sb_2S_3, der sich nach Zusatz von verdünnter Natriumhydroxid-Lösung *R* als Thioantimonit $[SbS_2]^\ominus$ bzw. $[SbOS]^\ominus$ löst.

Ferner wird Kaliumhexahydroxo**antimonat**(V) *R*, $K[Sb(OH)_6]$, als Nachweisreagenz für Natrium-Ionen eingesetzt (s. Kap. 19.9.5 und Kap. 5.4.3)

19.5.6 Bismut (Wismut) und seine Verbindungen

Bismut ist ein wenig toxisches Metall und kommt meist gebunden in sulfidischen Erzen vor.

Verbindungen des Bismuts

Bismut(III)-oxid ist ein **basisches Oxid**, das sich nur in Säuren unter Salzbildung löst.

$$Bi_2O_3 + 6\ HCl \rightarrow 2\ Bi^{3\oplus} + 6\ Cl^{\ominus} + 3H_2O$$

Bismutsalze wie beispielsweise Bismutnitrat hydrolysieren in Wasser oder schwach saurer Lösung zu **basischen Salzen**, deren Zusammensetzung nicht einheitlich ist.

$$Bi(NO_3)_3 + H_2O \rightarrow \underset{\text{Bismutnitratoxid}}{BiONO_3} + 2\ HNO_3$$

Basisches Bismutnitrat mit der Zusammensetzung $4\ BiNO_3(OH)_2 \cdot BiO(OH)$ ist ein Bismutsalz aus Ph. Eur.

Beispielhaft ist hier basisches **Bismut**carbonat (Ph. Eur. *M*) ausgewählt. An dieser Substanz werden die in Ph. Eur. vorgeschriebenen Identitätsreaktionen und die Gehaltsbestimmung erklärt.

Identitätsreaktion a Die Substanz wird mit verdünnter Salzsäure *R* versetzt und durch Erhitzen zum Sieden in Lösung gebracht. Es entstehen $Bi^{3\oplus}$-Ionen. Nach Abkühlung und gegebenenfalls Filtration versetzt man 1 ml der Lösung mit 20 ml Wasser. Dabei muss ein weißer oder schwachgelblicher Niederschlag eines schwer löslichen basischen Bismutsalzes wechselnder Zusammensetzung entstehen. Dieser Niederschlag färbt sich nach Zusatz von Natriumsulfid-Lösung *R* braun, in dem das basische Bismutsalz in braunes Bismut(III)-sulfid Bi_2S_3 übergeht.

Identitätsreaktion b Die vorgeschriebene Substanzmenge wird in verdünnter Salpetersäure zum Sieden erhitzt. Dabei werden $Bi^{3\oplus}$-Ionen freigesetzt. Mischung oder Lösung werden abgekühlt und gegebenenfalls filtriert. Das Filtrat versetzt man mit einer Lösung von Thioharnstoff. Die $Bi^{3\oplus}$-Ionen bilden in der salpetersauren Lösung mit dem Thioharnstoff einen gelb-orangen Komplex.

$$Bi^{3\oplus} + 3\ \underset{\text{Thioharnstoff}}{S=C{\begin{smallmatrix}NH_2\\NH_2\end{smallmatrix}}} \longrightarrow \underset{\text{Bismut-Thioharnstoff-Komplex}}{\left[Bi\left(S=C{\begin{smallmatrix}NH_2\\NH_2\end{smallmatrix}}\right)_3\right]^{3\oplus}}$$

Ein evtl. durch Verwechslung mit $Sb^{3\oplus}$-Ionen entstehender gelber Komplex würde auf Zusatz von Fluorid-Ionen sofort zersetzt werden.

Gehaltsbestimmung Die **Gehaltsbestimmung** für basisches **Bismut**carbonat erfolgt durch komplexometrische Titration mit Natriumedetat-Lösung (0,1 mol/l) als Maßlösung und Xylenolorange als Indikator (Ph. Eur. 2.5.11).

Pharmazeutisch relevante Bismutverbindungen

Anorganische und organische Bismutverbindungen wirken adstringierend, entzündungshemmend, adsorbierend, desinfizierend und bakterizid (gegen Helicobacter pylori). Sie finden Anwendung als Ulkustherapeutikum, Adstringens, Antiseptikum, Antidiarrhoikum und Antacidum. Eingesetzt werden u. a.
- Bismutaluminat,
- basisches Bismutcarbonat (Ph. Eur. *M*),
- basisches Bismutgallat (Ph. Eur. *M*),
- basisches Bismutnitrat (Ph. Eur. *M* und *R*),
- basisches Bismutsalicylat (Ph. Eur. *M*).

Kaliumtetraiodobismutat(III) K[BiI$_4$] spielt in Form von Dragendorffs Reagenz *R* u. a. zum allgemeinen Alkaloidnachweis gemäß Ph. Eur. 2.3.1 und als Sprühreagenz bei der DC-Prüfung von Alkaloiden (z. B. Atropinsulfat, Morphinhydrochlorid) und Alkaloiddrogen (z. B. Belladonna- und Stramoniumblätter) eine Rolle.

19.6 Hauptgruppe IV – Kohlenstoffgruppe

Die Elemente der Hauptgruppe IV sind mit Namen und Symbol in Tabelle 19.7 aufgeführt (in diesem Kapitel ausführlicher besprochene Elemente sind fettgedruckt, nur kurz oder gar nicht besprochene Elemente stehen in Klammern).

Tab. 19.7 Gruppeneigenschaften der Kohlenstoffgruppe.

	Kohlenstoff C	**Silicium** Si	(Germanium) Ge	(Zinn) Sn	**Blei** Pb
Lateinischer Name bei stark abweichendem Wortstamm	Carboneum			Stannunm	Plumbum
Hauptsächlich auftretende Oxidationszahlen	IV, II	IV, II	II, IV	II, IV	II, IV
Besondere Eigenschaften	Tendenz zur Verkettung gleichartiger Atome	Tendenz zur Verkettung gleichartiger Atome			Tox. Spurenelement
Elektronegativität	nimmt ab				
Metallcharakter	nimmt zu				

19.6.1 Gruppeneigenschaften

In der Hauptgruppe IV ist der Übergang vom Nichtmetall (Kohlenstoff) über ein Halbmetall (Germanium) zu einem typischen Metall (Zinn) wieder sehr auffällig. Die Elektronegativität nimmt innerhalb der Gruppe mit fallender Ordnungszahl ab. Aufgrund der Elektronenkonfiguration der Außenschale (s. Kap. 5 2.2) können Kohlenstoff und Silicium vier Atombindungen eingehen. Kohlenstoff und auch Silicium besitzen die Neigung zur Verkettung. Für den Kohlenstoff erklärt sich damit die riesige Anzahl von Verbindungen und führt zur organischen Chemie (s. Kap. 11.1).

Die hauptsächlich auftretenden Oxidationszahlen sind II und IV. Dabei nimmt die Stabilität von Verbindungen mit der Oxidationszahl IV innerhalb der Gruppe ab und die Stabilität von Verbindungen mit der Oxidationszahl II nimmt zu. So ist beispielsweise Methan $\overset{IV}{C}H_4$ sehr stabil, Kohlenmonoxid $\overset{II}{C}O$ ist labil (Reduktionsmittel), während Blei(II)-oxid $\overset{II}{Pb}O$ stabil und Blei(IV)-oxid $\overset{IV}{Pb}O_2$ (Oxidationsmittel z. B. bei Identitätsreaktion auf Bromid s. Kap. 19.3.3) labil ist.

19.6.2 Kohlenstoff und anorganische Verbindungen des Kohlenstoffs

Mit den Besonderheiten des Kohlenstoffs konnten Sie sich bereits bei der Einführung in die organische Chemie (s. Kap. 11.1) vertraut machen. In der organischen Chemie erfuhren Sie auch von der Fähigkeit des Kohlenstoffs, mit anderen Nichtmetallen Mehrfachbindungen einzugehen (z. B. –C=C–, –C≡C–, –C=O).

Vorkommen des Kohlenstoffs

Kohlenstoff kommt elementar in seinen beiden Modifikationen *Diamant* und *Graphit* vor. Die *Fullerene* sind eine synthetische Gruppe von Kohlenstoffmodifikationen. Der größte Anteil des Kohlenstoffs in der Erdkruste liegt gebunden als Carbonat vor, z. B. als Calciumcarbonat $CaCO_3$ (Kreide, Kalkstein, Marmor), Calcium-Magnesiumcarbonat $CaCO_3 \cdot MgCO_3$ (Dolomit) oder Natriumcarbonat Na_2CO_3 (Soda).

Zu den wichtigsten **anorganischen** Verbindungen des Kohlenstoffs zählen die Carbide (z. B. Calciumcarbid CaC_2), Oxide, Carbonate, Cyanide (Salze der Blausäure HCN) und Schwefelkohlenstoff CS_2.

Aktivkohle – Medizinische Kohle. Aktivkohle ist Kohlenstoff in feinkristalliner, lockerer Graphitform. Durch ihre große spezifische Oberfläche besitzt Aktivkohle ein hohes Adsorptionsvermögen und kann u. a. als Antidot eingesetzt werden, z. B. in „Kohle-Suspension 25 % NRF" zur Verhinderung der Resorption bei oralen Vergiftungen.

Sauerstoffverbindungen des Kohlenstoffs

Oxide des Kohlenstoffs. Kohlenmonoxid CO (Ph. Eur. *R*) ist ein farbloses, geruchloses (!) und sehr toxisches Gas. Es bildet sich bei der unvollständigen Verbrennung von Kohlenstoff.

$$2\,C + O_2 \rightarrow 2\,CO$$

Bei vollständiger Verbrennung an der Luft geht Kohlenmonoxid in exothermer Reaktion in Kohlendioxid über.

$$2\,CO + O_2 \rightarrow 2\,CO_2 \quad \Delta_R H = -x\,\text{kJ}$$

Kohlenmonoxid ist ein Reduktionsmittel. Großtechnisch wichtig ist die Umsetzung von Kohlenmonoxid mit Wasser je nach Reaktionsbedingungen z. B. zu Alkoholen oder Kohlenwasserstoffen.

Die toxische Wirkung von Kohlenmonoxid beruht auf einer Blockade des Hämoglobins (s. Kap. 19.10.5, Abb. 19.2) für die Sauerstoffaufnahme. Es wirkt innerhalb kurzer Zeit tödliche durch „innere Erstickung". Deswegen ist eine empfindliche Reinheitsprüfung von Kohlendioxid auf Kohlenmonoxid in Ph. Eur. vorgesehen.

Kohlendioxid CO_2 ist ein farbloses und geruchloses Gas. Es ist weder brennbar noch unterhält es die Verbrennung und erklärt damit auch die Eignung als Feuerlöschmittel. Kohlendioxid bildet sich bei vollständiger Verbrennung von Kohlenstoff in stark exothermer Reaktion (eine wichtige Grundlage unserer Energiegewinnung).

$$C + O_2 \rightarrow CO_2 \quad \Delta_R H = -394\,\text{kJ}$$

Kohlendioxid ist mit 0,035 % (*V/V*) in der Atmosphäre enthalten. Es ist als essentieller Bestandteil des Assimilationsprozesses für das „Nachwachsen" von Kohlenhydraten unentbehrlich. In geringer Konzentration ist Kohlendioxid an der Atmungsregulation beteiligt. Es wird deswegen auch dem Sauerstoff für Beatmung beigemischt. Ab ca. 6 % (*V/V*) ist Kohlendioxid toxisch.

Der Anstieg des Kohlendioxidgehalts der Atmosphäre durch weltweiten Mehrverbrauch an fossilen Brennstoffen hat durch den gesteigerten *Treibhauseffekt* eine Erwärmung der Erdoberfläche zur Folge.

Kohlensäure. Mit Kohlendioxid liegt das Anhydrid der Kohlensäure H_2CO_3 vor. Es löst sich in Wasser und reagiert mit dem Wasser in einer Gleichgewichtsreaktion zu Kohlensäure. Dabei liegt das Gleichgewicht weit auf der linken Seite. Die Kohlensäure lässt sich aus wässriger Lösung nicht isolieren.

$$CO_2 + H_2O \rightleftharpoons \mathbf{H_2CO_3}$$

Die gebildete Kohlensäure reagiert mit Wasser weiter zu Hydrogencarbonat (Bicarbonat).

$$\mathbf{H_2CO_3} + H_2O \rightleftharpoons \mathbf{HCO_3^{\ominus}} + H_3O^{\oplus}$$

Fasst man die beiden Gleichungen zusammen, so ergibt sich das Kohlensäure/Hydrogencarbonat/Puffersystem als Gesamtgleichung (s. Kap. 9.4.5).

$$CO_2 + 2\,H_2O \rightleftharpoons H_2CO_3 + H_2O \rightleftharpoons HCO_3^{\ominus} + H_3O^{\oplus} \quad pK_S = 6{,}4$$

Kohlensäure ist eine schwache zweiprotonige Säure. Sie bildet zwei Reihen von Salzen (s. Tab. 7.3), die Carbonate $CO_3^{2\ominus}$ und die Hydrogencarbonate $HCO_3^\ominus$.

Carbonate und Hydrogencarbonate. Carbonate sind in der Natur weit verbreitet (s. o.). Calciumcarbonat ist in Wasser schwer löslich. In CO_2-haltigem Wasser reagiert es jedoch zu löslichem Calciumhydrogencarbonat.

$$CaCO_3 + CO_2 + H_2O \rightleftharpoons Ca^{2\oplus} + 2\ HCO_3^\ominus$$

Calciumhydrogencarbonat bedingt die *temporäre Härte* des Wassers, da Calciumcarbonat durch Kochen – Gleichgewichtsverschiebung nach links – ausgeschieden, d. h. beseitigt werden kann (Kesselsteinbildung). Die *permanente Härte* des Wassers wird durch gelöste Erdalkalisalze wie z. B. Calciumsulfat $CaSO_4$ und Magnesiumsulfat $MgSO_4$ bedingt. Diese Sulfate lassen sich nicht durch Erhitzen ausfällen.

Aus der Vielzahl der Carbonate von Ph. Eur. ist hier wasserfreies **Natriumcarbonat** (Ph. Eur. *M, R*) exemplarisch ausgewählt, um Identitätsreaktion (Ph. Eur. 2.3.1) auf Carbonat/Hydrogencarbonat und Gehaltsbestimmung zu erklären.

Identitätsreaktion Die vorgeschriebene Substanzmenge ist in Wasser zu lösen (bei schwer löslichen Carbonaten wird die Suspension in Wasser verwendet) und mit verdünnter Essigsäure *R* zu versetzen. Dabei zersetzt sich das Carbonat (genauso ein Hydrogencarbonat) unter Aufbrausen.

$$2\ Na^\oplus + CO_3^{2\ominus} + 2\ H_3C-COO^\ominus + 2\ H^\oplus \rightarrow 2\ H_3C-COO^\ominus + 2\ Na^\oplus + CO_2 \uparrow + H_2O$$

Das Reagenzglas wird rasch mit einem durchbohrten Stopfen, der ein zweimal im rechten Winkel gebogenes Glasrohr trägt, verschlossen. Durch schwaches Erhitzen leitet man das aufsteigende Kohlendioxid in ein Reagenzglas mit Bariumhydroxid-Lösung *R*. Hier bildet sich ein weißer Niederschlag von schwer löslichem Bariumcarbonat.

$$CO_2 + Ba^{2\oplus} + 2\ OH^\ominus \rightarrow BaCO_3 \downarrow + H_2O$$

Der Niederschlag von Bariumcarbonat muss sich in überschüssiger Salzsäure *R* 1 lösen.

$$BaCO_3 + 2\ H^\oplus + 2\ Cl^\ominus \rightarrow Ba^{2\oplus} + 2\ Cl^\ominus + CO_2 \uparrow + H_2O$$

Gehaltsbestimmung Die **Gehaltsbestimmung** erfolgt durch eine Säure-Base-Titration mit Salzsäure (1 mol/l) als Maßlösung und Methylorange als Indikator. Diese Art der Titration ist möglich, da das Carbonat-Ion als korrespondierende Base einer schwachen Säure, der Kohlensäure, eine starke Anionenbase ist. Man kann sich vorstellen, dass das Carbonat-Ion mit der Salzsäure zunächst Kohlensäure bildet, die sofort in Kohlendioxid und Wasser zerfällt. Der Titration liegt folgende Reaktionsgleichung zugrunde:

$$2\ Na^\oplus + CO_3^{2\ominus} + 2\ H^\oplus + 2\ Cl^\ominus \rightarrow 2\ Na^\oplus + 2\ Cl^\ominus + CO_2 \uparrow + H_2O$$

Anwendung von Natriumcarbonat. Natriumcarbonat ist eine der wichtigsten Grundchemikalien der chemischen Industrie. Es dient hauptsächlich der Herstellung von Glas, aber auch von Waschmitteln und weiteren Natriumsalzen. In Ph. Eur. ist Natriumcarbonat mit mehreren Monographien und Reagenzien ver-

Harnstoff

Harnstoff $CO(NH_2)_2$ ist eine physiologisch und pharmazeutisch wichtige Kohlenstoffverbindung. Harnstoff entsteht formal aus Kohlensäure durch Substitution der beiden OH-Gruppen durch Aminogruppen. Harnstoff ist damit das Diamid der Kohlensäure.

$$\overset{\cdot\cdot}{O}=C{\overset{O-H}{\underset{O-H}{\diagdown}}} \qquad \overset{\cdot\cdot}{O}=C{\overset{NH_2}{\underset{NH_2}{\diagdown}}}$$
Kohlensäure   Harnstoff

Harnstoff ist ein Endprodukt des Aminosäurestoffwechsels. Er ist nicht toxisch, ungeladen und diffundiert leicht durch biologische Membranen. Harnstoff kann deswegen gut über die Nieren ausgeschieden werden. Harnstoff dient u. a. in der Dermatologie als Keratolytikum, Antiseptikum und Hautpflegemittel (bei trockener Haut, z. B. „Hydrophile Harnstoffemulsion 5 oder 10 % NRF").

19.6.3 Silicium und Verbindungen des Siliciums

Vorkommen des Siliciums

Silicium ist das zweithäufigste Element der Erdrinde. Es kommt nur gebunden vor. Wegen seines hohen Bindungsbestrebens (*Affinität*) zum Sauerstoff liegt Silicium meist als Siliciumdioxid SiO_2 vor. Man findet Silicium fast in allen Gesteinen als Silicate. Silicium ist ein hartes Halbmetall mit Halbleitereigenschaften. Unter *Halbleitern* versteht man Halbmetalle wie z. B. Silicium oder Bor. Diese Stoffe besitzen bei Raumtemperatur eine geringe elektrische Leitfähigkeit, die jedoch mit zunehmender Temperatur ansteigt (entgegengesetzt wie Metalle, s. Kap. 5.5.3).

Sauerstoffverbindungen des Siliciums

Siliciumdioxid. Siliciumdioxid SiO_2 (Schmp. 1700 °C) ist ein polymerer, harter und chemisch widerstandsfähiger Festkörper, der in verschiedenen Modifikationen wie z. B. Quarz und Cristobalit auftritt. In dem Festkörper sind die Siliciumatome tetraedrisch mit vier Sauerstoffatomen verbunden, jedes Sauerstoffatom hat wiederum zwei Siliciumatome als Nachbarn.

$$-\overset{|}{\underset{|}{\overset{\cdot\cdot}{O}}}-\overset{\overset{|}{\overset{\cdot\cdot}{O}}|}{\underset{\underset{|}{\overset{\cdot\cdot}{O}}|}{Si}}-\overset{\cdot\cdot}{\underset{|}{O}}-\overset{\overset{|}{\overset{\cdot\cdot}{O}}|}{\underset{\underset{|}{\overset{\cdot\cdot}{O}}|}{Si}}-\overset{\cdot\cdot}{\underset{|}{O}}-\overset{\overset{|}{\overset{\cdot\cdot}{O}}|}{\underset{\underset{|}{\overset{\cdot\cdot}{O}}|}{Si}}-\overset{\cdot\cdot}{\underset{|}{O}}-$$

Pharmazeutisch relevant ist besonders hochdisperses Siliciumdioxid (Ph. Eur. *M*), das sich z. B. zur Herstellung von Hydrogelen mit salbenartiger Konsistenz und als Fließregulierungsmittel bei der Tablettenherstellung eignet.

Siliciumdioxid ist das Anhydrid der Orthokieselsäure.

Kieselsäuren und Silicate. Die bekannteste Kieselsäure ist die **Orthokieselsäure** H_4SiO_4. Sie ist nur in verdünnter Form beständig. In höherer Konzentration kondensiert sie unter Wasserabspaltung zu **Polykieselsäuren**. Liegt eine derartige Polykieselsäure hochkondensiert und wasserreich vor, spricht man von *Kieselgel* (z. B. Kieselgele zur Chromatographie in Ph. Eur.). Ein entwässertes Kieselgel ist das *Silicagel*, das als Stoff mit großem Adsorptionsvermögen z. B. als Trockenmittel eingesetzt wird (Silicagel *R*, s. a. Kap. 5.4.4). Ein Versuch zeigt die Neigung der Orthokieselsäure zur Kondensation.

Versuch zur Bildung von Polykieselsäuren und Kieselgel

Versuchsanordnung: Ca. 1 g gepulvertes Silicium wird in 25 ml Natriumhydroxid-Lösung *R* erhitzt bis keine Gasentwicklung mehr stattfindet. Die heiße Suspension wird filtriert und das Filtrat mit ca. 25 ml Wasser verdünnt. Diese Lösung versetzt man langsam tropfenweise mit verdünnter Salzsäure *R* bis sich ein Gel bildet.

Beobachtung und Auswertung: Das Silicium reagiert unter Wasserstoffentwicklung mit der Natronlauge zu Natriumsilicat.

$$Si + 4\,NaOH \rightarrow Na_4SiO_4 + 2\,H_2 \uparrow$$

Beim Ansäuern mit Salzsäure wird aus dem Natriumsilikat Orthokieselsäure freigesetzt. Diese kondensiert unter Wasserabspaltung zu Polykieselsäure unter Ausbildung eines Gerüstes (Geles), in das sich Wasser einlagert. Es hat sich **Kieselgel** gebildet.

$$Na_4SiO_4 + 4\,H^\oplus + 4\,Cl^\ominus \rightarrow \mathbf{H_4SiO_4} + 4\,Na^\oplus + 4\,Cl^\ominus \cdots\cdots\rightarrow \text{Kondensation zur Polykieselsäure}$$

Die folgende Skizze zeigt diese Gerüstbildung schematisch.

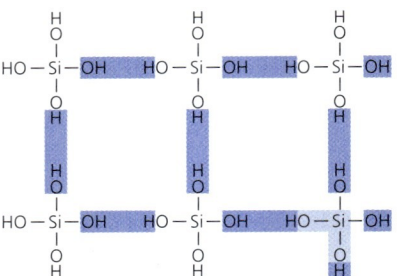

Erkennbar ist, dass das Endprodukt einer solchen Kondensation, die auch dreidimensional verlaufen kann, **Siliciumdioxid** SiO_2 ist.

Die Salze der Kieselsäuren sind die **Silicate**. Diese können sehr unterschiedliche Strukturen besitzen. Zu den *Schichtsilicaten* gehören Talkum, Kaolin und Bentonit (Talkum Ph. Eur. *M*, *R*, Kaolin *R* und Bentonit *M*), zu den *Gerüstsilicaten* die u. a. als Ionenaustauscher eingesetzten *Zeolithe*.
Auf die Erklärung des Nachweises von Silicat (Ph. Eur. 2.3.1) wird hier verzichtet, da dieser wohl selten durchgeführt wird und einer sehr umfangreichen Erklärung des chemischen Ablaufs bedarf.

Pharmazeutisch relevante Silikate aus Ph. Eur. mit Arzneistoffcharakter sind z. B. Magnesiumtrisilikat und Aluminum-Magnesium-Silicat. Sie verfügen über eine neutralisierende und adsorbierende Wirkung und werden als Antacida eingesetzt.

Gläser
Siliciumdioxid ist Bestandteil aller Glasarten.

> Der Begriff **Glas** bedeutet eine amorphe, d. h. ohne Kristallisation erstarrte, metastabile Schmelze. Glas hat keine Schmelztemperatur, sondern einen Erweichungsbereich. Glas besitzt keine bevorzugte Spaltungsrichtung.

Normal- bzw. Gebrauchsglas (z. B. Flaschenglas) enthält neben Siliciumdioxid noch Natriumoxid Na_2O und Calciumoxid CaO. Im Labor eingesetzt Gläser mit hoher Widerstandsfähigkeit gegen Hitze und Resistenz gegen Chemikalien wie z. B. Jenaerglas enthalten als weitere Zusätze Aluminiumoxid Al_2O_3 und Boroxid B_2O_3. Weitere Zusätze ermöglichen die Herstellung einer großen Anzahl von Spezialgläsern.

Silicone
Silicone sind Silicium-organische Verbindungen. Es handelt sich in der Regel um Polymere von unterschiedlichem Polymerisationsgrad und unterschiedlicher räumlicher Struktur. Ein Beispiel ist das Polydimethylsiloxan (Dimeticon, INN).

$$H_3C-\underset{\underset{CH_3}{|}}{\overset{\overset{CH_3}{|}}{Si}}-\left[O-\underset{\underset{CH_3}{|}}{\overset{\overset{CH_3}{|}}{Si}}\right]_n O-\underset{\underset{CH_3}{|}}{\overset{\overset{CH_3}{|}}{Si}}-CH_3$$

Molekülausschnitt
aus einem Polydimethylsiloxan

Ein weiteres wichtiges Merkmal der Silicone ist die Kombination von chemischer Resistenz und thermischer Stabilität durch die Si–C-Bindung in Verbindung mit der Stabilität der Si–O–Si-Bindung. Durch diese Merkmale erhält man Kunststoffe mit besonderen und teilweise steuerbaren Eigenschaften. Sie sind z. B. temperaturbeständig, hydrophob, physiologisch weitgehend indifferent, kautschukartig und ölig. Die Silicone sind auch in der Pharmazie für viele Bereiche hervorragend geeignet. Beispiele sind die Herstellung von Schlauchmaterial (Silicon-Elastomer für Verschlüsse und Schläuche Ph. Eur. 3.1.9), Gleit- und Schmiermittel (Siliconöl zur Verwendung als Gleitmittel Ph. Eur. 3.1.8), aber auch die Verwendung als Arzneimittel wie Dimeticon (INN) und Simeticon (INN), die als Karminativa eingesetzt werden.

19.6.4 Zinn und anorganische Verbindungen des Zinns

Zinn kommt kaum elementar vor. Wichtigstes Zinnerz ist Zinnstein SnO_2. Seinem starken Bindungsbestreben zu Sauerstoff entsprechend überzieht sich Zinnmetall mit einer passivierenden Schicht von Zinn(IV)-oxid SnO_2. Zinn ist weniger toxisch als Blei. Es ist ein wichtiges Metall für *Legierungen*, so besteht beispielsweise Bronze aus einer Kupfer-Zinn-Legierung. Unter einer Legierung ist das homogene Gemisch aus verschiedenen Metallen zu verstehen.

Die pharmazeutische Bedeutung von Zinn ist gering. Sie lernten Zinn(IV)-chlorid als Katalysator für die Herstellung von Polyethylenglycolen aus Ethylenoxid kennen (s. Kap. 13.5). In Ph. Eur. spielt der Nachweis von Zinn als Verunreinigung eine Rolle, daher sind hier Zinn-Lösungen (5 ppm und 0,1 ppm Zinn) *R* für Grenzprüfungen zu finden. Zinn(II)-chlorid-Lösung *R* dient bei der „Grenzprüfung auf Arsen Methode A" als Reduktionsmittel zur Förderung der Wasserstoffentwicklung aus Zink und Salzsäure und damit der Reduktion von Arsenverbindungen zu Arsen mit der Oxidationszahl $-III$ (AsH_3).

19.6.5 Blei und anorganische Verbindungen des Bleis

Vorkommen, Eigenschaften und Anwendung von Blei
Blei kommt gebunden vor, meist als Bleiglanz PbS. Blei ist ein niedrigschmelzendes (Schmp. 327 °C), weiches und dehnbares Schwermetall. Unter **Schwermetallen** werden Metalle mit einer Dichte > 5 g/cm^3 verstanden.

An der Luft überzieht sich Blei mit einer Schicht von Blei(II)-oxid. Blei löst sich in zahlreichen Säuren unter Wasserstoffentwicklung. In konzentrierter Schwefel- und konzentrierter Salzsäure ist Blei nicht löslich, da es sich mit einer festhaftenden Schicht von Blei(II)-sulfat $PbSO_4$ bzw. Blei(II)-chlorid $PbCl_2$ überzieht. Diese Schicht schützt vor weiterem Säureangriff.

Blei und Bleiverbindungen sind toxisch. Angriffsorte im Körper sind die glatte Muskulatur, das erythrozytäre System und das motorische Nervensystem. Symptome der chronischen Vergiftung sind u. a. Anämie mit Blässe, Muskelschwäche und „Bleisaum" am Zahnfleisch. Die Therapie der Vergiftung erfolgt wie bei Arsen (s. Kap. 19.5.4) mit dem Chelatkomplexbildner 2,3-**Dim**ercapto**p**ropan-(1)-**s**ulfonsäure (DMPS) als Antidot.

Technische Bedeutung hat Blei
- zur Herstellung von Akkumulatorplatten,
- als Bestandteil von Legierungen (z. B. *Bleilagermetalle* mit 60–80 % Pb, ferner Sn, Sb und kleinen Mengen an Alkali- oder Erdalkalimetallen),
- als Strahlenschutz, da Blei für Röntgenstrahlung undurchlässig ist.

Pharmazeutische Verwendung von anorganischen Bleiverbindungen
In Ph. Eur. haben Bleiverbindungen vor allem analytische und toxikologische Bedeutung. Blei dient als Referenz- und Leitsubstanz für den Nachweis von Schwermetallverunreinigungen (z. B. Schwermetall-Ionen wie $Pb^{2\oplus}$, $Zn^{2\oplus}$, $Fe^{2\oplus}$, $Fe^{3\oplus}$, $Hg^{2\oplus}$, $Cu^{2\oplus}$, $Co^{2\oplus}$, $Ag^{\oplus}$), die als **Grenzprüfungen** durchgeführt werden und auf der Bildung von schwer löslichen Sulfiden dieser Metalle beruhen. Eisen muss bei Verdacht noch durch gesonderte Prüfung nachgewiesen werden (s. Kap. 19.10.5).

Das Prinzip von Grenzprüfungen wurde bereits in Kapitel 12.4 im Rahmen der Arzneibuchanalytik von Dichlormethan erklärt. Als Bleisalz für die Herstellung der Referenzlösungen für Grenzprüfungen dient das gut lösliche **Blei(II)-nitrat**. Aus einer Blei(II)-nitrat-Lösung 0,1 % (m/V) werden durch entsprechendes Verdünnen Blei-Lösungen mit folgenden Bleigehalten hergestellt: 100 ppm (**p**arts **p**er **m**illion), 10 ppm, 2 ppm, 1 ppm, 0,1 ppm.

Wegen der hohen Toxizität von Blei und anderen Schwermetallen ist z. B. „Gereinigtes Wasser" Ph. Eur. auf Schwermetalle zu prüfen, wobei als Referenzlösung eine Blei-Lösung (1 ppm Pb) R verwendet wird.

Bleiacetat-Papier und **-Watte** R werden u. a. zum Nachweis von gasförmigen Verbindungen wie Schwefelwasserstoff, die mit $Pb^{2\oplus}$-Ionen einen Niederschlag von schwarzem Blei(II)-sulfid ergeben, verwendet.

$$2\ H_3C-COO^{\ominus} + Pb^{2\oplus} + H_2S \rightarrow PbS \downarrow + 2\ H_3C-COOH$$
Befeuchtetes Bleiacetatpapier   schwarz

Der **Bleinachweis** in Bleiverbindungen erfolgt über die beiden Identitätsreaktion für Blei Ph. Eur. 2.3.1.

Die vorgeschriebene Menge Substanz ist in Essigsäure R zu lösen und mit Kaliumchromat-Lösung R zu versetzen. Es entsteht ein in essigsaurem Medium schwer löslicher gelber Niederschlag von Blei(II)-chromat. | **Identitätsreaktion a**

$$Pb^{2\oplus} + CrO_4^{2\ominus} \rightarrow PbCrO_4 \downarrow$$
gelb

Der Niederschlag muss nach Zusatz von konzentrierter Natriumhydroxid-Lösung R als Tetrahydroxoplumbat-Komplex in Lösung gehen.

$$PbCrO_4 + 4\ Na^{\oplus} + 4\ OH^{\ominus} \rightarrow 2\ Na^{\oplus} + [Pb(OH)_4]^{2\ominus} + 2\ Na^{\oplus} + CrO_4^{2\ominus}$$
Tetrahydroxoplumbatkomplex

Die vorgeschriebene Menge Substanz ist in Essigsäure R zu lösen. Nach Verdünnen mit Wasser wird mit Kaliumiodid-Lösung R versetzt. Es entsteht ein gelber Niederschlag von schwer löslichem Blei(II)-iodid PbI_2. | **Identitätsreaktion b**

$$Pb^{2\oplus} + 2\ I^{\ominus} \rightarrow PbI_2 \downarrow$$
gelb

Der Niederschlag von Blei(II)-iodid löst sich in siedendem Wasser wieder auf und kristallisiert beim Erkalten in gelben, metallisch glänzenden Plättchen aus.

Die **Gehaltsbestimmung** von Blei erfolgt durch komplexometrische Titration (Ph. Eur. 2.5.11) wie in Kapitel 10.5.3 am Beispiel des Magnesiums beschrieben. Es wird ebenfalls Natriumedetat-Lösung (0,1 mol/l) als Maßlösung verwendet. Als Puffer dient jedoch Methenamin R. Damit wird ein schwachsaures Medium geschaffen in dem der Indikator Xylenolorange-Verreibung R einen scharfen Farbumschlag von violettrosa nach gelb zeigt. | **Gehaltsbestimmung**

19.7 Hauptgruppe III – Borgruppe

Die Elemente der Hauptgruppe III sind mit Namen und Symbol in Tabelle 19.8 aufgeführt (in diesem Kapitel ausführlicher besprochene Elemente sind fettgedruckt, nur kurz oder gar nicht besprochene Elemente stehen in Klammern).

19.7.1 Gruppeneigenschaften

In der Hauptgruppe III findet kein Übergang vom typischen Nichtmetall zum Metall statt, sondern Bor ist ein Halbmetall während Aluminium, Gallium, Indium und Thallium Metalle sind. Beim Bor lässt sich eine der charakteristischen *Schrägbeziehungen* des PSE verdeutlichen. Bor ähnelt in seinen Eigenschaften mehr dem Silicium der Hauptgruppe IV als den Elementen der eigenen Hauptgruppe wie z. B. Aluminium.

Alle Elemente der Gruppe sind in nicht oxidierenden Säuren unter Wasserstofffreisetzung löslich:

$$2\ Al\ +\ 6\ H_3C-COOH\ \rightarrow\ 6\ H_3C-COO^{\ominus}\ +\ 2\ Al^{3\oplus}\ +\ 3\ H_2 \uparrow$$
$$\text{Essigsäure} \qquad\qquad \text{Aluminiumacetat}$$

Die häufigste Oxidationszahl in der Hauptgruppe III ist **III**, d. h. mit dem Begriff der Bindigkeit (Kap. 6.3 und Kap. 7.3, Frage 8) ausgedrückt, sind die Elemente dreibindig. Die Elektronegativität nimmt innerhalb der Gruppe mit fallender Ordnungszahl ab, desgleichen der saure Charakter der Hydroxide. $B(OH)_3$ (= H_3BO_3, Borsäure) ist noch eine schwache Säure und $Al(OH)_3$ ist amphoter.

Tab. 19.8 Gruppeneigenschaften der Borgruppe.

	(Bor) B	**Aluminium** Al	(Gallium) Ga	(Indium) In	(Thallium) Tl
Hauptsächlich auftretende Oxidationszahlen	III	III			I, III
Löslichkeit in nicht oxidierenden Säuren	+	+	+	+	+
Besondere Eigenschaften	Giftig, und nimmt Sonderstellung innerhalb der Gruppe ein				Sehr giftig
Metallischer Charakter	Halbmetall	Metall	Metall	Metall	Metall
Elektronegativität		nimmt ab			
Saurer Charakter der Hydroxide		nimmt ab			

Tabelle 19.8 gibt ausgewählte Gruppeneigenschaften und Änderungen innerhalb der Gruppe wieder.

19.7.2 Bor und anorganische Verbindungen des Bors mit pharmazeutischem Bezug

Bor tritt in mehreren sehr harten Modifikationen auf. Es ist wie Silicium ein Halbmetall mit Halbleitereigenschaften.

Borsäure H_3BO_3 gehört zu den bedenklichen Stoffen und ist als Ausnahme nur in der Homöopathie, in Mineralwässern und als Puffersubstanz in Augentropfen erlaubt.

Natriumtetraborat $Na_2B_4O_7$ (*Borax* Ph. Eur. *M*, *R*) ist eine Bor-Sauerstoff-Verbindung mit kompliziert aufgebauter kristalliner Struktur. Natriumtetraborat wirkt schwach bakteriostatisch und adstringierend. Sein Einsatz als Arzneistoff ist wegen der relativ hohen Toxizität obsolet. Die in Waschmitteln als Bleichmittel eingesetzten **Perborate** enthalten Wasserstoffperoxid an Natriumtetraborat gebunden ($Na_2B_4O_7 \cdot x\, H_2O_2 \cdot y\, H_2O$).

Die **Boratpuffer-Lösungen** (pH 7,5, 8,0 und 10,4) *R* enthalten Puffersysteme aus Natriumtetraborat und/oder Borsäure. Die pH-Einstellung erfolgt mit Salzsäure oder Natriumhydroxid-Lösung.

19.7.3 Aluminium und Verbindungen des Aluminiums

Vorkommen und Eigenschaften des Aluminiums

Aluminium ist das dritthäufigste Element und häufigste Metall der Erdrinde. Es kommt nur gebunden vor, z. B. in *Bauxit* (Gemenge aus AlO(OH) und $Al(OH)_3$), dem wichtigsten Mineral für die Aluminiumgewinnung.

Aluminium ist ein Leichtmetall (Dichte $< 5\, g/cm^3$). Es ist silbrigweiß, weich, dehnbar, biegsam und lässt sich z. B. zu dünnsten Folien auswalzen (s. Aluminium *R* und Alu-Folien). Ein derartiges Metall wird deswegen als *duktil* bezeichnet. Aufgrund seiner hohen Affinität zu Sauerstoff überzieht sich das Metall an der Luft rasch mit einer passivierenden Schicht von Aluminiumoxid Al_2O_3.

$$4\, Al + 3\, O_2 \rightarrow 2\, Al_2O_3 \quad \Delta_R H = -3354\, kJ \text{ (FU, s. Kap. 2.2.3)}$$

Durch das *Eloxalverfahren* wird *eloxiertes* Aluminium mit einer noch stabileren Schutzschicht erzeugt, die gegen verdünnte Säuren, Laugen und Salzlösungen wie Meerwasser beständig ist. Die hohe Reaktionsenthalpie bei der Bildung von Aluminiumoxid nutzt man, um aus anderen Metalloxiden das entsprechende Metall freizusetzen und eventuell sogar zu schmelzen. Ein Beispiel ist das *Thermitschweißen* (s. Kap. 7.3, Frage 2), bei dem das flüssige Eisen gleich eine Schweißnaht bildet:

$$3\, Fe_3O_4 + 8\, Al \rightarrow 4\, Al_2O_3 + \mathbf{9\, Fe} \quad \Delta_R H = -3341\, kJ$$

Aluminium ist ein technisch aber auch pharmazeutisch wichtiges und vielseitig verwendetes Metall. Es hat z. B. eine mild antiseptische Wirkung und wird u. a. in Form Aluminium-bedampfter Verbandstoffe zur Wundbehandlung eingesetzt.

Aluminiumhydroxid und Aluminiumoxid

Aluminium löst sich in nichtoxidierenden Säuren unter Wasserstoffentwicklung.

$$2\ Al + 6\ H^\oplus + 6\ Cl^\ominus \rightarrow 2\ Al^{3\oplus} + 6\ Cl^\ominus + 3\ H_2 \uparrow$$

Aus Aluminiumsalzen bildet sich in neutraler oder schwach basischer Lösung, z. B. mit Ammoniak-Lösung, amorphes, schwer lösliches **Aluminiumhydroxid** $Al(OH)_3$.

$$Al^{3\oplus} + 3\ Cl^\ominus + 3\ NH_4^\oplus + 3\ OH^\ominus \rightarrow Al(OH)_3 \downarrow + 3\ NH_4^\oplus + 3\ Cl^\ominus$$

Aluminiumhydroxid (Ph. Eur. *M*) ist amphoter, d. h. es ist in Säuren und alkalischen Lösungen löslich. Dabei bildet sich in saurem Medium mit Wasser ein kationischer Komplex und im basischen Medium ein anionischer Komplex (s. Kap. 5.4.3).

$$Al(OH)_3 + 3\ H^\oplus + 3\ Cl^\ominus + 6\ H_2O \rightarrow [Al(H_2O)_6]^{3\oplus} + 3\ Cl^\ominus + 3\ H_2O$$
Hexaaqua-
aluminium-
Komplex

$$Al(OH)_3 + Na^\oplus + OH^\ominus \rightarrow [Al(OH)_4]^\ominus + Na^\oplus$$
Tetrahydroxo-
aluminat-
Komplex

Durch Entwässern von Aluminiumhydroxid entsteht **Aluminiumoxid** Al_2O_3 (*Tonerde*). Aluminiumoxid ist ein wasserunlösliches hygroskopisches Pulver. Durch seine große Oberfläche besitzt es ein gutes Adsorptionsvermögen und findet deswegen u. a. Einsatz bei zahlreichen Chromatographieverfahren in Ph. Eur. (Aluminiumoxid basisch, neutral und wasserfrei *R*).

Wirkung von Aluminiumverbindungen und pharmazeutisch relevante Aluminiumverbindungen

Aluminium gehört zu den entbehrlichen Spurenelementen und ist in geringer Konzentration physiologisch indifferent. Pharmakologisch wirken Aluminiumverbindungen adstringierend, antiseptisch, koagulierend (auf Proteine) sowie teilweise neutralisierend und adsorbierend.

Trotz der physiologischen Indifferenz lässt Ph. Eur. bei „Hämodialyselösungen" und „Gereinigtem Wasser zur Herstellung von Dialyselösungen" eine Grenzprüfung auf Aluminium durch Fluoreszenzmessung (Ph. Eur. 2.4.17) durchführen. Auch die Aluminiumkonzentration in *Adsorbat-Impfstoffen* (z. B. Diphtherie-Adsorbat-Impfstoff Behring für Kinder enthält als Adsorbens Aluminiumhydroxid) ist durch eine komplexometrische Bestimmung zu überprüfen.

Ph. Eur. führt eine Reihe von Aluminiumverbindungen als Monographien, u. a.:
- **Aluminiumchlorid-Hexahydrat** ($AlCl_3 \cdot 6\ H_2O$), wird eingesetzt als Adstringens z. B. in Lösungen zum Gurgeln.
- **Aluminiumkaliumsulfat** (Alumen oder *Alaun*, $AlK(SO_4)_2 \cdot 12\ H_2O$) ist ein sog. *Doppelsalz* und dient als Adstringens, Antihydrotikum (Desodorans) und lokales Hämostyptikum z. B. in Blutstillstiften.

- **Aluminium-Magnesium-Silicat** (s. Kap. 19.6.3) wirkt neutralisierend und adsorbierend, daher Einsatz als Antacidum.
- **Wasserhaltiges Aluminiumoxid, Algedrat**, wird ebenfalls wegen seiner neutralisierenden und adsorbierenden Wirkung als Antacidum eingesetzt.
- **Wasserhaltiges Aluminiumphosphat** ($AlPO_4 \cdot x\, H_2O$) ist ebenfalls ein Antacidum.

Weitere als Arzneistoffe verwendete Aluminiumverbindungen sind z. B.:
- **Aluminiumacetattartrat** (*Essigsaure Tonerde*) ist eine Mischung aus basischem Aluminiumacetat $Al(CH_3COO)_2(OH)$ und Aluminiumtartrat. Im DAB ist diese Verbindung als Aluminiumacetat-tartrat-Lösung zu finden und dient als Adstringens und Antiseptikum.
- **Aluminiumnatriumcarbonatdihydroxid** $AlNaCO_3(OH)_2$ ist ein Antacidum.

Bei allen Aluminium-Monographien aus Ph. Eur. ist die **Identitätsreaktion auf Aluminium** gemäß Ph. Eur. 2.3.1 vorgeschrieben.

Identitätsreaktion

Die vorgeschriebene wässrige Lösung der Aluminiumverbindung wird mit verdünnter Salzsäure R und Thioacetamid-Reagenz R (s. Kap. 19.4.3) versetzt. Dabei darf sich kein Niederschlag eines Schwermetallsulfids bilden (z. B. Bi_2S_3 oder ZnS). Durch diese Vorprüfung werden Verunreinigungen durch Schwermetall-Kationen ausgeschlossen, deren Hydroxide amphotere Eigenschaften wie Aluminiumhydroxid besitzen.

Nach dieser Vorprüfung setzt man tropfenweise verdünnte Natriumhydroxid-Lösung R zu. Dadurch geht das zunächst salzsaure Milieu der Prüflösung in ein basisches Milieu über und bedingt die Entstehung eines weißen, gallertartigen Niederschlags von Aluminiumhydroxid.

$$Al^{3+} + 3\, OH^- \rightarrow Al(OH)_3 \downarrow$$
$$\text{weiß, gallertig}$$

Bei weiterem Zusatz von verdünnter Natriumhydroxid-Lösung R löst sich dieser Niederschlag unter Bildung eines Tetrahydroxoaluminat-Komplexes (s. o.) wieder auf.

$$Al(OH)_3 + OH^- \rightleftharpoons [Al(OH)_4]^-$$

Wird nun Ammoniumchlorid-Lösung R zugefügt, tritt der Niederschlag wieder auf, da Ammoniumchlorid als schwache Säure den pH-Wert in den schwach alkalischen Bereich verschiebt. Die oben dargestellte Gleichgewichtsreaktion wird nach links verschoben.

Gehaltsbestimmung

Die **Gehaltsbestimmung** der Aluminiumverbindungen erfolgt mit Ausnahme von Aluminium-Magnesium-Silicat (hier Atomabsorptionsspektroskopie) durch komplexometrische Titration (Ph. Eur. 2.5.11). Bei Aluminium wird hier das Verfahren der *Rücktitration* angewandt. Dazu ist die vorbereitete Lösung der Aluminiumverbindung mit einem **Überschuss** von Natriumedetat-Lösung (0,1 mol/l) zu versetzen. Natriumedetat bindet alle vorhandenen Aluminium-Ionen als Aluminium-Edetat-Komplex. Nach weiterer Aufbereitung und Zusatz von Dithizon R als Indikator titriert man die überschüssige Natriumedetat-Lösung (0,1 mol/l) mit einer Zinksulfat-Lösung (0,1 mol/l) bis zum Farbumschlag von grünlich blau nach rötlich violett.

19.7.4 Thallium und anorganische Verbindungen des Thalliums

Thallium ist ein weiß glänzendes, weiches Metall und spielt vor allem eine toxikologische Rolle. Thallium gehört zu den toxischen Spurenelementen. Sowohl das Metall als auch seine Verbindungen sind äußerst giftig. Ca. 1 g Thallium(I)-sulfat (Tl_2SO_4) gilt als tödliche Dosis. Vergiftungssymptome sind vor allem gastrointestinale Störungen (u. a. Diarrhoe), Polyneuropathien, psychische Veränderungen (u. a. depressive Verstimmungen) und ein charakteristischer Haarausfall. Als Antidot wird Eisen(III)-hexacyanoferrat(II) $Fe_4[Fe(CN)_6]_3$ (*Berliner-Blau* als Antidotum Thallii-Heyl®) eingesetzt (s. Kap. 19.10.5). Thallium(I)-sulfat wird als Rattengift (Zelio®) verwendet.

Ph. Eur. führt Thallium(I)-sulfat *R* und die daraus hergestellte Referenzlösung für Grenzprüfungen Thallium-Lösung (10 ppm Tl) *R*.

19.8 Hauptgruppe II – Erdalkalimetalle

Die Elemente der Hauptgruppe II sind mit Namen und Symbol in Tabelle 19.9 aufgeführt (in diesem Kapitel ausführlicher besprochene Elemente sind fettgedruckt, nur kurz oder gar nicht besprochene Elemente stehen in Klammern).

19.8.1 Gruppeneigenschaften

Alle Elemente dieser Hauptgruppe sind Metalle, die in ihren Verbindungen stets mit der Oxidationszahl **II** auftreten. Mit dem Begriff der Bindigkeit ausgedrückt sind diese Elemente zweibindig. Aufgrund ihrer großen Reaktionsfähigkeit, die in der Gruppe mit steigender Ordnungszahl zunimmt, kommen die Elemente nur gebunden vor. Mit Luftsauerstoff verbinden sich die Elemente unter Energiefreisetzung zu den entsprechenden Oxiden (s. Kap. 5.1.5). Sie sind starke Reduktionsmittel (s. Kap. 7.3.6).

Die Elemente Calcium, Strontium, Barium und Radium zeigen eine charakteristische Flammenfärbung, die analytisch genutzt werden kann. Die Fähigkeit Chelatkomplexe zu bilden, ist Grundlage der maßanalytischen Bestimmung der Elemente Magnesium und Calcium in Ph. Eur. Mit Radium als einem Zerfallsprodukt von ^{238}Uran, liegt ein radioaktives Element vor.

Innerhalb der Gruppe nimmt die Elektronegativität mit steigender Ordnungszahl ab. Die Löslichkeit der Sulfate nimmt innerhalb der Gruppe ab, so ist Magnesiumsulfat leicht löslich, Calciumsulfat schwer löslich und Bariumsulfat praktisch unlöslich in Wasser. Alle Erdalkalimetalle bilden schwer lösliche Carbonate.

Tab. 19.9 Gruppeneigenschaften der Erdalkalimetalle.

	(Beryllium) Be	**Magnesium** Mg	Calcium Ca	(Strontium) Sr	Barium Ba	(Radium) Ra
Oxidationszahl	II	II	II	II	II	II
Vorkommen nur gebunden	+	+	+	+	+	+
Charakteristische Flammenfärbung	–	–	Ziegelrot	Karminrot	Grün	Karminrot
Chelatkomplex-bildner	+	+	+	+	+	+
Besondere Eigenschaften	Verbindungen toxisch und krebs-erzeugend			Toxisch	Toxisch	Radioakt. Zerfalls-produkt von ^{238}Uran
Elektronegativität			nimmt ab			
Reaktionsfähigkeit				nimmt zu		
Löslichkeit der Sulfate			nimmt ab			

19.8.2 Magnesium und Verbindungen des Magnesiums

Vorkommen und Eigenschaften des Magnesiums

Beispiele für natürlich vorkommende Salze des Magnesiums sind Dolomit CaMg(CO$_3$)$_2$, Magnesiumsilikate (Talkum, Asbest) und Magnesiumsulfat MgSO$_4$ (*Bittersalz, Bitterwässer* als Mineralwässer).

Magnesium ist ein silberglänzendes, duktiles Metall, das sich an der Luft mit einer passivierenden Oxidschicht überzieht. In Kapitel 2 (Frage 9) haben Sie erfahren, dass Magnesium eine hohe Affinität zu Sauerstoff besitzt. Es ist dementsprechend ein starkes Reduktionsmittel. Als unedles Metall – in der Redox-Reihe der Metalle links vom Wasserstoff – reagiert Magnesium mit Säuren unter Wasserstoffentwicklung und Bildung von entsprechenden Salzen.

$$Mg + 2\,H^{\oplus} + SO_4^{2\ominus} \rightarrow Mg^{2\oplus} + SO_4^{2\ominus} + H_2 \uparrow$$

Physiologische und pharmakologische Aspekte von Magnesiumverbindungen

Magnesium ist Zentralatom des Chlorophylls und damit ein essentielles Element für die Photosynthese der „grünen" Pflanzen. Magnesium gehört zu den Mengenelementen in unserem Körper. Der tägliche Bedarf liegt bei 300 bis 400 mg. Magnesium hat im Körper vielfältige Funktionen. Dazu gehören:
- Wirkung als Calciumantagonist,
- Stressabschirmung,

- Reduzierung der neuromuskulären Erregungsübertragung,
- Hemmung der Thrombozytenaggregation,
- Aktivierung von Enzymen.

Magnesiummangelzustände (*Hypomagnesiämie*) führen zu Muskelschwäche, Muskelkrämpfen, Tetanie, Tachykardie und Herzrhythmusstörungen.
Pharmakologische Aspekte des Einsatzes von Magnesiumverbindungen sind
- die Beseitigung von Magnesiummangelzuständen,
- die Verwendung als Antacida und die Nutzung der laxierenden Wirkung z. B. von Magnesiumsulfat,
- Einsatz bei bestimmten Formen von Herzrhythmusstörungen.

Pharmazeutisch wichtige Magnesiumverbindungen
Für den Einsatz von Magnesiumverbindungen sind zwei Gesichtspunkte von Bedeutung. Dies ist einmal der Einsatz als Arzneistoff und zum anderen die Verwendung als Hilfsstoff („weitere Bestandteile" gemäß *Roter Liste*®) in der Galenik und Kosmetik.

Aus der umfangreichen Reihe der Monographien von Magnesiumverbindungen in Ph. Eur. sind hier folgende Beispiele mit Anwendungsmöglichkeiten aufgeführt:
- **Magnesiumaspartat-Dihydrat** $Mg^{2\oplus}$ [$^{\ominus}OOC-CH_2-CHNH_2-COOH$]$_2$ · 2 H_2O, das Magnesiumsalz der Asparaginsäure, dient als Magnesium-Substitutionsmittel.
- Leichtes, basisches und schweres, basisches Magnesiumcarbonat (der Unterschied liegt im Füllvolumen) dienen als Antacida, Magnesium-Substitutionsmittel und anorganische Pudergrundlage.
- **Magnesiumchlorid-Hexahydrat** $MgCl_2$ · 6 H_2O wird als Magnesium-Substitutionsmittel eingesetzt.
- **Leichtes und schweres Magnesiumoxid** MgO (der Unterschied liegt im Füllvolumen) sind ebenfalls Magnesium-Substitutionsmittel und anorganische Pudergrundlage.
- **Magnesiumstearat**, ein Gemisch von Magnesiumsalzen verschiedener Fettsäuren (hauptsächlich Stearin- und Palmitinsäure), wird als Fließregulierungsmittel bei der Tablettenherstellung verwendet.
- **Magnesiumsulfat-Heptahydrat** $MgSO_4$ · 7 H_2O ist ein Magnesium-Substitutionsmittel.
- **Magnesiumtrisilikat** (s. Kap. 19.6.3).
- **Talkum** (s. Kap. 19.6.3) findet u. a. Verwendung als Fließregulierungsmittel bei der Tablettenherstellung.

Identitätsreaktion, Gehaltsbestimmung und Grenzprüfungen von Magnesium. Bei allen genannten Magnesium-Monographien aus Ph. Eur. außer bei Talkum ist die **Identitätsreaktion auf Magnesium** gemäß Ph. Eur. 2.3.1 vorgeschrieben.

Wird die vorgeschriebene wässrige Prüflösung mit verdünnter Ammoniak-Lösung R versetzt, entsteht ein weißer Niederschlag von Magnesiumhydroxid. — **Identitätsreaktion**

$$Mg^{2\oplus} + 2\ NH_4^{\oplus} + 2\ OH^{\ominus} \rightleftharpoons \underset{\text{weiß}}{Mg(OH)_2 \downarrow} + 2\ NH_4^{\oplus}$$

Dieser Niederschlag löst sich nach Zusatz von Ammoniumchlorid-Lösung R wieder auf, da dieses sauer reagierende Salz den pH-Wert und somit die Konzentration an Hydroxid-Ionen erniedrigt, so dass das Löslichkeitsprodukt von Magnesiumhydroxid ($K_L = 1 \cdot 10^{-12}$) nicht mehr erreicht wird (s. Identitätsreaktion von Aluminium).
Ein Zusatz von Natriummonohydrogenphosphat-Lösung R lässt einen weißen, kristallinen Niederschlag von schwer löslichem Ammoniummagnesiumphosphat entstehen.

$$Mg^{2\oplus} + NH_4^{\oplus} + 2\ Na^{\oplus} + HPO_4^{2\ominus} \rightarrow NH_4Mg\ PO_4 \downarrow + 2\ Na^{\oplus} + H^{\oplus}$$

Die **Gehaltsbestimmung** erfolgt ebenfalls bei allen genannten Magnesium-Monographien aus Ph. Eur. außer bei Talkum durch komplexometrische Titration des Magnesiums mit Natriumedetat-Lösung (0,1 mol/l) als Maßlösung genauso wie in Kapitel 10.5.3 für Magnesiumaspartat beschrieben. — **Gehaltsbestimmung**

In Ph. Eur. ist eine aufwendige **Grenzprüfung auf Magnesium** vorgesehen, die hier nicht ausgeführt wird. Dabei ist eine Magnesium-Lösung (10 ppm) als Referenzlösung für die Grenzprüfung vorgesehen. Als Grenzprüfung auf **Magnesium und Erdalkalimetalle** schreibt Ph. Eur. (Ph. Eur. 2.4.7.) in einigen Fällen (z. B. bei Natriumchlorid M) eine **Grenztitration** mit Natriumedetat-Lösung (0,01 mol/l) vor. — **Grenzprüfungen**

19.8.3 Calcium und Verbindungen des Calciums

Vorkommen und Eigenschaften des Calciums

Das Vorkommen von Calcium wurde bereits beim Kohlenstoff und den Carbonaten in Kapitel 19.6.2 erwähnt. Weitere Calciumverbindungen, die als gesteinsbildende Mineralien in großer Menge vorkommen sind *Gips* $CaSO_4 \cdot 2\ H_2O$, *Apatit* (ein Calciumphosphat wechselnder Zusammensetzung) und *Flussspat* CaF_2. *Hydroxylapatit* macht den Hauptanteil der anorganischen Bestandteile von Knochen und Zahnbein aus.

Calcium ist ein silberweißes, glänzendes, an der Luft rasch anlaufendes und weiches Metall. Calcium reagiert mit Wasser unter Wasserstoffentwicklung zu Calciumhydroxid, das in Wasser praktisch unlöslich ist.

$$Ca + 2\ H_2O \rightarrow Ca(OH)_2 + H_2 \uparrow$$

Wie Magnesium reagiert auch Calcium mit Säuren unter Wasserstoffentwicklung und Bildung von entsprechenden Salzen.

Technisch relevante Calciumverbindungen

Calciumoxid CaO (*gebrannter Kalk*). Calciumoxid wird durch „Kalkbrennen", d. h. erhitzen von Calciumcarbonat (Kalkstein) auf ca. 1200 °C hergestellt.

$$CaCO_3 \rightarrow CaO + CO_2 \uparrow \quad \Delta_R H = +x\ kJ$$

Calciumoxid lässt sich in einer exothermen Reaktion als „gebrannter Kalk" durch „Kalklöschen" mit Wasser zu Calciumhydroxid Ca(OH)$_2$ umsetzen.

$$CaO + H_2O \rightarrow \mathbf{Ca(OH)_2} \quad \Delta_R H = -x \text{ kJ}$$

Calciumhydroxid Ca(OH)$_2$ (gelöschter Kalk). Calciumhydroxid dient u. a. der Herstellung von *Kalkmörtel*, einem Gemenge aus gelöschtem Kalk, Sand und Wasser. An der Luft erhärtet diese Mischung unter Bildung von Calciumcarbonat, daher auch der Trivialname *Luftmörtel*.

$$Ca(OH)_2 + CO_2 \text{ (aus der Luft)} \rightarrow CaCO_3 + H_2O$$

Im Gegensatz dazu erhärtet Zementmörtel auch unter Wasser.

Calciumhydroxid ist in Wasser sehr schwer löslich. Die Suspension von Calciumhydroxid, die sog. *Kalkmilch* reagiert stark alkalisch und kann als weiße Anstrichfarbe genutzt werden.

Calciumcarbonat CaCO$_3$. Diese Calciumverbindung kommt u. a. als Kreide vor. **Kreide** ist Calciumcarbonat vorwiegend aus Schalen von Muscheln und Schnecken der Kreidezeit. Auch **Perlen** bestehen aus einer besonderen kristallinen Modifikation des Calciumcarbonats. **Marmor** stellt eine grobkristalline Modifikation des Calciumcarbonats dar.

Calciumchlorid CaCl$_2$. Calciumchlorid ist ein lösliches Calciumsalz. Es kristallisiert als Hexahydrat aus: CaCl$_2$ · 6 H$_2$O. Entwässert liefert es das stark hygroskopische wasserfreie Calciumchlorid, das als Trockenmittel z. B. für Gase dient. Calciumchlorid-Hexahydrat liefert mit Eis eine *Kältemischung* von ca. $-55\,°C$.

Calciumsulfat CaSO$_4$. In der Natur kommt dieses Calciumsalz als *Gips* CaSO$_4$ · 2 H$_2$O vor. Durch unterschiedliches Erhitzen (Entwässern) werden verschiedene Gipsarten wie *gebrannter Gips, Stuckgips und Estrichgips* erhalten.

$$\text{Z. B. } CaSO_4 \cdot 2\,H_2O \xrightarrow{\text{ca. } 120\,°C} \underset{\text{gebrannter Gips}}{CaSO_4 \cdot 0{,}5\,H_2O}$$

Diese Gipsarten erhärten mit Wasser angerührt rasch wieder zu einer festen Masse. Dadurch sind sie zum Einsatz beispielsweise am Bau und in der keramischen Industrie geeignet.

Wasserhärte. Wie bereits bei den Carbonaten und Hydrogencarbonaten in Kapitel 19.6.2 beschrieben, sind die Calcium- und Magnesium-Ionen für die Härte des Wassers verantwortlich (Wirkung s. Kap. 16.8.1). „Hartes Wasser" ist reich an diesen Erdalkalisalzen, „weiches Wasser" enthält diese Salze in einer geringen Konzentration. Die *Gesamthärte* des Wassers als Summe von temporärer und permanenter Härte umfasst die Gesamtkonzentration an Calcium- und Magnesium-Ionen. Sie kann durch komplexometrische Titration ermittelt werden. Als Bezugssubstanz dient Calciumoxid, dessen Gehalt in **mmol/l** angegeben wird. Die Härte des Leitungswassers wird entsprechend dem Gehalt an Calciumoxid in vier Härtebereiche unterteilt (wichtig für Dosierung von Waschmitteln!).

Härtbereich	1	2	3	4
Gesamthärte	bis 1,3	über 1,3	über 2,5	über 3,8
in mmol CaO/l		bis 2,5	bis 3,8	
Bezeichnung	weich	mittelhart	hart	sehr hart

Physiologische und pharmakologische Aspekte von Calciumverbindungen
Calcium ist ein Mengenelement unseres Körpers. Der tägliche Bedarf an Calcium von Erwachsenen liegt bei 800 bis 1200 mg, wobei der Calciumbedarf während Schwangerschaft und Stillzeit erhöht ist (ca. 1500 mg täglich). Zu den zahlreichen Aufgaben von Calciumverbindungen und Calcium-Ionen gehören:
- Beteiligung beim Aufbau von Knochen und Zähnen gemeinsam mit Phosphat,
- Funktion als *second messenger* bei Signalübertragung in der Zelle,
- Beteiligung am Mechanismus der Muskelkontraktion,
- Beteiligung am Blutgerinnungssystem ($Ca^{2\oplus}$ = Faktor IV),
- Beeinflussung der Erregbarkeit von Neuronen und Muskelzellen.

Mögliche Folgen eines Calciummangels *(Hypokalzämie)* sind u. a. erhöhte Erregbarkeit der Nerven, Tetanie, Muskelkrämpfe, Hautveränderungen und Parästhesien.
   Pharmakologische Gesichtspunkte für den Einsatz von Calciumverbindungen sind
- die Wirkung als Antacida,
- die Therapie von ernährungsbedingten und durch mangelhafte Resorption verursachte Calciummangelzustände,
- Osteoporose,
- die kapillarabdichtende Wirkung bei Gefäßschäden mit erhöhter Kapillarbrüchigkeit und -durchlässigkeit.

Pharmazeutisch wichtige Calciumverbindungen
Wie bei den Magnesiumverbindungen liegt auch bei den Calciumverbindungen der Schwerpunkt ihres Einsatzes bei den Arzneistoffen und den Hilfsstoffen in der Galenik und der Kosmetik.
   Aus der Reihe der rund 20 Monographien von Calciumverbindungen in Ph. Eur. sind hier folgende Beispiele mit Anwendung aufgeführt:
- **Calciumcarbonat** $CaCO_3$ wird als Antacidum, Calcium-Substitutionsmittel, Osteoporosemittel und *Phosphatbinder* eingesetzt. Phosphatbinder dienen der Therapie einer Hyperphosphatämie hauptsächlich bei dialysepflichtiger chronischer Niereninsuffizienz. Phosphat wird dabei als nicht resorbierbares Calciumphosphat gebunden. Ferner findet Calciumcarbonat Anwendung als Feststoffanteil in Pasten, Füllstoff in Tabletten oder in Form von Schlämmkreide in Zahnpasten.
- Calciumchlorid $CaCl_2$ und Calciumhydrogenphosphat $CaHPO_4$ dienen als Calcium-Substitutionsmittel.

- Calciumdobesilat, das Dicalciumsalz der 2,5-Dihydroxybenzolsulfonsäure, ist ein kapillarabdichtender Arzneistoff in der Augenheilkunde bei Gefäßschäden mit erhöhter Kapillarbrüchigkeit und -durchlässigkeit (z. B. diabetische Retinopathie).
- Calciumgluconat, das Calciumsalz der Gluconsäure (s. Kap. 15.5.2), dient der parenteralen Calciumtherapie und dem Einsatz bei Allergien
- Calciumsulfat-Dihydrat (Gips, $CaSO_4 \cdot 2\,H_2O$) wird zur Herstellung von gebranntem Gips $CaSO_4 \cdot 0{,}5\,H_2O$ z. B. für Gipsverbände verwendet.

Identitätsreaktionen, Gehaltsbestimmung und Grenzprüfung von Calcium. Bei allen genannten Calcium-Monographien aus Ph. Eur. ist die **Identitätsreaktion** (**a** und **b** oder **a** bzw. **b**) auf **Calcium** gemäß Ph. Eur. 2.3.1 vorgeschrieben.

Identitätsreaktion a — Die Prüfung beruht auf der Fähigkeit der Calcium-Ionen Chelatkomplexe zu bilden. Die vorgeschriebene Menge Prüflösung versetzt man mit eine Lösung des Komplexbildners Glyoxalbishydroxyanil R in Ethanol 96 % R, verdünnter Natriumhydroxid-Lösung R und Natriumcarbonat-Lösung R. Es kommt zur Bildung eines roten Chelatkomplexes. Durch Schütteln mit einer Mischung aus Chloroform R und Wasser R löst sich der Chelatkomplex im Chloroform, was man an der Rotfärbung der Chloroformschicht erkennt. Störende Erdalkalimetalle wie Sr^{2+} und Ba^{2+} werden durch das zugesetzte Natriumcarbonat als schwer lösliche Carbonate ausgefällt.

Chelatkomplex des Calciums mit Glyoxalbishydroxyanil

Identitätsreaktion b — Die zu prüfende Calciumverbindung wird in der vorgeschriebenen Menge Essigsäure R gelöst und mit Kaliumhexacyanoferrat(II)-Lösung R $K_4[Fe(CN)_6]$ versetzt. Es bildet sich zunächst kein Niederschlag. Wird nun Ammoniumchlorid zugefügt, entsteht ein weißer, kristalliner Niederschlag eines Komplexes folgender Zusammensetzung: $(NH_4)_2[CaFe(CN)_6]$. Strontium- und Barium-Ionen stören diese Reaktion nicht.

Gehaltsbestimmung — Die **Gehaltsbestimmung** erfolgt bei den meisten Monographien der Calciumverbindungen aus Ph. Eur. durch komplexometrische Titration des Calciums in alkalischer Lösung mit Natriumedetat-Lösung (0,1 mol/l) als Maßlösung und Calconcarbonsäure-Verreibung R als Indikator (Ph. Eur. 2.5.11).

Grenzprüfung — Die **Grenzprüfung auf Calcium** (Ph. Eur. 2.4.3) ist gegebenenfalls im Rahmen von Reinheitsprüfungen vorgeschrieben. Durch diese Prüfung wird der Calciumgehalt der untersuchten Substanz begrenzt z. B. bei Magnesiumchlorid-Hexahydrat auf 0,1 %. Bei dieser Grenzprüfung wird als Verunreinigung enthaltenes Calcium mit Ammoniumoxalat als **schwer lösliches Calciumoxalat** ausgefällt.

$$Ca^{2+} + 2\,NH_4^{+} + {}^{\ominus}OOC-COO^{\ominus} \rightarrow Ca(OOC-COO)_2 \downarrow + 2\,NH_4^{+}$$
Ammoniumoxalat — Calciumoxalat

Die dadurch auftretende Trübung darf nicht stärker sein als die einer entsprechend behandelten Referenzlösung z. B. Calcium-Lösung (10 ppm Ca) R.

19.8.4 Barium und anorganische Verbindungen des Bariums

Alle löslichen Bariumsalze (z. B. Bariumchlorid $BaCl_2$ Ph. Eur. *R*) sind toxisch. Sie wirken als Herzgift. **Bariumchlorid**-Lösung *R* wurde bereits als Nachweisreagenz auf Sulfat (s. Kap. 19.4.3) eingeführt. **Bariumhydroxid**-Lösung *R* diente als Nachweisreagenz auf Carbonat/Hydrogencarbonat (s. Kap. 19.6.2). Bei der titrimetrischen Sulfatbestimmung wird **Bariumperchlorat**-Lösung (0,05 und 0,025 mol/l) als Maßlösung eingesetzt.

Bariumsulfat

Die pharmazeutisch wichtigste Verbindung ist Bariumsulfat $BaSO_4$, das wegen seiner extremen Schwerlöslichkeit ($K_L = 10^{-9}$) als Suspension bei der Magen-Darm-Diagnostik als Röntgenkontrastmittel eingesetzt wird. Ph. Eur. lässt die Identität von Bariumsulfat wie folgt überprüfen.

Durch Kochen mit konzentrierter Natriumcarbonat-Lösung (500 g/l) erfolgt teilweiser Aufschluss des Bariumsulfats. — **Identitätsreaktion a**

$$BaSO_4 + 2\,Na^\oplus + CO_3^{2\ominus} \rightleftharpoons BaCO_3 + 2\,Na^\oplus + \mathbf{SO_4^{2\ominus}}$$

In dem Aufschluss werden nach weiterer Aufbereitung die Sulfat-Ionen mit der Identitätsreaktion auf Sulfat (Ph. Eur. 2.3.1) nachgewiesen, so wie es in Kapitel 19.4.3 (Sauerstoffverbindungen des Schwefels) erklärt wurde.

Das aus dem Aufschluss unter Identität **a** verbliebene Bariumsulfat und Bariumcarbonat befreit man durch Waschen mit Wasser von anhaftendem Natriumsulfat und Natriumcarbonat. Dann wird das Bariumcarbonat durch Übergießen mit verdünnter Salzsäure *R* gelöst. — **Identitätsreaktion b**

$$BaCO_3 + 2\,H^\oplus + 2\,Cl^\ominus \rightarrow \mathbf{Ba^{2\oplus}} + 2\,Cl^\ominus + CO_2 \uparrow + H_2O$$

Die freigesetzten Barium-Ionen werden mit verdünnter Schwefelsäure *R* als weißer Niederschlag von Bariumsulfat nachgewiesen.

$$\mathbf{Ba^{2\oplus}} + SO_4^{2\ominus} \rightarrow BaSO_4 \downarrow$$
$$\text{weiß}$$

Die **Reinheitsprüfung** von Bariumsulfat fordert noch einen Ausschluss von **löslichen Bariumsalzen**. — **Reinheitsprüfung**

Bariumverbindungen spielen ansonsten in der Pharmazie hauptsächlich eine toxikologische Rolle. Für Grenzprüfungen führt Ph. Eur. deswegen z. B. Barium-Lösung (50 ppm Ba) *R* als Referenzlösung.

19.9 Hauptgruppe I – Alkalimetalle

Die Elemente der Hauptgruppe I sind mit Namen und Symbol in Tabelle 19.10 aufgeführt (in diesem Kapitel ausführlicher besprochene Elemente sind fettgedruckt, nur kurz oder gar nicht besprochene Elemente stehen in Klammern).

19.9.1 Gruppeneigenschaften

Der Versuch zur Reaktionsfähigkeit der Alkalimetalle demonstriert eine ganze Reihe von Gruppeneigenschaften.

Die Elemente der Hauptgruppe I treten in ihren Verbindungen stets mit der Oxidationszahl I auf. Mit dem Begriff der Bindigkeit ausgedrückt sind die Elemente einbindig. Die leichte Abgabe des einen Außenelektrons (geringe Ionisierungsenergie s. Abb. 4.3) bedingt, dass die Alkalimetalle die reaktionsfreudigsten Metalle sind und zu den stärksten Reduktionsmitteln gehören. Die Elemente kommen deswegen nur gebunden vor. Es handelt sich um *unedle* Metalle. Die Elektronegativitätsunterschiede zwischen den Elementen der Gruppe sind gering (EN = Li 1,0 und Na 0,9). Mit den Halogenen bilden die Alkalimetalle typische Ionenverbindungen, da ΔE stets größer ist als 1,7 (s. Kap. 5.2.5). Die Hydroxide der Alkalimetalle sind starke Basen. Alle Elemente der Gruppe zeigen eine charakteristische Flammenfärbung.

Tab. 19.10 Gruppeneigenschaften der Alkalimetalle.

	Lithium Li	**Natrium** Na	**Kalium** K	(Rubidium) Rb	(Caesium) Cs	(Francium) Fr
Oxidationszahl	I	I	I	I	I	I
Vorkommen nur gebunden	+	+	+	+	+	+
Charakteristische Flammenfärbung	Karminrot	Gelb	Violett	Violett	Blau	–
Besondere Eigenschaften						Radioaktives Element
Elektronegativität (geringe Unterschiede)	nimmt ab →					
Reaktionsfähigkeit (s. Versuch)	nimmt zu →					
Reduktionsvermögen	nimmt zu →					

Versuchsanordnung: In drei 100-ml-Bechergläser (a bis c) werden jeweils ca. 50 ml Wasser gegeben. Dem Wasser in jedem Becherglas werden eine paar Tropfen Universalindikator-Lösung zugesetzt. Unter dem Abzug (Schutzbrille!) beschickt man diese Bechergläser wie folgt: in **a** ein erbsenstückgroßes Stückchen Lithium, in **b** ein erbsenstückgroßes Stückchen Natrium, in **c** ein erbsenstückgroßes Stückchen Kalium und bedeckt jeweils sofort mit einem Uhrglas.
Die Alkalimetalle sind mit einem Messer vor dem Einsatz von der anhaftenden Hydroxidschicht zu befreien (Schutzhandschuhe!).

Versuch zur Reaktionsfähigkeit der Alkalimetalle

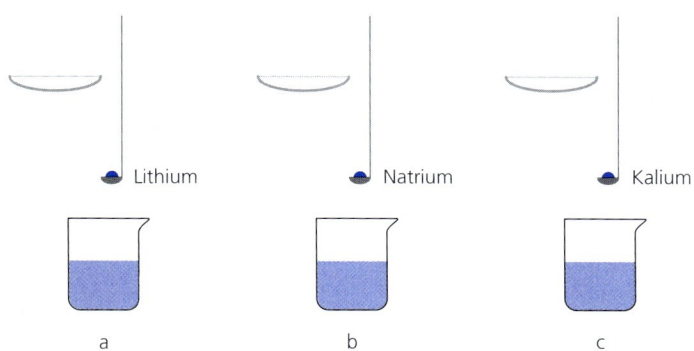

Beobachtung:
Becherglas **a:** Lithium reagiert mit Wasser unter Freisetzung eines Gases. Der Universalindikator zeigt eine Blaufärbung. Das Lithiumstückchen bewegt sich auf der Wasseroberfläche.
Becherglas **b:** Natrium reagiert heftig mit Wasser unter Freisetzung eines Gases. Der Universalindikator zeigt eine Blaufärbung. Das Natriumstückchen schwirrt wild über die Wasseroberfläche.
Becherglas **c:** Kalium reagiert mit Wasser unter Freisetzung eines Gases, das sich sofort entzündet (bläuliche Flamme). Der Universalindikator zeigt eine Blaufärbung. Das Kaliumstückchen schwirrt wild über die Wasseroberfläche.

Auswertung:
- Die Alkalimetalle sind leichte, weiche Metalle, die sich mit dem Messer schneiden lassen.
- Die Schnittfläche glänzt zunächst, überzieht sich jedoch rasch mit einer Hydroxidschicht.
- Die Metalle sind sehr reaktionsfreudig. Die Reaktionsfähigkeit mit Wasser nimmt vom Lithium zum Kalium zu.
- Die Alkalimetalle reagieren heftig mit Wasser unter Wasserstoffentwicklung zu Alkalihydroxiden (Aufbewahrung unter Luftausschluss und unter Petroleum!). Die alkalische Lösung erkennt man an der Blaufärbung des Universalindikators.
- Reaktionsgleichung: z. B. $2\,Na + 2\,H_2O \rightarrow 2\,Na^{\oplus} + 2\,OH^{\ominus} + H_2 \uparrow \quad \Delta_R H = -x\ kJ$

Das freigesetzte Wasserstoffgas lässt die Metallteilchen auf der Wasseroberfläche „tanzen". Bei der Reaktion von Kalium mit Wasser ist die freigesetzte Energie so groß, dass sich der Wasserstoff entzündet.

In der Alkaligruppe findet sich wieder eine Schrägbeziehung des PSE (s. Kap. 19.7.1). Lithium ähnelt mehr dem Magnesium als den Elementen der eigenen Gruppe. So sind z. B. die Phosphate und Carbonate von Lithium wie die von Magnesium schwer löslich, während die Salze der weiteren Alkalimetalle löslich sind.

Die Ammoniumverbindungen (z. B. NH_4Cl) stehen in ihren Eigenschaften den Verbindungen der Alkalimetalle nahe.

19.9.2 Pharmazeutisch relevante Lithiumverbindungen

Lithiumsalze wie z. B. Lithiumchlorid LiCl, Lithiumhydroxid LiOH und Lithiumsulfat Li_2SO_4 sind Reagenzien in Ph. Eur., Lithiumcarbonat Li_2CO_3 und Lithiumacetat $Li^{\oplus}$ [$CH_3-COO^{\ominus}$] finden Anwendung als Antidepressiva u. a. zur Prophylaxe manisch-depressiver Zustände.

19.9.3 Vorkommen und Verwendung von Natrium und Kalium

Beide Elemente kommen nur gebunden vor (s. o.). **Natrium** findet sich u. a. in Salzlagerstätten als *Steinsalz* NaCl und Soda Na_2CO_3. In den Natriummineralien liegen Silikate vor. Meerwasser ist mit etwa 3 % **Natriumchlorid** das größte Vorkommen dieses Salzes. Aus Natriumchlorid wird Natrium durch *Schmelzelektrolyse* gewonnen. Auch **Kalium** findet sich in Salzlagerstätten. Es liegt hier z. B. als *Sylvin* KCl vor. Die Kaliummineralien sind ebenfalls Silikate.

Elementares Natrium dient im Labor als Reduktionsmittel (Natrium Ph. Eur. R) und zur Trocknung von organischen Lösungsmitteln wie z. B. bei der Herstellung von wasserfreiem Ether. Natrium bindet dabei Wasserreste durch Bildung von Natriumhydroxid.

$$2\ Na + 2\ \mathbf{H_2O} \rightarrow 2\ Na^{\oplus} + 2\ OH^{\ominus} + H_2 \uparrow$$

19.9.4 Physiologische und pharmakologische Eigenschaften von Natrium und Kalium

Wenn auch meist von Natrium und Kalium gesprochen wird, sind in der Regel die Ionen dieser Elemente gemeint. Beide Elemente werden den Mengenelementen zugeordnet.

Organe, Gewebe und Zellen sind für ihre Funktionsfähigkeit auf *Isoionie* angewiesen, d. h. innerhalb und außerhalb der Zellen **muss die Ionenkonzentration in gewissen Grenzen konstant gehalten werden**.

Natrium-, Kalium- und Chlorid-Ionen sind über Regelkreise entscheidend an der Aufrechterhaltung von Isoionie beteiligt. Diese Ionen sind damit wichtige Bestandteile des Elektrolythaushaltes und des eng mit diesem verknüpften Wasserhaushaltes.

Natrium

Natrium- und Chloridhaushalt sind eng miteinander verbunden. Der Körper des Erwachsenen enthält etwa 100 g Natrium. Die extrazelluläre Konzentration an Natrium-Ionen ist ca. 10 bis 15-mal höher als die intrazelluläre Konzentration. Dieses Verhältnis wird durch die Aktivität eines membranständigen Enzyms, der *Natrium-Kalium-ATPase* (*Natrium-Kalium-Ionenpumpe*) gewährleistet. Natrium-Ionen spielen eine wichtige Rolle für die Aufrechterhaltung des Membranpotentials (s. Unterrichtsfach Arzneimittelkunde, Erregungsleitung). Natrium- und Chlorid-Ionen bestimmen vor allem über die Osmolarität das Volumen der extrazellulären Flüssigkeit. Die Natriumausscheidung erfolgt hauptsächlich über die Niere.

Eine Veränderung der Natrium-Ionen-Zufuhr kann durch die Regulationssysteme des Körpers in breiten Grenzen ausgeglichen werden. Dies ist auch der Grund, warum zahlreiche Arzneistoffe als Natriumverbindungen verabreicht werden. Eine pharmakologische Wirkung der Natrium-Ionen ist hier nicht zu erwarten.

Kalium

Kalium-Ionen sind quantitativ die wichtigsten intrazellulären Kationen. Unser Körper enthält ca. 140 g Kalium. Die intrazelluläre Konzentration ist etwa 20 bis 40-mal höher als die extrazelluläre Konzentration. Die bedeutendste physiologische Funktion ist die Aufrechterhaltung des Membranpotentials, die ebenfalls über die Natrium-Kalium-Ionenpumpe läuft. Kalium-Ionen sind über die Osmolarität in der Zelle der wichtigste bestimmende Faktor für das Zellvolumen. Kalium-Ionen beeinflussen die Aktivität verschiedener Enzyme.

Symptome der *Hypokaliämie* sind Muskelschwäche, Apathie, Herzrhythmus-, Magen-Darm- und Nierenfunktionsstörungen. Wegen der gravierenden Folgen eines Kaliummangels spielen Kalium-Ionen pharmakologisch eine bedeutsame Rolle und damit auch entsprechende Kaliumpräparate als Substitutionsmittel (z. B. Kaliumchlorid, -dihydrogenphosphat, -hydrogenglutamat).

19.9.5 Nachweisreaktionen für Natrium und Kalium

Zahlreiche Natrium- und Kaliumverbindungen wurden bereits in vorangegangenen Kapiteln beschrieben. Der vorliegende Abschnitt befasst sich deswegen nur mit den Identitätsreaktionen dieser beiden Elemente in Ph. Eur. Die Flammenfärbung wird vom Arzneibuch nicht zum Nachweis herangezogen.

Identitätsreaktionen auf Natrium

Die vorgeschriebene Prüflösung wird zunächst nach Zusatz einer Lösung von Kaliumcarbonat *R* (150 g/l) zum Sieden erhitzt, wobei sich kein Niederschlag bilden darf. Dadurch wird die Anwesenheit zahlreicher Kationen ausgeschlossen, die mit Kaliumcarbonat einen schwer löslichen Niederschlag bilden (z. B. $Li^{\oplus}$, $Mg^{2\oplus}$, $Ca^{2\oplus}$). Jetzt setzt man Kaliumhexahydroxoantimonat(V)-Lösung *R* (s. Kap. 5.4.3) zu und erhitzt wiederum zum Sieden. Beim Kühlen in einer Eis-Wasser-Mischung bildet sich ein dichter weißer Niederschlag von Natriumhexahydroxoantimonat(V). Da es leicht zur Bildung einer übersättigten Lösung kommen kann, muss die Kristallbildung gegebenenfalls durch Reiben mit einem Glasstab an der Gefäßinnenwand des Reagenzglases induziert werden. **Identitätsreaktion a**

$$K^{\oplus} + [Sb(OH)_6]^{\ominus} + \mathbf{Na}^{\oplus} \rightarrow \mathbf{Na}[Sb(OH)_6] \downarrow + K^{\oplus}$$

Der sehr selektive Nachweis beruht hier auf der Bildung eines schwerlöslichen Natriumsalzes der Methoxyphenylessigsäure bei Zusatz des Methoxyphenylessigsäure-Reagenz *R* zu der Prüflösung. **Identitätsreaktion b**

Identitätsreaktionen auf Kalium

Identitätsreaktion a   Die vorgeschriebene Prüflösung wird zunächst nach Zusatz einer Lösung von Natriumcarbonat R ! zum Sieden erhitzt, wobei sich kein Niederschlag bilden darf (Ausschluss von störenden Kationen s. o.). Bei Zusatz von Natriumsulfid-Lösung R zu der noch heißen Lösung darf sich kein Sulfid-Niederschlag von störenden Schwermetall-Ionen bilden. Anschließend ist die Prüflösung in einer Eis-Wasser-Mischung abzukühlen und mit einer Lösung von Weinsäure R (150 g/l) zu versetzen. Nach einiger Zeit, evtl. auch nach Reiben mit dem Glasstab, muss sich ein weißer, kristalliner Niederschlag von schwer löslichem Kaliumhydrogentartrat (Weinstein) bilden.

$$K^{\oplus} + HOOC-CH(OH)-CH(OH)-COOH \rightarrow K[HOOC-CH(OH)-CH(OH)-COO]\downarrow + H^{\oplus}$$
Weinsäure   Kaliumhydrogentartrat

Identitätsreaktion b   Die vorgeschriebene Prüflösung wird mit verdünnter Essigsäure R und einer frisch hergestellten Lösung von Natriumhexanitrocobaltat(III) R (100 g /l) (s. Kap. 5.4 Frage 3.2) versetzt. In dieser essigsauren Lösung muss sofort ein gelber bis orangegelber Niederschlag von Kaliumnatriumhexanitrocobaltat(III) wechselnder Zusammensetzung entstehen z. B. $K_2Na[Co(NO_2)_6]$.

19.10 Nebengruppenelemente

Sie haben in Kapitel 4 erfahren, dass bei Nebengruppenelementen tiefer liegende Schalen mit Elektronen aufgefüllt werden. Ferner handelt es sich bei diesen Elementen um Metalle, da die Nebengruppenelemente wie die Metalle der Alkali- und Erdalkaligruppe 1 bzw. 2 Elektronen auf der Außenschale besitzen. Wichtige gemeinsame Eigenschaften lassen sich wie folgt zusammenfassen:
- Die Nebengruppenelemente sind Metalle.
- Bei chemischen Bindungen, die die Nebengruppenelemente eingehen, sind neben den Elektronen der äußersten Schale auch Elektronen der darunter liegenden Schale beteiligt (Unterschied zu den Metallen der Hauptgruppen!).
- Sie können deswegen in mehreren Oxidationsstufen vorkommen (z. B. Fe(II)- und Fe(III)-verbindungen).
- Die Nebengruppenelemente besitzen meist farbige Ionen (z. B. $Cr^{3\oplus}$ tiefgrün, $MnO_4^\ominus$ violett).
- Die Nebengruppenelemente bilden häufig Komplexe (z. B. der Hexacyanoferrat(II)-Komplex des Eisens **[Fe(CN)$_6$]$^{4\ominus}$**).

Von der Vielzahl der Nebengruppenelemente wird in diesem Kapitel nur eine Auswahl berücksichtigt, die vor allem pharmazeutisch besonders relevant ist und einen Rückgriff auf bereits besprochene Inhalte dieses Buches gestattet. Der Schwerpunkt liegt hauptsächlich bei analytischen Gesichtspunkten und Anwendungsaspekten.

19.10.1 Nebengruppe I A – Kupfergruppe

In diese Gruppe gehören die Edelmetalle Kupfer (Cu, lat. *cuprum*: Kupfer), Silber (Ag, lat. *argentum*: Silber) und Gold (Au, lat. *aurum*: Gold). Die Elemente können mit den Oxidationszahlen **I**, **II** und **III** auftreten.

Kupfer und Verbindungen des Kupfers

Kupfer ist als essentielles Spurenelement Zentralatom verschiedener Enzyme. Die stabilste Oxidationsstufe des Kupfers ist **II**. Eine ganze Reihe von Kupferverbindungen werden als Reagenzien verwendet:
- **Kupfer(II)-oxid** CuO zur Oxidation von Ethanol zu Acetaldehyd im Versuch zur Oxidation von Alkoholen (s. Kap. 13.2.5).
- **Kupfer(II)-sulfat** als Bestandteil von Fehling'scher Lösung *R* (*Lösung I*) z. B. als Nachweisreagenz für reduzierende Kohlenydrate (s. Kap. 15.2.1 und 13.6.2). Kupfer(II)-sulfat auch als Bestandteil des Biuret-Reagenz *R* zum Nachweis von Peptidbindungen (s. Kap. 14.5.4 → Reaktionen der Aminosäuren).
- **Kupfer(II)-tetramin**-Reagenz *R* zum Lösen von Cellulose bei der Reinheitsprüfung von mikrokristalliner Cellulose (Ph. Eur. *M*).

Silber und Verbindungen des Silbers

Silber ist ein entbehrliches Spurenelement. Die stabilste Oxidationsstufe von Silber ist **I**. Elementares Silber (z. B. kolloidales Silber) und Silberverbindungen (z. B. Silbernitrat) finden Anwendung als Adstringenzien, Antiseptika und

Desinfizienzien. Silbernitrat AgNO₃ ist wichtiges Reagenz und Arzneistoff in Ph. Eur.

- **Ammonikalische Silbenitrat-Lösung** *R* enthält den Diamminsilberkomplex $[Ag(NH_3)_2]^\oplus$ und kann als Tollens-Reagenz zum Nachweis von Aldehyden und reduzierenden Kohlenhydraten in Form der Silberspiegelprobe dienen (s. Kap. 13.6.2).
- **Silbernitrat** wird als Reagenz zur Identitätsprüfung der Halogenide Bromid, Chlorid und Iodid genutzt (s. Kap. 19.3.3). Diese Reaktion dient auch als **Identitätsreaktion Ph. Eur. 2.3.1 auf Silber**.

Identitätsreaktion Die vorgesehene Prüflösung wird mit Salzsäure *R* versetzt. Es muss ein zusammenballender, weißer Niederschlag von Silberchlorid entstehen, der durch Zusatz von verdünnter Ammoniak-Lösung als Diamminsilberkomplex wieder in Lösung geht.

$$Ag^\oplus + H^\oplus + Cl^\ominus \rightarrow AgCl \downarrow + H^\oplus$$
$$AgCl + 2\,NH_3 \rightarrow [Ag(NH_3)_2]^\oplus + Cl^\ominus$$

19.10.2 Nebengruppe II A – Zinkgruppe

In diese Gruppe gehören die Elemente Zink Zn, Cadmium Cd und Quecksilber (Hg, lat. *hydrargyrum*: Quecksilber). Die Elemente treten alle mit der Oxidationszahl **II** auf, Quecksilber außerdem mit der Oxidationszahl **I**.

Zink und Verbindungen des Zinks

Zink ist ein essentielles Spurenelement und befindet sich u. a. als Zentralatom in Enzymen. Zink ist ein unedles Metall, das nur gebunden vorkommt. Zinkverbindungen sind pharmazeutisch von Bedeutung. Sie werden als Zink-Substitutionsmittel wie beispielsweise Zinkacetat $Zn^{2\oplus}\,[H_3C-COO^\ominus]_2$, Zinkchlorid $ZnCl_2$, Zinkgluconat, Zinksulfat $ZnSO_4$ und in der Dermatologie als Adstringenzien und Antiseptika (Zinkacetat, Zinkoxid, Zinksulfat) eingesetzt. Vor allem Zinkoxid ZnO ist der wirksame Bestandteil zahlreicher entsprechender Rezepturen wie Zinköl, weiche Zinkpaste, Zinkoxidschüttelmixtur DAC und Zinkoxid-Emulsionsschüttelmixtur 18 %, alle aus dem NRF.

In Ph. Eur. findet elementares Zink als Zink *RV* (Urtitersubstanz) Verwendung zur komplexometrischen Einstellung der Natriumedetat-Maßlösungen. Das Verfahren ist in Kapitel 10.5.3 beschrieben. Bei allen Monographien von Zinkverbindungen lässt Ph. Eur. 2.3.1 die **Identität auf Zink** wie folgt überprüfen:

Die vorgeschriebene Prüflösung der Zinkverbindung ist mit 0,2 ml konzentrierter Natriumhydroxid-Lösung zu versetzen. Dabei entsteht ein weißer Niederschlag von Zinkhydroxid, der nach Zusatz weiterer 2 ml konzentrierter Natriumhydroxid-Lösung als Tetrahydroxozinkat-Komplex wieder in Lösung geht. **Identitätsreaktion**

$$Zn^{2\oplus} + 2\ OH^{\ominus} \rightarrow Zn(OH)_2 \downarrow$$

$$Zn(OH)_2 + 2\ OH^{\ominus} \rightarrow [Zn(OH)_4]^{2\ominus}$$
Tetrahydroxozinkat-Komplex

Wird das alkalische Milieu durch Zusatz von Ammoniumchlorid-Lösung R abgeschwächt, bleibt die Lösung klar, da der Tetrahydroxozinkat-Komplex durch Ligandenaustauschreaktion (s. Kap. 5.4.4) in einen ebenfalls löslichen Tetramminzink-Komplex übergeht.

$$[Zn(OH)_4]^{2\ominus} + 4\ NH_4^{\oplus} \rightleftharpoons [Zn(NH_3)_4]^{2\oplus} + 4\ H_2O$$
Tetramminzink-Komplex

Setzt man anschließend Natriumsulfidlösung zu, so bildet sich ein flockiger weißer Niederschlag von Zinksulfid.

$$[Zn(NH_3)_4]^{2\oplus} + S^{2\ominus} \rightarrow ZnS \downarrow + 4\ NH_3$$

Auch die **Gehaltsbestimmung** lässt Ph. Eur. (2.5.11) bei allen Zinkverbindungen komplexometrisch mit Natriumedetat-Lösung (0,1 mol/l) und Xylenolorange-Verreibung R durchführen. Die Pufferung erfolgt mit Methenamin (s. Kap. 10.5.3). **Gehaltsbestimmung**

Quecksilber und Verbindungen des Quecksilbers

Quecksilber gehört zu den edlen Metallen (s. Kap. 7.3.6 → Redox-Reihe). Es ist das einzige bei Raumtemperatur flüssige Metall. Zu beachten ist, dass Quecksilber leicht flüchtig ist und die toxischen Quecksilberdämpfe zu chronischer Quecksilbervergiftung führen können. Verschüttetes Quecksilber muss deswegen umgehend fachgerecht entsorgt werden z. B. durch bestreuen mit Zinkstaub. Dabei entsteht eine Zink-Quecksilber-Legierung. Legierungen des Quecksilbers werden *Amalgame* genannt.

Sehr giftig sind auch resorbierbare (lösliche) Quecksilberverbindungen wie beispielsweise Quecksilber(II)-chlorid $HgCl_2$ (*Sublimat*) und Quecksilber(II)-acetat $Hg^{2\oplus}$ $[H_3C-COO^{\ominus}]_2$. Die Giftwirkung beruht auf der Blockade der Sulfhydrylgruppen von Enzymen durch das Quecksilber (s. a. Arsenvergiftung Kap. 19.5.4). Symptome einer akuten Quecksilbervergiftung sind Erbrechen, Gastroenteritis, Schock und Anurie. Zu den Symptomen einer chronischen Vergiftung gehören vor allem eine Schädigung des Nervensystems mit Tremor, Schlaflosigkeit, Angstgefühlen, Sprachstörungen und Reizbarkeit. Bei der Therapie der akuten Vergiftung wird u. a. DMPS (s. Kap. 19.5.4), zur Therapie der chronischen Vergiftung *Penicillamin* (ein Abbauprodukt des Penicillins) als Antidot eingesetzt.

Quecksilberhaltige Arzneistoffe spielen eine untergeordnete Rolle, sind obsolet oder bedenklich (z. B. Quecksilber(I)-chlorid und Quecksilber(II)-oxid). Bedenkliche Stoffe/Rezepturen dürfen nicht abgegeben werden.

Ph. Eur. führt folgende Quecksilberverbindungen als Monographien:
- Quecksilber(II)-chlorid (Anwendung als Hautdesinfizienz obsolet),
- Phenylmercuriborat (Gemisch aus Phenylquecksilber(II)-orthoborat und Quecksilber(II)-hydroxid), Konservierungsstoff für Ophthalmika,
- Phenylmercurinitrat (Gemisch aus Phenylquecksilber(II)-nitrat und Quecksilber(II)-hydroxid), Konservierungsstoff für Ophthalmika,
- Phenylquecksilber(II)-acetat, Konservierungsstoff in Emulsionen und Salben; Antiseptikum und Desinfektionsmittel,
- Thiomersal (Natrium-2-(ethylmercuriothio)benzoat), Konservierungsstoff für Ophthalmika und Parenteralia.

Die quecksilberhaltigen Konservierungsstoffe sind zunehmend durch quecksilberfreie Konservierungsstoffe wie z. B. Benzalkoniumchlorid (s. Kap. 17.1.1) ersetzt worden.

Quecksilber und weitere Quecksilberverbindungen von Ph. Eur. dienen vereinzelt als Reagenzien, wie z. B.
- **Quecksilber** R, dient der Herstellung von Millons Reagenz R,
- **Millons Reagenz** R, eine Quecksilbernitrat-Lösung (selten eingesetzt; verwendet zur Identitätsprüfung von Tubocurarinchlorid),
- **Nesslers Reagenz** R, enthält Kaliumtetraiodomercurat(II) $K_2[HgI_4]$ (Einsatz bei der Grenzprüfung auf Ammonium Ph. Eur. 2.4.1),
- Quecksilber(II)-chlorid R bei der Identitätsreaktion b auf Eisen (s. Kap. 19.10.5).

Die **Identitätsreaktionen auf Quecksilber** gemäß Ph. Eur. 2.3.1 werden wie folgt durch geführt:

Identitätsreaktion a	Von der vorgeschriebenen Prüflösung werden 0,1 ml auf eine blanke Kupferfolie gebracht. Es muss ein dunkelgrauer Fleck entstehen, der beim Reiben mit Filterpapier blank wird. Zur Erklärung kann hier auf den Versuch in Kapitel 5.5.3 (Eisennagel in Kupfersulfatlösung) und die Redox-Reihe (Kap. 7.3.6) zurückgegriffen werden. Da Quecksilber edler ist als Kupfer, gibt das unedlere Kupfer Elektronen an die Quecksilber-Ionen ab und scheidet dadurch das edle Metall Quecksilber auf dem blanken Kupferblech ab. $Cu + Hg^{2\oplus} \rightarrow Cu^{2\oplus} +$ **Hg** $\downarrow$ Erhitzt man den trockenen Fleck (Abzug) im Reagenzglas, so verschwindet dieser, da das Quecksilber sublimiert.
Identitätsreaktion b	Die vorgeschriebene Prüflösung wird mit verdünnter Natriumhydroxid-Lösung R bis zur stark alkalischen Reaktion (Universalindikatorpapier einsetzen) versetzt. Es muss sich ein schnell absetzender gelber Niederschlag von Quecksilber(II)-oxid bilden. $Hg^{2\oplus} + 2\,OH^{\ominus} \rightarrow\ HgO \downarrow + H_2O$ gelb Quecksilber(I)-Salze ergeben unter diesen Reaktionsbedingungen einen schwarzen Niederschlag von feinverteiltem Quecksilber.
Gehaltsbestimmung	Die **Gehaltsbestimmung** von Quecksilber kann durch komplexometrische Titration erfolgen. Ph. Eur. setzt hier ein Rücktitrationsverfahren ähnlich wie bei Aluminium (s. Kap. 19.7.3) ein. Ein weiteres Gehaltsbestimmungsverfahren ist die Fällungstitration z. B. bei Phenylmercuriborat, Phenylquecksilber(II)-acetat und Phenylmercurinitrat (s. Kap. 10.4.2).

19.10.3 Nebengruppe VI A – Chromgruppe

Pharmazeutisch relevante Elemente dieser Nebengruppe sind Chrom Cr, Molybdän Mo und Wolfram W. Es handelt sich um unedle Metalle, die durch eine passivierende, dünne Oxidschicht gegen Einfluss von Luft und Wasser beständig sind (*Korrosionsbeständigkeit*). Wolfram ist das Metall mit der höchsten Schmelztemperatur (Schmp. 3410 °C, Sdp. 5930 °C), deswegen wird es u. a. als Wolframglühfaden in Glühbirnen eingesetzt. Nur auf Chrom und seine Verbindungen wird hier eingegangen.

Chrom und Verbindungen des Chroms

Chrom ist das wichtigste Legierungsmetall in nicht rostenden und hitzebeständigen Stählen.

Die stabilste Oxidationszahl von Chrom ist **III**, die maximale Oxidationszahl **VI**.

Kaliumdichromat $K_2\overset{VI}{Cr}_2O_7$ ist ein starkes Oxidationsmittel (Übergang von Cr(VI) in Cr(III)) und wird z. B. bei den Identitätsprüfungen auf Iodid (s. Kap. 19.3.3) und Paracetamol (s. Kap. 17.1.2) in dieser Funktion angewandt. Die Reaktionsgleichung für den Iodidnachweis befindet sich in Kapitel 7.3.7.

Eine Reihe von Metallen bilden schwer lösliche Chromate, beispielsweise $AgCrO_4$ und $PbCrO_4$. Eine Anwendung findet hier **Kaliumchromat** $K_2\overset{VI}{Cr}O_4$ als Reagenz bei der Identitätsreaktion a des Bleinachweises (Kap. 19.6.5).

Chrom-Lösungen (0,1 %, 100 ppm und 0,1 ppm Cr) als Referenzlösungen für Grenzprüfungen Ph. Eur. 4.1.2 enthalten entsprechende Mengen von Kaliumdichromat.

19.10.4 Nebengruppe VII A – Mangangruppe

Pharmazeutisch relevante Elemente dieser Nebengruppe sind Mangan Mn und Technetium Tc.

Mangan und Verbindungen des Mangans

Mangan ist ein unedles Metall und nach Eisen das häufigste Schwermetall. Mangan löst sich in Säuren unter Wasserstoffentwicklung. Physiologisch spielt Mangan als Spurenelement eine Rolle in unserem Organismus, beispielsweise als Kofaktor für enzymatische Reaktionen.

Mangan tritt in seinen Verbindung hauptsächlich mit den Oxidationszahlen II, IV und VII auf, wobei **II** die beständigste Oxidationsstufe ist.

Mangan(II) bildet mit zahlreichen Anionen Salze, z. B. Mangan(II)-sulfat $MnSO_4$.

Mangan(VII)-Verbindungen sind nur als Sauerstoffverbindungen beständig. Am wichtigsten ist hier ein Sauerstoff-Anion-Komplex, das **Permanganat-Ion** $MnO_4^{\ominus}$ im Kaliumpermanganat. Es handelt sich um ein starkes Oxidationsmittel, das pH-abhängig unterschiedliche Redox-Reaktionen eingeht:

1. in **saurer Lösung** Reduktion des Permanganat-Ions unter Aufnahme von 5 Elektronen zum Mangan(II)-Ion (s. Kap. 10._3.7),

$$\overset{VII}{Mn}O_4^{\ominus} + 5\ e^- + 8\ H^{\oplus} \rightleftharpoons \overset{II}{Mn}^{2\oplus} + 4\ H_2O$$
$$\text{violett} \qquad\qquad\qquad\qquad \text{blassrosa}$$

2. in **neutraler** und **schwach alkalischer** Lösung Reduktion des Permanganat-Ions unter Aufnahme von 3 Elektronen zum Mangan(IV)-Ion im schwer löslichen Mangan(IV)-oxid (Braunstein).

$$\overset{VII}{MnO_4^{\ominus}} + 3\ e^- + 2\ H_2O \rightleftharpoons \overset{IV}{MnO_2} \downarrow + 4\ OH^{\ominus}$$
violett — dunkelbraun

Kaliumpermanganat-Lösungen sind unbeständig. Die Zerfallsreaktion wird durch Licht katalysiert. Die Maßlösungen sind deswegen in dunklen Flaschen aufzubewahren. Kaliumpermanganat ist in Form der Kaliumpermanganat-Maßlösungen Grundlage der Permanganometrie, die in Kapitel 10.3.7 erklärt wurde. Da Kaliumpermanganat Mikroorganismen oxidativ zerstört, kann es technisch zur Wasserreinigung verwendet werden.

Pharmazeutisch verwendete Manganverbindungen. Als Arzneistoffe für die Zufuhr von Mangan als **Spurenelement** werden Mangan(II)-chlorid $MnCl_2$, Mangan(IV)-oxid und Mangan(II)-sulfat $MnSO_4$ (Ph. Eur. *M*) eingesetzt.
Als Identitätsreaktion auf Mangan(II)-Ionen lässt Ph. Eur. mit Ammoniumsulfid-Lösung *R* prüfen. Dabei muss ein blassrosafarbener Niederschlag von schwer löslichem Mangan-II-sulfid entstehen.

$$Mn^{2\oplus} + S^{2\ominus} \rightarrow MnS \downarrow$$
blassrosa

Kaliumpermanganat hat in Ph. Eur. Bedeutung als Reagenz, Bestandteil einer Monographie und Maßlösung (s. Kap. 10.3.3 und 10.3.7). Bei der Identitätsprüfung von Kaliumpermanganat gemäß Ph. Eur. wird das Permanganat-Ion in alkalischer Lösung durch Ethanol zu dunkelbraunem Mangan(IV)-oxid reduziert. Ethanol wird dabei zu Essigsäure oxidiert.

$$4\ MnO_4^{\ominus} + 3\ H_3C-CH_2OH \rightleftharpoons 4\ MnO_2 \downarrow + 3\ H_3C-COO^{\ominus} + 4\ H_2O + OH^{\ominus}$$
violett — dunkelbraun

Die **Mangan-Lösung (100 ppm Mn)** als Referenzlösung für Grenzprüfungen enthält eine entsprechende Menge Mangan(II)-sulfat.

Technetium
Dieses nur künstlich darstellbare radioaktive Metall ist ein β-Strahler und wurde bereits im Abschnitt zur Radioaktivität (s. Kap. 3.5) beschrieben. Eine umfangreiche Reihe von Technetiumverbindungen z. B. für diagnostische Zwecke findet sich in Ph. Eur. als „Einzelmonographien zu radioaktiven Arzneimitteln".

19.10.5 Nebengruppe VIII A – Eisengruppe und Platinmetalle

Die Nebengruppe VIII A gliedert sich entsprechend den Ähnlichkeiten ihrer Elemente untereinander in die
- Eisengruppe mit Eisen Fe, Cobalt Co, Nickel Ni und
- die Gruppe der Platinmetalle mit den 6 weiteren Elementen dieser Nebengruppe.

Nur die Elemente Eisen, Cobalt, Nickel und Platin spielen pharmazeutisch eine mehr oder weniger bedeutende Rolle. Der Schwerpunkt dieser Ausführungen liegt bei der Eisengruppe und hier vor allem bei Eisen und seinen Verbindungen.

Gruppeneigenschaften der Eisengruppe

- **Oxidationszahlen:** Bei Eisen sind nur die Oxidationszahlen **II** und **III** von Belang. Bei Cobalt ist in seinen Salzen (z. B. Cobalt(II)-chlorid) die Oxidationsstufe **II** und bei seinen Komplexen (z. B. Natriumhexanitrocobaltat(III)) die Oxidationsstufe **III** die stabilere. Bei Nickelverbindungen herrscht die Oxidationszahl **II** vor.
- Alle drei Elemente sind **Komplexbildner**.
- Die Salze und Komplexe aller drei Elemente sind meist **farbig**.

Eisen und Verbindungen des Eisens

Vorkommen und Eigenschaften. Als unedles Metall kommt Eisen in Verbindungen z. B. als Roteisenstein Fe_2O_3 vor. Es ist nach Aluminium das zweithäufigste Metall der Erdrinde und unser wichtigstes Gebrauchsmetall. Durch Reduktion von Eisenoxiden mit Koks im Hochofenprozess entsteht das spröde *Roheisen* mit einem Kohlenstoffgehalt von 3,5 bis 4,5 %. Um daraus *Stahl*, d. h. verformbares Eisen zu machen, müssen der Kohlenstoffgehalt reduziert und der Gehalt an Begleitelementen wie z. B. Sauerstoff, Schwefel, Phosphor, Silicium durch verschiedene Verfahrenstechniken stark vermindert werden.

Als unedles Metall löst sich Eisen in Säuren. Charakteristisch für Eisen ist das *Rosten*, ein Korrosionsprozess. Darunter wird die Bildung von rotbraunem („rostrotem") Eisen(III)-oxidhydroxid FeO(OH) an feuchter Luft oder in sauerstoffhaltigem Wasser verstanden. Durch *Verzinken* des Eisens wird das Rosten verhindert. Man spricht von einem *Korrosionsschutz*. Im Vergleich zu Eisen ist Nickel sehr korrosionsbeständig.

Während die technische Bedeutung des Eisens auf der Hand liegt, ist uns die physiologische Bedeutung nicht immer so präsent.

Physiologische Bedeutung des Eisens. Eisen ist ein essentielles Spurenelement mit einer empfohlenen täglichen Zufuhr von 10 mg. Funktionen des Eisens im menschlichen Organismus sind

- die Sauerstoffversorgung von Geweben und Organen. Dazu dienen das *Hämoglobin* der Erythrozyten und der rote Muskelfarbstoff *Myoglobin*. Hämoglobin bindet Sauerstoff durch Atombindung an das zentrale Eisen-Ion mit der Oxidationszahl II, ohne dass diese sich ändert. Durch diese *Oxygenierung* geht Hämoglobin in *Oxyhämoglobin* über. Bei Sauerstoffabgabe am Ort des Sauerstofbedarfs entsteht wieder das *desoxygenierte* Hämoglobin (s. Abb. 19.2).
- Beteiligung an der Biotransformation von Pharmaka z. B. über Cytochrom-P-450-Enzyme (enthalten Eisen).
- Beteiligung an der DNA-Synthese.
- Beteiligung an der Entsorgung von *Sauerstoffradikalen* (Sauerstoff als Träger eines Einzelelektrons, s. Kap. 11.3.1) unter Mitwirkung von Katalase und Peroxidase (ebenfalls eisenhaltige Enzyme).

Die bekannteste Erkrankung im Zusammenhang mit einem Eisenmangel ist die Eisenmangelanämie.

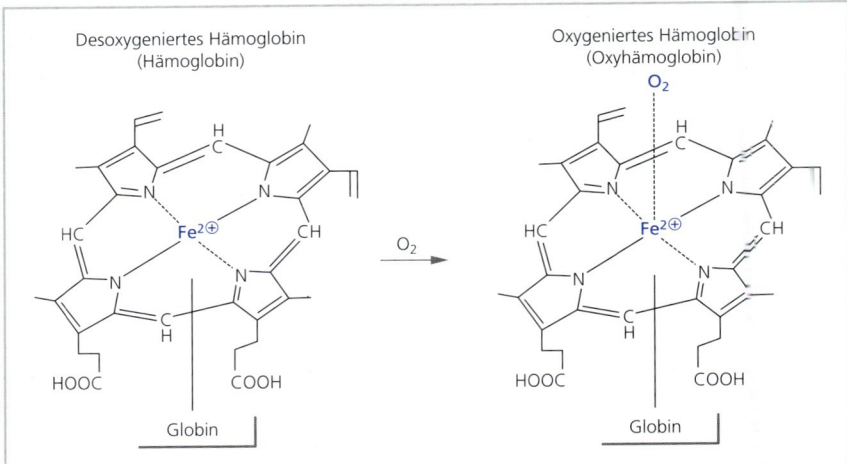

Abb. 19.2 Sauerstoffaufnahme durch Hämoglobin (nach Thews, Mutscher, Vaupel 1999).

Eisen(II)-Verbindungen mit pharmazeutischem Bezug. $Fe^{2\oplus}$-Ionen sind in saurer Lösung stabil. An der Luft erfolgt Oxidation zu $Fe^{3\oplus}$-Ionen (Anwendung des leichten Wechsels der Oxidationsstufe s. Kap. 7.3.5 → Veränderungen der Oxidationszahl bei chemischen Reaktionen). Eisen(II)-Salze sind hydratisierte, kristalline Stoffe, die meist eine grünliche Farbe aufweisen. Beispiele aus Ph. Eur. sind:
- Eisen(II)-sulfat-Heptahydrat $Fe(SO_4) \cdot 7\,H_2O$,
- Eisen(II)-gluconat (Eisensalz der Gluconsäure s. Kap. 15.5.2),
- Eisen(II)-fumarat (Eisensalz der Fumarsäure s. Kap. 14.4.2).

Eisen(III)-Verbindungen mit pharmazeutischem Bezug. $Fe^{3\oplus}$-Ionen sind nur in stark saurer Lösung stabil. Bei höheren pH-Werten fällt rotbraunes Eisen(III)-oxid-Hydrat $Fe_2O_3 \cdot n\,H_2O$ aus. Die Entstehung von Rost wurde oben bereits beschrieben. Eisen(III)-Salze sind hydratisierte, kristalline Stoffe. Beispiele von Eisen(III)-Salzen aus Ph. Eur. sind:
- Eisen(III)-chlorid-Hexahydrat $FeCl_3 \cdot 6\,H_2O$ (s. Kap. 9.4.4, saure Reaktion von Eisen(III)-chlorid-Lösung),
- Eisen(III)-nitrat $Fe(NO_3)_3 \cdot 9\,H_2O$,
- Eisen(III)-sulfat-Pentahydrat $Fe_2(SO_4)_3 \cdot 5\,H_2O$.

Komplexverbindungen des Eisens. (Zur Benennung von Komplexen s. Kap. 5.4.3). Diese Verbindungen sind analytisch bedeutsam und wurden im Verlauf einzelner Kapitel immer wieder erwähnt. Wichtige Eisen(II)- und Eisen(III)-Komplexe bzw. bei Nachweisreaktionen auftretende Eisenkomplexe aus Ph. Eur. sind:
- Kaliumhexacyanoferrat(II) R ($K_4[Fe(CN)_6]$, „gelbes Blutlaugensalz") und
- Kaliumhexacyanoferrat(III) R ($K_3[Fe(CN)_6]$, „rotes Blutlaugensalz"). Sie werden bei den Identitätsreaktionen auf Eisen Ph. Eur. 2.3.1 eingesetzt.
- Eisen(III)-hexacyanoferrat(II) ($\overset{III}{Fe}_4[\overset{II}{Fe}(CN)_6]_3 \cdot n\,H_2O$, *Berlinerblau* oder *Turnbulls-Blau*). Es tritt als Nachweisprodukt bei den Identitätsreaktionen von Eisen auf.

- **Blutrote Komplexe** unterschiedlicher Zusammensetzung, z. B. $[Fe(SCN)(H_2O)_5]^{2\oplus}$, die sich aus $Fe^{3\oplus}$-Ionen und $SCN^{\ominus}$-Ionen bilden. Diese Komplexbildung ist ebenfalls Bestandteil der Identitätsreaktionen auf Eisen (s. u.).
- **Natriumpentacyanonitrosylferrat(II)** $Na_2[Fe(CN)_5(NO)] \cdot 2\ H_2O$, das unter der Bezeichnung *Nitroprussidnatrium M* und *R* in Ph. Eur. u. a. als Reagenz beim Lactat- und Citratnachweis (s. Kap. 14.5.1 → Eigenschaften der Milchsäure und Kap. 14.5.2) und im Rahmen der Reinheitsprüfung von Paracetamol (s. Kap. 17.1.2) eingesetzt wird.

Pharmazeutische Aspekte des Eisens

Eisen(II)- und Eisen(III)-Salze werden als Antianämika, d. h. zur Prophylaxe und Therapie von Eisenmangelzuständen eingesetzt. Wegen ihrer besseren Resorbierbarkeit aus dem Dünndarm dienen Eisen(II)-Salze der oralen Prophylaxe und Therapie, während Eisen(III)-Salze in der Regel zur parenteralen Behandlung angewandt werden.

Eisen(II)-Salze als Antianämika: Eisen(II)-aspartat, Eisen(II)-fumarat, Eisen(II)-gluconat, Eisen(II)-sulfat. **BEISPIELE**

Eisen(III)-Salze als Antianämika: Eisen(III)-gluconat, Eisen(III)-hydroxid-Dextran-Komplex, Eisen(III)-hydroxid-Saccharose-Komplex. **BEISPIELE**

Eisen(III)-hexacyanoferrat(II) dient als **Antidot** bei Thallium- und Radiocäsiumvergiftungen. Dieser Eisenkomplex ist weder giftig noch resorbierbar.

In Ph. Eur. spielt Eisen neben seinem Nachweis in Eisensalzen auch als toxische Verunreinigung in Form von Reinheitsprüfungen auf Eisen und Schwermetalle eine wichtige Rolle.

Identitätsreaktionen auf Eisen (Ph. Eur. 2.3.1).

Die vorgeschriebene Prüflösung der **Eisen(II)**-verbindung wird mit Kaliumhexacyanoferrat(III)-Lösung *R* versetzt. Es entsteht ein tiefblauer Niederschlag von Eisen(III)-hexacyanoferrat(II) $Fe_4[Fe(CN)_6]_3$, der sich in verdünnter Salzsäure *R* nicht löst. **Identitätsreaktion a**

Die vorgeschriebene Prüflösung der **Eisen(III)**-verbindung wird mit verdünnter Salzsäure *R* und Kaliumthiocyanat-Lösung *R* versetzt. Es entsteht eine Rotfärbung durch die Bildung eines Eisenthiocyanat-Komplexes (s. o.). **Identitätsreaktion b**

$$Z.\,B.\ [Fe(H_2O)_6]^{3\oplus} + SCN^{\ominus} \rightleftharpoons [Fe(SCN)(H_2O)_5]^{2\oplus} + H_2O$$
$$\text{blutrot}$$

Die blutrote Lösung schüttelt man mit Isoamylalkohol *R* oder Ether *R* aus und lässt stehen. Die organische Phase muss sich rosa färben, da sich der Komplex in diesen Lösungsmitteln löst. Versetzt man hingegen die Lösung des Komplexes mit Quecksilber(II)-chlorid-Lösung *R*, verschwindet die Rotfärbung, da die $Hg^{2\oplus}$-Ionen den Komplex z. B. unter Bildung von $Hg(SCN)_2$ zerstören.

Die vorgeschriebene Prüflösung der **Eisen(III)**-verbindung wird mit Kaliumhexacyanoferrat(II)-Lösung *R* versetzt. Es entsteht wie bei Identität a ein tiefblauer Niederschlag von Eisen(III)-hexacyanoferrat(II) $Fe_4[Fe(CN)_6]_3$, der sich in verdünnter Salzsäure *R* nicht löst. **Identitätsreaktion c**

Grenzprüfung auf Eisen (Ph. Eur. 2.4.9)

Grenzprüfung Die vorgeschriebene Prüflösung wird zunächst mit einer Lösung von Citronensäure R gepuffert, damit keine Metallhydroxide ausfallen. Es erfolgt ein Zusatz von Thioglycolsäure R HS–H$_2$C–COOH (Mercaptoessigsäure) und dann Zusatz von Ammoniak-Lösung R bis die Mischung alkalisch reagiert. Das gebildete Ammoniumthioglycolat bildet mit Fe^{2+}- und Fe^{3+}-Ionen einen purpurrot gefärbten Komplex. Eine Referenzlösung wird in gleicher Weise mit 10 ml Eisen-Lösung (1 ppm Fe) R hergestellt (die Eisen-Lösung enthält Ammoniumeisen(III)-sulfat).
„Nach 5 min darf die zu prüfende Lösung nicht stärker gefärbt sein als die Referenzlösung." Die Einwaage der zu prüfenden Eisenverbindung wird so gewählt, dass bei den als Verunreinigung zulässigen Eisenmengen nur eine Rosafärbung entsteht, die mit der Rosafärbung der Referenzlösung verglichen wird.

Gehaltsbestimmungen von Eisen(II)- und Eisen(III)-Salzen

Gehaltsbestimmung Die **Gehaltsbestimmung** von Eisen(II)-Salzen erfolgt gemäß Ph. Eur. cerimetrisch, wie es in Kapitel 10.3.2 erklärt wurde.
Bei der Gehaltsbestimmung von Eisen(III)-Salzen (z. B. FeCl$_3$) wird das iodometrische Verfahren gewählt. Fe^{3+}-Ionen oxidieren Iodid aus zugesetztem Kaliumiod zu Iod.

$$2\ Fe^{3+} + 2\ I^{-} \rightarrow 2\ Fe^{2+} + I_2$$

Freigesetzes Iod wird mit Natriumthiosulfat-Lösung (0,1 mol/l) unter Verwendung von Stärke-Lösung als Indikator titriert.

$$2\ S_2O_3^{2-} + I_2 \rightarrow S_4O_6^{2-} + 2\ I^{-}$$

Pharmazeutisch relevante Cobalt- und Nickelverbindungen

Cobalt ist Zentralatom im Vitamin B$_{12}$ (Cyanocobalamin Ph. Eur.). Ein Mangel an Vitamin B$_{12}$ verursacht perniziöse Anämie.

Ph. Eur. führt zu nukleardiagnostischen Zwecken eine Reihe von Cyanocobalamin-Zubereitungen, die radioaktive Isotope des Cobalts enthalten, z. B. [^{58}Co]Cyanocobalamin-Kapseln.

Weitere Cobalt-Verbindungen von Ph. Eur. dienen als Reagenzien. Natriumhexanitrocobaltat(III) R wurde bereits als Nachweisreagenz auf Kalium-Ionen (s. Kap. 19.9.5) und Cobalt(II)-chlorid in einem Komplex als Feuchtigkeitsindikator (s. Kap. 5.4.4) im Blaugel beschrieben.

Nickel spielt eine Rolle in Reagenzien wie beispielsweise Nickelsulfat NiSO$_4$ zur Herstellung von Nickel-Lösung (10 ppm Ni) R als Referenzlösung für Grenzprüfungen. Diese Grenzprüfung auf Nickel (z. B. bei Eisen(II)-fumarat) wird mit Hilfe der Atomabsorptionsspektroskopie durchgeführt.

Pharmazeutisch relevante Platinverbindungen

Als Beispiel aus Ph. Eur. sei hier nur das Cisplatin [PtCl$_2$(NH$_3$)$_2$] genannt. Cisplatin gehört zu den Platin-Komplexen, die als Zytostatika eingesetzt werden.

Cisplatin
cis-Diammindichloroplatin(II)

Bei der Zusammenfassung dieses Kapitels geht es hauptsächlich um Aufbau und Struktur des Kapitels und nicht um die Kurzfassung wichtiger Inhalte.

Gliederung und Strukturierung des Kapitels nehmen ihren Ausgang vom PSE. Den Anfang machen die Edelgase mit der abgeschlossenen Elektronenkonfiguration ihrer Außenschale und den sich daraus ergebenden Eigenschaften. Es schließt sich eine Erläuterung der Sonderstellung des Wasserstoffs an. Er ist von den Eigenschaften her ein typisches Nichtmetall trotz seiner Stellung bei der Hauptgruppe I. Die **Hauptgruppen** des PSE werden nun von den Halogenen – Hauptgruppe **VII** – ausgehend bis zu den Alkalimetallen – Hauptgruppe **I** – behandelt. Da sich die Eigenschaften der Halogene besonders gut zusammenfassen lassen, sind diese in einer Tabelle dargestellt. Im weiteren Verlauf werden dann nur noch Chloride, Bromide und Iodide besprochen. Auch die sich anschließenden **Nebengruppenelemente** werden entsprechend ihrer Gliederung im PSE bearbeitet. Die Anzahl der besprochenen Nebengruppenelemente wird durch Beschränkung auf pharmazeutisch wichtige Vertreter stark reduziert.

Der **inhaltliche Verlauf** der einzelnen Kapitelabschnitte ist schematisch aufgebaut: So sind in der Regel zu Beginn jeder Hauptgruppe die Gruppeneigenschaften in Form von Gemeinsamkeiten, besonderen Eigenschaften und sich ändernden Eigenschaften tabellarisch vorangestellt. Dabei geht es hauptsächlich z.B. um auftretende Oxidationszahlen, Elektronegativität und Metallcharakter. Bei den Nebengruppenelementen sind gemeinsame Eigenschaften für alle Nebengruppenelemente zu Beginn zusammengefasst (s. Kap. 19.10).

Das weitere Vorgehen ist wegen der Vielzahl der Stoffe streng exemplarisch. Dem **Vorkommen** und den **Eigenschaften** pharmazeutisch bedeutsamer Elemente folgen die meist **anorganischen Verbindungen** dieser Elemente. Dabei wird ein **physiologischer, pharmakologischer** und gegebenenfalls **technischer** (z.B. Eisen) **Bezug** hergestellt, wo es wichtig oder von Interesse erscheint. Stets liegt auf dem **pharmazeutischen Bezug** ein Schwerpunkt, der sich eng an Ph. Eur. orientiert und sowohl Arznei- als auch Hilfsstoffe berücksichtigt. In diesem Zusammenhang stehen **analytische Aspekte** (u.a. Identitätsreaktionen, Gehaltsbestimmungen, Grenzprüfungen) und auch **toxikologische Gesichtspunkte** (z.B. bei Arsen, Thallium, Quecksilber) im Mittelpunkt.

In dem beschriebenen inhaltlichen Verlauf sind **Wiederholung, Anwendung und Vertiefung** von stoffübergreifenden Inhalten aus der allgemeinen Chemie durch entsprechende Rückgriffe eingearbeitet. Dadurch wird Ihnen sicher bewusst, dass trotz des großen Umfangs dieses Kapitels nicht alles neu gelernt werden muss. Einige Beispiele belegen diesen Sachverhalt:

ZUSAMMENFASSUNG
Pharmazeutisch relevante Elemente und Verbindungen

ZUSAMMENFASSUNG
Pharmazeutisch relevante Elemente und Verbindungen

- Eine Beeinflussung des **chemischen Gleichgewichts** (s. Kap. 9.3) findet sich u. a. bei der Identitätsreaktion von Aluminium (s. Kap. 19.7.3). Der Tetrahydroxoaluminat-Komplex zerfällt bei Zusatz von sauer reagierendem Ammoniumchlorid, da die dadurch bedingte Konzentrationsverminderung der $OH^\ominus$-Ionen auf der linken Seite eine „Gleichgewichtsverschiebung nach links" bewirkt:

$$Al(OH)_3 + OH^\ominus \rightleftharpoons [Al(OH)_4]^\ominus$$

- Eine **Säure-Base-Reaktionen als Methode der Salzbildung** (s. Kap. 7.2 6) ist die Umsetzung von Bismut(III)-oxid mit Salzsäure (s. Kap. 19.5.6):

$$Bi_2O_3 + 6\ HCl \rightarrow 2\ Bi^{3\oplus} + 6\ Cl^\ominus + 3H_2O$$

- Eine **Redox-Reaktion** (s. Kap. 7.3) liegt bei der Prüfung auf Sulfit vor, das im Rahmen der Identitätsreaktion auf Sulfat ausgeschlossen werden muss (s. Kap. 19.4.3):

$$SO_3^{2\ominus} + I_2 + H_2O \rightarrow SO_4^{2\ominus} + 2\ I^\ominus + 2\ H^\oplus$$

- Eine **Fällungsreaktion** (s. Kap. 7.1.5) wird im Rahmen des Bleinachweises bei der Identitätsreaktion a durchgeführt (s. Kap. 19.6.5):

$$Pb^{2\oplus} + CrO_4^{2\ominus} \rightarrow PbCrO_4 \downarrow$$
$$\text{Blei(II)-chromat (gelb)}$$

- Eine **Komplexbildung** (s. Kap. 5.4.1) liegt bei der Identitätsreaktion a auf Natrium mit der Bildung des Natriumhexahydroxoantimonat(V)-Komplexes vor (s. Kap. 19.9.5):

$$K^\oplus + [Sb(OH)_6]^\ominus + Na^\oplus \rightarrow Na[Sb(OH)_6] \downarrow + K^\oplus$$

Alle vier in Kapitel 10 besprochenen **maßanalytischen Bestimmungen** sind mit zahlreichen Beispielen im vorliegenden Kapitel zu finden.

- Die **Säure-Base-Titration** (s. Kap. 10.2) wird u. a. zur Gehaltsbestimmung von Natriumcarbonat eingesetzt (s. Kap. 19.6.2):

$$2\ Na^\oplus + CO_3^{2\ominus} + 2\ H^\oplus + 2\ Cl^\ominus \rightarrow 2\ Na^\oplus + 2\ Cl^\ominus + CO_2 \uparrow + H_2O$$

- Die **Redox-Titration** (s. Kap. 10.3) wird u. a. bei der Gehaltsbestimmung von Eisen(III)-salzen – hier als iodometrisches Verfahren – angewandt (s. Kap. 19.10.5):

$$2\ Fe^{3\oplus} + 2\ I^\ominus \rightarrow 2\ Fe^{2\oplus} + I_2$$
$$2\ S_2O_3^{2\ominus} + I_2 \rightarrow S_4O_6^{2\ominus} + 2\ I^\ominus$$

- Die **Fällungstitration** (s. Kap. 10.4) findet Anwendung bei der Gehaltsbestimmung von Kaliumchlorid (s. Kap. 19.3.3).
- Die **komplexometrische Titration** (s. Kap. 10.5) wird u. a. bei der Gehaltsbestimmung von Zinkverbindungen eingesetzt (s. Kap. 19.10.2).

Übungen zu Kapitel 19

1. Suchen Sie 5 bis 10 Reaktionsgleichungen von Redox-Reaktionen heraus. Tragen Sie bei den an der Redox-Reaktion beteiligten Reaktionspartnern die Oxidationszahlen ein und geben Sie an, wie viele Elektronen abgegeben bzw. aufgenommen werden.

2. Ermitteln Sie drei Säure-Base-Reaktionen und tragen sie jeweils die korrespondierenden Säure-Base-Paare ein.

3. Ermitteln Sie drei Gleichgewichtsreaktionen und erklären Sie Möglichkeiten der Verschiebung mit dem **Prinzip vom kleinsten Zwang** (s. Kap. 9.3).

4. Suchen Sie 5 Fällungsreaktionen heraus und ermitteln Sie das Löslichkeitsprodukt des Niederschlags anhand von Tabelle 9.1.

5. Stellen Sie 5 Komplexbildungsreaktionen aus diesem Kapitel zusammen und benennen Sie jeweils den Komplex. Auch Ligandenaustauschreaktionen sind statthaft.

6. In Kapitel 7.2.6 waren verschiedene Methoden der Salzbildung mit Prinzip zusammengestellt worden. Suchen Sie mindestens 4 Salzbildungen heraus und ordnen Sie diese dem entsprechenden Prinzip zu. Auch nicht genannte Salzbildungsmethoden können aufgeführt werden.

7. Stellen Sie einen Zusammenhang zwischen den Oxidationszahlen (auch Bindigkeit) der **Hauptgruppenelemente** und ihrer Stellung im PSE her. Geben Sie Beispiele zu Ihren Vorschlägen.

8. Stellen Sie die in diesem Kapitel erwähnten Mengenelemente und essentiellen Spurenelemente tabellarisch zusammen. Ermitteln Sie den täglichen Bedarf oder die empfohlene tägliche Zufuhr, wo es sinnvoll ist. Geben Sie die Mengen in Milligramm und Millimol an. Nehmen Sie gegebenenfalls Fachliteratur zu Hilfe.

20 Antworten zu den Fragen und Übungen

Kapitel 1

Frage 1 Eis, „flüssiges" Wasser, Wasserdampf.

Frage 2 Beispiel: Reaktion von Wasserstoff mit Sauerstoff:
$2\,H_2 + O_2 \rightarrow 2\,H_2O$

Frage 3 Schwefeldioxid aus Verbrennungsgasen, z. B. nicht entschwefelter Kohle, löst sich in dem Wasserdampf der Luft und bildet mit dem Wasser eine Säure, die mit dem Regen unseren Boden erreicht.

Frage 4 $C + O_2 \rightarrow CO_2$

Frage 5 Sauerstoff ist reaktionsfreudiger, d.h. ist aufgrund seines Atombaus eher reaktionsbereit als Stickstoff.

Frage 6 Beispiele: Schwefelsäure H_2SO_4, Schwefelwasserstoff H_2S.

Frage 7 In unserem gesamten Stoffwechselgeschehen z. B. Abbau der Nährstoffe durch Enzyme.

Frage 8 Beispiel: Mehrere Wirkstoffe besitzen das gleiche chemische Grundgerüst wie z.B. die Penicilline. Ein neu auf dem Markt erscheinendes Arzneimittel, das ebenfalls einen Wirkstoff mit dem Penicillingrundgerüst enthält, lässt sich als solches rasch erkennen und gestattet eine entsprechende Zuordnung.

Kapitel 2

Frage 1
a) Chemischer Vorgang (Reaktion)
b) Physikalische Vorgänge (Pharmakon wird in der Regel chemisch noch nicht verändert)
c) Physikalischer Vorgang
d) Chemischer Vorgang (Bildung von Chlorwasserstoff)
e) Physikalischer Vorgang

Frage 2 Iodsalz ist ein Stoffgemisch, wie ein Blick auf die Deklaration einer entsprechenden Packung zeigt. Neben Natriumchlorid ist Kaliumiodat und Trennmittel enthalten.

Frage 3 Farbe, Aggregatzustand, Löslichkeit in Wasser, Ethanol und Ether, Schmelztemperatur.

Frage 4 Bei Glucose handelt es sich um eine Verbindung aus den Elementen Kohlenstoff, Wasserstoff und Sauerstoff (Formel: $C_6H_{12}O_6$).

Frage 5

CO_2: Atomanzahlenverhältnis $C:O = 1:2$
Massenverhältnis $C:O = 12\,u : 32\,u$, in Gramm: $12\,g : 32\,g$
H_2SO_4: Atomanzahlenverhältnis $H:S:O = 2:1:4$
Massenverhältnis $H:S:O = 2\,u : 32\,u : 64\,u$, in Gramm $2\,g : 32\,g : 64\,g$

Frage 6

$CaCl_2$ (eine kristalline Verbindung): $40{,}1\,u + 2 \times 35{,}5\,u = 111{,}1\,u$
C_2H_6O: $2 \times 12\,u + 6 \times 1\,u + 16\,u = 46\,u$

Frage 7

a) M_r (Paracetamol) 151,2
3 mol Paracetamol = 453,6 g
b) $6{,}0 \cdot 10^{23}$ Fructosemoleküle
$M = 180{,}2$ g/mol
c) $n = m : M$, $n = 710\,g : 142{,}0\,g/mol = 5$ mol

Frage 8

a) 22,4 l ($6{,}0 \cdot 10^{23}$ Teilchen sind 1 mol). Achtung: Edelgase wie Helium kommen atomar und nicht molekular vor!
b) 3 mol Fluor (molekular)

Frage 9

Qualitativ: Magnesium reagiert mit Sauerstoff in einer stark exothermen Reaktion zu Magnesiumoxid. Bei dieser Reaktion wird Energie als Wärmeenergie (blendend weißes Licht) freigesetzt.
Quantitativ: 2 mol Magnesium (s) reagieren mit 1 mol Sauerstoff (g) zu 2 mol Magnesiumoxid (s), dabei werden 1202 kJ Energie freigesetzt. Der Formelumsatz beträgt demnach 1202 kJ; pro mol gebildeten MgO sind es 1202 kJ : 2 = 601 kJ.

Frage 10

Reaktionsgleichung mit reagierenden Stoffmengen in mol:
H_2 + Cl_2 → $2\,HCl$
1 mol = 2,0 g   1 mol = 71,0 g   2 mol = 73,0 g
m(Wasserstoff) : m(Chorwasserstoff) = 2,0 g : 73,0 g
Für die Umrechnung auf die gewünschte Masse von 146 g zu bildenden Chlorwasserstoff lässt sich folgende Verhältnisgleichung aufstellen:
x g Wasserstoff : 146 g = 2,0 g : 73,0 g
daraus ergibt sich:

$$x = \frac{2{,}0\,g \cdot 146\,g}{73\,g} = \textbf{4,0 g Wasserstoff}$$

m(Chlorgas) : m(Chorwasserstoff) = 71,0 g : 73,0 g
Für die Umrechnung auf die gewünschte Masse von 146 g zu bildenden Chlorwasserstoff lässt sich folgende Verhältnisgleichung aufstellen:
x g Chlorgas : 146 g = 71,0 g : 73,0 g
daraus ergibt sich:

$$x = \frac{71{,}0\,g \cdot 146\,g}{73\,g} = \textbf{142,0 g Chlorgas}$$

Frage 11

Lösungsvorschläge z. B.
- Untersuchung aus welchen Bestandteilen ein Stoff aufgebaut ist (Analyse),
- „Künstliche" Herstellung von Verbindungen (Synthese),
- Feststellung der Eigenschaften eines Stoffes,
- Erarbeitung und Deutung von Gesetzmäßigkeiten für chemische Reaktionen.

Antworten zu Kapitel 3   459

Jeder verknüpft das angeeignete Wissen auf eine andere Weise, d. h. die Anfertigung von **Frage 12**
Strukturdiagrammen unterliegt den individuellen Denkstrukturen. Dadurch kann ein solches Strukturdiagramm bei jedem Bearbeiter anders aussehen. Wichtig ist, dass Sie die erlernten Zusammenhänge anhand Ihres Strukturdiagramms rasch wiedererkennen und erklären können.

Kapitel 3

Vorschlag zur Lösung der Frage: **Frage 1**
- Wirklichkeit nicht zu erreichen. Außerdem kann man ein Atom nur unter äußerst aufwendigen Bedingungen „anschauen".
- Z. B. ist der Zustand der Elektronen so komplex, dass eine Darstellung nur vereinfacht möglich ist.
- Entwicklung der Modelle von Dalton über Thomson, Rutherford, Sommerfeld und Bohr.
- Z. B. Schalenmodell, Energiestufenmodell, Kern-Hülle-Modell, Orbitalmodell.

Element	Symbol	Ordnungszahl = Protonenzahl	Neutronenzahl	Elektronenzahl
Fluor	F	9	10	9
Bismut	Bi	83	126	83
Aluminium	Al	13	14	13
Arsen	As	33	42	33

Frage 2

Deuterium besitzt im Atomkern 1 Proton – damit liegt auf jeden Fall Wasserstoff vor – und **Frage 3**
ein Neutron. Tritium besitzt im Atomkern 1 Proton und 2 Neutronen.

Das Element Bor hat die Atommasse 10,8 u, d. h. im Isotopengemisch sind 80 % Bor mit **Frage 4**
der Masse 11 u und 20 % Bor mit der Masse 10 u enthalten.

Wasserstoff ist ein Mischelement, das aus drei Isotopen zusammengesetzt ist (s. Frage 3). **Frage 5**
Die mittlere Atommasse ist deswegen nicht 1,000 u sondern 1,008 u.

Vereinfachte Darstellung: Die Elektronen besitzen in ihrer Bewegung um den Kern eine so **Frage 6**
hohe Energie, dass sie nicht auf den Kern fallen.

Die riesige Elektronenhülle hat wegen der geringen Masse von Elektronen ($m\,e^- = 0{,}0005$ **Frage 7**
u) selbst nur eine geringe Masse im Vergleich zum Kern mit seinen „schweren" Protonen
und Neutronen ($m\,p^+ = 1{,}0073$ u, $m\,n = 1{,}0087$ u).

Als Modell kann die Abbildung 3.6 dienen. **Frage 8**
Helium besitzt 2 Elektronen. Verteilung: K 2
Kohlenstoff besitzt 6 Elektronen. Verteilung: K 2, L 4
Aluminium besitzt 13 Elektronen. Verteilung: K 2, L 8, M 3

Radioaktive Strahlung kann u. a. Gewebe zerstören, Mutationen der Gene hervorrufen und **Frage 9**
Krebs auslösen. Die zerstörende Wirkung ist z. B. von der Art der radioaktiven Strahlung
und der Dauer der Einwirkungszeit (Exposition) abhängig.

Kapitel 4

Frage 1

Phosphor: 3. Periode → Elektronen auf drei Schalen verteilt (K, L, M)
Hauptgruppe V → fünf Außenelektronen
Massenzahl: 31,0/Ordnungszahl: 15 → demnach Kern mit 15 Protonen und 16 Neutronen (Reinelement), 15 Elektronen auf den drei Schalen verteilt (K-Schale: 2 e$^-$, L-Schale: 8 e$^-$, M-Schale: 5 e$^-$)

Barium: 6. Periode → Elektronen auf sechs Schalen verteilt (K, L, M, N, O, P)
Hauptgruppe II → zwei Außenelektronen
Massenzahl: 137,3/Ordnungszahl: 56 → demnach Kern mit 56 Protonen und Isotope mit 81 oder 82 Neutronen (Mischelement), 56 Elektronen auf den sechs Schalen verteilt (Verteilung braucht nicht angegeben zu werden, weil Nebengruppenelemente berücksichtigt werden müssten).

Zink: 4. Periode → Elektronen auf vier Schalen verteilt (K, L, M, N,)
Nebengruppe IIA → zwei Außenelektronen (wie Calcium)
Massenzahl: 65,4/Ordnungszahl: 30 → demnach Kern mit 30 Protonen und Isotope mit 35 oder 36 Neutronen (Mischelement), 30 Elektronen auf den vier Schalen verteilt (Verteilung braucht nicht angegeben zu werden, weil ein Nebengruppenelement vorliegt).

Frage 2

Die tieferliegenden Schalen sind noch nicht mit Elektronen aufgefüllt. Auch die Außenschale ist noch nicht mit acht Elektronen besetzt.

Frage 3

Beim Wasserstoff-Ion handelt es sich um ein Proton.

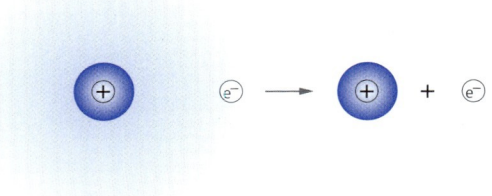

Wasserstoffatom   Wasserstoff-Ion = Proton

Frage 4

In einer Periode erhöht sich von links nach rechts mit der Protonenzahl die Kernladungszahl (Ordnungszahl) jeweils um eins. Diese zusätzliche positive Ladung wird durch die negative Ladung eines hinzukommenden Elektrons ausgeglichen.

Frage 5

Beim Atomrumpf handelt es sich um den Atomkern mit den inneren Schalen. Es fehlt demnach die äußere Schale mit den Außenelektronen.

Frage 6

Die Ionisierungsenergie steigt innerhalb einer Periode an, weil die Kernladung von links nach rechts zunimmt, d. h. die Anziehungskräfte des Kerns auf die Elektronenhülle größer werden und sich damit das Elektron schwerer abspalten lässt. Außerdem ist der Zustand mit zwei bzw. acht Außenelektronen besonders stabil (Edelgaskonfiguration).

Elementares Iod besteht gemäß Ph. Eur. aus spröden Plättchen oder kleinen Kristallen, grauviolett und mit **metallischem Glanz**. Innerhalb einer Gruppe nimmt der metallische Charakter von oben nach unten zu. Iod steht im unteren Teil der Hauptgruppe VII.	Frage 7
Das Wasserstoff-Ion besteht nur aus einem Proton. Es fehlt also die Elektronenhülle, die das Hauptvolumen eines Atoms ausmacht (s. Kap. 3, Abb. 3.2). Der Atomkern mit dem einen Proton ist deswegen zeichnerisch nicht dargestellt.	Frage 8
Z. B. Cer(IV)-sulfat Ce(SO$_4$)$_2$, Eisen(III)-nitrat Fe(NO$_3$)$_3$, Cobalt(II)-chlorid CoCl$_2$, Vanadium(V)-oxid V$_2$O$_5$, Quecksilber(II)-oxid HgO.	Frage 9
Calcium → Ca$^{2\oplus}$, Argon Beryllium → Be$^{2\oplus}$, Helium Iod → I$^{\ominus}$, Xenon Stickstoff → N$^{3\ominus}$, Neon Schwefel → S$^{2\ominus}$, Argon Bor → B$^{3\oplus}$, Helium	Frage 10
Fluor hat das starke Bestreben durch die Aufnahme von einem Elektron seine Außenschale auf acht Elektronen zu ergänzen und damit die Edelgaskonfiguration des Neons zu erreichen. Neon ist ein Edelgas und damit nur unter extremen Bedingungen in der Lage eine Verbindung einzugehen.	Frage 11

Kapitel 5.1

Die Natriumatome an der Oberfläche des Natriumstücks geben an den Sauerstoff der Luft jeweils ihr Außenelektron ab. Die Sauerstoffatome nehmen jeweils zwei Elektronen in ihre Außenschale auf. Es entsteht zunächst das Metalloxid Natriumoxid Na$_2$O, das die Oberfläche überzieht. An feuchter Luft bildet sich eine Hydroxidschicht.	Frage 1

a) Die Elektronenübergänge erfolgen vom Metall zum Nichtmetall:
   Mg → Mg$^{2\oplus}$ + 2 e$^-$
   Cl$_2$ + 2 e$^-$ → 2 Cl$^{\ominus}$
   Die Reaktionsgleichung lautet:
   Mg + Cl$_2$ → MgCl$_2$
b) Magnesiumchlorid, ein Salz.
	Frage 2

Das Lösen der Coulomb-Anziehungkräfte zwischen Kationen und Anionen erfordert eine große Energiezufuhr bis das Ionengitter zusammenbricht. Auch in der Schmelze sind die Anziehungskräfte derart ausgeprägt, dass hohe Energiebeträge für eine Verdampfung des Salzes nötig sind.	Frage 3
Calcium-Ionen (Ca$^{2\oplus}$) und Oxid-Ionen (O$^{2\ominus}$) tragen höhere Ladungen als Natrium-Ionen (Na$^{\oplus}$) und Chlorid-Ionen (Cl$^{\ominus}$). Dadurch sind beim Schmelzen des Calciumoxids höhere Coulomb-Anziehungskräfte zu überwinden. Auch sind die Abstände der Ionenmittelpunkte bei CaO kleiner.	Frage 4
Die Coulomb-Anziehungskräfte zwischen Ionen sind um so größer, je kleiner der Abstand zwischen den Mittelpunkten der Ionen ist. Beim Natriumfluorid ist dieser Abstand wesentlich kleiner als beim Natriumbromid.	Frage 5

Frage 6

Kathodenreaktion: $Cu^{2\oplus} + 2\,e^- \rightarrow 2\,Cu$
Anodenreaktion: $2\,Cl^{\ominus} \rightarrow 2\,Cl + 2\,e^-$
$2\,Cl \rightarrow Cl_2$
Gesamtreaktion: $Cu^{2\oplus} + 2\,Cl^{\ominus} \rightarrow Cu + Cl_2$
An der Kathode scheidet sich Kupfer ab. An der Anode steigt Chlorgas auf.

Frage 7

Salze: z. B. Zinn(II)-chlorid $SnCl_2$, Natriumsulfid Na_2S, Kaliumbromid KBr.
Metalloxide: z. B. Aluminiumoxid Al_2O_3, Zinkoxid ZnO, Vanadium(V)-oxid V_2O_5
Metallhydroxide: z. B. Kaliumhydroxid KOH, Calciumhydroxid $Ca(OH)_2$, Bariumhydroxid $Ba(OH)_2$.

Frage 8

a) Magnesiumcitrat: Anwendung als Magnesium-Substitutionsmittel
Eisen(II)-sulfat: Anwendung als Antianämikum
b) Natriumchlorid: als Hilfsstoff zur Isotonisierung von Augentropfen
Aluminiumsilikat: als Pudergrundlage.

Frage 9

Aluminiumhydroxid: Aluminium-Ion $Al^{3\oplus}$, Hydroxid-Ion $OH^{\ominus}$, Verhältnisformel $Al(OH)_3$
Antimon(III)-chlorid: Antimon-Ion $Sb^{3\oplus}$, Chlorid-Ion $Cl^{\ominus}$, Verhältnisformel $SbCl_3$
Blei(IV)-oxid: Blei-Ion $Pb^{4\oplus}$, Sauerstoff-Ion $O^{2\ominus}$, Verhältnisformel PbO_2

Frage 10

Cu_2O: Kupfer(I)-oxid, CuO: Kupfer(II)-oxid

Kapitel 5.2

Frage 1

Erreichen eines energetisch günstigen Zustandes.

Frage 2

Es muss ein hoher Energiebetrag (945 kJ/mol) aufgebracht werden, um das Molekül in Atome zu zerlegen. Erst die Atome können weiter reagieren.

Frage 3

Eine Edelgaskonfiguration ist auf diesem Weg nicht zu erreichen.

Frage 4

a)

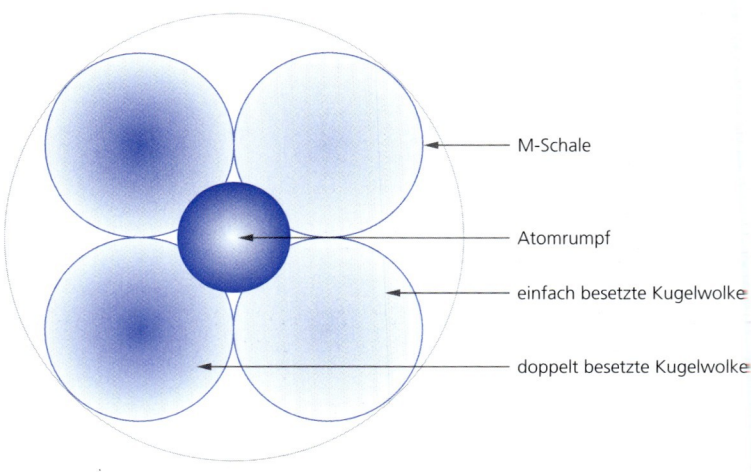

Schwefelatom

b)

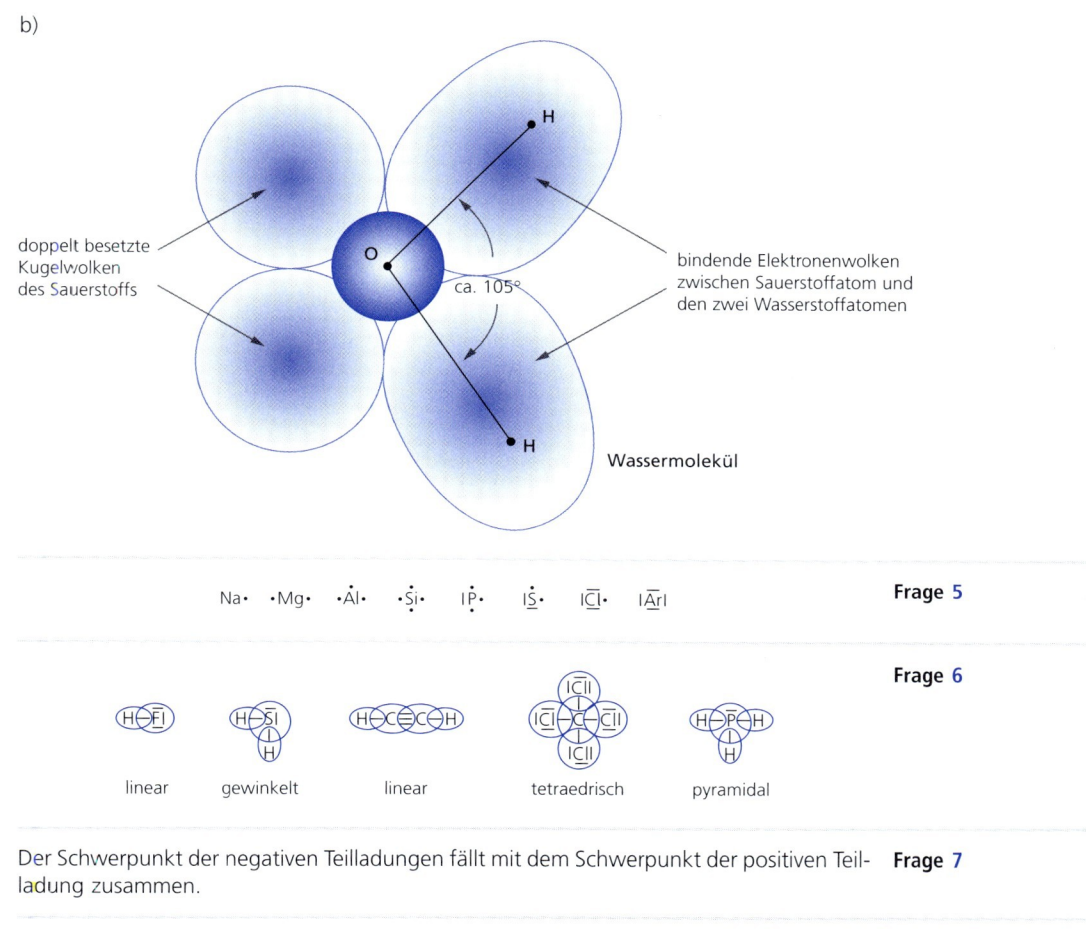

Frage 5

Na• •Mg• •Ȧl• •Ṡi• |Ṗ• |S̈• |C̈l• |A̅r̅|

Frage 6

H—F̈| H—S̈—H H—C≡C—H |C̈l|—C(—|C̈l|)(—|C̈l|)—|C̈l| H—P̈(—H)—H

linear   gewinkelt   linear   tetraedrisch   pyramidal

Der Schwerpunkt der negativen Teilladungen fällt mit dem Schwerpunkt der positiven Teilladung zusammen. **Frage 7**

ΔE von CaCl₂ = 2,0 Ionenbindung **Frage 8**
     SnCl₂ = 1,2 polare Atombindung
     MgO   = 2,3 Ionenbindung
     P₂O₅ = 1,4 polare Atombindung

Kapitel 5.3

In beiden Molekülen bestehen ähnliche Elektronegativitätsunterschiede zwischen den Bindungspartnern. (Elektronegativität von: H 2,1, O 3,5, Cl 3,0) **Frage 1**

Bei Abkühlung der Luft sinkt die Wassertemperatur allmählich ab. Es bildet sich eine Eisschicht über dem wärmeren Tiefenwasser, das seine größte Dichte bei 4 °C hat. **Frage 2**

Siehe Ph. Eur. Monographie „Gereinigtes Wasser". **Frage 3**

Mit vier Nachbarmolekülen. **Frage 4**

Frage 5	Hier wird Anziehungskräften zwischen Ladungen nachgegeben. Dabei kommt es zu Energiefreisetzung.
Frage 6	Geringe Löslichkeit.
Frage 7	Es herrschen nur geringe zwischenmolekulare Kräfte (z. B. Van-der-Waals-Kräfte). Im Vergleich dazu sind die Anziehungskräfte zwischen Ionen sehr stark.

Kapitel 5.4

Frage 1	Den elektrostatischen Anziehungskräften zwischen $Cu^{2\oplus}$-Ionen und den Dipolmolekülen des Wassers wird „nachgegeben."
Frage 2	Bei beiden Arten der chemischen Bindung liegen bindende Elektronenpaare zwischen den Bindungspartnern vor.
Frage 3	a) $Na_2[Fe(CN)_5NO]$, anionischer Komplex b) $Na_3[Co(NO_2)_6]$, anionischer Komplex c) Diaquadibromokupfer(II), neutraler Komplex! d) Kaliumtetraiodomercurat(II), anionischer Komplex! e) Hexaaquachrom(II)-sulfat, kationischer Komplex
Frage 4	Der Komplex ist sechszähnig, d. h. vom Natriumedetat werden sechs freie Elektronenpaare für den Chelatkomplex zur Verfügung gestellt.
Frage 5	$[PtCl_2(NH_3)_2]$ Cl–Pt(NH_3)_2–Cl (cis-Konfiguration dargestellt)

Kapitel 5.5

Frage 1	Durch keine dieser Bindungsarten kann für die Metallatome eine Edelgaskonfiguration erreicht werden.
Frage 2	Im Metallgitter lagern sich die Teilchen zu sehr dichten Strukturen zusammen. Alle Teilchen besitzen die gleiche Größe und die gleiche Ladung. In Ionengittern sind Kationen und Anionen vorhanden, deren Größe und Ladungsverhältnisse die Anordnung mit beeinflussen. Ionenkristalle leiten im Gegensatz zu Metallkristallen den elektrischen Strom nicht, auch lassen sie sich nicht plastisch verformen. Ionenkristalle sind hart und spröde (s. Kap 5.1.6).
Frage 3	Auch bei wenigen Gitterschichten sind die Metallbindungen in allen Richtungen noch intakt und verleihen ausreichende, zusammenhaltende Bindungskräfte.

Kapitel 6

Frage 1

1. Massenverhältnis:

$$\frac{m\,(\text{Kupfer})}{m\,(\text{Schwefel})} = \frac{4\text{ g}}{1\text{ g}}$$

2. Anzahl N der Kupferatome:

$$N = \frac{4 \cdot 6{,}0 \cdot 10^{23}\text{ u}}{63{,}5\text{ u}} = 3{,}8 \cdot 10^{22}$$

3. Anzahl N der Schwefelatome:

$$N = \frac{1 \cdot 6{,}0 \cdot 10^{23}\text{ u}}{32{,}1\text{ u}} = 1{,}9 \cdot 10^{22}$$

4. Atomanzahlenverhältnis:

$$\frac{N\,(\text{Kupferatome})}{N\,(\text{Schwefelatome})} = \frac{3{,}8 \cdot 10^{22}}{1{,}9 \cdot 10^{22}} = \frac{2}{1}$$

Kupferatome reagieren also mit Schwefelatomen im Atomanzahlenverhältnis **2 : 1**. Dies ergibt für Kupfersulfid (korrekt: Kupfer(I)-sulfid) die Formel **Cu₂S**.

Frage 2

Verhältnisformel von Hexan: C_3H_7, Verhältnisformel von Glucose: CH_2O

Frage 3

Wegen ihrer stabilen Außenschale gehen Edelgase in der Regel keine Bindung ein.

Frage 4

Die Formeln finden Sie gegebenenfalls über das Gesamtregister der Ph.Eur.

Frage 5

Es kann von folgendem Massenverhältnis ausgegangen werden:

$$\frac{m\,(3\text{ BaCl}_2)}{m\,(3\text{ BaSO}_4)} = \frac{3 \cdot 208{,}3\text{ g}}{3 \cdot 233{,}4\text{ g}} = \mathbf{0{,}89}$$

Jetzt wird die gegebene Masse eingesetzt und nach der gesuchten Masse aufgelöst:
$m\,(\text{Bariumsulfat}) = 0{,}89 \cdot 50{,}0\text{ g} = \mathbf{44{,}5\text{ g}}$

Kapitel 6.4 und 6.5

Alle Verbindungen der Übungsaufgaben sind dem Europäischen Arzneibuch entnommen.

Kapitel 6.4.1

Na_2S, Li_2CO_3, $Ca(OH)_2$, $CsCl$, BF_3, $Mg(NO_3)_2$, $Fe(NO_3)_3$, PbO_2, $ZnSO_4$, HgO

Kapitel 6.4.2

CS_2, I_2, NH_3, HF, PH_3

Kapitel 6.5

Frage 1 Zn (s) + S (s) → ZnS (s) $\Delta_R H = -x$ kJ

Frage 2 Mg (s) + H$_2$O (g) → MgO (s) + H$_2$ ↑ (g) $\Delta_R H = -x$ kJ
Der gasförmige Wasserstoff besteht aus Wasserstoffmolekülen. Hier bedeutet also die tiefergestellte Zahl 2, dass das Molekül aus zwei Wasserstoffatomen besteht.

Frage 3 H$_2$SO$_4$ + 2 NaOH → Na$_2$SO$_4$ + 2 H$_2$O
Ionenschreibweise:
2 H$^\oplus$ + SO$_4^{2\ominus}$ + 2 Na$^\oplus$ + 2 OH$^\ominus$ → 2 Na$^\oplus$ + SO$_4^{2\ominus}$ + 2 H$_2$O

Frage 4 Fe$_2$(SO$_4$)$_3$ + 2 KSCN + 5 H$_2$O → 2 [Fe(SCN)(H$_2$O)$_5$]SO$_4$ + K$_2$SO$_4$
Ionenschreibweise:
2 Fe$^{3\oplus}$ + 3 SO$_4^{2\ominus}$ + 2 K$^\oplus$ + 2 SCN$^\ominus$ + 5 H$_2$O → 2 [Fe(SCN)(H$_2$O)$_5$]$^{2\oplus}$ + 2 SO$_4^{2\ominus}$ + 2 K$^\oplus$ + SO$_4^{2\ominus}$

Kapitel 7.1

Frage 1 Die Hydratation ist eine Solvatation mit Wassermolekülen. Solvatation ist also der übergeordnete Begriff.

Frage 2 Salze benötigen beim Löseprozess einen hohen ihrer Gitterenergie entsprechenden Energiebetrag.

Frage 3 Z. B.: 10 Na$^\oplus$ + 5 S$^{2\ominus}$ + 2 **Sb**$^{5\oplus}$ → **Sb$_2$S$_5$** ↓ + 10 Na$^\oplus$
Beachten Sie, dass die positiven und negativen Ladungen auf der Edukt- und Produktseite übereinstimmen müssen.

Frage 4 Z. B.: 2 K$^\oplus$ + 2 I$^\ominus$ + **Pb**$^{2\oplus}$ → **PbI$_2$** ↓ + 2 K$^\oplus$

Frage 5 Natriumchlorid in Ionen dissoziiert:

NaCl	→	Na$^\oplus$	+	Cl$^\ominus$
1 mol		1 mol		1 mol
1 mmol		1 mmol		1 mmol
58,5 mg		23,0 mg		35,5 mg

$$\frac{m\,(NaCl)}{m\,(Cl^\ominus)} = \frac{58,5\ mg}{35,5\ mg} = \mathbf{1,6}$$

m (NaCl) gesucht = 60,7 mg · 1,6 = **100,0 mg**

Kapitel 7.2

Frage 1 Kaliumhydroxid ist eine Ionenverbindung, d. h. im Kristallgitter (Ionengitter) liegen Ionen vor. Im Kristallgitter der Citronensäure liegen Moleküle vor. Beim Schmelzen bricht das Ionengitter des Kaliumhydroxids zusammen und die Ionen werden frei beweglich.

Frage 2 Ein Wasserstoff-Ion = Proton lagert sich an ein freies Elektronenpaar des Sauerstoffs, d. h. ein Bindungspartner stellt das bindende Elektronenpaar. Im Oxonium-Ion kann nicht mehr unterschieden werden, welches Wasserstoffatom durch Elektronenpaarbindung und welches durch koordinative Bindung gebunden ist.

SO₃ + H₂O → H₂SO₄ (Schwefelsäure) **Frage 3**
P₂O₅ + 3 H₂O → 2 H₃PO₄ (Phosphorsäure)

Die beim Lösevorgang frei werdende Hydratationsenergie ist größer als die verbrauchte Gitterenergie. **Frage 4**

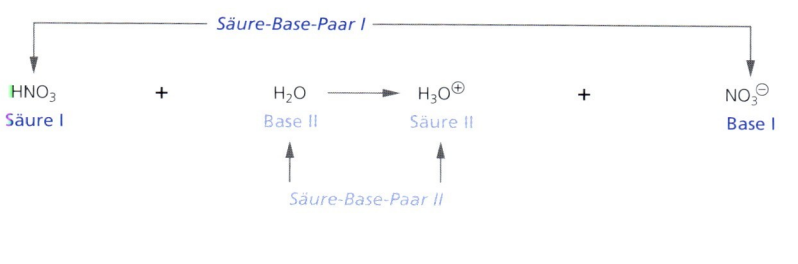

Frage 5

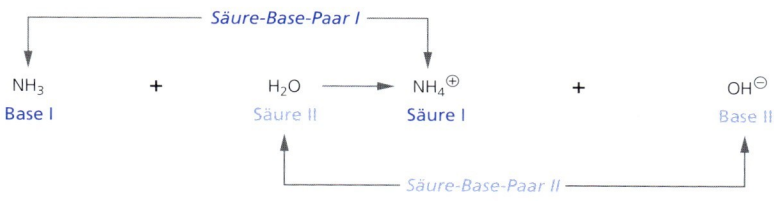

Säuren haben gemeinsam, dass sie mindestens ein als Proton abspaltbares Wasserstoffatom besitzen. Basen haben gemeinsam, dass sie freie Elektronenpaare zur Ausbildung von Atombindungen mit Protonen aufweisen. **Frage 6**

Durch Energiefreisetzung unkontrolliertes starkes Erhitzen der Lösung und damit Unfallgefahr (Spritzen, Verätzungen). **Frage 7**

Laugen verursachen noch tiefere Verätzungen auf der Haut als Säuren, da sie Eiweißverbindungen der Haut lösen. **Frage 8**

Saure Lösung + Base (NH₃) statt Lauge. Der Stickstoff des Ammoniaks besitzt ein freies Elektronenpaar zur Anlagerung eines Protons. **Frage 9**

Frage 10

$$w = \frac{32,0 \text{ g}}{100,0 \text{ g}} \cdot 100\ \% = \mathbf{32\ \%\ (m/m)}$$

Frage 11

$$n\,(H_2SO_4) = \frac{m}{M} = \frac{9,8 \text{ g}}{98,0 \text{ g/mol}} = 0,1 \text{ mol}$$

$$c\,(H_2SO_4\text{-Lösung}) = \frac{n}{V} = \frac{0,1 \text{ mol}}{1 \text{ l}} = \mathbf{0,1\ mol/l} \quad \text{Die Lösung ist 0,1 molar.}$$

Kapitel 7.2.6

Frage 1

a) $H_3O^⊕ + NO_3^⊖ + Na^⊕ + OH^⊖ → Na^⊕ + NO_3^⊖ + 2\ H_2O$
    Natriumnitrat NaNO₃

b) $Ca\ (s) + F_2\ (s) → CaF_2\ (s)$
    Calciumfluorid

c) $H_3O^⊕ + HSO_4^⊖ + K^⊕ + OH^⊖ → K^⊕ + HSO_4^⊖ + 2\ H_2O$
    Kalium**hydrogen**sulfat K**H**SO₄

Frage 2

a) $2\ H_3O^⊕ + CO_3^{2⊖} + 2\ Na^⊕ + 2\ OH → 2\ Na^⊕ + CO_3^{2⊖} + 4\ H_2O$
    Kohlensäure H₂CO₃   Natronlauge   Natriumcarbonat Na₂CO₃

b) $PbO\ (s) + 2\ CH_3COO^⊖ + 2\ H_3O^⊕ → Pb^{2+} + 2\ CH_3COO^⊖ + 3\ H_2O$
    Blei(II)-oxid Essigsäure   Blei(II)-acetat Pb²⊕[CH₃COO⊖]₂

c) $2\ Na\ (s) + 2\ H_3O^⊕ + SO_3^{2⊖} → 2\ Na^⊕ + SO_3^{2⊖} + H_2\ (g) + 2\ H_2O$
    Natrium   Schwefelige Säure   Natriumsulf**it**   Wasserstoff
                H₂SO₃   Na₂SO₃

Frage 3

a) $Fe\ (s) + 2\ H_3O^⊕ + SO_4^{2⊖} → Fe^{2⊕} + SO_4^{2⊖} + H_2\ (g) + 2\ H_2O$
              Schwefelsäure   Eisen(II)-sulfat

b) $FeO\ (s) + 2\ H_3O^⊕ + SO_4^{2⊖} → Fe^{2⊕} + SO_4^{2⊖} + 3\ H_2O$
    Eisen(II)-   Schwefelsäure   Eisen(II)-sulfat
    oxid

c) $Fe(OH)_2\ (s) + 2\ H_3O^⊕ + SO_4^{2⊖} → Fe^{2⊕} + SO_4^{2⊖} + 4\ H_2O$
    Eisen(II)-   Schwefelsäure   Eisen(II)-sulfat
    hydroxid

Frage 4

$Mg\ (s) + 2\ H_3O^⊕ + \mathbf{SO_4^{2⊖}} → Mg^{2⊕} + \mathbf{SO_4^{2⊖}} + H_2\ (g) + 2\ H_2O$
                          Magnesiumsulfat
                          MgSO₄

Kapitel 7.3

Frage 1

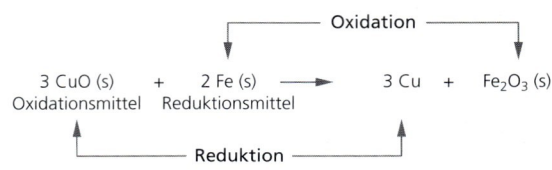

Frage 2

z. B.

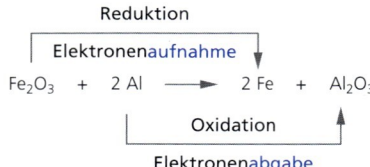

Frage 3

$\overset{I\ \ IV\ -II}{HCO_3^⊖}$, $\overset{VI\ -II}{SO_4^{2⊖}}$, $\overset{I\ \ V\ -II}{H_2PO_4^⊖}$, $\overset{VI\ -II}{CrO_4^{2⊖}}$, $\overset{V\ -II}{NO_3^⊖}$.

Frage 4
a) Redox-Reaktion, weil sich die Oxidationszahlen von Blei und Aluminium ändern.
b) Keine Redox-Reaktion sondern Säure-Base-Reaktion, da Protonen wandern.
c) Redox-Reaktion, weil sich die Oxidationszahlen von Kalium und Wasserstoff ändern.

Frage 5
a) Keine Redox-Reaktion möglich, da Silber edler als Zink, d. h. Silber hat das geringere Bestreben durch Elektronenabgabe in die Ionen-Form überzugehen.
b) Es findet eine Redox-Reaktion statt. Das edlere Quecksilber scheidet sich an dem unedleren Magnesium ab.

Frage 6
$2\,Al + 6\,H^\oplus + 3\,SO_4^{2\ominus} \rightarrow 2\,Al^{3\oplus} + 3\,SO_4^{2\ominus} + 3\,H_2 \uparrow$

Frage 7
Z. B.: Kalium hat durch seine Stellung im PSE eine höhere Kernladung als Lithium, dadurch sind die Anziehungskräfte auf die Außenelektronen des Kaliums größer als beim Lithium.

Frage 8
Bei Ionen entspricht die Oxidationszahl der Ionenladungszahl. Da die Ionenladungszahl auch als Bindigkeit aufgefasst werden kann, besteht eine Beziehung zwischen Oxidationszahl und Bindigkeit z. B. $Al^{3\oplus}$ hat die Oxidationszahl III und ist dreibindig.

Kapitel 7.3.8

Frage 1

$\overset{0}{Mg}$, $\overset{II\ -II}{MgO}$, $\overset{I\ -II}{Cu_2O}$, $\overset{II\ VI\ -II}{CuSO_4}$
Magnesium, Magnesiumoxid, Kupfer(I)-oxid, Kupfer(II)-sulfat

$\overset{IV\ -II}{SO_2}$, $\overset{VI\ -II}{SO_3}$, $\overset{I\ -I}{KBr}$, $\overset{I\ V\ -II}{KBrO_3}$,
Schwefel(IV)-oxid, Schwefel(VI)-oxid, Kaliumbromid, Kaliumbromat

$\overset{I\ VII\ -II}{NaClO_4}$,
Natriumperchlorat

Frage 2

Eintragung der Oxidationszahlen: $\overset{0}{Al}$, $\overset{0}{S}$, $\overset{III\ -II}{Al_2S_3}$,

Oxidation: $Al \rightarrow Al^{3\oplus} + 3\,e^-$ | · 2
Reduktion: $S + 2\,e^- \rightarrow S^{2\ominus}$ | · 3

$2\,Al \rightarrow 2\,Al^{3\oplus} + \mathbf{6\,e^-}$
$3\,S + \mathbf{6\,e^-} \rightarrow 3\,S^{2\ominus}$

Gesamtgleichung: $\mathbf{2\,Al + 3\,S \rightarrow Al_2S_3}$

Frage 3

Eintragung der Oxidationszahlen: $\overset{II\ -II}{PbS}$, $\overset{0}{O_2}$, $\overset{II\ -II}{PbO}$, $\overset{IV\ -II}{SO_2}$,

Oxidation: $Pb^{2\oplus} + S^{2\ominus} \rightarrow Pb^{2\oplus} + S^{4\oplus} + 6\,e^-$ | · 2
Reduktion: $O_2 + 4\,e^- \rightarrow 2\,O^{2\ominus}$ | · 3

$2\,Pb^{2\oplus} + 2\,S^{2\ominus} \rightarrow 2\,Pb^{2\oplus} + 2\,S^{4\oplus} + \mathbf{12\,e}$
$3\,O_2 + \mathbf{12\,e^-} \rightarrow 6\,O^{2\ominus}$

Gesamtgleichung: $\mathbf{2\,PbS + 3\,O_2 \rightarrow 2\,PbO + 2\,SO_2}$

Bemerkung: $S^{4\oplus}$ ist ein gedachtes Ion! Es wird also nicht das Blei sondern der Schwefel oxidiert.

Frage 4

Eintragung der Oxidationszahlen: $\overset{IV}{Si}\overset{-II}{O_2}$, $\overset{0}{Al}$, $\overset{0}{Si}$

Oxidation: $Al \rightarrow Al^{3\oplus} + 3\,e^-$ $\qquad\qquad\qquad | \cdot 4$

Reduktion: $Si^{4\oplus} + 2\,O^{2\ominus} + 4\,e^- \rightarrow Si + 2\,O^{2\ominus}$ $\quad | \cdot 3$

$4\,Al \rightarrow 4\,Al^{3\oplus} + \mathbf{12\,e^-}$

$3\,Si^{4\oplus} + 6\,O^{2\ominus} + \mathbf{12\,e^-} \rightarrow 3\,Si + 6\,O^{2\ominus}$

Gesamt-gleichung: $\quad 4\,Al + 3\,SiO_2 \rightarrow 3\,Si + 2\,Al_2O_3$

Bemerkung: $O^{2\ominus}$ ist kein freies Ion.

Kapitel 8

Frage 1

Gemäß der RGT-Regel 120 min.

Frage 2

$Fe + 2\,HCl \rightarrow FeCl_2 + H_2$

a) Zerkleinern bewirkt Oberflächenvergrößerung und damit steigt die Reaktionsgeschwindigkeit.

b) Die Salzsäure 36 % enthält eine höhere Konzentration an HCl, dadurch steigt die Reaktionsgeschwindigkeit.

c) Die Temperaturerhöhung um 30 °C bedingt eine Zunahme der Reaktionsgeschwindigkeit um den Faktor $2^3 = 8$.

d) Durch das Schwenken des Reaktionsgefäßes werden die an dem Eisenstück anhaftenden Gasbläschen des Wasserstoffs und Eisen-Ionen entfernt. Die Oberfläche des Eisens wird wieder frei für weitere Reaktion mit Salzsäure. Die Reaktionsgeschwindigkeit steigt.

e) Das Volumen der Salzsäure hat zunächst keinen Einfluss auf die Reaktionsgeschwindigkeit, da keine Konzentrationsänderung stattfindet. Man beobachtet jedoch, dass die Reaktionsgeschwindigkeit im Verlauf der Reaktion langsamer abnimmt, da sich auch die Konzentration der Salzsäure aufgrund des größeren Volumens langsamer verringert.

Frage 3

Es handelt sich hier um die Zeit, nach der die Konzentration des Arzneimittels im Organismus auf die Hälfte des ursprünglichen Wertes abgesunken ist (auch Eliminationshalbwertszeit, $t_{1/2}$).

Frage 4

$2\,H_2O_2 \xrightarrow{\text{Katalase}} 2\,H_2O + O_2$

Frage 5

Mit dem Edelgaszustand wird ein energieärmerer Zustand erreicht (s. Kap. 5.1.4 und Frage 1 zu Kap. 5.2). Triebkraft der Energieminimierung.

Frage 6

Durch das Verdampfen geht die Flüssigkeit in eine energetisch höhere Phase über. Die Entropie wird durch das Verdampfen erhöht.

Kapitel 9.1–9.3

Frage 1

a)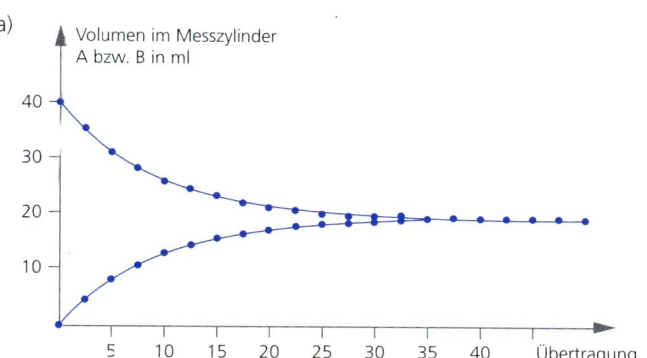
Volumen im Messzylinder A bzw. B in ml / Übertragung

b) Durch die Übertragungsaktionen.
c) Das Gleichgewicht liegt auf der Seite der Produkte.
d) Zu diesem Zeitpunkt des Reaktionsverlaufs sind die Konzentrationen von Edukten und Produkten gleich.

Frage 2

Es ergibt sich derselbe Wert für $K_C = 45$. Bildung und Zerfall von Iodwasserstoff führen bei der gleichen Temperatur zu demselben Gleichgewichtszustand.

Frage 3

Ammoniak und Chlorwasserstoff reagieren mit dem Wasser des befeuchteten Indikatorpapiers in einer Protolysereaktion:

$NH_3 + H_2O \rightarrow NH_4^{\oplus} + $ **$OH^{\ominus}$** (Indikatorpapier blau)
$HCl + H_2O \rightarrow Cl^{\ominus} + $ **$H_3O^{\oplus}$** (Indikatorpapier rot)

Frage 4

Reaktionsgleichung:

$NH_3 + H_2O \rightleftharpoons NH_4^{\oplus} + OH^{\ominus}$

Massenwirkungsgleichung:

$$K_C = \frac{c(NH_4^{\oplus}) \cdot c(OH^{\ominus})}{c(NH_3) \cdot c(H_2O)}$$

$$K_C = \frac{(1{,}32 \cdot 10^{-3} \text{ mol/l})^2}{0{,}1 \text{ mol/l} \cdot 55{,}5 \text{ mol/l}} = \mathbf{3{,}1 \cdot 10^{-7}}$$

Frage 5

a) Verschiebung des Gleichgewichts nach links, da Hydroxid-Ionen die Oxonium-Ionen abfangen.
b) Verschiebung nach rechts, da in dieser Richtung die freigesetzte Energie „verbraucht" wird.
c) Keine Veränderung, da Edukte und Produkte das gleiche Volumen einnehmen.

Frage 6

Reaktionsgleichung:

$3 H_2 (g) + N_2 (g) \rightleftharpoons 2 NH_3$

Massenwirkungsgleichung:

$$K_C = \frac{c^2(NH_3)}{c^3(H_2) \cdot c(N_2)}.$$

Kapitel 9.4

Frage 1
a) Ligandenaustauschreaktion (s. Kap. 5.4.4)
b) Das Gleichgewicht liegt auf der linken Seite (rosa Farbe).
c) Bei einer Erhöhung der Konzentration der Chlorid-Ionen geht der rosa Aquakomplex in den blauen Chlorokomplex über. Bei Wasserzusatz wird die Chlorid-Ionenkonzentration erniedrigt und dadurch das Gleichgewicht wieder nach links zum Aquakomplex verschoben.

Frage 2
Ordnung nach abnehmendem Löslichkeitsprodukt: $CaSO_4$ Calciumsulfat, $CaCO_3$ Calciumcarbonat, AgCl Silberchlorid, PbS Blei(II)-sulfid, $Fe(OH)_3$ Eisen(III)-hydroxid.

Frage 3
Dem **Prinzip vom kleinsten Zwang** entsprechend erfolgt Gleichgewichtseinstellung, d. h. dass die Konzentration der Ionen in der gesättigten Lösung eines Salzes bei einer bestimmten Temperatur auch bei Volumenänderung konstant ist.

Frage 4
Reaktionsgleichung: $PbCl_2 \rightleftharpoons Pb^{2\oplus} + 2\,Cl^{\ominus}$
$K_L = c(Pb^{2\oplus}) \cdot c^2(Cl^{\ominus}) \qquad c(Cl^{\ominus}) = 2\,c(Pb^{2\oplus})$
(die Konzentration der Chlorid-Ionen ist doppelt so groß wie die Konzentration der Blei-Ionen)
$K_L = c(Pb^{2\oplus}) \cdot (2\,c(Pb^{2\oplus}))^2 = 4\,c^3(Pb^{2\oplus})$
$= 4 \cdot (1{,}7 \cdot 10^{-2})^3 = 1{,}97 \cdot 10^{-5}\,mol^3/l^3$, gerundet $\mathbf{2 \cdot 10^{-5}\,mol^3/l^3}$
(s. Tab. 9.1)

Frage 5
a) $c(OH^{\ominus}) = 0{,}00001\,mol/l\,(= 1 \cdot 10^{-5}\,mol/l)$
$c(H_3O^{\oplus}) \cdot c(OH^{\ominus}) = 1{,}00 \cdot 10^{-14}\,mol^2/l^2$

$$c(H_3O^{\oplus}) = \frac{1{,}00 \cdot 10^{-14}\,mol^2/l^2}{c(OH^{\ominus})} = \frac{1{,}00 \cdot 10^{-14}\,mol^2/l^2}{1 \cdot 10^{-5}\,mol/l} = 1 \cdot 10^{-9}\,mol/l$$

pH = 9

b) $c(H_3O^{\oplus}) = 0{,}0001\,mol/l = 1 \cdot 10^{-4}\,mol/l$

pH = 4

c) $c(H_3O^{\oplus}) = 0{,}025\,mol/l\,(= 2{,}5 \cdot 10^{-2}\,mol/l)$
$-lg$ von $2{,}5 = -0{,}4$, $-lg$ von $10^{-2} = 2$
pH = $-0{,}4 + 2 = $ 1,6

d) $c(OH^{\ominus}) = 0{,}005\,mol/l\,(= 5{,}0 \cdot 10^{-3}\,mol/l)$
$c(H_3O^{\oplus}) \cdot c(OH^{\ominus}) = 1{,}00 \cdot 10^{-14}\,mol^2/l^2$

$$c(H_3O^{\oplus}) = \frac{1{,}00 \cdot 10^{-14}\,mol^2/l^2}{c(OH^{\ominus})} = \frac{1{,}00 \cdot 10^{-14}\,mol^2/l^2}{5 \cdot 10^{-3}\,mol/l} = 0{,}2 \cdot 10^{-11}\,mol/l$$

$= 2{,}0 \cdot 10^{-12}\,mol/l$, $-lg$ von $2{,}0 = -0{,}3$, $-lg$ von $10^{-12} = 12$
pH = $-0{,}3 + 12 = $ 11,7

e) Bei pH 10 ist $c(H_3O^{\oplus}) = 1{,}0 \cdot 10^{-10}\,mol/l$. Damit beträgt $c(OH^{\ominus}) =$
$\mathbf{1{,}0 \cdot 10^{-4}\,mol/l}$

Frage 6
H_2O und $OH^{\ominus}$ sind ein korrespondierendes Säure-Base-Paar. Wasser ist eine sehr schwache Säure und das Hydroxid-Ion eine sehr starke Base. Der pK_S- und pK_B-Wert addieren sich zu 14.

Frage 7

Es gibt eine saure Reaktion. Das dreifach positiv geladene Aluminium-Ion polarisiert ein Wassermolekül in seiner Nachbarschaft, so dass ein Proton an das Wasser des Lösungsmittels abgegeben wird:

$[Al(H_2O)_6]^{3\oplus} + H_2O \rightleftharpoons [Al(OH)(H_2O)_5]^{2\oplus} + \mathbf{H_3O^\oplus}$

Frage 8

KNO_3: Reaktion in etwa neutral. Salz einer starken Säure (HNO_3) und einer starken Base ($OH^\ominus$ der KOH).
KI: Reaktion in etwa neutral. Salz einer starken Säure und einer starken Base.
$(NH_4)_2SO_4$: Reaktion sauer. Salz einer starken Säure und einer schwachen Base (NH_3).
Atropinsulfat: Reaktion sauer. Salz einer starken Säure und einer schwachen Base (das Alkaloid Atropin ist eine schwache Base).
K_2HPO_4: Reaktion alkalisch. Salz einer schwachen Säure ($H_2PO_4^\ominus$) und einer starken Base.

Frage 9

Gleichgewichtsreaktion für das Acetat-Puffersystem:

$HAc + H_2O \rightleftharpoons Ac^\ominus + H_3O^\oplus$

Zusatz von Oxonium-Ionen (Zwang zur Erniedrigung des pH-Wertes) bewirkt, dass ein Teil dieser Oxonium-Ionen durch Verschiebung des Gleichgewichts verbraucht wird und damit die Erniedrigung des pH-Wertes geringer ausfällt, als wenn keine schwache Base ($Ac^\ominus$) vorhanden wäre:

$HAc + H_2O \leftarrow Ac^\ominus + \mathbf{H_3O^\oplus}$

Zusatz von Hydroxid-Ionen (Zwang zur Erhöhung des pH-Wertes) bewirkt, dass ein Teil dieser Hydroxid-Ionen durch Verschiebung des Gleichgewichtes verbraucht wird und damit die Erhöhung des pH-Wertes geringer ausfällt, als wenn keine schwache Säure (HAc) vorhanden wäre:

$HAc + \mathbf{OH^\ominus} \rightarrow Ac^\ominus + H_2O$

In beiden Fällen werden demnach die Folgen des Zwanges verringert.

Frage 10

Die Enzyme des Organismus arbeiten in unterschiedlichen ganz definierten pH-Bereichen (pH-Optimum, z. B. Pepsin pH 1–2). Diese pH-Bereiche werden durch Puffersysteme gewährleistet.

Frage 11

Gleiche Pufferkapazität zum Abfangen von Oxonium- und Hydroxid-Ionen.

Frage 12

Die Hydroxid-Ionen des Natriumhydroxids reagieren mit der schwachen Säure Dihydrogenphosphat unter Bildung der korrespondierenden Base Monohydrogenphosphat und Wasser. Damit liegt das Puffersystem schwache **Säure/korrespondierende Base** vor:

$H_2PO_4^\ominus + OH^\ominus \rightarrow \mathbf{HPO_4^{2\ominus}} + H_2O$

Frage 13

Puffersysteme für den sauren Bereich: z. B. Acetat-Puffer, Citrat-Puffer, Phosphat-Puffer.
Puffersysteme für den alkalischen Bereich: z. B. Ammoniumchlorid-Puffer, Trometamol-Puffer.
Puffersysteme für den neutralen Bereich: z. B. Phophat-Puffer.

Kapitel 10

Frage 1 Hier wird das Verfahren der *Rücktitration* gewählt. Da sich während der Titration Ammoniakgas aus der Ammoniak-Lösung verflüchtigen würde, setzt man Salzsäure im Überschuss zu. Dadurch wird Ammoniak quantitativ zu Ammoniumchlorid umgesetzt. Überschüssige Salzsäure ist mit Natriumhydroxid-Lösung zu titrieren. Der Äquivalenzpunkt liegt bei dieser Titration (starke Säure mit starker Base) im Umschlagbereich des Indikators Methylrot (pH 4,2–6,2).

Frage 2 Z. B. Ablesefehler an der Bürette, Umschlagspunkt des Indikators nicht genau erfassen, zu viel Maßlösung zusetzen („übertitrieren").

Frage 3
a) Die Natronlauge (1,0 mol/l) hat die zehnfache Stoffmengenkonzentration der Salzsäure (0,1 mol/l).
b) Die Eigenschaft einer Acetat-Pufferlösung. Hier ist die Hälfte der Essigsäure neutralisiert und liegt als Natriumacetat vor. Bei $c(HAc) = c(Ac^{\ominus})$ besteht ein ideales Puffersystem.

Frage 4 Titrationskurve für die Titration einer schwachen Base mit einer starken Säure (z. B. Ammoniak-Lösung mit Salzsäure):

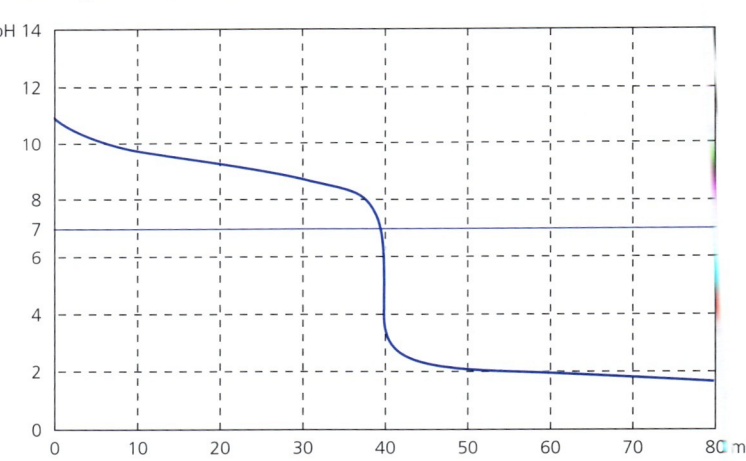

Frage 5 Es werden Protonen vom Chlorwasserstoff (Säure) auf die Carbonat-Ionen (Base) übertragen. Die gebildete Kohlensäure H_2CO_3 zerfällt in Wasser und Kohlendioxid.

Frage 6 Die Phosphorsäure ist eine dreiprotonige Säure. Bei der Titration mit Natronlauge werden die drei Protonen nacheinander ersetzt; es bilden sich drei Reihen von Salzen, das primäre, das sekundäre und das tertiäre Phosphat (s. Kap. 7.2.5).

Frage 7 Peroxide wie z. B. Wasserstoffperoxid setzen aus Iodid Iod frei. Dieses gibt mit der Stärke-Lösung eine Blaufärbung. Wasserstoffperoxid hat hier die Funktion eines Oxidationsmittels:

$$2\,\overset{-I}{H_2O_2} + 2\,\overset{-I}{I^{\ominus}} + 2\,\overset{I}{H^{\oplus}} \longrightarrow 3\,\overset{-II}{H_2O} + \overset{0}{I_2}$$

Sobald alle Eisen(II)- zu Eisen(III)-Ionen oxidiert worden sind, oxidiert überschüssige Ammoniumcer(IV)-nitrat-Lösung den Indikator Ferroin zu Ferriin.	**Frage 8**

Frage 9

$$\overset{V}{BrO_3^{\ominus}} + 5\,\overset{-I}{Br^{\ominus}} + 6\,H^{\oplus} \rightleftharpoons 3\,\overset{0}{Br_2} + 3\,H_2O$$

Die fünf Bromid-Ionen geben jeweils ein Elektron an das Brom des Bromat-Ions ab. Dadurch entstehen sechs Bromatome mit der Oxidationszahl 0.

Brom hat ein größeres Bestreben Elektronen anzuziehen als Iod (EN von Brom ist größer).	**Frage 10**
Im Periodat besitzt Iod die Oxidationszahl VII.	**Frage 11**

Frage 12

$$2\,\overset{VII\,-II}{MnO_4^{\ominus}} + 5\,\overset{I\,-I}{H_2O_2} + 6\,\overset{I}{H^{\oplus}} \rightleftharpoons 2\,\overset{II}{Mn^{2\oplus}} + 5\,\overset{0}{O_2} + 8\,\overset{I\,-II}{H_2O}$$

Nur das Chlorid wird durch die Silbernitrat-Lösung ausgefällt und quantitativ bestimmt. Aus dem Chloridgehalt wird dann rechnerisch auf den Kaliumchloridgehalt geschlossen.	**Frage 13**
a) Blei(II)-nitrat-Lösung (0,1 mol/l) b) Methenamin und Salzsäure bilden ein Puffersystem im schwach sauren Bereich (pH 5–5,5). c) $2\,Na^{\oplus} + \underset{\text{Natriumedetat}}{H_2edta^{2\ominus}} + \mathbf{Pb}^{2\oplus} \rightleftharpoons \underset{\text{Blei-EDTA-Komplex}}{[\mathbf{Pb}edta]^{2\ominus}} + 2\,Na^{\oplus} + 2\,H^{\oplus}$	**Frage 14**

Kapitel 11.1 und 11.2

Silicium steht in der gleichen Hauptgruppe des PSE und besitzt damit die gleiche Elektronenkonfiguration auf der Außenschale.	**Frage 1**
Folgende Isomere des Hexans sind möglich: n-Hexan, 2-Methylpentan, 3-Methylpentan, 2,2-Dimethylbutan, 2,3-Dimethylbutan.	**Frage 2**
Die Isomere besitzen unterschiedliche Moleküloberflächen. Da mit abnehmender Moleküloberfläche die Berührungs- und Polarisationsmöglichkeiten untereinander abnehmen, werden auch die Van-der-Waals-Kräfte geringer.	**Frage 3**
Die Van-der-Waals-Kräfte zwischen den Icosanmolekülen $C_{20}H_{42}$ sind aufgrund der Kettenlänge derart groß, dass bei Erhitzen eher eine Spaltung der Bindungen im Molekül erfolgt als eine Aufhebung der Van-der-Waals-Kräfte zwischen den Molekülen.	**Frage 4**
Kugel-Stab-Modell vom Tageslichtprojektor aus so projizieren, dass die gewünschte Form abgebildet wird.	**Frage 5**
1. n-Heptan, 2. 3-Methylpentan, 3. 3,4-Diethyl-5,5-dimethyloctan, 4. 4-Ethyl-2-methylhexan.	**Frage 6**

Frage 7

Vereinfachte Strukturformeln:

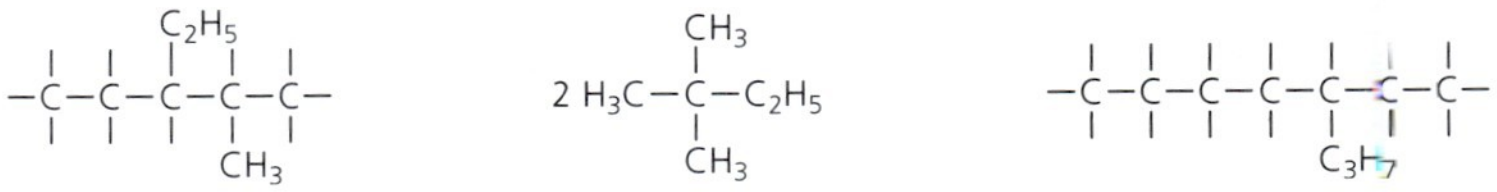

(Strukturformel 1: Kette mit C$_2$H$_5$- und CH$_3$-Seitengruppen)   2 H$_3$C–C(CH$_3$)(CH$_3$)–C$_2$H$_5$ (Strukturformel 3: Kette mit C$_3$H$_7$-Seitengruppe)

Frage 8

Die Temperatur; sie muss konstant gehalten werden.

Frage 9

a) $2\ C_6H_{14} + 19\ O_2 \rightarrow 12\ CO_2 + 14\ H_2O$

b) **CO$_2$:** einleiten in Bariumhydroxid-Lösung. Es bildet sich ein Niederschlag von Bariumcarbonat: $Ba^{2\oplus} + 2\ OH^{\ominus} + CO_2 \rightarrow BaCO_3 \downarrow + H_2O$

H$_2$O: mit wasserfreiem Kupfer(II)-sulfat:

$$CuSO_4 + 5\ H_2O \rightarrow CuSO_4 \cdot 5\ H_2O$$
  weiß   blau

Frage 10

Vaselin ist unlöslich in Ethanol und löslich in dem sehr unpolaren Dichlormethan.

Kapitel 11.3

Frage 1

Ethen ist planar und Ethin linear gebaut.

Frage 2

Produkt: 1,2-Dichlorpentan. 1-Penten-Molekül ist planar, Bindungswinkel 120°.

Frage 3

Mit der Knallgasprobe wird sichergestellt, dass aus der Apparatur alles Gas-Luft-Gemisch entwichen ist (Explosionsgefahr!).

Frage 4

Im ersten Reagenzglas geht die Entfärbung nur sehr langsam vonstatten. Hexan reagiert in einer Substitutionsreaktion u. a. zu 1-Bromhexan. Im zweiten Reagenzglas verläuft die Entfärbung rasch. Hexen reagiert in einer Additionsreaktion zu 1,2-Dibromhexan.

Frage 5

Iodethan.

Frage 6

$Br_2 + 2\ I^{\ominus} \rightarrow 2\ Br^{\ominus} + I_2$
Brom hat gemäß Stellung im PSE die höhere Elektronegativität.

Kapitel 11.4 und 11.5

Frage 1

Z. B. 1-Hexen, $H_2C=CH–CH_2–CH_2–CH_2–CH_3$. Alkene mit einer Doppelbindung besitzen die gleiche Summenformel wie die entsprechenden Cycloalkane.

Frage 2

In dieser Konformation hat das Molekül den geringsten Energiegehalt (s. Kap. 8.5, Triebkräfte für chemische Reaktionen).

Frage 3

Der Kohlenstoffgehalt ist bei Benzol prozentual höher als bei Cyclohexan.

Frage 4

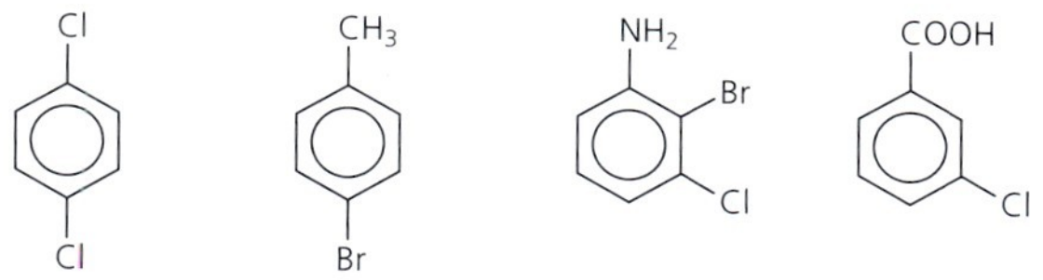

a: 1,4-Dichlorbenzol; b: 4-Brom-1-methylbenzol; c: 2-Brom-3-chloranilin; d: 3-Chlorbenzoesäure

(Strukturen: a) Benzolring mit Cl in 1,4-Stellung; b) Benzolring mit CH₃ und Br in 1,4-Stellung; c) Benzolring mit NH₂, Br, Cl; d) Benzolring mit COOH und Cl in 1,3-Stellung)

Frage 5

A. 2,4,6-Trinitrotoluol (= TNT, ein Sprengstoff), B. 2-Fluorbenzolsulfonsäure, C. 4-Brom-3-chlorphenol.

Frage 6

a) *Phenylalanin*: nur Phenylrest oder Toluol (nur formal), *Tyrosin*: Phenol
b) Häufig gibt es hier mehrere Möglichkeiten.
   Paracetamol: Phenol oder Anilin
   Furosemid: Benzolsulfonsäure oder Benzoesäure
   Tolbutamid: Toluol oder Benzolsulfonsäure
   Loperamid: Chlorbenzol
   Nitrazepam: Nitrobenzol

Frage 7

In Ihrer Antwort sollten folgende Begriffe auftauchen: Delokalisation, planarer Bau, ringförmig geschlossene Elektronenwolke, Hückel-Regel, keine Additionsreaktion aber Substitutionsreaktion.

Kapitel 12

Frage 1

Halogenatome besitzen eine höhere Elektronegativität als Kohlenstoff- und Wasserstoffatome. Das Halogenalkan wird zum polaren Molekül. Dipolkräfte zwischen den Halogenalkanmolekülen werden wirksam. Diese sind größer als die Van-der-Waals-Kräfte zwischen den Alkanmolekülen.

Frage 2

Unter geeigneten Reaktionsbedingungen liegt folgender Reaktionsablauf vor:
$CH_3Cl + \cdot Cl \rightarrow CH_2Cl\cdot + HCl$
$CH_2Cl\cdot + Cl_2 \rightarrow \mathbf{CH_2Cl_2} + \cdot Cl \rightarrow \rightarrow \rightarrow$ usw.
                    Dichlormethan

Frage 3

a) Bromchlordifluormethan,
b) 1,1,1-Trichlorethan

Frage 4

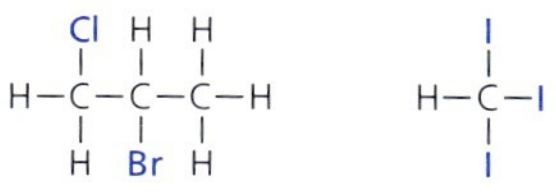

a) H–C(Cl)(H)–C(H)(Br)–C(H)(H)–H
b) H–C(I)(I)–I

Frage 5

Lindan liegt in der Sesselkonformation vor (s. Kap. 11.4., Abb. 11.11)

Frage 6

$$H_3C-C=\underset{\underset{CH_3}{|}}{\overset{\overset{H}{|}}{C}}-CH_3$$

Frage 7

Z. B. Halothan (stark halogeniertes Halogenalkan) → stark lipophil/verdampfbar/resorbierbar über Schleimhaut → erreicht Zentralnervensystem (lipophiles Gewebe)
oder
z. B. Lindan (stark halogeniertes Cyclohalogenalkan) → stark lipophil/reaktionsträge → speichert sich im Fettgewebe.

Kapitel 13.1 und 13.2

Frage 1

Kein Lösungsvorschlag (s. Frage 1c).

Frage 2

Bei vollständiger Oxidation (Verbrennung, s. Kap. 11.2.2) eines Kohlenwasserstoffs entsteht Kohlendioxid (und Wasser).

Frage 3

Die Oxidationszahl beträgt –III.

Frage 4

Nur Ethanol ergibt mit Natrium unter Wasserstoffentwicklung das alkalisch reagierende Alkoholat. Ether kann diese Reaktion nicht zeigen.

Frage 5

Bei 1-Butanol liegt ein gestreckter Molekülbau vor, so dass sich die Van-der-Waals-Kräfte zwischen den Molekülen stärker ausprägen können – „die Moleküle liegen dichter gepackt" – als bei 2-Methyl-2-propanol mit seiner Kettenverzweigung. Dadurch ist den Wassermolekülen der Zugang zur Hydratisierung der Hydroxylgruppen beim 2-Methyl-2-propanol erleichtert.

Frage 6

Jedes Ethanolmolekül kann im Gegensatz zum Wassermolekül nur eine Wasserstoffbrücke zum Nachbarmolekül ausbilden, dadurch liegen beim Ethanol geringere zwischenmolekulare Kräfte vor.

Frage 7

Die polare Hydroxylgruppe bedingt die hydrophile Eigenschaft des Moleküls und damit die Wasserlöslichkeit. Der Ethylrest ist unpolar und verantwortlich für die lipophile Eigenschaft des Moleküls und damit die Löslichkeit in Petroläther.

Frage 8

Die Hydro**xyl**gruppe ist eine funktionelle Gruppe der Kohlenwasserstoffe. Sie kann in wässriger Lösung nicht als Ion abgespalten werden; die Lösung reagiert nicht alkalisch. Die Hydro**xid**gruppe stellt ein Ion dar, das in einem Kristallgitter, z. B. von Metallhydroxiden, vorliegt und in wässriger Lösung den alkalischen Charakter einer Lösung bestimmt.

Frage 9

Wegen der hohen Van-der-Waals-Kräfte zwischen den langen Alkylresten der Moleküle kommt es eher zu einer Zersetzung, d. h. zu einem Bruch der Kohlenwasserstoffketten als zu einer Trennung („Verdampfen") der Moleküle.

Frage 10

Vorschlag:

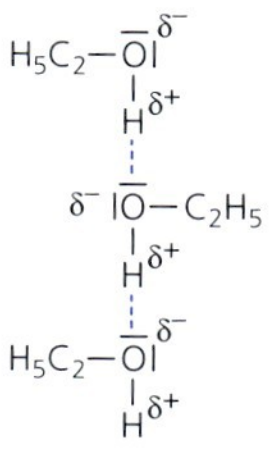

(Strukturen a und b: Wasserstoffbrückenbindungen zwischen Ethanol-Molekülen (a) und zwischen Ethanol und Wasser (b), mit Partialladungen δ+ und δ−)

a 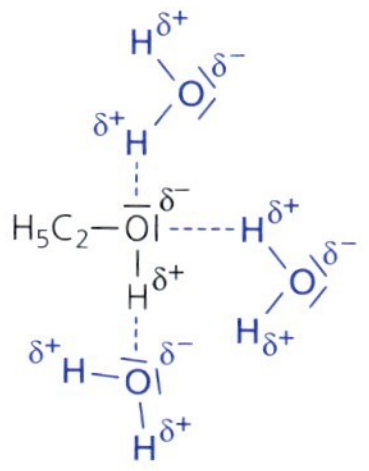   b

Frage 11

1-Butanol, 2-Butanol, 2-Methyl-1-propanol (Sdp. ca. 107 °C)*, 2-Methyl-2-propanol (Sdp. ca. 82 °C)*.

Frage 12

Vorschlag: Die räumliche Struktur des 2-Methyl-2-propanols ist wesentlich sperriger, so dass die zwischenmolekularen Kräfte hier bei weitem nicht so wirksam werden können wie beim 2-Methyl-1-propanol. Es muss deswegen auch viel weniger Energie zum Sieden aufgewandt werden, folglich liegt die Siedetemperatur bei 2-Methyl-2-propanol auch um 25 °C niedriger.

Frage 13

$$2\ C_3H_7OH + 2\ K \rightarrow 2\ C_3H_7O^{\ominus} + 2\ K^{\oplus} + H_2 \uparrow$$
Kaliumpropanolat

Frage 14

$$H_3C-CH_2-CH_2-OH + CuO \longrightarrow H_3C-CH_2-CHO + Cu + H_2O$$

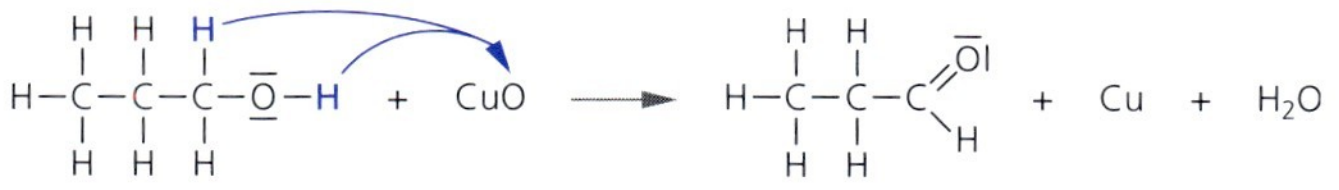

Frage 15

Kein Lösungsvorschlag.

Frage 16

1,2-Ethandiol erniedrigt den Gefrierpunkt und verdampft nicht wegen seiner hohen Siedetemperatur von 198 °C.

Kapitel 13.3

Frage 1

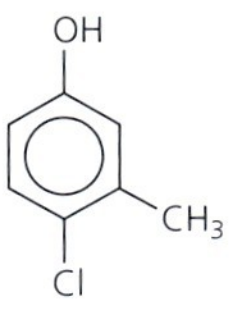

4-Chlor-3-methylphenol 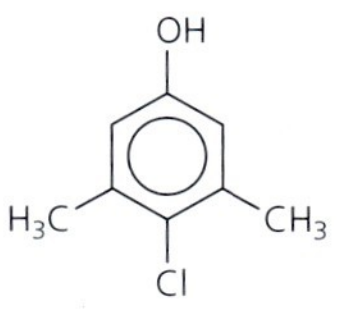   4-Chlor-3,5-dimethylphenol

Frage 2

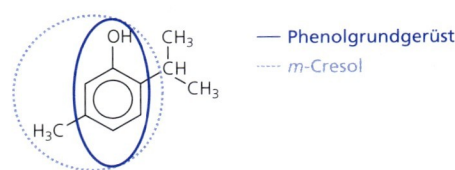

Thymol ist im Thymianöl von Thymian (*Thymi herba*) enthalten. Thymol wirkt desinfizierend und hautreizend.

Frage 3

Hydrochinon reduziert die im Silberdiaminkomplex gebundenen Silber-Ionen zu Silber und wird dabei selbst zu p-Benzochinon oxidiert (s. a. Abb. 13.8):

$$\text{Hydrochinon} + 2\,[\text{Ag}(\text{NH}_3)_2]^{\oplus} + 2\,\text{OH}^{\ominus} \longrightarrow \text{p-Benzochinon} + 2\,\text{Ag}\downarrow + 4\,\text{NH}_3 + 2\,\text{H}_2\text{O}$$

Frage 4

INN: Propofol

Kapitel 13.4 und 13.5

Frage 1

Z. B.

$$\begin{array}{c}
{}^{\delta+}\text{H}\!-\!\overline{\underline{\text{O}}}{}^{\delta-}\!-\!\text{H}^{\delta+} \\
\vdots \\
\text{H}_5\text{C}_2\!-\!\overline{\underline{\text{O}}}\!-\!\text{C}_2\text{H}_5 \\
\vdots \\
{}^{\delta+}\text{H}\!-\!\overline{\underline{\text{O}}}{}^{\delta-}\!-\!\text{H}^{\delta+}
\end{array}$$

Frage 2 Dimethylether, Dipropylether, Methylpropylether.

Frage 3 Diethylether bildet wegen seiner geringen Dichte und Löslichkeit im Gemisch mit Wasser die obere Phase. Es kommt zur Verdunstung des Ethers und Bildung eines explosiven Gasgemisches mit Luft.

Mit dem Steckbrief zu Benzol verfügen Sie über eine Gestaltungsvorlage. Hier werden nur Literaturhinweise gegeben (s. Quellenverzeichnis):
- Europäisches Arzneibuch (2005) und Kommentar (Hartke et al. 2005)
- Hörath (2002)
- Walter, Francke (2004)

Frage 4

a) $2\ Na + 2\ H_2O \rightarrow 2\ NaOH + H_2 \uparrow \rightarrow$ (NaOH kann abgetrennt werden).
b) Natrium reagiert mit Ethanol zu Natriummethanolat (s. Kap. 13.2.5).

Frage 5

Die Bindungswinkel zwischen den Kohlenstoffatomen und dem Sauerstoffatom sind wesentlich kleiner als der Tetraederwinkel. Die Bindungen stehen unter einer starken Spannung und brechen unter geringer Energiezufuhr auf (s. Kap. 11.4 Cycloalkane).

Frage 6

$$H-O-\underset{\underset{H}{|}}{\overset{\overset{H}{|}}{C}}-\underset{\underset{H}{|}}{\overset{\overset{H}{|}}{C}}-O-H\ +\ H-O-\underset{\underset{H}{|}}{\overset{\overset{H}{|}}{C}}-\underset{\underset{H}{|}}{\overset{\overset{H}{|}}{C}}-O-H\ +\ H-O-\underset{\underset{H}{|}}{\overset{\overset{H}{|}}{C}}-\underset{\underset{H}{|}}{\overset{\overset{H}{|}}{C}}-O-H\ +\ H-O-\underset{\underset{H}{|}}{\overset{\overset{H}{|}}{C}}-\underset{\underset{H}{|}}{\overset{\overset{H}{|}}{C}}-O-H \longrightarrow$$

$$H-O-\underset{\underset{H}{|}}{\overset{\overset{H}{|}}{C}}-\underset{\underset{H}{|}}{\overset{\overset{H}{|}}{C}}-O-\underset{\underset{H}{|}}{\overset{\overset{H}{|}}{C}}-\underset{\underset{H}{|}}{\overset{\overset{H}{|}}{C}}-O-\underset{\underset{H}{|}}{\overset{\overset{H}{|}}{C}}-\underset{\underset{H}{|}}{\overset{\overset{H}{|}}{C}}-O-\underset{\underset{H}{|}}{\overset{\overset{H}{|}}{C}}-\underset{\underset{H}{|}}{\overset{\overset{H}{|}}{C}}-O-H\ +\ 3\ H_2O$$

Frage 7

Lösungsvorschlag:
Viskosität: Sie ist indirekt ein Maß für den Polymerisationsgrad (Molekülmasse) und damit auch ein Hinweis, ob der angegebene Macrogoltyp durch Macrogoltypen mit abweichender Molekülmasse verunreinigt ist.
Erstarrungstemperatur: Hier kann dieselbe Begründung wie für die Viskosität gelten.
Hydroxylzahl (Ph. Eur. 2.5.3): Die Hydroxylzahl ist eine Gehaltsbestimmungsmethode von Ph. Eur. Sie macht Aussagen über die Anzahl der freien Hydroxylgruppen, die mit Essigsäure verestert werden können. Je größer ein Macrogolmolekül ist, desto weniger Hydroxylgruppen lassen sich in 1 g Substanz bestimmen (ein Macrogolmolekül besitzt jeweils nur die beiden endständigen Hydroxylgruppen!). Die Hydroxylzahl gibt deswegen auch einen Hinweis auf den vorliegenden Macrogoltyp. So besitzt z. B. Macrogol 300 die Hydroxylzahl 340–394 und Macrogol 3000 die Hydroxylzahl 34–42.
Ethylenoxid und Dioxan: Ethylenoxid ist eine unerwünschte Verunreinigung als Rückstand der Macrogolsynthese. Dioxan ist ein unerwünschtes Nebenprodukt der Synthese, durch Kondensation aus zwei Molekülen Ethylenglycol.
Ethylenglycol und Diethylenglycol: Beide Stoffe können Nebenprodukte der Macrogolsynthese sein. Auf die Giftigkeit dieser Stoffe wurde in den entsprechenden Kapitelabschnitten verwiesen.
Schwermetalle: Schwermetall können z. B. aus unsachgemäßer Lagerung in Metallgefäßen oder von Katalysatorresten der Synthese stammen.

Frage 8

Kapitel 13.6

Frage 1

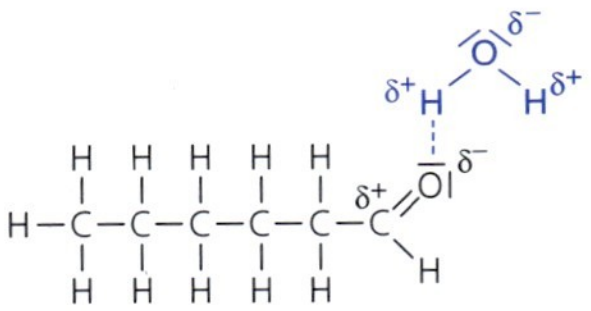

$$H-\underset{H}{\underset{|}{C}}-\underset{H}{\underset{|}{C}}-\underset{H}{\underset{|}{C}}-\underset{H}{\underset{|}{C}}-\underset{H}{\underset{|}{C}}\overset{\delta+}{=}\underset{H}{\overset{\delta-}{\overline{O}|}} \cdots \overset{\delta+}{H}-\overset{\delta-}{\overline{\overline{O}}}-\overset{\delta+}{H}$$

Frage 2

- Aldehydgruppe
- Ethergruppe ($\overline{O}-CH_3$)
- phenolische Hydroxylgruppe (OH)

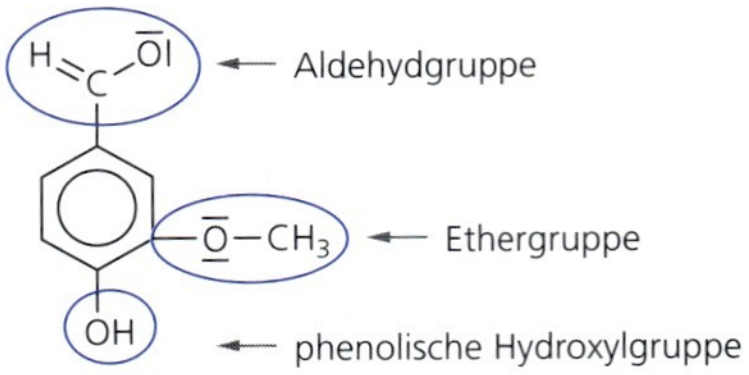

Frage 3 Acrolein: Das Moleküle trägt eine Aldehydgruppe.

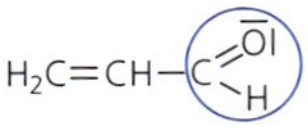

$$H_2C=CH-C\overset{\overline{O}|}{\underset{H}{=}}$$

Frage 4 Als Vorlage für die Konstruktion siehe Abbildung 13.11.

Frage 5 Halbacetal: Hydroxyl- und Ethergruppe
Acetal: Zwei Ethergruppen

Frage 6 2,2,2-Trichlor-1,1-ethandiol

Frage 7 Stellungsisomerie

Frage 8

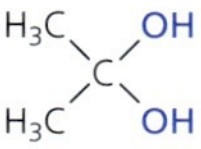

$$\underset{H_3C}{\overset{H_3C}{>}}C\underset{OH}{\overset{OH}{<}}$$

Frage 9

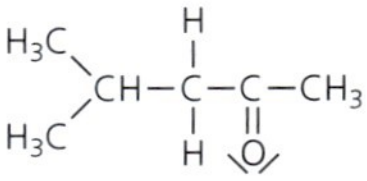

Isobutylmethylketon 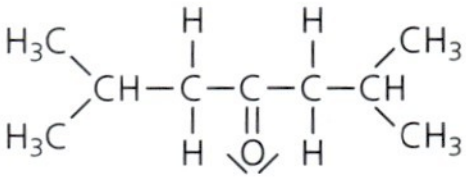   Diisobutylketon

Frage 10

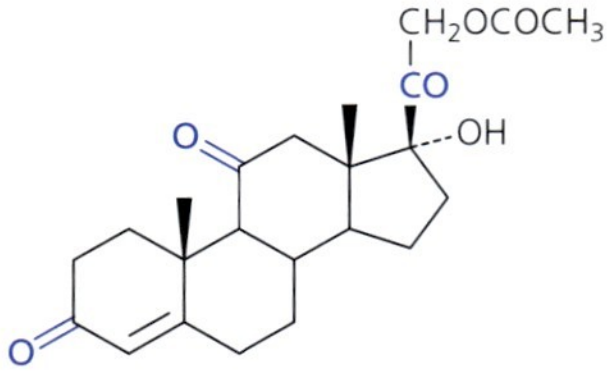

Kapitel 14.1, 14.2 und 14.3

(Die Formeln in den Antworten werden zu Übungszwecken in verschiedenen Schreibweisen wiedergegeben)

Frage 1
- Universalindikator wird rot gefärbt
- bei Neutralisation mit alkalischen Lösungen erfolgt Salzbildung:
  $R-COOH + KOH \rightarrow R-COO^\ominus K^\oplus + H_2O$
- Wasserstoffbildung mit unedlen Metallen:
  $2\ R-COOH + 2\ Na \rightarrow 2\ R-COO^\ominus\ 2\ Na^\oplus + H_2 \uparrow$
- die wäßrige Lösung leitet den elektrischen Strom.

Frage 2
Die Doppelmoleküle sind nach außen weitgehend unpolar.

Frage 3
Die Stabilität der Van-der-Waals-Bindungen zwischen den Alkylresten nimmt mit der Anzahl der Kohlenstoffatome zu.
Vorschlag für Modellzeichnung:

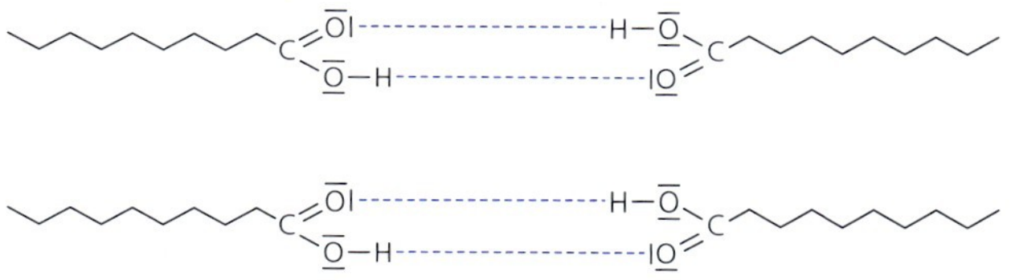

Frage 4
Durch Dimerisierung der Essigsäure liegen Doppelmoleküle vor, deswegen ist auch die Siedetemperatur in etwa so hoch wie beim Octan ($2 \cdot M_{r\ Essigsäure}$ 120,2, $M_{r\ Octan}$ 114).

Frage 5
Diese Alkansäuren sind flüchtig, die längerkettigen nicht.

Frage 6
Octadecansäure (Stearinsäure):
$C_{17}H_{35}COOH \quad H_3C-(CH_2)_{16}-COOH$

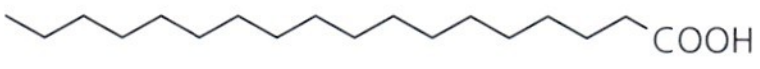

Frage 7 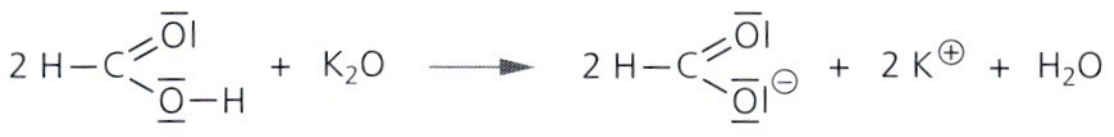
$2\ H-COOH + K_2O \rightarrow 2\ H-COO^\ominus + 2\ K^\oplus + H_2O$
Kaliumformiat

Frage 8
$(H_3C-CO)_2O + H_2O \rightarrow 2\ H_3C-COOH$

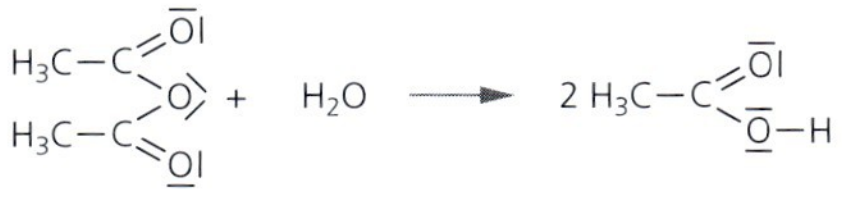

Frage 9

Formamid: H−C(=Ō̈l)−NH$_2$

Propionylbromid: H−C(H)(H)−C(H)(H)−C(=Ō̈l)−Br

Frage 10

Die Ameisensäure verfügt noch über ein Wasserstoffatom, das direkt an das Kohlenstoffatom der Carboxylgruppe gebunden ist. Dieses Wasserstoffatom wird bei einer entsprechenden Redoxreaktion abgegeben.

Frage 11

$NH_4^{\oplus}$ [$H_3C-COO^{\ominus}$] $Pb^{2\oplus}$ [$H_3C-COO^{\ominus}$]$_2$
Ammoniumacetat   Bleiacetat

Frage 12

$\sim\sim\sim\sim$=$\sim\sim\sim$COOH + Br$_2$ → $\sim\sim\sim$CHBr−CHBr$\sim\sim\sim$COOH

Es werden 159,8 g (1 mol) Brom addiert.

Frage 13

Lösungsvorschlag: Durch die trans-Isomerie an den Doppelbindungen der Sorbinsäure kommt ein starrer und gestreckter Molekülbau zustande. Die Sorbinsäuremoleküle können sich räumlich gut annähern und starke Van-der-Waals-Kräfte entfalten. Bei Ölsäure mit der cis-Isomerie ist dies nicht so gut möglich.
Versuchen Sie, sich diesen Sachverhalt mit Hilfe eines Molekülbaukastens zu verdeutlichen.

Frage 14

Mit zwei Doppelbindungen: $C_nH_{2n-3}COOH$
Mit drei Doppelbindungen: $C_nH_{2n-5}COOH$

Kapitel 14.4

Frage 1

1,2-Ethandiol (Ethylenglykol).

Frage 2

Die Oxalsäure bildet mit den Calcium-Ionen schwer lösliches Calciumoxalat:
$Ca^{2\oplus} + HOOC-COOH \rightarrow Ca^{2\oplus} [^{\ominus}OOC-COO^{\ominus}]\downarrow + 2\,H^{\oplus}$

Frage 3

(Z)-Butendisäure

Frage 4

Maleinsäure → Maleinsäureanhydrid + H$_2$O

Kapitel 14.5

Frage 1

D-Glycerinaldehyd L-Glycerinaldehyd

oder

D-Glycerinaldehyd L-Glycerinaldehyd

Frage 2

a) Zu berechnen nach $[\alpha]_D^{20} = \dfrac{1000 \cdot \alpha}{l \cdot c}$; c = Konzentration der Substanz in g/l:

$[\alpha]_D^{20} = \dfrac{1000 \cdot 1,4}{1 \cdot 100} = +\mathbf{14}$ beträgt die spez. Drehung des Alanins

(Ph. Eur. fordert +13,5 bis +14,5)

b) $c = \dfrac{1000 \cdot \alpha}{[\alpha]_D^{20} \cdot l} = \dfrac{1000 \cdot 4,0}{53 \cdot 1,5} = 50{,}3$ g/l $\triangleq$ **0,05 g/ml**

Frage 3

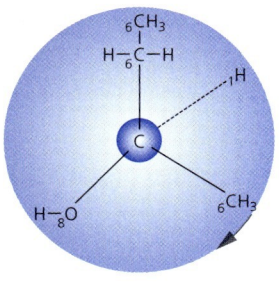 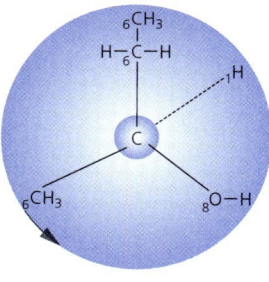

(R)-2-Butanol   (S)-2-Butanol

Bitte beachten Sie die 3. Regel.

Frage 4

Bei der D-Milchsäure liegt das R-Enantiomere und bei der L-Milchsäure das S-Enantiomere vor. (Anmerkung: D-Form und R-Form sowie L-Form und S-Form stimmen bei vielen optisch aktiven Verbindungen nicht überein!)

Frage 5   Eine Hilfe zur Lösung gibt die folgende Abbildung:

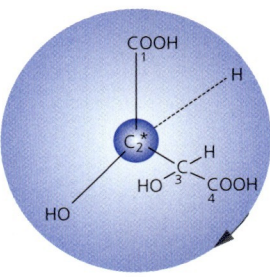

Konfiguration am C_2^*-Atom
der
(2 R/3 R)-(+)-Weinsäure

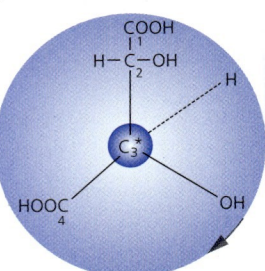

Konfiguration am C_3^*-Atom
der
(2 R/3 R)-(+)-Weinsäure

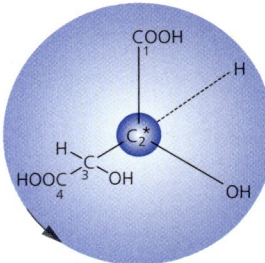

Konfiguration am C_2^*-Atom
der
(2 S/3 S)-(–)-Weinsäure

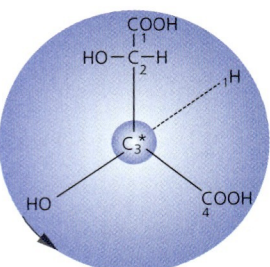

Konfiguration am C_3^*-Atom
der
(2 S/3 S)-(–)-Weinsäure

Frage 6   Die Citronensäure ist eine dreiprotonige Säure (s. Kap. 7.2.5) und besitzt deswegen auch drei pK_S-Werte.

Frage 7   Die Citronensäure besitzt kein asymmetrisches Kohlenstoffatom, da keines der Kohlenstoffatome im Molekül vier verschiedene Liganden aufweist.

$$\text{HOOC—CH}_2\text{—C(OH)(COOH)—CH}_2\text{—COOH}$$

Die beiden eingekreisten Liganden sind gleich.

Frage 8   Als schwache Säure bildet die Citronensäure mit ihren Salzen geeignete Puffersysteme (s. Kap. 9.4.5).

Frage 9

$$H_3C-\underset{CH_3}{\underset{|}{C}}H-CH_2-C_6H_4-\underset{H}{\underset{|}{C^*}}(CH_3)-COOH$$

Im Handel ist das Racemat (RS)-Ibuprofen.

Z. B. Milchsäure, Caboxylgruppe der Carbonsäuren. **Frage 10**

a) Fluor hat einen höheren EN-Wert als Chlor und übt deswegen einen größeren Elektronenzug aus. **Frage 11**
b) Je weiter das Halogenatom von der Carboxylgruppe entfernt steht, desto schwächer ist der –I-Effekt auf die Carboxylgruppe.

Auch im kristallinen Zustand liegen Zwitterionen vor und dadurch eine salzartige Struktur (Ionengitter). Durch die starken zwischenmolekularen Kräfte kommt es bei höheren Temperaturen zu einer Spaltung der Atombindungen der C-Kette und nicht zu einer Trennung der Moleküle. **Frage 12**

Die $NH_3^\oplus$-Gruppe wirkt in Wasser als Protonendonator (Brønsted-Säure). Die Brønsted-Säure ist stärker als die der korrespondierenden Brønsted-Base (Carboxylat-Ion). **Frage 13**

$^\ominus H_3NCH_2COO^\ominus + H_2O \rightleftharpoons H_2NCH_2COO^\ominus + H_3O^\oplus$

Im Blut pH ≈ 7,40, ist das Gleichgewicht nach rechts verschoben (IEP von Alanin 6,0!). **Frage 14**

Phenylalanin und Tyrosin (die beiden Aminosäuren werden auch als *aromatische Aminosäuren* bezeichnet). **Frage 15**

Vigabatrin (4-Amino-5-hexensäure): **Frage 16**

```
        COOH
         |
         CH₂
         |
         CH₂
         |
   H₂N—C*—H
         |
         CH
         ‖
         CH₂
```

Z. B. **Frage 17**
- als Referenzsubstanzen (Leu, Thr, Phe, Ser) bei der DC-Identitätsprüfung von Colistimethat-Natrium oder Polymyxin-B-Sulfat (beides Polypeptid-Antibiotika),
- als Referenzlösung (3-Aminopropionsäure) bei der DC-Reinheitsprüfung von Calciumpantothenat,
- als Referenzlösung (Tyrosin) bei der DC-Reinheitsprüfung von Levodopa (Parkinsonmittel).

Kapitel 14.6

Frage 1

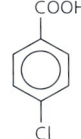

2-Chlorbenzoesäure   3-Chlorbenzoesäure   4-Chlorbenzoesäure
(*o*-Chlorbenzoesäure)   (*m*-Chlorbenzoesäure)   (*p*-Chlorbenzoesäure)

Frage 2 Bei technischen Produktionsprozessen werden oft Schwermetalle, z. B. Eisen, Nickel, Cobalt, als Katalysatoren eingesetzt und gelangen bei ungenügender Reinigung mit in das Produkt.

Frage 3 Benzoesäure in der Probelösung: $16{,}5 \cdot 12{,}21$ mg $= 201{,}5$ mg

Gehalt der Benzoesäure $= \dfrac{100 \cdot 201{,}5}{205{,}0} = 98{,}3\,\%$

Damit entspricht die Benzoesäure nicht der Anforderung von Ph. Eur.

Frage 4 1,2-Benzoldicarbonsäure und 1,4-Benzoldicarbonsäure

Kapitel 15.1 und 15.2

Frage 1

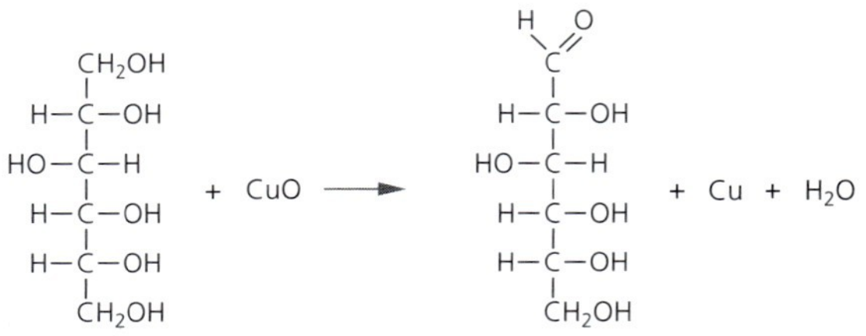

$$\begin{array}{c} CH_2OH \\ H-C-OH \\ HO-C-H \\ H-C-OH \\ H-C-OH \\ CH_2OH \end{array} + CuO \longrightarrow \begin{array}{c} H\!\!\diagdown\!\!C\!\!=\!\!O \\ H-C-OH \\ HO-C-H \\ H-C-OH \\ H-C-OH \\ CH_2OH \end{array} + Cu + H_2O$$

Frage 2 Rhamnose zeigt in der angegebenen Ringform 5 asymmetrische Kohlenstoffatome. Es liegt ein *Desoxyzucker* (am C-6-Atom fehlt die OH-Gruppe) also kein Kohlenhydrat im engeren Sinne vor.

Frage 3 Die Mesoweinsäure besitzt eine Symmetrieebene (s. Kap. 15.2.1 und Kap. 14.5.2 — Weinsäure und Tartrate). Sie ist nicht chiral und bildet demnach kein Enantiomerenpaar.

Frage 4 Übung mit Modellbaukasten

Frage 5 Die spezifische Drehung ist abhängig vom Verhältnis der Konzentrationen der α-D-Glucopyranose und der β-D-Glucopyranose. Das arithmetische Mittel der dadurch bedingten spezifische Drehung wäre:

$\dfrac{(+19°) + (+112°)}{2} = 65{,}5°$. Da im Gleichgewicht die Konzentration der β-D-Glucopyranose überwiegt, ist die spezifische Drehung nach 53° verschoben.

Frage 6 Beide Zucker sind Aldohexosen, d. h. reduzierende Zucker (in alkalischer Lösung Ringöffnung zur Kettenform mit freier Aldehydgruppe).

Z. B.

Frage 7

D-Ribose   L-Arabinose

Frage 8

D-Glucose   Spiegelebene   L-Glucose

In dem sechsgliedrigen Ring der Pyranoseform sind die Bindungswinkel den energetisch günstigen Tetraederwinkeln am nächsten. Ferner ist die β-Form räumlich (*sterisch*) begünstigt, weil sich hier die OH-Gruppen an den C-2- und C-3-Atomen am wenigsten „stören". Diese Begründung wird am Modell plausibel.

Frage 9

Sie unterscheiden sich in der Stellung der Hydroxylgruppe am zweiten Kohlenstoffatom. Es liegt ein Paar von Diastereomeren vor (d. h. Stereoisomere, deren Moleküle sich **nicht** wie Bild und Spiegelbild verhalten).

Frage 10

Kapitel 15.3, 15,4 und 15.5

Dieser Ring ist ein Halbacetal. Über die offene Kettenform erfolgt eine Gleichgewichtseinstellung zwischen α- **und** β-Stereoisomeren.

Frage 1

Am C-2-Atom der D-Fructofuranose liegt eine freie glykosidische OH-Gruppe vor. Dieser Ring kann demnach in die Kettenform mit einer Ketogruppe übergehen (s. a. Kap. 15.2.1, Fructosemoleküle in der Ringform). Auch erfolgt Gleichgewichtseinstellung. Fehling- und Tollensprobe und Mutarotation sind folglich positiv.

Frage 2

$$[\alpha]_D^{20}(\text{Invertzucker}) = \frac{[\alpha]_D^{20}(\text{D-Glucose}) + [\alpha]_D^{20}(\text{D-Fructose})}{2} = 19,7°$$

Frage 3

Stärke muss im Dünndarm enzymatisch zu Glucose abgebaut werden. Erst diese wird dann resorbiert.

Frage 4

Der Mensch verfügt über kein geeignetes Enzym zur Spaltung der 1-4-β-glykosidisch verknüpften D-Glucosemoleküle der Cellulose-Ketttten.

Frage 5

Frage 6

Inulin ist ein Polysaccharid, das ausschließlich aus D-Fructoseeinheiten aufgebaut ist. Inulin dient als Reservestoff z. B. bei den Asteraceae.

Frage 7

D-Galacturonsäure als β-Pyranosid

Frage 8

Maltitol ist kein reduzierendes Kohlenhydrat, weil keine freie glykosidische OH- oder Carbonyl-Gruppe vorliegt (Ringöffnung ist nicht möglich).

Frage 9

Durch die Einführung weiterer funktioneller Gruppen bei den Celluloseethern (z. B. Methylgruppe) wird die feste Bindung durch Wasserstoffbrücken zwischen den Cellulose-Fadenmolekülen (s. Strukturformel von Cellulose) gestört oder aufgehoben, so dass sich zwischen die Moleküle Wasser einlagern kann.

Frage 10

a) $\alpha = [\alpha]_D^{20} \cdot \beta \cdot l$
$\alpha = 66{,}3 \text{ ml/g/dm} \cdot 0{,}20 \text{ g/ml} \cdot 1{,}5 \text{ dm} =$ **19,9°**

b) $\alpha = [\alpha]_D^{20} \cdot \beta \cdot l$
$\alpha = -19{,}7 \text{ ml/g/dm} \cdot 0{,}21 \text{ g/ml} \cdot 1{,}5 \text{ dm} = -$ **6,2°**

Frage 11

Die allgemeine Summenformel für Polysaccharide, die aus D-Glucoseeinheiten aufgebaut sind, lautet $(C_6H_{10}O_5)_n$. Damit beträgt die Molmasse für eine D-Glucoseeinheit $M = 162$ g/mol.

$M(\text{Amylose}) = 51840$ g/mol

$$\frac{M(\text{Amylose})}{M(\text{D-Glucoseeinheit})} = \frac{51840 \text{ g/mol}}{162 \text{ g/mol}} = \textbf{320 D-Glucoseeinheiten pro Molekül}$$

Kapitel 16

Frage 1

- Erhöhung der Konzentration des eingesetzten Alkohols,
- wählen der optimalen Reaktionstemperatur,
- ständige Entfernung des Esters, z. B. durch Abdestillieren, falls Siedetemperatur des Esters dies gestattet.

Frage 2

$H_3C-(CH_2)_8-COOCH_3$

⬡—$COOC_2H_5$

$H_3C-COOC_3H_7$

Frage 3

a) Methylhexanoat,
b) Butylacetat,
c) Ethyloleat.

Palmitinsäure $C_{15}H_{31}COOH$, Cetylalkohol $C_{16}H_{33}OH$.

Frage 4

Frage 5

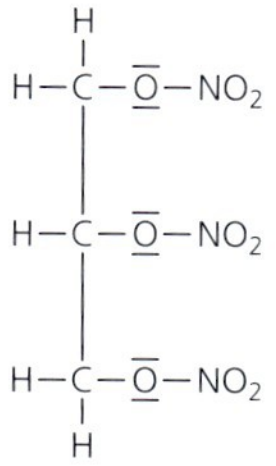

$$\begin{array}{c} H \\ | \\ H-C-\underline{O}-NO_2 \\ | \\ H-C-\underline{O}-NO_2 \\ | \\ H-C-\underline{O}-NO_2 \\ | \\ H \end{array}$$

Bei einer *Nitroverbindung* ist die Nitrogruppe direkt mit dem Kohlenstoffatom verknüpft und nicht über ein Sauerstoffatom.

Frage 6

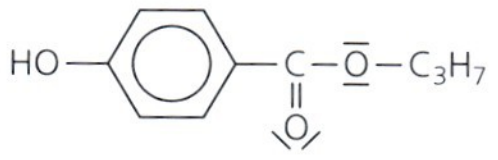

Propyl-4-hydroxybenzoat

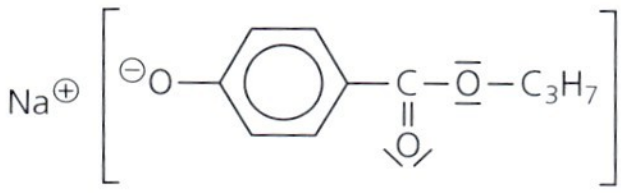

Natriumpropyl-4-hydroxybenzoat

Estertyp: aromatische Carbonsäure + Alkohol

Von Bedeutung ist die Löslichkeit beispielsweise bei der Verarbeitung von Arzneistoffen, die zwecks Resorption im Magen-Darm-Trakt gelöst vorliegen müssen. Fehlende oder schlechte Wasserlöslichkeit wie bei Acetylsalicylsäure erfordert dann besondere galenische Maßnahmen.

Frage 7

Durch hydrolytische Spaltung der Acetylsalicylsäure entstehen Salicylsäure und Essigsäure.

Frage 8

Es sind natürliche Antioxidantien wie beispielsweise Vitamin E enthalten.

Frage 9

Leinöl ist reich an Triglyceriden mit mehrfach ungesättigten Fettsäuren. Unter Einfluss von Licht und Luftsauerstoff können diese Fettsäuren durch Öffnung der Doppelbindungen untereinander vernetzen.

Frage 10

EZ = VZ − SZ, EZ = 102 − 18 = 84
Ph. Eur. fordert für gebleichtes Wachs eine EZ: 70 bis 80. Die Substanz entspricht also nicht den Anforderungen.

Frage 11

Frage 12

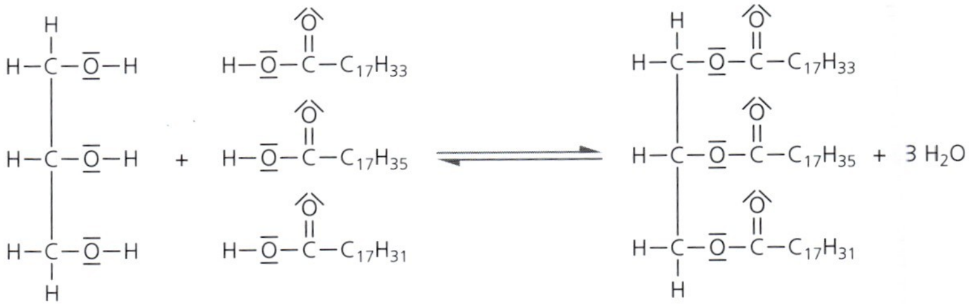

$$\begin{array}{l} H-\underset{|}{C}-\overline{O}-H \\ H-\underset{|}{C}-\overline{O}-H \\ H-\underset{|}{C}-\overline{O}-H \\ H \end{array} + \begin{array}{l} H-\overline{O}-\overset{\hat{O}}{\underset{\|}{C}}-C_{17}H_{33} \\ H-\overline{O}-\overset{\hat{O}}{\underset{\|}{C}}-C_{17}H_{35} \\ H-\overline{O}-\overset{\hat{O}}{\underset{\|}{C}}-C_{17}H_{31} \end{array} \rightleftharpoons \begin{array}{l} H-\underset{|}{C}-\overline{O}-\overset{\hat{O}}{\underset{\|}{C}}-C_{17}H_{33} \\ H-\underset{|}{C}-\overline{O}-\overset{\hat{O}}{\underset{\|}{C}}-C_{17}H_{35} \\ H-\underset{|}{C}-\overline{O}-\overset{\hat{O}}{\underset{\|}{C}}-C_{17}H_{31} \\ H \end{array} + 3\,H_2O$$

Ein derartiges Fett wird eher eine halbfeste (weiche) Konsistenz aufweisen.

Frage 13   Durch Hydrierung des Baumwollsamenöls ist der Anteil an gesättigten Fettsäuren stark erhöht worden: Stearinsäure 68 bis 80 %, Palmitinsäure 19 bis 26 %. Die ungesättigten Fettsäuren sind nur noch in geringem Umfang vorhanden z. B. Linolsäure höchstens 1,0 %.

Frage 14   Für lipophile Moleküle Van-der-Waals-Bindungen zwischen den Kohlenwasserstoffketten. Für hydrophile Moleküle Wasserstoffbrückenbindungen zwischen den Carboxylat-Ionen und den Wassermolekülen.

Frage 15   Frage erfordert hier keine Antwort.

Frage 16   Z. B.

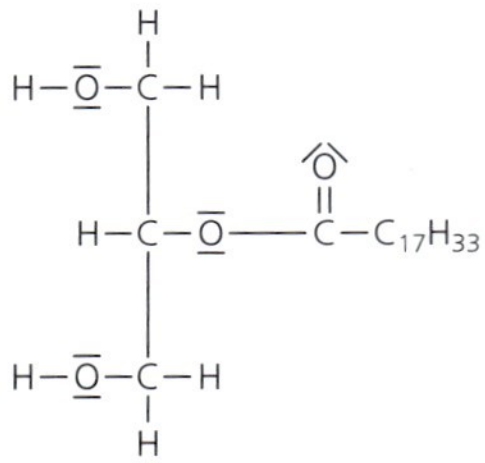

$$\begin{array}{l} H-\overline{O}-\underset{|}{C}-H \\ H-\underset{|}{C}-\overline{O}-\overset{\hat{O}}{\underset{\|}{C}}-C_{17}H_{33} \\ H-\overline{O}-\underset{|}{C}-H \\ H \end{array}$$

Glycerolmonooleat

Kapitel 17

Frage 1

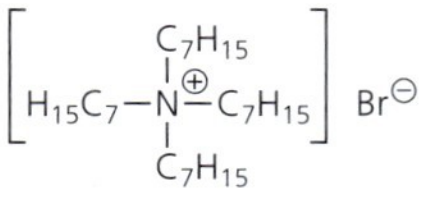

$$\left[\begin{array}{c} C_7H_{15} \\ | \\ H_{15}C_7-\overset{\oplus}{\underset{|}{N}}-C_7H_{15} \\ C_7H_{15} \end{array} \right] Br^{\ominus}$$

Tetraheptylammoniumbromid

Frage 2   Die Methylamine können Wasserstoffbrücken zu den Wassermolekülen ausbilden.

Frage 3   Mit der Citronensäure kommt es zur Salzbildung z. B. von weitgehend geruchlosem Trimethylammoniumcitrat.

Antworten zu Kapitel 17

Frage 4

Noradrenalin

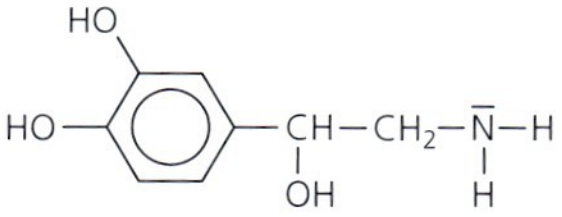

[Struktur: 3,4-Dihydroxyphenyl–CH(OH)–CH$_2$–NH–H]

Das Stickstoffatom trägt einen Alkylarylrest.

Frage 5

Ethylmethylamin, ein sekundäres Amin.

Frage 6

S. Strukturformel von Azofarbstoff Kap. 17.1.2.

Frage 7

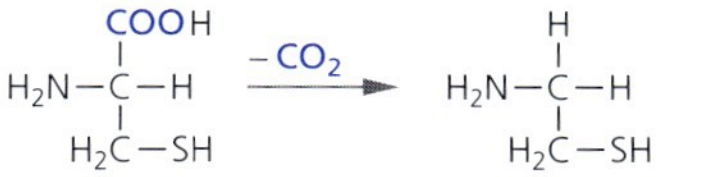

$$\underset{\text{L-Cystein}}{\begin{array}{c} \text{COOH} \\ | \\ \text{H}_2\text{N}-\text{C}-\text{H} \\ | \\ \text{H}_2\text{C}-\text{SH} \end{array}} \xrightarrow{-CO_2} \underset{\text{Cysteamin}}{\begin{array}{c} \text{H} \\ | \\ \text{H}_2\text{N}-\text{C}-\text{H} \\ | \\ \text{H}_2\text{C}-\text{SH} \end{array}}$$

Frage 8

a) Seryl ┈ phenylalanyl ┈ valin

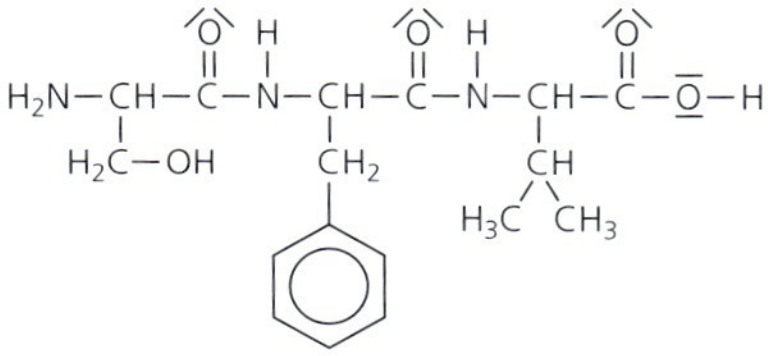

[Tripeptid-Struktur: H$_2$N–CH(CH$_2$OH)–CO–NH–CH(CH$_2$C$_6$H$_5$)–CO–NH–CH(CH(CH$_3$)$_2$)–COOH]

b) Cysteinyl-alanyl-aspartyl-lysin

Frage 9

L-Aspartyl-L-phenylalaninmethylester:

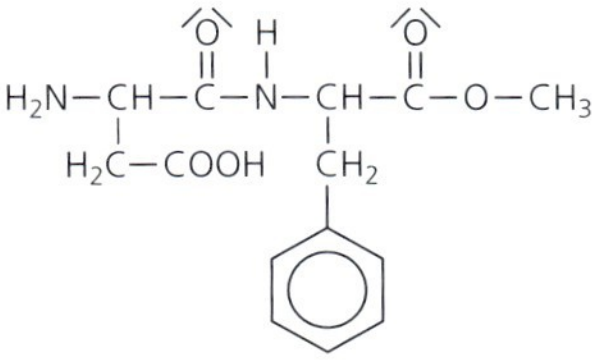

[Struktur: H$_2$N–CH(CH$_2$COOH)–CO–NH–CH(CH$_2$C$_6$H$_5$)–CO–O–CH$_3$]

Frage 10

Keine Resorption möglich, da Abbau durch die Proteasen des Magen-Darm-Kanals.

Frage 11

U. a. Erhitzen, Säurezusatz (pH-Verschiebung), Schwermetall-Ionen, „Aussalzen", Alkohol, Strahlung, elektrischer Strom, konz. Harnstofflösung.

Frage 12

Wasserstoffbrückenbindung, Bindung durch Disulfidbrücken, Ionenbindung, Van-der-Waals-Bindung.

Frage 13

Tertiär- und falls vorhanden Quartärstrukturen.

Frage 14 — Wenn Sie Kap. 17.4 durchlesen, kommen Sie z. B. auf die Bedeutung der Proteine als Gerüst- und Stützsubstanzen oder die Funktion als Enzyme.

Frage 15 — Lösungsvorschlag: Bei Enzymen kann durch die Tertiärstruktur ein *aktives Zentrum* ausgebildet werden. Bei Denaturierung geht mit der Tertiärstruktur das aktive Zentrum und damit auch die Wirkung des Enzyms verloren.

Kapitel 18

Frage 1 — Serotonin leitet sich von der Aminosäure Tryptophan durch Decarboxylierung (und Hydroxylierung) ab.

Frage 2 — Im Piperazin stehen zwei Stickstoffatome mit ihren freien Elektronenpaaren für die Anlagerung von Protonen zur Verfügung (s. Kap. 9.4.3).

Lösungen zu den Übungen:

Verbindung aus Ph. Eur.	Heterocyclisches Grundgerüst bzw. heterocyclischer Baustein	Stoffgruppe/Indikationsbereich
Cefixim	Cephem mit Thiazolrest	Cephalosporine/antibakteriell wirksame Arzneistoffe
Fentanyl	Piperidin	Opioid-Analgetika
Perphenazin	Phenothiazin mit Piperazinrest	Phenothiazin-Derivate, Neuroleptika
Thiamin(nitrat) (Vitamin B_1)	Pyrimidin mit Thiazolrest	Vitamin der B-Gruppe
Pyridoxin(hydrochlorid) (Vitamin B_6)	Pyridin	Vitamin der B-Gruppe
Amoxicillin-Natrium	Penam	β-Lactam-Antibiotika, Breitbandpenicillin
Ofloxacin	Fluorchinolon	Gyrasehemmer, antibakteriell wirksame Arzneistoffe
Bromperidol	Piperidin	Butyrophenone, Neuroleptika
Domperidon	Benzimidazol, Piperidin	Magen-Darm-Motilität fördernde Mittel, Antiemetika
Omeprazol	Benzimidazol, Pyridin	Protonenpumpenhemmer, Ulkusmittel
Indometacin	Indol	Nicht steroidale Antirheumatika
Theophyllin	Purin	Methylxanthine, Broncholytika
Miconazol	Imidazol	Imidazol-Derivate, Antimykotika
Zidovudin	Pyrimidin	Antiretrovirale Virustatika
Nizatidin	Thiazol	H_2-Antihistaminika
Clomipramin(hydrochlorid)	Dibenzoazepin	Tricyclische Antidepressiva
Cinnarizin	Piperazin	Durchblutungsfördernde Mittel, Antivertiginosa
Nitrendipin	Dihydropyridin	Calciumantagonist vom Nifedipintyp, Antihypertonika
Mefloquin(hydrochlorid)	Chinolin	Antimalariamittel

Kapitel 19

Es handelt sich hier um Anleitungen zu den Übungen mit Vorschlägen und Beispielen.

Frage 1

Aus Kap. 19.3.3:

$$\overset{IV}{Pb}O_2 + 2\,\overset{-I}{Br}^\ominus + 2\,H^\oplus \longrightarrow \overset{II}{Pb}O + \overset{0}{Br}_2 + H_2O$$

Bromid gibt 2 Elektronen ab und vom Blei werden 2 Elektronen aufgenommen (Die Anzahl der abgegebenen und aufgenommenen Elektronen muss gleich sein).

Frage 2

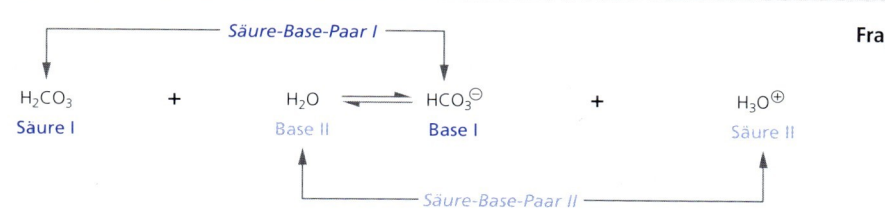

Frage 3

$$CaCO_3 + CO_2 + H_2O \rightleftharpoons Ca^{2\oplus} + 2\,HCO_3^\ominus$$

Die Reaktionsgleichung gibt die Umsetzung vom schwer löslichen Calciumcarbonat zu löslichem Calciumhydrogencarbonat wieder (s. Kap. 19.6.2). Durch Kochen kommt es zu einer Gleichgewichtsverschiebung nach links. Ursache im Sinne des Prinzips vom kleinsten Zwang ist hier eine **Konzentrationsänderung**. Durch das Kochen wird CO_2 ausgetrieben (Calciumcarbonat fällt aus).

Frage 4

$$Br^\ominus + Ag^\oplus \rightarrow AgBr \downarrow \quad K_{L\,AgBr} = 5 \cdot 10^{-13}$$

Frage 5

$$[Fe(H_2O)_6]^{3\oplus} + SCN^\ominus \rightleftharpoons \underset{\text{blutrot}}{[Fe(SCN)(H_2O)_5]^{2\oplus}} + H_2O$$

Pentaaquathiocyanatoeisen(III)-Komplex
(s. Kap. 5.4.3 und Tab. 5.1)

Hier liegt eine Ligandenaustauschreaktion vor.

Frage 6

$$Mg + 2\,H^\oplus + SO_4^{2\ominus} \rightarrow Mg^{2\oplus} + SO_4^{2\ominus} + H_2 \uparrow$$

Prinzip: Aus unedlem Metall und saurer Lösung entstehen Salz (hier Magnesiumsulfat) und Wasserstoff.

Frage 7

Lösungsvorschlag:

a) Die maximale positive Oxidationszahl eines Elementes entspricht der Hauptgruppennummer dieses Elementes. Eine Ausnahme macht Fluor, das aufgrund seiner hohen Elektronegativität keine positive Oxidationszahl annehmen kann.
   Z. B. Calcium **II**, Silicium **IV**, Chlor **VII** (wie im $NaClO_4$)

b) Die Hauptgruppennummer minus 8 ergibt die maximale negative Oxidationszahl des betroffenen Elementes. Diese Aussage macht hier nur für die Hauptgruppen VII bis V einen Sinn.
   Z. B. Brom: VII − 8 = **−I**, Schwefel: VI − 8 = **−II**, Stickstoff: V − 8 = **−III**,

c) Wasserstoff bildet mit den Oxidationszahlen **I**, **0** und **−I** auch hier eine Ausnahme.

Für die Lösungen s. a. Kap. 4.4 und Kap. 6.3.

Frage 8

Z. B. **Calcium** ein Mengenelement. Empfohlene tägliche Zufuhr (Erwachsener) 800–1200 mg entspricht 20 bis 30 mmol. → Tabellarische Zusammenstellung nach Ihren Vorstellungen.

Anhang

Anhang 1

Chemische Elemente

Die Elemente mit den Ordnungszahlen 60 bis 71 und 93 bis 103 sind nicht aufgeführt. Eine Zusammenstellung aller Elemente befindet sich im Periodensystem am Ende des Buches.

Elementname	Symbol	Ordnungszahl	Atommasse in u	Elementname	Symbol	Ordnungszahl	Atommasse in u
Actinium	Ac	89	227,0277[1]	Neon	Ne	10	20,1797
Aluminium	Al	13	26,981538	Nickel	Ni	28	58,6934
Antimon	Sb	51	121,760	Niob	Nb	41	92,90638
Argon	Ar	18	39,948	Osmium	Os	76	190,23
Arsen	As	33	74,92160	Palladium	Pd	46	106,42
Astat	At	85	219,9871[1]	Phosphor	P	15	30,973761
Barium	Ba	56	137,327	Platin	Pt	78	195,078
Beryllium	Be	4	9,012182	Polonium	Po	84	208,9824[1]
Bismut	Bi	83	208,98038	Praseodym	Pr	59	140,90765
Blei	Pb	82	207,2	Protactinium	Pa	91	231,03588
Bor	B	5	10,811	Quecksilber	Hg	80	200,59
Brom	Br	35	79,904	Radium	Ra	88	226,0254[1]
Cadmium	Cd	48	112,411	Radon	Rn	86	222,0176[1]
Caesium	Cs	55	132,90545	Rhenium	Re	75	186,207
Calcium	Ca	20	40,078	Rhodium	Rh	45	102,90550
Cer	Ce	58	140,116	Rubidium	Rb	37	85,4678
Chlor	Cl	17	35,4527	Ruthenium	Ru	44	101,07
Chrom	Cr	24	51,9961	Sauerstoff	O	8	15,9994
Cobalt	Co	27	58,933200	Scandium	Sc	21	44,955910
Eisen	Fe	26	55,845	Schwefel	S	16	32,066
Fluor	F	9	18,9984032	Selen	Se	34	78,96
Francium	Fr	87	223,0197[1]	Silber	Ag	47	107,8682
Gallium	Ga	31	69,723	Silicium	Si	14	28,0855
Germanium	Ge	32	72,61	Stickstoff	N	7	14,00674
Gold	Au	79	196,96655	Strontium	Sr	38	87,62
Hafnium	Hf	72	178,49	Tantal	Ta	73	180,9479
Helium	He	2	4,002602	Technetium	Tc	43	97,9072[1]
Indium	In	49	114,818	Tellur	Te	52	127,60
Iod	I	53	126,90447	Thallium	Tl	81	204,3833
Iridium	Ir	77	192,217	Thorium	Th	90	232,0381
Kalium	K	19	39,0983	Titan	Ti	22	47,867
Kohlenstoff	C	6	12,0107	Uran	U	92	238,0289
Krypton	Kr	36	83,80	Vanadium	V	23	50,9415
Kupfer	Cu	29	63,546	Wasserstoff	H	1	1,00794
Lanthan	La	57	138,9055	Wolfram	W	74	183,84
Lithium	Li	3	6,941	Xenon	Xe	54	131,29
Magnesium	Mg	12	24,3050	Yttrium	Y	39	88,90585
Mangan	Mn	25	54,938049	Zink	Zn	30	65,39
Molybdän	Mo	42	95,94	Zinn	Sn	50	118,710
Natrium	Na	11	22,989770	Zirconium	Zr	40	91,224

[1] Atommasse des langlebigsten Isotops

Anhang 2

Übersicht der Isomerien

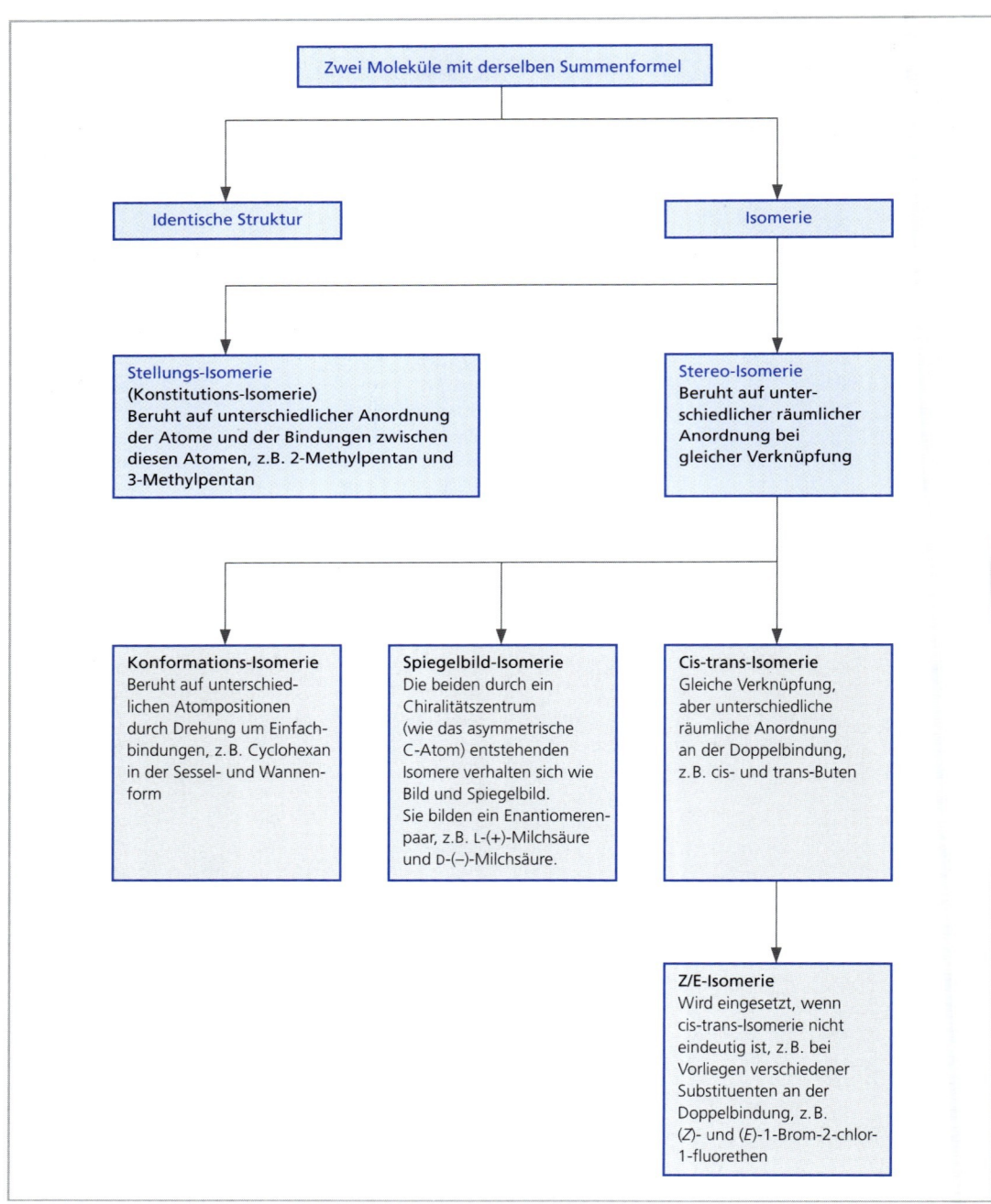

Anhang 3

Griechische Zahlwörter, griechisches Alphabet

Griechische Zahlwörter
(nach chemischer Nomenklatur)

$1/2$	hemi	11	undeca
1	mono	12	dodeca
2	di	13	trideca
3	tri	14	tetradeca
4	tetra	15	pentadeca
5	penta	16	hexadeca
6	hexa	17	heptadeca
7	hepta	18	octadeca
8	octa	19	enneadeca
9	nona	20	eicosa
10	deca	22	docosa

Griechisches Alphabet
(nach chemischer Nomenklatur)

A	α	Alpha	N	ν	Ny
B	β	Beta	Ξ	ξ	Xi
Γ	γ	Gamma	O	o	Omikron
Δ	δ	Delta	Π	π	Pi
E	ε	Epsilon	P	ϱ	Rho
Z	ζ	Zeta	Σ	σ (ς)	Sigma
H	η	Eta	T	τ	Tau
Θ	ϑ(θ)	Theta	Y	υ	Ypsilon
I	ι	Jota	Φ	φ	Phi
K	κ	Kappa	X	χ	Chi
Λ	λ	Lambda	Ψ	ψ	Psi
M	μ	My	Ω	ω	Omega

Aus Eisner et al. 2005

Anhang 4

Größen und Einheiten

Name	Zeichen	Größe Beziehung	Erläuterungen	Einheit(en) Name	Zeichen
Masse	m			[Kilo]gramm	[k]g
				Atomare Masseneinheit	$1\ u = 1{,}661 \cdot 10^{-24}\ g$
Volumen	V		Produkt aus drei Längen	Kubik[zenti]meter Liter Milliliter	$[c]m^3$ $1\ \ell = 1\ dm^3$ $1\ ml = 1\ cm^3$
Anzahl	N			Eins	1
Stoffmenge	n	$n = \dfrac{N}{N_A}$	$N_A = 6{,}022 \cdot 10^{23}/mol$ (Avogadro-Konstante)	Mol	mol
Dichte*	ϱ	$\varrho = \dfrac{m}{V}$	m: Masse der Stoffportion V: Volumen der Stoffportion		g/cm^3 $1\ g/\ell = 0{,}001\ g/cm^3$
Molare Masse	M	$M = \dfrac{m}{n}$	m: Masse der Reinstoffportion n: Stoffmenge der Reinstoffportion		g/mol
Molares Volumen	V_m	$V_m = \dfrac{V}{n}$	V: Volumen der Reinstoffportion n: Stoffmenge der Reinstoffportion		ℓ/mol
Stoffmengenkonzentration	c	$c = \dfrac{n}{V}$	n: Stoffmenge einer Teilchenart V: Volumen der Mischung		mol/ℓ
Massenanteil	w	$w_1 = \dfrac{m_1}{m_s}$	m_1: Masse des Bestandteils 1 m_s: Summe aller Massen (Gesamtmasse)	Prozent (m/m)	1 $1\ \% = \dfrac{1}{100}$
Volumenkonzentration	σ	$\sigma_1 = \dfrac{V_1}{V_s}$	V_1: Volumen des Bestandteils 1 V_s: Summe aller Volumina nach dem Mischen	Prozent (v/v)	1 $1\ \% = \dfrac{1}{100}$
Kraft	F	$F = m \cdot a$	a: Beschleunigung	Newton	$1\ N = 1\ \dfrac{kg \cdot m}{s^2}$
Druck	p	$p = \dfrac{F}{A}$	A: Flächeninhalt	Pascal Bar Millibar	$1\ Pa = \dfrac{N}{m^2}$ $1\ bar = 10^5\ Pa$ $1\ mbar = 1\ hPa$
Energie	E	$W = F \cdot s$	Energie ist die Fähigkeit zur Arbeit W s: Weglänge	Joule Kilojoule	$1\ J = 1\ N \cdot m$ kJ
Celsiustemperatur	t, ϑ			Grad Celsius	°C
Thermodynamische Temperatur	T	$T = t + 273{,}15\ K$		Kelvin	K

* „Relative Dichte" siehe Kap. 2, Tab. 2.1. Nach Eisner et al. 2005

Anhang 5

Umrechnungsfaktoren

Energie	J	cal	eV	
1 J	1	0,2390	$6{,}242 \cdot 10^{18}$	Energie
1 cal	4,184	1	$2{,}612 \cdot 10^{19}$	
1 eV	$1{,}602 \cdot 10^{-19}$	$3{,}829 \cdot 10^{-20}$	1	

$1\,N \cdot m = 1\,W \cdot s = 1\,V \cdot A \cdot s$

Druck	Pa	atm	mm Hg	bar	
1 Pa	1	$9{,}869 \cdot 10^{-6}$	$7{,}501 \cdot 10^{-3}$	10^{-5}	Druck
1 atm	$1{,}013 \cdot 10^{5}$	1	760,0	1,013	
1 mm Hg (Torr)	133,3	$1{,}316 \cdot 10^{-3}$	1	$1{,}333 \cdot 10^{-3}$	
1 bar	10^{5}	0,9869	750,1	1	

100 Pa = 1 hPa; 1 mbar = 1 hPa; 1 mm Hg = 1 Torr; 1 Pa = $1\,\frac{N}{m^2}$
Aus Asselborn et al. 2003

Anhang 6

Gefahrensymbole und Gefahrenbezeichnungen

(Anh. II RL 67/548/EWG) Gefahrensymbole in schwarzem Aufdruck auf orangegelbem Grund. Aus Hörath 2002

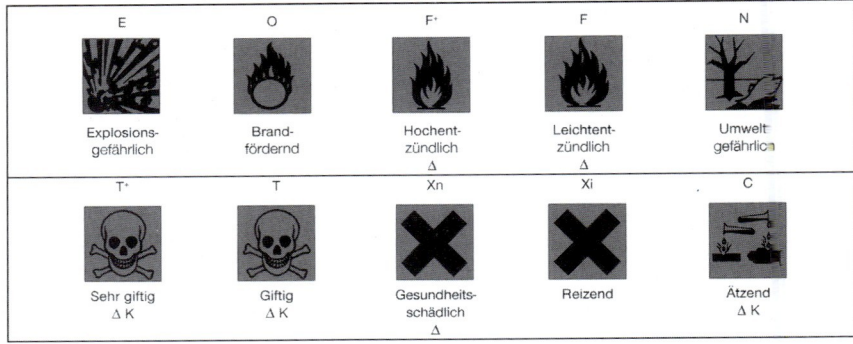

Hinweise auf die besonderen Gefahren (R-Sätze)

R 1	In trockenem Zustand explosionsgefährlich	R 33	Gefahr kumulativer Wirkungen
R 2	Durch Schlag, Reibung, Feuer oder andere Zündquellen explosionsgefährlich	R 34	Verursacht Verätzungen
		R 35	Verursacht schwere Verätzungen
R 3	Durch Schlag, Reibung, Feuer oder andere Zündquellen besonders explosionsgefährlich	R 36	Reizt die Augen
		R 37	Reizt die Atmungsorgane
		R 38	Reizt die Haut
R 4	Bildet hochempfindliche explosionsgefährliche Metallverbindungen	R 39	Ernste Gefahr irreversiblen Schadens
		R 40	Irreversibler Schaden möglich
R 5	Beim Erwärmen explosionsfähig	R 41	Gefahr ernster Augenschäden
R 6	Mit und ohne Luft explosionsfähig	R 42	Sensibilisierung durch Einatmen möglich
R 7	Kann Brand verursachen	R 43	Sensibilisierung durch Hautkontakt möglich
R 8	Feuergefahr bei Berührung mit brennbaren Stoffen	R 44	Explosionsgefahr bei Erhitzen unter Einschluss
R 9	Explosionsgefahr bei Mischung mit brennbaren Stoffen	R 45	Kann Krebs erzeugen
		R 46	Kann vererbbare Schäden verursachen
R 10	Entzündlich	R 48	Gefahr ernster Gesundheitsschäden bei längerer Exposition
R 11	Leichtentzündlich		
R 12	Hochentzündlich	R 49	Kann Krebs erzeugen beim Einatmen
R 14	Reagiert heftig mit Wasser	R 50	Sehr giftig für Wasserorganismen
R 15	Reagiert mit Wasser unter Bildung hochentzündlicher Gase	R 51	Giftig für Wasserorganismen
		R 52	Schädlich für Wasserorganismen
R 16	Explosionsgefährlich in Mischung mit brandfördernden Stoffen	R 53	Kann in Gewässern längerfristig schädliche Wirkungen haben
R 17	Selbstentzündlich an der Luft	R 54	Giftig für Pflanzen
R 18	Bei Gebrauch Bildung explosionsfähiger/leichtentzündlicher Dampf-Luftgemische möglich	R 55	Giftig für Tiere
		R 56	Giftig für Bodenorganismen
		R 57	Giftig für Bienen
R 19	Kann explosionsfähige Peroxide bilden	R 58	Kann längerfristig schädliche Wirkungen auf die Umwelt haben
R 20	Gesundheitsschädlich beim Einatmen		
R 21	Gesundheitsschädlich bei Berührung mit der Haut	R 59	Gefährlich für die Ozonschicht
		R 60	Kann die Fortpflanzungsfähigkeit beeinträchtigen
R 22	Gesundheitsschädlich beim Verschlucken		
R 23	Giftig beim Einatmen	R 61	Kann das Kind im Mutterleib schädigen
R 24	Giftig bei Berührung mit der Haut	R 62	Kann möglicherweise die Fortpflanzungsfähigkeit beeinträchtigen
R 25	Giftig beim Verschlucken		
R 26	Sehr giftig beim Einatmen	R 63	Kann das Kind im Mutterleib möglicherweise schädigen
R 27	Sehr giftig bei Berührung mit der Haut		
R 28	Sehr giftig beim Verschlucken	R 64	Kann Säuglinge über die Muttermilch schädigen
R 29	Entwickelt bei Berührung mit Wasser giftige Gase		
		R 65	Gesundheitsschädlich: Kann beim Verschlucken Lungenschäden verursachen
R 30	Kann bei Gebrauch leicht entzündlich werden		
R 31	Entwickelt bei Berührung mit Säure giftige Gase	R 66	Wiederholter Kontakt kann zu spröder oder rissiger Haut führen
R 32	Entwickelt bei Berührung mit Säure sehr giftige Gase	R 67	Dämpfe können Schläfrigkeit und Benommenheit verursachen

Kombination der R- und S-Sätze siehe Anhang III und IV RL 67/548/EWG

Sicherheitsratschläge (S-Sätze)

- S 1 Unter Verschluss aufbewahren
- S 2 Darf nicht in die Hände von Kindern gelangen
- S 3 Kühl aufbewahren
- S 4 Von Wohnplätzen fernhalten
- S 5 Unter ... aufbewahren (geeignete Flüssigkeit vom Hersteller anzugeben)
- S 6 Unter ... aufbewahren (inertes Gas vom Hersteller anzugeben)
- S 7 Behälter dicht geschlossen halten
- S 8 Behälter trocken halten
- S 9 Behälter an einem gut gelüfteten Ort aufbewahren
- S 12 Behälter nicht gasdicht verschließen
- S 13 Von Nahrungsmitteln, Getränken und Futtermitteln fernhalten
- S 14 Von ... fernhalten (inkompatible Substanzen vom Hersteller anzugeben)
- S 15 Vor Hitze schützen
- S 16 Von Zündquellen fernhalten – nicht rauchen
- S 17 Von brennenden Stoffen fernhalten
- S 18 Behälter mit Vorsicht öffnen und handhaben
- S 20 Bei der Arbeit nicht essen und trinken
- S 21 Bei der Arbeit nicht rauchen
- S 22 Staub nicht einatmen
- S 23 Gas/Rauch/Dampf/Aerosol nicht einatmen (geeignete Bezeichnung[en] vom Hersteller anzugeben)
- S 24 Berührung mit der Haut vermeiden
- S 25 Berührung mit den Augen vermeiden
- S 26 Bei Berührung mit den Augen sofort gründlich mit Wasser abspülen und Arzt konsultieren
- S 27 Beschmutzte, getränkte Kleidung sofort ausziehen
- S 28 Bei Berührung mit der Haut sofort mit viel ... abwaschen (vom Hersteller anzugeben)
- S 29 Nicht in die Kanalisation gelangen lassen
- S 30 Niemals Wasser hinzugießen
- S 33 Maßnahmen gegen elektrostatische Aufladungen treffen
- S 35 Abfälle und Behälter müssen in gesicherter Weise beseitigt werden
- S 36 Bei der Arbeit geeignete Schutzkleidung tragen
- S 37 Geeignete Schutzhandschuhe tragen
- S 38 Bei unzureichender Belüftung Atemschutzgerät anlegen
- S 39 Schutzbrille/Gesichtsschutz tragen
- S 40 Fußboden und verunreinigte Gegenstände mit ... reinigen (Materialien vom Hersteller anzugeben)
- S 41 Explosions- und Brandgase nicht einatmen
- S 42 Beim Räuchern/Versprühen geeignetes Atemschutzgerät anlegen (geeignete Bezeichnung[en] vom Hersteller anzugeben)
- S 43 Zum Löschen ... (vom Hersteller angeben) verwenden (wenn Wasser die Gefahr erhöht, anfügen: Kein Wasser verwenden)
- S 45 Bei Unfall oder Unwohlsein sofort Arzt hinzuziehen (wenn möglich, dieses Etikett vorzeigen)
- S 46 Bei Verschlucken sofort ärztlichen Rat einholen und Verpackung oder Etikett vorzeigen
- S 47 Nicht bei Temperaturen über ... °C aufbewahren (vom Hersteller anzugeben)
- S 48 Feucht halten mit ... (geeignetes Mittel vom Hersteller anzugeben)
- S 49 Nur im Originalbehälter aufbewahren
- S 50 Nicht mischen mit ... (vom Hersteller anzugeben)
- S 51 Nur in gut gelüfteten Bereichen verwenden
- S 52 Nicht großflächig für Wohn- und Aufenthaltsräume zu verwenden
- S 53 Exposition vermeiden, vor Gebrauch besondere Anweisungen einholen
- S 56 Diesen Stoff und seinen Behälter der Problemabfallentsorgung zuführen
- S 57 Zur Vermeidung einer Kontamination der Umwelt geeigneten Behälter verwenden
- S 59 Information zur Wiederverwendung/Wiederverwertung beim Hersteller/Lieferanten erfragen
- S 60 Dieser Stoff und sein Behälter sind als gefährlicher Abfall zu entsorgen
- S 61 Freisetzung in die Umwelt vermeiden. Besondere Anweisungen einholen/Sicherheitsdatenblatt zu Rate ziehen
- S 62 Bei Verschlucken kein Erbrechen herbeiführen. Sofort ärztlichen Rat einholen und Verpackung oder dieses Etikett vorzeigen.
- S 63 Bei Unfall durch Einatmen: Verunfallten an die frische Luft bringen und ruhig stellen.
- S 64 Bei Verschlucken Mund mit Wasser ausspülen (nur wenn Verunfallter bei Bewusstsein ist)

Erklärung der Anmerkungen (in der EG-Stoffliste)

Anmerkung A: Es ist die korrekte chemische Bezeichnung anzugeben!
Anmerkung B: Es ist die genaue Konzentration in Gewichts-% anzugeben!
Anmerkung C: Es ist genau anzugeben, um welches Isomer es sich handelt!
Anmerkung D: Bei Stoffen, die spontan polymerisieren oder sich zersetzen, ist der Hinweis erforderlich »nicht stabilisiert«, wenn sie in dieser Form in den Verkehr gebracht werden!
Anmerkung E: Vor den R-Sätzen R 20 bis R 28, R 39, R 40 und R 48 muss das Wort „auch" stehen! Das gilt auch für die Kombination dieser R-Sätze.
Anmerkung F: Wenn Stabilisatoren die gefährlichen Eigenschaften verändern, so sind diese Stoffe nach den Regeln für gefährliche Zubereitungen zu kennzeichnen!
Anmerkung G: Dieser Stoff kann in einer explosionsgefährlichen Form in den Verkehr gebracht werden; die Kennzeichnung muss einen entsprechenden Hinweis erhalten.
Anmerkung H–S: Gelten nur für bestimmte Kohle- und Mineralölderivate sowie für Fasern.
Anmerkung 1–3: Die angegebenen Konzentrationen sind Gewichtsprozente zu verstehen.
Anmerkung 4: Zubereitungen mit diesem Stoff müssen als gesundheitsschädlich mit dem R 65 eingestuft werden.
Anmerkung 5: Die Konzentrationsgrenzen für gasförmige Zubereitungen werden in Volumenprozent angegeben.
Anmerkung 6: Zubereitungen mit diesem Stoff ist der R 67 zuzuordnen.

Abmessungen der Kennzeichnung (Art. 24 RL 67/548/EWG):

Fassungsvermögen der Verpackung	Format (in mm) nach Möglichkeit
bis 3 Liter	mindestens 52 mm × 74 mm
über 3 Liter bis höchstens 50 Liter	mindestens 74 mm × 105 mm
über 50 Liter bis höchstens 500 Liter	mindestens 105 mm × 148 mm
über 500 Liter	mindestens 148 mm × 210 mm

Δ bedeutet, dass Behälter, die für jedermann zugänglich sind und mit dem Kennbuchstaben T+, T, C, Xn, F+ und F zu kennzeichnen sind, mit einem bei Berührung **wahrnehmbaren Gefahrenhinweis** zu versehen sind (Art. 22 Abs. 1 e + f RL 67/548/EWG)

K bedeutet, dass Behälter, die für jedermann zugänglich sind, mit den Symbolen T+, T und C mit **kindergesicherten Verschlüssen** zu versehen sind (Art. 22 Abs. 1e RL 67/548/EWG)

Anhang 7

Organische Reaktionen

1. Charakterisierung organischer Reaktionen

Reaktionstypen	Erklärung	Beispiele
Substitution	Austausch eines Bindungspartners	$H_3C-Cl + OH^\ominus \longrightarrow H_3C-OH + Cl^\ominus$
Eliminierung	Abspaltung von Bindungspartnern	$H-CH_2-CH_2-Br \longrightarrow H_2C=CH_2 + HBr$
Addition	Anlagerung von Bindungspartnern	$H_2C=CH_2 + HBr \longrightarrow H-CH_2-CH_2-Br$
Oxidation	Abgabe von Elektronen, die Oxidationszahl wird größer	$H_3C-\overset{I}{C}HO \longrightarrow H_3C-\overset{III}{C}OOH$
Reduktion	Aufnahme von Elektronen, die Oxidationszahl wird kleiner	$H_3C-\overset{I}{C}HO \longrightarrow H_3C-\overset{-I}{C}H_2OH$

Reaktive Teilchen	Erklärung	Beispiele
Radikal	Teilchen mit ungepaartem Elektron	$CH_3\bullet$ oder $Cl\bullet$

Bindungsspaltung	Erklärung	Beispiele
Homolyse	Spaltung einer Bindung in ungeladene Teilchen (Radikale)	$H_3C-Br \longrightarrow H_3C\bullet + Br\bullet$
Heterolyse	Spaltung einer Bindung unter Bildung von Ionen	$H_3C-Br \longrightarrow H_3C^\oplus + Br^\ominus$

2. Reaktionsmechanismus

Ein Reaktionsmechanismus ist ein Modell, das für eine chemische Reaktion die Veränderung der Teilchen auf ihrem Weg vom Ausgangszustand zum Endzustand beschreibt.
Chemische Reaktionen verlaufen über *Übergangszustände*:
Alte Bindungen sind erst teilweise gespalten, neue Bindungen sind erst teilweise gebildet.
Häufig entstehen Produkte nicht direkt, die Reaktionen verlaufen dann über *kurzlebige Zwischenstufen*.

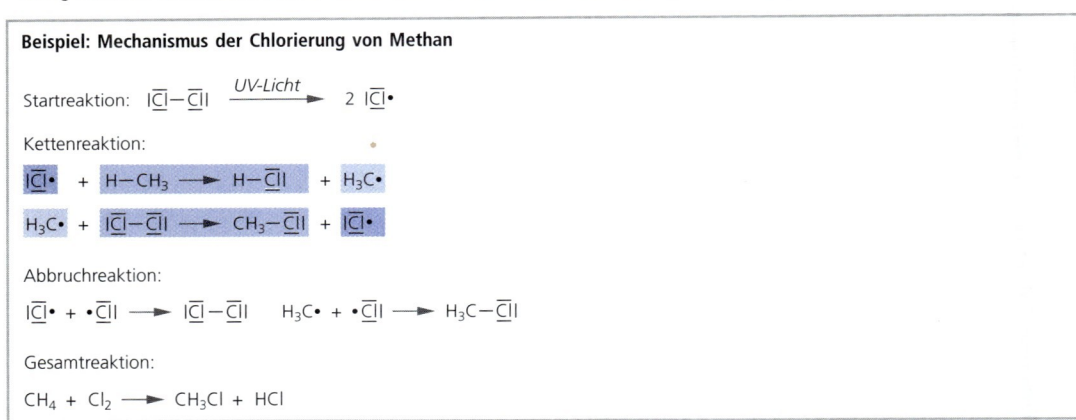

Nach Asselborn et al. 2002

Quellenverzeichnis

Aktories, K., Förstermann, U., Hofmann, F. et al. (Hrsg.) (2005), Forth/Henschler/Rummel: Allgemeine und spezielle Pharmakologie und Toxikologie, 9. Aufl., Urban & Fischer.

Ammon, H.P.T. (Hrsg.) (2004), Hunnius Pharmazeutisches Wörterbuch, 9. Aufl., Walter de Gruyter, Berlin.

Asselborn, W., Jäckel, M., Risch, K.T. (Hrsg.) (2002), Chemie heute – Sekundarbereich II, Schroedel Verlag, Hannover.

Asselborn, W., Jäckel, M., Risch, K.T. (Hrsg.) (2003), Chemie heute – Sekundarbereich I, Schroedel Verlag, Hannover.

Auterhoff, H., Knabe, J., Höltje, H.-D. (1999), Lehrbuch der Pharmazeutischen Chemie, 14. Aufl., Wissenschaftliche Verlagsgesellschaft, Stuttgart.

Biesalski, H.-K., Fürst, P., Kasper, H., Kluthe, R., Pölert, W., Puchstein, C., Stähelin H. B. (Hrsg.) (2004), Ernährungsmedizin, 3. Aufl., Georg Thieme Verlag, Stuttgart.

Bracher, F. et al. (Hrsg.) (2005), Arzneibuch-Kommentar, Wissenschaftliche Verlagsgesellschaft, Stuttgart.

Dehnert, K., Jäckel, M., Oehr, U., Seitz, H. (Hrsg.) (2004), Allgemeine Chemie, Neubearbeitung, Schroedel Verlag, Hannover.

Deutsches Arzneibuch 2004 (DAB 2004). Deutscher Apotheker Verlag, Stuttgart.

Eisner, W., Gietz, P., Justus, A., Laitenberger, K., Schierle, W. (2005), elemente chemie I, Ernst Klett Verlag, Stuttgart.

Eisner, W., Gietz, P., Glaser, M., Justus, A., Laitenberger, K., Liebenow, K.-J., Schierle, W., Stein-Bastuk, R., Sternberg, M. (2001a), elemente chemie II – Allgemeine Chemie, Ernst Klett Verlag, Stuttgart.

Eisner, W., Gietz, P., Glaser, M., Justus, A., Laitenberger, K., Liebenow, K.-J., Schierle, W., Stein-Bastuk, R., Sternberg, M. (2001b), elemente chemie II – Organische Chemie, Ernst Klett Verlag, Stuttgart.

Europäisches Arzneibuch, 5. Ausgabe, Grundwerk 2005. Deutscher Apotheker Verlag, Stuttgart.

F	Fond der Chemischen Industrie, Frankfurt (Hrsg.) (1986), Folienserie des Fonds der Chemischen Industrie Nr. 19.
	Fresenius, P., Görlitzer, K. (1998), Organisch-chemische Nomenklatur 4. Aufl., Wissenschaftliche Verlagsgesellschaft, Stuttgart.
	Friedland, J. (2005), Arzneiformenlehre für pharmazeutisch-technische Assistenten, 5. Aufl., Wissenschaftliche Verlagsgesellschaft, Stuttgart.
H	Herold, M., Landherr, B. (Hrsg.) (2002), SOL – Selbst organisiertes Lernen. Ein systematischer Ansatz für Unterricht, Neue Lernkultur, Lernen in Lernfeldern, Leistungsbeurteilung, Fraktale Unterrichtsorganisation, Schneider Verlag, Hohengehren.
	Hollemann, A. F., Wiberg, E. (1995), Lehrbuch der anorganischen Chemie, 101. Aufl., Walter de Gruyter, Berlin – New York.
	Hörath, H. (2002), Gefährliche Stoffe und Zubereitungen, 6. Aufl., Wissenschaftliche Verlagsgesellschaft, Stuttgart.
K	Koolman, J., Röhm, K.-H. (2003), Taschenatlas der Biochemie, 3. Aufl., Georg Thieme Verlag, Stuttgart.
L	Landesinstitut für Erziehung und Unterricht – Stuttgart (Hrsg.) (1998). Bildungspläne für das Berufskolleg für pharmazeutisch-technische Assistenten: Allgemeine und pharmazeutische Chemie, Chemisch-pharmazeutische Übungen einschließlich Untersuchung von Körperflüssigkeiten, Ernährungskunde und Diätetik, Physikalische Gerätekunde.
M	Martin, J., Lehle, P., Ilg, W. (2005), Fertigarzneimittelkunde, 7. Aufl., Wissenschaftliche Verlagsgesellschaft, Stuttgart.
	Miram, W., Scharf, K.-H. (2004), Biologie heute – Sekundarbereich II, Schroedel Verlag, Hannover.
	Mortimer, Ch. E., Müller, K. (2003), Chemie. Das Basiswissen der Chemie, 8. Aufl., Georg Thieme Verlag, Stuttgart.
	Mutschler, E., Geisslinger, G., Kroemer, H. K., Schäfer-Korting, M. (2001), Arzneimittelwirkungen, 8. Aufl., Wissenschaftliche Verlagsgesellschaft, Stuttgart.
	Mühlenbruch, B. (1997), Pharmazeutisch-analytisches Praktikum, 4. Aufl., Deutscher Apotheker Verlag, Stuttgart.

Riedel, E. (2004), Anorganische Chemie, 6. Aufl., Walter de Gruyter, Berlin – New York.

Risch, K., Seitz, H. (1981), Organische Chemie, Schroedel Verlag, Hannover.

Rote Liste Service GmbH (Hrsg.) (2006): Rote Liste 2006. Editio Cantor, Aulendorf.

Strauss, D. (2000), Chemie für die pharmazeutische Praxis, 6. Aufl., Deutscher Apotheker Verlag, Stuttgart.

Thews, G., Mutschler, E., Vaupel, P. (1999), Anatomie – Physiologie – Pathophysiologie des Menschen, 5. Aufl., Wissenschaftliche Verlagsgesellschaft, Stuttgart.

Verband der Chemische Industrie e.V., Frankfurt (Hrsg.) (2004), Chemiewirtschaft in Zahlen 2004.

Walter, W., Francke, W. (2004), Beyer/Walter: Lehrbuch der Organischen Chemie, 24. Aufl., S. Hirzel Verlag Stuttgart – Leipzig.

Willmes, A. (2001), Taschenbuch Chemische Substanzen, 2. Aufl., Verlag Harri Deutsch, Thun und Frankfurt am Main.

Sachregister

Die Hinweisziffern zu Hauptfundstellen sind **fett** gesetzt. Arzneistoffbezeichnungen (INN), Nachweisreaktionen und Versuche sind jeweils alphabetisch unter den Stichworten **INN**, **Nachweis von** und **Versuche** aufgeführt.

A

Abacavir 390
Abbruchreaktion 228
Absorption 248
Acetacidium-Ionen 108, 172
Acetal 272, 275, 329f.
Acetaldehyd 270f., 275
–, Acetalbildung 272
–, Giftwirkung 247
–, Halbacetalbildung 272
–, Nachweis mit Fehling-Probe 243
Acetaldoxim 273
Acetamid 288
Acetanhydrid 287, 358
Acetat-Pufferlösungen 161f.
Aceton 244, 276f.
–, Legal'sche Probe 277
2-Acetoxybenzoesäure 350
Acetoxygruppe 350
Acetylchlorid 288
Acetyl-CoA 288
Acetylen s.a. Ethin 214
Acetylierungsgemisch 358
Acetylierungskolben 358
Acetylierungsmittel 287
Acetylrest 287
Acetylsalicylsäure 316, 350f.
–, Analytik Ph. Eur. 350ff.
Acidität, Dicarbonsäuren 295
Acrolein 353
Acrylsäure 290
Acrylsäureamid 290
Actinium 37
Actinoide 37
Acylrest 287
Addition 227
Additionsreaktion 210f., 214
Adenin 390
Adipinsäure, Edukt für Polyamid-synthese 296
Adiuretin 374
Adrenalin 224
Adsorbat-Impfstoffe, Aluminium-konzentration 428
Aggregatzustand 4f., 8f., 18
Akkumulatorplatte 424

aktives Zentrum 133
Aktivierungsenergie 19, **130**
Aktivkohle 418
– als Antidot 418
Alanin 308, 311
Alanylglycin 310, 373
Alaun 428
Albumin 377f.
– vom Menschen 378
Aldehyde 244, **269ff.**
–, Acetalbildung 272
–, Addition 271
–, allgemeine Summenformel 270
–, aromatische 275f.
–, Beispiele Ph. Eur. 275
–, Eigenschaften 271
–, Halbacetalbildung 271f.
–, Kondensation 272f.
–, Nachweisreaktionen 273
–, –, Fehling-Probe 273f.
–, –, Schiffs-Reagenz 275
–, –, Tollensprobe 274
–, Oximbildung, Gehaltsbestimmung Citronenöl 273
–, Phenylhydrazonbildung 272
–, Polymerisation 273
–, Reaktionen 271
–, reduzierende Wirkung 271
–, sekundäre Stoffwechselprodukte von Pflanzen 281
–, Verwendung 275
Aldehydgruppe 269
Aldehydhydrate 272
Aldohexose 320f.
Aldoxim 273
Algedrat 429
Alginate 339
Alginsäure, Hydrogelbildner 339
aliphatische Amine 367
aliphatische Kohlenwasserstoffe 196
Alkalimetalle 438ff.
–, Flammenfärbung 438
–, Gruppeneigenschaften 438f.
–, Oxidationszahl 117
Alkalimetrie 168
alkalische Reaktion s.a. Hydroxid-Ion 102ff.

Alkaloidnachweis, allgemeiner 417
Alkanale 270
Alkane 196
–, allgemeine Summenformel 196
–, Dehydrierung 204
–, Eigenschaften 200ff.
–, homologe Reihe 196
–, Isomerie 198
–, Löslichkeitsverhalten 202
–, Nomenklatur 198ff.
–, Nomenklatur-Regeln 199f.
–, Oxidation, stufenweise 203
–, Ph. Eur. 201
–, Reaktionen 203ff.
–, Reaktionsfähigkeit 203
–, Substitution 204
–, Van-der-Waals-Kräfte 201
–, Verbrennen mit Luftsauerstoff 203
–, Zusammenhänge von Struktur und Eigenschaften 201f.
Alkanole 236ff.
–, allgemeine Summenformel 236
–, Eliminierungsreaktion 242
–, homologe Reihe 236
–, mehrwertige 238f., 249
–, primäre 238, 244ff.
–, sekundäre 238, 248
–, tertiäre 238, 249
–, Wasserstoffbrücken 240
Alkanole s.a. Alkohole 239
Alkanone 269, 276ff.
Alkansäuren, allgemeine Summen-formel 284
–, Anwendungsbeispiele 290
–, Dimerisierung 286
–, Doppelmolekül 286
–, Eigenschaften 284
–, Esterbildung 287
–, pKs-Werte 286
–, Reaktionen 286
–, Salzbildung 286
–, Säureamide 287f.
–, Säureanhydride 287
–, Säurehalogenide 287f.
–, Schreibweise 284
–, substituierte 297ff.

Alkenale 269ff.
Alkene 204
–, Additionsreaktion 210
– aus Alkanolen durch Eliminierungsreaktion 242
–, Isomerie 212
–, Nomenklatur 213
–, Reaktionsverhalten 210
Alkensäuren 290ff.
– mit einer Doppelbindung 290ff.
– mit mehreren Doppelbindungen 292f.
–, Nomenklatur 291
Alkine 204
–, Additionsreaktion 214
–, Reaktionsverhalten 214
Alkoholate, Bildung und Eigenschaften 241
Alkohole 236ff.
–, cyclische 239
–, dreiwertige 250
–, Eigenschaften 239f.
–, fünfwertige 251
–, Isomerie 237ff.
–, Kondensation zu Estern u. Ethern 242f.
–, mehrwertige, Gehaltsbestimmung 181
–, Nomenklatur 239
–, Oxidation 244
–, pharmazeutisch relevante 244
–, Protolyse 241
–, Reaktionen 240ff.
–, sechswertige 251
–, Substitution 241f.
–, Systematik 238
–, Verwandtschaft zu Wasser 240f.
–, zweiwertige 249f.
Alkoholmolekül, Ampholyt 241
Alkylammoniumchlorid 368
Alkylammonium-Ion 367f.
Alkylgruppe 199
n-Alkylsulfate 348, 363
Allopurinol 390
Alumen 428
Aluminium 426ff.
–, eloxiertes 427
–, Verbindungen 427ff.
–, Vorkommen, Eigenschaften 427
Aluminiumacetat 426
–, basisches 429
Aluminiumacetattartrat 429
Aluminium-bedampfter Verbandstoff 427
Aluminiumbromidgitter 49
Aluminiumchlorid-Hexahydrat 428
Aluminiumhydroxid 428

–, amphoterer Charakter 428
Aluminiumkaliumsulfat 428
Aluminium-Magnesium-Silicat 422, 429
Aluminiumnatriumcarbonatdihydroxid 429
Aluminiumoxid 54, 403, 423, 428
–, basisches 428
–, neutrales 428
–, wasserfreies 428
Aluminiumphosphat, wasserhaltiges 429
Aluminiumtartrat 429
Aluminiumverbindungen als Antacida 429
–, Gehaltsbestimmung, komplexometrische 429
–, pharmakologische Wirkung 428f.
–, pharmazeutisch relevante 428f.
Amalgame 445
Ameisensäure 181, 271, 285, **288**
Amine 367ff.
–, aliphatische 367ff.
–, –, Eigenschaften 367ff.
–, – mit pharmazeutischem Bezug 369
–, –, Nomenklatur 367
–, –, Reaktionen 367ff.
–, –, Struktur 367
–, aromatische 367, 370ff.
–, –, Kupplung zu Azofarbstoff 370
–, –, primäre 370
–, basischer Charakter 367f.
–, biogene 372
–, pK_B-Wert 368
–, primäre 367
–, –, aromatische 370
–, sekundäre 367
–, –, Nitrosaminbildung 369
–, tertiäre 367
4-Aminobenzoesäure 316, 349
p-Aminobenzoesäure 316
4-Aminobuttersäure 312, 372
γ-Aminobuttersäure 312
Aminocarbonsäuren 307ff.
Aminogruppe 222, 307, 367
6-Aminohexansäure 312
4-Aminohexensäure 312
4-Aminophenol 371
β-Aminopropansäure 391
L-(+)-2-Aminopropionsäure 308
L-(+)-α-Aminopropionsäure 308
3-Aminopropionsäure 312
Aminosäuren 307ff.
–, Ampholyte 308

–, asymmetrisches Kohlenstoffatom 307
–, basische 310f.
–, Bausteine von Peptiden und Proteinen 372
–, Decarboxylierung 372
–, Dreibuchstabensymbolik 308f.
–, Eigenschaften 308
–, essentielle 310f.
–, Gliederung 310
–, isoelektrischer Punkt 309
–, Kondensationsreaktion zu Peptiden 310
–, Konfiguration 308
–, Leitfähigkeitsminimum 309
–, Löslichkeitsminimum 309
–, neutrale 310f.
–, nichtproteinogene 312
–, Ninhydrin-Farbreaktion 310
–, Nomenklatur 307
–, proteinogene 307, 311 375
–, –, Funktionen 310
–, –, weitere funktionelle Gruppen 310
–, Puffersysteme 309
–, Pufferwirkung, Versuch 309
–, Reaktionen 310
–, Salzbildung 308
–, saure 310f.
–, Trivialnamen 308
–, Zwitterion 308
Aminozucker 338
Ammoniak 103, 137, 408f.
–, chemisches Gleichgewicht 137ff.
–, – –, Temperaturabhängigkeit 146
–, Reaktion mit Chlorwasserstoff 136ff.
–, Reaktion mit Wasser 137
–, schwache Base 156
Ammoniak-Lösung 103, 409
Ammoniakmolekül, räumliche Struktur 61
Ammoniaksynthese 147
ammoniakalische Silbernitrat-Lösung 444
Ammoniumacetat 289
Ammoniumbase, quartäre 368
Ammoniumcer(IV)-nitrat 175
Ammoniumcer(IV)-sulfat 175
Ammoniumchlorid 137, 409f.
–, Analytik Ph. Eur. 409f.
–, physiologische und pharmazeutische Bedeutung 410
–, Säure-Base-Reaktion 107
–, umkehrbare Reaktion 137ff.

Ammoniumchlorid-Puffer Ph. Eur. 161f., 187
Ammoniumeisen(III)-sulfat 75, 452
Ammoniumeisen(III)-sulfat-Lösung, Fällungsreagenz 184f.
–, Indikator, Fällungstitration 184f.
Ammoniumhydroxid, quartäres 368
Ammonium-Ion 103
–, physiologische und pharmazeutische Bedeutung 410
Ammoniummagnesiumphosphat 433
Ammoniumnitrat 411
Ammoniumoxalat 436
Ammoniumsalze 409
–, Verwandtschaft zu Alkalimetallverbindungen 440
Ammoniumthioarsenit 414
Ammoniumthioglycolat 452
Amphetamin-Derivat 390
amphiphiles Molekül 361
Ampholyt **106**, 154, 241, 308
Ampicillin 391
α-Amylase 335
Amylopektin 333
Amylose 333, 335
–, lösliche Stärke 342
Anaesthesin® 349
Analyse 9
–, qualitative 9
–, quantitative 9
Analytik 9
Ananasaroma 348
Anellierung 382
Anilin 222, 370
Anilinderivat, Paracetamol 370ff.
Anion 39
Anionenbase 420
Anisaldehyd 275
Anode 51
Anomalie des Wassers 67
Anthracen 224f.
Anthraglykoside 224
Antiallergika 387
Antianämika 378
Antidot 413
–, Arsenvergiftung 413
–, Bleivergiftung 424
–, Quecksilbervergiftung 445
–, Radiocäsiumvergiftung 451
–, Thalliumvergiftung 430, 451
Antiepileptika 389
Antihistaminika 388
Antiklopfmittel 266
Antikörper 375
Antimalariamittel 386

Antimon 408, 415
–, anorganische Verbindungen 415
Antimon(III)-sulfid 415
Antimykotika 383, 387
Antioxidans 374
Antiseborrhoika 407
Apatit 433
Äquivalenzpunkt, Fällungstitration 183
–, Redox-Titration 175
–, Säure-Base-Titration 168, 170
L-Arabinose 327
Arachidonsäure 294
Arachinsäure 285
Arginin 310f.
Argon 396
Aroma, Naturstoffe 271
Aromastoffe, naturidentische 349
Aromat s.a. aromatische Kohlenwasserstoffe 217ff.
aromatische Amine 367, 370f.
– Carbonsäuren 315ff.
– Dicarbonsäuren 317
– Kohlenwasserstoffe 196, 217f.
– Verbindungen 220
– –, Hückel-Regel 220
aromatischer Charakter 219f.
Arsen 408, 413ff.
–, anorganische Verbindungen 413ff.
–, Grenzprüfungen auf 415
–, Vergiftung 413f.
–, –, Antidot 413f.
Arsen(III)-oxid 413f.
Arsen(III)-sulfid 414
Arsin 408, 415
Arylrest 283
Arzneibuch XVIII, 8, 250f.
Arzneistoffe 5
– als Natriumverbindungen 441
–, heterocyclische 381ff.
–, –, Gliederungskriterien 382
–, –, Schreibweise 382
Asbest 431
Ascorbinsäure 339f.
–, Eigenschaften 340
–, Endiol-Gruppierung 340
–, Gehaltsbestimmung Ph. Eur. 176
–, physiologische Funktion 340
–, Redox-System, physiologisches 340
–, Reduktionsmittel 340
–, Struktur 339
–, Vorkommen 340
Asparagin 310f.
Asparaginsäure 311
Aspartam 374

Aspirin® 350
Astat 397f.
asymmetrisch 263
asymmetrisches Kohlenstoffatom **249**, 298
–, Konfiguration 299
ätherisches Öl 352
Atom 12, **25**
–, Modelle 23
Atomabsorptionsspektroskopie 452
Atomanzahlenverhältnis 14f., 83
atomare Masseneinheit **13**, 15, 28
–, Definition 28
Atombau 4, 23ff.
–, Modelle 26, 56
Atombindung 58
–, polare 62
– und Bindigkeit 85
–, Übergang in Ionenbindung 64
Atomkern 26ff.
–, künstlich veränderter 32
Atommasse 14
–, relative 13f.
Atommodell 26, 56
Atomradius 38
Atomrumpf 38, 58
Atropinbase, pK_B-Wert 158
Atropin 110
Atropinsulfat 417
Aufenthaltswahrscheinlichkeitsraum 56
Ausethern 265
Ausgangsstoff 18, 124f.
Außenelektron 36ff.
Außenschale 57
Autokatalyse 132f.
Autoprotolyse des Wassers 154
– nicht wässriger Flüssigkeiten 156
Autoxidation 264
–, Fettverderb 354
Avogadro 16f.
Avogadro'sche Zahl 15
Azelainsäure, Aknemittel 296
Azidimetrie 168
Azofarbstoff 370
Azolgruppe 383

B

Bacitracin 310, 374
Bakterien-Endoxine 404
–, Saccharose, Prüfung 333
Barium 431, 437f.
–, anorganische Verbindungen 437f.

Sachregister

Bariumcarbonat 420
Bariumchlorid-Lösung 437
Bariumhydroxid-Lösung 420, 437
Bariumperchlorat-Lösung 437
Bariumsalze, lösliche 437
–, –, Toxizität 437
Bariumsulfat 437
– als Röntgenkontrastmittel 437
–, Löslichkeitsprodukt 153
–, Nachweis von Sulfat 406
Basen 104
–, Stärke 156ff.
Basenkonstante 157
Bauchspeicheldrüse 374
Baumwollsamenöl, hydriertes 360
Bauxit 427
bedenkliche Stoffe 427
–, Borsäure 427
–, quecksilberhaltige Stoffe 446
Belladonnablätter 417
Bentonit 422
Benzaldehyd 275
Benzalkoniumchlorid 369, 446
Benzimidazol 384
Benzo[a]pyren 224
Benzocain 349
1,4-Benzochinon 261
o-Benzochinon 261
p-Benzochinon 261
1,4-Benzodiazepine und Derivate 381, 389
Benzoesäure 222, 315ff.
–, Analytik Ph. Eur. 315f.
–, Anwendung 317
–, Derivate 316f.
–, Konservierungsstoff 317
–, Oxidation von Toluol 315
–, Salze, Konservierungsstoffe 317
Benzoesäurederivate, Anwendungsbeispiele 316
Benzol 217ff.
–, Disubstitutionsprodukte 221
–, Eigenschaften 221
–, Formeln nach Kekulé 218
–, Mehrfachsubstitution 221f.
–, Steckbrief 220f.
–, Stellungsisomerie, Nomenklatur 221f.
–, Substitution 221
–, Substitutionsprodukte 221
Benzolderivate 223f.
–, Ausgangsstoffe für Synthesen 223
–, Grundgerüste 224
– Ph. Eur. 222
Benzolmolekül, Elektronenwolke 218
–, Grenzstrukturen 218

–, Kugelwolke 218
–, planarer Bau 219
–, Schreibweisen 219
–, Substitution am 221f.
Benzolsulfonsäure 222
Benzotrichlorid 315
Benzoylchlorid 316
Benzoylperoxid 316
Benzoylrest 317ff.
Berlinerblau 450
Bernsteinsäure 296
Beryllium 431
Betamethason 277f.
Bicarbonat 163, 419f.
Bicarbonat-Puffersystem 163, 419
bicyclische Heterosysteme 390
–, β-Lactam-Antibiotika 391
Bienenhonig 332
Bienenwachs 348
Bindigkeit 40, 84, 86
–, Nebengruppenelemente 86f.
–, PSE 85
Bindung, α-glykosidische 133
–, 1-4-α-glykosidische 329, 334, 336
–, –, Maltose 329
–, 1-4-β-glykosidische 336f.
–, –, Lactose 330
–, 1-6-glykosidische 336
–, 1-6-α-glykosidische 334
–, koordinative 71
–, kovalente 58
Bindungsenergie 58
Bindungstypen 82f.
–, Eigenschaften 81
–, Vergleich 82
biogene Amine 372
Biokatalysator 132f., 375
Biokatalyse 132
Bisabolol 213
Bismut 408, 416
–, Verbindungen 416f.
–, –, pharmazeutische Anwendung 417
Bismutaluminat 417
Bismutcarbonat, basisches 417
–, –, Analytik Ph. Eur. 416
–, Gehaltsbestimmung, komplexometrisch 416
Bismutgallat, basisches 417
Bismut(III)-oxid 408, 416
Bismut(III)-sulfid 416
Bismutnitrat, basisches 416f.
Bismutsalicylat, basisches 417
Bismut-Thioharnstoff-Komplex 416
Bisphosphonate, Osteoporosetherapie 413

Bittersalz s.a. Magnesiumsulfat 110, 406f., 420, 431
Bitterwässer 431
Biuret-Reagenz 305, 310
Biuret-Reaktion 310, 377
Blaugel 74
Blausäure 418
Blei 417, 424f.
–, anorganische Verbindungen 424f.
–, Gehaltsbestimmung, komplexometrische 425
–, Referenzsubstanz für Schwermetallverunreinigungen 424
–, technische Bedeutung 424
Bleiacetat 289
Bleiacetat-Papier, -Watte 425
Bleiglanz 424
Blei(II)-chlorid 424
Blei(II)-chromat 425
Blei(II)-iodid 425
Blei(II)-nitrat 425
Blei(II)-nitrat-Lösung, Fällungsreagenz für Fällungstitration 186
Blei(II)-oxid 418, 424
Blei(IV)-oxid 403, 418
Blei(II)-sulfat 424
Bleilagermetall 424
Bleinitrat-Referenzlösung 231, 425
Bleivergiftung, DMPS als Antidot 424
Blindversuch 181
Blutlaugensalz, gelbes 450
–, rotes 450
Blutplasma 375
Bohr, Niels 26
Bor 426f.
–, anorganische Verbindungen 427
–, Modifikationen 427
Boratpuffer-Lösungen 427
Borax 427
Borgruppe 426ff.
–, Gruppeneigenschaften 426
Boroxid 423
Borsäure 427
Borsäuremethylester 245
Borsäureprobe 245
Brennspiritus 248
Brenzcatechin, Oxidation 261f.
Brenztraubensäure 303
Brom 397f.
–, Bromometrie 179ff., 262
Bromat 397
Brombenzol 221
1-Brom-2-chlor-1-fluorethen 292
2-Brom-3-chlortoluol 222

Sachregister

2-Brom-2-chlor-1,1,1-trifluor-
  ethan 229
(E)-1-Brom-1-fluor-2-chlorethen
  292
(Z)-1-Brom-1-fluor-2-chlorethen
  292
Bromethan 241
Bromide 399f.
–, pharmazeutisch-medizinische
  Bedeutung 400
Brometrie 179ff., 262
Bromthymolblau 104, 170
2-Bromtoluol 221
Bromwasser 188, 210
Bromwasserstoff 221
Bromwasserstoffsäure 399
Brønsted-Säuren und Basen 104
Bronze 424
Buserelin 374
Butadien 211
1,3-Butadien 213
Butan 197, 200
Butanal 275
Butandion 277
Butandiondioxim 277
Butandisäure 296
1-Butanol 237f.
2-Butanol 238, 248
tert-Butanol 238, 249
Butansäure 285
1-Buten, 2-Buten 212
2-Buten, cis-, trans- 212
cis-Butendisäure 296
Butin 214
Butter 351, 353
Buttersäure 285, 354
tert-Butylether 266
Butyrophenon-Derivate 385

C

Cadmium 444
Caesium 438
Caesiumchloridgitter 48
Cahn-Ingold-Prelog-System 301ff.
Calcium 431, 433ff.
–, Mengenelement 435
–, Substitutionsmittel 435f.
–, Verbindungen 433ff.
–, Vorkommen, Eigenschaften 433
Calciumantagonisten 385
Calciumcarbid 418
Calciumcarbonat 418, 434f.
Calciumchlorid 434f.
– als Trockenmittel 434
Calciumdihydrogenphosphat 413
Calciumdobesilat 436

Calciumgluconat 436
Calciumhydrogencarbonat 420
Calciumhydrogenphosphat 435
Calciumhydroxid 404, 434
Calciumlactat 303
Calcium-Magnesium-Carbonat
  418
Calciumoxalat 436
–, Nachweis von Oxalsäure 356
Calciumoxid 403, 423, 433
Calciumstearat 363
Calciumsteine 305
Calciumsulfat 420, 434
–, Gips, gebrannter 434
Calciumsulfat-Dihydrat 436
Calciumverbindungen, Gehaltsbe-
  stimmung, komplexometrische
  436
–, pharmazeutisch wichtige 435f.
–, physiologische und pharmako-
  logische Bedeutung 435
–, technisch relevante 433
Calconcarbonsäure 187
Calconcarbonsäure-Verreibung
  436
Campher 8, 248
Camping-Gas 203
Carbide 418
Carbonate 420
Carbonat/Hydrogencarbonat-Puffer-
  system 163, 419
Carbonsäuren 283ff.
–, aromatische 315
–, Alkylrest 283
–, substituierte 298ff.
–, –, Aminocarbonsäuren 308f.
–, –, Halogencarbonsäuren 308
–, –, Hydroxycarbonsäuren 298f.
Carbonsäureester 347
Carbonylgruppe 244, **269f.**
–, Aldehyde 269
–, Ketone 269
Carbonylverbindungen 269ff.
Carbowachse 267
Carboxylat-Ion 283f.
–, Stabilisierung durch Mesomerie
  284
Carboxylgruppe 222, **283f.**
–, Schreibweise 283
Carboxymethylgruppe 340
Carboxymethylierung 341
Carboxymethylstärke 340f.
Carvon 278
Cefataxim 391
Cellulose 336f.
–, Faserstruktur 336
–, Gerüstsubstanz 336
–, Methylierung 337

–, mikrokristalline 337
–, Reaktionen, Eigenschaften,
  Verwendung 337
–, Struktur 336
– zur Chromatographie 337
Celluloseether 341
–, Hydrogelbildner 341
Cephalosporine 391
–, Cepham-Grundgerüst 391
Cephem-Grundgerüst 391
Cerimetrie 175f.
Cer(IV)-sulfat 175
Cetrimid 179
Cetylpalmitat 348
Cetylpyridiniumchlorid 179
Chalkogene (Erzbildner) 401
–, Gruppeneigenschaften 401f.
–, Sauerstoff-Anion-Komplexe
  402
Chelatkomplexbildner 76, 413
Chelatkomplexe 75f.
Chemie, Nutzen 5
–, pharmazeutische 5
chemische Bindung 4f., 45ff.
–, Übersicht und Vergleich 81
chemische Formeln 18, **83ff.**
chemische Reaktion 4f., 7
– auf Teilchenebene 124
–, Energieumsatz 19
–, Kinetik 4
–, Merkmale 17ff.
–, Reaktionsgeschwindigkeit 125
–, Säure-Base-Reaktion 100ff.
–, Systematik 93
–, Triebkraft 49
–, umkehrbare 137
–, Veränderung der Oxidationszahl
  118
chemische Reaktionsgleichungen
  4f., 17f., 88
chemische Referenzsubstanz
  (CRS) 325
chemischer Vorgang 7
chemisches Gleichgewicht 137ff.
–, Beeinflussung 144ff.
–, dynamisches Gleichgewicht
  138f., 152
–, –, Modellversuch 139ff.
–, heterogenes Gleichgewicht 152
– in wässrigen Lösungen 151ff.
–, Lage des Gleichgewichtes 144
–, abhängig von Art der Reaktionspartner 144
–, – von Druck 146
–, – von Konzentration 144f.
–, – von Temperatur 145f.
–, Löslichkeitsprodukt 153
–, Massenwirkungsgesetz 142ff.

Sachregister

chemische Symbole 13
chemische Verbindung 12
Chilesalpeter 411
Chininhydrochlorid 301
chinoides System 261
Chinolin im Chinin 386
Chinolon 386
Chinone 261
Chinonimin 371f.
chirale Verbindung 298
chiraler Rezeptor 303
Chiralität 298f.
Chiralitätszentrum 298
Chitin 338
Chlor 397f.
–, freies, Ausschluss 231
4-Chloracetanilid 371
Chloralhydrat 272
Chlorbenzoesäuren 315
4-Chlor-3,5-dimethylphenol 260
Chloressigsäure 307
–, negativer, induktiver Effekt 306
Chlorethan 229
Chloride 397ff.
–, pharmazeutisch-medizinische Bedeutung 399
Chlorkohlenwasserstoffe 228, 232
Chlormethan, Bildung, radikalische Substitution 227
4-Chlor-3-methylphenol 260
2-Chlor-n-buttersäure 307
4-Chlor-n-buttersäure 307
Chlorocresol 260
Chloroform 229f.
Chloropentammincobalt(III)-sulfat 73
Chlorophyll 381
Chlorophyllkomplex 76
Chlorradikal 232
Chlorwasserstoff 100
Chrom 446
–, Legierungsmetall 447
Chromate, schwer lösliche 447
Chromgruppe 446f.
Chrom-Lösungen für Grenzprüfungen 447
Chromon 386f.
– in Flavonoiden 386f.
Chromoproteine 375
Chromotropsäure-Natrium 231
Chromverbindungen 446f.
Ciprofloxacin 386
CIP-System s.a. R/S-System 301ff.
Cisplatin 76, 453
Cis-trans-Isomerie 212, 502
Citral 273, 275
Citrate 305
–, Anwendungsbeispiele 305

Citrat-Pufferlösung 305
Citronenöl 273
Citronensäure 304f.
–, Anwendungsbeispiele 305
Citronensäure-Monohydrat 305
Citronensäurezyklus 304
Clotrimazol 383
Cobalt 448, 452
–, pharmazeutisch relevante Verbindungen 452
–, radioaktive Isotope 452
–, Zentralatom im Vitamin B_{12} 452
Cobalt(II)-chlorid als Feuchtigkeitsindikator 452
Coffein 390
–, Säure-Base-Titration 172
Colistin 374
Cortison 278
Coulomb-Anziehungskräfte 23, 47
Crackbenzin 209
Cracken, katalytisches 209
o-Cresol 221
Cristobalit 421
Cromoglicinsäure 387
Curie, Marie 26
Cyanide 418
Cyanocobalamim 452
cyclische Ether 265f.
Cycloalkane 216f.
Cyclohalogenalkane 227, 229ff.
–, Eigenschaften 230
Cyclohexan 216f.
–, Konformations-Isomere, Sesselform 216
–, –, Wannenform 216
Cyclohexanol 239
Cyclohexen 217
–, Addition von Brom 217
Cyclopropan 217
Cystein 310f.
Cytosin 387

D

Decan 197, 200
Decandisäure 296
1-Decanol 237
Decansäure 284
Decarboxylierung 295, 372
Definition gemäß Ph. Eur. 252
Dehydratisierung 242
Dehydrierung 204, 269
Dehydroascorbinsäure 176, 339f.
Delokalisation 218f.
Denaturierung 377
Desoxyribonucleinsäuren 327
Desoxyribose 327

Destillation 10
–, fraktionierte 10, 205
–, –, Edelgase 396
–, –, von Erdöl 205
Destillationsbereich 205
Detektor, Flammenionisationsdetektor 280
– GC 280
–, Wärmeleitfähigkeitsdetektor 280
Dexamethason 278
–, Phenylhydrazonbildung 277
Dextrane 337f.
–, Plasmaersatzmittel 337
–, quervernetzte 338
–, –, Gel-Chromatographie 338
Dextrine 335
Diamant 418
Diamine 369
cis-Diammindichloroplatin(II) 76
Diamminonatriumhexanitrocobaltat(III) 410
Diamminsilber(I)-chlorid 399
Diamminsilberkomplex 444
Diarrhoe 385
Diastase 329
Diastereomeres 325
Diazoniumsalz 370
$5H$-Dibenzoazepin 389
Dibenzoazepin-Grundgerüst 389
Dibenzolyperoxid 212
1,2-Dibromcyclohexan 217
1,2-Dibromethen 214
Dibutylether 266
Dibytylphthalat 185
Dicarbonsäuren 295ff.
–, aromatische 317
–, Eigenschaften 295f.
–, homologe Reihe 296
–, Reaktionen 295f.
–, ungesättigte 296
1,2-Dichlorbenzol 220
Dichlordifluormethan 229
Dichloressigsäure 307
Dichlormethan 229f.
–, Analytik Ph. Eur. 230ff.
–, Phosgenbildung 230
Dichte 10
–, relative 10
Diethylamin 368f.
2-Diethylaminoethyl-4-aminobenzoat 349
m-Diethylbenzol 221
Diethylenglycol 266
Diethylether 242, 264, 266
–, Peroxidbildung 265
Diethylketon 276
Diethyloxalat 356

Diffusion 12
Diglyceride 364
Dihydrodibenzazepin-Grundgerüst 389
Dihydrogenphosphat im Puffersystem 162
2,3-Dihydro-1H-1,4-Benzodiazepin 389
2,3-Dihydro-7-nitro-5-phenyl-1H-1,4-benzodiazepin-2-on 381, 389
Dihydropyridin 385
Dihydroxyfumarsäure 304
Diisobutylketon 277
2,3-Dimercaptopropan-(1)-sulfonsäure (DMPS) 413, 424
–, Entgiftung durch 413
Dimerisierung, Alkansäuren 286
Dimethylamin 369
Dimethylaminobenzaldehyd 275
1,2-Dimethylbenzol 221
1,3-Dimethylbenzol 221
o-, m- u. p-Dimethylbenzol 221
Dimethylether 264
Dimethylglyoxim 277
–, Komplexbildung mit Ni^{2+} 277
Dimethylnitrosamin 369
2,2-Dimethylpropan 199
Dimeticon 423
m-Dinitrobenzol 411
Dinitrobenzoesäure 317
Diole 265
Dioxan 266
Dipeptide 373
Diphenylcarbazid 399
Diphenylcarbazon 399
Diphosphorsäure 412f.
Dipol 62
–, induzierter 69
–, permanenter 69
Dipol-Dipol-Kräfte 63, 65, 69
Dipolmolekül 63
Disaccharide 320, **329**
–, nicht reduzierende, Saccharose 331
–, reduzierende, Lactose 330
–, –, Lactulose 331
–, –, Maltose 329
Dispersionsmittel 94
Dissoziation 87
Distickstoffmonooxid 410
Distickstofftetraoxid 410
Distickstofftrioxid 410
Dithiosulfatosilberkomplex 76
Dithizon 187, 429
D/L-Systeme 298
DMPS 413, 424
Dodecan 197

1-Dodecanol 237
Dodecansäure 285
Dolomit 418, 431
Dopamin 340, 372
Doppelbindung 59, 209f.
–, konjugierte 213
–, –, Sorbinsäure 292
Doppelmoleküle
–, Alkansäuren 286
Doppelsalz 428
Dragendorffs Reagenz 305, 417
Drehung, spezifische 300
Drehwinkel α 300
Dreibuchstabensymbolik 308, 373
Dreifachbindung 59, 209, 214
duktiles Metall 427
Durchflussrate GC 280
dynamisches Gleichgewicht s.a. chemisches Gleichgewicht 138f.

E

Edelgase 42, 395f.
–, Elektronenduett 59
–, Elektronenoktett 59
–, Gruppeneigenschaften 395f.
–, Lungenfunktionsdiagnostik 396
–, Vorkommen, Gewinnung, Verwendung 396
Edelgaskonfiguration **41**, 59, 72, 395
Edelgasregel **59**, 85
Edelmetallcharakter 120
Edelmetalle 443, 445
EDTA 76, 186
Edukt 18, 124f.
Eicosansäure 285
Eicosapentaensäure 293
allcis-Eicosa-5,8,11,14,17-pentaensäure 293
Eicosatetraensäure 294
Eigenschaften gemäß Ph. Eur. 252
Eiklar 377
Einfachsubstitution am Benzol 221
Einschlussverbindung 335
Einstellen von Maßlösungen, Natriumedetat-Lösung 188
–, Urtitersubstanz 173f.
Einzelelektron s.a. Elektron 59, 85
Eis 67
Eisen 448
–, essentielles Spurenelement 449
–, Komplexverbindungen 450
–, pharmazeutische Bedeutung 451
–, physiologische Bedeutung 449
–, Verzinken 449

–, Vorkommen, Eigenschaften 449
Eisengruppe 448ff.
–, Gruppeneigenschaften, Komplexbildner 449
Eisen(II)-aspartat 451
Eisen(III)-chlorid-Hexahydrat 450
Eisen(III)-chlorid-Lösung 450
Eisen(II)-fumarat 176, 450f.
Eisen(II)-gluconat 176, 450f.
Eisen(III)-gluconat 451
Eisen(III)-hexacyanoferrat(II) 450f.
– als Antidot 451
Eisen(III)-hydroxid-Dextran-Komplex 451
Eisen(III)-hydroxid-Saccharose-Komplex 451
Eisen(III)-nitrat 450
Eisen(III)-oxidhydroxid 449f.
Eisen(II)-sulfat 451
Eisen(II)-sulfat-Heptahydrat 450
–, Gehaltsbestimmung Ph. Eur. 175
Eisen(III)-sulfat-Pentahydrat 450
Eisen(III)-Verbindungen als Antianämika 451
–, Gehaltsbestimmung, iodometrisch 450
Eisen(II)-Verbindungen 450
– als Antianämika 451
–, Gehaltsbestimmung, cerimetrisch 175f., 450
Eisenmangel 449, 451
Eisenmangelanämie 449
Eisenthiocyanat-Komplexe 451
Eisenverbindungen 449ff.
– als toxische Verunreinigungen 451
Eiweiße s.a. Proteine 374ff.
Elektrolyse 51
–, Definition 53
–, schematischer Ablauf 51
–, Versuchsaufbau 51
–, von Zinkiodid 51ff.
Elektrolyt 51, 54
Elektrolythaushalt 440
Elektron 24f.
–, Einzelelektron 59, 85
–, Energiestufen 29
–, Energiezustand 28
–, Ionisierungsenergie 29
–, ungepaartes 59
Elektronegativität 40, 62
Elektronegativitätsdifferenz 64
Elektronenakzeptor 72, 80
Elektronendonator 72, 80
Elektronenduett s.a. Edelgase 59
Elektronengas 78

Elektronengasmodell 78
Elektronenhülle 25
–, Elektronenverteilung 31
–, Modelle 28ff.
–, Schale 30
Elektronenkonfiguration 35
–, Ordnungsfaktor im PSE 42
Elektronenoktett s.a. Edelgase 59, 85
Elektronenpaar 61
–, bindendes 58
–, freies 59, 61
Elektronenpaarabstoßungs-Modell 60f.
Elektronenpaarbindung s.a. Atombindung 58
Elektronenübergänge 46, 50, 114
Elektronenverteilung 31
Elektronenwolke 56f.
–, bindende 58
Elektronenzahl 27
Elektrophoreseverfahren 53
elektrostatische Anziehungskräfte 23
Element 10f.
Elementarladung, negative 24
–, positive 26
Elementarteilchen 23, **25ff.**
Elemente, metallischer Charakter 41
–, Nichtmetallcharakter 41
–, Nomenklatur mit Oxidationszahl 119
Elementfamilie 36
Elementsymbol 18
Eliminierung 227
–, Alkanole 242
Eloxalverfahren 427
elutrope Reihe 95
Emulgator 362, 364
Emulgatorwirkung 361
Emulsionsbildung 361
Enantiomeres 298
–, D-Enantiomeres 298
–, L-Enantiomeres 298
–, D-Glucose 322
Endiol-Gruppierung 340
endotherme Reaktion 19f.
Endprodukt 18, 124f.
Endpunktbestimmung, potentiometrische 171, 185
Energieinhalt 19
Energieminimum 49, 58
–, Prinzip 134
Energiestufen s.a. Elektron 29
Energieumsatz s.a. chemische Reaktion 19
Enthalpie 134

Entropie 135
–, Möglichkeit der Beeinflussung 135
Entropiemaximum, Prinzip 134f.
Enzyme 132, 375
–, Proteine 375
–, Spezifität 133
Enzym-Substrat-Komplex 133
EPA-Modell 60f.
Epoetin 378
Erdalkalimetalle 430ff.
–, Chelatkomplexbildner 431
–, Flammenfärbung 431
–, Gruppeneigenschaften 430f.
–, Oxidationszahl 117
–, schwer lösliche Carbonate 430
Erdgas 195f.
Erdnussöl 352
–, hydriertes 354
–, raffiniertes 353
Erdöl 195
Ergocalciferol 368
Eriochromschwarz-T 187
Erstarrungspunkt s.a. Erstarrungstemperatur 10
Erstarrungstemperatur 10, 353
Erythropoetin 378
Erze 401
–, sulfidische 415f.
essentielle Aminosäuren 312
– Fettsäuren 293
Essigsaure Tonerde 429
Essigsäure 271, 285, **288f.**
– 99%, Analytik Ph. Eur. 289
–, Autoprotolyse 156
–, Einsatz Ph. Eur. 289
–, Herstellung 288
–, im Organismus 288f.
–, Puffersystem 161
–, Salze Ph. Eur. 288f.
–, Säure-Base-Titration 171f.
–, schwache Säure 156
Essigsäureanhydrid 287
Essigsäureethylester 242, 287, 346f.
Ester 345ff.
– der 4-Aminobenzoesäure 349
–, Eigenschaften 347
–, Lokalanästhetika 349
– mit Aromastoffcharakter 348
–, Nomenklatur 347
–, Typen 349
Esterbildung 242
– als Gleichgewichtsreaktion 345ff.
Estergleichgewicht 346
Esterhydrolyse 345f., 354, **356**
–, Fettverderb 354

Esterzahl (EZ) 358
Estrichgips 434
Ethan 197, 200, 204
Ethanal s.a. Acetaldehyd 270
Ethandiol 238
1,2-Ethandiol 239, **249**
Ethandisäure 295f.
Ethanol 237, **245**
–, Anwendungsbereiche 246
–, Autoprotolyse 156
–, Darstellung 245
–, denaturiertes 248
–, –, Ethylmethylketon 277
–, physiologische Wirkung 246
–, toxikologische Wirkung 246
–, vergälltes s. Ethanol, denaturiertes
–, Volumenkontraktion 11
Ethanol 96%, Analytik Ph. Eur. 247f.
Ethanolat-Anion 241
Ethanoltabelle 247
Ethansäure 285
Ethen 204, 210
–, Molekül mit planarer Gestalt 209
–, Polymerisation 211f.
–, Primärchemikalie 213f.
Ether 242, **264ff.**
–, Autoxidation 264
–, Beispiele 266
–, cyclische 265f.
–, Eigenschaften 264f.
–, Nomenklatur 264
Ethin 204, 214
–, Anwendung 215
–, Bromierung 214
–, Lagerung 214
–, Molekül mit linearer Gestalt 209
–, Umgang 214
Ethinylrest 215
Ethylacetat 242, 287, 346ff.
Ethylamin 368
Ethyl-4-aminobenzoat 349
Ethylbutyrat 346, 348
Ethylchlorid 229
Ethylendiamin 369
Ethylendiamintetraessigsäure 76, 186
Ethylenglycol 181, 238, 249
Ethylenglycolmonmethylether 266
Ethylenoxid 265f.
–, Diethylenglycolsynthese 266
–, Gassterilisation 266
–, Kunststoffsynthese 266
–, Monomeres 267
–, Polymerisation 267
Ethylen s.a. Ethen 210
Ethyl-4-hydroxybenzoat 349

Ethylmethylketon 248, 277
Eucalyptusöl 273
Europäisches Arzneibuch XVIII, 8, 250f.
exotherme Reaktion 19f.
–, Aktivierungsenergie 130
–, Energiediagramm 130

F

Faktor-Einstellung, komplexometrische Titration 189
–, Säure-Base-Titration 174
Fällungsreagenz 183
Fällungsreaktion 98
– als Identitätsreaktion 98
–, Merkmal 93
Fällungsreihe 119f.
Fällungstitration 99, 183ff.
–, Chlorid-Ionen 399
–, Natriumbromid 400
–, Prinzip 183ff.
–, Quecksilberverbindungen 446
Faltblattstruktur 375f.
Famotidin 383
Faserproteine 375
FCKW 229f., 232, 405
Fehling-Probe 273f.
–, Reaktionsgleichung 274
Fehling'sche Lösung 273f., 305, 443
–, Zusammensetzung Ph. Eur. 273
Fenchon 278
Fenetyllin 390
Ferroin Ph. Eur. 175
–, Redoxindikator 175
Fettalkohol-Polyethylenglycolether 267
Fette 351ff.
–, alkalische Hydrolyse 361
–, Erstarrungstemperatur 353
–, Fettsäurezusammensetzung, gaschromatographische Bestimmung 352
–, Funktionen 352
–, Gitterbildung 355
–, Konsistenz, Regel 354
–, pflanzliche 291
–, Rauchpunkt 353
–, Schmelzbereich 353
–, tierische 291, 352
–, Tropfpunkt 354
–, Van-der-Waals-Kräfte 354
–, Zusammensetzung 352
fettes Öl 352
–, Ausschluss bei Paraffinen 206
Fetthärtung 294, 354f.

Fettkennzahl 210, 356ff.
–, Qualitätsbeurteilung Fette 356
Fettsäuren 284, 352
–, Alkalisalze 361
–, Autoxidation 294
–, essentielle 293
–, Omega- 293
–, ungesättigte 293, 352f.
–, –, Hydrierung 294
cis-Fettsäuren, ungesättigte 354
Fettspaltung, enzymatische 361
Fettverderb 354
Feuchthaltemittel 250
Feuerlöschmittel, Halogenalkane 230
Fischer-Projektionsformel 298
–, D-Fructose 320f.
–, D-Glucose 320f.
–, Keil-Strich-Darstellung 299f.
Flammpunkt 203
–, Auto-Benzin 203
–, Dieselkraftstoff 203
–, Diethylether 203
–, Ethanol 203
Fließgleichgewichte 148f.
Fließregulierungsmittel 432
Flucytosin 387
Fluor 397f.
6-Fluor-4-chinolon 386
Fluorchinolone 386
Fluorchlorkohlenwasserstoffe 229f., 232, 405
Fluoreszenzmessung 428
Flüssigkeitschromatographie 371
Formaldehyd 181, 270f., 275, 410
Formaldehyd-Lösung 178
– 35 % 275
Formalin 275
Formeleinheit 14f.
Formeln 18, **83**
–, Arten von 84
–, Aufstellen 87f.
Formelumsatz 20
Francium 438
Frostschutzmittel 250
–, 1,2-Ethandiol 249
Fruchtzucker 323
D-Fructofuranose 331
β-D-Fructofuranosyl-α-D-Glucopyranosid 332
β-D-Fructopyranose 323
Fructose s.a. D-Fructose 320ff.
D-Fructose 320ff.
–, Anwendung 326
–, asymmetrische C-Atome 321
–, Benennung 321
–, D/L-System 321

–, Eigenschaften 326
–, Fehling-Probe 321
–, Haworth-Ringformel 323
–, Isomerie 320ff.
–, Kettenformel 320f.
–, Mutarotation 324
–, Physiologie 326
–, Ringbildung 323
–, Schiffs-Reagenz, Reaktion 321
–, spezifische Drehung 324
–, Stereoisomere 321
–, Strukturbesonderheiten 320ff.
–, Tollens-Probe 321
–, Übersicht 326
–, wässrige Lösung, Gleichgewicht 324
Fructosemolekül, Ringform 323
Fuchsin 275
fuchsinschwefelige Säure 275
Fullerene 418
Füllgase 396
Fumarsäure 296
funktionelle Gruppe 204f.
– am Benzolmolekül 222
–, selbsterstellte Übersicht 225
Furan 323
Furanoseform 323
Fuselöle 248

G

GABA 312, 372
D-Galactose 326
4-O-(β-D-Galactopyranosyl)-D-glucopyranose 330
D-Galacturonsäure 339
Gallium 426
Gallussäure 263, 316
Gamma-Aminobuttersäure 312, 372
Gärung 245
Gaschromatograph 278f.
–, Aufbau 278f.
Gaschromatographie (GC) 278f.
–, Anwendungsbereiche 280
–, Dichlormethan, Identitätsprüfung 231
–, Einsatz nach Ph. Eur. 278
–, Prinzip 278
–, Verfahren 278f.
Gassterilisation 266
Gastritistherapie 383
Gefahrklassen, brennbare Flüssigkeiten 203
Gehaltsangaben, Injektionslösungen 98
– von Lösungen 97

Sachregister

Gehaltsbestimmungen 167
–, gaschromatographisch 277
– gemäß Ph. Eur. für Glycerol 256
Gel-Chromatographie 338
Genfer Nomenklatur 198
Gerbstoffgehalt, Pyrogallol 263
Gereinigtes Wasser, Analytik Ph. Eur. 404
Germanium 417
Gerüstsilicate 422
Gerüstsubstanzen 375
gesättigte Lösungen 151
Geschwindigkeitsgesetz s.a. Reaktionsgeschwindigkeit 127
Geschwindigkeitskonstante 127, 142f.
Gesetz von der Erhaltung der Masse 18
Gibbs-Helmholtz-Gleichung 135
Gichttherapeutika 390
Gips 433f.
–, gebrannter 434
Gitterbildung 48
Gitterenergie 48, 68
Gittertyp 48, 78ff.
Glas, Erweichungsbereich 423
Gläser 423
Glaubersalz s.a. Natriumsulfat 110
Gleichgewicht s.a. chemisches Gleichgewicht 138
Gleichgewichtskonstante 142
–, Berechung 144
–, Lage des Gleichgewichtes 144f.
–, Temperaturabhängigkeit 143, 146
Gleichgewichtsreaktion 139
–, Formulierung 139
–, im Körper 148
–, Wasserstoff und Iod 142
Gleichgewichtsverschiebung 145f.
Gleichgewichtszustand 141f.
–, Beeinflussung 144ff.
Gleichung, einrichten 89
Globulin 377
Glucagon 374
Glucitol 257
Gluconsäure 338
α-D-Glucopyranose 322
β-D-Glucopyranose 322
4-O-(α-D-Glucopyranosyl)-D-glucopyranose 329
D-Glucosamin 338
Glucose s.a. D-Glucose 320ff.
–, wasserfreie, Analytik Ph. Eur. 324
α-D-Glucose 322ff.
β-D-Glucose 322f.
–, Sesselform 322

D-Glucose 320ff.
–, Analytik Ph. Eur. 324
–, asymmetrische C-Atome 321
–, Benennung 321
–, D/L-System 321
–, Fehling-Probe 321
–, Gleichgewicht 323
–, Haworth-Ringformel 323
–, Isomerie 320ff.
–, Kettenformel 320f.
–, lebensmitteltechnologische Bedeutung 325
–, Mutarotation 323
–, optische Aktivität 323
–, pharmazeutische Bedeutung 325
–, physiologische Bedeutung 325
–, Ringbildung 322
–, Schiffs Reagenz, Reaktion 321
–, spezifische Drehung 323
–, Stereoismere 321
–, Strukturbesonderheiten 320ff.
–, Tollens-Probe 321
–, wässrige Lösung 323
Glucosemolekül, Ringform 321f.
Glucose-Toleranz-Test 325
Glucuronid 339
Glucuronsäure, reaktive, Biotransformation von Arzneistoffen 339
D-Glucuronsäure 339
Glutamin 310f.
Glutaminsäure 311, 372
Glutarsäure 296
Glutathion 374
Glycerin s.a. Glycerol 250ff.
Glycerol 181, 238, **250ff.**
–, Analytik Ph. Eur. 252
–, Fettbestandteil 250
–, Frostschutzmittel 250
–, Gehaltsbestimmung Ph. Eur. 181
–, Monographie Ph. Eur. 250ff.
–, Nebenprodukt Seifenherstellung 250
–, Weichmacher 250
Glyceroldibehenat 364
Glyceroldistearat 363f.
Glycerolester, natürliche Fette und Öle 293
Glycerolmonolinoleat 364
Glycerolmonooleat 364
Glycerolmonostearat 363f.
Glyceroltrinitrat 348, 410
Glycin 311
Glycol 239, **249**
Glycylalanin 310, 373
Glykogen 336
–, Kohlenhydratspeicherstoff 336

Glykoprotein 378
glykosidische OH-Gruppe 322f., 329
Glyoxalbishydroxyanil 436
Gold 443
Gonadoliberin 374
Graphit 418
Graphitelektrode 51
Gravimetrie 183
Grenzfläche 361f.
Grenzflächenaktivität 362f.
Grenzprüfung, Ammonium 446
– auf Aluminium 428
–, Barium 437
–, Calcium 436
–, Eisen 452
–, Magnesium und Erdalkalimetalle 433
–, Nickel 452
–, Prinzip, Schwermetall-Ionen 231
–, Schwermetall-Ionen 424f.
–, Thallium 430
Grenzstrukturen 219
Gruppe, funktionelle s.a. funktionelle Gruppe 204f.
Guanidinorest 310
Guanin 390
Gyrasehemmer 386

H

Halbacetalbildung 271f.
–, innermolekulare, D-Glucose 321f.
Halbketal 276
Halbketalbildung, innermolekulare, D-Fructose 323
Halbleiter 421, 427
Halbmetalle 421, 426
–, Stellung im PSE 41
Halbwertszeit 125f.
Haloformreaktion 247
Halogenalkane 204, 227ff.
–, Eigenschaften 230
–, Nomenklatur 229
–, ökologische Aspekte 232
–, Ph. Eur. 230
–, Übersicht 229
Halogencarbonsäuren, Acidität 306
–, Anwendungsbeispiele 307
–, Nomenklatur 306
–, pK_s-Werte 307
–, Stellung des Substituenten 306
Halogene (Salzbilder) 397ff.
–, Eigenschaften 398

Sachregister 521

–, Gruppeneigenschaften 397
Halogenidbestimmung (nach Mohr), Prinzip 185
Halogenide 397f.
Halogenkohlenwasserstoffe 227
Halogenlampe 396
Halogensauerstoffkomplex 397
Haloperidol 385
Halothan 229, 302f.
Hämatit 402
Hämoglobin 375, 377, 381, **449**
–, Blockade der Sauerstoffaufnahme 419
–, deoxygeniertes 449
–, Oxygenierung 449
Hämoglobinmolekül 76
H_2-Antihistaminika 383
Harnsäuresteine 305
Harnstoff 421
–, Endprodukt des Aminosäurestoffwechsels 421
– in der Dermatologie 421
Härte 10
– des Wassers 434
–, –, permanente 434
–, –, temporäre 434
Härtebildner 363
– des Wassers 420
Hauptgruppen 36
– I 438ff.
– II 430ff.
– III 426ff.
– IV 417ff.
– V 408ff.
– VI 401
– VII 397ff.
– VIII 395f.
Hauptgruppenelemente 395ff.
Hauptgruppennummer 37
Haworth-Ringformel 322f.
Heisenberg, Werner 26
Helium 280, 396
Heliumkern 32
α-Helix 375f.
Heptan 197, 200f.
Heteroaromaten 224, 381
–, Siebenringsysteme 390
Heteroatom 224, **381**
Heterocyclen 224, 381ff.
–, bicyclische Heterosysteme 390f.
–, Fünfring-Systeme 382ff.
–, natürliche 381
–, Sechsringsysteme 384ff.
–, Siebenringsysteme 389
heterocyclische Arzneistoffe 381ff.
Hexaaquachrom(II)-sulfat 73
Hexaaquacobalt(II)-chlorid 74

γ-1,2,3,4,5,6-Hexachlorcyclohexan 229
Hexadecan 200
1-Hexadecanol 237
Hexadecansäure 285
(E,E)-Hexa-2,4-diensäure 292
trans,trans-Hexa-2,4-diensäure 292
Hexamincobalt(II)-chlorid 72
Hexan 197, 200f.
Hexandisäure 296
Hexanhexol 238
1,2,3,4,5,6-Hexanhexol 239
1-Hexanol 237
Hexaquaaluminium-Komplex 428
Hexosen 320, 324f.
Hinreaktion 138, 142f.
Histidin 310f.
Hochofenprozess 449
homologe Reihe der
– Aldehyde 270
– Alkane 196
– Alkanole 236
– Alkansäuren 284f.
– Alkene 210
– Alkine 214
– Cycloalkane 216
– Dicarbonsäuren 295f.
Hormone 375
5-HT$_3$-Antagonist 382
Hückel-Regel 220, 223
Humanalbumin 378
HWZ 125f.
Hydratation 51, **68f.**
Hydratationsenergie 69
Hydrathülle 68
Hydrierung, Fetthärtung 354
Hydrocarbonsäuren mit einer Hydroxylgruppe 298ff.
Hydrochinon, Oxidation 261
Hydrogelbildner, halbsynthetische 341f.
–, natürliche 340
Hydrogencarbonate 419f.
– im Puffersystem 163
Hydrogensulfate 406
Hydronium-Ion 100f.
Hydroxide, Alkali- und Erdalkalimetalle 102
Hydroxidgruppe 50
Hydroxid-Ion 50, 102f.
–, Brønsted-Base 104
–, Konzentration in reinstem Wasser 154
Hydroxyaminhydrochlorid 273
p-Hydroxybenzoesäureester 349f.
–, Konservierungsstoffe 349f.
4-Hydroxybenzoesäure 349

4-Hydroxybenzoesäureester 348
Hydroxycarbonsäuren mit einer oder zwei Hydroxylgruppen und zwei oder drei Carboxylgruppen 304ff.
Hydroxyethylcellulose 341
Hydroxyethylgruppe 341
Hydroxyhydrochinon 262f.
Hydroxylaminhydrochlorid 277
Hydroxylapatit 433
Hydroxylgruppe 222, 236
–, glykosidische 322ff., 329
Hydroxylzahl (OHZ) 358
α-Hydroxypropansäure 298
D(-)-2-Hydroxypropansäure 300
L(+)-2-Hydroxypropansäure 300
2-Hydroxy-1,2,3-Propantricarbonsäure 304
Hydroxypropylcellulose 341
Hydroxypropylgruppe 341
5-Hydroxytryptamin 382
Hypalbuminämie 378
Hyperphosphatämie 435
Hypnotika 389
Hypokaliämie 441
Hypokalzämie 435
Hypomagnesiämie 407, 432
Hypophosphit-Reagenz 414
hypophosphorige Säure s.a. Phosphinsäure 412
Hypophysenhinterlappen 374
Hypophysenvorderlappen 374
Hypothalamus 374
Hypoxie 404

I

Icosan 197
Identität, Prüfung gemäß Ph. Eur. 252
Identitätsreaktion
– auf Bromid s.a. Nachweis von 89
–, Fällungsreaktion 98
Identitätsuntersuchungen 8ff.
+I-Effekt 368
-I-Effekt 306
Imidazol im Histidin 383
Imidazolylrest 310
Imipramin 389
Indikator 111, 167, **172**
– für komplexometrische Titrationen 187
– für Säure-Base-Titrationen 172
–, Umschlagbereich 171, 173
Indium 426
Indol, Serotonin 382

Indolylrest 310
Induktiver Effekt 368
–, negativer 306
–, positiver 368
Inhalationsnarkotikum 265
INN, Abacavir 390
–, Allopurinol 390
–, Ampicillin 391
–, Benzocain 349
–, Bisacodyl 384
–, Buserelin 374
–, Carbamazepin 389
–, Cefataxim 391
–, Cetirizin 388
–, Chloroxylenol 260
–, Ciprofloxacin 386
–, Cromoglicinsäure 387
–, Dimeticon 423
–, Epoetin 378
–, Famotidin 383
–, Fenetyllin 390
–, Flucytosin 387
–, Flunarizin 388
–, 5-Fluorouracil 387
–, Haloperidol 385
–, Imipramin 389
–, Lansoprazol 384
–, Loperamid 385
–, Mercaptopurin 369
–, Metronidazol 383
–, Nifedipin 385
–, Nitrazepam 389
–, Omeprazol 384
–, Ondansetron 382
–, Pantoprazol 384
–, Paracetamol 370ff.
–, Primaquin 386
–, Procain 316
–, Promethazin 388
–, Simeticon 423
–, Vigabatrin 312
–, Zalcitabin 387
Insulin 374
International Union of Pure an Applied chemistry, Nomenklatur 198f.
Invertzucker 332
Iod 8, 397f.
Iod-131 32
Iodethan 230
Iodide 400f.
–, Gehaltsbestimmung Ph. Eur. 178
Iod-Lösung 176
–, ethanolhaltige 178
–, Maßlösung Iodometrie 176f.
Iodmonobromid 211
Iodmonochlorid 178

Iodoform 247
Iodometrie 176ff.
–, Gehaltsbestimmung von Natriumiodid 401
Iod-Stärke-Reaktion 175, 335
Iodwasserstoffsäure 400
Iodzahl (IZ) **210**, 359
Ion 29
–, echtes 117
–, gedachtes 117
Ionenaustauscher-Methode 189
Ionenbildung durch Elektronenübergänge 46, 50
Ionenbindung 46ff.
–, Entstehen 48
–, Triebkräfte 48
–, Übergang in polare Atombindung 64
Ionengitter 46ff.
–, Dissoziation 87
Ionenladungszahl s.a. Ladungszahl von Ionen 41f., 54
Ionenprodukt, Wasser 154
Ionenradius 39
Ionenschreibweise 88f.
Ionenverbindungen 47f.
–, Anwendungsaspekte 54
–, charakteristische Eigenschaften 50ff.
Ionisierungsenergie 29f., 39
–, Änderung im Periodensystem 39f.
IR-Spektroskopie 205
Isoamylbutyrat 346
Isobutylmethylketon 277
Isoelektrischer Punkt (IEP) 309
Isofluran 266
Isoionie, Organe, Gewebe, Zellen 440
Isoleucin 311
Isomerie 198f.
–, cis-trans- 212, 502
–, Konformations- 216
–, Konstitutions- 198, 212
–, Stellungs- 198, 212
–, Übersicht s.a. Anhang 500
–, Z-E- 292
Isoniacid 181
Isopren 213
Isopropanol s.a. 2-Propanol 238, 248
Isopropylalkohol s.a. 2-Propanol 238, 248
Isosorbid-5-mononitrat 348
Isotop **27f.**
IUPAC 36, 198

K

Kalium 438
–, Ionen 441
–, physiologische und pharmakologische Bedeutung 440f.
–, Vorkommen, Verwendung 440
–, zelluläre Konzentration 441
Kaliumacetat 289
Kaliumbromat, RV Urtitersubstanz 173f.
Kaliumbromat-Lösung, Maßlösung Bromometrie 180
Kaliumbromid 180
Kaliumchlorid 397ff.
–, Analytik Ph. Eur. 397
–, Gehaltsbestimmung Ph. Eur. 184f.
Kaliumchromat 447
Kaliumchromat-Lösung 425
Kaliumcitrat 305
Kaliumdichromat 447
Kaliumdichromat-Lösung als Oxidationsmittel 289
Kaliumdihydrogenphosphat 441
Kaliumhexacyanoferrat(II) 73, 450
Kaliumhexacyanoferrat(II)-Lösung 436, 451
Kaliumhexacyanoferrat(III) 72, 450
Kaliumhexacyanoferrat(III)-Lösung 451
Kaliumhexahydroxoantimonat(V) 73, 415
Kaliumhexahydroxoantimonat(V)-Lösung 441
Kaliumhydrogenglutamat 441
Kaliumhydrogenoxalat 295
Kaliumhydrogenphthalat 315
Kaliumhydrogentartrat 442
Kaliumiodat-Lösung, Maßlösung Iodatometrie 179
Kaliumiodid 177
–, Gehaltsbestimmung Ph. Eur. 179
Kaliumnatriumhexanitrocobaltat(III) 442
Kaliumnatriumhydrogencitrat 305
Kaliumnatriumtartrat 273, 305, 415
Kaliumnitrat 411
–, Analytik Ph. Eur. 411
Kaliumpermanganat 182
–, Anwendung 448f.

Sachregister

–, Gehaltsbestimmung Ph. Eur. 177f.
Kaliumpermanganat-Lösung 448
–, Permanganometrie 182f., 448
Kalium-Substitutionsmittel 441
Kaliumtartrat 305
Kaliumtetraiodomercurat(II) 446
Kaliumtetraiodobismutat(III) 417
Kalk, gebrannter 433
–, gelöschter 434
Kalkmilch 434
Kalkmörtel 434
Kalkspatgitter 48
Kalkstein 418, 433
Kalottenmodell 61
Kältemischung 434
Kaolin 422
Karl-Fischer-Methode 189, 232
Kartoffelstärke 336
Katalase, Sauerstofffreisetzung aus H_2O_2 404
Katalysator 130ff.
–, Aluminiumchlorid 221
–, Rückstände, Prüfung Ph. Eur. 132
–, Übergangskomplex 130
–, Wirkungsweise 130
Katalyse 130, 132
–, heterogene 132
–, homogene 132
Kathode 51
Kation 39
–, komplexes 70
Kationenaustauscher, Gehaltsbestimmung Kaliumnitrat 411
Keil-Strich-Darstellung 299
Keilstrichformel, Weinsäure 304
Kernkraft 27
Kernladungszahl 26ff., 35
Kesselsteinbildung 420
Ketal 276
Ketogruppe 269
– an aromatischen Ringsystemen 278
–, Arzneistoffe mit, Gehaltsbestimmung 277f.
Ketohexose 320f.
Ketone 244, **269**, 276ff.
–, Addition 276
–, allgemeine Summenformel 276
–, Beispiele Ph. Eur. 277f.
–, Eigenschaften 276
–, Isomerie 276
–, Kondensation 277
– mit Terpengrundgerüst 278
–, Nachweisreaktionen 277
–, Oximbildung 277

–, Phenylhydrazonbildung, Glucocorticoide 277
–, Reaktionen 276f.
–, sekundäre Stoffwechselprodukte von Pflanzen 281
–, Verwendung 277
Ketoxim 277
Kettenreaktion 228
Kieselgel 422
Kieselsäuren 422
Kilojoule 20
Kjeldahl s.a. Stickstoffbestimmung nach Kjeldahl 189
kleinste Teilchen 23
Knallgasreaktion 128
Koagulation 377
Kohlendioxid 403
–, Assimilationsprozess 419
–, Atmungsregulation 419
–, Feuerlöschmittel 419
Kohlendioxidmolekül, räumliche Struktur 61
kohlenhydratähnliche Verbindungen 319, **338ff.**
Kohlenhydrate 319ff.
–, Bedeutung 320
–, Definition im engeren Sinne 319
–, Systematik 320
Kohlenhydratspeicherstoff 336
Kohlenhydratträger 333
Kohlenmonoxid 403, 419
–, toxische Wirkung 419
Kohlensäure 419f.
– im Puffersystem 163
Kohlensäure/Hydrogencarbonat-Puffersystem 163, 419
–, Blut 163
Kohlenstoff 417
–, anorganische Verbindungen 418ff.
–, besondere Eigenschaften 195
–, Modifikationen 418
–, „Oxidationsreihe" 235f.
–, Oxidationszahl, Ermittlung 235f.
–, Sauerstoffverbindungen 419
–, Vorkommen 418
Kohlenstoffatom, anomeres 322, 324
–, –, D-Fructose 324
–, –, D-Glucose 322
–, asymmetrisches s.a. asymmetrisches Kohlenstoffatom 249f., 298
–, Kugelwolkenmodell 195
Kohlenstoffgruppe 417ff.
–, Gruppeneigenschaften 418f.
Kohlenwasserstoffe 195

–, aliphatische 196
–, aromatische 196
–, – polycyclische 224f.
–, Derivate 195
–, Oxidationsprodukte 235ff., 283ff.
–, ungesättigte 211
Kokereigas 405
Kollagenbiosynthese 340
Kollisionsmodell 123f.
Kollisionstheorie 123f.
Komplex, anionischer 72f.
–, kationischer 72f.
–, neutraler 73
Komplexbildung 71
–, Waschmittel 76
–, Wasserhärte 76
Komplexe 70ff.
–, Identitätsreaktionen Ph. Eur. 76
–, Ligandenaustauschreaktion 74
–, Stabilität 75
Komplexion 71
komplexometrische Titration, Beispiele 187ff., 407
–, Ph. Eur. 75f.
–, Prinzip 186
Komplexverbindungen 71
–, Gliederung 72
Kondensation 242
– bei Ringsystemen 386, 390
kondensierte aromatische Ringsysteme 224f., 382
Konfiguration 299
Konformation 197
Konformations-Isomerie **216**, 502
konjugierte Proteine 375
Konservierungsstoffe, quecksilberfrei 446
Konsistenz 353
Konstitutionsisomerie s.a. Stellungsisomerie 198, 212
Koordinationsbindung s.a. koordinative Bindung 72
Koordinationszahl, Komplexe 71
–, Metallgitter 78
Koordinationszentrum 71
koordinative Bindung 72
Korrosionsbeständigkeit 446
Korrosionsprozess 449
Korrosionsschutz 449
Kreide 418, **434**
Kristall, Bildung 47
–, Lösevorgang in Wasser 68
Kristallgitter s.a. Ionengitter 46ff.
Kristallgitterbildung 48
Kristallwasser 68
Krypton 396
Kugelpackung, dichteste 78

–, hexagonal dichteste 78
–, kubisch dichteste 78
Kugelpackungsmodell 47f.
Kugel-Stab-Modell 61
Kugelwolkenmodell 56f.
–, Chloratom 57
–, Lithiumatom 57
–, Methan 61
–, Wasserstoffatom 57
Kunststoffe, Monomere für die Synthese 213
Kunstvaselin 207
Kupfer 443
–, essentielles Spurenelement 443
Kupferfolie 446
Kupfergruppe 443
Kupfer(II)-iodid 10
Kupfer(II)-oxid 243, 443
Kupfer(II)-sulfat 443
–, Komplexbildung 70
Kupfer(II)-tetramin-Reagenz 337, 443
Kupferkies 402
Kupfertyp 78
Kupferverbindungen 443

L

Lachgas 410
Lackmuspapier, rotes 104
β-Lactam-Antibiotika 391
β-Lactamring 391
Lactase 330
Lactat 303
Lactose 330f.
–, Eigenschaften 330
–, Haworth-Ringformel 330
–, Mutarotation 330
–, Reaktionen 330
–, relativer Süßungsgrad 331
–, systematischer Name 330
–, Verwendung 330
–, Vorkommen 330
–, wasserfreie 331
Lactose-Monohydrat 331
Lactulose 331f.
–, osmotisch wirkendes Laxans 331
Lactulose-Sirup 331
Ladung 23ff.
–, elektrische 23
–, formale 116f.
Ladungszahl von Ionen 41f., 54
– s.a. Bindigkeit, Oxidationszahl
Laevulose 324
Lagerung gemäß Ph. Eur. 256
Lanthan 37

Lanthanacetat 289
Lanthannitrat-Probe 289, 371
Lanthanoide 37
Laugen 102f.
–, gemeinsame Eigenschaften 102
Laurinsäure 285
Legal'sche Probe, Acetaldehyd 303
–, Aceton 277, 306
–, Citratnachweis 306
–, Lactatnachweis 303
Legierung 424
Leichtmetalle 427
Leinöl 352
–, natives 359
Leitfähigkeit, elektrische 10, 24, 51
Leucin 311
Lewis-Formel 58f.
–, Regeln für das Aufstellen 60
Lewis-Schreibweise 58f.
Licht, linear polarisiertes 300
Lichtbogenverfahren 214
Ligand 71f., 301
–, anionischer 73
– bei Enantiomeren 302
–, mehrzähniger 75
–, neutraler 73
–, Priorität 302
Ligandenaustauschreaktion 74, 445
Ligandenhülle 71
Ligandennamen 73
Lihtiumacetat 440
Lindan 229f., 232
Linolensäure 293
Linolsäure 293
Lipasen 361
Lipoproteine 375
Lisinopril-Dihydrat 301
Lithium 438
Lithiumcarbonat 440
Lithiumchlorid 440
Lithiumhydroxid 440
Lithiumsulfat 440
Lithiumverbindungen als Antidepressiva 440
–, pharmazeutisch relevante 440
Lokalanästhetika 349
Loperamid 385
Lösen 12
Lösevorgang 94f.
Löslichkeit 10, 94, 151
–, Alkane 202f.
–, Charakterisierung gemäß Ph. Eur. 94
–, Tabelle Ph. Eur. 96
– von Feststoffen 95

Löslichkeitsprodukt 153
–, Fällungstitration 99, 183
Lösungen, alkalische 102f.
–, Gehaltsangaben 97
–, gesättigte 96
–, kolloidale 94
–, molekulardisperse 94
–, saure 100
–, ungesättigte 96
Lösungsgleichgewicht 147, 151f.
Lösungsmittel, hydrophil 94
–, lipophob 94
–, Polarität 95
–, Wasser 67
Lösungsvermittler 250
Lösungswärme 69
Luftmörtel 434
Lysin 311

M

Macrogol 20 000 278
Macrogole 267
–, Abwandlungsprodukte 267
–, Oberflächenspannung 267
Macrogolester 267
Macrogolglycerololeate 267f.
Macrogolstearylether 267
Macrogoltyp 267
Magnesium 431ff.
–, Gehaltsbestimmung, komplexometrische 187, 406, 433
–, Mengenelement 431
–, Reaktion mit Wasserdampf 137
–, Verbindungen 431ff.
–, Vorkommen, Eigenschaften 431
–, Zentralatom des Chlorophylls 431
Magnesiumaspartat 406
–, Gehaltsbestimmung Ph. Eur. 187
Magnesiumaspartat-Dihydrat 432
Magnesiumatom 57
Magnesiumcarbonat, basisches 432
–, leichtes 432
–, schweres 432
Magnesiumchlorid-Hexahydrat 432
Magnesiumhydroxid 404
Magnesiumoxid 403
–, leichtes 432
–, schweres 432
Magnesiumsilikate 431
Magnesiumstearat 432
Magnesium-Substitutionsmittel 407, 432

Magnesiumsulfat 420, 431
–, osmotisch-wirksames Laxans 407
Magnesiumsulfat-Heptahydrat 432
–, Analytik Ph. Eur. 406
–, pharmazeutisch-medizinische Bedeutung 407
Magnesiumtrisilikat 422, 432
Magnesiumtyp 78
Magnesiumverbindungen, pharmazeutisch wichtige 432
–, physiologische und pharmakologische Bedeutung 431f.
Magneteisenstein 401
Maisstärke 336
Makrogole, Emulgatoren 267
–, Tensid 267
Makromolekül 211
Maleate 296
Maleinsäure 296
Malonsäure 296
Maltase 133, 329, 335
Maltitol 340
–, Acetal 340
–, Zuckeraustauschstoff 340
Maltitol-Lösung 340
Maltose 329f.
–, Eigenschaften 329
–, enzymatische Spaltung 133
–, Haworth-Ringformel 329
–, Mutarotation 329
–, Reaktionen 329
–, relativer Süßungsgrad 330
–, systematischer Name 329
–. Verwendung 330
–, Vorkommen 329
Maltosemolekül 329
–, Acetat 329
Malzzucker 329
Mandelöl, natives 359
Mangan und Mangangruppe 447f.
– als Spurenelement 447f.
Mangan(II)-chlorid 448
Mangan(IV)-oxid 448
Mangan(II)-sulfat 447f.
Mangan-Lösung, Grenzprüfungen 448
Manganverbindungen 447f.
–, pharmazeutisch verwendete 448
Mangan(VII)-Verbindungen 447
Mannitol 182, 251, 257
D-Mannose 326
Margarine 354
Marmor 418, 434
maßanalytische Bestimmungen 167
–, gemeinsame Prinzipien 167

–, Neutralisationstitration 111
Masse, molare 15
– von Atomen 13
Massenangaben 13
Massenanteil 97, 167
Massenberechnung 90
1. Massengesetz der Chemie 90
2. Massengesetz der Chemie 91
Massenkonzentration 97
Massenwirkungsgesetz 142ff.
Massenwirkungsgleichung 143
–, schwache Base 157
–, schwache Säure 157
Massenwirkungsquotient 143
–, Regeln zur Formulierung 143
Massenzahl 14, 26ff.
Maßlösungen 167
–, Fällungsreagenz 183
–, Ph. Eur. 167
–, Redox-Titration 174
Mediator Histamin 372
medizinische Kohle s.a. Aktivkohle 418
Mehrfachsubstitution am Benzol 221f.
Melanin 262
Membranpotential 441
Menadion 176
Mendelejeff, Dimitri I. 35
Menthol 213
Mercaptoessigsäure 452
Mercaptogruppe 310
Mercaptopurin 369
Mesomerie 219
Mesoweinsäure 304
Metallbindung 78
Metalle, edle 80, 119f.
–, elektrische Leitfähigkeit 24, 79
– im Organismus 80
– im PSE 41, 77
–, typische Eigenschaften 77
–, unedle 80, 119f.
Metalleigenschaften, typische 79
Metallgitter 48
Metallgittertyp 48, 78f.
–, Kupfertyp 79
–, Magnesiumtyp 79
Metallhydroxide 50, 404
–, Ionenverbindung 50
Metallkomplexe 72
–, Bindungsverhältnisse 71
–, Regeln für die Formeln 72f.
–, Regeln für die Nomenklatur 73
Metalloxide 403
–, Ionenverbindung 50
Metallsulfide, Schwerlöslichkeit 405
Methanal s.a. Formaldehyd 270

Methanmolekül 60, 197, 200
–, Kugel-Stab-Modell 196
–, Modelle 61
–, Tetraedermodell 61
Methanol 237, **244**
–, Anwendungsbereiche 245
–, Borsäureprobe 245
–, Stabilisator in Formaldehyd-Lösung 275
Methansäure 285
Methenamin 410, 425, 445
Methionin 310f.
Methoxyphenylessigsäure, selektiver Natriumnachweis 441
Methylamine 368
2-Methyl-1,3-butadien 213
2-Methylbutan 199
2-Methyl-1-buten 212
Methylcellulose 341
Methylenchlorid s.a. Dichlormethan 229
Methylengruppe 196
Methylgruppe 222
Methyl-4-hydroxybenzoat 349
Methylhydroxyethylcellulose 341
Methylierung 222
Methylorange 104
2-Methylphenol 221, 260
2-Methyl-1-propanol 238
2-Methyl-2-propanol 238, 249
Methylpropylketon 276
Methylrot 104, 170
Methylthiogruppe 310
Methylxanthine 390
Metronidazol 383
Milchsäure 298
–, Eigenschaften 303
–, korrekte Namen, Nomenklatur 300
–, pharmazeutische Verwendung 303
(S)-Milchsäure 300
Milchzucker 330
Millons Reagenz 446
Mindestenergie 128
–, kinetische 124
Mischelement 27
Mischglycerid 352
mobile Phase GC 280
Modelle 23
Mol 15f.
molare Masse 16
molares Volumen 17
Molekül 12
–, amphiphiles 361f.
–, räumliche Gestalt 60
Molekularsieb 338
Molekülbaukasten 319

526 Sachregister

Molekülformel 15, 48, 84
– als Lewisformel 60
Molekülmasse, relative 14
Molke 330
Molvolumen s.a. molares Volumen 17
Molybdän 446
Molybdat-Vanadat-Reagenz 413
Monoamine 369
Monocarbonsäure, aromatische, Benzoesäure 315ff.
(Mono)chloressigsäure 307
Monoglyceride 364
Monographie Ph. Eur., Aufbau 250ff.
Monohydrogenphosphat im Puffersystem 162
Monomeres 211
Monosaccharide 320ff.
–, Isomerie 320ff.
–, Strukturbesonderheiten 320ff.
Morphin s.a. Pflanzenbasen 110
Morphinhydrochlorid 417
Mucopolysaccharide 375
Mutarotation 323
MWG s.a. Massenwirkungsgesetz 142ff.
Myoglobin 449
Myristicylpalmitat 348

N

Nachweis von
– Acetaldehyd 243
– Acetat 289
– Acetyl 371
– Aluminium 429
– Aminen, primären aromatischen 370
– Ammoniumsalzen 409f.
– Antimon 415
– aromatischen polycyclischen Kohlenwasserstoffen 206
– Arsen 414
– Bariumsulfat 437
– Benzoat 315f.
– Blei 425
– Bromid 89, 399f.
– Calcium 436
– Carbonat/Hydrogencarbonat 420
– Chlorid 398f.
– Citrat 306
– Eisen 451
– fluoreszierenden Substanzen 217
– Iodid 401

– Kalium 442
– Kaliumpermanganat 448
– Ketonen 277
– Lactat 303
– Magnesium 433
– Mangan(II)-Ionen 448
– Natrium 441
– Nitrat 411
– Peroxiden 264
– Phosphat 413
– Quecksilber 446f.
– reduzierenden Substanzen 289
– Salicylat 351
– Silber 444
– Sulfat 88f., 406
– Tartrat 304
– Zink 445
Naphthalin 206, 223f.
2-Naphtol 370
Naproxen 224
Natrium 438, 440f.
–, Chloridhaushalt 440
–, –, Ionen 440
–, –, zelluläre Konzentration 440
–, Gewinnung durch Schmelzelektrolyse 440
– Haushalt 440
–, physiologische und pharmakologische Bedeutung 440f.
–, Trocknung organ. Lösungsmittel 440
–, Vorkommen, Verwendung 440
Natriumacetat 286, 289
–, Puffersystem 161
Natriumbromid 399f.
–, Analytik Ph. Eur. 399f.
–, pharmazeutisch-medizinische Bedeutung 400
Natriumcarbonat 418
–, Anwendung 420
–, RV Urtitersubstanz 173
–, wasserfreies, Analytik Ph. Eur. 420
Natriumchlorid, Gehaltsbestimmung Ph. Eur. 185
–, Kristallgitter 14, 47
–, RV Urtitersubstanz 185
Natriumcitrat 305
Natriumcitrat-Pufferlösung 305
Natriumdiphosphat 412
Natriumedetat 76, 186
Natriumedetat-Lösung, Einstellung Ph. Eur. 188f.
–, Maßlösungen Komplexometrie 187
Natriummethanolat 241
Natriumhexahydroxoantimonat(V) 441

Natriumhexanitrocobaltat(III) 442, 452
Natriumhexanitrocobaltat(III)-Lösung 410
Natriumhypophosphit 415
Natriumiodid 179, 400f.
–, Analytik Ph. Eur. 400
–, pharmazeutisch-medizinsche Bedeutung 401
Natrium-Kalium-ATPase 441
Natrium-Kalium-Ionenpumpe 441
Natriumlactat 303
Natriummonohydrogenphosphat-Lösung 433
Natriumnitrat 411
Natriumnitrit 183, 370, 410
Natriumoleat 361
Natriumoxalat 295
Natriumoxid 423
Natriumpalmitat 361
Natriumpentacyanonitrosylferrat(II s. Nitroprussidnatrium
Natriumperiodat als Maßlösung 181
Natriumselenit-Pentahydrat 407
Natriumsilicat 422
Natriumstearat 363
Natriumsulfat, Gehaltsbestimmung 186, 437
Natriumsulfid-Lösung 415f.
Natriumsulfit 178, 406
Natriumtartrat 305
Natriumtetraborat 427
Natriumtetrachlorocobaltat(II) 74
Natriumthiosulfat 176, 407f.
Natriumthiosulfat-Lösung
–, Maßlösung Iodometrie 176ff.
Natronlauge, Säure-Base-Titration 168f.
Natronstearat 361
Naturkautschuk 213
Naturstoffgruppen 319
Nebengruppe IA 443
– IIA 444ff.
– VIA 446f.
– VIIA 447f.
– VIIIA 448ff.
Nebengruppenelemente 37, 443ff.
–, Bindigkeit 86
–, gemeinsame Eigenschaften 443
–, Ionensorten 42
–, Schalenaufbau 37
Neon 396
Nesslers Reagenz 446
Neuroleptika 385
–, Phenothiazin-Typ 388
Neurotransmitter 372
Neutralisationsreaktion 106ff., 168

Sachregister 527

Neutralisationstitration 111
Neutron 25ff.
Nichtleiter 24
Nichtmetalle, Bindungsverhalten 56
–, elektrische Leitfähigkeit 24
–, Stellung im PSE 41
Nichtmetallkomplexe 72
–, Carbonatanion 74
–, Nitrat-Antion 74
–, Phosphat-Anion 74
–, Sulfat-Anion 74
Nichtmetalloxide 403
Nickel 448
Nickelkatalysatoren 132
Nifedipin 385
Ninhydrin-Farbreaktion 310, 377
Nitrate 411
–, pharmazeutische, physiologische, ökologische Bedeutung 411
Nitrazepam 381, 389
Nitrierung 222
Nitrite 410
–, Methämoglobinbildung 411
Nitrobenzol 222, 411
–, Nitratnachweis 411
Nitroimidazol-Derivate 383
Nitroprussidnatrium 247, 277, 303, 306, 371, 451
Nitrosamine 369
nitrose Gase 410
Nitro-Verbindungen 348
Nomenklatur 198f.
Nonandisäure 296
Noradrenalin 224, 340
Nukleon, Nukleonenzahl 26f.

O

Oberflächenspannung 67, 361f.
Octadecan 200
1-Octadecanol 237
Octadecansäure 285
Octan 197, 200
1-Octanol 237
3-Octanon 277
Oktettregel **59**, 85
Öle 351ff.
–, ätherische 352
–, fette 352
–, pflanzliche 352
Oligopeptide 373
Oligosaccharide 320, 329
Olivenöl 353
–, natives 357
Ölsäure 181, 290ff., 352
–, Struktur, räumliche 291

Ondansetron 382
optische Aktivität 250, **299**
–, Milchsäure 298
Ordnungszahl 14, 26f., 35
Orthokieselsäure 422
Orthophosphorsäure, Orthophosphat s.a. Phosphate 412
Osmolarität, Zellvolumen 441
Osteoporosetherapie 413, 435
Oxalsäure, Oxalate 295f.
Oxid, basisches 416
Oxidation 113ff.
–, herkömmliches Verständnis 113
–, umfassendes Verständnis 115
Oxidationsmittel 113, **115**
–, Stärke 119
Oxidationsreihe 236
–, Kohlenstoff 271
„Oxidationsreihe", Kohlenstoff 235
Oxidationszahl 117
–, Änderung bei chemischer Reaktion 118f.
–, Kohlenstoffatom 235f.
–, Regeln für die Ermittlung 117f.
Oxide 402ff.
Oxidschicht, passivierende 427, 431, 446
Oxim 273, 277
Oxonium-Ion 100f.
– als Protonendonator 105
–, Konzentration, pH-Wert 155
–, – in reinstem Wasser 154
Oxyhämoglobin 449
Oxytocin 374
Ozon 232, 402
–, Bedeutung 405
–, Bildung durch Schadstoffe 405
–, Schutz vor UV-Strahlung 405
–, Stratosphäre 405
–, Troposphäre 405
Ozonloch 232, 405

P

Palmitinsäure 285, 291, 352
Papier 337
Paracetamol 176
–, Reaktion zu Chinonimin 372
–, Analytik Ph. Eur. 370ff.
Paraffine 201, 203
–, Analytik Ph. Eur. 205f.
–, dickflüssiges 205f.
–, dünnflüssiges 205f.
Paraldehyd 273
Peak 280
PEG s.a. Polyethylenglycole 267f.

Pektine, Hydrogelbildner 339
Penetrometer 207
Penicillamin 445
Penicilline 391
–, Penam-, Penem-Grundgerüst 391
Pentan 197, 200f.
Pentandisäure 296
1-Pentanol 237
Pentanon 276
Pentansäure 285
1-Penten 212
Pentosen 320
Peptide, Bedeutung, pharmazeutische 374
–, –, physiologische 374
–, Dreibuchstabensymbolik 373
–, Einteilung 373f.
–, Nomenklatur, Schreibweise 373
Peptidbindung 310f.
–, Biuret-Reaktion 310
Peptidgruppe 310
–, Struktur 373
–, strukturbestimmendes Merkmal 372
Peptidhormone 374
–, effektorische 374
–, glandotrope 374
Perborate 427
Perchlorat 397
Perchlorsäure, Säure-Base-Titration 172
Periodat 397
– zur Redox-Titration 181
Perioden 35ff.
Periodensystem der Elemente s.a. Anhang dieses Buches 13, 35ff.
–, Aufbau und Gliederung 35ff.
–, Aussagen 38ff.
–, Bindigkeit 85
–, Massenzahl 27
–, Ordnungszahl 27
–, Zustandekommen von Verbindungen 45ff.
Perlen 434
permanente Härte 420, 435
Permanganat-Ion 447
–, pH-abhängige Redox-Reaktionen 447
Permanganometrie 182f., 448
Peroxidbildung 264, 266
–, Fettverderb 354
Peroxide 403
–, hochexplosive 264
Peroxidzahl (POZ) 359
Pestizide 232
Petroläther 201, 205
Pflanzenbasen 110

Pflanzengifte 378
pflanzliche Drogen 263
Ph. Eur. XVIII, 8
–, Aufbau einer Monographie 250f.
Pharmacopoea Europaea s. Ph. Eur.
Pharmaka 5
pharmazeutische Chemie 5
Phasin 378
PHB-Ester s.a. p-Hydroxybenzoesäureester 349f.
Phenacetin 371
Phenanthren 224f.
Phenole 221f., 259ff.
–, Anwendung 260f.
–, Eigenschaften, Reaktionen 260
–, Grundgerüst von Naturstoffen 260
–, Komplexbildung mit $FeCl_3$ 260
–, mehrwertige 261ff.
–, –, Stellungsisomerie 261
Phenolat-Anion 260
Phenolester 348, 350
Phenolphthalein 104, 170
–, Phthalsäureanhydrid 318
Phenothiazin 388
Phenylalanin 224, 310f.
Phenylhydrazin 272
Phenylhydrazon 272, 277
Phenylisothiocynat 222
Phenylketonurie 149
Phenylmercuriborat 184, 446
Phenylmercurinitrat 446
Phenylquecksilber(II)-acetat 446
Phenylrest 222
Phloroglucin 262f.
pH-Meter s.a. Potentiometer 104
Phosgen 230f.
Phosphat-Anionkomplex 74
Phosphatbinder 435
Phosphate s.a. Phosphorsäure, Salze 106, 413
–, Anwendung 413
–, Osteoporosetherapie 413
–, primäre, sekundäre, tertiäre 413
Phosphatklysma 413
Phosphatpuffer 413
–, Ph. Eur. 162
–, Zelle 162
Phosphin, Phosphinsäure 408, 412, 414f.
Phosphonsäure 412, 414
Phosphor 408, 412f.
–, anorganische Verbindungen 412f.
–, Modifikationen, Oxide 412
–, Sauerstoffverbindungen 413
–, Vorkommen, Eigenschaften 412

–, weißer 412
phosphorige Säure s.a. Phosphorsäure 412
Phosphor(III)-oxid 412
Phosphorsäure 106, 371, 412
–, Analytik Ph. Eur. 412f.
– als Stabilisator 412
–, dreiprotonige Säure 106
–, pK_S-Werte 158
–, Salze 106, 413
–, – als Ampholyte 106
Phosphor(V)-oxid 403, 408, 413
– zur Trocknung 412
Phthalsäure 262, 317
Phthalsäureanhydrid 317
Phthalsäureester, Weichmacher für Kunststoff 318
pH-Wert 103, 155f.
–, Berechnung 155
–, Faustregel 159f.
–, Indikator-Methode Ph. Eur. 103
–, Messung 103
–, potentiometrische Methode Ph. Eur. 104
– von Salzlösungen 159
physikalischer Vorgang 7
Pikrinsäure 260
Piperazin 387
Piperazin-Hexahydrat 247
Piperidin 385
pK-Werte 157
–, Übersicht 158
Plasmaersatzmittel 337, 378
Platin, feinverteiltes 130
– als Katalysator 130f.
Platin-Komplexe als Zytostatika 453
Platinmetalle 448, 453
Polarimeter 250, 300
Polarität s.a. Lösungsmittel 95
Polonium 402
Polyalkohole 319
Polydimethylsiloxan 423
Polyene 213
Polyesterfasern 318
Polyethen 211
Polyethylenglycole 267f.
–, pharmazeutische Bedeutung 267
–, technische Anwendung 267
Polyglycol 278
Polykieselsäure 422
Polymerisation, Polymere 211f.
–, Aldehyde 273
–, Ethylenoxid 267
–, radikalische 211
–, –, Reaktionsmechanismus 211
Polymerisationsgrad 267
Polymyxin 374

Polyole 238f.
Polypeptid-Antibiotika 374
Polypeptide 373
Polysaccharide 320, 333ff.
–, Sekundärstruktur 342
–, verzweigte 337
Polyuronsäuren 339
Potentiometer 104
Pottasche s.a. Kaliumcarbonat 110
Primaquin 386
Primärchemikalie 213
Primärstruktur, Proteine 375
Prinzip vom kleinsten Zwang 147
–, praktische Anwendung 147
– von Le Chatelier 147
Probelösung 167
Procain 349
Produkt 18, 124f.
Prolin 311
Propan 197, 200
Propanal s.a. Propionaldehyd 270
1,2-Propandiol 249
–, asymmetrisches Kohlenstoffatom 249
–, Feuchthaltemittel 250
–, Lösungsvermittler 250
–, Weichmacher 250
Propandisäure 296
1-Propanol 237f.
2-Propanol 238, 248
Propanon 244, 276
Propansäure 285
Propantriol s.a. Glycerol 131, 238, 250ff.
Propensäure 290
Propin 214
Propionaldehyd 270, 275
Propionaldehydphenylhydrazon 272
Propionsäure 285
Propylenglycol 249f., 301
Propylen s.a. Propen 210
Prostaglandine 294
prosthetische Gruppe 375
Protaminsulfat 378
Proteasen 374
Proteide 375
Proteine 373f.
– als Puffersystem 377
–, Bedeutung, pharmazeutische 378
–, –, toxikologische 378
–, Eigenschaften 377
–, Einteilung, Funktion 375
–, globuläre 375
–, konjugierte 375
–, qualitativer Nachweis 377
–, Schwefelnachweis 377

Sachregister

–, Stickstoffnachweis 377
–, Strukturkriterien 375
–, Wasserstoffbrücken 375
Proteinpuffersystem, Hämoglobin 163
Protolyse 93, **104f.**
–, Salze 159f.
Proton 25ff.
Protonenakzeptoren s.a. Brønsted-Basen 104
Protonendonatoren s.a. Brønsted-Säure 104
Protonenpumpenhemmer 384
Protonenübertragungsreaktion s.a. Protolyse 104
Protonenzahl 26f.
Prüflösung gemäß Ph. Eur. 253
PSE s.a. Periodensystem der Elemente 13
Psychostimulantien 390
Pufferkapazität 161f.
–, Blut 377
Pufferlösungen 160ff.
–, Ph. Eur. 162
Puffersysteme 160ff.
–, Aminosäure-Lösungen 309
–, Merkmale 162
–, physiologische 309
–, Proteine als Puffer im Organismus 377
–, wichtige 162
Purin, Gleichgewichte 390
–, Harnsäure 390
–, Imidazolring 390
–, Methylxanthine 390
–, Purinbasen der Nucleinsäuren 390
–, Pyrimidinring 390
Pyragallol 262f.
Pyran 322
Pyranoseform 323
Pyrazolring 390
Pyridin 248, 358, 384
Pyridiniumacetat 358
Pyrimidinbasen der Nucleinsäuren 387
Pyrrol im Hämoglobin 382
– Vitamin B_{12} 382

Q

quartäres Ammoniumhydroxid 368
Quartärstruktur, Proteine 375
Quarz 421
Quecksilber 444ff.
Quecksilberarsenide 415

Quecksilbergehalt, Phenylmercuriborat Ph. Eur. 184
Quecksilber(II)-acetat 445
Quecksilber(II)-bromid-Papier 415
Quecksilber(II)-chlorid 445
Quecksilber(II)-hydroxid 446
Quecksilber(II)-oxid 446
Quecksilberverbindungen 445f.
–, giftige 445
Quecksilbervergiftung 445
–, DMPS als Antidot 445
–, Penicillinamin als Antidot 445

R

Racemat 300
Radikal 211, 227
radikalische Substitution s.a. Substitution, radikalische 227ff., 233
radioaktive Arzneimittel 32
radioaktives Element 32
Radioaktivität 27, **32**
Radioiodtherapie 401
Radium 431
Raffineriegase 405
Raney-Nickel, Katalysator 317
Rauchpunkt 353
Raumgitter 47f.
Reaktion s.a. Chemische Reaktionen 4
–, endotherme 19f.
–, exotherme 19f.
–, umkehrbare 137ff.
– nach Fehling Ph. Eur. 273
Reaktionsenthalpie **19f.**, 134
Reaktionsgeschwindigkeit 124ff.
–, Geschwindigkeitsgesetz 127
–, Katalyse 130
–, Konzentration 126
–, Konzentrations-Zeit-Diagramm 124
–, Messung 124f.
–, Oberflächenvergrößerung 126
–, Temperatur 128f.
–, Zerteilungsgrad 126
Reaktionsgleichungen 4f., 17f.
–, Aufstellen von 88
Reaktionsmechanismus 227
–, Beispiel 227f.
Reaktionstyp 227
Reaktionswärme 19f.
Redox-Gleichung 114
–, Formulierung 120f.
–, Übungen zur Formulierung 121
Redox-Indikator **175**

Redox-Paare 120f.
–, korrespondierende 115f., 174
–, –, Cerimetrie 175
–, –, Iodometrie 176
–, –, Permanganometrie 182
Redox-Reaktion 4, 113
–, Merkmal von 93
–, umfassendes Verständnis 115
–, umkehrbarer Vorgang 115f.
Redox-Reihe 119f.
–, Oxidationsmittel 119
–, Reduktionsmittel 119
Redox-Titration 174ff.
–, cerimetrische, Paracetamol 371f.
– mit Kaliumdichromat-Lösung 401
–, Prinzip 174
Reduktion 113ff.
–, herkömmliches Verständnis 113
–, umfassendes Verständnis 115
Reduktionsmittel 113, **115**
–, Stärke 119
Referenzsubstanz GC 280
Refraktometer 231
Reinelement 27
Reinheit, Prüfung gemäß Ph. Eur. 253
Reinheitsuntersuchungen 8ff.
Reinstoff 7f., 10f.
Reisstärke 336
relative Atommasse s.a. Atommasse, relative 14
relative Molekülmasse 14
Resorcin 180, 261f.
–, Analytik Ph. Eur. 262
–, Gehaltsbestimmung Ph. Eur. 180
–, Wirkung 262
Retentionszeit GC 280
RGT-Regel 128f.
Ribonucleinsäuren 327
D-Ribose 327
Ricin 378
Rinderalbumin 378
Rindertalg 353
Ringspannung 216
Ringsysteme, aromatische, kondensierte 224f.
–, heterocyclische 381ff.
Rizinusöl, natives 358
Rohbenzin 205
Roheisen 449
Rohöl 205
Röntgenstrahlen 32
Rosten 449
Roteisenstein 449

R/S-System 300
–, Beispiel Halothan 302f.
–, Beispiel Milchsäure 303
–, Regeln 301f.
Rubidium 438
Rückfluss, Erhitzen im 356
Rückreaktion 138, 142f.
Rücktitration, komplexometrische 429, 446
Rutherford, Ernest 26

S

Saccharose 329, 331
–, Analytik Ph. Eur. 332
–, Bezugsgröße für Süße 332
–, Haworth-Ringformel 331
–, Reaktionen 332
–, relativer Süßungsgrad 332
–, systematischer Name 332
–, Verwendung 333
–, Vorkommen 332
Sägeblock-Projektion, Weinsäure 304f.
Salicylamid 275
Salicylsäure 316
Salmiak s.a. Ammoniak 103
Salpeter 411
Salpetersäure 411
–, Zersetzung 411
salpetrige Säure 410
Salzbildung 49
– aus Pflanzenbasen 110
–, energetische Betrachtung 48f.
–, Methoden 108ff.
–, Übungen 111
Salze 47, 50
– aus Pflanzenbasen 110
–, basische 416
–, Begriffserklärung 50
–, Eigenschaften 50ff.
–, Nomenklatur 102, 110
–, Protolyse 159
–, schwer lösliche 153
Salzhydrate 68
Salzsäure, Einstellen 173
–, Säure-Base-Titration 168f.
Sättigungskonzentration 153
Satz von Avogadro 16f.
Sauerstoff 401ff.
–, anorganische Verbindungen 402ff.
–, Oxidationszahl 117
–, physiologische u. pharmazeutische Bedeutung 404
–, Vorkommen, Eigenschaften 402
Sauerstoffmangel 404

Sauerstoffradikale 449
Säure, mehrprotonige 106
Säureamide 287f.
Säureanhydride 287
Säure-Base-Definition von Brønsted 104, 107
Säure-Base-Gleichgewicht 107
–, in Körperflüssigkeiten 103
Säure-Base-Paare, korrespondierende 105
Säure-Base-Reaktion 4, 100
–, Anwendung 111
–, Definition 104
– im wasserfreien Lösungsmittel 107f.
– in der Gasphase 107
– in Salzlösungen 159
–, Merkmal von 93
–, Neutralisation 107
Säure-Base-Titration 168ff.
–, Indikatoren 172f.
– in wasserfreiem Medium 172
–, schwache Säure 171
–, starke Base 171
–, Titrationskurve 170
Säurebildung aus Nichtmetalloxid und Wasser 101
Säurehalogenide 287f.
Säurekonstante 157
Säuren 100ff.
–, Beispiel Essigsäure 100
–, Beispiel Salzsäure 100
–, Brønstedsäuren 104
–, Definition 100
–, gemeinsame Eigenschaften 100
– im Organismus 101
–, mehrprotonige 158
– mit ihren Säurerest-Ionen 102
–, Stärke 156ff.
saurer Charakter s.a. Säuren 100
Säurerest 100ff.
–, Ionen mit Namen und Formeln 102
Säurezahl (SZ) 357
Scandium 37
Schale s.a. Elektronenhülle 30
Schalenmodell der Elektronenhülle 30
Schichtsilicate 422
Schiffs-Reagenz 275
–, Bromidnachweis 400
Schlämmkreide 435
Schleime 375
Schlüssel-Schloss-Prinzip 133
Schmelzbereich 353
Schmelzelektrolyse 440
Schmelzen 9
Schmelzflusselektrolyse 53

Schmelzpunkt s.a. Schmelztemperatur 10
Schmelztemperatur 10
Schrägbeziehungen des PSE 426, 440
Schwefel 402, **405ff.**
–, anorganische Verbindungen 405
–, Sauerstoffverbindungen 406
–, Verbrennung 3
–, Vorkommen, Modifikationen 405
Schwefeldioxid 403, 406
Schwefelkohlenstoff 405, 418
Schwefelsäure 406
–, konzentrierte, Wirkung 406
–, Verhalten gegen 206
Schwefelwasserstoff 405
schweflige Säure 406
Schwermetalle 424
–, Grenzprüfung auf, mit Thioacetamid 405
Schwermetall-Ionen, Grenzprüfung Ph. Eur. 231f.
Sebacinsäure 296
–, Kunststoffsynthesen 296
Seifen 361
–, Grenzflächenaktivität Abb. 16.4 362
–, Waschwirkung 363
Sekundärstruktur
–, Polysaccharide 333
–, Proteine 375
selbstorganisiertes Lernen (SOL) XVIII, 258
Selen 402
–, anorganische Verbindungen 407
–, Mangelerscheinungen 407
–, Spurenelement 407
Selen(IV)-sulfid 407
Serin 310f.
Serotonin 382
Sesamöl 353
Sieden 9
Siedepunkt s.a. Siedetemperatur 10
Siedetemperatur 10
Silber 443
Silberchlorid, Löslichkeitsprodukt 153
–, Nachweis von Chlorid 399
Silberdiamminkomplex 76
Silbernitrat 444
Silbernitrat-Lösung, ammoniakalische 274
–, Fällungsreagenz für Fällungstitration 184f.
Silberphosphat 413
Silberspiegelprobe 274, 444

Sachregister

Silberverbindungen 443
Silicagel 74
– als Trockenmittel 422
Silicate 422f.
– als Antacida 423
Silicium 417, 421ff.
–, Sauerstoffverbindungen 421
–, Verbindung 421ff.
–, Vorkommen 421
Siliciumdioxid 421ff.
–, hochdisperses 421
–, Modifikationen 421
Siliciumverbindung, polymere 278
Silicone 423
– als Karminativa 423
Silicon-Elastomer 423
Siliconöl 278, 423
Simeticon 423
Skelettformel 197
–, Alkansäuren 284
–, vereinfachte 198
Skleroproteine 375
Skorbut 340
Soda 418
Solvatation 94
Somatotropin 374
Sonnenblumenöl 352
Sorbinsäure 292
–, Konservierungsmittel 292
Sorbitan 364
Sorbitanester 364
Sorbitol 182, 238, 251, 257, 340
Sorbitol-Lösung 70% 257
Sorbsil® 75
Spektrometer 248
Spezialbenzin 205
Spezialgläser 423
Spezialindikator 103
spezifische Drehung 300
Sphäroproteine 375
Spiegelbild-Isomerie, Arzneistoffe, β-Rezeptorenblocker 303
–, Milchsäure 298f.
Spiritus s.a. Ethanol 245ff.
Sprengmittel, Tabletten 341
Stabilisator 230
Stahl 449
–, nicht rostend 446
Stärke 333ff.
–, Carboxymethylierung 341
–, Einschlussverbindung 335
–, enzymatischer Abbau 335
–, freie glykosidische OH-Gruppen 335
–, lösliche 342
–, Säurehydrolyse 335
–, Sekundärstruktur 334
–, vorverkleisterte 336

Stärkearten in der Ph. Eur. 336
Stärkederivate 340f.
Stärke-Lösung, Indikator 175
Startradikal 212
Startreaktion 228
stationäre Phase GC 278
Stearinsäure 285, 291, 352
–, Struktur, räumliche 291
„Stechheberversuch" s.a. Gleichgewicht, dynamisches, Modellversuch 139
Steinsalz 440
Stellungsisomerie 198
–, Alkene 212
Steroidhormone 224
Stickstoff 280, 408f.
–, anorganische Verbindungen 409
–, Sauerstoffverbindungen 410f.
–, Vorkommen, Eigenschaften 409
Stickstoffbestimmung nach Kjeldahl 189
Stickstoffdioxid 410
Stickstoffdünger, Nitrate 411
Stickstoffgruppe 408ff.
–, Gruppeneigenschaften 408
–, Sauerstoff-Anion-Komplexe 408
Stickstoffmonooxid, Neurotransmitter 410
–, Schmerzmediator 410
Stickstoffoxide 410
Stöchiometrie 18
–, Massenberechnung 90
Stoffbegriff 7ff.
Stoffeigenschaften, physikalisch-chemische 4, 8ff.
Stoffgemisch 7f.
–, heterogenes 7
–, homogenes 7
–, Trennung 10
Stoffmenge 15f.
Stoffmengenkonzentration 98
–, Bestimmung 167ff.
Stoffportion 15
Stoffumsatz 18
Strahlen, α-Strahlen 32
–, β-Strahlen 32
–, γ-Strahlen 32
Stramoniumblätter 417
Stratosphäre 402
Strontium 417
Struktur, amorphe 51
Strukturbegriff 258
Strukturformel 84
–, vereinfachte Schreibweisen 197f., 216
Strukturlegen 258

Struktur-Wirkungsbeziehung 195
Stuckgips 434
Sublimat 445
Sublimation 8f.
Substitution 204, 227
–, Methylierung 222
–, Nitrierung 222
–, radikalische 227
–, Sulfonierung 222
Substrat 133
Substratspezifität 133
Sucrose s.a. Saccharose 331
Sulfat-Anionkomplex 74
Sulfatasche 207, **256**
Sulfatbestimmung 186, 437
Sulfate 406
Sulfhydrylgruppe 310
Sulfide 405
Sulfite 406
Sulfonierung 222
Sulfonylgruppe 222
Summenformel 14f., 84
–, allgemeine, Alkan 196
Süßungsgrad, relativer, Aspartam 374
–, Saccharose als Bezugsgröße 332
Sylvin 440
Symmetrieebene 321
symmetrisch 263
Synthese 9
Synthese-Kautschuk 213
System, disperses 94
–, geschlossenes 139
–, offenes 148
systematischer Name 199

T

Talg 353
Talkum 422, 431f.
Tartrate 304
–, Anwendungsbeispiele 304
Technetium 447f.
Technetium-99 32
Technetiumverbindungen für diagnostische Zwecke 32, 448
Teilchen, kleinste 12
Teilchenmodell 11
Teilladung 62
Tellur 402
temporäre Härte 420, 435
Tenside 361ff.
–, Grenzflächenaktivität Abb. 16.4 362
– in Waschmitteln 363
–, pharmazeutischer Bezug 363f.

Sachregister

Terephthalsäure 317
–, Edukt, Synthese von Kunststoffen 318
Terpene 213
Tertiärstruktur, Proteine 375
Testosteron 278
Tetraalkylammoniumsalz 368
Tetraaquakupfer(II)-Komplexe 70f., 75
1,1,2,2-Tetrabromethan 214
Tetrabutylammoniumhydroxid-Lösung 369
Tetrachlormethan, Tetrachlorkohlenstoff 229f.
Tetraederstruktur, Kohlenwasserstoffe 195
Tetraederwinkel 61
–, Cyclohexan 216
Tetrahydoxoplumbat-Komplex 425
Tetrahydrofuran 266
Tetrahydroxoaluminat-Komplex 428f.
Tetrahydroxozinkat-Komplex 445
Tetramethylammoniumchlorid 368
Tetramethylammoniumhydroxid 368
Tetramminkupfer(II)-Komplex 75
Tetramminzinkat-Komplex 445
Tetrathionat 176
Thallium 426, 430
–, anorganische Verbindungen 430
–, toxisches Spurenelement 430
Thallium(I)-sulfat als Rattengift 430
Thalliumvergiftung, Eisen(III)-hexacyanoferrat(II) als Antidot 430
Theobromin 390
Theophyllin 390
Thermitschweißen 427
Thiamin 383
Thiazolidinring 391
Thiazol in Vitamin B_1 383
Thioacetamid-Reagenz 405, 429
Thioantimonit 415
Thioglycolsäure 452
Thioharnstoff 416
Thiolgruppe 310
Thiomersal 446
Thioschwefelsäure 407
Thiosulfat 176, 407f.
–, iodometrische Redox-Reaktion 407
– Anion-Komplex 407
Threonin 310f.
Thujon 278

Thymianöl, chromatographisches Profil 279f.
Thymin 387
Thymol 260, 280
Thymolblau 104
Thyrotropin 374
Thyroxin 312
Titration 167ff.
–, Fällungs- 183
– in wasserfreiem Medium s.a. Säure-Base-Titration in wasserfreiem Medium 172
–, komplexometrische 75f., 186ff.
–, –, Magnesium 187, 406, 433
– mit Periodat 181
–, Redox- 174
–, Säure-Base- 168ff.
Titrationsautomat 171
Titrationskurve 170ff.
–, Äquivalenzpunkt 170
–, Wendepunkt 170
Titrationsverfahren, besondere 189
–, Prinzip 167
Tollens-Reagenz 273ff., 444
Toluol 221f.
Tonerde 428
Trägergas 280
–, GC 280
Trane 354
Tranquilizer 389
Treibhauseffekt 419
Trennsäule GC 278
Triacylglycerine 351
Trialkylamin 368
Triamcinolon 278
Trichloressigsäure 307
1,1,1-Trichlorethan 229, 230
Trichlorethylen 230
Trichlormethan 229f.
Trichlortrifluorethan 229f.
Triebkraft s.a. chemische Reaktion 49, 133
Triethanolamin 369
Triethylamin 369
Trifluoperazindihydrochlorid 296
Trifluoressigsäure 307
Triglyceride 351
Triglyceridmoleküle, heteroacid 352
–, Zusammensetzung 352
Trimipraminmaleat 296
2,4,6-Trinitrophenol 260
Trinkwasser 404
–, Gefährdung 232
–, Nitritgehalt 411
Tristearin 352
Trivialname 199
Trockenmittel 412, 422, 434

Trockenrückstand, Ermittlung 97
Trocknungsverlust 262
Trolamin s.a. Triethanolamin 369
Tropfpunkt 354
Troposphäre 405
Tryptophan 310f.
Turnbulls-Blau 450
Tyrosin 224, 260, 310f.
Tyrothricin 374

U

Übergangselemente s.a. Nebengruppenelemente 37
Übergangskomplex 130
Ulkustherapie 383f.
Umesterung 354
Umkehrosmose 404
Umschlagbereich, Indikator 171, 173
Umschlagspotential, Redoxindikator 175
Undecan 197, 200
Undecylensäure 290
unedle Metalle 438
ungesättigte Kohlenwasserstoffe s.a. Kohlenwasserstoffe, ungesättigt 209ff.
Universalindikatorlösung 103
unverseifbare Anteile 360
Uracil 387
Uronsäuren 339
–, glykosidische OH-Gruppe 339
Urtitersubstanz 173f.
–, Maßlösungen Ph. Eur. 173
UV-Vis-Spektroskopie 248

V

Valeriansäure 285
Valin 311
Van-der-Waals-Kräfte 69, 201
–, Wasserstoffbrücken 69
Vanillin 281
Vaselin, Analytik 206
–, gelbes 206
–, weißes 206
Vaseline 201
Verbindung 10, 18
Verbrennungsvorgänge, oxidative 125
Verdampfungsrückstand 232, 248
–, Essigsäure 289
Veresterung 345f.
–, Massenwirkungsgleichung 346f.

–, Säurekatalysen 346
–, Vergleich mit Salzbildung 347
Verhältnisformel 14f., 48, 84
–, Anleitung zum Aufstellen 54
Verknüpfung s.a. Bindung 336
Verseifung 361
Verseifungszahl (VZ) 357
Versuche, Bildung und Eigenschaft von Alkoholaten 241
–, Bildung von Natriumchlorid 45
–, Bildung von Polykieselsäuren und Kieselgel 422
–, Eigenschaften der aromatischen Kohlenwasserstoffe 217
–, Einfluss Zerteilungsgrad auf Reaktionsgeschwindigkeit 126
–, Elektrolyse von Zinkiodid 51
–, Esterhydrolyse 356
–, Gesetzmäßigkeiten des Lösungsgleichgewichtes 151f.
–, D-Glucose und D-Fructose, Strukturbesonderheiten 321
–, Herstellung von drei Estern 346
–, katalytisches Cracken mit einem Perlkatalysator 209
–, Komplexbildung bei Kupfer(II)sulfat 70
–, Löslichkeitsverhalten Alkane 202
–, Modellversuch, dynamisches Gleichgewicht 141ff.
–, Nachweis D-Fructose nach Seliwanow 324
–, Nachweisreaktion für Proteine 377
–, Oxidation von Ethanol 243
–, Prinzip vom Entropiemaximum 134
–, Pufferung 160f.
–, Pufferwirkung von Aminosäuren 309
–, Reaktionsfähigkeit der Alkalimetalle 439
–, Reaktion von Brom mit Alkensäuren 290
–, Redox-Reaktionen 114
–, Salzbildung unedles Metall und saure Lösung 109
–, Tollensprobe (Silberspiegelprobe) 274
–, umkehrbare Reaktion 137
–, Verbrennung von Schwefel 3
–, Versuchsreihe zur Stärke 335
–, Viskosität 201f.
–, Zusammenhang zwischen Konzentration und Reaktionsgeschwindigkeit 127f.
Verunreinigungen, flüchtige 248

–, mikrobielle 404
–, sauer oder alkalisch reagierende 206
verwandte Substanzen, Prüfung 262
vicinal 263
Vigabatrin 312
Vinylacetat 213
Vinylchlorid 213
Vinylgruppe 213
Virustatika 387, 390
Viskosität 201
Vitamin B_1 381
Vitamin B_{12} 382
Vitamin C 339f.
Vitamin-C-Hypovitaminose 340
Volumenkontraktion 11
Volumenkonzentration 97

W

Wachs 348
–, gebleichtes 358
Wahrscheinlichkeit eines Zustandes 135
Walratersatz 348
Wasser 256, 402
– als Base 105f.
– als Lösungsmittel 67
– als Säure 106
–, Ampholyt 106
–, Anomalie 67
–, besondere Eigenschaften 66
–, Dipolcharakter 67
–, Gehalt nach Karl-Fischer-Methode 232
–, gereinigtes 403
–, –, Analytik Ph. Eur. 404
–, –, Bakterien-Endotoxine 403
–, –, Herstellung 404
–, Gesamthärte 434
–, Ionenprodukt 154
–, Kristallstruktur von Eis 67
–, Monographien u. Reagenzien Ph. Eur. 403
–, Oberflächenspannung 67
–, räumliche Struktur 66
–, Wasserstoffbrücken 67
wasserhaltiges Aluminiumoxid 429
Wasserhärte 76, **434**
–, Gesamthärte 434
–, –, Härtebereich 434
Wassermolekül, räumliche Struktur 61
Wasserstoff 115, 280
–, Oxidationszahl 117

–, Redox-Reihe 120
–, Reduktionsmittel 113
–, Sonderstellung im PSE 37, 396
–, Vorkommen, Gewinnung 396
Wasserstoffbrücken 66ff.
–, Alkanole 240
Wasserstoffbrückenbindung 66
Wasserstoffentwicklung 120
Wasserstoffperoxid 403
Wasserstoffperoxid-Lösung 30 und 3 %, Gehaltsbestimmung Ph. Eur. 182f.
Watte 337
Weichmacher 250
Weinsäure 442
–, Anwendungsbeispiele 304
–, Enantiomerenpaar 304f.
Weinstein 442
Weizenstärke 336
Wertigkeit s.a. Bindigkeit 85
Wirkstoff 5
Wirkung, Gift- 4f.
–, pharmakologische 4f.
Wirkungsspezifität 133
Wismut s. Bismut
Wolfram 446
Wolframglühfaden 396, 446
Wollwachs 348, 357

X

Xanthoproteinreaktion 377
Xenon 396
Xylenolorange 187f.
–, Verreibung 425
Xylitol 251, 257
m-, o-, p-Xylol 221

Z

Zahnbein 433
Zalcitabin 387
Zellstoff 337
Zellwand, pflanzliche 336
Zentralatom, -ion 71f.
Zeolithe 422
Zersetzungstemperatur 353
Zeruminalpfropfen 421
Zimtaldehyd 275
Zink und Zinkgruppe 444ff.
–, essentielles Spurenelement 444
–, Gehaltsbestimmung, komplexometrisch 445
–, RV Urtitersubstanz 188, 444
Zinkacetat, -chlorid, -sulfat 444

Zinkchlorid-Lösung, iodhaltige 337
Zinkgluconat 444
Zinköl 444
Zinkoxid 403
Zinkoxidschüttelmixtur 444
Zinkpaste, weiche 444
Zink-Substitutionsmittel 444
Zinksulfat-Lösung 429
Zinn 417, 424
– als Legierungsmetall 424
–, anorganische Verbindungen 424
Zinn(II)-chlorid-Lösung 424
Zinn(IV)-chlorid 424
Zinn(IV)-oxid 424
Zinnlösungen für Grenzprüfungen 424
Zucker 319
Zuckeralkohole 251, 257
Zuckeraustauschstoffe 340
–, Mannitol 251
–, Sorbitol 251
Zusammenhang Struktur und Eigenschaften 77, 81f.
– Alkane 200f.
– Alkohole 240
– Fette 353
– Ölsäure 292
– Stearinsäure 292
Zusammenhang räumliche Struktur und Eigenschaften 375
– Proteine 375
zwischenmolekulare Kräfte, Dipol-Dipol-Kräfte 65
–, Wasserstoffbrücken 66f.
Zwitterion 308f.
–, amphoterer Charakter 309
–, Gleichgewicht 309f.
Zyanose 412
Zytostatika 387
Zytostatikatherapie 382

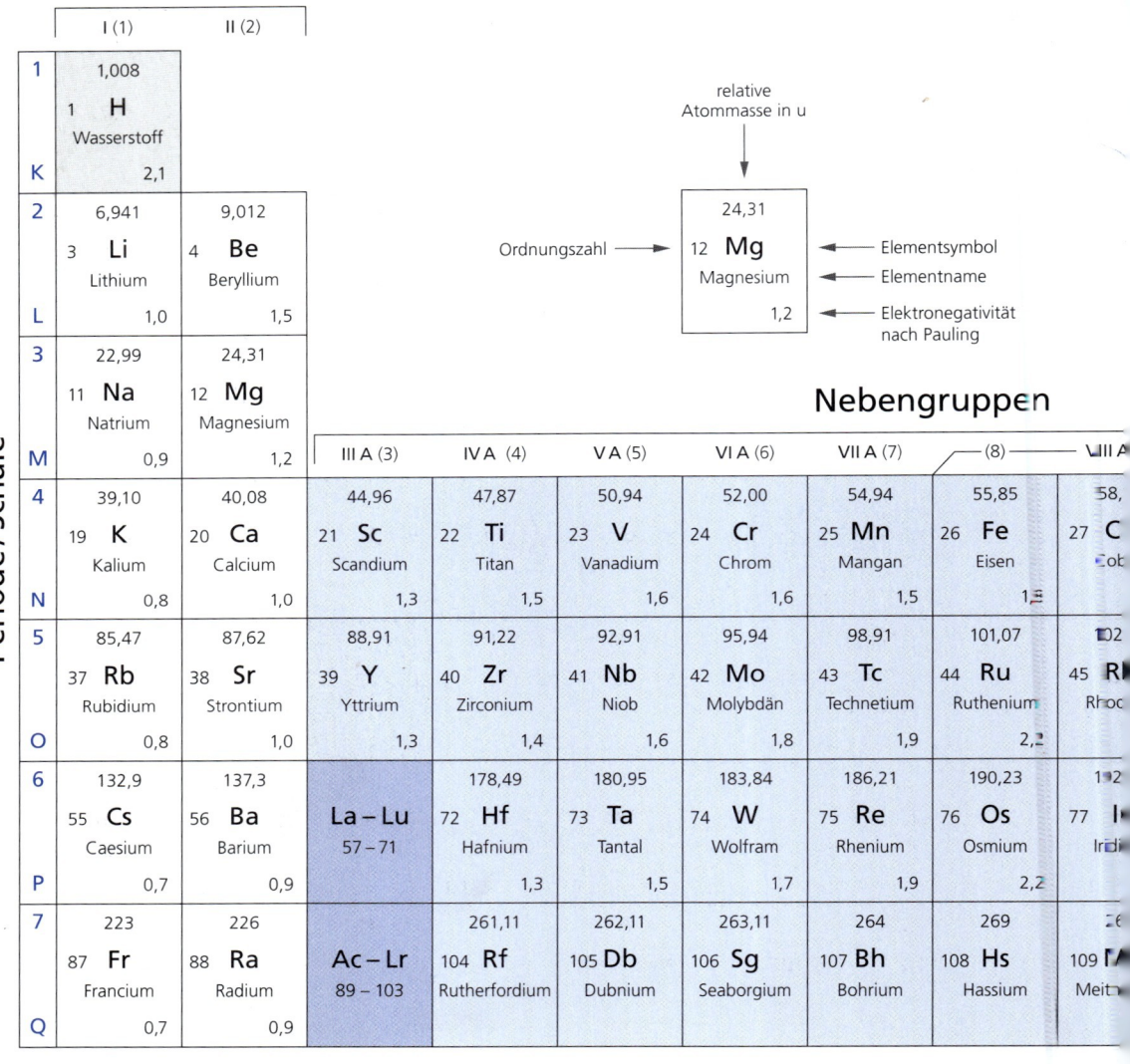

Elemente

Hauptgruppen

	IA (11)	IIA (12)	III (13)	IV (14)	V (15)	VI (16)	VII (17)	VIII (18)
								4,003 2 **He** Helium
			10,81 5 **B** Bor 2,0	12,01 6 **C** Kohlenstoff 2,5	14,01 7 **N** Stickstoff 3,0	16,00 8 **O** Sauerstoff 3,5	19,00 9 **F** Fluor 4,0	20,18 10 **Ne** Neon
			26,98 13 **Al** Aluminium 1,5	28,09 14 **Si** Silicium 1,8	30,97 15 **P** Phosphor 2,1	32,06 16 **S** Schwefel 2,5	35,45 17 **Cl** Chlor 3,0	39,95 18 **Ar** Argon
	63,55 29 **Cu** Kupfer 1,9	65,39 30 **Zn** Zink 1,6	69,72 31 **Ga** Gallium 1,6	72,59 32 **Ge** Germanium 1,8	74,92 33 **As** Arsen 2,0	78,96 34 **Se** Selen 2,4	79,90 35 **Br** Brom 2,8	83,80 36 **Kr** Krypton
	197,97 47 **Ag** Silber 1,9	112,41 48 **Cd** Cadmium 1,7	114,8 49 **In** Indium 1,7	118,7 50 **Sn** Zinn 1,8	121,8 51 **Sb** Antimon 1,9	127,6 52 **Te** Tellur 2,1	126,9 53 **I** Iod 2,5	131,3 54 **Xe** Xenon
	197,97 79 **Au** Gold 2,4	200,59 80 **Hg** Quecksilber 1,9	204,4 81 **Tl** Thallium 1,8	207,21 82 **Pb** Blei 1,8	209 83 **Bi** Bismut 1,9	209 84 **Po** Polonium 2,0	210 85 **At** Astat 2,2	222 86 **Rn** Radon
	272 111	277 112	113	285 114	115	289 116	117	298 118

	158,93 65 **Tb** Terbium 1,2	162,50 66 **Dy** Dysprosium 1,2	164,93 67 **Ho** Holmium 1,2	167,26 68 **Er** Erbium 1,2	168,93 69 **Tm** Thulium 1,2	173,04 70 **Yb** Ytterbium 1,1	174,97 71 **Lu** Lutetium 1,2
	247,07 97 **Bk** Berkelium 1,3	251,08 98 **Cf** Californium 1,3	252,08 99 **Es** Einsteinium 1,3	257,09 100 **Fm** Fermium 1,3	258,10 101 **Md** Mendelevium 1,3	259,10 102 **No** Nobelium 1,3	262,11 103 **Lr** Lawrencium